DER KLINIKER

Bürger / Einführung in die Innere Medizin

DER KLINIKER
Ein Sammelwerk für Studierende und Ärzte

Herausgegeben von
Professor Dr. I. Zadek

EINFÜHRUNG IN DIE INNERE MEDIZIN

VON

PROF. DR. MAX BÜRGER
DIREKTOR DER MEDIZINISCHEN UNIVERSITÄTSKLINIK LEIPZIG

1952

WALTER DE GRUYTER & CO.

vormals G. J. Göschen'sche Verlagshandlung - J. Guttentag, Verlagsbuchhandlung
Georg Reimer - Karl J. Trübner - Veit & Comp.

Berlin W 35

EINFÜHRUNG IN DIE INNERE MEDIZIN

VON

PROF. DR. MAX BÜRGER

DIREKTOR DER MEDIZINISCHEN UNIVERSITÄTSKLINIK LEIPZIG

Mit 55, teilweise farbigen Abbildungen

1952

WALTER DE GRUYTER & CO.

vormals G. J. Göschen'sche Verlagshandlung · J. Guttentag, Verlagsbuchhandlung

Georg Reimer · Karl J. Trübner · Veit & Comp.

Berlin W 35

Berlin W 35, Genthiner Str. 13, Archiv-Nr. 515352
Printed in Germany
Satz und Druck: Buchdruckerei Richard Hahn, Leipzig (III/18/12)
5933/49 — 8234/49

Geleitwort

Die deutsche akademische Jugend hat es wahrlich nicht leicht. Das Kriegs- und Nachkriegselend hat sie aus der eingefahrenen Bahn geworfen und jegliches Studium außerordentlich erschwert. Die Mehrzahl der Studenten muß die Mittel zum Studium selbst aufbringen; viele stehen bei zermürbender Tages- und Nachtarbeit in schwerem Existenzkampf, manch einer ist nach Jahr und Tag zum Aufgeben des Studiums gezwungen. Fehlschläge entmutigten sie indessen nicht, es gibt kaum Klagen, keinerlei Resignation. Imponierend ist die klare, nüchterne Erkenntnis der eigenen Situation und die realistische Einstellung zu den Problemen der Umwelt, prachtvoll die Aufgeschlossenheit der Studenten, ihr Fleiß und Wissensdurst, die sich in den Vorlesungen und Kursen offenbaren, erhebend der Mut und Stolz, mit denen sie das Leben anpacken und in die Zukunft schauen.

Die finanzielle Not wirkt sich auch auf die Beschaffung des Unterrichtsmaterials aus. Namentlich die Mediziner können ihren Bedarf an wichtigen Büchern aus eigner Kraft nicht decken. Im akademischen Unterricht stößt man bei den Studenten der höheren klinischen Semester auf Lücken ihres Wissens, die durch Mangel an Lernstoff entstanden sind.

Um diesem Übel zu steuern, habe ich schon im Jahre 1946 den Plan gefaßt, sämtliche klinische Disziplinen zusammenfassend zur Darstellung zu bringen. Erfahrene Kliniker und hervorragende Theoretiker sollten den Kandidaten der Medizin in kurzen, aber erschöpfenden Abhandlungen die Grundlagen ihrer Spezialgebiete vermitteln. Ausführliche Literaturangaben wurden beiseite gelassen, verwirrende Auseinandersetzungen über Streitfragen und ungelöste Probleme übergangen oder höchstens gestreift, die modernen Forschungsresultate dagegen gebührend berücksichtigt. Damit dürften die einzelnen Kapitel auch für den Praktiker von Bedeutung sein, der sich über dieses oder jenes Fachgebiet einen Überblick verschaffen will. Selbstverständlich legten die Mitarbeiter bei der Abfassung ihrer wissenschaftlichen Beiträge den größten Wert darauf, den Charakter von Kompendien strikt zu vermeiden.

Die Ungunst der Zeiten hat der Verwirklichung des ursprünglichen Planes, das Gesamtwerk in regelmäßig erscheinenden Einzelheften herauszubringen, entgegengearbeitet und die Drucklegung der Lieferungen verzögert. Um so mehr freuen sich mit allen Autoren Herausgeber und Verlag über die bevorstehende Veröffentlichung des Sammelwerkes, das an aktuellem Interesse nicht verloren hat.

Allen beteiligten Kollegen möchte ich für ihre mühe- und verständnisvolle Mitarbeit verbindlichst danken.

Möge „Der Kliniker" einen erfolgreichen Weg nehmen und dem medizinischen Nachwuchs wie den praktischen Ärzten in ganz Deutschland Nutzen bringen!

Berlin, Frühjahr 1952.

I. ZADEK

Vorwort

Habent sua fata libelli!

Vor 4 Jahren traten der Herausgeber des „Kliniker“, Kollege Zadek, und der Verlag an andere Herren und an mich mit der Bitte heran, die wichtigsten Tatsachen auf dem Gebiete der Medizin in Gestalt laufender Fortsetzungen, gewissermaßen in refracta dosi, an die Studenten heranzubringen. Ich habe der Bitte damals nicht ohne Bedenken willfahrt. Die geänderten Zeitverhältnisse ließen den Plan in der ursprünglichen Form nicht zur Ausführung kommen.

Das vorliegende Buch ist aus „klinischen Denkzetteln“ hervorgegangen, die ich seit mehr als 20 Jahren meinen Hörern in die Hand gebe, um ihnen das Mitschreiben zu ersparen, und beansprucht nicht mehr, als die wesentlichen Daten der Inneren Medizin in Gestalt eines „klinischen Merkbuches“ dem Lernenden zu bieten. Naturgemäß muß jeder Versuch einer solchen Einführung in das gewaltige Gebiet der Inneren Medizin eklektisch ausfallen. Je nach seiner Einstellung erscheint dem einen Lehrer diese Tatsache, dem anderen jene von unabdingbarer Wichtigkeit. Eine Einigkeit in dieser Frage wird sich wohl nie erzielen lassen. Es muß auch zugegeben werden, daß die einzelnen klinischen Tatsachen in ihrer Dignität mit und in der Zeit wechseln. Man braucht nur an die Prognose der rezidivierenden Hepatitis zu erinnern, um zu wissen, was gemeint ist. Auf alles Spekulative habe ich in diesem Lehr- und Lernbuch verzichtet. Pathologisch-physiologische Fragen werden nicht diskutiert. Ich habe die mir auf diesem Gebiete am wichtigsten scheinenden Probleme in meiner „Einführung in die Pathologische Physiologie“, von der in Kürze die 4. Auflage erscheinen wird, zusammengefaßt.

Ich hoffe, daß, wenn die Aufgaben des „Klinischen Merkbuches“ als einer Einführung in die wichtigsten Tatsachen der Inneren Medizin richtig verstanden werden, es dem angehenden Arzt von Nutzen sein wird.

Für die aufmerksame Besorgung der Korrekturen bin ich Herrn Dr. med. Volkmar Böhlau und Frau Dr. med. Eva Böhlau zu Dank verpflichtet.

Leipzig, im März 1952.

MAX BÜRGER

Inhalt

Seite

Geleitwort V

Vorwort VII

Die Erkrankungen des Kreislaufapparates 1

I. Die Untersuchungsmethoden 1

1. Die Anamnese bei Herzkrankheiten 1
2. Die Inspektion 2
3. Die Palpation des Herzspitzenstoßes 3
4. Die Grenzen Herzperkussion 5
5. Die Auskultation 6
   a) Die Herztöne 6
   b) Die Herzgeräusche 8
   c) Die akzidentellen Herzgeräusche 10
   d) Das kardiorespiratorische Geräusch 11
   e) Die perikardialen Geräusche 11
   f) Das pleuroperikardiale Reibegeräusch 11
6. Der Arterienpuls 12
   a) Die Pulsfrequenz 12
      Pulsbeschleunigungen 13
      Pulsverlangsamungen 14
   b) Die Seitendifferenz des Pulses 15
7. Der Venenpuls 15
8. Die Messungen des Blutdruckes 16
   a) Der systolische arterielle Blutdruck 16
   b) Der diastolische arterielle Blutdruck 17
   c) Der venöse Blutdruck 17
   d) Der kapillare Blutdruck 18
9. Die Röntgenuntersuchung des Herzens 19
10. Funktionsproben des Kreislaufes 22
   a) Herzfunktionsproben mit Arbeitsbelastung 22
   b) Preßdruckprobe 23
   c) Bestimmung der Refluxzeit 24

II. Die kardiogenen Kreislaufstörungen 25

1. Herzmuskelerkrankungen 25
   a) Die akute Myokarditis 26
   b) Die chronische Myokarditis 27
   c) Nicht entzündliche Schädigungen des Herzens 27
2. Die Herzrhythmusstörungen 28
   a) Die vom Sinusknoten ausgehenden, normotopen Rhythmusstörungen 28
   b) Die heterotopen Rhythmusstörungen 29
   c) Die Reizleitungsstörungen 31

Seite

3. Herzklappenerkrankungen und Herzmißbildungen . . . 32
   a) Die Mitralinsuffizienz . . . 33
   b) Die Mitralstenose . . . 33
   c) Die Aorteninsuffizienz . . . 34
   d) Die Aortenstenose . . . 35
   e) Die Trikuspidalinsuffizienz . . . 35
   f) Die Pulmonalstenose . . . 35
   g) Das Offenbleiben des Ductus Botalli . . . 36
   h) Situs inversus und Dextrokardie . . . 36
   i) Der Ventrikelseptumdefekt . . . 36
   k) Die Isthmusstenose . . . 36
   l) Verlauf und Prognose . . . 37

III. Die vasogenen Kreislaufstörungen . . . 37
1. Die Erkrankungen der Venen . . . 39
2. Die Embolie . . . 40
3. Die essentielle Hypertonie . . . 40
4. Die Arteriosklerose . . . 41
5. Periphere Durchblutungsstörungen ohne Beeinträchtigung des Gesamtkreislaufes . . . 42
6. Die Periarteriitis nodosa . . . 45
7. Die Mesaortitis, das Aortenaneurysma . . . 45

IV. Die kombinierten — vasokardiogenen — Kreislaufstörungen . . . 46
1. Die Commotio cordis . . . 46
2. Der Myokardinfarkt . . . 47
3. Die Angina pectoris . . . 48
4. Die Ayerzasche Krankheit . . . 49

V. Die kardiale Kompensation und Dekompensation . . . 50
1. Die Kompensation . . . 50
2. Die Dekompensation . . . 51

VI. Die Behandlung der Kreislaufstörungen . . . 52
1. Behandlung des dekompensierten Herzens . . . 52
2. Behandlung der Extrasystolie . . . 55
3. Behandlung der totalen Irregularität . . . 56
4. Behandlung der paroxysmalen Tachykardie . . . 57
5. Behandlung der Reizleitungsstörungen . . . 57
6. Die physikalische Beeinflussung des dekompensierten Herzens . . . 58
7. Übungstherapie des Herzens . . . 59
8. Diätetische Therapie der Kreislaufstörungen . . . 60
9. Behandlung der Koronarinsuffizienz und des Koronarinfarktes . . . 60
10. Behandlung der Herzinsuffizienz bei Hochdruck . . . 61

VII. Die Perikarditis . . . 51

Die Erkrankungen der Atmungsorgane und des Zwerchfells . . . 63

I. Vorgeschichte und Untersuchungsmethoden . . . 63
1. Der Husten . . . 69
2. Das Sputum (Auswurf) . . . 70

II. Erkrankungen der Bronchien . . . 70
1. Die akute Bronchitis . . . 71
2. Die chronische Bronchitis . . . 71

Seite

3. Die Bronchiolitis . . . 72
4. Die Bronchiektasen . . . 72
5. Das Asthma bronchiale . . . 73

III. Die akuten nichttuberkulösen Lungenerkrankungen . . . 75

1. Die Pneumonie . . . 75
2. Die Viruspneumonie . . . 80
3. Das eosinophile Lungeninfiltrat . . . 81
4. Die Lungenembolie . . . 82
5. Der Lungeninfarkt . . . 82
6. Das Lungenödem . . . 82

IV. Die chronischen nichttuberkulösen Lungenerkrankungen . . . 84

1. Die chronische Bronchitis . . . 84
2. Die chronische Pneumonie . . . 85
3. Der Lungenabszeß . . . 86
4. Die Lungengangrän . . . 87
5. Die Pneumokoniosen . . . 88
6. Die Lungentumoren . . . 89
7. Der Echinokokkus der Lunge . . . 91

V. Erkrankungen der Pleura . . . 91

1. Die Pleuritis . . . 91
2. Das Pleuraempyem . . . 96
3. Die Pleuraschwarte . . . 97
4. Der Pneumothorax . . . 98
5. Tumoren der Pleura . . . 100

VI. Erkrankungen des Mediastinums . . . 100

Die Erkrankungen des Blutes und der blutbildenden Organe . . . 102

I. Leukozyten . . . 102

1. Die Leukozytose und Leukopenie . . . 103
2. Die Agranulozytose . . . 104
3. Die Aleukia haemorrhagica . . . 105
4. Die Leukämien . . . 105
   a) Die chronische myeloische Leukämie . . . 106
   b) Die chronische lymphatische Leukämie . . . 107
   c) Die Behandlung der chronischen Leukämien . . . 108
   d) Die akuten Leukämien . . . 110
5. Die Lymphogranulomatose . . . 111

II. Erythrozyten . . . 113

1. Erythrozyten und ihre Vorstufen . . . 113
   a) Einteilung . . . 113
   b) Vorkommen . . . 114
2. Die Anämien . . . 115
   A. Hyperchrome Anämien . . . 117
      a) Die perniziöse Anämie . . . 117
      b) Die achrestische Anämie . . . 121
   B. Hypochrome Anämien . . . 121
      a) Die Eisenmangelanämie . . . 121
      b) Die achylische Chloranämie oder essentielle hypochrome Anämie . . 122
      c) Die Chlorose . . . 123
   C. Oligämien . . . 124
   D. Konstitutionelle hämolytische Anämien . . . 126
      Der hämolytische Ikterus . . . 126
3. Die Polycythaemia vera . . . 127

Seite

III. Das Myelom (KAHLERsche Krankheit) 129

IV. Die hämorrhagischen Diathesen 131
1. Die Hämophilie 133
2. Die SCHÖNLEIN-HENOCHsche Krankheit 135
3. Der Skorbut und die MÖLLER-BARLOWsche Krankheit 136
4. Hämorrhagische Diathesen infolge Vitamin-K-Mangels 138
5. Die OSLERsche Krankheit 139
6. Der Morbus maculosus Werlhofii 139
7. Symptomatische hämorrhagische Diathesen 140
8. Die hämorrhagische Diathese bei Fibrinogenmangel 141

V. Die Malaria 141
1. Die Malaria tertiana 144
2. Die Malaria tropica 144

Die Erkrankungen der Leber, Gallenwege und Gallenblase 148

I. Die Erkrankungen der Leber 148
1. Die parenchymatösen Erkrankungen der Leber 158
Die Hepatosen
a) Die Schwangerschaftsleber 159
b) Der Ikterus parenchymatosus simplex oder Ikterus katarrhalis 160
c) Die akute und subakute gelbe Leberatrophie 163
2. Die entzündlichen Erkrankungen der Leber 165
Die Hepatitiden
a) Die Hepatitis epidemica 165
b) Das Gelbfieber 168
c) Die Transfusionsgelbsucht 170
d) Die WEILsche Krankheit (Icterus infectiosus) 170
e) Die Leptospirosis grippo-typhosa (Das Feldfieber) 173
f) Die Leberlues 173
g) Der Salvarsan-Ikterus 174
h) Ikterus bei septischen Erkrankungen und Pneumonie 175
3. Der mechanische Stauungsikterus 175
4. Die Leberzirrhosen 178
Die WILSONsche Krankheit 184
(Progressive familiäre Linsenkerndegeneration)
5. Die zirkulatorisch bedingten Lebererkrankungen 185
a) Die Stauungsleber 185
b) Die Pfortaderthrombose 187
c) Die Milzvenenthrombose 187
6. Die Speicherungskrankheiten der Leber 188
Thesaurismosen
a) Die Glykogenspeicherkrankheit 188
b) Die Zystinspeicherkrankheit 189
c) Die Eisenspeicherkrankheit 189
Hämochromatose, Bronzediabetes
d) Die Amyloidleber 190
e) Die Fettleber 191
f) Die Lipoidosen 191
7. Der Leberabszeß 192
8. Die Tumoren der Leber 193
9. Der Echinokokkus der Leber 194

Seite

II. Die Erkrankungen der Gallenwege 195
Die entzündlichen Erkrankungen der Gallenwege 197

III. Die Erkrankungen der Gallenblase 198
Die Gallensteinerkrankung 199

Die Erkrankungen des Pankreas 203
Die Klinik der Bauchspeicheldrüsenerkrankungen 206
1. Die akute Pankreatitis 206
2. Die chronische Pankreatitis 207
3. Die Lithiasis pancreatica 208
4. Die akute Pankreasnekrose 208
5. Der Krebs der Bauchspeicheldrüse 209
6. Die Zysten der Bauchspeicheldrüse 209

Die Erkrankungen der Milz 211

Die Erkrankungen der innersekretorischen Organe 215
I. Untersuchungsmethoden 215
II. Die Schilddrüse 216
1. Die Unterfunktion der Schilddrüse, Athyreose und Hypothyreose 217
Der Kretinismus 217
2. Die Überfunktion der Schilddrüse Hyperthyreose 218
a) Der Morbus Basedow 218

III. Die Nebenschilddrüsen (Epithelkörperchen) 225
Die Tetanie 226

IV. Die Hypophyse 227
1. Die Hypophysenhormone und ihre Funktion (nach JORES) 228
2. Die Erkrankungen der Hypophyse 230
a) Die Akromegalie 230
b) Die spätpubertäre Magersucht 231
c) Die SIMMONDSsche Krankheit 232
d) Morbus Cushing 233
e) Dystrophia adiposogenitalis 233
f) Diabetes insipidus 234

V. Die Nebennieren 235
1. Histologischer Bau und Funktion der Nebennieren 235
2. Die ADDISONsche Krankheit 236

VI. Die pluriglandulären Erkrankungen 239

Die Erkrankungen der Nieren und Harnwege 241
Die klinischen Symptome der Nierenkrankheiten 245

I. Die entzündlichen Nierenkrankheiten (Nephritiden) 251
1. Die akute diffuse Glomerulonephritis 251
2. Die chronische Glomerulonephritis 253
3. Die LÖHLEINsche Herdnephritis 255
4. Die interstitielle Nephritis 255

II. Die degenerativen Nierenerkrankungen (Nephrosen) 255
1. Die akuten Nephrosen 255
2. Die chronischen Nephrosen 256

Seite

III. Die vaskulären Nierenerkrankungen . . . 257
Die arteriosklerotische Schrumpfniere . . . 257
IV. Die Urämie . . . 258
1. Die akute oder eklamptische Urämie . . . 258
2. Die chronische oder stille Urämie . . . 259
V. Die Nierentuberkulose . . . 260
VI. Nierentumoren . . . 261
VII. Die entzündlichen Erkrankungen der abführenden Harnwege . . . 262
1. Die Pyelitis . . . 262
2. Die Zystitis . . . 263
VIII. Die Prostatahypertrophie . . . 265
IX. Die Urolithiasis . . . 268

Die Erkrankungen des Bewegungsapparates . . . 271
I. Die akuten infektiösen Erkrankungen . . . 273
1. Die Polymyositis . . . 273
2. Muskelrheumatismus und Myalgie . . . 273
3. Die akute Polyarthritis rheumatica . . . 275
II. Die chronischen Infektarthritiden . . . 279
Die BECHTEREWsche Krankheit . . . 280
III. Die allergischen Erkrankungen des Bewegungsapparates . . . 283
IV. Die nichtentzündlichen Gelenkerkrankungen auf der Basis von degenerativen Alternsvorgängen . . . 284
1. Die Arthropathia deformans . . . 285
2. Die Spondylosis deformans . . . 289
V. Der „Rheumatismus" als Folge gelenknaher Knochenprozesse . . . 291
VI. Die Stoffwechselarthropathien . . . 291
1. Die Gicht . . . 291
2. Die Arthropathia alcaptonurica . . . 294
3. Die Arthropathien bei Lipoidstoffwechselstörungen . . . 295
VII. Die Arthropathien bei Erkrankungen des Nervensystems . . . 296
VIII. Die endokrinen Arthropathien . . . 296
IX. Die Gelenkerkrankungen bei Hämophilie . . . 296

Die Erkrankungen des Stoffwechsels und der Ernährung . . . 299
I. Physiologische Vorbemerkungen . . . 299
1. Der Nahrungs- und Energiebedarf . . . 299
2. Der Grundumsatz . . . 301
3. Die isodynamische Vertretung der Nahrungsstoffe . . . 303
4. Die spezifisch-dynamische Wirkung der Nahrung . . . 303
5. Die Nahrungsausnutzung . . . 304
6. Die Deckung des Eiweißbedarfs und das Eiweißminimum . . . 305
7. Die Deckung des Kohlenhydratbedarfs . . . 307
8. Die Fette in der Nahrung . . . 307
II. Ernährungsstörungen . . . 308
A. Quantitativ unzureichende Ernährung . . . 308
1. Der absolute Hunger . . . 308
2. Die chronische Unterernährung . . . 309

Seite

B. Quantitativ und qualitativ unzureichende Ernährung 309

1. Die Ödemkrankheit 309

a) Die Ätiologie der Ödemkrankheit 310
b) Die Symptomatologie der Ödemkrankheit 310
c) Kreislauf 312
d) Die spezielle Pathogenese der Ödemkrankheit 314
e) Die Therapie der Ödemkrankheit 314

2. Mehlnährschaden 315
3. Ernährungsschaden infolge unzureichender Resorption 316

C. Qualitativ unzureichende Ernährung — Avitaminosen 317

1. Allgemeines 317
2. Fettlösliche Vitamine 317

a) Das Vitamin A 317
Die Klinik der A-Hypovitaminosen 318
b) Das Vitamin D. Die Rachitis 320
c) Das Vitamin K 322

3. Wasserlösliche Vitamine 323

a) Das Vitamin B 323
α) Störungen infolge des Fehlens des Vitamin B_1 (die Beriberi) 323
β) Die Klinik der Pellagra 325
γ) Die Faktoren der Vitamin-B_6-Gruppe 327
b) Das Vitamin C 327

III. Stoffwechselerkrankungen infolge von Korrelationsstörungen der endokrinen Drüsen 329

1. Die Magersucht 329
2. Die Fettsucht 330
3. Der Morbus Basedow 333
4. Das Myxödem 336
5. Der Morbus Addison 338
6. Die Zuckermangelkrankheit 339
7. Die Zuckerkrankheit 341

a) Klinische Symptomatologie 345
b) Spezielle Stoffwechselstörungen des Diabetes 349
c) Einteilung der klinischen Verlaufsformen des Diabetes 354
d) Das Coma diabeticum und seine Behandlung 356

8. Diabetes insipidus und andere Störungen des Wasserstoffwechsels 359

IV. Die Gicht 361

V. Zystinurie und Zystinspeicherkrankheit 365

VI. Die Alkaptonurie 367

VII. Anomalien des Pigmentstoffwechsels 368

1. Die Porphyrien 368

a) Die kongenitale Porphyrie 369
b) Die abdominelle Form der Porphyrie 370
c) Die nervöse (neuritische) Form der Porphyrie 370
d) Die Myoporphyrie 371

2. Steinbildung in den Harnwegen 371

Seite

VIII. Erkrankungen des Skeletts in ihren Beziehungen zu Stoffwechselstörungen . . . 374
1. Die Hunger- oder Kriegsosteoporose . . . 377
2. Morbus Cushing . . . 378
3. Morbus Recklinghausen . . . 379
4. Akromegalie . . . 380

IX. Die Lipoidosen . . . 381
1. Die GAUCHERsche Krankheit . . . 381
Zerebrosidzellige Lipoidose
2. Die NIEMANN-PICKsche Krankheit . . . 384
Phosphatidzellige Lipoidose
3. Die SCHÜLLER-CHRISTIAN-HANDsche Erkrankung . . . 385

Die Erkrankungen des Magen-Darmkanals . . . 388

I. Die Erkrankungen der Mundhöhle und der Speiseröhre . . . 388
1. Die Erkrankungen der Mundhöhle . . . 388
2. Die Erkrankungen der Speiseröhre . . . 391
a) Verätzungen der Speiseröhre . . . 391
b) Das peptische Geschwür des Ösophagus . . . 393
c) Die Neubildungen des Ösophagus . . . 393
d) Die Blutungen in der Speiseröhre . . . 395
e) Erweiterungen der Speiseröhre . . . 396
f) Die Kompressionsstenosen des Ösophagus . . . 397

II. Erkrankungen des Magens . . . 398
1. Gastritis . . . 399
2. Das Ulcus ventriculi et duodeni . . . 402
a) Anatomischer Befund und Theorien der Ulkusentstehung . . . 402
b) Krankheitsbild . . . 403
c) Objektiver Befund . . . 404
d) Sekretionsverhältnisse . . . 404
e) Die Röntgenuntersuchung des Magens und Zwölffingerdarms . . . 405
f) Die Behandlung des Ulkus . . . 406
3. Die große Blutung bei Magen- und Darmerkrankungen und ihre Einwirkung auf den Stoffwechsel . . . 407
4. Der Magenkrebs . . . 408
a) Ätiologie und anatomische Einteilung . . . 408
b) Vorgeschichte . . . 409
c) Krankheitsbild . . . 410
d) Die Behandlung des Magenkrebses . . . 411
5. Pylorusstenose . . . 412

III. Darmerkrankungen . . . 413
1. Allgemeines . . . 413
2. Diarrhöen, welche vom Darminhalt ausgehen . . . 415
a) Die bazilläre Ruhr . . . 415
b) Die Amöbenruhr . . . 415
c) Gärungsdyspepsie . . . 416
d) Fäulnisdyspepsie . . . 418
3. Einheimische Sprue . . . 419
4. Colitis ulcerosa . . . 420
5. Ileus . . . 423
6. Obstipation . . . 426

Seite
7. Divertikulosis 428
8. Darmbrand (Enteritis necroticans) 429
9. Darmkrebs 431
10. Darmsarkom 432
11. Darmtuberkulose 433

Erkrankungen aus physikalischen Ursachen 434
1. Die Erfrierung 435
2. Der Hitzschlag 437
3. Der Sonnenstich 438
4. Die Verbrennung 438
5. Die Lichtdermatosen 439
6. Erkrankungen durch erhöhten Luftdruck 440
7. Erkrankungen durch verminderten Luftdruck 441
a) Die Fliegerkrankheit 441
b) Die Bergkrankheit 441
8. Die Seekrankheit 442

Die Infektionskrankheiten 443
1. Allgemeine Vorbemerkungen 443
2. Scharlach 445
3. Masern 450
4. Pocken 453
5. Varizellen, Windpocken, Spitzpocken 458
6. Fleckfieber 459
7. Typhus 463
8. Paratyphus 468
9. Ruhr (Dysenterie) 471
10. Cholera asiatica 475
11. Botulismus 478
12. Tollwut (Lyssa) 479
13. Tetanus 480
14. Epidemische Kinderlähmung 483
15. Gasbrand 487
16. Streptokokkensepsis 488
17. Endokarditis lenta 492
18. Fokalinfektion 493
19. Angina 494
20. Grippe (Influenza) 498
Die Grippe als Agent provocateur 500
21. Psittakose 502
22. Parotitis epidemica 502
23. Diphtherie 504
a) Diphtherische Herzschädigung 508
b) Die Behandlung der Diphtherie 510
c) Aktive Diphtherieschutzimpfung 512
24. Die Serumkrankheit 512
25. Die BANGsche Krankheit 514
26. Toxoplasmosis 516
27. Pest 519
28. Rückfallfieber (Febris recurrens) 520
29. Erysipel 522
30. Aktinomykose (Strahlenpilzkrankheit) 524
31. Trichinose 527
32. Milzbrand (Anthrax) 529

Seite

Die Tuberkulose 532

I. Der Erreger 533

II. Verhalten des Organismus 533
1. Systematik 534
2. Infektionsmodus 534
3. Stadienlehre 534
4. Allergie 535

III. Ablauf der Erkrankung 536
1. Primäre Tuberkulosen 536
a) Primärkomplex 536
b) Generalisation 536
2. Postprimäre Tuberkulosen 537
a) Das Frühinfiltrat 537

IV. Klinik der Lungentuberkulosen 537
1. Erstinfektion, Primärinfekt 537
2. Sogenanntes Sekundärstadium RANKES 538
3. Klinik der isolierten Lungentuberkulose 540

V. Altersabhängigkeit der Tuberkulose 544

VI. Diagnostik 544
Anamnese 544
Untersuchung 544

VII. Therapeutische Maßnahmen 545
1. Interne Behandlung 545
a) Die medikamentöse Therapie 545
Zur internen Therapie der Tuberkulose 546
b) Spezifische Reize 547
c) Unspezifische Reize 548
d) Ruhigstellung und Heilstätte 548
e) Ernährung 548
f) Fieber 549
g) Nachtschweiße 549
h) Appetitlosigkeit und Schwäche 549
i) Husten und Auswurf 549
k) Lungenblutung 550
2. Chirurgische Behandlung 550
a) Der Pneumothorax 550
Wirkung des Pneumothorax 550
Indikationen 550
Gegenindikationen 551
Komplikationen 551
b) Zwerchfellähmungen 551
c) Extrapleuraler Thorax, Plombe, Thorakoplastik 551

VIII. Die BCG.-Schutzimpfung 552

IX. Bedeutung und Prophylaxe der Tuberkulose 553

Normwerte im Blut 554

Nahrungsmittel-Tabelle 555

Sachverzeichnis 556

Die Erkrankungen des Kreislaufapparates

Der Sinn des Blutkreislaufs erfüllt sich in seiner Peripherie. Eine ausreichende Durchblutung der Gewebe und Organe ist die Voraussetzung für ihre normale Funktion. Der Blutkreislauf hat für rechtzeitige und ausreichende Versorgung der Organe mit Sauerstoff und Nährstoffen und gleichzeitig für den Abtransport der im Stoffwechsel entstehenden Schlacken zu sorgen. Für diese vielseitigen und in ihrer Intensität dauernd wechselnden Aufgaben steht dem Organismus der Kreislaufapparat zur Verfügung. Dieser Apparat setzt sich zusammen aus dem zentralen Motor — dem Herzen — und dem angeschlossenen Gefäßsystem mit seinem Inhalt, dem Blute. Aus Gründen einer klaren Darstellung trennen wir die Kreislaufstörungen in kardiogene, vasogene und kombinierte. Der periphere Kreislauf kann nur dann aufrechterhalten werden, wenn ein genügend steiles arteriovenöses Druckgefälle besteht. Je geringer dieses Gefälle, desto langsamer die Strömung. Der Stoffaustausch in den Geweben kann auch dadurch gestört werden, daß große Mengen des Blutes dem Kreislauf entzogen werden, entweder durch Blutverluste nach außen, oder durch Liegenbleiben größerer Blutmengen in erweiterten Gefäßprovinzen (Splanchnikusgebiet, Muskulatur). Wird z. B. nach großen körperlichen Anstrengungen durch maximale Erweiterung des Muskelkapillargebietes der Rückstrom des Blutes zum Herzen gehemmt, so kann es besonders bei aufrechter Körperhaltung zum Kollaps kommen. Dieser sogenannte orthostatische Kreislaufkollaps ist ein einleuchtendes Beispiel dafür, daß auch bei vollständig gesundem Herzen lebensgefährliche Kreislaufstörungen eintreten können. Aus diesen und anderen Gründen ist es gerechtfertigt, zwischen kardiogenen und vasogenen Kreislaufstörungen zu unterscheiden.

I. Die Untersuchungsmethoden

Zu einer jeden Untersuchung gehört eine sorgfältige Erhebung der Vorgeschichte oder Anamnese.

Die Untersuchungsmethoden gliedern sich in diagnostische Methoden und Funktionsproben. Die wichtigsten diagnostischen Methoden sind die Inspektion, Palpation, Mensuration, Perkussion, Auskultation, die Untersuchung und Beurteilung des Pulses, die Blutdruckmessung, die Röntgenuntersuchung des Herzens und der Gefäße und die Elektrokardiographie.

1. Anamnese bei Herzkrankheiten

Mehr noch als bei allen anderen Erkrankungen ist bei Kreislaufstörungen die Vorgeschichte von Bedeutung. Hier gilt vor allem der Satz „eine gute Anamnese ist die halbe Diagnose". Viele Herzkranke haben ihre ersten Beschwerden unmittelbar nach der Nahrungsaufnahme. Die Nahrungsaufnahme erfordert eine Umsteuerung der Blutverteilung von der Peripherie in das Splanchnikusgebiet. Bei beginnendem Versagen des Kreislaufs machen sich aus diesem Grunde die ersten Beschwerden in Gestalt von Völlegefühl, Kurzatmigkeit, gelegentlich auch von Schmerzen in der Lebergegend geltend. Die Patienten werden bei nicht sorgfältiger Untersuchung vom Arzt als Magen-Darm-Kranke angesehen und entsprechend falsch behandelt. Eine sorgfältige Untersuchung deckt den beginnenden Kreislaufschaden auf und kann bei richtiger Behandlung die **Magen-Darm-Beschwerden** des Kranken rasch beheben.

In anderen Fällen klagen die Kranken darüber, daß sie nicht mehr auf der linken Seite schlafen könnten oder, wenn sie links eingeschlafen sind, durch quälende Angstträume geweckt würden und erst nach Wechsel der Lage wieder schlafen könnten. Die *Beachtung der Schlaflage* ist also vor allem im Beginn anginöser Zustände von großer Bedeutung für die Erkennung des Grundleidens.

Wieder andere merken bei kleinen Spaziergängen in steigendem Terrain ihre Unfähigkeit, mit anderen Begleitpersonen Schritt zu halten, was ihnen früher mühelos gelang. Diese anfänglich geringe **Kurzatmigkeit** ist häufig das erste Zeichen einer beginnenden Kreislaufstörung, welche natürlich bei zunehmender Belastung, z. B. Treppensteigen, mehr hervortreten wird.

Patienten, die viel sprechen müssen, fühlen sich nach einem längeren Vortrag stärker ermüdet als früher.

Andere klagen über nächtlichen Harndrang, der sie früher nicht gequält hat. Diese **Nykturie** ist auch eine Folge der am Tage bei Bewegung eintretenden fehlerhaften Blutverteilung, bei welcher die Nieren relativ zu wenig Blut erhalten und dadurch in ihrer Sekretion gestört sind. In der Nachtruhe dagegen fließt ihnen mehr Blut zu, die Harnsekretion wird jetzt gewissermaßen nachgeholt und führt auf diese Weise zur Nykturie.

Alle solche Angaben können für die Diagnose eines beginnenden Kreislaufschadens von Bedeutung werden. Die Behandlung eines Kreislaufschadens ist naturgemäß um so dankbarer und erfolgreicher, je früher er erkannt wird. Sind erst Ödeme, Stauungsleber und Stauungsbronchitis vorhanden, so befindet sich der Kranke bereits im Zustande der Dekompensation.

Die Beschwerden der Kranken mit **Angina pectoris** sind oft so charakteristisch, daß die Anamnese ohne weiteres die Diagnose ermöglicht. Oft sind es Temperatureinflüsse, welche den einzelnen Anfall auslösen. Eine Waschung mit kaltem Wasser, die ersten Atemzüge in kalter Luft, die Abkühlung eines Amputationsstumpfes des linken Armes können zu Herzbeschwerden führen. In anderen Fällen werden die quälenden Anfälle durch eine geringe körperliche Anstrengung oder auch nur Bewegung, z. B. durch einen kleinen Spaziergang, ausgelöst. Auch pressorische Anstrengungen, z. B. bei der Defäkation, führen bei manchen Patienten zu einer Attacke von Angina pectoris. Zu beachten ist auch der Mißbrauch von Genußgiften (Nikotin, Koffein) und der Einfluß seelischer Erregungen sowohl freudiger wie schmerzlicher Natur. Viele Herzkranke wissen von ihrem Leiden so lange nichts, bis ein anscheinend belangloser Erkältungsinfekt dasselbe manifest macht. Es ist daher bei chronisch Herzleidenden wichtig, zu erfahren, durch welche besonderen Umstände die Dekompensation herbeigeführt wurde.

2. Die Inspektion

Die Inspektion hat sich nicht nur auf die Thoraxorgane, sondern auf den ganzen Menschen zu beziehen. Wir haben auf Formveränderungen durch krankhafte Wasseransammlung im Gesicht, in den Extremitäten, im Bauchraum und im Brustkorb zu achten. Die **Veränderungen der Hautfarbe** unterrichten uns über Veränderungen der Blutzusammensetzung und der Einstellung der peripheren Gefäße. Eine leichte Zyanose ist oft das erste Hinweissymptom auf beginnende Kreislaufstörungen. Auch eine auffällige Blässe, die auf eine schlechte Füllung der peripheren Kapillargefäße hindeutet, kann Symptom eines Klappenfehlers (Aorteninsuffizienz) oder eines Kreislaufzusammenbruchs (Kollaps) sein. Im einzelnen zeigt die Inspektion bei Kreislaufkranken gelegentlich partielle Vorwölbungen des Brustkorbes, z. B. durch die pathologische Erweiterung der Aorta, das *Aortenaneurysma.* Eine Hervorwölbung der Herzgegend, die namentlich bei jugendlichem, elastischem Thorax durch pathologische Erweiterungen des Herzens oder durch Flüssigkeitserguß in den Herzbeutel hinein hervorgerufen werden kann, bezeichnet man als Herzbuckel oder Voussure cardiaque. Bei der schwieligen **Mediastino-Perikarditis** kommt es zu *systolischen Einziehungen* an der Herzspitze und *diastolischem Vorschleudern* derselben Gegend. Die Betrachtung des herzkranken Menschen wird uns weiterhin über eine *veränderte Füllung der Venen* am Halse unterrichten, häufig auch krankhafte Pulsationen in diesen erkennen lassen (sog. positiver Venenpuls). Auch eine veränderte **Atemführung,** wie wir sie bei Kreislaufkranken so oft sehen, darf den aufmerksamen Augen des Arztes nicht entgehen. Stets ist daran zu denken, daß Störungen der Atemtätigkeit, wie sie z. B. durch Deformationen des ganzen Thorax hervorgerufen werden können, auf den Kreislauf und damit auf die Herztätigkeit zurückwirken. Die Atmungsorgane sind am Kreislauf weitgehend beteiligt. Sie sorgen für eine Zurückführung des venösen Blutes in das rechte Herz. Sicher gibt es rein pulmonal bedingte Kreislaufstörungen.

Auch eine sorgfältige Betrachtung der **Hand** des Kranken kann dem Arzt wichtige Hinweissymptome für das Vorliegen einer Kreislauferkrankung geben. So sieht man gelegentlich bei der Endocarditis lenta eine stärkere Krümmung der Nägel, welche sich bei der Pulmonalstenose bis zu einer kolbigen Auftreibung der Endphalangen der Finger und Zehen in Form der sogenannten *Trommelschlegelfinger* entwickeln kann. Auch feine, oft schmerzhafte, punktförmige Blutungen an den Fingern können uns auf kleine Embolien hinweisen. Das gleiche gilt für die seltenen subungualen Blutungen. Sehr charakteristisch sind Parästhesien und Schmerzen in den Endphalangen der Finger und Zehen, welche anfangs kalt und blaß, später unter heftigen Schmerzen blau werden. Diese Symptome sind die ersten Zeichen der Raynaudschen Gangrän. Bei dieser Erkrankung kommt es zu trophischen Störungen an Fingern und Nägeln, die mit einer Mumifikation und Abstoßung einzelner Glieder enden können. Nach einer gründlichen Inspektion unseres Kranken wenden wir uns der Palpation der Herzgegend zu.

3. Die Palpation des Herzspitzenstoßes

Der erste Teil der Herzsystole — die sogenannte Verschlußzeit — verläuft bei allseitig geschlossenem Ventrikel. Während dieser Zeit erleidet das Herz eine Formveränderung, die in einer Vergrößerung des Durchmessers von vorn nach hinten und in einer Aufrichtung der Herzspitze besteht. Da das Herz nach hinten gegen die Wirbelsäule nicht ausweichen kann, drängt es während der Verschlußzeit stärker als zuvor durch die Straffung der Ventrikelmuskulatur mit kräftigem Druck gegen die Thoraxwand an. Diese Tatsache bezeichnen wir als **„Herzstoß"** und, soweit sich nur die Spitze bemerkbar macht, als **„Herzspitzenstoß"**. Beim „Herzstoß" wird die Brustwand in größerer Ausdehnung erschüttert. Als „Spitzenstoß" wird diejenige Stelle der Brustwand bezeichnet, an der sich am weitesten nach unten und links noch eine deutliche, umschriebene, scharf zu lokalisierende Erschütterung bemerkbar macht.

Der Herzstoß kann verlagert, verbreitert, verstärkt und verdoppelt sein. In seltenen Fällen spricht man von einem *negativen* Herzstoß. Das soll heißen, daß statt der systolischen Vorwölbung eine Einziehung der Brustwand erfolgt. Dieses Zeichen ist als Ausdruck von Herzbeutelverwachsungen gedeutet worden. Dabei können nicht nur die Zwischenrippenräume, sondern auch die Rippen selbst bei der Systole eingezogen werden. Bei der Diastole federn dann die Rippen zurück, wodurch der Eindruck eines diastolischen Herzstoßes entsteht. Dieses Zeichen hat zur Voraussetzung, daß das Herz im hinteren Mediastinum durch starke Verwachsungen fixiert ist.

Beim Gesunden liegt der Spitzenstoß meist im 5. Zwischenrippenraum zwischen der Mammillar- und Parasternallinie. Dabei ist zu beachten, daß der Spitzenstoß nur bis zum 20. Lebensjahre regelmäßig zu tasten ist. Mit *zunehmendem Alter* nimmt die Tastbarkeit ab, im 50. Lebensjahr tastet man den Spitzenstoß höchstens noch in der Hälfte der Fälle. Im höheren Alter soll der Spitzenstoß dann wieder häufiger tastbar werden. Dieses Verhalten erklärt sich aus den altersbedingten Änderungen der Lage des Herzens zwischen Brustwand und Zwerchfell. Die Lage des Spitzenstoßes ist auch abhängig vom Körperbau. Bei lang aufgeschossenen Individuen tritt das Zwerchfell und damit auch der Herzstoß tiefer. Bei Leuten mit kurzem, gedrungenem Brustkorb und hohem Zwerchfellstand kann der Spitzenstoß einen Zwischenrippenraum höher und mehr auswärts gefunden werden. Selbstverständlich müssen sich bei allen Deformationen des Brustkorbs die Lagebeziehungen zwischen ihm und dem Herzen in unübersehbarer Weise verändern. Zur **Verlagerung** des **Spitzenstoßes** nach links können alle raumbeschränkenden Prozesse innerhalb des Thorax führen. Hierher gehören rechtsseitige Pleuraergüsse, Tumoren und rechtsseitiger Pneumothorax. Bei linksseitigen Prozessen können Herz und Spitzenstoß in umgekehrter Richtung verlagert werden. Das Lungenemphysem läßt Zwerchfell und Spitzenstoß nach unten rücken, umgekehrt verschieben alle Prozesse, die das Zwerchfell in die Höhe drängen (Gas- und Wasseransammlungen im Abdomen, Gravidität und Unterleibstumoren), das Zwerchfell in die Höhe und den Spitzenstoß nach oben und links. Vergrößerungen des Herzens, besonders Erweiterungen des linken Ventrikels, verlagern den Spitzenstoß nach links und unten. Auch Erweiterungen der rechten Herzkammer pflegen den Spitzenstoß nach links, aber weniger nach unten zu rücken. Hypertrophie allein macht weder meßbare Vergrößerungen, noch erkennbare Verlagerungen des Spitzenstoßes des Herzens. Lediglich seine Qualität wird geändert. Eine besonders auffällige Diskrepanz zwischen der Ausdehnung der Herzdämpfung und der Lage des Herzstoßes findet sich bei *Herzbeutelergüssen.* Bei ihnen findet sich der Spitzenstoß wie eine Insel mitten in einem an Umfang ständig wachsenden Überschwemmungsgebiet. Ein großer Abstand zwischen linker Herzdämpfungsgrenze und Spitzenstoß ist ein wichtiges Symptom eines Herzbeutelergusses.

Verstärkung und **Verbreiterung** des Spitzenstoßes sind wichtige Zeichen der Hypertrophie des linken Ventrikels. Wölbt sich die Gegend des Spitzenstoßes besonders stark hervor, so sprechen wir von einem hebenden Spitzenstoß. Wird der tastende Finger des Untersuchenden mit vermehrter Kraft fortgeschoben, so nennen wir den Spitzenstoß resistent. Die langsame Hebung der vorgewölbten Stelle ist ein Zeichen des vermehrten Widerstandes gegen die systolische Entleerung, also eines Zustandes, der zur Hypertrophie führt. Rasche Erschütterungen der Brustwand macht das Herz bei seelischen Erregungen, körperlichen Anstrengungen und im Fieber. Diese raschen Erschütterungen werden subjektiv als **Herzklopfen** empfunden.

Alle Zustände, welche das Herz von der Brustwand abdrängen (Emphysem, Tumoren, linksseitige Pleuraergüsse, linksseitiger Pneumothorax, starke Schwartenbildung und perikardiale Exsudate), führen zu einer Abschwächung des Spitzenstoßes. Selbstverständlich muß auch die erlahmende Kraft der Herzkammern den Spitzenstoß abschwächen.

Verdoppelungen des Herzstoßes sind oft dadurch vorgetäuscht, daß sich an eine Systole des Herzens nach einem sehr kurzen Zwischenraum eine Extrasystole anschließt (Bigeminie). Gelegentlich tastet man unmittelbar nach dem eigentlichen Herzstoß einen zweiten schwächeren, der als Ausdruck einer besonders rasch erfolgenden diastolischen Erweiterung angesehen wird.

Bei schweren Ventilschäden des Herzens tastet die auf die Brustwand gelegte Hand des Arztes ein **Schwirren**, wie man es auch auf dem Rücken einer schnurrenden Katze fühlt. Dieses fühlbare Schwirren wird als Katzenschwirren oder frémissement cataire bezeichnet. Man beobachtet es bei Defekten der Kammerscheidewand, bei Aortenstenosen und Aneurysmen, bei Mitralstenosen und Persistenz des Ductus Botalli. Das Katzenschwirren darf nicht mit perikardialen Reibegeräuschen verwechselt werden.

4. Die Herzperkussion

Zeichnet man in ein Thoraxskelett die Grenzen der relativen Herzdämpfung nach den Angaben einer Reihe gangbarer Lehrbücher gleichzeitig mit dem Orthodiagramm des normal großen und normal gelagerten Herzens eines gesunden Menschen ein, so ist man erstaunt über das weite Auseinandergehen der von den verschiedenen Untersuchern mit ihren Methoden gefundenen Ergebnisse. Es darf dem Anfänger die Unsicherheit der subjektiven Messung der relativen Herzdämpfung nicht verschwiegen werden. Fraglos hat mein alter Lehrer GEIGEL, dem ich die Anfangsgründe meiner Perkussionskünste verdanke, nicht Unrecht, wenn er schreibt: „Es ist übrigens nicht ganz zu verkennen, daß derjenige die richtigen Grenzen des Herzens am besten herausperkutiert, der schon von vornherein von seiner Lage und Größe die richtige Vorstellung hat, daß eine gewisse leichte Autosuggestion nicht ganz abzustreiten und die Methode, die absolute Herzdämpfung zu bestimmen, doch im ganzen die objektivere ist". Das ist sicher richtig. In einem Leistungswettbewerb um die richtigen Bestimmungen der Herzgröße wird unter sonst gleichen Bedingungen der Übung und Erfahrung immer derjenige Sieger bleiben, der schon vorher das Röntgenbild des zu untersuchenden Herzens gesehen hat. Aber einen Röntgenapparat hat nicht jeder, und jedenfalls ist er nicht immer zur Hand. Viele Kranke können wir den Anstrengungen einer Röntgenuntersuchung gar nicht aussetzen.

Die Aufgabe der Perkussion ist die Bestimmung der Form, der Lage und der Größe des Herzens. Von diesen Aufgaben ist die Bestimmung der Lage wohl die leichteste. Über eine sichere Bestimmung der Herzform allein mit Hilfe der Perkussion denke ich sehr skeptisch. Bei der Bestimmung der Herzgröße darf nie vergessen werden, daß eine reine Herzhypertrophie keine klinisch nachweisbare Vergrößerung der Herzdämpfung macht. Dazu ist die Größenzunahme zu gering. Eine Erweiterung der Herzgrenzen können wir erst dann feststellen, wenn zur Hypertrophie eine Dilatation hinzutritt. Die Größe des Herzens ist immer eine Funktion seines Füllungszustandes. Jeder Gesunde und auch die meisten Kranken sind imstande, ihr Herz willkürlich zu verkleinern oder zu vergrößern. Davon kann sich jeder bei Anstellung der von mir sogenannten Preßdruckprobe vor dem Röntgenschirm leicht überzeugen.

Die Herzgröße ist auch beim Gesunden nicht unerheblichen Schwankungen ausgesetzt. Das Herz muß stets seinen Inhalt ganz umschließen. Da die zirkulierende Blutmenge eine wechselnde Größe darstellt und die Gesamtstrombahn einer erheblichen Erweiterung fähig ist, kann dem Herzen gewissermaßen durch Erweiterung der Strombahn Blut entzogen werden, oder anders ausgedrückt, das Herz kann durch geringere Füllung verkleinert werden. So genügt in vielen Fällen schon ein *heißes Bad*, um meßbare Verkleinerungen des Herzens herbeizuführen. Das gleiche bewirken größere *körperliche Anstrengungen*, welche das Blut in die angestrengte Muskulatur verlagern und auf diese Weise zu einer Verkleinerung des Herzens und unter Umständen zu einem Kollaps führen. Umgekehrt kann durch eine künstliche Überfüllung des Gefäßsystems, z. B. durch Einfließenlassen kolloidaler Lösungen in die Blutbahn, oder eine künstliche Plethora durch große Transfusionen eine vermehrte Kammerfüllung und eine Vergrößerung des Herzens bedingen.

Bei vielen Sportleuten sehen wir eine Trainingsbradykardie auftreten, die dadurch verlängerte Füllungszeit führt zu einer vermehrten Füllung der Herzkammern und damit zu einer Vergrößerung des Herzens. Auch bei vollständig gesunden Menschen, welche innerhalb eines Jahres hinsichtlich ihrer Herzgröße mehrfach untersucht wurden, kamen Schwankungen des Transversaldurchmessers bis zu 2 cm und darüber vor. Die Beurteilung von Herzgrößenschwankungen bezüglich ihrer klinischen Bedeutung hat also mit großer Zurückhaltung zu erfolgen.

5. Die Auskultation

a) Die Herztöne

Die Hauptquellen der Herztöne sind die Schwingungen, in die die Herzklappen durch die Druckschwankungen in den Herzhöhlen versetzt werden. Da die Projektionsfelder der Klappen auf die Brustwand dicht beieinander liegen, ist eine gesonderte Auskultation der einzelnen Klappen am Orte ihrer Projektion nicht möglich, nur die Pulmonalklappe und Trikuspidalklappe werden ungefähr am Orte ihrer Projektion auf die vordere Brustwand auskultiert (s. Abb. 1). Die Auskultationsstelle der Mitralklappen liegt an der Herzspitze, die der Aortenklappen im zweiten rechten Rippenzwischenraum.

Der Rhythmus der normalen Herztöne ist verschieden, je nachdem, ob man an der Herzbasis die Aorten- und Pulmonalklappe oder am unteren Brustbein, in der Herzstoßgegend, die Trikuspidal- und Mitralklappe behorcht. Hier ist der von den Kuspidalklappen gebildete Ton lauter als der zweite, von den Semilunarklappen fortgeleitete Ton. Umgekehrt ist der im zweiten rechten und linken Rippenzwischenraum von den Semilunarklappen gebildete zweite Ton lauter als der erste. Die ersten Töne sind allgemein tiefer und länger als die zweiten.

Die Stärke und Klangfarbe der Herztöne sind von verschiedenen Bedingungen abhängig. In der Jugend erscheint der zweite Pulmonalton, im Alter der zweite Aortenton lauter. Die Stärke der Herztöne wird durch die Atmung beeinflußt. Durch die vermehrte Zwischenlagerung von Lunge zwischen Herz und Brustwand werden die Töne bei der Einatmung leiser, bei der Ausatmung lauter. Am deutlichsten hört man die Töne nach maximaler Exspiration im Atemstillstand. Nach körperlichen Anstrengungen oder seelischen Erregungen, auch bei erhöhter Reizbarkeit des Herznervensystems (z. B. Thyreotoxikose) sind die Herztöne verstärkt. Eine besondere Bedeutung kommt der Verstärkung des zweiten Pulmonaltones zu. Seine Verstärkung gilt als wichtiges Unterscheidungsmerkmal bei der Entscheidung der Frage, ob ein systolisches Geräusch als Zeichen eines Klappenfehlers (Mitralfehlers) gedeutet werden kann, oder ob das Geräusch als akzidentell anzusehen ist. Als Vergleichsmaß für die Stärke des zweiten Pulmonaltones gilt uns der zweite Aortenton. Bei beginnender Mitralinsuffizienz kann die Verstärkung des zweiten Pulmonaltones fehlen.

Die Verstärkung des zweiten Aortentones wird auf eine Steigerung der Widerstände im großen Kreislauf bezogen. Wir finden dieses Zeichen also bei Hypertonie, bei Schrumpfnieren, Arteriosklerosen und gelegentlich bei Polyzythämien. Die Stärke des ersten Mitraltones wird bestimmt durch die Raschheit

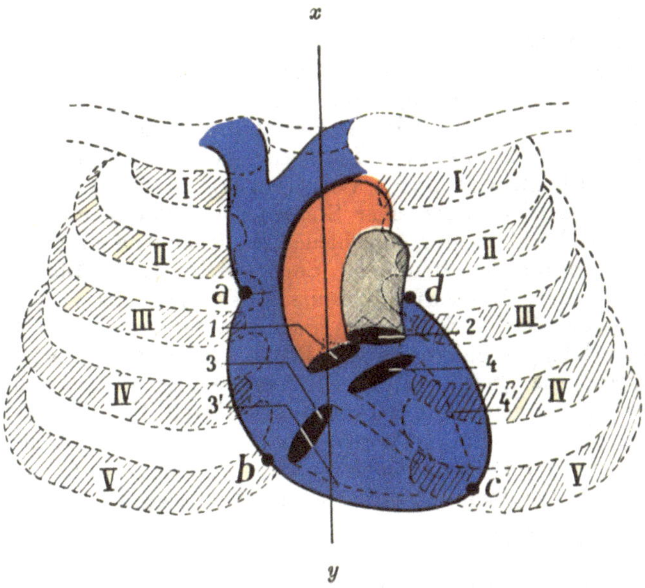

Abb. 1. Herzklappen auf die vordere Brustwand projiziert. Herz blau, Pulmonalarterie grau, Aorta rot, Vena cava blau

a Winkel zwischen Herz und Vena cava. *b* Umbiegungsstelle des rechten Herzens. *c* Herzspitze. *d* Winkel zwischen Herz und Pulmonalis. *xy* Mittellinie. 1. Aortenklappen. 2. Pulmonalklappen. 3, 3′ Trikuspidalostium und Klappe. 4, 4′ Mitralostium und Klappe

der Klappenspannung und den durch die Klappen dabei zurückgelegten Weg. Ist die Klappenspannung, wie bei den Hypertonien, erhöht, so kann der erste Ton klingend und musikalisch werden. Es darf auch nicht vergessen werden, daß durch Infiltrationen der Lunge die Töne besser fortgeleitet werden und dadurch verstärkt erscheinen können.

Die Abschwächung der Herztöne, und zwar aller Töne, wird als Zeichen schlechter Fortleitung der Schallschwingungen bei Emphysem, Herzbeutelergüssen, Verdickungen der Brustwand, Abdrängen des Herzens von der Brustwand usw. beobachtet. Sinkt die Herzkraft und damit der systolische Druck, so wird die Spannung der Klappen geringer und damit die Herztöne leiser. Die Abschwächung des ersten Tones finden wir immer dann, wenn die Verschlußzeit fehlt, besonders bei der Mitralinsuffizienz. Auch Spaltung und Verdoppelung einzelner Herztöne werden unter bestimmten Bedingungen beobachtet. Sie werden zurückgeführt auf ungleichzeitige Anspannung des linken und rechten Herzens.

b) Die Herzgeräusche

Unter physiologischen Bedingungen erfüllen die Klappen die Aufgaben eines ideal arbeitenden Ventilapparates: Sie verhindern eine rückläufige Strömung des Blutes und setzen dem vorwärts gerichteten Strom kein Hindernis entgegen. Während der Kontraktion der Kammern schließen sich die Kuspidalklappen und lassen keinen Tropfen Blut zurücktreten. Die Semilunarklappen dagegen legen sich der Gefäßwand an und lassen das Blut frei passieren. Während der Diastole verhindern die Semilunarklappen einen Rückstrom des Blutes in die Kammern, während die Kuspidalklappen weit auseinanderweichen und das Blut aus den Vorhöfen in die Kammern ungehindert einströmen lassen. Wird eine Klappe schlußunfähig, so strömt durch die entstandene Lücke das Blut rückwärts und versetzt dabei die Klappen und ihre benachbarten Teile in Schwingungen. Es entsteht ein Insuffizienzgeräusch. Wird eine Klappe durch narbige Vorgänge verengt oder stenotisch, so bietet sie dem Blutstrom Widerstand und wird in Schwingungen versetzt. Es entsteht ein Stenosengeräusch. Es handelt sich also in beiden Fällen um eine Behinderung des Blutstromes durch Verengerung der Strombahn. Ob ein Geräusch einer Insuffizienz oder einer Stenose seine Entstehung verdankt, wird nach den zeitlichen Verhältnissen entschieden, in denen es auftritt. Eine plötzlich einsetzende Verengerung der Strombahn des rechtläufigen Blutes macht Stenosengeräusche, des rückläufigen Blutes Insuffizienzgeräusche.

Die nachstehenden Zeichnungen geben graphisch die akustischen Erscheinungen bei den einzelnen Klappenfehlern wieder. Es ist dazu zu bemerken, daß die Herztöne durch ausgezogene Querlinien, resp. Hakenlinien mit der betreffenden Akzentuierung wiedergegeben sind. Die Geräusche sind durch Zickzacklinien dargestellt, die, je nachdem ob es sich um Krescendo- oder Dekrescendogeräusche handelt, allmählich größer oder allmählich kleiner werden. Die zeitlichen Verhältnisse sind durch die Abstände zwischen den einzelnen Zeichen angedeutet.

S = Systole; *D* = Diastole.

1. Aorten- und Pulmonalstenose: Man hört ein systolisches Geräusch im zweiten Interkostalraum rechts bei der Aortenstenose (welches oft in die Karotis fortgeleitet wird), resp. im zweiten Interkostalraum links bei der Pulmonalstenose.

a) Erster Ton fehlt.

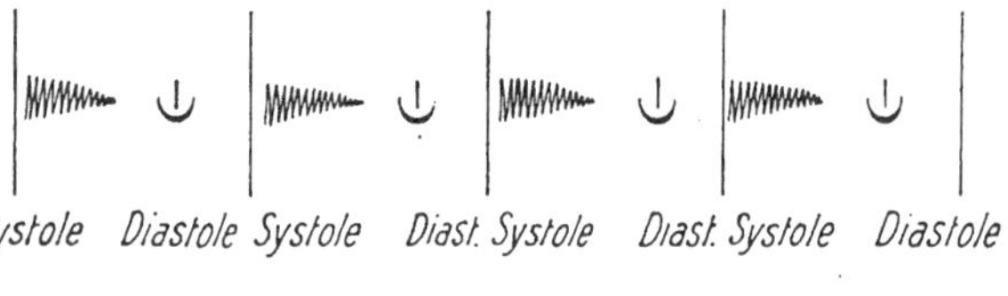

b) Erster Ton vorhanden. Das Geräusch setzt etwas später ein (läßt die Verschlußzeit erkennen).

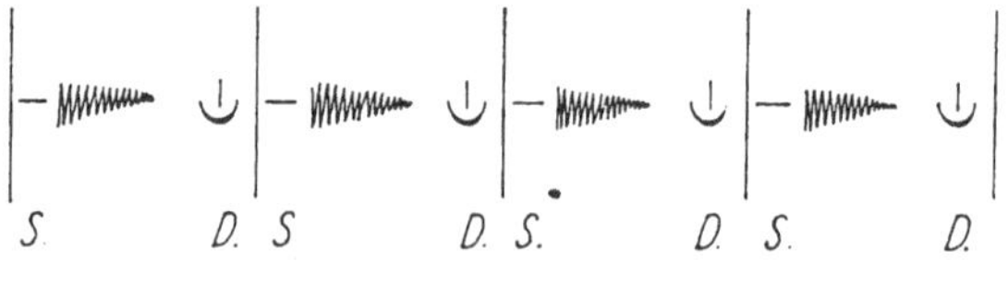

2. Aorteninsuffizienz resp. **Pulmonalinsuffizienz:** Diastolisches Geräusch über dem oberen Teil des Sternums, resp. über der Pulmonalis.

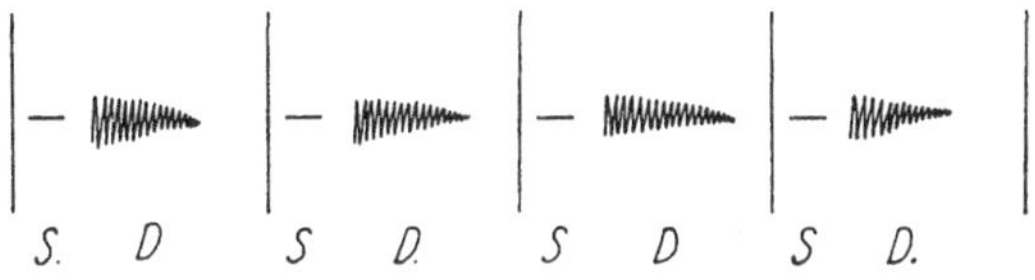

3. Mitral-, resp. **Trikuspidalinsuffizienz:** Man hört ein systolisches Geräusch über der Herzspitze (Mitral-), resp. über dem unteren Teil des Sternums (Trikuspidalinsuffizienz): S = Systole; D = Diastole.

a) Vollkommenes Fehlen des ersten Tones, das Geräusch füllt die ganze Systole aus:

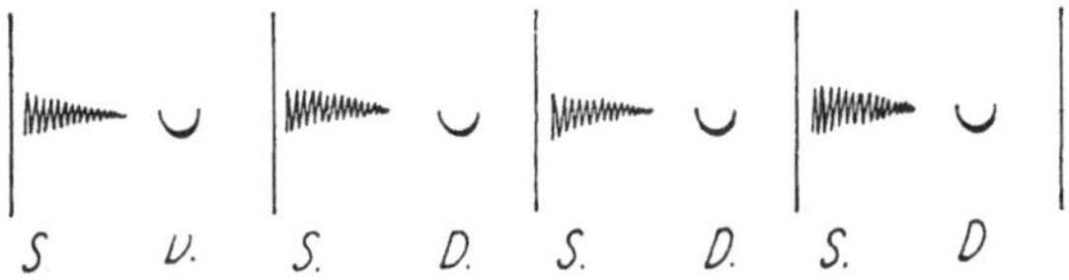

b) Erster Ton vorhanden, das Geräusch setzt unmittelbar hinter diesem ein, da die Verschlußzeit fehlt.

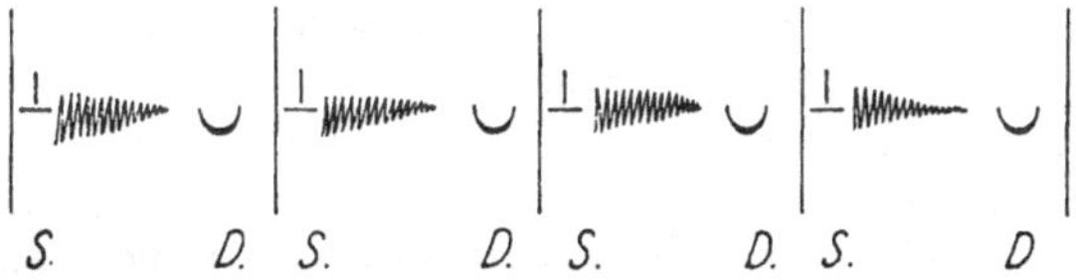

c) Erster Ton vorhanden, das Geräusch setzt erst in der zweiten Hälfte der Systole, also prädiastolisch ein.

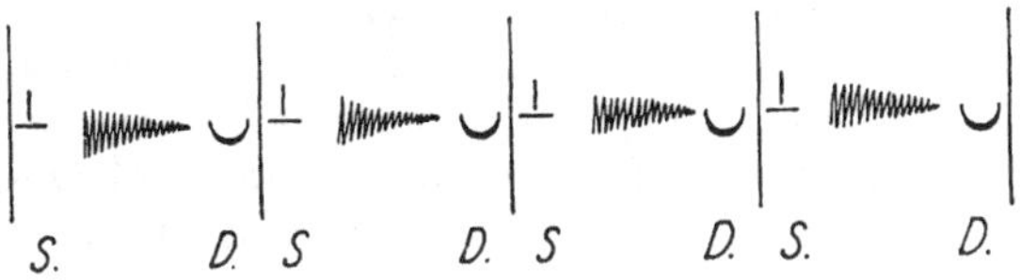

4. Mitralstenose: Man hört ein diastolisches Geräusch und einen verstärkten ersten Ton über der Herzspitze:

a) Das diastolische Geräusch hat den Charakter des präsystolischen Geräusches: S = Systole; D = Diastole.

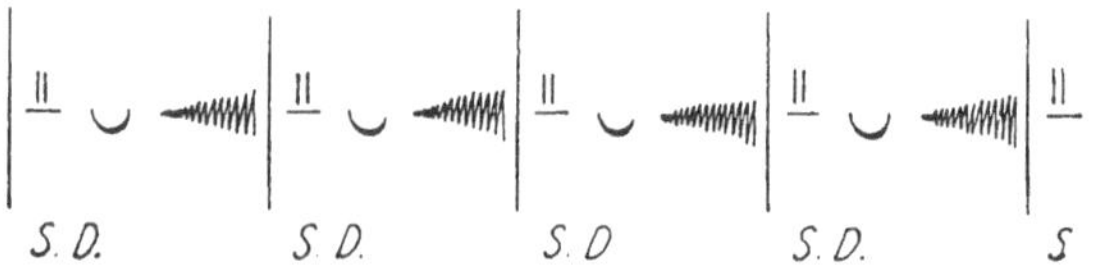

b) Das Krescendogeräusch füllt fast die ganze Diastole aus.

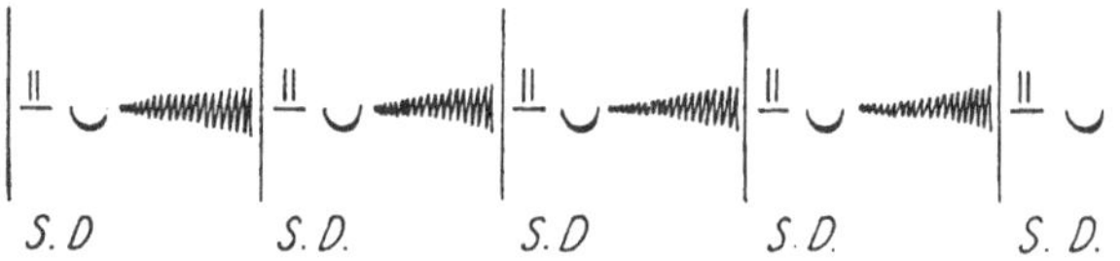

c) Das Geräusch füllt fast die ganze Diastole aus; es beginnt mit Dekrescendo, wird fast unhörbar und endet mit Krescendo.

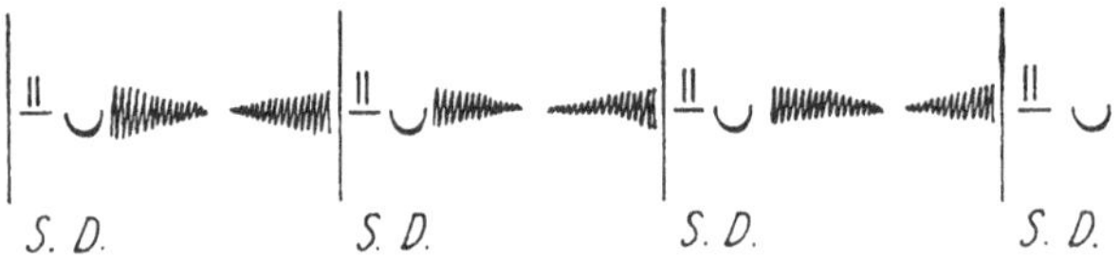

c) Die akzidentellen Herzgeräusche

Die Feststellung eines Herzgeräusches ist deswegen von so großer Bedeutung, weil wir es als Zeichen anatomischer Veränderungen am Herzklappenapparat ansehen. Es können aber deutliche Geräusche über dem Herzen gehört werden, bei denen die Sektion völlig gesunde Klappen ergibt. Herzgeräusche bei gesundem Klappenapparat nennen wir akzidentell. Ihre Unterscheidung von organischen, d. h. anatomisch bedingten Herzgeräuschen gehört zu den schwierigsten Aufgaben der klinischen Diagnostik. Eine Klappeninsuffizienz ohne anatomische Veränderungen kann dann eintreten, wenn der Klappenansatzring mangelhaft kontrahiert ist. Wir sprechen dann von einer muskulären Klappeninsuffizienz. Eine solche relative Klappeninsuffizienz beobachten wir z. B. bei Erkrankungen des rechten Herzens an der Trikuspidalis. Es tritt als Zeichen des Versagens dieser Klappe eine starke Stauung der Halsvenen auf, die mit der Karotis synchron pulsieren. Übei der Trikuspidalis hören wir ein lautes systolisches Geräusch. Gelingt es, das Herz aus dem Zustand der Dekompensation herauszubringen, so können die Erscheinungen von einem zum anderen Tage verschwinden. Auch bei schweren Anämien sind solche muskulären Insuffizienzen am Klappenapparat beobachtet worden, bei welchen die Sektionen jede anatomische Veränderung vermissen ließen. Während diesen muskulären Insuffizienzen eine hohe klinische Bedeutung zukommt, gilt das nicht für die systolischen akzidentellen Geräusche über der Pulmonalis.

Bei Kindern und jugendlichen Individuen halte ich das systolische Geräusch über der Pulmonalis für eine physiologsiche Erscheinung. Dieses akzidentelle Pulmonalisgeräusch wird bei tiefer Inspiration leiser oder verschwindet ganz. Umgekehrt kann man es durch Druck des Hörrohres auf das Brustbein oder im zweiten linken Zwischenrippenraum bei biegsamem Brustkorb künstlich provozieren. Es wird allgemein als Ausdruck einer relativen Stenose der Pulmonalis bei jugendlichen Menschen gedeutet, bei welchen der sternovertebrale Durchmesser des Brustkorbes gegenüber dem transversalen stark zurücktritt.

Außer den eben genannten Bedingungen werden auch Veränderungen der Strömung als Ursache eines akzidentellen Geräusches angeschuldigt. Diese können bedingt sein durch Änderungen der Geschwindigkeit oder durch Änderungen der Viskosität des Blutes. Letztere ist bei allen Formen von Anämien herabgesetzt. Auch die Blutstromgeschwindigkeit ist bei ihnen gesteigert. Neben den Veränderungen des *Blutes* spielen sicher auch die Beschaffenheit der *Gefäßwände* für die Entstehung akzidenteller Geräusche eine bedeutende Rolle. Nicht mit Unrecht wird betont, daß die Wand der Pulmonalis viel dünner ist als die der Aorta. Sie wird dadurch für geräuschbildende Schwingungen geeigneter. Wird die Blutstromgeschwindigkeit bei sinkender Herzkraft geringer, so können die akzidentellen Geräusche verschwinden. Daß eine herabgesetzte Viskosität des Blutes, d. h. seine Dünnflüssigkeit allein zu akzidentellen Geräuschen führen kann, möchte ich bezweifeln.

d) Das kardiorespiratorische Geräusch

Das kardiorespiratorische Geräusch hört man über der Spitzengegend des Herzens bei der Inspiration, wenn das normale vesikuläre Atemgeräusch in zwei oder mehrere kurze Geräusche zerlegt wird. Es ist also in Wirklichkeit kein Herzgeräusch, sondern ein Atemgeräusch. Die Kammer erzeugt mit jeder Systole ein kleines Vakuum in ihrer Nachbarschaft und vergrößert durch den Sog die Geschwindigkeit, mit der die Luft in die Lungen einströmt. Das kardiorespiratorische Geräusch ist als natürliche Begleiterscheinung verstärkter Herztätigkeit zu betrachten.

e) Die perikardialen Geräusche

Perikardiale Reibegeräusche werden durch das Aneinanderreiben des viszeralen und parietalen Blattes des Perikards erzeugt, die ihre Glätte verloren haben und ausgesprochen rauh sind. Das Reiben kann ein blasendes Herzgeräusch vortäuschen, besonders im Beginn einer Perikarditis. Meist hat es aber einen mehr kratzenden und schabenden Charakter. Das Geräusch ist nicht scharf an Systole oder Diastole gebunden, wird nicht in der Richtung des Blutstromes fortgeleitet, ist durch Lageveränderungen des Herzens beeinflußbar, wird durch Druck des Stethoskops auf die Brustwand und meist auch durch die Exspiration verstärkt.

Wenn sich Flüssigkeit im Herzbeutel ansammelt, verändern die Reibegeräusche ihren Charakter oder verschwinden; doch schließt das Vorhandensein von Reibegeräuschen einen Erguß nicht aus, denn das Herz kann unter diesen Umständen mit dem vorderen parietalen Perikard in Berührung bleiben.

f) Das pleuroperikardiale Reibegeräusch

Wenn die über dem Herzen gelegene Pleura entzündet ist, können Reibegeräusche mit kardialem Rhythmus hörbar werden, und zwar an der rechten oder linken Grenze der Herzdämpfung. Diese pleuroperikardialen Reibegeräusche haben aber außerdem noch respiratorischen Rhythmus und sind dadurch als solche erkennbar.

6. Der Arterienpuls

Die Untersuchung des Pulses ist eine jahrtausende alte Kunst, die erst durch große Übung erlernt werden kann. Unter Puls verstehen wir eine bemerkbare Erweiterung der Gefäßbahn durch eine Blutwelle, die vom Herzen hineingeworfen wird. *Pulsatorische Vorgänge* werden an Kapillaren, Venen und Arterien beobachtet und haben alle für die Beurteilung von Kreislaufstörungen eine große Bedeutung. Der Puls der peripheren Arterien ist an der Temporalis, der Facialis (maxillaris externa) am Unterkiefer, der Karotis, der Subklavia, der Axillaris, der Brachialis und ihren Ästen Ulnaris und Radialis, ferner an der Cruralis, der Poplitea, der Arteria tibialis post., am Fußrücken an der Arteria dorsalis pedis und am lateralen Rand der Sehne des Musculus extensor hallucis longus zu tasten. Die verschiedenen Qualitäten des Pulses werden am besten an der Radialis festgestellt. Man sollte sich rechtzeitig daran gewöhnen, den Radialpuls beidseitig und gleichzeitig zu tasten. Man wird sich dann bald davon überzeugen, daß Höhe, Füllung und Spannung des Radialpulses rechts und links verschieden sein können. Nicht bloß bei Aneurysmen der Brustaorta und bei Apoplektikern, sondern auch nach einem frischen Myokardinfarkt. Hier ist uns die Seitenungleichheit des Pulses ein wertvolles Hinweissymptom geworden. Neben der Höhe, Füllung und Spannung stellen wir die Frequenz und den Rhythmus des Pulses fest. Man tastet den Puls an der Radialis am besten mit drei aneinandergelegten Fingerspitzen. Der zentral angelegte Finger soll mit schwächerem oder stärkerem Druck die Arterie komprimieren, der mittlere die Pulswelle tasten. Die Kraft, die man aufwenden muß, um den Puls zum Verschwinden zu bringen, erlaubt ein Urteil über die Spannung der Arterie. Der gespannte Puls, Pulsus tensus, ist schwer, der weiche, Pulsus mollis, leicht zu unterdrücken. Der zentrale Finger soll diese beiden Qualitäten unterscheiden, der mittlere die Füllung der Arterie, die Höhe der Pulswelle und ihre Form. Um die Höhe der Pulswelle rechts und links richtig vergleichen zu können, dürfen die Finger nur kaum bis zur Berührung aufgelegt werden. Wenn man mit dem dritten distal angelegten Finger die Arterie bis zum Verschluß komprimiert, wird die Pulswelle für den mittleren Finger deutlicher. Es beruht dies auf dem Unterschied zwischen hydrostatischem und hydrodynamischem Blutdruck. Durch sanftes Streichen längs der Arterie und leichtes Wälzen unter den Fingern sucht man sich über die Beschaffenheit der Wand, ihre Starre und Härte zu unterrichten. Oft gelingt es so, Kalkeinlagerungen in die Gefäßwand zu tasten, die wir dann als Gänsegurgelarterie bezeichnen. Mit Hilfe der Sphygmographie läßt sich ein genaueres Bild von den Qualitäten des Pulses gewinnen. Man unterscheidet nach diesen Kurven den Pulsus altus magnus tensus vom Pulsus tensus parvus (contractus), den Pulsus altus magnus celer vom Pulsus parvus, die verschiedenen Formen der Dikrotie des Pulsus mollis, den unterdikroten, den dikroten und den anakroten Puls und schließlich den monokroten Puls. Von einem dikroten Puls spricht man dann, wenn die Erhebung nach der normalen Inzisur, die Rückstoßelevation, so stark entwickelt ist, daß man sie tastet. Man fühlt einen Hauptschlag und dann einen Nebenschlag bei besonders geringer Spannung der Arterie, dem Pulsus mollis.

a) Die Pulsfrequenz

ist schon beim Gesunden eine wechselnde und von vielerlei Umständen abhängig. Ein wichtiger Umstand ist das Lebensalter. Bei Kindern schlägt der Puls häufiger als bei Erwachsenen. Für die einzelnen Lebensstufen werden folgende Pulsfrequenzen angegeben:

Ende des Fetallebens	144—133	Pulse je Minute
Neugeborener im 1. Lebensjahre .	143—123	,, ,, ,,
10.—15. Lebensjahr	91—76	,, ,, ,,
20.—60. Lebensjahr	73—69	,, ,, ,,

Bei Greisen soll die Pulszahl wieder zunehmen, auf etwa 86—90 Schläge im 9. Lebensjahrzehnt. Kleinere Menschen sollen im ganzen einen frequenteren Puls haben als sehr große. Im Liegen ist die Frequenz in den meisten Fällen um 12 Schläge geringer als im Stehen. Im Schlaf sinkt die Pulszahl etwa um 20 Schläge. Bei dekompensierten Herzfehlern ist die Frequenzabnahme im Schlaf geringer oder kann ganz fehlen. Die Nahrungsaufnahme steigert die Pulszahl etwa um 8—20 Schläge. Besonders deutlich wird das im Zustande der Rekonvaleszenz. Fasten oder unzureichende Ernährung, besonders eiweißarme Kost, setzen die Pulszahl erheblich herab. Die Bradykardie ist ein wichtiges Symptom von Hungerschäden.

Sowohl die *Erhöhung der Körpertemperatur* als auch eine *Erhöhung der Außentemperatur* bewirkt eine Zunahme der Pulszahl. Auf 1 Grad Temperatursteigerung ist die Pulszahl um 8 Schläge vermehrt, doch gibt es von dieser Angabe sehr viele Ausnahmen. Den stärksten Einfluß auf die Pulszahl hat die Muskeltätigkeit. Wenn wir bei absoluter Körperruhe eine Frequenzzahl von 60 Pulsschlägen finden, kann dieselbe nach längerem Geschwindschritt auf 140 und nach schnellem Laufen auf 150 und mehr ansteigen.

Pulsbeschleunigungen

können ihre Ursachen innerhalb und außerhalb des Herzens haben. Beispiele für extrakardiale Pulsbeschleunigungen sind Giftwirkungen verschiedener Art. Das Atropin beschleunigt den Puls, weil es den Herzhemmungsnerven — den Vagus — lähmt. Koffein reizt die herzbeschleunigenden Apparate. Das *Inkret der Schilddrüse* und der *Nebennieren* wirkt gleichfalls steigernd auf die Schlagfolge. Alle Vorgänge, welche zu einer Steigerung des Stoffwechsels führen, bedingen einen erhöhten Sauerstoffbedarf, welcher durch eine Beschleunigung des Blutumlaufes gedeckt wird.

Hierher gehört der rasche Puls der Fiebernden und der Basedowkranken. Auch im Hochgebirge sind die Verbrennungsvorgänge erhöht und die Pulsfrequenz gleichzeitig gesteigert. Sicher wirkt dabei die Sauerstoffarmut der Luft in großen Höhen mit. Auch bei schweren Anämien wird der Sauerstoffmangel des Blutes durch Steigerung seiner Umlaufzeit ausgeglichen. Die Zunahme der Strömungsgeschwindigkeit wird durch raschere Herztätigkeit bedingt. Plötzliche und allmähliche Drucksenkungen im Gefäßsystem führen reflektorisch über die herzregulierenden Zentren zur Pulsbeschleunigung.

Der rasche Puls ist eines der häufigsten Zeichen einer Herzerkrankung. Sowohl bei Klappenfehlern als auch bei Schädigungen des Herzmuskels selbst, kommt es zu einer frequenten Herzaktion. Bei Herzschwächezuständen wird die Verkleinerung des Einzelschlagvolumens durch Steigerung der Schlagfrequenz ausgeglichen. Bei unregelmäßiger Herztätigkeit kommt es häufig zu einer Differenz zwischen der Zahl der Herzschläge und der Pulse. Diese Tatsache wird als **Pulsdefizit** beschrieben. Sie ist ein wichtiges Zeichen dafür, daß das Herz unökonomisch arbeitet und viele frustrane Kontraktionen macht, die zu schwach sind, um in der Peripherie als Puls wahrnehmbar zu werden.

Pulsverlangsamungen

können extrakardiale und intrakardiale Ursachen haben. Zu den extrakardialen Ursachen gehört die Giftwirkung der Digitalis, welche durch Vagusreizung die Schlagfrequenz herabsetzt. Am empfindlichsten reagiert das hypertrophe und insuffiziente Herz auf therapeutische Gaben von *Digitalis* mit Pulsverlangsamung. Bekannt ist auch die Pulsverlangsamung beim *Ikterus*, welche auf die Gallensäuren zurückgeführt wird. Eine erhebliche Herabsetzung der Pulsfrequenz wird bei chronischer *Unterernährung*, welche zu einer Herabsetzung des Stoffwechsels führt, beobachtet. Auch beim *Myxödem*, welches durch Verminderung der Schilddrüsensekretion die Intensität des Stoffwechsels mindert, sinkt die Frequenz der Herztätigkeit. Drucksteigerungen im arteriellen Gefäßsystem bewirken einen langsamen Puls, der erst frequenter wird, wenn die Herzkraft nachläßt. Vagusreizung führt zur Verlangsamung des Pulses. Wir können dieselbe durch leichten Druck auf den rechten oder linken Vagus willkürlich auslösen. Den gleichen Effekt können Drüsenschwellungen oder Tumoren bewirken.

Die Bradykardie, die ihre Ursache in der Herabsetzung der Reizbildung oder der Reizbarkeit des Sinusknotens hat, wird im Trainingszustande beobachtet. So hatte ein Meister im Marathonlauf 44 Pulse in der Minute bei einem Blutdruck von 79 mm Hg in der Ruhe. In seltenen Fällen soll es auch bei geschädigten Herzen und nach Anstrengungen zur Bradykardie kommen.

Die Beurteilung der einzelnen **Pulsqualitäten** erfordert große Übung und Erfahrung. Von dem regelmäßigen und unregelmäßigen Puls soll bei der unregelmäßigen Herztätigkeit eingehend gesprochen werden.

Von einem schnellenden Puls (Pulsus celer) sprechen wir dann, wenn rasch ein großer Druckanstieg erfolgt, wie das bei der Aorteninsuffizienz beobachtet wird. Hierbei wird eine große Blutmenge, die sich aus der normalen Füllung des Herzens und der zurückflutenden Masse zusammensetzt, mit großer Kraft durch den hypertrophen linken Ventrikel ausgetrieben. Der träge Puls (Pulsus tardus) findet sich bei der Aortenstenose und bei bestimmten Formen der Arteriosklerose, weil infolge des gesteigerten Widerstandes die Arterien nur langsam gefüllt werden. Bei der Unterscheidung des hohen und niedrigen Pulses (Pulsus altus und humilis) suchen wir uns ein Urteil darüber zu bilden, ob der palpierende Finger hoch oder niedrig gehoben wird. Die Amplitude der Wandbewegung hängt vom systolischen Füllungszuwachs, vom Durchmesser und von der Wandspannung der Arterie ab. Natürlich wird die Ausschlagsgröße der Bewegung des palpierenden Fingers von dem Gegendruck, den er ausführt, abhängen. Die Ausschlagsgröße des Pulses ist in *engen starrkontrahierten* Gefäßen *am kleinsten*, in *weiten schlaffen* Gefäßen durch die stärkere pulsatorische Erweiterung *am größten*. Ich glaube, mich davon überzeugt zu haben, daß wir uns über die Ausschlagsgröße am besten bei zartester Berührung des Gefäßes unterrichten können, also ohne einen Gegendruck bei der Palpation auszuüben. Der hohe Puls findet sich bei großem Schlagvolumen und großer Herzkraft. Der niedrige Puls wird bei engen starrkontrahierten Gefäßen, kleinem Schlagvolumen und straker Pulsbeschleunigung gefunden. Bei Angina pectoris und nach Myokardinfarkt beobachtet man eine Seitendifferenz der Pulshöhe. Häufig ist der Puls dabei auf der linken Seite weniger hoch als auf der rechten. Neben dem hohen und niedrigen Puls wird ein großer und kleiner Puls (Pulsus magnus und parvus) unterschieden. *Die Größe des Pulses ist eine aus dem Verhältnis der Höhe zur Weite, Füllung und Spannung der Arterie zusammengesetzte Tastempfindung.* Sie ist also nicht mit der Höhe des Pulses identisch. Der große Puls wird bei körperlichen Anstrengungen, seelischen Erregungen, bei Aorteninsuffizienz, Hypertonien und in der postpressorischen Phase beim Preßdruckversuch gefunden. Der kleine Puls bei Herzschwäche, im Kollaps, bei Schüttelfrost und bei einzelnen Fällen von Arteriosklerose. Die Bezeichnungen voller und leerer Puls beziehen sich auf den mittleren Füllungszustand der Arterie. Ein voller Puls wird bei Vollblütigkeit und im Fieber gefunden, ein leerer Puls bei Wasserverarmung des Körpers, bei Überfüllung des Splanchnikusgebietes, bei manchen Infektionskrankheiten und bei Herzschwäche. Ein harter Puls (Pulsus durus) findet sich, wenn hoher Widerstand in den Gefäßen infolge anatomischer Verengerung der Bahn oder gesteigerter Kontraktion der Wand (z. B. in Schüttelfrösten, bei Bleikolik, Nephritis, Hypertonien) mit einer guten Herzkraft zusammentreffen. Der weiche Puls (Pulsus mollis) findet sich bei geringem Widerstand in den Gefäßen und herabgesetzter Herzkraft (z. B. beim Morbus Addison). Die einzelnen Pulse können auch ungleich sein bei regelmäßiger Schlagfolge. Wenn ein großer einem kleinen Puls regelmäßig folgt, sprechen wir vom Pulsus alternans. Mit der Unterscheidung eines starken und schwachen Pulses suchen wir uns ein Urteil über die *Energie des Pulsstoßes* zu bilden, also ein Maß für die Herzarbeit zu gewinnen, welche in dem untersuchten Gefäßgebiet geleistet wird. *Die Stärke des Pulses oder die Energie des Pulsstoßes ist gleich dem Produkt aus Volumen und Druck.* Ein starker Puls findet sich, wenn Spannungs- und Füllungszuwachs gesteigert sind, also z. B. bei Hypertonien mit guter Herzkraft, bei seelischen Erregungen und körperlichen Anstrengungen. Ein schwacher Puls findet sich unter den umgekehrten Bedingungen.

b) Die Seitendifferenz des Pulses

Für die Beurteilung mancher krankhaften Zustände ist die gleichzeitige Palpation des rechten und linken Radialispulses wertvoll. Wir wissen, daß die Vasomotorenzentren doppelseitig angelegt sind. Reizung und Lähmung gewisser kontralateraler Gebiete des Hypothalamus wirken sich einseitig auf den Kontraktionszustand der Gefäße, der Arterien und Kapillaren, aus und damit auch auf die Höhe, Größe, Füllung und Spannung des Pulses. Solche Seitenunterschiede der Radialis können auch auf Bildungs- und Lageanomalien des Gefäßes und auf Kompression in ihrem Verlauf zurückzuführen sein. In der Regel beobachten wir sie bei Aortenaneurysmen, bei Apoplexien und reflektorisch bei Myokardinfarkt. Durch die seitendifferente Einstellung des Gefäßtonus sind auch seitendifferente Blutdruckwerte bedingt. Unabhängig vom Blutdruck werden auch Seitendifferenzen der Kapillarresistenz, des Dermographismus und der Resorptionszeit von künstlich gesetzten Hautquaddeln beobachtet. Da die Blutgefäße den Stoffwechsel vermitteln, kommt es bei vasomotorisch bedingten halbseitigen zentral ausgelösten Permeabilitätsänderungen infolge zentraler Vasomotorenstörungen auch zu halbseitig gesteuerten Stoffwechseländerungen.

Bei komatösen Zuständen kann daher die Beobachtung eines seitendifferenten Pulses wegleitend für die Diagnose werden.

7. Der Venenpuls

Während der Arterienpuls uns unmittelbaren Aufschluß über die Tätigkeit der linken Kammer nur in der Periode, in welcher die Aortenklappen offen stehen, gibt, ermöglicht uns der Venenpuls die Wirkung der Systole und Diastole des rechten Vorhofs und der rechten Kammer zu beobachten. Der Venenpuls zeigt daher größere Abwechslung in seiner Form. Er kann durch Krankheit bedingte Veränderungen offenbaren, die das Studium des Arterienpulses nicht enthüllt. Der mit Hilfe eines aufgesetzten Trichters geschriebene Venenpuls ist ein Volumenpuls, nicht ein Druckpuls. Wer die Vorgänge in der Vene richtig verstehen will, muß sich vorstellen, daß der Blutstrom in den Halsvenen einem schnell fließenden Bach in engem Flußbett gleicht. Jede Hemmung des Abflusses unterhalb der Beobachtungsstelle bedingt ein rasches Ansteigen des Wasserspiegels, jeder vermehrte Abfluß ein Sinken desselben. Die einzelnen Erhebungen und Senkungen in der Venenpulskurve sind verschiedenen Deutungen zugänglich. Die höchste Erhebung im Jugularispuls ist durch die Systole des Vorhofes bedingt. Die tiefste Senkung wird durch drei Umstände bedingt. 1. Durch die Erschlaffung des Vorhofes nach seiner Systole; 2. dadurch, daß der Kammermuskel das Vorhofkammerseptum herunterzieht, wodurch der Vorhofsraum vergrößert wird; 3. durch die Erniedrigung des intrathorakalen Drucks in der Zeit, in welcher der Inhalt der linken Kammer den Brustraum verläßt.

Bei der Trikuspidalinsuffizienz sieht der ganze Hals wie aufgeblasen aus infolge der gewaltigen Überfüllung der tiefliegenden Venen. Die mehr oberflächlich gelegenen Venen zeigen dabei eine starke systolische Pulsation. Sie ist fast immer ein Zeichen einer relativen Trikuspidalinsuffizienz infolge starker Überdehnung des rechten Herzens. Die venenpulsatorischen Phänomene können sich bis in die Armvenen fortsetzen und bei Besserung der Kreislaufverhältnisse in wenigen Stunden verschwinden. Auch bei Vorhofsflimmern können wir besonders bei graphischen Aufzeichnungen eine systolische Welle registrieren, doch ist diese nicht — wie beim echten Insuffizienzpuls — fühlbar.

Bei starken Füllungsschwankungen arterieller Kapillaren wird der systolische Füllungszuwachs durch eine blaßrote Welle am Nagelbett sichtbar. Dieser sogenannte Kapillarpuls wird vor allem bei Aorteninsuffizienz deutlich, doch beobachtet man ihn auch beim Morbus Basedow, im Fieber und in der postpressorischen Phase des Preßdruckversuches.

8. Die Messungen des Blutdruckes

Das *Grundprinzip* aller Methoden der Blutdruckmessung ist das gleiche; es wird auf die Arterien von außen ein Druck ausgeübt und gemessen, der den Hauptphasen des Blutdruckes gleich ist. Der Blutdruck erreicht seine größte Höhe, wenn das Blut während der Systole der linken Kammer in die Arterien hineingeworfen wird und deren Wände in einen Zustand erhöhter Spannung versetzt werden.

a) Der systolische arterielle Blutdruck

Dieser systolische oder maximale Blutdruck ist also gleich dem Druck, den die Arterienwand zur Zeit der stärksten Füllung des Gefäßes auf die Blutsäule ausübt. Während das Blut in die peripheren Gefäße in der Zeit der Diastole abfließt, sinken Gefäßwandspannung und Blutdruck rasch ab und haben am Ende der Diastole ihren geringsten Wert (diastolischer oder minimaler Blutdruck). Am meisten eingebürgert hat sich das auskultatorische Verfahren der Blutdruckmessung.

Um den Oberarm des Kranken wird eine breite Manschette gelegt und mit einem Manometer verbunden. Die Manschette wird aufgeblasen über den maximalen Arteriendruck hinaus. Bei sinkendem Druck wird die Arteria cubitalis auskultiert. Das Auftreten des ersten kurzen systolischen Tones gilt als Zeichen des maximalen, das Verschwinden des Tones als Zeichen des minimalen Blutdruckes.

Auch jede psychische Erregung, ja schon die Tatsache der Messung selbst, steigern den Blutdruck. Ebenso kann der Wechsel der Umgebung, z. B. die Tatsache der Klinikaufnahme, sich auf den Blutdruck auswirken. Es ist also auf Schwankungen von einigen mm Hg kein Wert zu legen. Im Fieber kommt es besonders zu Beginn, beim Schüttelfrost zu Steigerungen des Blutdrucks, wie wir an Malariakranken festgestellt haben. Auf der Höhe des Fiebers kann der Blutdruck am gleichen Tage wieder stark absinken. Die verschiedenen Formen der Blutdrucksteigerung werden bei den vasogenen Kreislaufstörungen besprochen.

b) Der diastolische arterielle Blutdruck

Neben dem systolischen Blutdruck ist der diastolische Blutdruck diagnostisch von großer Bedeutung. Schon unter physiologischen Verhältnissen steigt der diastolische Druck mit zunehmendem Alter an, was auf eine allmähliche Vergrößerung des peripheren Gesamtwiderstandes des Gefäßsystems zurückzuführen ist. Das Verhältnis des diastolischen Druckes zur Blutdruckamplitude kann als ein grobes Maß für den peripheren Widerstand angesehen werden.

Die Blutdruckwerte schwanken schon beim gesunden Menschen in Abhängigkeit vom Alter. Bei männlichen Individuen bis zum 14. Lebensjahr beträgt der systolische Maximaldruck etwa 106 mm Hg. Er steigt dann nach dem 20. Lebensjahr auf 120 mm Hg und nach dem 47. Lebensjahr auf etwa 140 mm Hg an. Bei Frauen ist der Blutdruckanstieg vom 39. Lebensjahr ab steiler als beim Manne, er erreicht bei 57—59 Jahre alten Frauen einen Wert von etwa 150 mm Hg. Auch der diastolische Blutdruck zeigt eine deutliche Altersabhängigkeit und Geschlechtsverschiedenheit. Er beträgt bei Männern in den zwanziger Jahren etwa 70 mm Hg und steigt im höchsten Alter auf etwa 78 mm Hg, während er sich bei Frauen von den gleichen Ausgangszahlen früher und steiler bis etwa 89 mm Hg erhebt. Der Unterschied zwischen dem maximalen und minimalen Blutdruck wird als Amplitude bezeichnet. Es ist wichtig zu wissen, daß es feste Normen für den Blutdruck nicht geben kann, da er schon unter physiologischen Bedingungen erheblichen Schwankungen unterliegt. Ruhe und Bewegung, Nahrungsaufnahme und Atmung wirken sich auf den Blutdruck aus.

c) Der venöse Blutdruck

Die ersten Zeichen einer Insuffizienz des Kreislaufs zeigen sich am Venensystem. Wenn es dem Herzen nicht mehr gelingt, eine ausreichende Blutmenge von der venösen Seite in die arterielle zu befördern, sammelt sich das Blut in den Venen, die in dem Maße anschwellen, wie der Druck in ihnen ansteigt.

Schon eine einfache Beobachtung der Hand- und der Ellenbogenvenen läßt Venendrucksteigerung erkennen. Läßt man den Arm schlaff herabhängen, so sind die Venen gefüllt und geschwollen. Hebt man den vollständig entspannten Arm und beobachtet die Venen, so entleeren sich diese beim gesunden, ruhenden Menschen, sobald seine Hand die Höhe des Manubrium erreicht. Bei Steigerung des venösen Druckes kollabieren die Venen am erhobenen Arm des Kranken nicht. Auch die Venen des Halses zeigen sich bei dem auf dem Rücken liegenden Kranken bis zur Mitte des Sternocleidomastoideus und darüber hinaus gefüllt. Sie können bis zum Unterkiefer geschwollen sein. Bei gesteigertem Venendruck bleiben die Venen, auch wenn man den Kopf oder die Schultern des Kranken vom Bett hebt, im Verlauf des ganzen Halses angeschwollen. Schon unter normalen Bedingungen können wir an den Halsvenen pulsatorische Erscheinungen beobachten. Bei gesunden jungen Leuten ist eine venöse Pulsation in Rückenlage am Halsansatz sichtbar. Auf diese normalen Pulsationsbewegungen von wellenförmigem Charakter soll im einzelnen nicht näher eingegangen werden.

Neben der Messung des arteriellen Blutdruckes ist die Bestimmung des Venendruckes von diagnostischer Bedeutung. Dieselbe geschieht durch Einstich einer Nadel in die Vena mediana cubiti. Die 1,5 mm dicke Kanüle wird durch einen Gummischlauch mit einem U-Rohrmanometer verbunden. Das ganze System wird, um die Gerinnung zu verhindern, mit 3,8%iger Natriumzitratlösung gefüllt. Nach Einstich der Nadel liest man am Manometer die Höhe ab, in welcher der Flüssigkeitsspiegel zur Ruhe kommt. Der Venendruck beträgt in der oberen Armvene 70—90 mm Wasser. Werte über 120—150 mm Wasser werden als pathologisch angesehen.

Die Seitendifferenzen des venösen Druckes sind ein wichtiges Hinweissymptom auf raumbeschränkende Prozesse im Mediastinum, speziell auf Mediastinaltumoren.

d) Der kapillare Blutdruck

Auch für die Bestimmung des Kapillardruckes sind eine Reihe von Methoden — sowohl blutige wie unblutige — ausgearbeitet worden. Mit blutigen Messungen hat man 10—20 cm Wasser als Normalwerte gefunden.

9. Die Röntgenuntersuchung des Herzens

Die sicherste Methode zur Beurteilung der Lage, Form und Größe des Herzens ist die Röntgenuntersuchung. Es gibt hier zwei Wege des Vorgehens: 1. Die Durchleuchtung und 2. die Fernaufnahme, welche uns über die wahre Herzgröße unterrichten.

Die Durchleuchtung hat in verschiedenen Richtungen zu geschehen. Sie gibt uns Auskunft über die *Lagebeziehung* des Herzens zu anderen Organen, über seine *Größe* im In- und Exspirium und im Atemstillstand, über die *Form* der Pulsation. Wir erkennen bei der Durchleuchtung unmittelbar *Verlagerung* des Herzens durch raumbeschränkende Prozesse (Exsudate, Tumoren und Pneumothorax) oder durch schrumpfende Prozesse (Pleuraschwarten), auch schwielige Veränderungen im Perikard, das nicht selten mit Kalk inkrustiert ist (Panzerherz).

Form und Lage des normalen Herzschattens ändern sich, je nachdem ob man den Kranken im Stehen oder Liegen beobachtet. Im Stehen überschreitet der Herzschatten den rechten Sternalrand nur um wenige Millimeter. Die linke Grenze des Herzschattens reicht etwa bis zu der Medioklavikularlinie. Der rechte Herzschattenrand verläuft in einem leicht nach außen geschwungenen konvexen Bogen mit nach oben anschließendem, fast geradlinigen Gefäßbandschatten. Die linke Grenze des Gefäßbandes und Herzens läßt vier verschiedene bogenförmige Ausweitungen erkennen (Abb. 2). Der erste Bogen entspricht dem Aortenknopf, der zweite dem der linken Grenze der Arteria pulmonalis, der dritte Bogen wird vom linken Herzohr, der vierte vom linken Ventrikel gebildet. Die unteren Grenzen des Herzschattens sind vom Zwerchfell und der darunterliegenden Leber nicht zu trennen. Die stärkste Pulsation zeigt der linke Ventrikel. Die pulsatorischen Bewegungen der Aorta und des rechten Herzrandes sind beim Gesunden wenig ausgeprägt. Die Lage des Herzschattens ändert sich bei der Atmung. Bei der Exspiration tritt das Zwerchfell nach oben, das Herz wird quer gelagert und erscheint breiter. Umgekehrt erscheint bei der Inspiration mit tiefer tretendem Zwerchfell das Herz länger und schmäler. Das Herz ist gewissermaßen mit seinen großen Gefäßen an der oberen Thoraxapertur aufgehängt. Durchleuchten wir den Kranken im ersten schrägen Durchmesser, bei welchem der rechte Fuß vorgesetzt und der Oberkörper um 45° nach links gedreht ist und die linke Schulter zurückgenommen wird, so gewinnen wir einen Überblick über den Aortenbogen, den Pulmonalbogen und den Raum zwischen Herzrückwand und Wirbelsäule. Bei dieser Durchleuchtungsrichtung erkennt man die Vorhofstauung besonders gut (Abb. 3). Im zweiten schrägen Durchmesser wird die rechte Schulter zurückgenommen und der Ober körper um 45⁰ nach rechts gedreht. Jetzt werden der rechte Vorhof, die Aorta ascendens und der Aortenbogen besonders gut sichtbar (Abb. 4). Bei der Durchleuchtung im frontalen Durchmesser wird der Patient um 90⁰ gedreht vor den Röntgenschirm

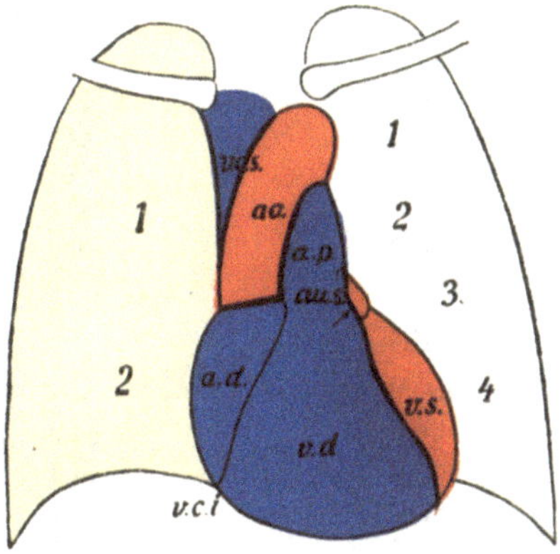

Abb. 2. Herzfigur bei sagittalem Strahlengang (von rückwärts nach vorn). Aufteilung des Herzschattens in die einzelnen Herzteile

Abb. 2—5: *a.d.* rechter Vorhof; *a.s.* linker Vorhof; *v.d.* rechter Ventrikel; *v.s.* linker Ventrikel; *ao.* Aorta; *ao.asc.* Aorta ascendens; *ao.desc.* Aorta descendens; *a.p.* Art. pulmonalis; *v.c.s.* Vena cava superior (cran.); *v.c.i.* Vena cava inferior (caud.); *au.s.* linkes Herzrohr; *tr.* Trachea. rot = arterielles, blau = venöses System

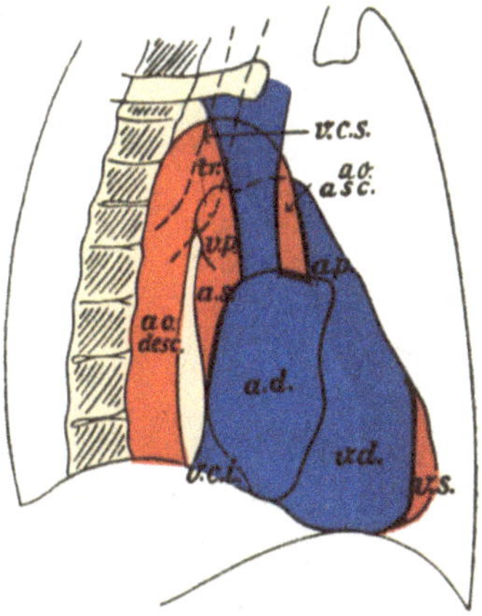

Abb. 3. Herzfigur im 1. schrägen Durchmesser (linke Schulter zurück, rechter Fuß vor) bei Drehung um 55—60⁰. Aufteilung in die einzelnen Herzteile. Darstellung des Aortenverlaufs

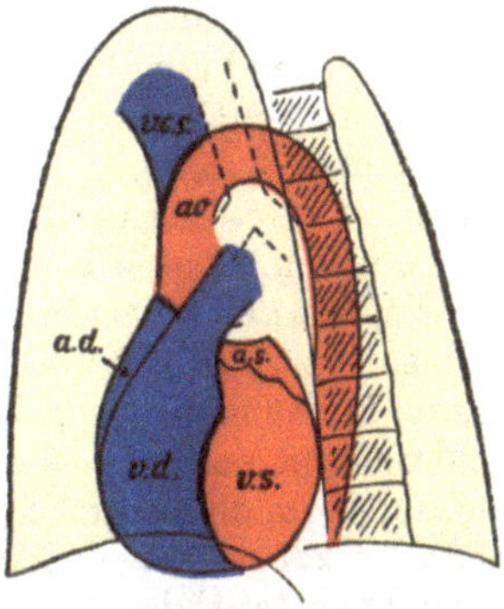

Abb. 4. Herzfigur im 2. schrägen Durchmesser (rechte Schulter zurück, linker Fuß vor) bei Drehung um 45⁰. Aufteilung in die einzelnen Herzteile. Darstellung des Aortenverlaufs

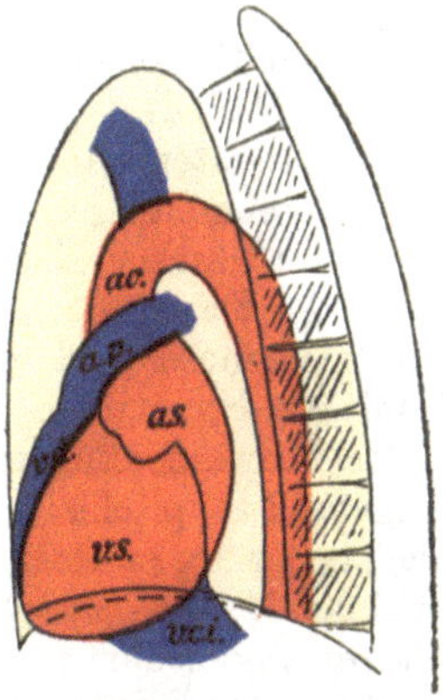

Abb. 5. Herzfigur bei frontalem Strahlengang (von rechts nach links). Aufteilung in die einzelnen Herzteile. Darstellung der Aorta

gestellt. Hierbei werden das Retrokardialfeld und der Aortenbogen besonders gut überblickt (Abb. 5). Auch gewinnt man einen guten Eindruck von der Tiefe des Herzens. Vielfach hat man sich bemüht, feste Beziehungen zwischen Körpergröße und Herzfläche nachzuweisen. Sichere Beziehungen bestehen zwischen dem Herzvolumen und dem Körpergewicht. Der sogenannte Herzquotient wird errechnet durch Division des Herzvolumens in ccm, dividiert durch das Nacktgewicht in kg. Bei einem Absinken des Quotienten beim Mann unter 8, bei der Frau unter 7 ist das Herz zu klein. Steigt der Wert über 11, so ist das Herz zu groß.

Herzvolumen bei Männern

Gewichtsklasse kg	Mittleres Gewicht kg	Mittlere Herzfläche qcm	Mittleres Herzvolumen ccm
50—54,9	52,2	95,6	534
55—59,9	58	98,8	560
60—64,9	62,5	103,0	608
65—69,9	67	105,2	614
70—74,9	72,1	101,9	652
75—79,9	77,8	118,3	719

Herzvolumen bei Frauen

Gewichtsklasse kg	Mittleres Gewicht kg	Mittlere Herzfläche qcm	Mittleres Herzvolumen ccm
40—44,9	42,4	80,8	401
45—49,9	47,4	83,7	417
50—54,9	51,9	87,3	471
55—59,9	56,9	90,4	496
60—64,9	61,8	86,6	473
65—69,9	66,5	85,5	516

Die Durchleuchtung läßt uns ferner die Veränderungen der Herzform erkennen, die für manche Klappenfehler so charakteristisch sind, daß man aus ihnen ohne weiteres die Diagnose zu stellen in der Lage ist. Die Mitralfehler verändern das Herz in der Richtung der Kugelform, der Aortenbogen springt bei ihnen nicht mehr vor, die Bucht zwischen Aortenbogen und linkem unterem Herzrand ist ausgefüllt.

Bei der Mitralstenose (Abb. 6) kann der linke Vorhof so stark erweitert werden, daß er den rechten Rand des Herzschattens bildet. In vielen Fällen ist der Pulmonalbogen ausgebuchtet. In manchen Fällen tritt die Stauung besonders am rechten Herzen mit starker Erweiterung ihrer Höhlen in den Vordergrund, während in anderen die Stauung sich mehr an der Leber auswirkt. Das klassische Röntgenbild der Mitralstenose wird selten in reiner Form angetroffen. Die Mitralstenose kann sich mit der Hypertonie, mit Myodegeneratio cordis, mit der Aorteninsuffizienz und mit der Mitralinsuffizienz kombinieren. Durch solche Kombinationen entstehen naturgemäß atypische Herzformen. Am häufigsten findet man den linken Vorhofsbogen stark ausgeweitet, den Pulmonalbogen und rechten Vorhofsbogen vergrößert.

Bei der Mitralinsuffizienz (Abb. 7) ist die Herzform plump und kugelig; seine Konturen sind scharf ausgeprägt, der linke untere Herzbogen ist stark gewölbt und vergrößert, der Pulmonalbogen ist normal oder leicht gestaut, der Aortenbogen eher verkleinert. Am rechten Herzrand ist der Vorhofbogen stärker gewölbt. Hier kann sogar der rechte Ventrikel bei starker Vergrößerung randbildend werden. Im ersten schrägen Durchmesser ist der Retrokardialraum unten eingeengt, meist aber weniger stark als bei der Mitralstenose.

Bei der Aortenstenose liegt das Herz quer. Die Herzspitze ist nach unten und seitlich verlagert. Der linke untere Herzbogen ist stark ausgeweitet, der linke Vorhofbogen normal, der rechte Herzrand erscheint unverändert. Die Pulsationen des linken Ventrikels sind langsam und träge; die Aorta ist gelegentlich verbreitert. Der Retrokardialraum erscheint frei, in seinem oberen Teil mäßig verengt.

Bei der Aorteninsuffizienz (Abb. 8) ist die diastolische Füllung des linken Ventrikels vergrößert, derselbe erscheint stark verbreitert. Das rechte Herz ist relativ wenig beteiligt. Das Herz ist quer gelagert, seine Spitze stumpf und abgerundet. Durch die extreme Vergrößerung des linken Ventrikels bei normalem linkem Vorhofbogen tritt die Herztaille besonders stark hervor. Der linke Ventrikelbogen kann

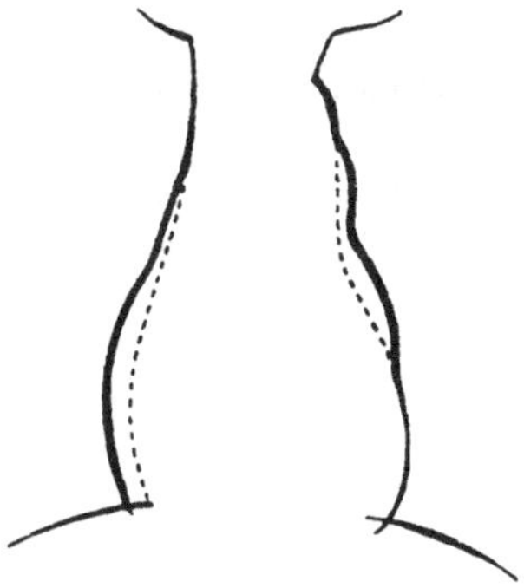

Beg. Mitralstenose

Abb. 6

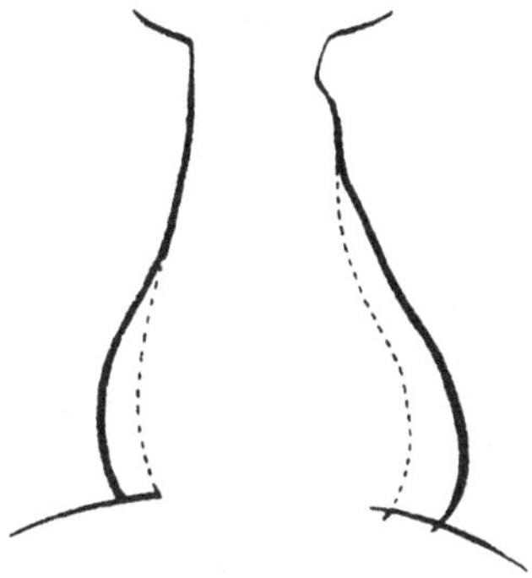

Mitralinsuffizienz

Abb. 7

sich fast rechtwinklig gegen den Gefäßstamm absetzen. Besonders auffällig sind die starken Pulsationen, welche den großen Volumschwankungen entsprechen. Die Pulsationen sind auch am Anfangsteil der verbreiterten Aorta gut erkennbar. Der obere Abschnitt des Retrokardialraumes ist verengt.

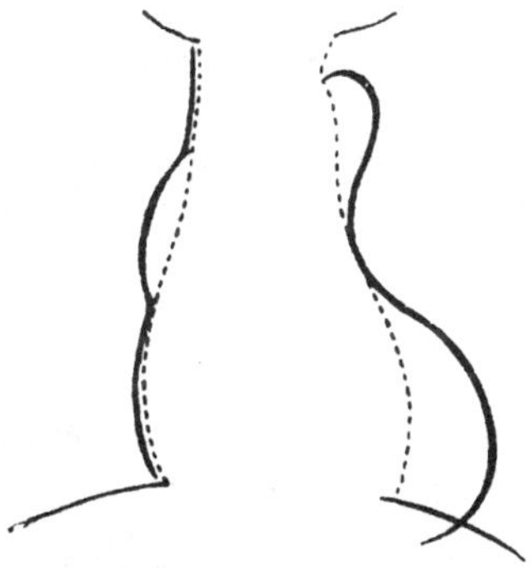

Aorteninsuffizienz

Abb. 8

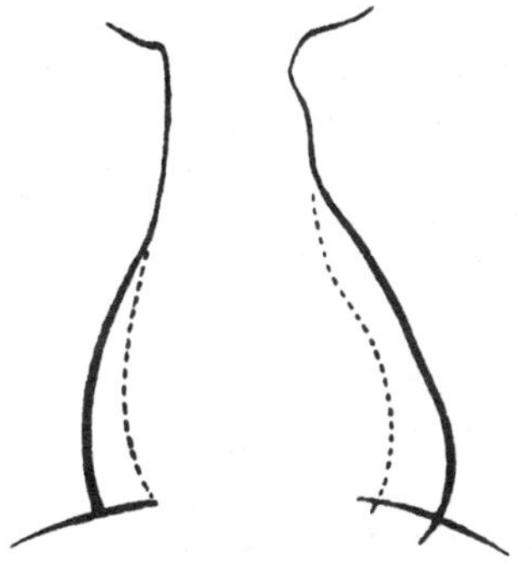

Trikuspidalinsuffizienz

Abb. 9

Bei kombinierten Herzfehlern zeigt die Form des Herzschattens eine Kombination der Einzeltypen. Die Trikuspidalinsuffizienz (Abb. 9) führt zu einer starken Erweiterung des rechten Vorhofes und damit zu einem starken Vorspringen des rechten Vorhofbogens. Die Rückstauung des Blutes in den großen Venenstämmen zeigt sich in einer Verbreiterung des Gefäßschattens besonders rechts oben. Bei insuffizientem Herzen kommt es nicht selten zur Stauung in den Lungen und zu stärkerem Hervortreten der Gefäßzeichnung in denselben. Ein großer Vorteil der Durchleuchtung vor der Aufnahme des Herzens ist die Möglichkeit, das Herz bei funktionellen Belastungen beobachten zu können. Das Herz wird bei exspiratorischer Pressung oder bei Atmung gegen einen Widerstand klein (Preßdruckatmen beim *Valsalvaschen Versuch*). Läßt man den Kranken nach maximaler Exspiration bei geschlossener Glottis einen inspiratorischen Saugversuch machen (Müllerscher Versuch), so aspiriert das Herz gewissermaßen Blut in vermehrter Menge und vergrößert sich. Eine abwechselnde Verkleinerung und Vergrößerung des Herzens in Abhängigkeit von den Atemphasen kann man beim Asthma bronchiale häufig in sehr eindrucksvoller Weise beobachten. Diese von der Atmung, resp. willkürlich herbeigeführten Pressung abhängigen Füllungs- und Größenschwankungen des Herzens fallen bei der schwieligen Perikarditis fort. Die verschiedene Form der Bewegungsabläufe an den Herzrändern kann mit Hilfe der Herzkymographie photographisch registriert werden.

Die Herzfernaufnahme oder das Orthodiagramm liefern uns gewissermaßen ein Dokument über die Herzgröße und Form, welches wir für Vergleichsuntersuchungen zur Beurteilung therapeutischer Maßnahmen jederzeit heranziehen können.

10. Funktionsproben des Kreislaufes

Die Erkennung des Kreislaufversagens beim herzkranken Menschen bietet dem Arzt keine Schwierigkeiten. Viel schwieriger ist es, die Leistungsbreite der Kreislauforgane nach überstandener Krankheit abzuschätzen oder eine beginnende Insuffizienz rechtzeitig zu erkennen. Die Erkennung eines postinfektiösen Herzmuskelschadens ist oft von lebenswichtiger Bedeutung. Ich habe erlebt, daß ein Student, trotz Warnung durch seinen Sportarzt, sich nach überstandener Angina auf den 100 m Lauf trainierte und dabei wegen akuten Versagens seines Herzens starb. Oft wird der Arzt gefragt, ob man dem Herzen bzw. den Kreislauforganen die Gefahren einer längerdauernden Narkose oder größere operative Eingriffe zumuten kann oder ob ein Proband, der sich körperlich wohlfühlt, sich an sportlichen Wettkämpfen oder Klettertouren usw. ohne Gefahr beteiligen kann. Hier steht der Arzt vor hochverantwortlichen Aufgaben und es ist daher verständlich, daß man *zahlreiche Methoden* zur Beurteilung der Leistungsbreite der Kreislauforgane ausgearbeitet hat.

a) Herzfunktionsproben mit Arbeitsbelastung

Eine der meist geübten Funktionsproben ist die **gleichzeitige Registrierung der Pulsfrequenz und des Blutdruckes** nach leichten körperlichen Anstrengungen. Bei *normalen Personen* steigt nach einer leichten körperlichen Anstrengung die Pulsfrequenz mäßig (16—20 Schläge). Der systolische Blutdruck steigt nicht unbeträchtlich (ungefähr 40 mm). In weniger als 3 Minuten sind bei Gesunden Pulsfrequenz und Blutdruck wieder zu ihren ursprünglichen Werten zurückgekehrt. Bei *trainierten Sportsleuten* steigt nach der gleichen Anstrengung die Pulsfrequenz kaum und der Blutdruck sehr unwesentlich, z. B. 10 mm Hg. Sofort nach Beendigung der Leistung kehren Pulsfrequenz und Blutdruck zu ihren ursprünglichen Werten zurück. Bei *vasomotorisch leicht erregbaren Menschen* und bei Kranken mit sogenannter *Herzneurose* steigen nach körperlichen Anstrengungen der Blutdruck und die Pulsfrequenz wesentlich höher an als bei normalen ungeübten Personen. Unmittelbar nach Beendigung der Leistung fällt der Blutdruck im Gegensatz zum Puls sofort zur Norm zurück. Bei Kranken mit einem *nicht ausgeheilten organischen Herzfehler* steigt die Pulsfrequenz beträchtlich, der systolische Blutdruck jedoch nicht oder kaum. Es dauert lange Zeit (5—10 Minuten), bevor die ursprüngliche Pulsfrequenz wieder zur Norm zurückgekehrt ist. Bei diesen groben Funktionsproben ist zu bedenken, daß die geforderte Leistung für Untrainierte und Kranke eine Anstrengung und für Trainierte keine besondere Belastung des Kreislaufapparates bedeutet.

b) Preßdruckprobe

Eine weitere Kreislauffunktionsprobe ist die von mir eingeführte sogenannte Preßdruckprobe. Das Prinzip derselben beruht auf den eigentümlichen Belastungen des Kreislaufs beim **Valsalvaschen Versuch** (Abb. 10). Nach tiefer Inspiration wird gegen ein Quecksilbermanometer mit großer Kraft exspiriert und dadurch ein intrathorakaler Druck von 40—60 mm Hg erzeugt. Dadurch wird ein Einströmhindernis für das Blut der Cava cranialis erzeugt. Das Blut wird in ihrem Venengebiet vor dem Thorax zurückgestaut. Wir sehen die Halsvenen anschwellen, die Augen leicht vortreten, auch der intralumbale Druck steigt an. Durch die Einstromhemmung des Blutes kommt es zu einer schlechteren Füllung des Herzens mit Absinken der Schlagvolumina und des peripheren Blutdrucks. Durch die gesteigerte Vaguswirkung kommt es zu mannigfachen Störungen des Elektrokardiogramms. Die Überleitungszeit vom Vorhof auf den Ventrikel ist verlängert, häufig kann die Vorhofszacke ganz verschwinden. Bei Fällen mit Herzschädigungen kann es zum Auftreten von Vorhofsflattern oder zu vollkommener Dissoziation von Vorhofs- und Ventrikeltätigkeit kommen. Unmittelbar nach wiedereinsetzender Atmung strömt das Blut in vermehrter Menge dem Herzen zu, steigert mit vermehrter Füllung seine Größe und sein Schlagvolumen und treibt den peripheren Blutdruck in die Höhe.

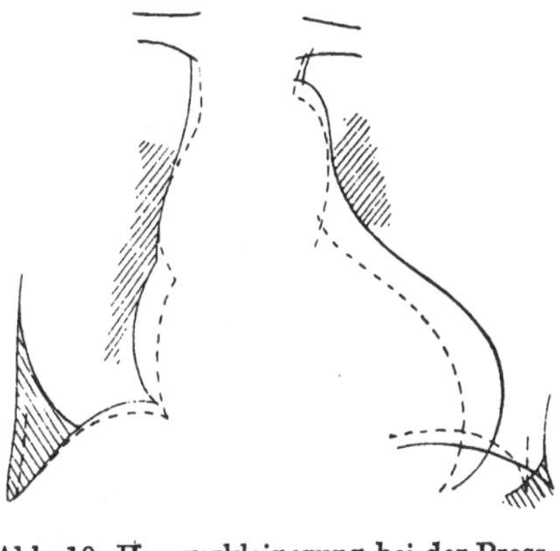

Abb. 10. Herzverkleinerung bei der Pressdruckprobe

Methodisches Vorgehen bei der Preßdruckprobe

Es werden im ganzen sechs Blutdruckmessungen durchgeführt:

1. Bei ruhiger Atmung,
2. nach 10 tiefen Atemzügen in 20 Sekunden,
3. sofort nach Beginn der Pressung (bei 40—50 mm Hg intrapulmonalen Druckes),
4. am Ende der 20 Sekunden dauernden Pressung,
5. unmittelbar nach Wiedereinsetzen der Atmung,
6. nach weiteren 20 Sekunden.

Um den schnell schwankenden Druckwerten besser folgen zu können, wird ein leicht zu bedienendes Ventil in Form eines Quetschhahnes mit einem T-Stück in die Schlauchleitung des Blutdruckmanometers eingefügt, welches so ein rasches Ablassen des Armmanschettendruckes gestattet. Zur besseren Übersicht für den Untersucher, und damit der Proband die Möglichkeit hat, die erreichte Höhe des Preßdruckes zu kontrollieren, verwenden wir ein von Bürger angegebenes Signalmanometer. Es besteht aus einem Quecksilbermanometer, in welchem zwei Kontakte bei 40 und 60 mm angebracht sind. Eine dritte Zuleitung ist in das Quecksilberreservoir eingelassen. Die Zuleitungen verbinden je ein weißes und ein rotes Glühlämpchen mit einer kleinen Batterie aus Elementen, wie sie für Taschenlampen Verwendung finden. Bei Erreichung eines Preßdruckes von 40 mm Hg leuchtet die weiße Lampe auf; bei intrapulmonalen Druckwerten über 60 mm Hg neben der weißen Lampe die rote. Der Prüfling weiß dann sofort, daß er den gewünschten Druck erreicht hat. Sinkt der Druck vorübergehend unter die vorgeschriebene Höhe von 40 mmHg ab, so bleibt die eingebaute Kontaktuhr, die auf die gewünschte Zeit, welche der Druck gehalten werden soll, eingestellt werden kann, stehen, um erst nach Wiedererreichen der vorgeschriebenen Druckhöhe weiterzulaufen.

Bei systematischen Untersuchungen gesunder junger Menschen unter den oben geschilderten Bedingungen zeigt der Blutdruck während und nach dem Pressen bei den verschiedenen Typen des Herzens ein ganz charakteristisches Verhalten. Auf Grund mehrerer hundert Untersuchungsergebnisse unterscheiden wir:

Typus A = normale Herzen,
Typus B = asthenische Herzen und
Typus C = hypertrophe Herzen.

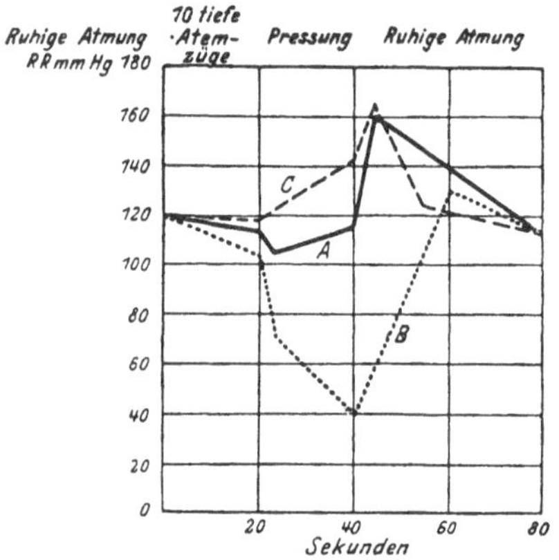

Abb. 11. Preßdruckkurven aus Mittelwerten früherer Untersuchungen

A ——— normales Herz, *B* ········ asthenisches Herz, *C* - - - - hypertrophes Sportherz

Wie der Ablauf der Blutdruckwerte sich bei den einzelnen Typen verhält, zeigt die nebenstehende Kurve (Abb. 11), welche aus Mittelwerten früherer Untersuchungen gewonnen ist.

Sie zeigt für die Kurve A ein leichtes Absinken des Blutdruckes während der Tiefatmung, im Beginn der Pressung ein weiteres Heruntergehen des Blutdruckes, am Ende der Pressung ein leichtes Ansteigen auf einen Wert, der nur wenig unter dem Ausgangswert liegt und in der postpressorischen Phase ein deutliches Ansteigen auf Werte, die den Ausgangspunkt wesentlich überschreiten. Bei Typus B findet man nach dem Absinken während der Tiefatmung ein weiteres schnelles Absinken auf geringe Werte von 40 mm Hg und weniger, und in der postpressorischen Phase ein verhältnismäßig langsames Wiederansteigen bis zur Erreichung des Ausgangswertes. Typus C hingegen zeigt schon während der Pressung ein deutliches Ansteigen des Blutdruckes um 20—30 mm Hg mit weiterem Anstieg nach Wiederfreigabe der Atmung. Die Tatsache, daß kräftige Menschen mit hypertrophem Herzen trotz der Pressung einen Abstieg des Bludruckes erkennen lassen, ist wohl folgendermaßen zu erklären: bei solchen Individuen steigt bei der Pressung der intraabdominale Druck über den intrapulmonalen. Das Herz wird während der Pressung aus dem Gebiete der Cava inferior gespeist und so ein Leerlaufen des Herzens verhütet. Der Blutdruck kann also auch während der Pressung ansteigen. Haben solche kräftigen Probanden aber eine Infektionskrankheit überstanden, so findet man bei ihnen gleichfalls ein Absinken des Blutdruckes während des Pressens.

c) Bestimmung der Refluxzeit

Läßt man einen gesunden Menschen mit aller Kraft die Hand zur Faust ballen, umgreift dann mit der eigenen Hand den Unterarm am Handgelenk so fest, daß kein Blut mehr in die Faust des Probanden strömen kann und läßt jetzt die Faust öffnen, ohne dem Blut den Zustrom zu gestatten, so sieht man die Handinnenfläche weiß und anämisch. Sofort nach dem Loslassen der Sperre an der Handwurzel schießt das Blut mit kräftigem Strom in die Hand ein und rötet dieselbe innerhalb 1—2 Sekunden. Diese Zeit nennen wir die Refluxzeit. Sie ist bei Herzkranken mit verlangsamter Blutumlaufszeit deutlich bis auf 4—5 Sekunden verlängert. Auch bei alten Leuten und gelegentlich bei Vasomotorikern sehen wir eine Verlängerung der Refluxzeit. Diese verhältnismäßig grobe Probe kann uns ein wertvoller Hinweis auf die verlängerte Kreislaufzeit werden.

II. Die kardiogenen Kreislaufstörungen

1. Herzmuskelerkrankungen

Die kardiogenen Kreislaufstörungen gliedern sich in solche, deren Ursache in der Erkrankung des Herzmuskels, und solche, deren Ursache im Herzklappenapparat liegt. Stets sind die Erkrankungen des Herzmuskels, also des eigentlichen Triebwerkes des Herzens, wesentlich ernster zu beurteilen als die des Klappenapparates. Ein in der Jugend erworbener Herzklappenfehler kann durch Umformung und Anpassung des Herzmuskels so vollkommen ausgeglichen werden, daß solche Kranke bei normaler Beanspruchung ihren Herzfehler gar nicht merken. Schwere Störungen des Herzmuskels aber, die nicht ausgleichbar sind, werden immer mit einer erheblichen Leistungsminderung einhergehen. Die wesentlichen **Ursachen** der Herzmuskelerkrankungen sind *Infektionen*, *Intoxikationen* und *Ernährungsstörungen*. In der Jugend überwiegen an Häufigkeit die Infektionen, im Alter die Ernährungsstörungen durch Arteriosklerose der Kranzgefäße. Das klassische Herzgift ist das Toxin des Diphtheriebazillus, welches sich mit besonderer Vorliebe am Herzmuskel verankert und dort zu einer schweren Degeneration der Herzmuskelfasern, der Myolysis cordis toxica, führt. Diese Myolysis cordis toxica habe ich am toxingeschädigten Herzen der Pferde studiert, welche zur Gewinnung von Diphtherieheilserum mit Diphtheriegift vorbehandelt waren. Die Degenerationsprodukte des diphtheriegeschädigten Herzmuskels führen sekundär zur Entzündung und zur Schwielenbildung. Die Diphtherie bedeutet immer, zumal wenn sie nicht rechtzeitig behandelt wird, eine schwere Gefahr für das Herz. Es ist eine hochverantwortliche Aufgabe für den Arzt, Kinder, die sich vielleicht schon ganz gesund fühlen, von vorzeitigen Herzbelastungen, z. B. vom Spielen zurückzuhalten. Die Nichtbeachtung solcher Warnungen kann zu raschem Herztod führen. Der Häufigkeit nach an zweiter Stelle steht bei jugendlichen Kranken die rheumatische Karditis. Als Endprodukt der rheumatischen Entzündung des Herzens kommt es zur Bildung rheumatischer Knötchen (Granulome) im Herzen, welche schließlich in Muskelschwielen übergehen können. Es handelt sich dabei um interstitielle Bindegewebsvermehrung, die teilweise das Muskelgewebe ersetzt. Solche Herzmuskelschwielen kommen auch beim Greisenherzen vor; sie sind entweder die Spätfolge von Gefäßthrombosen und stellen damit also geheilte infarzierte Bezirke dar; häufiger sind sie mehr diffus angeordnet und werden dann als Folgen einer herabgesetzten Ernährung des Myokards durch Verengerung der Kranzgefäße angesehen. Oft kommen diese zwei Formen der Schwielenbildung im Greisenherzen *kombiniert* miteinander vor. Wichtig ist, daß solche entzündlichen und degenerativen Prozesse gelegentlich im Reizleitungssystem des Herzens lokalisiert sind, wodurch seine rhythmische Tätigkeit gestört wird.

Unter den Infektionskrankheiten, welche zu Herzmuskelschädigungen führen, spielt sicher auch die Grippe eine beachtliche Rolle. Immer wieder beobachtet man, daß ein bis dahin voll leistungsfähiges Herz nach einem sogenannten „harmlosen grippalen Erkältungsinfekt" die ersten Zeichen der Insuffizienz erkennen läßt. Ganz allgemein kann gesagt werden, daß jede Infektionskrankheit entweder *direkt* durch Ansiedlung ihrer Erreger im Herzmuskel oder durch Einwirkung ihrer *Toxine* auf denselben zu Herzmuskelschädigungen führen kann.

a) Die akute Myokarditis

Das Kardinalsymptom der akuten Herzmuskelerkrankung ist die Herzschwäche. Wenn auch in der Regel ein diffuser Herzmuskelschaden zu irregulärer Aktion führt, so gibt es von dieser Regel doch wichtige Ausnahmen. Man kann also bei vollkommen regulärer Aktion doch ein mehr oder weniger schwer geschädigtes Herz vor sich haben. Die Symptome der Herzschwäche bestehen in Leistungsunfähigkeit, Schwindelgefühlen, schwachem oder fehlendem Herzstoß, absoluter oder relativer Leisheit des ersten Tones an der Spitze; der Puls ist klein, weich, leicht unterdrückbar; der Blutdruck häufig relativ zur Altersnorm erniedrigt. Die Kranken klagen über Druck und Schmerzen in der Herzgegend und über Schweratmigkeit bei den geringsten Anstrengungen. Häufig sind die Kranken leicht erregbar. Kommt es zur Dekompensation, so zeigt sich diese zuerst in einer vermehrten Blutfüllung der Leber, welche zu einer schmerzhaften Kapselspannung führt. Die Kranken glauben magenleidend zu sein, klagen über Übelkeit und Erbrechen.

Zu den ersten Symptomen, welche auf eine Herzmuskelerkrankung hinweisen, gehört der Wechsel der Schlaflage. Während gesunde Menschen bald auf dem Rücken, bald auf der rechten oder linken Seite einschlafen bzw. schlafen können, geben Kranke mit beginnendem Herzleiden an, daß sie beim Versuch auf der linken Seite einzuschlafen, Beklemmungsgefühle bekämen und die Schlaflage wechseln müßten. Andere geben an, daß sie auf der linken Seite einschlafen, dann aber schwer und beängstigend träumten und aus diesen Schrecktäumen erwachten. Andere wieder haben, ohne die Ursache zu erkennen, bereits selbst festgestellt, daß sie auf der linken Seite schlecht schlafen. Diese machen gar nicht mehr den Versuch auf der linken Seite einzuschlafen. Andere Kranke klagen über unmotiviertes Herzklopfen, sie „fühlen" ihr Herz, besonders nach voluminösen Mahlzeiten. Diese Angabe ist von großer Bedeutung und wird häufig falsch bewertet, zumal der Kranke nicht selten über eine Abnahme des Appetits, Völle und Druckgefühl auf der rechten Bauchseite klagt. Die sorgfältige Untersuchung deckt rasch den wahren Tatbestand auf: es handelt sich nicht um eine Magen-Darmaffektion, sondern um ein beginnendes Herzleiden mit Leberanschwellung und Stauung in den Magen-Darmgefäßen.

Die **Vergrößerung des Herzens** — die Herzdilatation — kann im Beginn eines Herzmuskelleidens fehlen, im Laufe der Erkrankung aber sehr erhebliche Grade erreichen und sowohl das rechte wie das linke Herz betreffen.

Die beginnende Insuffizienz des Herzens zeigt sich durch mangelnde Anpassungsfähigkeit an veränderte Anforderungen. Die Herzgröße ist immer eine Funktion seines Füllungszustandes. Auf der Höhe des Trainings sehen wir bei sehr langsamer Schlagfolge ein großes Herz. Ob man hier von einer kompensatorischen oder tonogenen Herzerweiterung sprechen soll, ist Frage der Definition. Die großen Herzen der Sportleute sind keine krankhaften Erscheinungen, sondern optimale Anpassungen an eine möglichst rationelle Form der Herzarbeit. Erweitert sich aber das Herz bei Erkrankung seiner Muskulatur, so spricht man von passiver oder Stauungsdilatation. Das kranke Herz ist nicht in der Lage, sich restlos zu entleeren. Wegen mangelhafter Zusammenziehung bleibt eine immer größere Menge Restblut in ihm zurück. Ob an diesen Zuständen der Herzerweiterung eine Zunahme der diastolischen Dehnung des Herzens teil hat, ist eine unentschiedene Frage. Auf jeden Fall gestattet auch bei diesen krankhaft dilatierten Herzen der Ausgang der Kontraktion von einer größeren Anfangsspannung aus eine bessere systolische Leistung. Auch können sich aus solchen Dilatationen Hypertrophien entwickeln. Im Beginn der Myokarditis sind die Herztöne dumpf und leise. Ein systolisches Geräusch an der Spitze kann das erste Zeichen einer muskulären Klappeninsuffizienz sein und braucht nicht eine Endokarditis zu bedeuten.

b) Die chronische Myokarditis

kann sich allmählich aus der akuten Myokarditis entwickeln oder primär als chronisches schleichendes Leiden auftreten. **Ätiologisch** spielen die gleichen Faktoren eine Rolle, welche auch die akute Myokarditis bedingen. Mit zunehmendem Alter tritt unter den ätiologischen Faktoren die *Arteriosklerose der Kranzgefäße* immer mehr in den Vordergrund. Sie führt ganz allmählich zur Myodegeneratio cordis (Abb. 12). Auch die Lues kann sowohl als *kongenitale* wie als *erworbene* Form zu spezifischen Erkrankungen des Myokards führen. **Anatomisch** handelt es sich um zirkumskripte Herzgummen oder um eine diffuse interstitielle Myokarditis. Am häufigsten macht sich die Herzlues in Gestalt von Gefäßerkrankungen geltend. Alle Herzmuskelerkrankungen können zu Rhythmusstörungen führen.

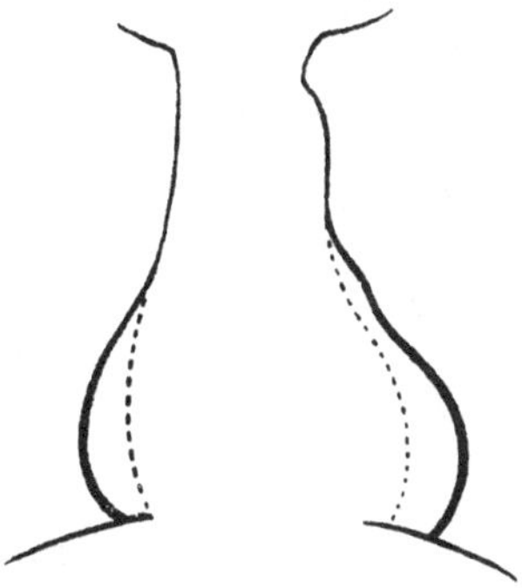

Myodegeneratio cordis

Abb. 12.

c) Nicht entzündliche Schädigungen des Herzens

Es gibt eine große Reihe von Herzaffektionen, welche mit einer verminderten Leistungsbreite des Organs einhergehen und bei denen entzündliche Veränderungen sich nicht nachweisen lassen. Viele dieser Erkrankungen zeigen eine ständige Beschleunigung der Herztätigkeit.

Die Überanstrengung des Herzens findet sich bei Schwerarbeitern, die eine Neigung zur Fettsucht haben, oder auch solchen, die dem Alkoholgenuß ergeben sind.

Die ersten **Symptome** sind beschleunigter Puls und Atemnot nach Anstrengung. Bei einem Teil dieser Fälle können sich nach übergroßen Leistungen Vorhofflimmern oder andere Rhythmusstörungen einstellen.

Eine hohe Pulszahl wird nicht selten auch in der Schwangerschaft gefunden. Man muß sich hüten, aus der durch die Querlagerung des Herzens bedingten seitlichen Verschiebung des Spitzenstoßes auf eine Herzdilatation zu schließen. Eine geringe Herzvergrößerung in der Schwangerschaft wird damit erklärt, daß das Herz während dieses Zustandes der Körpermasse entsprechend wächst. Nach rasch aufeinanderfolgenden Schwangerschaften kann eine gewisse Herzinsuffizienz zurückbleiben, die sich in einer deutlichen Herabsetzung der Reservekraft des Herzens äußert.

Unter den toxischen Einflüssen, welche das Herz in Mitleidenschaft ziehen, sind neben dem Alkohol und dem Arsen vor allem das Koffein und das Nikotin zu erwähnen.

Manche Kranke, welche über *Magen- und Darmaffektionen* klagen, zeigen nicht selten auch die Zeichen einer gestörten Herztätigkeit, Herzklopfen, abnorme Rhythmen, Extrasystolen und Anfälle von paroxysmaler Tachykardie. Man spricht bei ihnen von einem gastrokardialen Symptomenkomplex.

Für die Praxis sehr wichtig sind Herzaffektionen bei überempfindlichem Nervensystem. Solche Erkrankungen laufen unter den verschiedensten Bezeichnungen: Neurotische Herzen, Herzneurosen, kardiale Neurasthenie und „Pseudoangina pectoris". Der Ausdruck Pseudoangina pectoris ist abzulehnen. Nicht jeder Schmerz in der Brust, der in den Arm ausstrahlt, ist kardialen Ursprungs. Solche Schmerzen kommen auch beim Herpes zoster, der die oberen Dorsalnerven betrifft, ferner auch bei gewissen seltenen Magenaffektionen, bei Pleuritis und Pleurodynie vor. Bei letzteren Affektionen ist der linksseitige Brustschmerz immer durch die Atembewegung gesteigert. Beim gastrokardialen Symptomenkomplex nehmen die Beschwerden meist bei Füllung des Magens zu. Das Gehen nach dem Essen wird erschwert. Auch beim Liegen mit vollem Magen können Beschwerden auftreten, welche besonders durch den Zwerchfellhochstand begünstigt werden. Nach dem Ausstoßen von Luft aus dem Magen können die Beschwerden von seiten des Herzens plötzlich aufhören. Bei manchen sensiblen Frauen werden Anfälle von erregter Herztätigkeit durch Luftschlucken provoziert. Alle Herzaffektionen bei überempfindlichem Nervensystem sind schwer zu beurteilen. Der wichtige Maßstab ist immer der *Grad der Anstrengung, die das Herz ohne Beschwerden leisten kann.*

Nach großen Blutverlusten wird das Herz zunächst wegen mangelnder Füllung klein. Bei längerer Dauer der Anämie, z. B. bei perniziöser Anämie oder auch Karzinomanämie kommt es zur hypoxämischen Schädigung des Herzmuskels mit nicht unerheblicher Erweiterung desselben.

Bei der BASEDOWschen Krankheit sind in schweren Fällen die Kreislauforgane regelmäßig mitbeteiligt. Ein wichtiges und wesentliches Symptom ist die abnorme und dauernde *Erweiterung der kleinen Arterien und Kapillaren.* Infolgedessen ist der Unterschied zwischen den Hauttemperaturen der Peripherie und dem After oder Mund besonders gering. Die Kranken haben heiße Hände. Die Frequenz des Herzens ist erheblich gesteigert bis auf 140—160 Schläge in der Minute. Der palpierende Finger tastet eine rasche und kräftige Pulswelle. Die oberflächlichen Arterien zeigen eine lebhafte und sichtbare Pulsation. Wegen der Erweiterung der peripheren Gefäße leiden die Kranken an einem subjektiven Wärme- bzw. *Hitzegefühl.* Sie klagen im Winter selten über Kälte. Der elektrische Leitungswiderstand der Haut ist fast immer herabgesetzt, was nicht auf stärkerer Durchfeuchtung, sondern auf dem erhöhten Gehalt an Elektrolyten beruhen soll.

Bei vielen Fällen von Morbus Basedow findet man bei hoher Frequenz eine hohe Nachschwankung in Ableitung 2 und eine Vergrößerung der Vorhofzacke. Diese Veränderungen sind der Ausdruck eines gesteigerten Akzelerans-Tonus. Es gibt aber auch Basedowkranke mit normaler Nachschwankung. Ein für Basedow typisches Elektrokardiogramm ist daher abzulehnen.

Beim Myxödem kommt es zur Herzvergrößerung, welche auf spezifisch myxödematösen Veränderungen in Gestalt von nukleoiden Degeneraten beruht. Durch rechtzeitige Tyroxinapplikation, welche mit kleinsten Dosen zu beginnen hat, kann die Herzvergrößerung rückgängig gemacht werden.

2. Die Herzrhythmusstörungen

Herzrhythmusstörungen sind bedingt entweder durch Störungen der Reizbildung oder solche der Reizleitung.

Störungen der Reizbildung gehen aus

I. von dem normalen, führenden Reizursprungsort (Sinusknoten): normotope Rhythmusstörungen oder

II. von einem abnormen, „untergeordneten" Reizursprungsort (Vorhof, Atrioventrikularknoten, Ventrikel): heterotope Rhythmusstörungen.

a) Die vom Sinusknoten ausgehenden normotopen Rhythmusstörungen

1. Die Sinusbradykardie, d. h. eine regelmäßige, jedoch abnorm langsame Schlagfolge, findet sich unter normalen Verhältnissen öfter habituell (z. B. bei sogenannten Vagotonikern), ferner bei trainierten Sportlern. Unter krankhaften Verhältnissen tritt sie auf z. B. bei Ikterus (toxische Wirkung der Gallensäuren) und infolge Vagusreizung bei erhöhtem Hirndruck (Hirntumor, vorübergehend im VALSALVAschen Versuch usw.).

2. Die Sinustachykardie, d. h. eine regelmäßige, jedoch abnorm schnelle Schlagfolge, begegnet uns normalerweise bei körperlichen Anstrengungen und bei vegetativ labilen Menschen, unter krankhaften Verhältnissen z. B. im Fieber.

3. Die respiratorische Arrhythmie besteht in von der Atemphase abhängigen Schwankungen der Schlagfrequenz: Beschleunigung während der Einatmung, Verlangsamung während der Ausatmung. Es handelt sich dabei stets um eine physiologische Erscheinung, die in der Jugend und bei Vasolabilen besonders ausgesprochen zu sein pflegt, aber auch bei wohltrainierten Sportlern nach Anstrengungen häufig vorkommt, im höheren Alter dagegen meist nicht mehr nachweisbar ist.

4. Sinusextrasystolen, d. h. vorzeitige, aus dem Herzrhythmus herausfallende, aber vom Sinus ausgehende Schläge, finden sich beim Menschen sehr selten und können wohl nur mit Hilfe graphischer Methoden von Vorhofextrasystolen unterschieden werden.

b) Die heterotopen Rhythmusstörungen

Bei den heterotopen Rhythmusstörungen unterscheiden wir je nach dem Ursprungsort Vorhofs-Extrasystolen, atrioventrikuläre und ventrikuläre Extrasystolen.

1. Die heterotopen Rhythmusstörungen können auftreten in Form vereinzelt eingestreuter vorzeitiger Schläge, in Form gehäuft eingestreuter vorzeitiger Schläge und in Form von (mitunter regelmäßig wiederkehrenden) zusammenhängenden Gruppen („Allorhythmen") zwischen den Normalrhythmus eingeschalteter Schläge. Vielfach lassen sie eine bestimmte Abhängigkeit voneinander in Form eines Eigenrhythmus (Pararhythmus) erkennen oder zeigen bestimmte Bindungen an Normalschläge (gekuppelte Extrasystolen).

2. Die heterotopen Rhythmusstörungen sind nur sehr selten nervös-psychisch (depressive Verstimmungen, Angst, Druck, überhaupt seelische Spannungen), meist toxisch (z. B. Tabak, Koffein, Digitalis) oder organisch (im engeren Sinne) durch Herzmuskelschädigungen bedingt.

3. Die objektiven Folgen der heterotopen Rhythmusstörungen für den Kreislauf hängen ab von ihrer Häufigkeit (vereinzelte Extrasystolen praktisch bedeutungslos!), von ihrem Ursprungsort (Vorhofsextrasystolen stören den Pumpmechanismus weniger als Kammerextrasystolen), von dem Grad der Vorzeitigkeit (je vorzeitiger desto schädlicher) und von dem sonstigen Zustand des Herzens. Die subjektiven Folgen der heterotopen Rhythmusstörungen sind gewöhnlich am ausgesprochensten bei sonst gesunden Herzen und werden empfunden als „Stolpern", als „Aussetzen" des Herzens, als Beklemmungsgefühl über dem Sternum und gelegentlich durchaus als heftiger, meist stichartiger Schmerz in der Herzgegend (daher leicht Verwechslung mit Aortalgie und Angina pectoris!). Bei den organischen Herzfehlern dagegen werden die Extrasystolen, auch wenn sie gehäuft und in Gruppen auftreten, meist gar nicht oder nicht besonders empfunden.

4. Die klinische Diagnose der heterotopen Rhythmusstörungen (Extrasystolen) gründet sich auf die Vorzeitigkeit der rhythmusfremden Schläge und die ihnen folgende, gegenüber dem Normalintervall mehr oder minder verlängerte Pause, die namentlich bei Kammerextrasystolen fast immer bis zum Eintreten des übernächst fälligen Normalschlages dauert („kompensierende Pause"). Am Venenpuls sind für Extrasystolen besonders kennzeichnend die hohen, auffallenden „Pfropfungswellen". Bei der Auskultation fehlt den Extrasystolen oft der zweite Herzton (frustrane Kontraktion!). Die sehr häufig auftretenden Extrasystolen täuschen mitunter eine totale Irregularität vor!

5. Eine besondere, klinisch sehr ernste Form heterotoper Rhythmusstörung stellt das sogenannte Flattern und Flimmern von Herzteilen dar:

a) Vorhofflattern: Der Vorhof schlägt mit sehr hoher Frequenz (180—360), dabei aber regelmäßig. Diese hochfrequenten Schläge werden jedoch wegen zu starker Beanspruchung des Leitungssystems nur teilweise übergeleitet; je nach den Überleitungsverhältnissen ist die Kammertätigkeit regelmäßig (wenn z. B. nur jeder zweite oder dritte Reiz übergeleitet wird), oder unregelmäßig bei wechselnden Überleitungsverhältnissen. Im letzteren Fall gleicht die Kammertätigkeit klinisch der bei Vorhofflimmern.

b) Vorhofflimmern: Diese Rhythmusstörung ist noch ernster zu bewerten als das Vorhofflattern, weil hierbei die Pumpwirkung des Vorhofes vollkommen aufgehoben ist. Denn die einzelnen im Vorhof entstehenden Reize erfolgen völlig unregelmäßig und so frequent, daß eine Zusammenziehung des ganzen Vorhofes überhaupt nicht mehr möglich ist und statt dessen nur sehr frequente ungeordnete Zuckungen einzelner Muskelbündel erfolgen. Diese hochfrequenten, unregelmäßigen und (wahrscheinlich) auch ungleich starken Reize werden auch ebenso unregelmäßig übergeleitet. Es entsteht eine völlig unregelmäßige Kammerschlagfolge, die „totale" oder „absolute" Irregularität, früher auch „perpetuelle Arrhythmie" oder „Delirium cordis" genannt.

c) Kammerflimmern. Hierbei handelt es sich um einen Zustand, bei dem primär im Ventrikel so hochfrequente (und meist auch unregelmäßige) Reize wirksam werden, daß eine geordnete Zusammenziehung der Herzkammern nicht mehr möglich ist. Das Kammerflimmern ist beim Menschen nur selten beobachtet worden und stets tödlich, wenn es nicht in Form nur vorübergehender Anfälle auftritt.

d) Klinisch sind bei der totalen Irregularität zu unterscheiden eine langsame und eine schnelle Form:

Die langsame Form (50—70) findet sich meist als chronischer Zustand bei organischen Herzfehlern und erweckt bei der einfachen klinischen Untersuchung wegen der oft auffallend geringen Unterschiede der einzelnen Systolenintervalle mitunter den Eindruck einer scheinbaren Regularität! Sie stellt für den Kreislauf einen noch relativ günstigen Zustand dar, der oft jahrelang, sogar unbemerkt, vom Kranken ertragen wird (wichtig für Begutachtungsfragen!).

Die schnelle Form (180—220) findet sich besonders bei den akut auftretenden totalen Irregularitäten, häufig jedoch auch als akute Verschlimmerung einer schon längere Zeit bestehenden langsamen Form. Sie stellt stets einen für den Kreislauf sehr ungünstigen und bedrohlichen Zustand dar!

Die Ursache des Flatterns und Flimmerns ist wohl stets in Herzmuskelschädigungen zu suchen. Solche können vorübergehender Art (Giftwirkungen, z. B. Thyreotoxikose) oder dauernder Natur sein, z. B. infolge von Ernährungsstörungen des Herzmuskels (Koronarsklerose, dekompensierte Mitralfehler).

Die Bedeutung des Vorhofflimmerns für den Kreislauf liegt zunächst schon in dem Ausbleiben der wirksamen Vorhofkontraktion. Das Fehlen derselben stört den Pumpmechanismus des Herzens um so schwerer; je höher die Frequenz der Ventrikelschläge ist.

Die Diagnose der totalen Irregularität stützt sich auf die völlige Pulsunregelmäßigkeit mit ihrem meist sehr charakteristischen Wechsel von großen und kleinen Pulsen, auf die Beobachtung des Venenpulses und auf das Elektrokardiogramm.

6. Eine weitere wichtige und besondere Form von (meist) heterotoper Rhythmusstörung stellt die paroxysmale Tachykardie dar. Bei ihr kommt es — meist ohne erkennbare Ursache (häufig allerdings bei schon bestehender Neigung zu Extrasystolen) — zu gewöhnlich ganz akut einsetzenden und auch akut endenden Anfällen von hochgradiger Pulsbeschleunigung mit regelmäßiger Schlagfolge. Die Dauer der Anfälle schwankt zwischen wenigen Minuten bis zu mehreren Wochen, geht jedoch gewöhnlich nicht über einige Stunden hinaus. Während des Anfalles besteht infolge Überschreitens der kritischen Frequenz von 180 immer eine erhebliche Kreislaufinsuffizienz; subjektiv äußert sich der Anfall in Beklemmungsgefühl, Bewegungsunfähigkeit, mäßiger Dyspnoe und eventuell leichter Benommenheit. Der Puls ist kaum oder gar nicht mehr tast- und fühlbar. Die Prognose des einzelnen Anfalles ist meist gut und nur bei längerer Dauer wegen der Gefahr einer schließlichen Erschöpfung des Herzmuskels ernster.

c) Die Reizleitungsstörungen

Die Reizleitungsstörungen zerfallen, soweit sie Rhythmusstörungen zur Folge haben, in den totalen Block und die verschiedenen Formen des partiellen Blocks. Unter Block wird die Sperrung (= Blockierung) der Zuleitung der vom Sinusknoten gebildeten Reize zu den untergeordneten Herzabschnitten verstanden.

1. Beim totalen Block ist diese Sperrung der Reizzuleitung zu den Ventrikeln eine *vollständige*; sie wird überlebt, wenn nach der Leitungsunterbrechung im Ventrikel selbst ein untergeordnetes Zentrum rechtzeitig eine Automatie von hinreichender Frequenz erlangt. Klinisch äußert sich der totale Block meist in einer auffälligen Bradykardie (30—40), die sich durch körperliche Anstrengungen wenig beeinflussen läßt. Die sichere Diagnose liefert die Aufnahme des Venenpulses oder des Elektrokardiogramms.

2. Die verschiedenen Formen des partiellen Blocks sind demgegenüber dadurch bedingt, daß eine gewisse Anzahl von Reizen übergeleitet wird, dann aber eine „Erschöpfung" des Leitvermögens und damit eine Blockierung für einen oder mehrere Schläge eintritt, worauf dann infolge „Erholung" des Leitungssystems wieder Überleitung erfolgt. Klinisch äußert sich der partielle Block dementsprechend in dem Ausfall bestimmter Kammerschläge (nicht bloß Pulse!).

3. Der *Kreislauf* wird durch den partiellen Block verhältnismäßig wenig gestört. Dagegen bedingt der totale Block stets eine schwere Kreislaufbeeinträchtigung, denn einmal ist der Pumpmechanismus des Herzens als solcher durch das völlige Auseinandergehen von Vorhof- und Ventrikelkontraktion erheblich gestört, sodann leidet die Zirkulation vor allem durch die Unfähigkeit der automatisch schlagenden Ventrikel, sich durch Änderungen der Schlagfrequenzen den Bedürfnissen der Peripherie anzupassen.

4. Von besonderer klinischer Bedeutung ist der Umstand, daß sowohl totaler als auch partieller Block stets Zeichen von schweren organischen Herzmuskelschädigungen sind.

Der Nachweis der Arrhythmien mit Hilfe des Elektrokardiographen oder von Pulsschreibern ist außerordentlich einfach. In der Allgemeinpraxis, wo diese Apparate meist fehlen, kann man sich die Analyse durch folgende Befunde erleichtern: Sporadische Extrasystolen sind leicht aus ihrer Vorzeitigkeit und der folgenden Verlängerung der Diastole (kompensatorische Pause) zu erkennen.

Die Diagnose der Arrhythmia absoluta mit ihrer völligen Unregelmäßigkeit ist nicht schwer. Bemerkt man ein Ausfallen des Radialispulses in mehr oder weniger regelmäßigen Abständen und kann man durch Auskultation des Herzens nachweisen, daß das Aussetzen des Radialispulses nicht auf eine frustrane Kontraktion zurückzuführen ist, so wird man an eine Leitungsstörung denken müssen. Der Pulsus bigeminus wird fast immer richtig erkannt. Nur bei sehr frühzeitig eintreffender Extrasystole kann eine Verwechselung mit einer Bradykardie entstehen. Die Auskultation wird diese Täuschung aber sofort aufklären. Tachykardien, gleichgültig woher sie auch immer ihren Ausgang nehmen mögen, bereiten meist keine diagnostischen Schwierigkeiten. Bei Arrhythmien, die durch die einfachen klinischen Methoden nicht erkannt werden können, sollte man es sich zur Pflicht machen, durch die Elektrokardiographie Klarheit zu schaffen, da die genaue Analyse der Arrhythmie häufig einen Hinweis auf den Entstehungsmechanismus der vorliegenden Herzunregelmäßigkeiten gibt.

4. Herzklappenerkrankungen und Herznußbildungen

Das Herzklappengewebe des Erwachsenen ist frei von Blutgefäßen. Diese Tatsache verleiht den entzündlichen Veränderungen an der Klappe ihre besondere histologische Struktur. Bei der **Endocarditis verrucosa** bilden sich auf der Klappenoberfläche warzige oder polypenartige Auflagerungen, die dem Bau eines geschichteten Thrombus gleichen. Diese Auflagerungen sitzen immer auf einem geschädigten Klappengewebe, dem die oberflächlichen Endothelzellen fehlen und dessen Fasern einer fibrinoidhyalinen Degeneration verfallen sind. Die unmittelbar angrenzenden Gewebslagen sind viel kernreicher als das gesunde Klappengewebe. Diese Tatsache deutet auf eine Zellneubildung im bindegewebigen Teil der Klappen hin. In anderen Fällen kommt es zur Nekrose der oberflächlichen Endothel- und Bindegewebslagen mit Zerstörung des ganzen Klappengewebes oder Durchlöcherung der Klappe: **Endocarditis ulcerosa.** Auch können die Auflagerungen zu polypenartigen Bildungen heranwachsen, man spricht dann von einer **Endocarditis polyposa.** Stets ist die Endokarditis der Ausdruck einer hämatogenen Metastase. Doch genügt die Anwesenheit der Bakterien im Blut allein noch nicht für das Zustandekommen der geschilderten Veränderungen. Es muß noch die Schädigung des Klappengewebes hinzukommen und die Bakterienaussaat zu wiederholten Malen geschehen. Auch ohne bakterielle Einwirkungen gelingt es durch intravenöse Injektionen von artfremdem Eiweiß hyaline Degeneration am Bindegewebe des Endokards zu erzeugen. Auch wenn sich maligne Geschwülste im Körper finden, kann es zu Gestaltsveränderungen am Klappengewebe kommen. In einem Teil der Fälle kann die Endocarditis simplex oder verrucosa zur vollständigen Heilung kommen. In anderen Fällen, besonders bei tiefgreifenden Zerstörungen des Klappengewebes, geht die Ausheilung mit einer mehr oder weniger starken dauernden Umgestaltung der Klappe einher. Es kommt zur Veränderung der Klappenöffnung und ihrer Schließungsfähigkeit. Steht die Lichtungsverengerung im Vordergrund, sprechen wir von Stenose, kann die Klappe sich nicht mehr dicht verschließen, sprechen wir von Insuffizienz. Unter Berücksichtigung der histologischen Vorgänge wird es verständlich, daß beide Störungen sich häufig kombinieren. Die einzelnen Klappenfehler sind auf die verschiedenen Altersstufen sehr verschieden verteilt. Die rheumatisch bedingten Klappenfehler bevorzugen das jugendliche Alter, die luetischen und arteriosklerotischen die höheren Altersstufen. Die Mitralfehler sind beim weiblichen Geschlecht häufiger als beim männlichen. Ihre größte Häufigkeit liegt in der zweiten Hälfte des zweiten Jahrzehnts. Die Fehler der Aortenklappe haben ihre größte Häufigkeit in den höheren Altersstufen, mit einem Maximum bei den Männern im sechsten Lebensjahrzehnt. Die Aortenfehler werden bei Männern häufiger als bei Frauen gefunden.

a) Die Mitralinsuffizienz

Die Dynamik der Mitralinsuffizienz ist durch das Fehlen der Verschlußzeit des linken Herzens gekennzeichnet, denn gleich zu Beginn der Kammersystole entweicht das Blut nach dem linken Vorhof. Dadurch tritt ein großer Spannungsverlust ein, der intraventrikuläre Druck steigt langsamer an, und der Enddruck ist herabgesetzt. Bei gleichbleibender Dauer der Systole wird dadurch die Austreibungszeit wesentlich verkürzt. Trotz des Rückflusses durch die schlußunfähige Mitralklappe den zur Überwindung des Aortendruckes notwendigen Blutdruck herzustellen, bedarf es einer besonders großen Steigerung der Anfangsfüllung und Anfangsspannung. Diese wird im wesentlichen durch eine Vermehrung der Restblutmenge geliefert. Findet das durch die Mitralis während der Systole zurückströmende Blut im Vorhof keinen Platz mehr, so sammelt es sich in den Lungenvenen an. Die Mehrarbeit des linken Ventrikels führt zu seiner Hypertrophie. Das Ausmaß dieser Hypertrophie ist aber immer geringer als bei den Aortenfehlern. Kommt es zum Versagen oder zur Minderleistung des linken Herzens, so wird auch das rechte Herz verhältnismäßig früh in Mitleidenschaft gezogen. Die Herzfigur erhält ihre Prägung durch eine Erweiterung der linken Kammer und des linken Vorhofes. Später erweitert sich auch das rechte Herz, so daß es im ganzen eine mehr rundliche Form annimmt. Der Herzstoß ist verbreitert und nach außen gerückt. Man hört ein systolisches Geräusch an der Herzspitze und auch im linken Sternalwinkel des zweiten Zwischenrippenraumes an der Herzbasis. An der Spitze ist das systolische Geräusch in der Regel am lautesten. Das Geräusch an der Herzbasis kommt durch die Erweiterung des linken Vorhofes zustande, vielleicht durch verbesserte Fortleitung des Mitralgeräusches oder durch eine Kompression der Arteria pulmonalis. Der zweite Pulmonalton ist verstärkt. Der Puls ist anfänglich regelrecht, später wird er klein und unregelmäßig infolge des Vorhofflimmerns.

b) Die Mitralstenose

Die Herzfigur bei der Mitralstenose ist durch die Erweiterung des linken Vorhofes gekennzeichnet. Die linke Kammer wird nicht selten atrophisch gefunden, solange nicht eine Kombination mit Mitralinsuffizienz vorliegt. Ist die Herzfigur nach rechts verbreitert, so geschieht das durch Dehnung des rechten Vorhofes. Eine Vergrößerung der rechten Kammer kennzeichnet sich durch das Vorrücken der linken oberen Grenze sowie durch Steigerung der epigastrischen Pulsation. Der Herzstoß liegt anfänglich an normaler Stelle. In vorgerückten Fällen ist er um einen oder mehrere Zentimeter nach außen verlagert. Nicht selten fühlt man in der Gegend des Herzstoßes ein Schwirren (frémissement cataire). Der erste Ton an der Spitze ist auffallend laut, dem zweiten Ton schließt sich ein diastolisches Geräusch an. Es kann aber auch gleichzeitig mit dem zweiten Ton gehört werden und diesen um eine gewisse Zeit überdauern (protodiastolisches Geräusch). Setzt es vor dem ersten Ton mit dem Beginn der Vorhofsystole ein, spricht man von einem präsystolischen

Geräusch. Häufig sind bei der Mitralstenose die Geräusche im zweiten und dritten linken Zwischenrippenraum deutlich zu hören. In anderen Fällen sind sie so leise, daß man sie durch Verstärkung der Herzaktion, durch Kniebeuge oder andere Bewegungen erst provozieren muß. Der zweite Pulmonalton ist bei der Mitralstenose verstärkt infolge der Drucksteigerung in der Arteria pulmonalis. Nicht selten ist der zweite Ton verdoppelt. Der gedoppelte zweite Ton wird häufig nicht am besten über der Auskultationsstelle der Pulmonalis, sondern über der Mitte des Sternums wahrgenommen. Vom gedoppelten zweiten Ton sollte nur gesprochen werden, wenn der Beginn der beiden Anteile des zweiten Tones länger als 0,06 Sekunden auseinander liegt. Die Verdoppelung des zweiten Tones wird fälschlicherweise häufig auf einen zeitlich verschiedenen Schluß der Aorten- und Pulmonalklappe zurückgeführt. Der gedoppelte zweite Ton und der paukende erste Ton werden fast immer gemeinsam bei der Mitralstenose beobachtet. Mitralstenosen, die einen gedoppelten zweiten Ton vermissen lassen, haben meist einen normal lauten oder gar einen abgeschwächten ersten Ton. Für das Zustandekommen des gedoppelten zweiten Tones wird eine zarte Mitralklappe mit möglichst langem freiem Durchhang angenommen. Im Beginn der Diastole wird das verengte Mitralsegel spitzenwärts ausgebuchtet. Die Mitralklappen werden in dieser Endstellung plötzlich angehalten, und es entsteht ebenso wie beim Wenden eines Segelbootes, wenn der Wind das Segel wieder strafft, ein knallendes Geräusch. Je zarter und leichter beweglich das Klappensegel ist, desto größer ist die Geschwindigkeit, mit der es in seine neue Endstellung schwingt und von dieser hängt die Lautheit des Tones ab. Voraussetzung für die Entstehung eines gedoppelten Tones ist also eine beträchtliche Verengerung des Schließungsringes bei möglichst wenig veränderten Segelflächen.

Viel häufiger als bei Erkrankungen der Aorta kommt es offenbar wegen der Überdehnung der Vorhofswandungen mit dem darin eingebauten Reizleitungssystem zum Vorhofsflimmern und Pulsunregelmäßigkeiten. Die Neigung zu pulmonalen Stauungserscheinungen und Lungeninfarkten ist bei der Mitralstenose besonders groß.

c) Die Aorteninsuffizienz

Die Herzfigur der Aorteninsuffizienz ist durch Erweiterung des linken Herzens gekennzeichnet. Das rechte Herz wird erst zur Zeit schwerer Dekompensation in Mitleidenschaft gezogen. Der Herzstoß rückt allmählich immer weiter nach außen und unten in den sechsten, ja bis in den siebenten Zwischenrippenraum, er kann bis in die vordere, mittlere und sogar bis in die hintere Achsellinie vorrücken. Bei jugendlichen Individuen wird die Gegend des Herzstoßes vorgewölbt, es bildet sich ein Herzbuckel (Voussure). Der Herzstoß ist verbreitert und hebend. Nicht selten sind mit der Aorteninsuffizienz Erweiterungen des Brustteils der Aorta verbunden. Im zweiten und dritten rechten Zwischenrippenraum, häufig auch über dem Brustbein hört man ein lautes, gießendes diastolisches Geräusch, im Stehen oft besser als im Liegen. Dabei kann der zweite Aortenton fehlen, selten auch verstärkt sein. Die Veränderungen, die Starrheit und Rauhheit der Klappen führt dazu, daß häufig neben dem diastolischen ein systolisches Aortengeräusch wahrnehmbar wird, ohne daß eine Stenose vorliegt. Im Gegensatz zu den Kranken mit Mitralfehler sind die Patienten mit Aortenfehler blaß, der Puls ist altus et celer. Man fühlt die Pulsation beim Umgreifen des Unterarmes. Nimmt man die Fingerkuppen des Kranken in die eigene Hand, so fühlt man auch jetzt ihre deutliche Pulsation. Der Kapillarpuls ist an den Fingernägeln, am Gaumenbogen, am Augenhintergrund besonders deutlich. Durch ein heißes Handbad kann man ihn besonders gut an den Fingernägeln sichtbar machen. Man hört ferner einen TRAUBEschen Doppelton oder ein Durosiezsches Doppelgeräusch an den Gefäßen. Der stark pulsierende Aortenbogen läßt den Kehlkopf auf und ab steigen (OLIVER-CARDARELLIsches Symptom). Die Aorteninsuffizienz kann viele Jahre hindurch bestehen, ohne Zeichen der Insuffizienz. Ich habe Kranke mit allen Zeichen der Aorteninsuffizienz Dezennien hindurch in meiner Beobachtung. Kommt es einmal zur Dekompensation, so ist das tödliche Ende meist nicht mehr aufzuhalten.

d) Die Aortenstenose

Die reine Aortenstenose ist ein seltenes Herzleiden. Anfänglich ist bei der Aortenstenose die Vergrößerung des linken Herzens gering. Im weiteren Verlauf vergrößert sich das linke Herz erheblich und nimmt an Masse zu. Die Herzfigur ist nach links und unten vergrößert, dementsprechend rückt der Herzstoß nach unten und außen, er ist erschütternd und hebend. Über der Herzbasis, häufig am besten in Höhe des Ansatzes der dritten Rippe (am Erbschen Punkt) hört und fühlt man ein auffallend lautes und systolisches Geräusch, das sich in Richtung der Aorta ausbreitet. Infolge seiner Stärke ist es nicht selten über dem ganzen Herzen hörbar. Auch an den Halsschlagadern ist es wahrnehmbar. Der erste Ton kann erhalten bleiben. Bisweilen setzt das Geräusch etwas später ein. Der Puls ist klein, weich und träge, die Frequenz niedrig. Erst in den letzten Stadien ist auch das rechte Herz beteiligt.

e) Die Trikuspidalinsuffizienz

Eine isolierte Trikuspidalinsuffizienz kommt praktisch nicht vor. Sie ist in der Regel mit Mitralfehlern kombiniert und die Folge der Erweiterung des Klappenansatzringes. Mit jeder Systole wird Blut in den rechten Vorhof und von dort in die Venen zurückgeworfen, der Vorhof und damit die Herzdämpfung nach rechts erweitert. Rechts unten neben dem Sternum hört man ein lautes systolisches Geräusch. Die Trikuspidalinsuffizienz ist durch den positiven Venenpuls gekennzeichnet, der zeitlich mit der Hauptwelle des Karotispulses zusammenfällt. Der positive Venenpuls kann bis in die Leber tastbar werden, die man am besten mit beiden Händen umgreift, um sich durch eine fortgeleitete Pulsation nicht täuschen zu lassen.

f) Die Pulmonalstenose

Die Pulmonalstenose ist ein sehr seltener, meist angeborener Klappenfehler. Erworben kommt sie durch Kompression der Pulmonalis durch Tumoren und Aneurysmen vor. Sie ist gekennzeichnet durch eine starke Hypertrophie der rechten Kammer und ein sehr lautes systolisches Geräusch mit systolischem Schwirren im zweiten linken Interkostalraum. Das Geräusch ist meist so laut, daß es hinten über dem linken Schulterblatt hörbar ist.

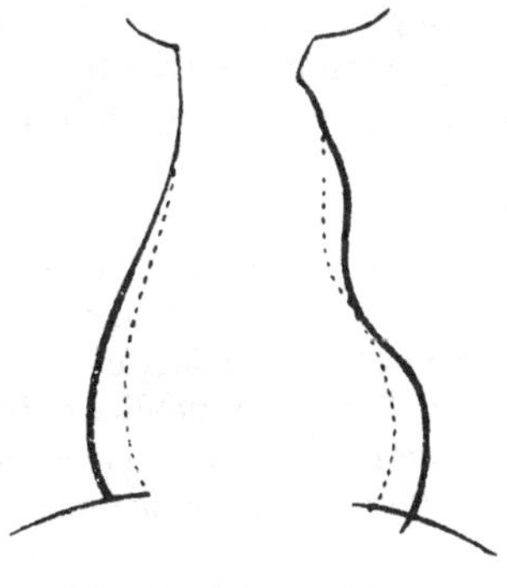

Abb. 13. Pulmonalstenose

Die Kranken zeigen von Geburt an eine intensive Zyanose, man spricht deshalb von einem **Morbus coeruleus**. Die Kinder bleiben in der Entwicklung erheblich zurück und sterben, bevor sie die Pubertät erreicht haben. Bei dieser Krankheit kommt es, wie bei manchen anderen Herzleiden, z. B. der Endocarditis lenta, zu einer kolbigen Auftreibung der Endphalangen der Finger und Zehen mit Krümmung der Nägel in Gestalt der sogenannten Trommelschlegelfinger. Die Zahl der roten Blutkörperchen kann bei dieser Krankheit wie übrigens auch bei der Trikuspidalinsuffizienz über 5 Mill. erhöht sein.

g) Das Offenbleiben des Duktus Botalli

Andere angeborene Herzfehler, wie das Offenbleiben des Foramen ovale oder des Duktus Botalli, haben ihrer Seltenheit wegen kaum eine klinische Bedeutung. Sie können differentialdiagnostisch gelegentlich erhebliche Schwierigkeiten bereiten. Beim offenen Duktus Botalli ist die Zyanose wesentlich geringer als bei der angeborenen Pulmonalstenose. Auch die Ausbildung der Trommelschlegelfinger und die Polyglobulie treten weniger hervor. Bei der Untersuchung hört man links neben dem Sternum im zweiten bis dritten Interkostalraum ein lautes systolisches Geräusch, das einerseits durch die Pulmonalarterie zum Rücken, andererseits durch die Aorta in die Gefäße des großen Kreislaufes fortgeleitet wird. Der zweite Pulmonalton ist im Gegensatz zur reinen Pulmonalstenose stark betont und klappend, denn der Aortendruck lastet wegen der Verbindung zwischen Aorta und Pulmonalarterie auf den Pulmonalklappen. Häufig ist das Geräusch als systolisches Schwirren sowohl über der Pulmonalis als auch am Jugulum fühlbar. Das Röntgenbild ist vor allem durch die starke Vorwölbung des Pulmonalbogens gekennzeichnet, welche besonders im ersten schrägen Durchmesser hervortritt. Mit den Jahren weiten sich die Äste der Pulmonalis immer mehr aus und zeigen lebhafte pulsatorische Bewegungen

h) Situs inversus und Dextrokardie

Beim Situs inversus und der Dextrokardie zeigen alle Eingeweide in Brust- und Bauchraum spiegelbildliche Lage. Diese Situation wird nicht selten übersehen, weil sie keinerlei Beschwerden macht.

i) Der Ventrikelseptumdefekt

wird häufig ohne Beschwerden lange Jahre ertragen. Einige Kranke werden durch Kurzluftigkeit, starkes Herzklopfen oder den stark pulsierenden Spitzenstoß auf ihr Leiden aufmerksam gemacht. Häufig, aber nicht immer, hört man links neben dem Sternum in der Höhe des vierten Interkostalraums ein lautes systolisches Geräusch, das gelegentlich als Schwirren in der Brustwand fühlbar wird. Der zweite Aortenton ist normal, der zweite Pulmonalton gelegentlich verstärkt. Infolge der Kommunikation zwischen den beiden Herzkammern können beide Ventrikel hypertrophieren. Der muskelkräftigere linke Ventrikel treibt das Blut nur zum Teil in die Aorta, zum Teil in den rechten Ventrikel. Die Herzform kann ganz unverändert sein, in anderen Fällen kommt es zu einer enormen Erweiterung des linken oder auch des rechten Ventrikels.

k) Isthmusstenose

Bei der Isthmusstenose der Aorta ist das Herz nach links verbreitert, der Spitzenstoß hebend und seitlich verlagert. Der zweite Aortenton ist stark betont, gelegentlich Kapillarpuls an den Fingern und an der Stirn nachweisbar. Diagnostisch wertvoll ist die erhebliche Blutdruckdifferenz in den Arterien der oberen und unteren Extremitäten. An der Armarterie können Blutdruckwerte gemessen werden, die um 100 mm höher liegen als in den Beinarterien. Im Verlaufe des Leidens kommt es bei starker Dehnung des stromabwärts des Isthmus gelegenen Aortenteils zu einer relativen sekundären Insuffizienz der Aortenklappen mit dem charakteristischen diastolischen Geräusch über derselben. Ein systolisches Geräusch über der Aorta ist meist nicht scharf lokalisiert, oft über der ganzen Herzbasis hörbar. Im Röntgenbild zeigt das Herz Aortenkonfiguration. Häufig kann man die Aorta bis zum Isthmus verfolgen, jenseits des Isthmus den Verlauf der Aorta aber nicht mehr deutlich erkennen. Die starke Pulsation der erweiterten Interkostalarterie führt zur charakteristischen Rippenusurierung.

l) Verlauf und Prognose

Der Verlauf und die Prognose der erworbenen Klappenfehler wird von dem Verhalten des Herzmuskels vorgeschrieben; bleibt dieser gesund, so bleibt auch die Kompensation lange Zeit erhalten. Unter den Ursachen, welche bei den Klappenfehlern die gefährliche Dekompensation herbeiführen, steht an erster Stelle der Gelenkrheumatismus, welcher eine rezidivierende Endokarditis bedingt und dadurch die Prognose entscheidend verschlechtert. Der Häufigkeit nach folgen als weitere Dekompensationsursachen Mandelentzündungen, Grippe und Pneumonie. Unter den mechanischen Mehrbelastungen, welche eine Dekompensation bewirken können, stehen Schwangerschaft und Geburt an erster Stelle. Ihnen folgen körperliche Überanstrengungen. Neben anderen Gelegenheitsursachen spielen auch seelische Erschütterungen als Ursache der Dekompensation eine nicht unwesentliche Rolle. Je älter der betroffene Kranke ist und je näher damit die physiologische Insuffizienzgrenze rückt, um so gefährlicher und bedeutsamer werden alle Dekompensationsursachen.

III. Die vasogenen Kreislaufstörungen

Die vasogenen Kreislaufstörungen können ihre Ursache sowohl in Regulationsstörungen als auch in Erkrankungen der Arterien, Arteriolen, Kapillaren und Venen haben. Als besonders störungsempfindliche Kreislaufprovinzen sind vor allem das venöse Gebiet der unteren Extremitäten, das Gebiet der kleinen Splanchnikusgefäße und die pulmonale Strombahn zu nennen. Eine übermäßige Erweiterung oder Sperrung dieser Gebiete kann zu lebensbedrohlichen Kreislaufstörungen Anlaß geben. Am gefährlichsten sind die vasogenen Kreislaufstörungen dann, wenn sie sich mit kardiogenen verbinden oder diese bedingen. Das ist besonders bei Erkrankungen der Herzkranzgefäße der Fall.

Schon bei gesunden Individuen führt die aufrechte Körperhaltung zu einer meßbaren Herabsetzung der zirkulierenden Blutmenge gegenüber derjenigen im Liegen. Manche Menschen mit einem schlechten Muskel- und Vasomotorentonus, besonders Leute mit sogenanntem asthenischem Habitus, neigen aus diesem Grunde zu Ohnmachten nach längerem Stehen, ohne daß am Herzen irgendwelche krankhaften Veränderungen vorhanden sind. Bei ihnen ist besonders bei tiefstehendem Zwerchfell und geringerer Wirksamkeit der Atempumpe der venöse Rückfluß zum Herzen soweit gemindert, daß in aufrechter Körperhaltung nach längerem Stehen eine ausreichende Versorgung der Zentren mit Blut nicht mehr gewährleistet ist und Ohnmachten und Kollaps eintreten. Bei sportlich tätigen Menschen führt das Stillstehen in aufrechter Körperhaltung nach kurzdauernden Anstrengungen, z. B. einem Hundertmeterlauf nicht selten zum Kollaps, weil das Blut in den erweiterten Gefäßen der Beine zurückgehalten wird. Dieser sogenannte orthostatische Kreislaufkollaps läßt sich verhindern, wenn das Blut durch Wickelung der Beine mit elastischen Binden gewissermaßen dem alten Kreislauf dadurch wieder zur Verfügung gestellt wird, daß es aus den unteren Extremitäten durch die Bandagen ausgepreßt wird.

Unter krankhaften Bedingungen tritt ein **Kollaps** häufig im Verlauf akuter Infektionskrankheiten ein. Die Bakteriengifte können dabei entweder das Vasomotorenzentrum in der Oblongata schädigen oder auch unmittelbar die Kapillaren und Venen des Splanchnikusgebietes lähmen. Ein solches Ereignis kann im Verlauf langdauernder Bauchoperationen oder nach typhösen oder paratyphösen Darmerkrankungen, beim Fleckfieber, der Grippe und der Pneumonie eintreten. Das Nachlassen des Gefäßtonus besonders im Splanchnikusgebiet hat große Ähnlichkeit mit dem Kreislaufschock nach experimenteller Histamin- und Peptonvergiftung. Auch im anaphylaktischen Schock können solche peripheren Kreislauflähmungen eintreten. Die Kranken sehen bei diesen Ereignissen blaß aus, die Haut und die Muskulatur werden blutleer, weil sich das Blut zum großen Teil im Gebiet der Splanchnikusgefäße sammelt. Die Kranken verbluten sich gewissermaßen in ihr eigenes Gefäßgebiet, und der Effekt eines solchen Versackens des Blutes ins Splanchnikusgebiet ist der gleiche wie nach großen Blutverlusten: Der arterielle und der venöse Blutdruck sinken, das schlecht gefüllte Herz wird klein, das Minutenvolumen wird so stark vermindert, daß das Vasomotorenzentrum infolge Hypoxämie außer Funktion gesetzt wird. Schließlich hört die Zirkulation überhaupt auf, der Kranke hat sich in seine Gefäße verblutet. Vielleicht greift auch die Leber durch Kontraktion ihrer Venen in den Kreislauf in einer bis heute noch nicht übersehbaren Weise ein. Zu einer solchen peripheren Gefäßlähmung kann es auch im Verlaufe von Selbstvergiftung des Organismus, z. B. durch Azetonkörper, wie sie im Coma diabeticum beobachtet wurden, kommen. Auch bei Schlafmittelvergiftungen mit Chloralhydrat und Barbitursäurederivaten sind periphere Gefäßlähmungen beobachtet. Auch bei Narkoseschäden, vor allem durch Chloroform, können gefährliche Kreislaufstörungen durch Störungen in der Blutverteilung infolge Gefäßlähmung eintreten.

Die vasogenen Kreislaufstörungen sind also sehr ernst zu nehmende Erkrankungen und unterscheiden sich von den primär kardiogenen Störungen der Zirkulation vor allem dadurch, daß schwere Dyspnoe und Ödeme fehlen, während die Leber meist stark angeschwollen ist und die Kranken hochgradig verfallen aussehen und einen schnellen fadenförmigen und schlechtgefüllten Puls zeigen.

Bei der **Therapie** solcher Zustände wird man vor allem darauf bedacht sein, die gefäßlähmenden Gifte aus dem Körper zu entfernen. Dazu können Magen- und Darmspülungen, ausgiebige Kochsalz- und Dextroseinfusionen wesentlich beitragen. Bei Narkoseschäden wird man möglichst lange künstliche Atmung durchführen, um durch diese das Narkosemittel zum Abrauchen zu bringen. Eine große Reihe von Mitteln werden zur Besserung des Vasomotorentonus empfohlen. Unter ihnen stehen Adrenalin und Sympatol an erster Stelle, auch Strychnin, Koffein und Kampfer sind wirksam, ebenso das rasch wirksame Cardiazol, als Injektion einer 10%igen Lösung oder als Tabletten mehrmals täglich zu 0,1. Vom Coramin wird eine 25%ige Lösung drei- bis fünfmal täglich 1 ccm verabreicht. Diese Mittel wirken ebenso wie das Koffein zentral erregend auf das Vasomotoren- und Atemzentrum. Das Koffein hat außerdem den Vorteil, die Durchblutung der Koronargefäße des Herzens zu fördern. In vielen Fällen hat sich das Strychnin. nitric. 5—10 mal je 1 mg intramuskulär in 24 Stunden gut bewährt. Neben Adrenalin und Sympatol werden ähnlich wirkende Mittel, wie Ephedrin, Ephetonin und Ephetonal (je 1 ccm subkutan oder auch intravenös) empfohlen. Bei schwerem abdominellem Vasomotorenkollaps wirkt häufig die sogenannte Autotransfusion. Man versucht dabei, das in den Extremitäten versackte Blut durch Umwickelung mit elastischen Binden von der Peripherie zum Herzen hin dem allgemeinen Kreislauf wieder zur Verfügung zu stellen. Bei Störungen der Atmung kann man versuchen, durch Lobelin das Atemzentrum anzuregen. Auch Hypophysenpräparate wirken vasokonstriktorisch, da sie aber gleichzeitig auch die Kranzgefäße beeinflussen, sind sie nur unter Zurückhaltung zu verwenden.

Neben dem Gebiet der unteren Extremitäten und des Splanchnikus sind es vor allem die Lungengefäße, deren Funktionsstörungen zu lebensgefährlichen Kreislaufschäden führen können. Eine Stauung im pulmonalen Stromgebiet tritt ein, wenn die linke Kammer des Herzens früher und schwerer geschädigt ist als die rechte. Es kommt dann zur vermehrten Blutfüllung der Lungen, sie werden starr, die Atemmechanik, welche einen wichtigen Hilfsmotor für die Zirkulation darstellt, ist dadurch gestört, schließlich resultiert ein lebensgefährliches Lungenödem. Ein solches Lungenödem kann auch von außen durch entzündliche Reizung der Gefäßwand der Lungenkapillaren durch definierte Gifte (Kampfgase oder bakterielle Infektionen, z. B. Grippevirus) eintreten und in wenigen Stunden zum Tode führen. Das akute Lungenödem kann durch einen großen, möglichst schnell durchgeführten Aderlaß bekämpft werden.

1. Die Erkrankungen der Venen

Die Bedeutung der Erkrankung der Venen wird häufig unterschätzt. Durch starke Erweiterungen der Venen der unteren Extremitäten kommt es zur Insuffizienz ihres Klappenapparates und zur Bildung sogenannter Krampfadern. Die Venen erweitern sich dabei zu großen Blutseen, in denen ein beträchtlicher Teil des Blutes liegen bleibt und damit der Zirkulation entzogen wird. Der Venenblutstrom verlangsamt sich, es kommt zu Veränderungen der Venenwand, welche Gerinnsel und Pfropfbildungen begünstigen. Bei allgemeiner Zirkulationsschwäche wird die Bildung sogenannter marantischer Thromben begünstigt. Auch höheres Alter und andere Zustände mit allgemeiner Schwäche des Organismus fördern die Thrombose. Prädilektionsorte für die Bildung solcher Thromben sind die Venen der unteren Extremitäten, die Venen des Plexus prostaticus und die der Adnexe. Die Thromben können verkalken und zu röntgenologisch sichtbaren Phlebolithen werden. Entzündliche Veränderungen der Venen oder ihrer Nachbarschaft führen zur **Thrombophlebitis.** Wird der Thrombus infiziert und eitrig erweicht, so kann er durch embolische Verschleppung eine Sepsis herbeiführen. Die Thrombose der Extremitäten- und Mesenterialvenen beginnt häufig mit intensivem Schmerz, der so stark wird, daß die Kranken keine Ruhe finden und man zum Morphium seine Zuflucht nehmen muß. Sind die Kollateralen nicht genügend ausgebildet, so kommt es zu schweren Zirkulationsstörungen und zu Ödemen. Viele Thrombosen, besonders die der tiefen Bein- und Beckenvenen, bleiben zunächst symptomlos und daher unerkannt. Thrombosen der unteren Extremitäten kennzeichnen sich dadurch, daß das thrombosierte Bein zunächst kälter ist als das gesunde. Es wird immer blasser. Schmerzen treten zunächst erst nach Belastungen auf. Der Gefäßstamm ist auf Druck sehr empfindlich. Nach 1—2 Tagen tritt Ödematose, Schwellung und Zyanose auf, und das erkrankte Glied erscheint wärmer als das gesunde. Das Allgemeinbefinden ist gestört, oft treten fieberhafte Temperaturen auf. Der Verlauf ist sehr langwierig und kann sich über Wochen und Monate hinziehen. Die **Behandlung** besteht in der Regel aus strengster Bettruhe. In einer Reihe von Fällen haben wir gute und rasche Erfolge mit der Anwendung von Zinkleimverbänden gesehen.

2. Die Embolie

Die Verschleppung von thrombotischem Material in eine Arterie bezeichnet man als Embolie. Sie hat ihre Ursache am häufigsten in den Venen, seltener im Herzen oder in den Arterien. Im Herzen bilden sich besonders gern in den Herzohren solche Gerinnsel, vorzugsweise bei septischer Endokarditis oder bei Mitralstenose. Die Embolien können fast alle Organe befallen. Am gefährlichsten ist die Lungenembolie, bei welcher der Embolus aus dem rechten Herzen oder den Körpervenen in die Arteria pulmonalis gelangt. Die Embolien aus dem linken Herzen, der Aorta und den Lungenvenen verstopfen die Arterien des großen Kreislaufes. Aber auch ohne Entzündungen können starke Erweiterungen der Venen des Cava-inferior-Gebietes zu Kreislaufstörungen führen, die sich in Müdigkeit, Arbeitsunlust, abendlichen Ödemen an den Füßen äußern. Oft kann man in solchen Fällen durch Verordnung von elastischen Binden oder Gummistrümpfen den Kranken mit Krampfadern wesentlich nützen.

3. Die essentielle Hypertonie

Unter den Erkrankungen des arteriellen Systems spielen die essentielle Hypertonie und die Arteriosklerose die wesentliche Rolle. Unter essentieller Hypertonie wird ein vegetativ-endokriner Symptomenkomplex verstanden, welcher bei hoher Einstellung zu starken Schwankungen des Blutdrucks (Heterotonie) führt. Die essentielle Hypertonie ist in vielen Fällen konstitutionell bedingt. Der feinste Gefäßabschnitt wird dabei durch endogene Faktoren in Erregung gesetzt und fehlgesteuert. Der Hochdruck nach der Menopause und der Röntgenkastration sind dafür Beispiele. Außer den Keimdrüsen sind auch die Schilddrüse und Hypophyse an den Fehlsteuerungen beteiligt. Die Kranken mit essentieller Hypertonie zeigen häufig einen pyknischen Habitus und eine starke Neigung zu spastisch-atonischer Röte bei gesteigerter mechanischer Erregbarkeit des feinsten Kapillarsystems. Arteriolen und arterielle Kapillarschenkel sind spastisch kontrahiert, während der venöse Kapillarschenkel und die Venulae dilatiert erscheinen. Es entstehen Stasen, wodurch nicht unbedeutende Blutmengen dem gesamten Blutkreislauf entzogen werden. Die essentielle Hypertension ist die extrarenal bedingte Form des „roten“ Hochdrucks. Wir unterscheiden heute drei Formen des Hochdruckes: den **Widerstandshochdruck,** den **Elastizitätshochdruck** und den **Minutenvolumenhochdruck.** Die essentielle Hypertonie ist in vielen Fällen ein Elastizitätshochdruck. In reinen Fällen ist dabei im wesentlichen der systolische, wenig oder gar nicht der diastolische Druck erhöht. In vielen Fällen von essentieller Hypertonie ist der Blutjodgehalt und der Grundumsatz gesteigert, was gleichfalls auf eine vegetative Fehlsteuerung als Ursache der essentiellen Hypertonie hinweist. Diese Beobachtungen haben insofern eine hohe therapeutische Bedeutung, als der Befund der Hyperjodämie in solchen Fällen eine Kontraindikation gegen jede Form von Jodbehandlung abgibt. Am besten beeinflußt werden derartige Kranke durch die Dauerverabreichung kleiner Mengen harmloser Beruhigungsmittel, z. B. Luminaletten oder Hovaletten 5 mal 4 Tabletten je Tag. Nicht selten gelingt es dadurch, die Erregungen des täglichen Berufslebens zu mindern, den Kranken für psychische Traumen unempfänglicher zu machen und auf diesem Umwege den Blutdruck niedriger zu halten. Die Kranken lernen wieder schlafen und erholen sich sichtlich. In den Kreis des „hypertonischen Symptomenkomplexes“ gehören auch die Kranken mit sogenannter Pseudourämie. Hier führen Spasmen der Gehirngefäße zu schnell vorübergehenden Lähmungen mit oder ohne Bewußtseinsverlust. Die Krankheit hat mit der Urämie nichts zu tun und kann ohne jede Nierenveränderung einhergehen.

4. Die Arteriosklerose

Unter der Bezeichnung „Arteriosklerose" werden eine ganze Reihe sehr verschiedener krankhafter Umgestaltungen unserer Arterien verstanden, deren Ursache und erste Entstehung sehr wechselnd ist, die aber alle zu dem gleichen Ende, eben dem, was der Anatom Arteriosklerose nennt, führen. Für den Kliniker ist es auf dem weiten Felde der Gefäßerkrankungen besonders schwierig, scharfe Grenzen zwischen Gesundheit und Krankheit zu ziehen. Der normale Alternsvorgang führt im Laufe des Lebens zu physiologischen Wandlungen des Gefäßbandes, zu der sogenannten Alterssklerose. Die Wand der Aorta und der großen Arterien verdickt sich mit zunehmendem Alter. Diese Dickenzunahme beruht auf einer Einlagerung von mukoider Substanz in das synzytiale Netzwerk, vor allem der Media. Die mukoide Substanz wurde als Chondroitinschwefelsäure erkannt. Durch ihre Einlagerung wird, da sie sehr stickstoffarm ist, der Stickstoffgehalt der Aorta mit zunehmendem Alter immer geringer. Durch die durch sie veranlaßte Wandverdickung werden die Ernährungsverhältnisse der großen Gefäße erschwert. Es kommt zur Anreicherung von Schlackensubstanz (Kalk und Cholesterin). Das Alter bringt also eine völlige chemische Umstrukturierung der Aorta und der großen Gefäße mit sich, wobei mengenmäßig die elastischen Elemente immer mehr zurücktreten. Dadurch nimmt die Elastizität der arteriellen Gefäßbahn laufend ab. Das hat für ihre Windkesselfunktion eine erhebliche Bedeutung. In der Aorta nimmt die Pulswellengeschwindigkeit stark zu. Ebenso muß infolge der veränderten Elastizitätsverhältnisse der arterielle Blutdruck steigen. Der Übergang der Alterssklerose in die Arteriosklerose als klinische Erkrankung ist ein fließender. Durch Einwirkung von Gewohnheitsgiften (Alkohol, Nikotin) oder gewerblichen Schäden (Blei) oder vorausgegangenen Infektionskrankheiten (Lues und Rheumatismus, vielleicht auch Fleckfieber) können Krankheitsbilder entstehen, die von der Arteriosklerose nicht zu unterscheiden sind. Auch Kälteschäden führen zu solcher Wandlung der Gefäßstruktur. Ebenso können häufige starke Gemütserregungen mit ihrem oft wechselnden Einfluß auf den Tonus der Gefäße den Gefäßbau im Sinne der Arterio- und Arteriolosklerose ändern. Es muß wohl zugegeben werden, daß aus einer lange bestehenden essentiellen Hypertension sich Bilder entwickeln können, die von der Arteriosklerose klinisch gar nicht, anatomisch oft sehr schwer zu unterscheiden sind. Selbstverständlich können alle im Leben den Organismus treffenden Schäden sich mit der physiologischen Alterssklerose kombinieren. Gedanklich müssen wir die physiologischen Wandlungen der Gefäßstruktur, die schicksalsmäßig zur Alterssklerose führen, von der „Arteriosklerose als Krankheit" trennen. Die pathologischen Anatomen zeigen, und die klinischen Erfahrungen lehren uns, daß die Arteriosklerose im Gegensatz zur Alterssklerose meist nur einzelne Gefäßprovinzen allein befällt und somit auch ganz verschiedene klinische Bilder in Erscheinung treten läßt. So unterscheidet sich die Arteriosklerose der Hirngefäße toto coelo von derjenigen der Kranzgefäße des Herzens, die später besprochen wird. Wieder ganz andere Bilder entstehen bei einer bevorzugten Erkrankung der Nierengefäße. Die genuine Schrumpfniere wird auf eine Wipfeldürre des Gefäßbaumes der Arteriae interlobulares zurückgeführt. Hier sieht man degenerative Veränderungen der Arteriolen, der Vasa afferentia und interlobulares, in deren Folge zahlreiche Glomeruli veröden. Das zugehörige Kanälchensystem verfällt der Atrophie. Auch das interstitielle Bindegewebe wuchert und schrumpft. Alle diese Vorgänge prägen das anatomische und klinische Bild der genuinen Schrumpfniere. Sie führt zu erheblicher Blutdrucksteigerung und starker Herzhypertrophie, die schließlich in Herzinsuffizienz übergehen kann.

Die Arteriosklerose der Extremitätengefäße kann zunächst vollständig symptomlos verlaufen, obwohl deutliche objektive Veränderungen bestehen. Die Kalkeinlagerung in der Media führt zur Verhärtung und Schlängelung des Gefäßrohres (Gänsegurgelarterien). Oft kann man diese Kalkeinlagerungen im Röntgenbild sichtbar machen. Sind die Gefäßveränderungen besonders an den unteren Extremitäten ausgeprägt, so führen sie zu intermittierendem Hinken (Claudicatio oder Dysbasia intermittens). Dieses vorzugsweise ältere Männer störende Leiden geht mit Parästhesien, lebhaften Schmerzen und Vertaubungsgefühl in Unterschenkeln und Füßen einher. Es zwingt die Kranken nach kurzem Gehen zu einer Ruhepause, die Beschwerden werden danach geringer oder verschwinden ganz, um nach einem Gang von einigen hundert Metern wieder aufzutreten. Die Füße sind dabei kühl, blaß und zyanotisch, die Fußpulse sind schwer tastbar oder fehlen. Das Leiden beruht auf sklerotischen Gefäßverengerungen, welche bei funktioneller Beanspruchung, wie sie die Muskeltätigkeit mit sich bringt, zu vorübergehenden Gefäßspasmen und Ischämie führen. Es wird durch Nikotinabusus und Kälteeinwirkung begünstigt. Auch die Arme können von intermittierenden Bewegungsstörungen befallen werden.

Die **Therapie** hat vor allem die Schädlichkeiten fernzuhalten. Wesentlich ist ein strenges Nikotinverbot und gute Durchwärmung, warme, aber nicht zu heiße Fußbäder und Diathermie kombiniert mit intramuskulären Injektionen von Padutin bringen Erleichterung. Auch Azetylcholin (0,1—0,4 pro die) ist empfohlen worden.

Neben der zerebralen und peripheren Form unterscheiden wir noch eine abdominelle Form der Arteriosklerose, welche sich besonders auf die Sklerose der Splanchnikusgefäße bezieht. Sie verursacht schmerzhafte Attacken in der Oberbauchgegend und Nachbarschaft des Nabels. Die Durchblutungsstörung führt zu vorübergehendem starken Meteorismus des Colon ascendens und transversum. Es entwickelt sich ein ileusartiges Bild, das von Blutdrucksteigerung begleitet ist. Eine Stenosenperistaltik, Bauchdeckenspannung und Druckempfindlichkeit fehlen aber.

Neben Stoffwechselstörungen in der Gefäßwand kommen auch Entzündungen vor, unter denen die syphilitische besonders gern den Aortenbogen befällt. Auch die rheumatische Entzündung kann zu schweren Gefäßveränderungen führen. Während bei den bisher besprochenen Gefäßveränderungen die primäre Schädigung der Media mit ihren sekundären Folgen — Verdickung der Intima, Obliteration oder Thrombosierung des Lumens — dominiert, beginnt die **Gangrän der Jugendlichen** mit einer primären, entzündlichen Wucherung der Intima und führt ebenfalls zu einem Gefäßverschluß mit oder ohne Thrombose (Endangiitis obliterans, Winiwater-Bürgersche Krankheit).

5. Periphere Durchblutungsstörungen ohne Beeinträchtigung des Gesamtkreislaufes

Periphere Durchblutungsstörungen von mehr lokaler Bedeutung findet man bei **Angiopathien,** bei **Angiitiden** und den **Angiosen.**

Die sehr verbreiteten Krankheiten, welche sich auf angiopathischer Reaktionslage entwickeln, sind mit den verschiedensten Bezeichnungen belegt worden. Man spricht von Kapillarneurose, von vasomotorischer Übererregbarkeit, von Gefäßlabilität, von Angioneurose und von neurozirkulatorischer Dystonie. Solche Kranke zeichnen sich durch besonders lebhafte Dermographie, Erythema pudoris, Kältemarmorierung, Blutandrang, Schwindelanfälle und Ohnmachten aus. Die auch psychisch leicht erregbaren Kranken zeigen auf geringe körperliche und psychische Reize ein lebhaftes Spiel der Vasomotoren. Sie sind sehr kälteempfindlich und haben oft schon bei Zimmertemperatur kalte und blaue Hände und Füße. Thyreotoxische Züge sind bei ihnen nicht selten. Manche Kranke dieser Art klagen über spastische Obstipation, gelegentlich auch über „Urina spastica".

Bei der sogenannten vasokonstriktorischen Neurose kommt es unter dem Einfluß der Kälte und seelischer Erregungen zu einem Erblassen und Kaltwerden der Finger. Die Finger werden leichenblaß (**Digitus mortuus**). Schmerzen bestehen nicht, die Pulse sind oft unfühlbar. Die Störung kann nach wenigen Minuten abklingen, in anderen Fällen kehrt die normale Hautfarbe erst nach einigen Stunden zurück. Diese Spasmen in den Fingergefäßen treten mit Vorliebe in der Pubertät bei Knaben und Mädchen ungefähr in gleicher Zahl auf.

Die **Raynaudsche Erkrankung** verläuft in Anfällen, bei welchen die Hände eine wachsartige Blässe und Kälte zeigen. Im zweiten Stadium sehen die Hände blauviolett und gedunsen aus mit eingestreuten kleinen, fleckigen, roten Stellen, deren Temperatur merklich höher ist als die der eiskalten Umgebung. Im dritten Stadium kommt es zur Gangrän, zu Nekrosen an der Haut und am Knochen. Die Klagen der Kranken beziehen sich auf Kältegefühle, Steifheit, Taubheit und stechende Schmerzen in Händen und Füßen. Die Dauer der Anfälle schwankt zwischen wenigen Minuten und mehreren Stunden. Die Krankheit zeigt nicht selten eine familiäre Häufung. Schilddrüsenstörungen werden öfter beobachtet. Nach langjährigem Bestehen sind die Weichteile geschwollen, die Glieder werden unförmig, hart und glänzend. Später verändern sich auch die Nägel und Knochen. Es kommt zu Ankylosen und Kontrakturen. Die echte Raynaudsche Krankheit ist im wesentlichen auf die Digitalarterien beschränkt. Einige Kranke können durch alkoholische Getränke ihre Anfälle kupieren. Bei sehr schweren Störungen ist die operative Entfernung der Ganglien in Vorschlag gebracht worden.

Auch bei der **paroxysmalen Hämoglobinurie** kommen die einzelnen Anfälle nur dann zustande, wenn auf Grund einer angiopathischen Reaktionslage die periphere Zirkulationsgeschwindigkeit des Blutes herabgesetzt ist und das Blut in den oberflächlichen Hautschichten solange stagniert, bis der Kälteambozeptor an die Blutkörperchen fixiert ist und infolgedessen die Blutkörperchen zur Auflösung kommen. Das Vorhandensein einer paroxysmalen Hämoglobinurie wird durch den sogenannten Donath-Landsteinerschen Versuch nachgewiesen.

Auch bei der **Ergotaminvergiftung** kommt es zu spasmenartigen Verengerungen der Arteriolen und Venolen. Nach längerem Bestehen stellen sich organische Gefäßwandveränderungen ein in Gestalt von Infiltrationen im subintimalen Gewebe und sekundären Anlagerungen von Thromben.

Neben Angiopathien mit Gefäßverengerung kennt man auch solche mit lokalen Gefäßerweiterungen. Bei den sogenannten **Akrozyanosen** sind die venösen Anteile der Endstrombahn abnorm erweitert und tonuslos. Das Blut bleibt längere Zeit in ihnen liegen, was zur Rückstauung desselben in die arteriellen Kapillaranteile Anlaß gibt. Die Tonusschwäche der venösen Kapillaranteile wird als Folge fehlerhafter hormonaler Steuerungen, vor allem durch die Sexualhormone angesehen. Die Zirkulation soll bei diesen Zuständen vorwiegend durch die arteriovenösen Anastomosen vor sich gehen. Das klinische Bild ist durch die ständige blaue Farbe der Hände und Füße, Nase und Ohren gekennzeichnet. Die Glieder sind teigig geschwollen, bisweilen bestehen gleichzeitig Frostbeulen und örtliche Nekrosen. Die Haut reißt auf, näßt und schmerzt. Kälteeinflüsse verschlimmern die Beschwerden.

Bei den **Erythralgien** sind auch die arteriellen Kapillaranteile tonuslos. Als Ursache werden intensive lokale Hitzeeinwirkungen angeschuldigt. Die Schmerzen sind außerordentlich heftig, häufig am quälendsten in Füßen und Unterschenkeln. Die anfangs leichte Rötung geht nach Wochen und Monaten schließlich in eine dunkelrote und livide Farbe über. Die Erythralgie wird auch bei der Polyzythämie beobachtet. Der Verlauf ist ein chronischer, vorübergehende Besserungen werden festgestellt. Therapeutisch hat sich gelinde Wärmezufuhr besser als kalte Umschläge bewährt, auch Zyrensalbe bringt gelegentlich Milderung.

Das **Quinckesche Ödem** kommt in verschiedenen — akuten und chronischen — Formen vor. Ohne äußere Veranlassung entsteht an irgendeiner Stelle des Körpers eine scharf umschriebene ödematöse Anschwellung. Bevorzugte Stellen sind Gesicht und Augen, aber auch Zunge, Hände und Füße können befallen werden. Durch die Lokalisation im Munde, im Rachen und Kehlkopf können bedrohliche Beschwerden mit Erstickungsanfällen auftreten. Manchmal ist das Quinckesche Ödem mit generalisierter exsudativer Diathese verbunden. Unter den therapeutischen Maßnahmen werden salzarme Kost und Kalkpräparate empfohlen. Im Klimakterium soll Progynon oft überraschende Besserung bringen.

Unter den Angiitiden sind an erster Stelle die **Endangiitis obliterans** und die **Periarteriitis nodosa** zu nennen. Die entzündlichen Erkrankungen der Arterienwand sind offenbar viel häufiger als man bisher angenommen hat. Besonders bekannt geworden ist die Arteriitis bei Fleckfieber. Aber auch nach Pneumonien, Grippe und Typhus sollen Entzündungen der Aorta und der großen Arterien vorkommen.

Unter den klinischen Zeichen der Endangiitis obliterans stehen die dumpfen, ziehenden, in ihrer Intensität stark wechselnden Schmerzen, die besonders an den Unterschenkeln und Füßen lokalisiert sind, an erster Stelle. Die Schmerzen pflegen sich nach Arbeit und Belastung zu verstärken. Veränderungen der Hautfarbe treten erst später auf, besonders gern an den Zehen, welche dem mechanischen Druck des Schuhwerkes ausgesetzt sind. Die oberen Gliedmaßen sind seltener befallen. Aber auch die Gefäße der inneren Organe, speziell des Herzens und des Gehirns, können betroffen werden. Sind die Gefäße des Bauches erkrankt, speziell die Arteriae mesentericae, so kann es zum Ileus und zur Perforation kommen. Die ersten Veränderungen liegen im subintimalen Gewebe, besonders vor den Teilungsstellen der Arterie. Plasmaeinbrüche ins Gewebe bilden polsterartig vorragende Verdickungen, die als knötchenartige Bildungen imponieren. In späteren Stadien kommt es zur Verstopfung einzelner Gefäße der inneren Organe und der Gliedmaßen. Oft besteht zwischen den klinischen Erscheinungen und anatomischen Befunden ein Mißverhältnis, welches dadurch zu erklären ist, daß bei Erkrankung relativ kleiner Bezirke die Nebenbahnen in einen Kontraktionszustand hineingeraten.

Als besondere **therapeutische** Maßnahme wird die intravenöse Behandlung mit 5%iger Kochsalzlösung in der Menge von 150—300 ccm zwei- bis dreimal wöchentlich empfohlen. Sicher wirkt das Nikotin verschlimmernd. Ein strenges Rauchverbot ist daher in jedem Falle angezeigt. Die entzündlich erkrankte Gefäßwandstrecke soll ihrerseits verengernde Impulse aussenden. Aus diesem Grunde hat man die Resektion der erkrankten und verschlossenen Arterienstränge empfohlen. Weiter verbreitet ist die obere tiefe Entfernung der sympathischen Ganglienzellen. Während die periarterielle Sympathektomie als wirkungsloser Eingriff sich erwiesen hat, soll die Entfernung der sympathischen Ganglien eine langdauernde Besserung des qualvollen Leidens bringen und den Zwang zur Amputation hinausschieben.

6. Die Periarteriitis nodosa

Die Periarteriitis nodosa ist ein schwer zu diagnostizierendes Leiden. Es geht mit Fieber und Bauchschmerzen, neuritischen Erscheinungen an den Extremitäten, Hämaturie, Leukozytose, Beschleunigung der Blutkörperchensenkung und fortschreitender Anämie einher. Gelegentlich treten scharlachartige Exantheme hinzu. Die Krankheit beruht auf multiplen knotenförmigen entzündlichen Verdickungen der Wand der mittleren bis kleinsten Arterien. Sie kann zu Thrombosen, Hämorrhagien, Aneurysmen und Infarkten führen. In der Regel handelt es sich um ein chronisches Leiden von mehrmonatlicher Dauer mit schubweisem Verlauf und meist tödlichem Ende. Als Todesursache werden die rasch fortschreitende Kachexie, gelegentlich auch innere Blutungen angesehen. Die Gefäßveränderungen können zu einer Schrumpfniere und auf diesem Wege zur tödlichen Urämie führen. Das vieldeutige Symptomenbild läßt sich am Lebenden aus dem Grunde ursächlich so schwer ergründen, weil die erbsen- bis nußgroßen Gefäßknötchen durch die Haut nur in seltenen Fällen zu palpieren sind.

Eine Therapie dieses Leidens gibt es nicht.

7. Die Mesaortitis. Das Aortenaneurysma

Nicht selten führt die luetische Mesaortitis zu einer diffusen oder buckelförmigen Erweiterung der Aorta, dem Aortenaneurysma. Die Krankheit beginnt mit Schmerzen, Beklemmungsgefühl hinter dem oberen Teil des Brustbeines. Die Schmerzen können in den linken, aber auch in den rechten Arm ausstrahlen. Bei stärker zunehmender Erweiterung der Aorta kommt es zur Dämpfung im ersten und zweiten Interkostalraum rechts bei Erweiterung der Aszendens, links bei Erweiterung des Bogens und der absteigenden Aorta. Häufig kann man im Jugulum die Pulsation der erweiterten Aorta tasten. Ist das Aneurysma entsprechend gewachsen, so kann der ganze gedämpfte Bezirk pulsieren. Die anatomischen Verhältnisse bei Aneurysmen des Aortenbogens führen zur Verziehung oder Verlegung der Abgangsstellen der Karotiden und der Armarterien. Man tastet daher erhebliche Unterschiede der Pulse an symmetrischen Stellen. Doch sind diese Puls- und Blutdruckdifferenzen durchaus nicht auf das Aortenaneurysma beschränkt. Sie werden auch beim Myokardinfarkt und bei Apoplektikern beobachtet. Der Aortenbogen reitet auf dem linken Bronchus. Erweiterungen der Aorta führen zur Zerrung an Bronchus und Trachea und zu herzsynchronen Abwärtsbewegungen des Kehlkopfes, die man besonders gut bei rückwärtsgebeugtem Kopf tasten kann (Oliver-Cardarellisches Symptom). Auch der Rekurrens kann in Mitleidenschaft gezogen und schließlich gelähmt werden, was zur Heiserkeit führt. Die Mitbeteiligung des Sympathikus wird an der Pupillendifferenz erkannt. Große Aneurysmen führen durch Druck auf den Ösophagus zu Schluckstörungen. Auch die Trachea und ein Bronchus können komprimiert werden. Dringt das Aneurysma bis an die Rippen, das Brustbein oder die Wirbel vor, so kommt es zur Usurierung dieser Knochen mit allen ihren Folgen. Schließlich kann die Geschwulst als pulsierender Tumor an der vorderen oberen Brustwand tastbar werden. Da die Erkrankung fast immer auf eine Lues zurückzuführen ist, hängt alles von einer frühzeitigen

Diagnose ab. In manchen Fällen kann eine energische spezifische Behandlung den Prozeß zum Stehen bringen. Die meisten Fälle enden durch Verblutung, andere durch hinzutretende Lungenerkrankungen.

Die **Behandlung** hat vor allem auf geistige und körperliche Ruhe zu dringen. Alle pressorischen Anstrengungen sind zu verbieten. Es ist für eine leichte Stuhlentleerung Sorge zu tragen, damit die Bauchpresse vermieden wird. Lokale Behandlungen des Aneurysmas sind aussichtslos.

Wenig beachtet aber sehr wichtig sind spät einsetzende Erfrierungsfolgen für die Gefäße.

Dabei ist darauf hinzuweisen, daß Kälteschäden fraglos schon über dem Nullpunkt einsetzen können. Man sieht an den Gefäßen lebhafte Zellproliferation. Die Gefäßwandschichten sind plasmatisch durchtränkt und aufgelockert, das Lumen stark verengt und schließlich ganz verschlossen. Diese Gefäßprozesse können sich langsam entwickeln und in ihren Folgen erst Jahre nach dem eigentlichen Kältetrauma manifest werden.

IV. Die kombinierten — vasokardiogenen — Kreislaufstörungen

Unter kombinierten — vasokardiogenen — Kreislaufstörungen sind solche zu verstehen, bei welchen Störungen der Gefäße mit Veränderungen des **Herzens** selbst zusammentreffen. Es ist verständlich, daß in einem weiteren Sinne wegen der nervösen Verknüpfung zwischen Herz- und Gefäßsystem Störungen, welche die Gefäße betreffen, reflektorisch sich auch am Herzen auswirken und umgekehrt. In einem engeren Sinne verstehen wir unter kombinierten Kreislaufstörungen solche, bei welchen die Veränderungen an den Gefäßen in unmittelbarem Zusammenhang mit Störungen am Myokard stehen. Hierher gehören die Ernährungsstörungen des Herzmuskels, und zwar in erster Linie die Commotio cordis, der Myokardinfarkt, die Koronarsklerose und die Ayerzasche Krankheit, vielleicht auch die Endokarditis lenta.

1. Die Commotio cordis

Die Commotio cordis tritt nach stumpfen Brustwandtraumen ein, sie führt zu unmittelbar nach der Gewalteinwirkung einsetzenden Pulsunregelmäßigkeiten. Diese können auf Vorhofflimmern oder in Paroxysmen verlaufende Extrasystolien heterotopen Ursprungs zurückgeführt werden. Der arterielle Druck fällt ab, der Puls wird kleiner und zum Teil unfühlbar, während der venöse Druck ansteigt. Es kann auch zu einer akuten traumatischen Herzdilatation kommen. Für die Unfallpraxis ist wichtig, daß das stumpfe Brustwandtrauma, besonders bei älteren Menschen, nicht nur zu einem akuten, sondern auch zu einem chronischen postkommotionellen Myokardschaden Anlaß geben kann. Anatomisch zeigen sich dabei multiple kleine Narbenherde in Gestalt ausgesprochener schwieliger Durchsetzungen des Myokards. Gelegentlich kommt es zu großen traumatischen Herzwandaneurysmen. Die Ursache für die Erscheinung des Commotio cordis sind vorübergehende funktionelle Durchblutungsstörungen des Herzens, die als Koronarspasmen bezeichnet werden. Die Folge der akuten Commotio cordis ist immer eine mehr oder weniger nachhaltige Herzinsuffizienz.

2. Der Myokardinfarkt

Mit zunehmendem Alter treten unter den Myokardaffektionen die Ernährungsstörungen des Herzmuskels zahlenmäßig immer mehr in den Vordergrund. Die Ernährungsstörungen sind auf Veränderungen der Kranzgefäße besonders an ihren Abgangsstellen aus der Aorta zurückzuführen. Am schärfsten umschrieben ist klinisch das Krankheitsbild des Myokardinfarkts, welcher durch den Verschluß einer größeren Kranzarterie eintritt. Ein solcher Verschluß kann sich plötzlich oder auch langsam bilden. Der von der Ernährung ausgeschlossene Myokardbezirk stirbt ab und wird weiterhin sekundär verändert. Der Myokardinfarkt befällt Männer wesentlich häufiger als Frauen und tritt im sechsten Lebensjahrzehnt am meisten auf. Bis zum 50. Lebensjahr stirbt etwa ein Drittel, zwischen dem 51. und 70. Lebensjahr etwa die Hälfte der vom Myokardinfarkt befallenen Menschen.

Die **Symptomatologie** des Myokardinfarkts ist gekennzeichnet durch ein an ganz umschriebener Stelle hörbares perikardiales Reiben, das oft nur wenige Stunden anhält. Dieses Symptom hängt naturgemäß von der Lage des Infarktes ab und ist daher durchaus nicht regelmäßig wahrzunehmen. Der Puls ist klein und weich und leicht unterdrückbar und nicht selten beschleunigt. Der Blutdruck fällt steil ab und steigt, wenn der Infarkt überstanden wird, wieder zu seiner alten Höhe an. Als klinisch wichtiges Zeichen hat die Seitendifferenz des Blutdruckes nach eingetretenem Infarkt zu gelten. Häufig ist der Blutdruck im Ausstrahlungsbereich des Herzschmerzes, also vorwiegend im linken Arm höher als im rechten. Auch die Amplitude der Gefäßwandbewegung ist in der linken Radialis gegenüber der rechten häufig geringer. Die starke Blässe des Patienten weist darauf hin, daß der Myokardinfarkt zu reflektorischer Umstellung des Kreislaufes im Sinne des Bezold-Jarisch-Reflexes Anlaß gibt. Die veränderten Durchblutungsverhältnisse in der Peripherie führen zu einer relativen Hypoxämie. Diese bedingt Gewebsschädigungen mit Erhöhung des Reststickstoffes und negativer Stickstoffbilanz. Weitere indirekte Zeichen des Myokardinfarktes sind Hyperglykämie, Leukozytose, Beschleunigung der Blutkörperchensenkung und Temperaturerhöhung von verschiedenem Ausmaß und Dauer. Wenn ein ganzer Ast der Kranzgefäße durch einen Thrombus verlegt wird, findet man häufig charakteristische Zeichen im Elektrokardiogramm, die meist eine Lokalisation der schlecht durchbluteten Stelle des Herzens gestatten. Es gibt aber auch Fälle, bei denen die sonst charakteristischen Änderungen des Elektrokardiogramms vermißt werden. Der Myokardinfarkt geht häufig mit einem heftigen Schmerzanfall einher, der sich bis zum Vernichtungsgefühl steigern kann. Die Schmerzen können aber auch völlig ausbleiben, man spricht dann von einem „stummen Infarkt“, oder so atypisch sein, daß die Differentialdiagnose gegenüber einem perforierten Magen- oder Zwölffingerdarmgeschwür oder einer Gallensteinkolik schwierig werden kann.

Die **Prognose** des Myokardinfarkts wird mit zunehmendem Alter des Kranken immer schlechter. Die Letalität wächst eindeutig mit zunehmendem Alter. Geht der Kranke nicht beim ersten Infarkt zugrunde, so droht ihm der Tod durch neu auftretende Infarkte, welche sich nach mehr oder weniger großer Latenzzeit einstellen. Jeder neu auftretende Infarkt steigert die Lebensgefahr. Neben den Schädigungen, welche das Herz durch die Ernährungsstörungen erleidet, spielen hinzutretende Infekte die Hauptrolle als Ursache der Dekompensation des durch den Infarkt geschädigten Herzens.

3. Die Angina pectoris

Die Angina pectoris kündigt sich durch heftige Schmerzen in der Herzgegend, Beklemmung und Angstgefühl an. Der Schmerz ist sehr qualvoll, dauert oft nur wenige Minuten, manchmal auch viele Stunden. Er wird als bohrend und stechend geschildert, strahlt meist in die linke Schulter, den linken Arm und die ulnare Hälfte der linken Hand aus. Es können aber auch die rechte Seite und der Kopf befallen werden. Gelegentlich hat der Schmerz seinen Sitz im Abdomen. In einer Reihe von Fällen werden die Anfälle durch geringe körperliche Anstrengung ausgelöst. Ein in der Ebene zurückgelegter Weg von wenigen hundert Metern kann bereits einen schweren Anfall auslösen und zwingt den Kranken zum Stehenbleiben. Nicht selten befällt den Kranken, wenn er versucht, weiter zu gehen, Übelkeit, Brechreiz, und schließlich eine Ohnmacht. In anderen Fällen werden die Anfälle reflektorisch durch periphere Abkühlungen, Waschungen mit kaltem Wasser, Einatmen kalter oder nebliger Luft ausgelöst. Ebenso kann eine reichliche Mahlzeit, das Rauchen einer Zigarette, starke seelische Erschütterungen und Aufregungen eine anginöse Attacke hervorrufen. Gefährlicher sind im allgemeinen die Attacken, welche den Kranken bei vollständiger körperlicher Ruhe oder im Schlafe überfallen. Man sieht dem Kranken sein ernstes Leiden an, er ist von kaltem Schweiß bedeckt, sieht blaß aus, die Gesichtszüge verraten Angst und Schmerzen. Die Anfälle werden auf reflektorisch ausgelöste Spasmen in den Koronargefäßen zurückgeführt. Der Reizursprungsort kann in einem anderen erkrankten Organ gegeben sein, z. B. in einem Amputationsstumpf, in einem Geschwür des Magen-Darmtrakts oder in einem erkrankten Uterus.

Die Anamnese hat nach solchen primären Erkrankungsherden sorgfältig zu suchen. Gelegentlich kann man durch Entfernung oder Behandlung dieses Reizursprungsortes die Anfälle zum Verschwinden bringen. So gelang es mir, durch Einhüllen eines linksseitigen Oberarmamputationsstumpfes in Watte, einen Patienten von seinen quälenden häufigen stenokardischen Anfällen zu befreien. Die Angina pectoris stellt in jedem Fall ein schweres und ernstes Leiden dar. Jede einzelne Attacke bedroht das Leben, schon die erste kann tödlich sein. Das Verhalten des Blutdruckes im Anfall ist verschieden. Man beobachtet leichtere Anfälle mit Blutdrucksteigerung und schwerere mit Absinken des Blutdruckes, schwachem Puls und nicht selten Bradykardie. Das Elektrokardiogramm zeigt häufig, aber durchaus nicht immer Veränderungen an der ST-Strecke und eine negative T-Zacke. Bisweilen sind die Ausschläge in allen Ableitungen auffallend niedrig. Die kardiale Insuffizienz betrifft vorwiegend den linken Ventrikel, der häufig perkutorisch und röntgenologisch vergrößert erscheint. Die Auskultationsbefunde am Herzen sind wechselnde. Der erste Ton an der Spitze kann gespalten und gedoppelt erscheinen. Ob dieses Zeichen auf einen ungleichzeitigen, links- und rechtsseitigen, atrioventrikulären Klappenschluß zurückzuführen ist oder ob ein verspäteter Beginn einer Ventrikelkontraktion vorliegt, ist schwer zu entscheiden. Häufig entwickelt sich ein typischer Galopprhythmus als Zeichen der linksventrikulären Herzschwäche.

Das **Asthma cardiale** besteht in Anfällen heftiger Atemnot mit quälendem Erstickungsgefühl. Bei längerer Dauer können Symptome von Lungenödem hinzutreten. Die Anfälle treten mit Vorliebe nachts auf und wecken den Kranken aus dem Schlafe. Man nimmt an, daß die Anfälle auf eine bevorzugte Schädigung des linken Ventrikels bei relativ gesundem rechtem Ventrikel zurückzuführen sind. Das Grundleiden kann in Koronarschädigungen, Nierensklerose, Aorteninsuffizienz und anderem bestehen. Im Anfall sind systolischer und diastolischer Druck erhöht.

Die mit Blut überfüllten Lungen sind starr und wenig beweglich, ihre Grenzen stehen tief und sind unverschieblich. Nach der Ätiologie ist es verständlich, daß Asthma cardiale und Angina pectoris zusammen vorkommen können. Ob das einseitige Versagen des linken Ventrikels die alleinige Ursache des Asthma cardiale darstellt, wird bezweifelt. Sicher gehört das Asthma cardiale zu den Kreislaufstörungen, bei welchen sich die vasogene und die kardiogene Komponente summieren. Die prompte Wirkung von Morphium spricht zugunsten der Auffassung, daß zentralnervöse Gefäßreflexe bei der Entstehung des Asthma cardiale anfangs eine Rolle spielen.

4. Die Ayerzasche Krankheit

geht mit hochgradiger Zyanose einher. Sie wird auf eine schwere Veränderung der Pulmonalarteriolen zurückgeführt, welche die pulmonale Strombahn weitgehend einengen. Die Folge ist ein Versagen der rechten Kammer. Es kommt zu einer verminderten Blutfüllung der Lunge und zu einer Rückstauung in den Venen. Frühzeitig setzt eine Stauungsleber ein. Der Venendruck ist erhöht. Wegen der tiefblauen Zyanose bei den Patienten mit Sklerose der Pulmonalgefäße sprechen die Franzosen von Cardiaque noire. Manchmal kann die Diagnose aus dem Lungenröntgenbild mit Bestimmtheit gestellt werden. Charakteristisch für die Ayerzasche Krankheit ist, daß die Lungenfelder trotz hochgradiger Zyanose relativ hell sind.

Wichtig ist die Tatsache, daß bei allen Kreislaufstörungen, welche auf eine Infektion zurückzuführen sind, sowohl das Herz als auch die Gefäße getroffen werden. Die Bakterien und ihre Gifte schädigen auf der einen Seite den Herzmuskel und lähmen die Vasomotoren. So kommt es bei der Myolysis cordis toxica diphtherica nicht selten durch Lähmung der Vasomotoren zur Ansammlung größerer Blutmengen in den Bauchorganen. Die Anhäufung großer Blutmengen im Splanchnikusgebiet soll das Fehlen der Zyanose, der Dyspnoe sowie der peripheren Ödeme in solchen Fällen verständlich machen. Immer droht die Gefahr eines plötzlichen Zusammenbruches des Kreislaufes infolge Versagens der Regulationen in solchen Fällen. Der Blutdruck kann sehr niedrig werden und schließlich ein Kollaps resultieren, welcher dann im wesentlichen auf die Vasomotorenschwäche zurückzuführen ist. Auch bei der Pneumonie, dem Fleckfieber, der Grippe und dem Typhus kann es zu lebensbedrohendem Kollaps kommen, wenn die Bakterientoxine das Vasomotorenzentrum der Oblongata gelähmt haben. Experimentell läßt sich ein solcher Vasomotorenkollaps durch Histamin- und Peptonvergiftung herbeiführen. Auch im anaphylaktischen Schock sind ähnliche Vorgänge im Spiele. Es ist nicht immer leicht, eine primär kardiale Insuffizienz von einer solchen nach Vasomotorenschwäche zu unterscheiden. Für die Vasomotorenschwäche sind vor allem die Blässe der Haut, das Sinken des Venendruckes, die Verschlechterung der Herzfüllung, die Verkleinerung des Herzens und der niedrige Blutdruck charakteristisch. Der Puls wird frequent und fadenförmig, Dyspnoe, Zyanose und Ödeme können fehlen. Eine Vasomotorenlähmung kann auch durch Arzneimittelvergiftungen mit Barbitursäurederivate, durch Chloralhydrat, Arsen und Chloroform herbeigeführt werden. Stehen die kardiogenen Störungen im Vordergrund, so kommt es zu Stauungen im Venengebiet, besonders im Gebiet der Cava superior, das prall gefüllt erscheint.

V. Die kardiale Kompensation und Dekompensation

1. Die Kompensation

Man pflegt die größte Leistung, die ein Herzteil aufzubringen vermag, als seine Kontraktionskraft zu bezeichnen. Diese soll dem absoluten isometrischen Spannungsmaximum entsprechen. In der Ruhe arbeitet der Herzmuskel unterhalb dieses Spannungsmaximums. Unter der Einwirkung des Willens kann besonders bei sportlichen Höchstleistungen das Herz seine Arbeitsleistung vergrößern und dabei bis an die Grenze seiner absoluten Kraft herangehen. Die Spannung zwischen Ruheleistung und Höchstleistung nennt man die Akkommodationsbreite des Herzens. Die Herzkraft ist um so größer, je größer die Spannung ist, die bei einem bestimmten Volumen erreicht oder je größer das Volumen ist, das gegenüber einem bestimmten Widerstand entleert wird. Die Entwicklung dieser Spannung wird durch die Höhe der Anfangsspannung bestimmt, von der die Zusammenziehung ausgeht. Bei gesteigerter Leistung kommt es zur Hypertrophie des Herzens, aber nur dann, wenn die Arbeit der einzelnen Systole erhöht ist. Unter normalen Bedingungen läßt sich ein festes Verhältnis zwischen Herzgewicht und Körpergewicht feststellen. Auch die auf Seite 20 angegebenen Beziehungen zwischen Herzvolumen, das am Lebenden bestimmt wird, und seinem Nacktgewicht in Kilogramm weisen darauf hin. Klinisch wichtig ist die Tatsache, daß die Hypertrophie allein mit unseren Methoden kaum festzustellen ist. Meßbar vergrößerte Herzen haben stets auch ein vergrößertes Fassungsvermögen. Die Herzgröße ist also eine Funktion seines Füllungszustandes. Das gilt auch für die Herzvergrößerung in der Schwangerschaft, in welcher das Herz entsprechend der Körpermasse wächst. Herzvergrößerungen kommen unter physiologischen Verhältnissen auch im Training vor. Hier arbeitet das Herz bei langsamer Schlagfolge mit vergrößertem Einzelschlagvolumen. Unter krankhaften Bedingungen nimmt die Herzfüllung oder die Füllung einzelner seiner Kammern oder Vorkammern besonders bei Ventilschäden zu. Die Klappenfehler führen nicht nur zur Erweiterung einzelner Herzabschnitte, sondern auch zur Hypertrophie. Der hypertrophische Herzteil arbeitet in der Ruhe in einer neuen Gleichgewichtslage. Er kann aus dieser heraus bei größeren Anforderungen größere Spannungsmaxima erreichen und damit größere Leistungen vollziehen. Wir sprechen in solchen Fällen von einer kompensatorischen oder akkommodativen Herzhypertrophie. Auch wenn das Herz bei gesundem Klappenapparat dauernd gegen erhöhte Widerstände arbeiten muß, z. B. bei der Hypertonie, kommt es zur Hypertrophie. Das auslösende Moment für die Hypertrophie ist in der Hauptsache die stärkere diastolische Spannung der Muskelfasern. Neben der mechanischen Entstehung der Herzhypertrophie kennt man auch eine solche durch entzündliche Hyperplasie. Das Herz des Gesunden ist ausgezeichnet durch eine großartige Anpassungsfähigkeit an wechselnde Leistungen. Ist die Anpassungsfähigkeit an veränderte Anforderungen gestört, so wird die Herzleistung beeinträchtigt. Wenn die Bedürfnisse der Zirkulation schon in der Ruhe nicht mehr erfüllt werden, so liegt eine Ruheinsuffizienz vor. Geringere Grade der Herzschwäche bezeichnet man als relative Insuffizienz oder, weil sie meist schon bei geringen körperlichen Anforderungen eintreten, als Bewegungsinsuffizienz. Zu einer solchen Insuffizienz sind besonders die aus krankhaften Gründen hypertrophierten Herzen disponiert. Bei ihnen kommt es besonders leicht zu einer kardialen Dekompensation, welche sich in einer mangelnden Anpassungsfähigkeit an gesteigerte Anforderungen äußert. Man kann zwischen Rechtsinsuffizienz und Linksinsuffizienz unterscheiden. Für die rechte Kammer sind die Widerstände in der Lungenstrombahn besonders bedeutungsvoll. Bei der Sklerose der Lungenarterie, beim Emphsyem, bei ausgedehnten Bronchiektasien und bei der Wabenlunge wird der Widerstand für das Abfließen des Blutes aus dem rechten Herzen erhöht, was auf die Dauer zu einem Erlahmen und zur Insuffizienz der rechten Herzkammer führt. In gleicher Weise kann sich auch die Schwäche des linken Herzens für den rechten Ventrikel auswirken. Man kann also sagen, daß alle chronischen Erkrankungen und Veränderungen der Lunge, die zu Atemstörungen und Einengung der Strombahn führen, eine Hypertrophie und schließlich eine Insuffizienz des rechten Herzens zur Folge haben können. Zu diesen Zuständen rechnen auch chronische Pneumonien, die zu Lungenschrumpfungen führen und Formveränderungen des Brustkorbes, welche mit Atelektasen einhergehen. Für die Hypertrophie und das schließliche Versagen des linken Herzens sind vor allem die Widerstände in der arteriellen Strombahn verantwortlich. Ist die Leistungsfähigkeit des rechten Herzens besser als die des linken, dann kommt es zur Stauung in der Lunge.

2. Die Dekompensation

Ein kompensierter Herzschaden kann durch reichliche Flüssigkeitszufuhr und starke seelische Erregungen, durch erhöhte körperliche Leistungen, durch Erkältungs- und andere Infekte rasch in den Zustand der Dekompensation hineingeraten. Eine leichte Dekompensation kennzeichnet sich in Beschleunigung des Herzschlages, in geringer Atemnot bei körperlichen Bewegungen, abends auftretenden geringen Knöchelödemen und Nykturie. Gelegentlich tritt auch ein Rasseln über den unteren hinteren Lungenpartien und eine geringe Leberschwellung auf. Bei der mittelschweren Dekompensation stehen die Stauungsleber, die allgemeine **Ödematose,** die **Atemnot** und **Zyanose** im Vordergrund des Krankheitsbildes. Die Harnmenge ist vermindert und der Harn hochkonzentriert mit einer positiven Urobilinogenreaktion. Bei der schweren Dekompensation gesellt sich zu den eben beschriebenen Erscheinungen die Orthopnoe, welche dem Kranken nur in sitzender Stellung in einem Armstuhl oder in einem Herzbett die Atmung ermöglicht. Man unterscheidet bei der kardialen Dekompensation die nasse von der trockenen Form. Die erste Form führt zur Blutanhäufung in der Leber, den Lungen und der Peripherie und zu Wasseransammlungen in der Haut und den großen Körperhöhlen. Meist geht sie mit fortschreitender Herzerweiterung einher. Die trockene Form der Herzinsuffizienz verläuft ohne Stauung und ohne wesentliche Herzerweiterung. Sie wird bei Basedowscher Erkrankung und bei Koronarerkrankungen des Herzens vorzugsweise beobachtet. Als **Asthma cardiale** wird ein Zustand schwerster Dekompensation beschrieben, welcher am häufigsten abends bzw. nachts auftritt. Man glaubt, daß im Schlaf die Druck- und Volumleistung und auch die Koronardurchblutung herabgesetzt seien. Gleichzeitig soll der venöse Zustrom zum rechten Herzen durch die Tätigkeit der Venomotoren erhöht sein. Das Asthma cardiale ist also die Folge des Versagens des linken Ventrikels gegenüber einer durch periphere Kreislaufvorgänge verursachten Mehrbelastung.

Die bläuliche Färbung des Kranken **(Zyanose)** wird im allgemeinen auf eine ungenügende Sauerstoffsättigung des Blutes zurückgeführt, welche zum Kreisen des reduzierten Hämoglobins führt. Eine solche Zyanose braucht nicht in mangelhafter Atmung ihre Ursache zu haben, sondern tritt auch bei Defekten an den Scheidewänden des Herzens durch Hinzumischung von venösem Blut zu arteriellem ein. Bei chronischen Stauungen erweitern sich die venösen Anteile der Kapillaren und führen auf diese Weise zur Zyanose. Auch bei vermindertem Minutenvolumen kann es durch Erhöhung der Sauerstoffausnutzung zur Zyanose kommen. Es ist aber zu betonen, daß nicht jeder Herzkranke in der Dyspnoe eine verminderte O_2-Sättigung des Blutes aufweist. Auch bringt in solchen Fällen die Atmung von reinem Sauerstoff nur selten Erleichterung. Im allgemeinen hält sich das O_2-Defizit des Blutes bei Herzkranken in mäßigen Grenzen bis etwa 20%.

Eine Ansammlung abnormer Mengen von Flüssigkeiten in den Geweben, ihren Interzellularräumen und Lymphspalten, wird als **Ödem** bezeichnet. Die gleichen Momente, welche beim Kreislaufkranken zum Ödem führen, veranlassen auch Ansammlungen größerer Flüssigkeitsmengen in den Körperhöhlen **(Höhlenhydrops)**. Die wesentliche Vorbedingung für die kardiale Wassersucht ist die Erschwerung des venösen Abflusses in den Brustkorb und das rechte Herz, welche zu einer Druckerhöhung in allen Venen führt. Vor allem ist es die Schwäche des rechten Herzens, welche eine **venöse Hypertension** bedingt. Dadurch wird eine Minderung des arteriovenösen Druckgefälles veranlaßt, welche ihrerseits zu einer verlangsamten Strömung in der Peripherie führt. Das gestaute Blut übt einen erhöhten Druck auf die Kapillarwand aus, die außerdem durch Sauerstoffmangel geschädigt wird. Der Gehalt der Ödemflüssigkeit an Kolloiden ist meist niedrig, der Eiweißgehalt hält sich zwischen 0,4 und 0,8%.

VI. Die Behandlung der Kreislaufstörungen

Die Behandlung der Kreislaufstörungen hat stets beide Apparate, den zentralen Motor und das angeschlossene Gefäßsystem, zu berücksichtigen. Wie oben angeführt, gibt es Kreislaufstörungen, die vorwiegend kardialer Herkunft sind, und solche, die vorwiegend in einem Versagen der Gefäße ihre Ursache haben. Zu den vorwiegend kardialen Störungen gehören die mit Veränderung des Rhythmus einhergehenden Erkrankungen, welche zunächst besprochen werden sollen.

1. Behandlung des dekompensierten Herzens

Das Prinzip der Behandlung besteht in jedem Falle in einer Schonung des Organes, in dem Versuch, die gesunkene Herzkraft zu heben und die Strömungsbedingungen im Gefäßsystem zu regeln.

Die Herzarbeit läßt sich errechnen aus der in der Zeiteinheit durch das Herz geförderten Blutmenge (Schlag- bzw. Minutenvolumen), aus der Geschwindigkeit, die dieser Blutmenge erteilt wird, aus dem Blutdruck, bzw. dem Widerstand, gegen den das Herz anarbeiten muß und ferner noch aus der Viskosität des Blutes, d. h. seinem inneren Reibungswiderstand. Unter diesen sind die ausschlaggebenden Faktoren das Minutenvolumen (= Pulszahl mal Schlagvolumen) und der Blutdruck; die anderen sind dagegen wegen ihrer Kleinheit zu vernachlässigen. Das Minutenvolumen hängt von dem Bedarf des Körpers an Sauerstoff ab; jede Muskelarbeit erhöht ihn, auch die Verdauung und die spezifisch-dynamische Wirkung der Nahrung beeinflußt ihn. Ebenso steigern alle fieberhaften Vorgänge das Minutenvolumen. Dasselbe ist bei vollständiger Körperruhe beim nüchternen Patienten gering. Daher ist für die Schonung des erkrankten Herzens strenge Bettruhe und gute Lagerung des Patienten, damit alle Muskeln entspannt werden, unbedingt erforderlich. Sehr wichtig ist es auch, für eine seelische Beruhigung des Kranken Sorge zu tragen, da psychische Erregungen eine gesteigerte Muskeltätigkeit bedingen. Auch die Durchblutung des Herzens ist häufig durch seelische Erregungen vermindert. Mancher Kranke ist am „gebrochenen Herzen" gestorben. Die Beruhigung kann oft mit harmlosen aber lange gegebenen kleinen Dosen von Luminal in Gestalt der Luminaletten (5 mal 4 je Tag) oder Hovaletten (5 mal 4 je Tag) erreicht werden. Bei schwereren Erregungen oder schmerzhaften Zuständen muß man zum Morphium seine Zuflucht nehmen, das oft eine schlagartige Besserung bringt.

Der optimale Blutdruck für die Herzarbeit liegt bei etwa 100—150 mm Hg maximal und 60—80 mm Hg minimal. Kommt es durch periphere Kontraktionen der Gefäßwand zu einer Arteriendrucksteigerung, dann wird das Herz, das gegen einen erhöhten Widerstand arbeiten muß, stärker belastet. Bei stark abgesunkenem Blutdruck wird die Herzarbeit unrationell, da das Blut im venösen Anteil des Kreislaufsystems liegenbleibt und das Herz mit einem zu kleinen Schlagvolumen arbeiten muß. Es antwortet dann mit einer Tachykardie, um den Kreislauf aufrecht zu erhalten. Es muß daher bei der Dekompensation immer auch auf das Verhalten der Peripherie geachtet und der Blutdruck nach Möglichkeit auf Werte eingestellt werden, die den physiologischen naheliegen. Oft reicht bei geschwächten Herzen die systolische Kontraktionskraft nicht aus, um die Pulswelle nach der Peripherie zu treiben. Bei der Kontrolle der Herzaktion durch Auskultation am Herzen und Betasten des Radialispulses erkennt man in solchen Fällen, daß zwischen der Häufigkeit der Herzaktion und der peripheren Pulse eine Differenz besteht, die man als **Pulsdefizit** bezeichnet. Dieses Pulsdefizit ist der Ausdruck einer unökonomischen Herzarbeit. Gelegentlich fühlt man abwechselnd einen starken, dann einen schwächeren Puls (Pulsus alternans). Es handelt sich hierbei, wenn der schwache dem kräftigen Puls rasch folgt, meist um einen Pulsus bigeminus, hervorgerufen durch eine an den Hauptschlag angekoppelte Extrasystole. Diese **Bigeminie** ist häufig das erste Zeichen einer Digitalisvergiftung. Der echte Pulsus alternans, der also im Elektrokardiogramm einen normalen Rhythmus erkennen läßt, gilt als ungünstiges Zeichen eines geschwächten Herzens.

Bei leichten Graden der Herzinsuffizienz gelingt es manchmal, das Herz durch eine konsequent durchgeführte Schonungstherapie, zu der auch eine entsprechende Diät, welche schlacken- und wasserarm und leicht resorbierbar sein muß, gehört, wieder leistungsfähiger zu machen. Die Insuffizienz verschwindet bei fortgeführter Schonungsbehandlung vollständig und tritt auch bei Anstrengungen nicht wieder auf. Die Herzkraft ist durch die Schonung und Abheilung myokarditischer Herde wieder gehoben worden.

Meist muß man aber zur pharmakologischen Beeinflussung des Herzens greifen. Die Substanzen der Digitalisgruppe und die Kampherpräparate haben eine direkte Herzwirkung; sie wirken nur am geschädigten Herzen günstig, während am normalen Herzen lediglich die Vergiftungssymptome auftreten (insbesondere bei Digitalis).

Digitalisgruppe. Im Gegensatz zur Wirkung bei Fällen von Herzdekompensation bei Tachykardien und schnellen Formen der totalen Irregularität, wo sie eine Verlangsamung der Aktion erreicht, beruht die Wirkung der Digitalis bei den sonstigen Fällen von Herzversagen überwiegend auf der Kräftigung der Systole und der dadurch bedingten Steigerung des Schlagvolumens. Auch bei jenen Formen gestörter Herzleistung, bei denen es zu einer Störung der Blutverteilung mit Stauung im peripheren Kreislauf, im Gebiet der Pulmonalis oder im Pfortadergebiet gekommen ist und Zyanose und Dyspnoe vorhanden sind, hat man mit der Digitalis vorzügliche Erfolge erzielt, vor allem auch darum, weil sie neben der Herzwirkung eine vasokonstriktorische Beeinflussung des Splanchnikusgebietes aufweist, während die Nierengefäße weit bleiben.

Die Wahl der Präparate hängt von dem Grad der Dekompensation und der Zeit ab, innerhalb der die Wirkung eintreten soll. Ist wie bei drohendem Lungenödem eine schnelle und intensive Wirkung anzustreben, dann verwendet man am besten Strophantin intravenös in Dosen von 0,2—0,5 mg. Wegen der Kumulationsgefahr soll im Verlaufe von 24 Stunden nicht über 1,0 mg injiziert werden. Die Gefahr besteht auch bei vorausgegangener Digitalisgabe, da sich die Wirkungen der beiden Substanzen summieren und zum systolischen Herzstillstand führen können.

Die Digitalisdroge eignet sich besonders gut für eine länger dauernde Behandlung, wenn man den Eintritt der Wirkung abzuwarten Zeit hat. Die Wirkung tritt langsamer als beim Strophantin ein, dafür hält sie aber länger vor. Man schließt daher gern an eine Strophantinbehandlung eine Digitaliskur an.

Präparate: Pulvis fol. digit. titrat. 0,1 g oder mehr, die herzwirksamen Glykoside machen etwa 0,1—0,5% des Blattgewichtes aus. Die Hauptmenge derselben geht aus dem Blatt leicht in Wasser über. Die Wirksamkeit des Blattes kann bei feuchter Lagerung durch Glykosidspaltung in einem Jahre auf einen Bruchteil des Anfangswertes absinken. Die Fabrikpräparate haben daher im allgemeinen eine gleichmäßigere Wirkung und sind in der Regel auch verträglicher. Wir verwenden vorwiegend Digipurat, Digitalysat, Digalen und Digilanid.

Dosierung: Täglich etwa drei- bis viermal 0,1 g Folia Digitalis der standardisierten Droge oder eine entsprechende Menge der anderen Präparate. Diese Menge wird am besten nach Eintritt einer deutlichen Besserung, was gewöhnlich in drei bis vier Tagen der Fall ist, noch ein bis zwei Tage fortgegeben. Zur Erzielung einer nachhaltigen Wirkung empfiehlt es sich, die Digitalis auch jetzt noch nicht gleich abzusetzen, sondern in kleinen Mengen (z. B. 0,1 pro die) bis zur Erreichung eines Dauererfolges (eventl. einige Wochen) weiter zu geben. Die Applikation hat peroral zu erfolgen. Bei stärkeren Stauungen im Abdominalkreislauf oder bei eintretendem Erbrechen ist die rektale Anwendung vorzuziehen, da hier die Substanz durch die Venae hämorrhoidales in die Vena cava inf. abgeleitet wird. Ist schon eine unzureichende perorale Digitalisierung vorausgegangen, so wird man mit größeren Gaben, z. B. 0,2 Digipuratum, welche intravenös zu applizieren sind, vorgehen. Neben diesen eigentlichen Digitalispräparaten werden noch andere digitalisähnliche Substanzen gegeben, z. B. Scillapräparate und Oleanderpräparate, wie z. B. Folinerin. Diese kumulieren nicht so stark wie die Digitalis- und Strophantinpräparate, können also unbedenklicher gegeben werden. Die Wirkungssicherheit ist aber nicht so groß, meist werden sie daher als Nachkur einer Digitalis- oder Strophantinbehandlung angewandt.

Die Kampherpräparate (Oleum camphoratum) und die kampherähnlichen, wasserlöslichen Präparate (Hexeton, Cardiazol und Coramin) entfalten ebenfalls eine direkte Wirkung auf das Herz; sie heben die gesunkene Herzkraft, beseitigen Überleitungsstörungen und vermögen dadurch den Herzschlag zu regularisieren. Sie werden zur Unterstützung der Digitalistherapie angewandt; allein reichen sie therapeutisch nicht aus, da ihre Wirkung nur kurze Zeit andauert. Ihre Hauptwirkung entfalten diese Präparate aber nicht am Herzen, sondern sie heben den Tonus des gesamten Gefäßsystems infolge Reizung des Vasomotorenzentrums (Ähnlichkeit mit der Strychninwirkung). Das Oleum camphoratum wird subkutan oder intramuskulär appliziert, die übrigen Präparate können sowohl per os als auch intravenös verabreicht werden.

Ein anderer Weg, pharmakologisch die Herzkraft zu heben, ist angezeigt, wenn es sich um ein Versagen des Herzens infolge schlechter Durchblutung der Kranzgefäße handelt. Meistens bestehen organische Veränderungen der Herzgefäße, die allein oder auch durch hinzukommende Spasmen ganz oder unvollkommen verschlossen werden. Die Spasmen der Koronargefäße können wie bei der Angina pectoris auch ohne histologische Veränderungen der Gefäße beobachtet werden.

Dilatierend auf die Koronargefäße wirken die Nitrite (in Gestalt von Amylnitrit, Natrium nitrosum, Nitroglyzerin, Erythroltetranitrat, Nitroskleran), ferner Koffein, Traubenzucker, Kalzium, Muskelextrakte. Amylnitrit (3—5 Tropfen auf ein Tuch gegeben) läßt man einatmen. Es entfaltet eine schnell eintretende, flüchtige, aber oft erlösende Wirkung, während sich die übrigen Substanzen für die chronischen Medikationen eignen.

Rp. (Nr. 7) Nitroglyzerin 0,0005, Kompretten MBK., dreimal täglich eine Komprette.

Rp. (Nr. 8) Nitroskleran-Ampullen zu 0,2 und 0,4 g Substanz, intravenös und subkutan. Als Nachkur das Salz, ein Meßglas in ¼ Liter Wasser, nüchtern.

Rp. (Nr. 9) Erythroltetranitrat-Kompretten 0,0005 und 0,03, dreimal täglich eine Komprette

Rp. (Nr. 10) Natrium nitrosum 5,0 Aqu. dest. ad 150 S., zweimal täglich einen Teelöffel

Sehr bewährt hat sich bei uns das Esdesan c. nitro in der Menge von 5 mal 20 bis 5 mal 30 Tropfen je Tag. Es hat folgende Zusammensetzung:

Rp. (Nr. 11)	Extr. fl. Valerian.	20,0
	Extr. fl. Visci	20,0
	Sol. Papaverini (0,2:100)	7,5
	Tinct. Strophanti	2,0
	Chloralhydrat.	0,5
	Nitroglyzerin sol.	0,2

Das Präparat kann wochen- und monatelang bei anginösen Zuständen gegeben werden.

2. Behandlung der Extrasystolie

Die Extrasystolie ist eine harmlose Rhythmusstörung, die häufig auf psychischen Ursachen, seelischen Schwankungen und Affekten beruht. Die Kunst der Behandlung besteht hier vor allem in der Beruhigung über die Harmlosigkeit der Extrasystolen.

Bei toxischen und organischen Ursachen wird man das Fernhalten der betreffenden Gifte, häufig Kaffee und Tabak, energisch durchzusetzen haben. Hat man Grund, einen Fokus als Ursache anzunehmen, so wird man die fokalen Herde an den Zähnen oder in den Tonsillen entfernen. Nicht selten kann man durch vorsichtige Herzdiathermie die Durchblutung des Herzens bessern.

Bei stärkeren Graden der Extrasystolie, die vom Kranken als Aussetzen des Herzens oder salvenförmiges Herzklopfen empfunden werden, wird man für einige Wochen sedative Maßnahmen zur Anwendung bringen. Bewährt haben sich Luminaletten oder Hovaletten, Valerianetten 5 mal 4 je Tag, auch in Form von Kalium bromatum oder Mixtura nervina können solche Sedativa gegeben werden. In anderen Fällen bewähren sich Mittel, welche die Erregbarkeit des Herzens herabsetzen, z. B.

Rp. (Nr. 1) Luminal 0,03—0,05
Physostigmin. salicyl. 0,0003—0,0005
Chinin. sulf. 0,1—0,2
m. f. pulv.
D. tal. dos. Nr. XXX ad. caps. amyl.
S. täglich 1—3 Kapseln.

Rp. (Nr. 2) Chinin sulf. 0,2
Strychnin nitr.[1]) 0,0005
m. f. pulv.
D. tal. dos Nr. XXX ad. caps. amyl.
S. täglich 1—3 Kapseln.

3. Behandlung der totalen Irregularität
(Vorhofflattern und Vorhofflimmern)

Eine viel schwierigere Aufgabe als die Behandlung der Extrasystolien ist die Therapie der totalen Irregularität. Das Vorhofflattern kommt als chronischer Zustand selten vor und verlangt dieselbe Behandlung wie die akuten Formen des Vorhofflimmerns.

Bei der toxischen Entstehung des akuten Vorhofflimmerns muß man versuchen, die auslösenden Gifte fernzuhalten. Nicht selten wird eine wirksame Behandlung der Schilddrüse Besserung bringen. Als bestes Mittel bei der akuten Form des Vorhofflimmerns hat sich das Chinidin bewährt. Man macht am ersten Tage einen vorsichtigen Versuch der Verträglichkeit mit 1—2 mal 0,2 Chinidin. sulf. in Tabletten oder Pillen, steigert dann die Dosis langsam bis 5 mal 0,2 am Tage und gibt diese Menge etwa 5—7 Tage lang. Bleibt der Erfolg aus, oder treten Intoxikationserscheinungen auf, wie Schwindel, Ohrensausen, Sehstörungen und Übelkeit, muß das Chinidin sofort abgesetzt werden. Nach 4—5 Tagen kann man einen erneuten Versuch machen.

Tritt die Regularisierung ein, geht man mit der täglichen Dosis von Chinidin langsam herunter und kann nach 4—5 Tagen auf Chinin umsetzen, das in der täglichen Menge von 0,2—0,4 einige Wochen lang gegeben werden kann.

Bei der chronischen Form des Vorhofflimmerns unterscheiden wir zwischen der langsamen und der schnellen. Die langsame Form des Vorhofflimmerns hat wohl stets eine organische Grundlage. Solange diese Art der totalen Arrhythmie keine Dekompensation oder kein Pulsdefizit erkennen läßt, ist eine Behandlung unnötig. Bei vorhandenem Pulsdefizit gibt man Digitalis in mittelgroßen Gaben und geht bei Verschwinden des Defizits auf kleinere Dosen zurück, Rp. Nr. 4.

Die schnelle Form des chronischen Vorhofflimmerns ist meist die Folge einer akuten Verschlimmerung einer schon länger bestehenden langsamen Form der Irregularität bei einem organischen Herzfehler. Das Ziel der Behandlung ist hier die Verlangsamung der Herztätigkeit bis auf eine Frequenz von 60 Schlägen in der Minute. Eine vollständige Regularisierung läßt sich in solchen Fällen meist nicht mehr erreichen. Die Pulsverlangsamung wird bei ihnen am besten durch große Digitalisgaben, eventuell zusammen mit Physostigmin, erreicht. Man gibt z. B.:

Rp. (Nr. 3) Pulv. fol. digital. titr. 0,3!
Physostigmin. salicyl. 0,001
m. f. pilul. D. tal. dos. Nr. XXX
S. täglich 2—4 Pillen!

Rp. (Nr. 4) Pulv. fol. digt. titr. 0,3
Physostigmin. salicyl. 0,001
Chinin. mur. 0,1
m. f. pilul. D. tal. dos. Nr. XXX
S. täglich 1—3 Pillen.

[1]) Strychnin hat sich empirisch als ein recht brauchbares Mittel bei Extrasystolien erwiesen.

Ist die Pulsverlangsamung erreicht und das Defizit verschwunden, oder treten stärkere Intoxikationserscheinungen auf mit starker Brechneigung, so wird man von intramuskulär oder intravenös injizierbaren Digitalisdosen Gebrauch machen, z. B. 0,1 Digipuratum langsam in die Vene injizieren. Injektionen können mehrfach am Tage wiederholt werden. Hat man auf diese Weise die Pulsverlangsamung erreicht, kann man die Digitalisgaben für einige Tage fortlassen und später in kleineren Mengen eventuell wochenlang weitergeben, z. B. nach dem Rp. Nr. 4.

4. Behandlung der paroxysmalen Tachykardie

Das anfallsweise auftretende Herzjagen kann zu heftigem Oppressionsgefühl und zu quälendem Herzklopfen führen und das Bild einer Angina pectoris vortäuschen. Das Herz wird wegen mangelnder Füllung klein, das Minutenvolumen sinkt, der Blutdruck ist erniedrigt, der hochfrequente fadenförmige Puls oft nicht mehr zählbar. Bei längerem Bestehen eines solchen Anfalles können sich Zyanose und Dyspnoe, schließlich Stauungsleber und Ödeme entwickeln, die ein ärztliches Eingreifen unbedingt erfordern. Die Harnmenge ist während des Anfalles vermindert, nach Aufhören desselben stark vermehrt. Im akuten Anfall versucht man durch Vagusreizung entweder durch Druck auf den Karotissinus oder auf den Bulbus oder durch heftiges Pressenlassen nach tiefer Inspiration die Frequenz zu erniedrigen. Gelingt das nicht, so kann man einen Versuch mit Brechmitteln machen. Beim Brechakt kommt ein ähnlicher Mechanismus wie beim Vasalvaschen Preßversuch zur Wirkung. Führt auch das nicht zum Ziel, so injiziert man am besten intravenös Digitalispräparate, z. B. 0,3 Digipuratum oder mehr. Auch die intravenöse Injektion von Chininum bihydrochlor. carbamidatum 0,2—0,7 g je Dosis kann versucht werden. Man beginnt mit einer kleineren Dosis und steigert dieselbe bei ausbleibendem Erfolg nach 2—3 Stunden. Auch Solvochin 2 ccm intramuskulär bringt gelegentlich Besserung. Die häufig sehr sensiblen Kranken leiden auch außerhalb des Anfalles an der Furcht vor neuen Attacken. Wenn tatsächlich die Neigung zu häufigeren Anfällen besteht, empfiehlt es sich, Chinin in der Dosis von 0,2—0,4 über längere Zeit hin mit eingeschobenen mehrtägigen Pausen zu geben. Damit gelingt es nicht selten, die Anfälle ganz zu kupieren und die Kranken zu beruhigen.

5. Behandlung der Reizleitungsstörungen

Eine kausale Therapie der Reizleitungsstörungen hat nur bei frischen entzündlichen Prozessen Aussicht auf Erfolg. So wird man bei vorliegender Lues immer einen vorsichtigen Versuch mit einer spezifischen Therapie machen. Bei verlängerter Überleitungszeit hat Atropin gelegentlich Erfolg, z. B. in folgender Form:

Rp. (Nr. 5) Atropini sulfuric. 0,015
Massae pil. q. s.
f. pil. Nr. LX
M. D. S. 3 mal täglich 1 Pille zu nehmen
(0,1 Atropin. sulfuric. = 0,10 RM).

Rp. (Nr. 6) Extracti Belladonnae 0,015
Papav. hydrochl. 0,04
Olei Cacao q. s.
f. supposit.
D. t. d. Nr. VI. S. abends ein Zäpfchen
(1,0 Extr. Bellad. — 0,40 RM).

In jedem Falle von Reizleitungsstörung wird man versuchen, die Herzdurchblutung zu verbessern. In manchen Fällen hilft schon eine Tasse starken Kaffees, in anderen Fällen die intravenöse Anwendung von Deriphyllin oder die Injektion von hypertonischen Traubenzuckerlösungen (10—20 ccm einer 10—20%igen Dextroselösung). Die intravenöse Anwendung von hypertonischen Zuckerlösungen wirkt vielleicht auf dem Umwege der Osmotherapie: es kommt dabei zum Einstrom herzwirksamer Gewebssäfte aus der Muskulatur. Sie wirken ähnlich wie das Koffein und andere Purinderivate, wie sie auch zur Lösung von Gefäßspasmen, zur Behandlung der Angina pectoris und der Migräne Anwendung finden.

Auch mit der Ultrakurzwellendiathermie des Herzens kann man gelegentlich gute Erfolge erzielen. Im übrigen ist bei den Reizleitungsstörungen eine eingetretene Herzinsuffizienz als solche zu behandeln. Beim totalen Block besteht keinerlei Gegenanzeige gegen wirksame Gaben von Digitalispräparaten, am besten in Form von Strophantin 0,2—0,5 mg intravenös. Beim partiellen Block ist wegen der Gefahr des Überganges in den totalen Block eine gewisse Vorsicht in der Anwendung von Digitalis geboten. Letzten Endes gibt aber auch hier der Grad der Dekompensation die Anzeige für die Dosierung von Digitalis bzw. von Strophantin.

6. Die physikalische Beeinflussung des dekompensierten Herzens

Eine wesentliche Aufgabe der Kreislauftherapie besteht neben der direkten Beeinflussung des Herzens in der Schaffung günstigerer Strömungsbedingungen im peripheren Kreislauf, welche die Herzarbeit herabsetzen oder rationell gestalten. In vielen Fällen des Herzversagens besteht eine venöse Hypertension, welche zur Ödembildung Anlaß gibt und das arteriovenöse Druckgefälle in der Peripherie herabsetzt. Zur Steigerung desselben macht man einen großen Aderlaß von 400—500 ccm. Die Folge der Entlastung des venösen Stromgebietes ist eine Senkung des venösen Blutdruckes. Durch Einstrom von Gewebswasser in die Blutbahn wird die Viskosität des Blutes herabgesetzt und vielleicht auch herzaktive Gewebsprodukte aus der Muskulatur ins Blut resorbiert. Die eintretende Hydrämie und die Besserung des arteriovenösen Druckgefälles begünstigen die Strömung in den Kapillaren und geben einen starken Anreiz für die **Diurese.** Oft hat der Aderlaß lebensrettende Wirkungen. Der Stauungsschmerz in der Leber hört auf, und die Ödeme werden aufgesogen und ausgeschieden. Letztere behindern ebenso wie Transsudate in die Pleura und in die Bauchhöhle mechanisch den Blutstrom. Ihre Entfernung durch eventuell mehrmals zu wiederholende **Punktionen** erleichtert dem Herzen die Arbeit der Fortbewegung. Besteht eine essentielle Hypertonie, so wird man durch kleine Luminalgaben versuchen, den Blutdruck zu senken. Umgekehrt läßt sich bei Versagen der peripheren Regulation der übermäßig abgefallene Blutdruck durch Koffein und Kampherpräparate und eventuell durch Adrenalinabkömmlinge (Sympatol, Ephetonin) heben.

Die **Diurese:** In vielen Fällen ist es angezeigt, die Urinsekretion durch Purinderivate zu steigern. Diese wirken durch Beeinflussung der sezernierenden Nierenzellen, vielleicht wirken sie auch noch über den Weg der Entquellung der Bluteiweißkörper, welche damit das Wasser freigeben. Euphyllin, Theozin, Theophyllin, Diuretin und Koffein sind die meistgebrauchten Präparate, von denen das Euphyllin besonders gut wirkt (0,5—1,0 bis 2,0 ccm intravenös).

Rp. (Nr. 12) Coffein. puriss. 0,2
f. pulvis. D. tal. dos. Nr. XXX
S. dreimal täglich 1 Pulver
(oder Coffein. natric. salicyl. oder Coffein. natric. benzoici).

Rp. (Nr. 13) Theocin. natrii acet. 0,1
1 Originalpackung
S. dreimal täglich 1 Tablette
(Patentname Diuretin).

Rp. (Nr. 14) Theobrominnatr. salicyl. 0,5
f. pulvis. D. tal. dos. Nr. XXX
S. dreimal täglich 1 Pulver.

Rp. (Nr. 15) Theophyllin natrii acet. 0,15
1 Originalpackung
S. dreimal täglich 1 Tablette.

Gerade bei Kreislaufstörungen erweist sich oft als ein sehr wirksames und dabei gewissermaßen physiologisches Diuretikum die perorale Verabfolgung von Harnstoff in Dosen bis zu 30—40 g pro Tag (oder entsprechende harnstoffhaltige und im allgemeinen leichter zu nehmende Fabrikpräparate).

Die Hg-Präparate (Novasurol, Salyrgan) sind besonders stark wirkende Diuretika und wirken durch eine Mobilisierung der Ödeme in den Geweben selbst. Sie sind kontraindiziert bei allen entzündlichen Nierenveränderungen. Angebracht ist vorsichtige intravenöse Anwendung, um Intoxikationen zu vermeiden, beginnend mit 0,3—0,5 ccm, um die Empfindlichkeit des Patienten zu prüfen. Werden diese Mengen gut vertragen, steigern auf 1,0 ccm. Möglichst verdünnt in hypertonischer Traubenzuckerlösung geben. Die Verwendung hypertonischer Traubenzuckerlösungen (5—20 ccm, 20—40%ig) hat in den letzten Jahren allgemeine Beachtung gefunden. Die ursprüngliche Annahme von Büdingen, der zugeführte Zucker bilde Nährstoff für das Herz, dürfte kaum die günstige Wirkung allein erklären können. Sicherlich sind osmotische Kräfte mit zu berücksichtigen; sie werden für die Mobilisierung der Ödeme in Betracht kommen. Recht gute Wirkungen ergeben die Kombinationen von Strophantinwirkung mit hypertonischer Zuckerlösung und gefäßaktiven Substanzen; die Strophantinwirkung ist in dieser Kombination intensiver auf das Herz, und die Diurese wird stärker angeregt, als wenn Strophanthin allein gegeben wird. Eine solche Kombination wird als Patentpräparat geliefert = Strophantose (Strophantin und Kalorose 20%ig). Außerdem fördern Zuckerstöße die Insulinausschüttung, die ihrerseits wieder die Verbrennung in den Geweben anregt und damit die Kapillarisierung der Peripherie begünstigt. Auch Euphyllin, Cardiazol, Hexeton, Lobelin und Coramin können in Dextroselösung bei allen Kreislaufschwächezuständen gegeben werden.

7. Übungstherapie des Herzens

Ist unter der angegebenen Behandlung eine Kompensation eingetreten, dann beginnt man langsam mit Behandlungsmethoden, die eine Übungsstunde für das Herz darstellen, um es für erhöhte Ansprüche zu trainieren: Zu beginnen ist mit **Massage** der Bein- oder Armmuskulatur bei Bettruhe. In den massierten Muskeln steigt die Durchblutung, das Herz muß eine entsprechende Blutmenge mehr befördern. Mit der Größe der massierten Muskelpartien und der Intensität der Massage steigen die Anforderungen an das Herz. Anschließend wird ein vorsichtiger Versuch mit Bädertherapie, insbesondere CO_2-Bädern gemacht, die eine Kapillarerweiterung der Hautgefäße veranlassen und so durch Verschiebung der Blutmenge das Herz belasten. Angefangen wird mit indifferenten Temperaturen: 33 Grad 3 Minuten, dann 5 Minuten lang; abfallend um 1—28 Grad 5 Minuten lang. Nach Beendigung der Bäderkur läßt man den Patienten aufstehen und auf ebener Erde gehen, später sollen auch kleine Steigungen bewältigt werden (Geländekur). Dieses systematische Training stärkt die Herzkraft und paßt sie erhöhten Anforderungen an.

8. Diätetische Therapie der Kreislaufstörungen

Durch die Wahl einer passenden Diät vermag man ebenfalls zur Besserung der Kreislaufverhältnisse beizutragen. Bei der Verdauung wird eine erhebliche Blutmenge zum Abdomen abgeleitet, da die Tätigkeit des Darmes, der Drüsen usw. eine Erweiterung der Abdominalgefäße bedingt. Diese Verschiebung der Blutmenge in dem labilen Gefäßsystem eines Herzkranken ist ungünstig für die Aufrechterhaltung des übrigen Kreislaufes und bedeutet eine Mehrbelastung des Herzens. Außerdem muß die resorbierte Flüssigkeitsmenge durch das Herz weitertransportiert werden; sie wird nicht wie bei einem Normalen von den Nieren ausgeschieden, sondern im Gewebe abgelagert und führt zur Vermehrung des Ödems, da die Nieren eines Herzkranken in Abhängigkeit von den ungünstigen Kreislaufverhältnissen (Blutdruck!) ungenügend funktionieren. KARELL hat daher folgende Diät vorgeschlagen: 5—7 Tage lang viermal täglich 200 ccm Milch. Vom 2. Tage ab geringe Zulagen: morgens 1 Ei, abends 2 Eier, Zwieback und leicht resorbierbare Gemüse oder gehacktes Fleisch oder Reisspeise. Nach dem 7. Tage Übergang zur vollen gemischten Kost mit Einschränkung der Flüssigkeitsmenge auf 800 ccm Milch. An Stelle der Karelltage haben sich neuerdings, weil zumeist noch stärker wirksam, reine Obstsafttage eingebürgert, an denen der Kranke außer Obst- oder Gemüsesäften (bis zu 1 Liter) keinerlei Nahrung erhält und die ohne Bedenken mehrere Tage hintereinander durchgeführt werden können.

Bei Kranken mit Hochdruck sind alle pressorischen Anstrengungen zu meiden. Es ist daher für eine leichte Defäkation entweder mit diätetischen Mitteln, z. B. Apfel- oder Pflaumenmuß oder, wenn diese versagen, mit pflanzlichen Abführmitteln Sorge zu tragen.

9. Behandlung der Koronarinsuffizienz und des Koronarinfarkts

(Angina pectoris)

Ein Anfall von Angina pectoris wird nur dann ausgelöst, wenn neben einer schlechten Durchblutung eine Übererregbarkeit des sensiblen Nervensystems vorliegt. Da in der Mehrzahl der Fälle von Angina pectoris auch dann, wenn bereits organische Veränderungen im Koronarsystem eingetreten sind, reflektorische Störungen den Anfall auslösen, hat die Angina pectoris-Behandlung neben der Beeinflussung des Anfalls, die meist in der Darreichung rasch wirkender koronardilatierender Mittel besteht (Nitrite), Rp. Nr. 7, Nr. 8, Nr. 9, Nr. 10 und Nr. 11, eine ursächliche Behandlung durch Aufsuchen pathologischer Reflexmechanismen anzustreben. Fokale Herde sind zu beseitigen. Der gastrokardiale Symptomenkomplex kann häufig durch diätetische Maßnahmen wirksam bekämpft werden. Beim **Myokardinfarkt** dauert der Angina pectoris-Anfall meist mehrere Stunden. Die Schmerzen sind, wenn schwächere Mittel versagen, durch Morphium zu stillen. Sie können aber, wie beim „stummen" Infarkt auch völlig fehlen oder ganz atypisch sein, so daß die Differentialdiagnose gegenüber dem perforierten Magenulkus und der Gallensteinkolik zu stellen ist. Beim frischen Infarkt sind Nitrite oft unwirksam, sogar unzweckmäßig. Bei wiederholten Schmerz- und Schockerscheinungen ist dauernde Verabreichung kleiner Luminalmengen zweckmäßig. Liegt der Verdacht auf einen Myokardinfarkt nahe, so ist auf die Einhaltung strengster Bettruhe zu dringen bis zur vollen Ausbildung einer kräftigen Herznarbe. Der Patient befindet sich erst dann außer Gefahr, wenn die Blutkörperchensenkung zur Norm zurückgekehrt ist, was eine Zeit von mindestens 4—6 Wochen erfordert. Treten beim

Infarkt Zeichen einer eigentlichen Herzmuskelschwäche auf, so ist Strophanthin in der üblichen Dosis zu geben. Doch ist stets daran zu denken, daß die Senkung des Blutdruckes beim Myokardinfarkt in frischen Fällen wohl auf eine reflektorische Umstellung des Kreislaufes über den JARISCH-BEZOLD-Reflex zurückzuführen ist.

10. Die Behandlung der Herzinsuffizienz bei Hochdruck

Eine arterielle Hypertension stellt niemals eine Gegenanzeige gegen die Anwendung von Digitalis oder Strophantin dar, wenn diese Mittel sonst wegen einer Insuffizienz des Herzens angezeigt erscheinen. Die vielfach verbreitete Furcht, daß bei solchen Kranken mit dekompensiertem Hochdruck durch eine energische Herztherapie der Druck zusätzlich hinaufgetrieben und damit ein Schaden angerichtet würde, ist unbegründet. Die Erfahrung lehrt vielmehr, daß unter seelischer und pharmakologischer Beruhigung und einer energischen Herzbehandlung der mit Eintritt des Versagens des linken Ventrikels wahrscheinlich auf reflektorischem Wege erfolgte Druckanstieg zurückgeht. Oft läßt sich auf diese Weise die „Hochdruckstauung" oder der „Stauungshochdruck", bzw. besser der „Insuffizienzhochdruck" weitgehend und anhaltend senken.

VII. Die Perikarditis

Die Perikarditis kommt sowohl im Verlauf akuter Erkrankungen, wie Pneumonie oder akuter Rheumatismus, als auch im Verlauf chronischer Leiden, z. B. Lentasepsis, Nierenerkrankung oder auch Diabetes vor. Nicht selten wird sie ganz zufällig gefunden, da die Perikarditis im akuten Stadium mit charakteristischen Symptomen nicht verknüpft ist. Im Gegensatz zur trockenen Pleuritis ist sie im wesentlichen schmerzlos. Sind Schmerzen mit der Perikarditis verbunden, so ist es ratsam, an einen Myokardinfarkt zu denken. Das einzige Zeichen für eine trockene Perikarditis ist das herzsynchrone Reibegeräusch (s. oben).

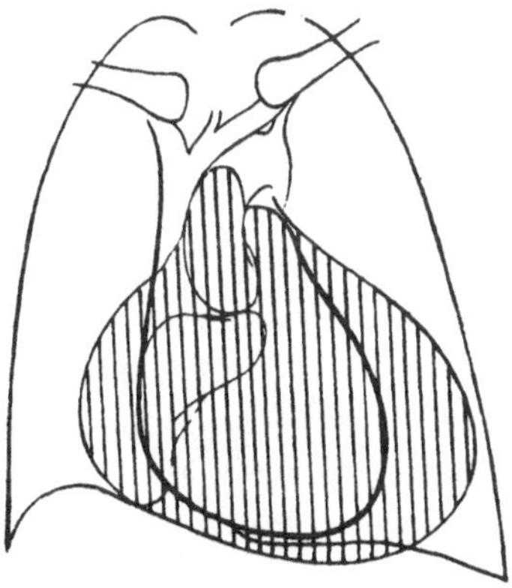

Abb. 14. Perikarditis exsudativa. Schraffiertes Gebiet entspricht dem Herzbeutelerguß

Im weiteren Verlauf der Erkrankung kommt es oft zu einem Erguß in den Perikardialsack. Die Größe der Herzdämpfung nimmt rasch zu, sie zeigt einen etwa birnenförmigen Umriß. Das Herz schwimmt gewissermaßen in einem Wassersack. Herzbewegungen sind am linken Rand der Dämpfung nicht zu fühlen. Sind solche weiter einwärts nachzuweisen, so ist das Auseinanderfallen der äußersten linken Herzdämpfung und des Spitzenstoßes ein wichtiges Zeichen für einen Herzbeutelerguß. Durch die entzündlichen Vorgänge wird der mehr oder weniger unelastische Herzbeutel dehnbarer und kann aus diesem Grunde eine sehr große Menge von Flüssigkeit in sich aufnehmen. Bei ausgedehnten perikardialen Ergüssen ist mit Störungen der Herztätigkeit zu rechnen. Diese treten vor allem dann ein, wenn die Herzbeutelblätter miteinander verwachsen (Perikarditis adhaesiva und Concretio pericardii). Ist der Herzbeutel gleichzeitig am hinteren Mediastinum und der vorderen Brustwand fixiert, so kann es zur systolischen Einziehung in der

Herzspitzengegend kommen. Bei tiefster Einatmung können unter diesen Verhältnissen die Radialispulse kleiner werden oder ganz verschwinden (Pulsus paradoxus). Beim MÜLLERschen und VALSALVAschen Versuch fehlen die sonst unter diesen Bedingungen zustandekommenden Herzgrößenschwankungen. Während der Kammersystole zeigt sich gelegentlich links hinten unten eine Einziehung der unteren Interkostalräume (BROADBENTsches Zeichen).

Bei der Umklammerung des Herzens infolge der schwieligen Perikarditis kommt es zu einem auffallenden Mißverhältnis zwischen den hochgradigen offenbar kardialen Stauungserscheinungen und dem geringfügigen objektiven Herzbefund. Die Töne sind rein, aber leise, der Puls ist klein, weich und regelmäßig, in der Inspiration oft kleiner. Die Halsvenen sind im Sitzen und Stehen überfüllt, der Venendruck stark gesteigert. Es kommt zu gewaltiger Leberschwellung mit Hydrothorax und Aszites (Pseudoleberzirrhose). In manchen Fällen hat ein operativer Eingriff (die Kardiolysis) das Herz von seiner Umklammerung befreit und zu einer ausgiebigen Diastole wieder befähigt. Nach glücklichem Eingriff sinkt der gesteigerte Venendruck wieder ab, und das Herz wird arbeitsfähig.

Die Erkrankungen der Atmungsorgane und des Zwerchfells

(Mit Ausnahme der tuberkulösen Lungenerkrankungen)
(siehe Seite 533)

I. Vorgeschichte und Untersuchungsmethoden

Auch für die Erkrankungen des Atmungsapparates, ihre rechtzeitige Erkennung und Deutung spielt die Vorgeschichte eine wichtige Rolle. Viele chronische Lungenerkrankungen sind als **Gewerbekrankheiten** aufzufassen. Es ist daher von Bedeutung, über die Tätigkeit des Kranken genau informiert zu werden. Dabei spielt nicht nur der gegenwärtige Beruf, sondern auch die früheren eine Rolle. Viele der sogenannten Staublungenerkrankungen haben auch dann noch einen fortschreitenden Charakter, wenn der Kranke längst aus seinem gefährlichen Beruf herausgenommen ist. Neben dem Beruf spielen die anderen sozialen und familiären Verhältnisse eine Rolle, besonders auch die Frage, ob in der Umgebung des Kranken hustende Menschen gearbeitet oder gelebt haben. Die **Greisentuberkulose** wird aus dem Grunde oft so lange verkannt und für harmlos gehalten, weil sie bis dahin als gewöhnlicher Raucherkatarrh angesehen wurde. Besonders sorgfältig ist die Vorgeschichte der Asthmakranken zu erheben, da man nur durch eine sorgfältige Analyse aller Bedingungen, die den Anfall auslösen, das schuldige Agens (Allergen) aufzudecken vermag. Dasselbe kann sowohl der Luft, als auch den Speisen und Getränken beigemischt sein. In seltenen Fällen von Lungenerkrankungen spielen auch lange zurückliegende Schäden (z. B. Kampfgasvergiftungen) eine bedeutende Rolle. Auf jeden Fall muß die Vorgeschichte klarstellen, ob es sich bei der jetzigen Erkrankung um ein **akutes** Leiden oder nur um die plötzliche Verschlimmerung eines **chronischen** Lungenleidens handelt.

Inspektion. Bei der Inspektion des Brustkorbs achten wir auf dessen Bau und Form, vor allem auf die Seitengleichheit seiner Atembewegungen. Jede noch so geringe Verkrümmung der Wirbelsäule beeinträchtigt die Atemführung. Die Gestalt des normalen Brustkorbs ist während des Lebens dauernden Änderungen unterworfen. Die vorderen Rippenenden zeigen in der Kindheit eine stetig fortschreitende Senkung. In der Zeit von der Geburt bis zur Pubertät wird die relative Entfernung zwischen Brustbein und Wirbelsäule geringer. Im späteren Alter strebt der Brustkorb mehr und mehr einer Faßform zu. Er büßt an Erweiterungsfähigkeit ein, woran die Veränderungen der Wirbelsäule und die zunehmende Rippenknorpelverknöcherung die Schuld tragen.

Wichtige klinische Hinweiszeichen gibt uns die Betrachtung der Thoraxvenenfüllung. Eine ungleichmäßig starke Füllung derselben weist auf eine **Einstromstauung** hin. Starke Zyanose der oberen Körperhälfte gegenüber der unteren kann ein Zeichen für thrombotische Vorgänge im Gebiet der Cava superior sein. Bei starker Herzhypertrophie oder Aortenaneurysmen kann es zu lokalisierten Vorwölbungen der Brustwand kommen. Bei manchen Kranken sind die Zwischenrippenräume rechts und links verschieden ausgeprägt. Heben sie sich nicht deutlich ab, so sprechen wir von Verstrichensein der Interkostalräume, z. B. bei feuchter Pleuritis. In anderen Fällen werden die Rippen durch Vernarbungsprozesse (pleuritische Schwarten) so fest aneinandergezogen, daß die Interkostalräume nur noch mit Mühe zu tasten sind.

Die Mensuration. Die Mensuration des Brustkorbs verfolgt den Zweck, seine Atemexkursionen zahlenmäßig festzulegen. Feste zahlenmäßige Beziehungen zwischen Exkursionsbreite und Lungenfassungsvermögen bestehen nicht. Die Klinik hat vor allem Interesse daran, durch die Mensuration Seitenunterschiede festzulegen. Ist der Umfang einer Seite wesentlich kleiner und ihre Atemexkursion geringer als die der anderen, so spricht diese Tatsache für Vernarbungs- und Schrumpfungsvorgänge an der Lunge und dem Rippenfell der betroffenen Seite. Umgekehrt kann eine beträchtliche Erweiterung des Thoraxumfanges bei gleichzeitiger Einschränkung der Atemexkursion für einen pleuritischen Erguß sprechen.

Die Palpation. Bei der Palpation des Brustkorbs suchen wir nach druckempfindlichen Stellen an den Rippen. Auch pulsatorische Vorgänge vom Herzen oder von den Gefäßen aus lassen sich durch die Palpation oft besser beurteilen als durch die Inspektion allein.

Die Kompression. Wertvolle Hinweissymptome liefert uns die Kompression des Thorax mit beiden Händen in transversaler oder dorsoventraler Richtung. Wird bei diesem Druck ein stechender Schmerz in der Brust angegeben, so deutet dieses Zeichen auf einen Lungentumor hin. In vielen Fällen ist das Periost der Rippen durch beginnende Metastasenbildung in Mitleidenschaft gezogen. Bei der Thoraxkompression werden sie auf Biegung beansprucht, wodurch der Schmerz ausgelöst wird.

Die Bestimmung der Vitalkapazität hat für die Beurteilung mancher Lungen- und Herzkrankheiten erhebliche Bedeutung. Das Lungenfassungsvermögen ist in hohem Maße vom Lebensalter abhängig. Die höchsten Werte werden zwischen dem 20. und dem 30. Lebensjahr gemessen. Nach dem 30. Lebensjahr geht die Vitalkapazität bereits zurück und ist im 60. Lebensjahr etwa auf die Hälfte des Maximums gesunken. Neben dem Lebensalter haben die Körpergröße, das Geschlecht und das Körpergewicht Einfluß auf das Fassungsvermögen der Lunge. Neben diesen physiologischen gibt es eine große Reihe pathologischer Bedingungen, welche die Vitalkapazität herabsetzen. Alle Vorgänge, welche die Luft aus den Lungen verdrängen, müssen naturgemäß die Vitalkapazität verringern. Solche Vorgänge können sich innerhalb der Lunge als Entzündungen, Infarkte, Tumoren usw. abspielen oder die Lungen als Ergüsse oder Luftansammlungen zwischen den Pleurablättern von außen komprimieren und ihre Fassungskraft vermindern. Aber auch durch eine Fehlsteuerung der Atmung oder durch eine „Lungensperre", z. B. beim Asthma bronchiale, kommt es zur erheblichen Herabsetzung der Vitalkapazität.

Durch Injektion von 1 mg Histamin kann man eine geringe Verengerung der Lungengefäße herbeiführen, die bei gesunden Atmungs- und Kreislaufsbedingungen nur eine geringe Beschleunigung der Herzfrequenz herbeiführt, ohne Atmung, Blutdruck, Vitalkapazität und inspiratorische Atempause wesentlich zu alterieren. Bei Kranken, deren Atemfunktion bereits in unmerklicher Weise eingeschränkt ist, führt die Injektion von 1 mg Histamin zu erheblicherem Anstieg von Atem- und Herzfrequenz, zur Verringerung der Vitalkapazität, zur Verkürzung der Atempause und zum Absinken des Blutdrucks je nach Ausdehnung und Grad der krankhaften Veränderung in geringerem oder hochgradigem Maße. Die Beurteilung dieser Atembelastungsprobe bei chronischer Bronchitis, beim Emphysem, bei der Staublungenerkrankung und auch bei der Lungentuberkulose hat die Größe der Ausschläge einerseits, andererseits die Dauer der Histaminnachwirkung zu berücksichtigen.

Jede gute Lungenuntersuchung ist auf die Ergebnisse der **Auskultation** und **Perkussion** und ihre richtige Deutung und Bewertung angewiesen. Ein Röntgenbild allein kann uns über den wahren Zustand der Lunge und ihre Funktionsbreite niemals zureichend unterrichten. Mit Hilfe der Auskultation oder Behorchung suchen wir uns über das Vorhandensein der normalen **Atemgeräusche** und über das Auftreten sogenannter Nebengeräusche zu unterrichten. Bei der Einatmung wird durch den Zug des sich ausdehnenden Brustkorbs das Alveolargewebe der Lungen entfaltet und gespannt. Der Sog führt zum Einströmen von Außenluft durch Trachea und Bronchien. Die Ausatmung geht ohne Muskelanspannung dadurch vor sich, daß die im Inspirium angespannten elastischen Kräfte an den Rippen und den Bronchien in ihre Ausgangslage zurückfedern. Dadurch wird die Luft aus der Lunge ausgepreßt und deren Volumen verkleinert. Bei der Einatmung entsteht ein lautes, dumpf rauschendes Geräusch, das wir als Vesikuläratmen bezeichnen. Das exspiratorische Atemgeräusch ist viel leiser und oft kaum hörbar. Die Intensität und der Charakter des Vesikuläratmens sind von der inspiratorischen Ausdehnungsfähigkeit des Thorax abhängig. Dieselbe wird mit zunehmendem Alter immer geringer. Daher werden wir unter diesen Bedingungen ein immer abgeschwächteres und leiseres Vesikuläratmen vernehmen. Beim Emphysem ist das Vesikuläratmen besonders stark abgeschwächt. Beim Kind dagegen ist die Ausdehnungsfähigkeit des Brustkorbs eine besonders große. Bei ihm ist daher das Vesikuläratmen besonders laut und durch hohe scharfklingende Teiltöne ausgezeichnet und wird als pueriles Atemgeräusch bezeichnet.

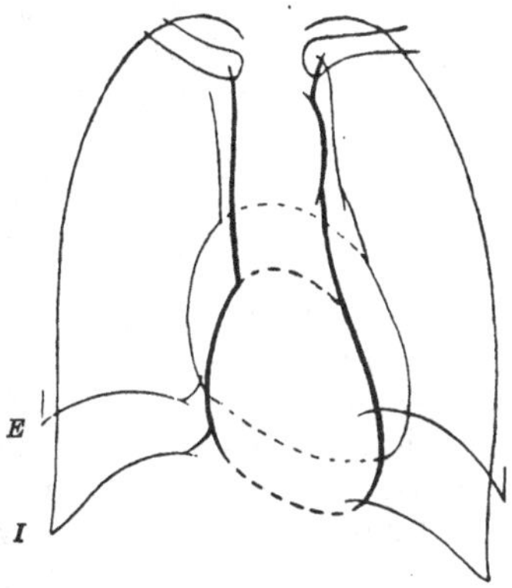

Abb. 15. Sagittalbild des Thorax. Zustand im Inresp. Exspirium
I = Inspirium, *E* = Exspirium

Kommt es im Lungengewebe zu partiellen Verdichtungen, so erscheint das Einatmungsgeräusch als abgeschwächt. Ist die Verdichtung des Lungengewebes total, so kann es nicht mehr zum **Bläschenatmen** kommen. Wir hören jetzt **Bronchialatmen,** das aber nicht vom verdichteten Lungengewebe erzeugt, sondern nur durch dasselbe fortgeleitet wird. Schließlich sei erwähnt, daß alle Momente, welche die Schwingungs- und Ausdehnungsfähigkeit der Thoraxwand einschränken, auch zur Abschwächung des Bläschenatmens führen. Erwähnt seien hier Pleuraschwarten und Ergüsse und Lungenschrumpfung aus verschiedenen Ursachen. Voraussetzung für das Vesikuläratmen ist der freie Luftzutritt zu den Lungenbläschen. Ist die Trachea verschlossen, oder sind die Bronchien verstopft oder von außen durch Tumoren oder Aneurysmen komprimiert, so sind die Atembewegungen des abhängigen Lungenteils je nach dem Grade des Hindernisses mehr oder weniger eingeschränkt. Das Bläschenatmen wird abgeschwächt oder ganz aufgehoben.

Alle Vorgänge, welche die Atmung *beschleunigen* oder *vertiefen*, werden das inspiratorische Atemgeräusch lauter und stärker erscheinen lassen. Das Bronchialatmen ist die Folge der Eigenschwingung des Tracheo-Bronchialsystems. Es wird unter normalen Verhältnissen im Inspirium und Exspirium ungefähr gleichartig laut über Larynx und Trachea gehört. Über gesunden Lungen ist kein Bronchialatmen zu hören. Das pathologische Bronchialatmen entsteht unter folgenden Bedingungen:

1. Wenn die Schalleitung durch das lufthaltige Röhrensystem der Bronchien bis in das **Verdichtungsgebiet** der Lunge frei ist, d. h. die zuführenden Bronchien dürfen weder durch Sekretmassen verstopft noch durch Tumormassen von außen komprimiert sein.

2. Ist die Voraussetzung für das Bronchialatmen die **Verdichtung des Lungengewebes.** Die einzelnen Verdichtungsherde müssen aber in einer gewissen Ausdehnung konfluieren und gleichsam eine feste Brücke zwischen dem Bronchus und der Lungenoberfläche bilden. Das Atemgeräusch nimmt dann zunächst im Exspirium, später auch im Inspirium den bronchialen Charakter an. Wir werden daher das Bronchialatmen vorwiegend bei intrapulmonalen Verdichtungsprozessen zu erwarten haben. Doch kommt es auch bei Kompressionen der Lunge, z. B. durch Ergüsse von außen, zur Entlüftung und Atelektase derselben. Die Brücke von der Thoraxwand zu den Bronchien ist durch das luftleere Lungengewebe und durch den Erguß gegeben. In diesem Falle hören wir fernklingendes Bronchialatmen, das wir auch wegen seines besonderen Charakters als **Kompressionsatmen** bezeichnen. Selbstverständlich darf der Druck nicht so groß sein, daß auch die Bronchien mit zusammengepreßt sind. Nach dem Gesagten ist es verständlich, daß auch über Hohlraumbildungen — wenn sie nicht zu zentral gelegen sind und etwa Walnußgröße erreicht haben — Bronchialatmen hörbar wird. Der jähe Wechsel, welcher uns häufig bei dem Nachweis des plötzlichen Verschwindens des Bronchialatmens begegnet, ist dadurch bedingt, daß der zum Verdichtungsgebiet führende Bronchus mit Sekret angefüllt ist. Das gleiche gilt auch für Kavernen. Werden die Bronchien bzw. die Kavernen durch einige forcierte Hustenstöße wieder frei, so tritt das verschwundene Bronchialatmen sofort wieder auf.

Eine *wichtige Methode* zur Beurteilung der Schalleitung durch die Lunge ist die Auskultation der Stimme und ihre Prüfung auf **Bronchophonie.** Gesprochene hohe Vokale mit scharfen Konsonanten, z. B. die geflüsterte Zahl „66", behalten bei der Passage einer verdichteten Lunge ihre charakteristische Schärfe und Prägnanz, während sie bei der Passage durch die lufthaltige Lunge vollkommen ausgelöscht und unhörbar werden. Die Stimme entsteht im obersten Teil des Respirationstraktus und wird durch das lufthaltige Röhrensystem und die verdichteten Lungenpartien fortgeleitet. Es gelten also für die Entstehung des Bronchialatmens und der Bronchophonie die gleichen Bedingungen. Sind die Bronchien stellenweise verstopft oder komprimiert, so werden die Stimmschwingungen bis zur Unhörbarkeit abgeschwächt. Die Bronchophonie ist ein sehr wertvolles Zeichen, dessen diagnostische Bedeutung nicht genügend gewürdigt wird. Es ist bei auch der Lokalisation kleiner Verdichtungszonen und der Auffindung von Abszessen von hohem Wert. Die Gründe dafür, warum Bronchialatmen und Bronchophonie nicht immer gleichzeitig auftreten, sind bisher nicht bekannt.

An der oberen Grenze großer Ergüsse wird die Stimme zitternd und meckernd wie die einer Ziege, man spricht daher von „Ziegenmeckern" oder **„Ägophonie".**

Legt man einem laut- oder tiefsprechenden Menschen die Hand auf die Brust, so empfindet man ein eigentümliches Zittern oder Vibrieren. Dieses Vibrationsgefühl wird als **Stimmfremitus** bezeichnet. Es werden dabei diejenigen Töne der Stimme am besten übertragen, deren Tonhöhe dem Eigenton des leitenden Gewebes am nächsten steht, am besten also im Falle der Resonanz. Stimmfremitus wird, da der Eigenton der Lunge tief ist, nur bei tiefer Stimme gefühlt. Bei Frauen, deren Stimmen nicht tief genug abwärts reichen, kommt es zu keinem oder ganz unwesentlichem Stimmzittern. Leitfähigkeit oder Eigenton der verdichteten Lunge liegen wesentlich höher als in der Norm. Unter diesen Bedingungen kann Stimmfremitus auch bei der höheren Stimme der Frauen und Kinder fühlbar werden. Bei Prüfung des Stimmfremitus soll immer vergleichend vorgegangen werden.

Zur pathologischen Abschwächung und Aufhebung des Stimmfremitus kommt es bei Verstopfung und Verengerung des zuführenden Bronchus und bei Einschaltung eines Fremdkörpers zwischen Lunge und Brustwand, z. B. Pleuraerguß, Pleuraschwarte, Pneumothorax.

Von den eigentlichen Atemgeräuschen werden die **Nebengeräusche** unterschieden. Man bezeichnet als pulmonale Nebengeräusche solche, die in den Lungen, und als pleurale solche, die zwischen den Pleurablättern entstehen. Im allgemeinen ist es nicht schwierig, pulmonale von pleuralen Nebengeräuschen, z. B. das pleuritische Reiben von den trockenen und feuchten Rasselgeräuschen der Lunge und Bronchien, zu unterscheiden. Leises pleuritisches Reiben ist oft schwer zu beurteilen und von feinen pulmonalen Nebengeräuschen schwer zu differenzieren. Folgende Merkmale sind dabei zu beachten: Die Crepitatio ist nur inspiratorisch hörbar, während das Pleurareiben in beiden Atmungsphasen nachweisbar ist. In der Regel wird Pleurareiben durch Hustenstöße nicht verändert, während bronchitische und pneumonische Nebengeräusche nach einigen Hustenstößen ihren Charakter ändern oder ganz *verschwinden.* Durch einen Druck des Stethoskopes können pleuritisches Reiben, nicht aber bronchitische Geräusche verstärkt werden.

Die für die einzelnen Erkrankungen der Atmungsorgane wesentlichen *Symptome* sind auf untenstehender Tabelle synoptisch zusammengefaßt.

Neben den klinischen Methoden der Lungenuntersuchung sind eine große Reihe von **Funktionsprüfungen der Atmung** ausgearbeitet worden. Diese setzen sich zum Ziele, den Grad der respiratorischen Insuffizienz bei chronischen Lungenerkrankungen festzustellen.

Unter respiratorischer Insuffizienz versteht man solche Zustände, bei denen die Atmung nicht genügt, um das Blut ausreichend mit Sauerstoff zu sättigen und soweit von Kohlensäure zu befreien, daß die Reaktion des Blutes den Bedürfnissen des Organismus entsprechend reguliert ist. Neben der totalen respiratorischen Insuffizienz wird eine partielle respiratorische Insuffizienz sowohl für Kohlensäure als auch für Sauerstoff unterschieden.

Man unterscheidet *drei Formen* der respiratorischen Insuffizienz:

1. Die **zentral bedingte respiratorische Insuffizienz,** für welche die Schlafmittelvergiftung mit herabgesetzter Ventilation ein typisches Beispiel ist.

2. Die **pulmonal bedingte respiratorische Insuffizienz** tritt dann ein, wenn durch krankhafte Vorgänge die Atembewegungen behindert sind oder die Luft- und Blutverteilungen in der Lunge gestört werden oder andere Faktoren den Gasaustausch in der Lunge direkt behindern.

3. Die **aerogene respiratorische Insuffizienz** tritt ein, wenn der Sauerstoffgehalt der Atemluft oder der gesamten Luft gewisse Grenzen unterschreitet.

Im Rahmen der Atemfunktionsproben kommt dem **Arbeitsversuch** in seinen verschiedenen Formen eine ganz besondere Bedeutung zu. Je nach Art, Intensität und Dauer der ausgeführten Arbeit wird die Atmung ganz verschieden belastet. Die Bestimmung des unter der Arbeit auftretenden **Sauerstoffdefizits** hat sich als wertvolle Methode erwiesen, um den Grad der respiratorischen Insuffizienz *direkt* zu bestimmen. Der unmittelbare Nachweis einer respiratorischen Insuffizienz wird auf Grund einer Untersuchung der arteriellen Blutgase erbracht. Besonders ausgesprochene Veränderungen der Blutgase finden sich bei Störungen der Atemregulation durch Vergiftungen. Diese führen häufig zur Hypoxämie. Bei Herzkranken mit Stauungslunge und Atemnot besteht eine leichte Verminderung der Kohlensäurespannung; in manchen Fällen, aber nicht regelmäßig ist bei Stauungslunge, Atemnot und Zyanose die Sauerstoffsättigung des Arterienblutes wenig vermindert.

Synopsis der Auskultations- und Perkussionsbefunde bei Erkrankungen der Atmungsorgane

Krankheit	Klopfschall	Atemgeräusch	Nebengeräusche trocken	Nebengeräusche feuchte klingende	Nebengeräusche feuchte nicht kling.	Stimmfremitus	Bronchophonie	Sonstiges
Normales Lungengewebe	voller Klopfschall (tief, laut, lang)	reines Vesikuläratmen	keine	keine	keine	normal	—	
1. Bronchitis . .			+	∅	(+)	normal	∅	
2. Bronchiolitis .			∅	∅	+	„	∅	
3. Asthma bronchiale . .			+	∅	∅	„	∅	
Emphysem . . .	sehr tief, laut, lang (hypersonor)	leises Vesikuläratmen	+	∅	∅	normal bis abgeschw.	∅	Faßform des Thorax, leise Herztöne, mst. kom. mit chr. Bronchitis, dann trockene oder feuchte, nicht klingende Rgs.
Partielle Verdichtungen	Schallverkürzung (höher, leise, kürzer)	verschärft, bronchovesikulär oder bronchial	(+)	(+)	+	normal od. verstärkt	∅ (+)	
1. Bronchopneum.			(+)	(+)	+	„	∅ (+)	maulvolle Expektoration
2. Wandständige Bronchiektasen			∅	(+)	+	„	∅ (+)	
3. Lungentbc.			(+)	(+)	+	„	∅ (+)	
4. Lungenabszeß oder Gangrän			(+)	(+)	+	„	∅ (+)	Dreischicht-Sputum
Totale Verdichtg.	mass. Dämpf.	bronchial	∅	+	∅	verst.,	+	
1. Lobäre Pneumonie			∅	+	∅	b. Bronchus-verleg. abgeschw.	+	Crepitatio indux u. redux
2. Atelektase . .		leise od. aufgehoben	∅	∅	∅			
3. Lungeninfarkt		umschr. bronch.	∅	(+)	(+)	verstärkt	(+)	
4. Lungentumor								

Fortsetzung von Tabelle S. 68

Krankheit	Klopfschall	Atemgeräusch	Nebengeräusche trokken	Nebengeräusche feuchte klingende	Nebengeräusche feuchte nicht kling.	Stimmfremitus	Bronchophonie	Sonstiges
Luftleere Medien zwischen Lunge und Brustwand	absolute Dämpfung	abgeschwächt oder aufgehoben	∅	∅	∅	(—)	∅	
1. Pleuraerguß			∅	∅	∅	(—)	∅	Nachschlepp. d. krk. Seite, ICR. verstrich. bei Ergüssen, an der oberen Grenze zuweil. Kompr.-Atm. u. Ägophonie
2. Pleuraschwarte	Schallverkürzung bis massive Dämpfg.		∅	∅	∅	∅	∅	
Pneumothorax	Tympanie od. Metallklang	abgeschwächt bis aufgehoben	∅	∅	∅	∅	∅	bei gr. Druck 1. Volumenzunahme, ICR. verstrichen, 2. Atembeweg. herabgesetzt
Hohlraumbildung: Kavernen oder Abszesse	sehr tief, laut, lang (bei groß. Kav. Tympanie) selten Schallwechsel	uncharakter. od. bronchial bis amphorisch	∅	+	(+) metallisch	(+)	(+)	Juchzen, Quietschen Knarren

An der Leipziger Klinik wurde von MATTHES ein Verfahren entwickelt, welches gestattet, beim Menschen die arterielle Sauerstoffsättigung zu registrieren, ohne die Arterie zu öffnen oder zu punktieren. Zunächst werden die Gefäße einer Ohrmuschel durch Histamin-iontophorese erweitert. Die Lichtdurchlässigkeit, die eine logarithmische Funktion der Sauerstoffsättigung des die Ohrmuschel durchströmenden Blutes ist, wird mittels Photozelle registriert. Infolge der lokalen Histaminwirkung entspricht das Blut in den Kapillaren in seiner Zusammensetzung dem arteriellen Blut. Um Schwankungen des Blutgehaltes der durchleuchteten Ohrmuschel kontrollieren zu können, wird gleichzeitig ein Plethysmogramm der anderen Ohrmuschel registriert. Die quantitative Eichung erfolgt durch Bestimmung einer durch Einschnitt in das Ohrläppchen entnommenen Blutprobe.

1. Der Husten

Die meisten Erkrankungen der Atmungsorgane gehen mit **Husten** und **Auswurf** einher. Der Husten ist als eine *Schutzvorrichtung des Respirationstraktes* anzusehen. Nach einer tiefen Einatmung wird die Glottis geschlossen. Dann wird unter Zuhilfenahme aller Exspirationsmuskeln eine kräftige Ausatmungsbewegung eingeleitet. Der zunehmende Thoraxbinnendruck sprengt schließlich explosionsartig die Glottis und reißt jene Massen, die wir als Auswurf oder Sputum bezeichnen, mit. Dieser Vorgang führt zur Säuberung der großen ausführenden Luftwege von Sekreten und Fremdkörpern. Der Husten ist ein Reflexvorgang; die reflexogenen Zonen liegen in der Schleimhaut des Kehlkopfes bis herab zur Bifurcatio tracheae. Das Zentrum für den Husten liegt dicht neben dem Atemzentrum im verlängerten Mark. Jeder Hustenstoß geht unter dem Mechanismus des VALSALVAschen **Versuchs** vor sich: Der intrathorakale Druck wird erheblich gesteigert und damit der Einstrom des venösen Blutes in den Thorax gehemmt. Es kommt auch zur Steigerung des *venösen* und *kapillaren* Druckes, der schließlich zu Konjunktivalblutungen, z. B. bei Keuchhusten, führen kann. Steht die Glottis offen, oder sind die Stimmbänder zerstört, so ist der Husten klanglos, und es wird selbst bei reichlichem Sekret in den Luftwegen für den Kranken außerordentlich qualvoll und schwierig, dasselbe auszuwerfen. Das gleiche kann bei allgemeiner Muskelschwäche und dadurch herabgeminderter Hustenkraft eintreten. Durch Entzündung der reflexauslösenden Zonen kann es zu einem qualvollen Reizhusten kommen, ohne daß Sputum entleert wird. Andererseits kann die Reflexempfindlichkeit der sensiblen Vagusendigungen in der Schleimhaut bei Vergiftungen oder Selbstvergiftungen, z. B. im Coma diabeticum, bei Typhus und bei bestimmten Gehirnerkrankungen, erheblich herabgesetzt sein. Bis zu einem gewissen Grade kann der Hustenreiz durch hemmende Einflüsse von der Großhirnrinde aus, d. h. durch den Willen unterdrückt werden.

Vom eigentlichen Lungengewebe aus kann selbst bei stärksten Reizen kein Husten ausgelöst werden.

2. Das Sputum (Auswurf)

Unter Auswurf faßt man alle jene Substanzen zusammen, die durch Husten oder Räuspern aus den Luftwegen herausbefördert werden. Je nach seiner Herkunft setzt sich der Auswurf sehr verschieden zusammen:

In ihm können Sekrete des Larynx, der trachealen und bronchialen Schleimhaut, der Inhalt von Hohlraumbildungen in den Lungen und bei destruktiven Prozessen Lungengewebe selbst enthalten sein. Ferner kann Eiter, der aus dem Pleuraraum in die Lunge durchgebrochen ist, oder bei Arrosion eines Blutgefäßes auch reines Blut vorhanden sein. Dem Auswurf sind ferner die normalen Sekrete des Rachens und der Mundhöhle, sowie Speisereste beigemischt.

Die Untersuchung des Auswurfes erstreckt sich auf die Menge, die Konsistenz, die Zusammensetzung, die Farbe, den Luft-, bzw. Schaumgehalt, auf Art und Menge von Blut-, Schleim- und Eiterbeimischungen, auf seine Reaktion und seinen Geruch. Der *makroskopischen* Betrachtung hat sich eine *mikroskopische* Untersuchung anzuschließen. Dieselbe erstreckt sich auf Nachweis und Darstellung von roten und weißen Blutkörperchen, von eosinophilen Zellen und Herzfehlerzellen, von elastischen Fasern und verschiedenen Kristallformen. In vielen Fällen wird die *bakterielle* und *kulturelle* Untersuchung des Sputums Aufschluß über die Ätiologie des vorliegenden Leidens geben. Bei großen Sputummengen und langer Dauer des Leidens kommt auch der Eiweißgehalt derselben in Frage, insofern bei geringer Zufuhr relativ große Eiweißverluste durch das Sputum eintreten können.

II. Erkrankungen der Bronchien

Unter den Erkrankungen der Bronchien kann man akute und chronische unterscheiden. Da bei den Bronchitiden das alveoläre Lungengewebe im Sinne einer Verdichtung nicht verändert ist, ist der Perkussionsschall nicht gedämpft. Man hört tiefen, lauten und langen Klopfschall. Bronchialatmen und Bronchophonie fehlen. Der Stimmfremitus ist weder verstärkt noch abgeschwächt. Das Vesikuläratmen ist bald verschärft, bald abgeschwächt. Dieses wechselnde Verhalten des

Vesikuläratmens ist abhängig von dem jeweiligen Grad der beim Katarrh bestehenden Verengerungen des Bronchiallumens. Diese Verengerungen werden durch Schwellungen der Schleimhaut und Sekretanhäufungen geschaffen. Sobald durch Hustenstöße die Luftwege wieder frei werden, ändern sich die Bedingungen für die Passage des Luftstroms und damit gleichzeitig die für den Charakter des Vesikuläratmens.

1. Die akute Bronchitis

Die akute Bronchitis ist häufig die Folge einer Infektion mit dem **Influenzavirus.** Bei dieser Infektion sind die Tonsillen, die Gaumenbögen und das Zäpfchen gerötet und geschwollen. Der weiche Gaumen ist wie mit Sagokörnchen übersät. In späteren Stadien erkranken auch die Nebenhöhlen mit einer Sinusitis. Weiter ergreift der Prozeß die oberen Luftwege und es kommt zur Bronchitis, Bronchiolitis und in einzelnen Fällen zur Pneumonie. Die Prozesse an den Bronchien und Lungen werden durch die Wirkung von Begleitbakterien, wie Pneumokokken, Streptokokken u. a., kompliziert. Anfänglich kann bei einem solchen Grippeanfall eine neutrophile Leukozytose, später eine Leukopenie bestehen. Die Blutsenkungszeit ist zunächst nur wenig beschleunigt und pflegt erst beim Hinzutreten von Komplikationen schnell anzusteigen. Bei Entzündung der reflexogenen Zonen kommt es zu einem quälenden **Reizhusten,** der zunächst ohne Auswurf auftritt. Später wird der Auswurf zäh und bei längerem Bestehen der Bronchitis lockerer und reichlicher. Über den Lungen hört man Vesikuläratmen, und je nachdem ob kleine oder große Bronchien befallen sind, gröbere oder feinere, aber immer nichtklingende Nebengeräusche. Diese sind fast immer auf beiden Seiten, häufiger trocken als feucht hörbar.

2. Die chronische Bronchitis

Die chronische Bronchitis ist häufig mit Lungenemphysem kombiniert. Die Lungengrenzen stehen in solchen Fällen tiefer und sind schlechter verschieblich, der Perkussionsschall ist lauter und länger als in der Norm. Eine lange bestehende chronische Bronchitis führt zu einer Mehrbelastung des rechten Ventrikels und zur Hypertrophie und Dilatation desselben. Beim beginnenden Versagen desselben treten Dyspnoe und evtl. auch Zyanose auf. Die **Röntgenuntersuchung** ist bei den Bronchitiden wenig ergiebig. Bei der chronischen Bronchitis sieht man gelegentlich verstärkte Hiluszeichnung und bei stärkerer Sekretanhäufung in den Bronchien breite Schattenstreifen, besonders über den unteren Lungenabschnitten.

Therapie der Bronchitis. Bei akuter Bronchitis ist Bettruhe einzuhalten, um Komplikationen zu vermeiden. Empfohlen werden schweißtreibende Maßnahmen, z. B. heißer Lindenblütentee. Bei der Bronchitis der Kinder sind Senfwickel von guter Wirkung. Oft bringen Inhalationen von Wasserdampf Erleichterung, während ätherische Öle den Hustenreiz verstärken. Bleibt der Auswurf zäh, und mehren sich die trockenen Rasselgeräusche, so sind *Expektorantien* zu empfehlen.

Spec. pector. 50,0, davon 1 Eßlöffel mit einer Tasse Wasser aufzubrühen. Oder heiße Milch mit künstlichem Emser Salz. Ein bewährtes Rezept: Infus. Rad. Ipecac. 0,5:150,0, Liqu. Ammon. anisat., Aqu. amygd. amar. aa 5,0, Sirup. Alth. ad 180, mehrmals täglich 1 Eßlöffel. Auch die altbekannte Mixtura solvens, welche Salmiak und Lakritzen enthält, ist brauchbar (dreimal täglich einen Eßlöffel).

Bei quälendem Reizhusten, der keinen Auswurf fördert, und bei dem stärkere katarrhalische Geräusche über den Lungen vermißt werden, muß man dem Kranken wenigstens nachts Ruhe verschaffen.

Das geschieht am besten durch Codein, z. B. Sol. Codein. phosphor. 0,4:20,0 in Tropfflasche, zur Unterdrückung des Hustenreizes 15—20 Tropfen; oder für den gleichen Zweck Kompretten Codein. phosphor. 0,03, OP mit 10 oder 20 Stück. Auch die Dicodidtabletten zu 0,005 oder 0,01 sind zweckmäßig. Ferner sei der 0,2%ige Paracodinsirup in Originalpackung zu 50 g genannt, der teelöffelweise eingenommen wird. Als grundsätzliche Regel hat zu gelten, daß man bei Schleimabsonderung den Husten nicht unterdrücken darf. Der Kranke soll „am Tage husten und nachts schlafen".

3. Die Bronchiolitis

Greift der Prozeß, wie das bei Kindern und Greisen nicht so selten ist, auf die feinsten Bronchiolen über, so spricht man von Bronchiolitis oder Bronchitis capillaris. Bei dieser ernsten Erkrankung ist das Allgemeinbefinden erheblich beeinträchtigt. Der Gasaustausch, welcher bei Erkrankung der größeren Bronchien so gut wie nie beeinträchtigt ist, ist erheblich behindert. Es kommt daher zu schwerer Dyspnoe und Zyanose. Man hört bei der Bronchiolitis feinblasige, nichtklingende Rasselgeräusche. Der Klopfschall ist tiefer, länger und lauter und hat gelegentlich einen tympanitischen Beiklang. Wegen der erschwerten Ausatmung kommt es zur Lungenblähung. Die Lungengrenzen stehen tiefer und sind weniger verschieblich. Wenn die Bronchien verstopft sind, ist das Vesikuläratmen abgeschwächt. Die kleinblasigen Nebengeräusche sind vor allem über den Unterlappen hörbar. Die Bronchiolitis hat manchmal einen langwierigen Verlauf und kann in die gefährliche Bronchitis obliterans übergehen.

4. Die Bronchiektasen

Unter Bronchiektasen versteht man zylindrische und sackförmige Erweiterungen der Bronchiallumina. Die diffuse zylindrische Form ist häufig die Folge einer chronischen Bronchitis, während die sackförmigen Bronchiektasen durch allseitigen Zug infolge schrumpfender Prozesse in der Lunge und der Pleura auf den Bronchus zustandekommen. Sie sind meist in den Unterfeldern der Lunge zu finden.

Anatomisch findet man bei den mehr diffusen Bronchiektasen noch Schleimhaut vor. Sie kann sogar hyperplastisch sein. Die Wand der Bronchiektasen ist aber im ganzen stark verdünnt. Bei den größeren bronchiektatischen Höhlen finden sich nur noch Reste von Knorpel, Muskulatur, Drüsen und Schleimhaut. In der Hauptsache wird die Wand von gewuchertem Bindegewebe gebildet, das von Blut- und Lymphgefäßen durchzogen ist. Die Blutgefäße können in den Entzündungsprozeß mit einbezogen werden, und es kann dabei zu heftigen Hämoptysen kommen. Die Beschwerden der Kranken mit Bronchiektasen sind vor allem durch die Ansammlung reichlichen Sekrets in den erweiterten Bronchien bedingt. Das Sekret wird durch Fäulnisbakterien mischinfiziert, wodurch es zu Zersetzungserscheinungen kommt. Der Auswurf hat infolgedessen einen üblen Geruch, der sich auch der Atemluft mitteilt. Das angesammelte Sekret wird bei Lagewechsel, besonders in der Frühe beim Aufstehen in großen Mengen auf einmal entleert (maulvolle Expektoration). Sind die Kranken weitgehend geschwächt, so daß sie den Auswurf nicht mehr abhusten können, kommt es durch Sekretverhaltung zum Übergreifen des Prozesses auf die benachbarten Lungenabschnitte mit Fieberattacken und gelegentlichen Schüttelfrösten.

Die klinischen Untersuchungsbefunde sind abhängig von der Lage der Bronchiektasen zur Oberfläche. Ist das bronchiektatische Gewebe genügend wandständig, dann ist der Perkussionsschall gedämpft und zeigt häufig tympanitischen

Beiklang. Liegen die Bronchiektasen in einem atelektatischen, geschrumpften Lungengewebe, so hört man Bronchialatmen, Bronchophonie und verstärkten Stimmfremitus. Die Nebengeräusche sind grob, feucht und klingend. Hohlraumsymptome dagegen sind selten.

Entscheidend für die Diagnose ist der **Sputumbefund.** Nicht selten werden in 24 Stunden 300—500 ccm Auswurf entleert, der sich in drei Schichten absetzt. Die *obere* Schicht enthält Schleim und Leukozyten, die *mittlere* grünliche Flüssigkeit, die von Schleimfäden durchzogen ist, die *untere* einen Detritus, der sich aus kleinen übelriechenden Körnern (DIETRICHschen Pfröpfen), aus Fettsäurekristallen, Cholesterin, Fettropfen und beigemengtem Blut zusammensetzt. Der Geruch des Auswurfes ist übel und faulig. **Mikroskopisch** findet sich ein Gemisch der verschiedensten Bakterien. Die Kranken magern ab, weil ihnen der üble Geruch des Auswurfs den Appetit verleidet. Häufig sieht man, wie bei allen chronischen Hustern, einen an der seitlichen Thoraxwand verlaufenden, daumendicken Muskelwulst (Hustenmuskel). Die Endglieder der Finger sind kolbig aufgetrieben. Es bilden sich sog. Trommelschlegelfinger.

Die Röntgenuntersuchung zeigt leere Bronchiektasen als Aufhellungen, die von Schattenbändern eingefaßt sind. Mit Sekret gefüllte Bronchiektasen imponieren als solide Schattenstreifen. Durch Füllen der Bronchien mit jodhaltiger Kontrastflüssigkeit kann man die Umgestaltung der Bronchien gut zur Darstellung bringen.

In seltenen Fällen erweitern sich die Bronchien in großen Teilen der Lunge oder auch in der ganzen Lunge zu Zysten und Waben (Wabenlunge). Bei gleichmäßiger Verteilung der Waben kann die röntgenologische Deutung erhebliche Schwierigkeiten machen. Man erkennt eine beide Lungenfelder ziemlich gleichmäßig einnehmende Netzzeichnung, die sich aus durchweg scharf begrenzten zarten Streifen und kleinen Fleckschatten zusammensetzt. Normale Lungenzeichnung kann vollständig fehlen. Bei solchen Kranken kommt es schließlich zu schwerster Kreislaufdekompensation mit Tachykardie, hochgradiger Zyanose und Atemnot. Das Herz ist nach rechts verbreitert, die Vitalkapazität erheblich vermindert. In der Regel ist die Wabenlunge kongenital angelegt. In anderen Fällen sucht man die Ursache in einer angeborenen Schwäche des elastischen Fasersystems.

5. Das Asthma bronchiale

Das Asthma bronchiale ist die Folge einer bronchialen Stenose. Eine solche Bronchiolostenose kann durch einen Spasmus zustande kommen, welcher auf eine generalisierte Systemerkrankung des gesamten Bronchiolenapparates zurückzuführen ist. Diese Bronchiolostenose kann in Anfällen auftreten (Anfallasthma) oder auch einem Dauerzustand mehr oder weniger schwankender Atemnot entsprechen (Nichtanfallasthma). Schließlich spricht man noch von asthmatischer Bronchitis mit periodischer Steigerung der Beschwerden, aber gelegentlich ganz krankheitsfreien Pausen. Hierher gehört der *eosinophile Katarrh*, die *Bronchitis fibrinosa* und die *Bronchitis chronica allergica.* Als Erfolgsorgan aller Asthmareize werden die drei Hauptgewebe der Bronchiolen angesehen, nämlich die glatte Ringmuskulatur, das submuköse Gefäßbindegewebe und das Epithel. Bei einzelnen Asthmatikern überwiegt immer oder wenigstens zumeist der Spasmus, bei anderen die Hyperämie und Exsudation, bei wieder anderen die Epithelreaktion. Ein großer Teil der menschlichen Asthmaanfälle entwickelt sich auf dem Boden einer allergischen Sensibilisierung durch **Allergene.** Unter den exogenen Allergenen unterscheidet man Luftallergene, Nahrungs- und Arzneiallergene und Injektionsallergene. Unter den endogenen Allergenen sind Produkte von Parasiten, körpereigene Stoffe mit Allergennatur und schließlich körperfremde Depotstoffe zu unterscheiden. Eine sorgfältige Anamnese hat bei jedem Asthmatiker danach zu forschen, ob das eine oder andere Allergen bei ihm die Anfälle auslöst. Zur Aufdeckung der Nahrungsallergene verordnet man eine möglichst einfache Suchkost. Neben den durch Allergene ausgelösten Anfällen gibt es sicher auch nichtallergische auslösende Ursachen, unter denen man wieder exogene und endogene unterscheiden kann. Zu den exogenen gehört das sog. Kälteasthma und asthmatische Zustände nach Histamininjektion. Zu den endogenen nervöse, stoffliche und zirkulatorische Einflüsse. Das Asthma entwickelt sich auf einem ganz bestimmten konstitutionellen Boden. Die Kranken stammen häufig aus Familien, in denen andere allergische Krankheiten wie Heuschnupfen, Ekzem, Urtikaria, Migräne zu Hause sind.

Krankheitsbild: In typischen Fällen setzt das Beklemmungsgefühl ganz plötzlich und unerwartet ein. Zunächst ist nur die Ausatmung, später auch die Einatmung erschwert. Die Atmung wird pfeifend und mühselig.

Die Kranken haben einen gequälten Gesichtsausdruck. Die Augen scheinen vorgequollen, die Halsvenen sind stark gefüllt, die Gesichtsfarbe ist blaß mit zyanotischem Unterton. Der Kranke sitzt mit aufgestützten Armen und sucht unter Aufbietung der gesamten Atemhilfsmuskulatur Luft zu gewinnen. Treten Hustenattacken hinzu, so kommt es zu Erstickungsanfällen. Solche Anfälle quälendster Atemnot können oft mehrere Stunden dauern. Der Anfall löst sich mit dem Auswurf eines spärlichen zähen Sputums, das nur mühsam herausbefördert wird. Die Untersuchung zeigt tiefstehende Lungengrenzen, hypersonoren Schachtelton und zahlreiche giemende, pfeifende und z. T. musikalische Nebengeräusche. Die Vitalkapazität der Lungen ist weitgehend eingeschränkt. Stellt man den Kranken im Anfall vor einen Röntgenschirm, so zeigen sich helle Lungenfelder und ein fast unbewegliches Zwerchfell. Infolge der Steigerung des exspiratorischen Drucks kommt es zu einer Einstromstauung und zu einer Verkleinerung des Herzschattens wie beim *Preßdruckversuch* (VALSALVA).

Der Auswurf besteht aus zähem, glasigem Schleim, in welchem man bei Lupen vergrößerung aufgequirlte Fäden, sog. CURSCHMANNsche Spiralen erkennt. Daneben finden sich zahlreiche eosinophile Zellen und sog. CHARCOT-LEYDENsche Kristalle. Die eosinophilen Zellen sind auch im Blute oft bis über 10% vermehrt.

Die Behandlung des Asthma bronchiale hat zwischen der Behandlung des akuten Anfalls und der Behandlung der Anfallsbereitschaft zu unterscheiden.

Die Behandlung des akuten Anfalls hat die Beseitigung des Bronchiolenkrampfes, der Schleimhautschwellung und der Schleimsekretion zum Ziele. Am raschesten wirkt die intramuskuläre Injektion von 1 ccm Asthmolysin, das Adrenalin und Hypophysin enthält. Andere Kranke reagieren gut auf die Injektion von Atropin. sulfuric. (½ mg täglich mehrmals). Wieder anderen Kranken hilft die Inhalation eines Flüssigkeitsgemisches, das Atropin. sulfuric. 0,03, Novocain 0,03, Glyzerin 3,0, Kal. sulfuric. 0,3, Sol. suprarenin 1,0:1000,0 ad 25,0 enthält.

Auch das Einatmen von Bronchovydrin, Aludrin oder Aspasan ist in einzelnen Fällen wirksam. Manche Kranke haben sich an das Rauchen von Asthmazigaretten gewöhnt, welche Stramonium, Hyoscin, krampflösende Nitrite enthalten. Ich habe es erlebt, daß solche Zigaretten bei anderen Asthmakranken Anfälle direkt auslösten. In der Klinik beginne ich jede Asthmabehandlung mit einer intravenösen Strophanthintherapie. Vielen Kranken bringt diese sofortige Herztherapie unmittelbare Erleichterung. Neben der Behandlung des einzelnen Anfalles hat die Allgemeinbehandlung sofort einzusetzen. Lokale Infektionsherde in der Nase oder in den Nebenhöhlen sind zu entfernen, Nahrungsallergene durch Verordnung von Rohkost möglichst auszuschalten. Hat man ein bestimmtes Allergen in Verdacht, so kann man durch sog. Hautteste versuchen, dasselbe näher zu bestimmen. Mit Hilfe des festgestellten Allergens kann man eine Desensibilisierungskur einleiten. Stets sollte man versuchen, aus dem Sputum eine Mischvakzine herzustellen und mit derselben den Kranken zu desensibilisieren.

III. Die akuten nichttuberkulösen Lungenerkrankungen

1. Die Pneumonie

Unter den Krankheiten der Lungen unterscheidet man zweckmäßigerweise die akuten von den chronischen. Viele von den akuten Lungenerkrankungen entwickeln sich aus Erkrankungen der Bronchien. Unter diesen steht die **Bronchopneumonie** an erster Stelle. Bei der Bronchopneumonie entwickeln sich in den Lungen, meist über beide Seiten gleichmäßig verteilt, kleine, z. T. konfluierende Infiltrationsherde. Diese Herde können sich bis zu Hühnereigröße entwickeln. Häufig siedelt sich die Infektion in der Umgebung eines oder mehrerer Bronchien an. Das geschieht mit Vorliebe z. B. in der Umgebung von Bronchiektasen. Während bei den Lappenpneumonien die Pneumokokken der Typen I und II ätiologisch dominieren, werden für die Herdpneumonien die Pneumokokken der Gruppe X neben vielen anderen Krankheitserregern angeschuldigt. Die Bronchopneumonien der *älteren Personen* sind prognostisch ebenso ernst zu werten, wie die Lappenpneumonien bei Menschen des 2. und 3. Lebensjahrzehnts. Auch übersteigt die Sterblichkeit der Bronchopneumonien des Kleinkindesalters um ein Vielfaches die Letalität der Lappenpneumonien des späteren Kindesalters.

Anatomisch steigt die Infektion bei der Bronchopneumonie vom Bronchus aus in die zugehörigen Alveolargänge und Alveolen auf, oder sie greift auf das peribronchiale Gewebe über und von dort aus auf die umgebenden Alveolen. Die Alveolen sind anfangs mit einem eiweißreichen Exsudat, welches von Leukozyten, Erythrozyten und Alveolarepithelien durchsetzt ist, angefüllt. Fibrin ist darin wenig oder gar nicht vorhanden. Die kleinen Herde können später vereitern. Die Bronchiolen enthalten ein eitriges oder schleimig-eitriges Sekret. Ihr Epithel geht meist zugrunde.

Krankheitsbild. Die Krankheit setzt häufig mit hohem Fieber, gelegentlich sogar mit Schüttelfrost ein, oder sie kann sich aus einer harmlosen Bronchitis allmählich und schleichend entwickeln. Ein typischer Fieberverlauf läßt sich nicht feststellen. Meist besteht heftiger Hustenreiz. Je nach der Ausdehnung der Affektion ist die Atmung erschwert und beschleunigt. Bei längerem Bestehen kommt es zur Mitbeteiligung des Kreislaufes. Der Auswurf ist schleimig-eitrig, selten blutig. Solange die Verdichtungen geringen Umfang haben und über eine sonst lufthaltige Lunge gleichmäßig verstreut sind, ist der Perkussionsschall laut, lang und tief, manchmal mit leicht tympanitischem Beiklang. Das Atemgeräusch ist anfänglich vesikulär, untermischt mit nichtklingenden, meist feuchten Rasselgeräuschen. Sobald die bronchopneumonischen Infiltrationen zu größeren Herden konfluieren und der Oberfläche naherücken, wird der Perkussionsschall gedämpft, das Atemgeräusch unbestimmt oder bronchial. Gelegentlich hört man an umschriebenen Stellen Bronchophonie. Hier sind dann die Rasselgeräusche klingend. Dem Charakter der Erkrankung entsprechend können die Befunde in kurzer Zeit an Ausdehnung und Intensität wechseln.

Die **Röntgenuntersuchung** zeigt kleinere und größere Schattenherde mit unscharfer Begrenzung. Wenn die Verdichtungsherde konfluieren, werden die Verschattungen naturgemäß intensiver, ausgedehnter und ungleichmäßiger.

Die **Behandlung** der Bronchopneumonie hat sich nach dem *Alter des Kranken* und der *Ausdehnung des Prozesses* zu richten. Bei älteren Leuten birgt die Bronchopneumonie immer die Gefahr einer Schädigung der Kreislauforgane in sich. Hier gelten die gleichen Gesichtspunkte wie bei der Behandlung der lobären Pneumonie. Wenn die Zeichen eines **Lungenödems** sich ankündigen, kann ein Aderlaß lebensrettende Wirkung haben. Wichtig ist, sowohl die jungen als auch die alten Patienten zu ausgiebiger Atmung zu veranlassen, weil eine oberflächliche Atmung offenbar die Ausbreitung der bronchopneumonischen Infiltrationen begünstigt. Bei Kindern bewähren sich immer wieder die Senfwickel mit nachfolgenden Übergießungen. Alte Leute wird man mit kalten Abklatschungen zu besserer Atmung veranlassen.

Unter den chemotherapeutischen Mitteln stehen heute die Sulfonamide in der Behandlung auch der Bronchopneumonien an erster Stelle. Die Grundsätze dieser Therapie werden bei der Behandlung der Lappenpneumonie näher ausgeführt. Die Influenza- oder Grippepneumonien, welche auf ein Virus zurückzuführen sind, sprechen auf die Sulfonamidtherapie schlecht oder gar nicht an. Bei diesen Formen halte ich einen Versuch mit der Chinintherapie für aussichtsreicher. Am besten bewährt sich die vorsichtige intravenöse Injektion: Chinin-Kalzium-Sandoz oder Chinin-Kalzium-Nordmark. Auch Chinin in Form von Chininum muriaticum in Dosen von dreimal täglich 0,5—1,0 g per os oder in Form von Solvochin subkutan (1 ccm = 0,5 g Chinin) hat sich bewährt.

Bei älteren Leuten, deren Atmung an sich schon durch das Bestehen des Altersemphysems beschränkt ist, deutet eine schwere Zyanose auf die Behinderung des Gasaustausches in den Lungen hin. Hier kann man gelegentlich durch Sauerstoffatmen ein Verschwinden der Zyanose und eine Besserung der Kreislaufverhältnisse erreichen. Letztere beherrschen in vielen Fällen das Krankheitsbild. Ist Gefahr im Verzuge, so ist die sofortige Anwendung von Strophanthin angezeigt. Später kann man auf Digitalis übergehen.

Besonders gefürchtet ist die **Grippe-Bronchopneumonie.** Die Grippe ist die Folge einer Virusinfektion. Sie hat in den verschiedenen Seuchenzügen einen sehr wechselnden Charakter. Sie ist eine Allgemeinkrankheit, die mit Schüttelfrost, hohem Fieber und schwerer Mattigkeit schlagartig einsetzt. Charakteristisch ist die Muskeldruckempfindlichkeit, besonders im Pektoralisgebiet, und der gerötete mit Bläschen übersäte Gaumen. Gefürchtet sind die katarrhalischen Komplikationen von seiten der Schleimhäute des Atmungsapparates: Pharyngitis, Tracheitis mit trockenem Reizhusten, Bronchitis, Bronchiolitis. Letztere geht häufig in die Grippe-Bronchopneumonie über, die sich durch hämorrhagischen Auswurf und rasch zunehmende Zyanose auszeichnet. Der Tod erfolgt in rasch verlaufenden Fällen an Kreislaufschwäche. Es gibt einzelne Epidemien mit einer Letalität bis zu 50%. Die **Behandlung** hat vor allem die drohende Vasomotorenlähmung zu berücksichtigen.

Die akute genuine, lobäre Pneumonie. Die frühzeitige Erkennung einer lobären Pneumonie hat heute aus dem Grunde eine besondere Bedeutung, weil die neuen Sulfonamidpräparate sich um so wirksamer zeigen, je früher die Behandlung beginnt. Die Erreger der lobären Pneumonien gelangen wohl im allgemeinen von außen in den Körper. Es sind die Pneumokokken, vorwiegend der Gruppen I und II. Die Pneumokokken sind grampositive, lanzettförmige Keime, die von einer schleimigen Hülle (Schleimkapsel) umgeben sind.

Mit Hilfe der NEUFELDschen **Quellungsreaktion** lassen sich die verschiedenen Typen in wenigen Minuten differenzieren. Die Art des pneumonischen Prozesses hängt aber nicht allein von dem Typ der Pneumokokken, sondern vor allem von der

Form der Auseinandersetzung zwischen Erreger und Organismus ab, wie sie durch die verschiedene Reaktionslage desselben bedingt ist.

Die Eigenart der Lappenpneumonie wird in ihrem **Verlauf** durch eine vorausgegangene Sensibilisierung bestimmt. Der alarmierende Beginn der Lungenentzündung mit Schüttelfrost, hohem Fieber und Seitenschmerz zeigt sich nur bei jugendlichen Individuen und auf der Höhe des Lebens. Je älter der Patient, um so seltener erkrankt er mit einem initialen Schüttelfrost. Die Temperatur kann rasch auf 39—40⁰ steigen. Dann folgt, wenn keine rechtzeitige Behandlung einsetzt, eine Continua von 8 Tagen mit kritischem, manchmal lytischem Temperaturabfall. Viele Kranke zeigen einen ausgedehnten **Herpes labialis.** Der Husten ist anfänglich kurz und schmerzhaft und fördert einen zähen, gelblich-bräunlich-rostfarbenen Auswurf, der am Sputumglas so fest haftet, daß man es umdrehen kann, ohne das Ausfließen befürchten zu müssen. Später werden Husten und Auswurf lockerer. Setzt die Entzündung zentral ein, und kommt der Kranke sehr frühzeitig zur Untersuchung, so können alle akustischen Symptome fehlen. Je mehr der pneumonische Verdichtungsprozeß sich der Oberfläche nähert, um so kürzer wird der Klopfschall, bis er schließlich absolut gedämpft ist. Gelegentlich hört man vorher einen tympanitischen Beiklang. Sind die Bronchien frei von Sputum, hört man Bronchialatmen und ausgesprochene Bronchophonie. Der Stimmfremitus ist verstärkt. Natürlich sind die physikalischen und klinischen **Symptome** verschieden je nach dem *Stadium* der Erkrankung, in welchem der Patient zur Untersuchung kommt:

Im Anschoppungsstadium entspannt sich die Lunge und gibt eine leichte tympanitische Schallverkürzung. Mit leiser werdendem Vesikuläratmen hört man ein feines Knisterrasseln (Crepitatio indux). Am 2. oder 3. Tage setzt das Stadium der totalen Infiltration ein, die Dämpfung ist jetzt absolut, der Stimmfremitus verstärkt, Bronchophonie und Bronchialatmen ausgesprochen deutlich. Falls Nebengeräusche vorhanden sind, hört man klingendes Rasseln. Ist die Pleura mitbeteiligt, hört man pleuritisches Reiben. Wichtig ist, daß Bronchialatmen, Bronchophonie und Stimmfremitus sofort verschwinden, wenn die Bronchien verstopft sind, aber wieder auftreten, wenn sie nach Abhusten wieder frei werden. Im Stadium der Lösung treten erst spärlich, allmählich reichlicher wieder fein- bis mittelblasige Rasselgeräusche auf; die Schärfe des Bronchialatmens nimmt ab, für kurze Zeit tritt nochmals Knisterrasseln auf (Crepitatio redux). Schließlich stellt sich wieder Vesikuläratmen ein, und die Lunge zeigt bei unkompliziertem Verlauf wieder völlig normales Verhalten.

Das **Blutbild** ist durch eine starke Hyperleukozytose bis zu 20—30000 Leukozyten gekennzeichnet. Die Neigung zur Leukozytose wird mit zunehmendem Alter immer geringer. Auch das vermehrte Auftreten stabkerniger Zellen ist bei älteren Leuten weniger ausgesprochen als bei den Jugendlichen, bei denen die stabkernigen bis über 20% der weißen Blutkörperchen ausmachen können.

Der **Harn** ist spärlich, hoch konzentriert, dunkel gefärbt. Er enthält regelmäßig vermehrtes Urobilinogen und Urobilin. Er ist arm an Kochsalz, welches in das Lungeninfiltrat wandert, er enthält oft geringe Mengen von Eiweiß und hyalinen Zylindern.

Das **Röntgenbild** zeigt je nach dem Zustand der Lungen, bzw. der Entwicklungsphase der Erkrankung eine anfänglich nicht sehr intensive, später tiefere homogene Verschattung des befallenen Lappens. Bei zentraler Verschattung kann dieselbe die doppelte Größe einer Faust erreichen bei noch vollkommen normalem, akustischem Befund (s. Abb. **16**, **17**, **18**).

Die Therapie der Lobärpneumonie. Einer der wichtigsten Grundsätze der Pneumonietherapie ist besonders seit Einführung der Sulfonamide durch DOMAGK die Frühbehandlung und eine genügend hohe Anfangsdosierung. Ferner ist eine

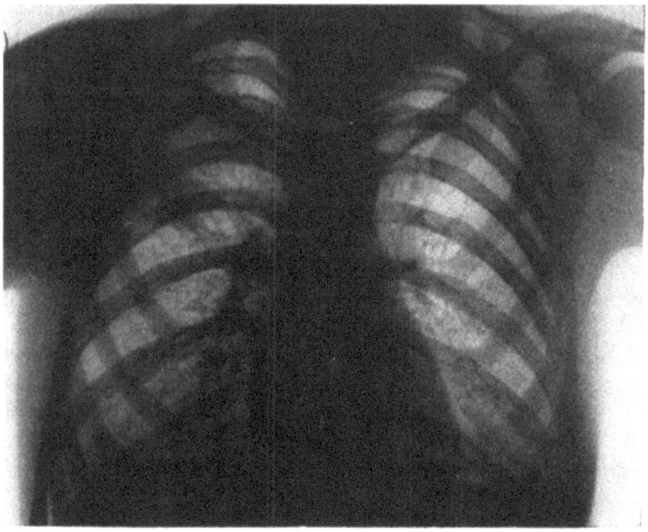

Abb. 16. Lobärpneumonie

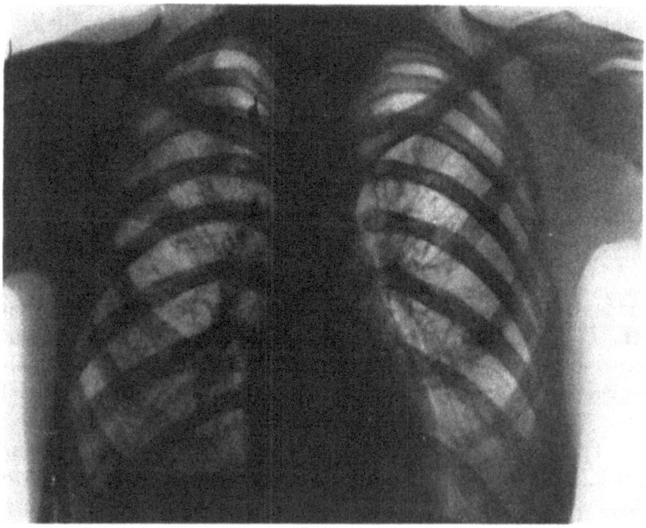

Abb. 17. Derselbe Fall (wie Abb. 16)

Behandlung erst dann als optimal zu betrachten, wenn sie in *Stoßform* erfolgt. Als allgemeine Richtlinien kann man die Dosierung auf etwa 0,1 g je Kilogramm Körpergewicht festsetzen; dabei soll aber stets individuell, d. h. nach dem Ernährungszustand und nach der Schwere des Krankheitsbildes die Menge des zu verabreichenden Medikaments bestimmt werden.

Man gibt zu Beginn 2 g per os, dann vierstündlich 1 g, um auf eine Tagesgesamtmenge von 6—8 g zu kommen. Als sehr wirksam haben sich erwiesen: Eleudron, Globucid, Sulfapyridin. Nach Abklingen der Temperatur werden noch einige Tage 6—8 g gegeben, erst dann wird diese Menge langsam reduziert, so daß durchschnittlich eine Gesamtmenge von etwa 40 g, in schweren Fällen 60 g erreicht wird.

Keinesfalls darf das Medikament zu früh abgesetzt werden, da es dann häufig zu Rezidiven (isotopen oder heterotopen) kommt. Da die Sulfonamide gelegentlich vom Magen schlecht vertragen werden und die Patienten mit Brechreiz und Appetit-

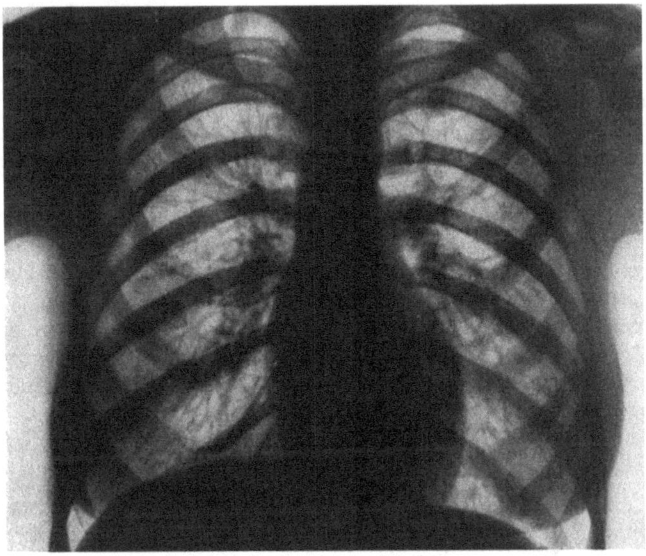

Abb. 18. Derselbe Fall nach 10 Tagen (wie Abb. 16)

losigkeit reagieren, empfiehlt es sich, die Tabletten Suppen oder Haferschleim beizumengen oder die Mittel parenteral zu geben. Keinesfalls darf die Behandlung jedoch eine Unterbrechung erfahren, da immer ein gleichmäßig hoher Sulfonamidspiegel im Blut gewährleistet sein muß. Der durch Pleurabeteiligung quälende Hustenreiz sowie starke Schmerzen sind wirksam durch Kodein, keinesfalls aber durch Morphium zu bekämpfen, da dieses auf das Atemzentrum lähmend wirkt. Zur Förderung der Expektoration finden die bereits früher beschriebenen Expektorantien Anwendung.

Die symptomatische Behandlung besteht in Anwendung von PRIESSNITZschen Brustwickeln. In schweren Fällen mit starken Brustbeschwerden und drohen dem Lungenödem verordnet man Senfwickel.

Bei pleuritischen Beschwerden sowie bei starker Unruhe gibt man ½ bis 1 mg Pantopon. Bei heftigem Hustenreiz Acedicon 0,0025 bis 0,005 oder Dicodid 0,005 oder Kodein 0,02, evtl. mehrmals täglich per os. Später Expektorantien, wie Infus. ipecac. und Liquor ammon. anis., reichlich Flüssigkeitszufuhr. Bei starker Zyanose und Atemnot empfiehlt sich Sauerstoffinhalation. Sehr wichtig ist die möglichst frühzeitige Behandlung der Kreislaufschwäche, vor allem durch die den Vasomotorentonus hebenden Medikamente, wie Cardiazol, Sympatol,

Koffein, Strychnin, Kampfer. Als Herzmittel vor allem Strophanthin intravenös täglich 0,3 bis 1 mg und darüber. Bei Zeichen von Lungenödem ist rechtzeitig ein Aderlaß von 300—500 ccm vorzunehmen und Strophanthin (0,3—0,5 mg) zu geben.

Besondere Verlaufsformen und Komplikationen der Pneumonie sind folgende:

Die **Wanderpneumonie** verrät sich, abgesehen von dem Ergriffenwerden neuer Bezirke, evtl. auch neuer Lappen, durch das Nebeneinanderbestehen verschiedener Stadien des physikalischen Befundes. Diese Verlaufsart ist meist langwierig und von ernster Prognose.

Die **Greisenpneumonie** läßt meist die stürmischen Zeichen des Verlaufs bei jugendlichen Individuen vermissen. Der Beginn ist oft milder, uncharakteristischer, das Fieber weniger hoch oder sogar fehlend, die Gefahr der Herzschwäche sehr groß.

Die **biliäre Pneumonie** stellt eine besonders schwere Form der Pneumonie dar. Sie ist außer durch Pneumoniesymptome durch einen intensiven Ikterus, eine mehr oder weniger deutliche Lebervergrößerung sowie durch das auffallend stark auftretende Urobilin und Urobilinogen im Harn gekennzeichnet Bilirubin tritt dagegen nur in Spuren in den Harn über oder fehlt ganz. Die Prognose ist schlecht. Auch bei ihr ist Sulfonamidbehandlung am Platze und führt bei konsequenter Anwendung zum Erfolg.

Neben der durch das Influenzavirus hervorgerufenen **Grippepneumonie** unterscheidet man neuerdings eine Viruspneumonie im engeren Sinne. Vielleicht gehört zu dieser Gruppe die „Balkangrippe" und das erst kürzlich in Deutschland beobachtete „Queenslandfieber". Die Übertragung der „Balkan- oder Südostgrippe" auf Meerschweinchen durch Patientenblut, sowie eine Züchtung des filtrierbaren Virus auf Chorioallantois ist gelungen. Der Erreger der Balkangrippe wird zum Teil mit der Rickettsia burneti nach ihrem Entdecker oder als Coxiella burneti mit dem Queenslandfieber identisch erklärt.

2. Die Viruspneumonie

Aus der Vielfalt der **klinischen Erscheinungen** der Viruspneumonie heben sich einige gemeinsame und typische Befunde heraus. Der Beginn der Erkrankung erfolgt sehr plötzlich mit mehr oder weniger ausgesprochenem Krankheitsgefühl, Kopfschmerzen, Müdigkeit und Gliederschmerzen. Häufig besteht dabei ein ausgeprägter Retrosternalschmerz, während katarrhalische Erscheinungen der oberen Luftwege im Gegensatz zur epidemischen Grippe selten beobachtet werden. Bei leichtem Reizhusten wird ein geringes schleimig-eitriges Sputum produziert. Die Temperatur ist hoch und bewegt sich bis 39 und $40{,}5^0$ und hält dann einige Tage kontinuierlich an. Der Puls zeigt im Gegensatz dazu eine relative Verlangsamung (60—80 Schläge je Minute). Die Atemzahl ist kaum beschleunigt. Im ganzen machen die Patienten im Gegensatz zu dem geringen Lungenbefund einen schwerkranken Eindruck. Neben geringen Schallabschwächungen mit leicht abgeschwächtem Atemgeräusch findet sich gelegentlich eine Dämpfung ganzer Lappenbezirke mit Bronchialatmen und Bronchophonie. Eine rasche Änderung des Lungenbefundes in 2—6 Tagen bis zum völligen Schwund physikalischer Phänomene ist nicht selten. Am 2. bis 3. Krankheitstag werden **röntgenologisch** zarte, wolkige umschriebene oder unscharf begrenzte, rundliche oder ausgedehnte Verschattungen sichtbar, die sich meist erst nach 2—3 Wochen zurückbilden.

Das Fieber zeigt im Kurvenverlauf am 3. oder 4. Tag einen Einschnitt (Temperaturabfall) nach Art einer Sattelkurve und sinkt gewöhnlich am Ende der 1. oder am Anfang der 2. Krankheitswoche in 1—2 Tagen lytisch ab. Die Leukozytenwerte sind entweder normal oder leukopenisch, die Senkung im Anfang niedrig, später mäßig bis zu Werten von 30 mm beschleunigt. Auffällig ist eine starke Kollapsneigung der Patienten mit niedrigen Blutdruckwerten, die sich bei Schwerkranken bis in die Zeit der Rekonvaleszenz erstreckt. Nicht selten wird eine stärkere Zyanose der Lippen beobachtet. Nach Absinken des Fiebers resultiert eine auffallend rasche Besserung des Allgemeinbefindens. An Komplikationen sind vor allem Thrombosen bekannt. Die Prognose ist im allgemeinen als günstig zu bezeichnen. Die überstandene Krankheit führt offenbar wie bei allen Viruskrankheiten zu einer Immunität.

Die **Therapie** ist meist symptomatisch, dabei muß der Kreislaufstützung besondere Beachtung geschenkt werden. Nach neueren Beobachtungen, die auf Inhalation von Badional, einem Sulfanilthioharnstoff, beruhen und bei infizierten Mäusen gemacht wurden, scheint sich eine neue erfolgversprechende Therapie anzubahnen.

3. Das eosinophile Lungeninfiltrat

Das **klinische Bild** des eosinophilen Lungeninfiltrates zeichnet sich durch seine Gutartigkeit, Flüchtigkeit sowie eine Häufung in den Sommermonaten aus. Bemerkenswert ist der Gegensatz zwischen den geringen *subjektiven* Beschwerden der Patienten und dem *objektiv* sich darstellenden Röntgen- und Blutbefund. Wahrscheinlich läuft bei einer großen Anzahl von Patienten das Krankheitsgeschehen ab, ohne daß es dem Kranken selbst zum Bewußtsein kommt. Es besteht nur ein geringfügiges Krankheitsgefühl mit Müdigkeit, Abgeschlagenheit, manchmal auch etwas Reizhusten und Stechen in der Brust wie bei einem leichten grippalen Infekt. Der geringe Auswurf ist nicht eitrig und enthält meist eosinophile Zellen und CHARCOT-LEYDENsche Kristalle. Die Beobachtung der Temperaturkurve ergibt meist völlig normale Werte, manchmal eine leichte Erhöhung, die aber kaum über 38,5° bei rektaler Messung hinauszugehen pflegt. Der physikalische Lungenbefund beschränkt sich im allgemeinen auf die Feststellung von verschärftem Vesikuläratmen oder geringem umschriebenem Pleurareiben. Ab und zu findet man Knisterrasseln sowie gelegentlich eine geringe Schallverkürzung, niemals jedoch Bronchialatmen. Anders verhält es sich mit dem Röntgenbefund und der deutlich nachweisbaren Bluteosinophilie. Neben mehr unscharf begrenzten, jedoch örtlich umschriebenen uni- oder bilateralen Verschattungen sowie flüchtigen, mehr scharf- und lappenbegrenzten Infiltraten finden sich auch kleine isolierte Rundherde von Pfennig- bis Fünfmarkstückgröße, die in der Ein- und Mehrzahl verstreut uni- und bilateral, selten kleinfleckig verstreut auftreten können. Es werden auch perihiläre Infiltrationen im Sinne der tuberkulösen Sekundärinfiltrierungen sowie infarktähnliche, keilförmige Verschattungen beschrieben. Diese Verschattungen sind bis zu 10 Tagen sichtbar und verschwinden dann plötzlich; dabei ist eine Rezidivneigung nicht selten.

Im **Blutbild** kann man während dieser Zeit meist eine Eosinophilie um 10% bis zu Höchstwerten von 80% feststellen. Das Abfallen auf normale Werte geht häufig langsamer als die röntgenologische Rückbildung der Lungeninfiltrate vor sich. Die Blutsenkung ist gewöhnlich gering, selten aber stark beschleunigt. Im Stadium der Abheilung können vermehrt Lymphozyten und Monozyten im peripheren Blutbild auftreten. Die WASSERMANNsche Reaktion im Blut ist negativ.

Auf der Suche nach einer **Ätiologie** haben sich verschiedene Anschauungen gebildet. Die Meinung, daß es sich um eine besondere Viruserkrankung handelt, sowie ein Zusammenhang mit der Tuberkulose bei besonderer Allergielage hat sich heute zugunsten einer Entstehung infolge Askarideninfektion verschoben. Dies wurde durch eingehende experimentelle Untersuchungen gesichert. Die Askariden passieren während ihres Entwicklungsganges als Larven die Lunge. So konnten nicht nur im Stuhl Askarideneier, sondern im Sputum auch Askaridenlarven nachgewiesen werden. Die Entstehung solcher flüchtiger Infiltrationen auf Grund anderer allergischer Symptome ist jedoch nicht abzulehnen.

Die **Differentialdiagnose** führt bei Kontrolle des Blutbildes und der flüchtigen Lungenerscheinungen zur Abgrenzung gegenüber der Bronchopneumonie, der zentralen Pneumonie, der atypisch verlaufenden Pneumonie, der Tuberkulose, maligner Tumormetastasen in der Lunge sowie in seltenen Fällen der Lungenlues.

Die **therapeutischen** Maßnahmen beschränken sich auf eine symptomatische Behandlung sowie auf die Durchführung einer Wurmkur bei Nachweis von Askarideneiern im Stuhl.

4. Die Lungenembolie

Die Lungenembolie entsteht, wenn losgelöstes Thrombenmaterial aus den Venen des großen Kreislaufes durch die Arteria pulmonalis in die Lungen eingeschwemmt wird. Die häufigsten Ursachen der Embolie sind folgende:

Thrombose der Schenkelvenen sowie der Beckenvenen, letzteres besonders bei Frauen, namentlich im Puerperium sowie nach gynäkologischen Operationen; ferner Thrombenbildung im Herzen bei Herzschwäche, besonders bei Mitralfehlern. Zu unterscheiden sind blande und infizierte Emboli.

Das **klinische Bild** hängt von der Größe des Embolus ab. Große Embolien, die einen Hauptast der Pulmonalarterie verstopfen, bewirken infolge der schweren Kreislaufstörung plötzlichen Tod. Verschluß eines mittelgroßen Lungenarterienastes hat einen Anfall von schwerer Dyspnoe, Angstgefühl und Zyanose sowie kleinen, frequenten Puls zur Folge.

5. Der Lungeninfarkt

Tritt der Tod nicht ein, so entwickelt sich ein hämorrhagischer Lungeninfarkt, d. h. ein keilförmiger, dunkelrot gefärbter Herd in der Lunge, dessen Spitze an der Stelle des Embolus in der Arterie und dessen Basis nahe der Oberfläche der Lunge, d. h. an der Pleura, liegt. Er entsteht infolge des Fehlens von Kollateralen an den peripheren Lungengefäßen, die sogenannte Endarterien sind. In seinem Bereich ist das Lungengewebe mit Erythrozyten vollgestopft. Größere Infarkte gehen oft mit einem *pleuritischen Exsudat* einher.

Die **klinischen Symptome** des Infarktes, die bei kleinen Infarkten fehlen können, sind folgende:

Atemnot, Seitenstechen (Pleurareizung), Reizhusten, meist mit hämorrhagischem Sputum, das dunkler als das pneumonische und frei von Fibrinfasern ist. Für kurze Zeit kommt es oft zu einer Temperatursteigerung.

Bei infiziertem Embolusmaterial (septische Endokarditis, puerperale Thrombophlebitis) entstehen embolische **Lungenabszesse**, bisweilen als Teilerscheinung einer Pyämie.

Die **Therapie** ist die gleiche wie bei der Pneumonie, nur muß man mit Herzmitteln besonders vorsichtig sein, da Gefahr der Auslösung einer neuen Embolie besteht. Wichtig ist die Prophylaxe: bei Thrombosen muß das erkrankte Bein absolut ruhig gelagert werden (Schienung).

6. Das Lungenödem

Das Lungenödem ist eine der gefährlichsten, meist **sekundär** auftretenden Lungenerkrankungen. Das Lungenödem ist aus dem Grunde so gefährlich, weil dabei in kurzer Zeit eine eiweißreiche, seröse Flüssigkeit aus den Kapillaren in die Alveolen übertritt, wodurch der Gasaustausch auf das schwerste gefährdet wird.

Im Vordergrunde des **Krankheitsbildes** steht die hochgradige Kurzatmigkeit mit heftiger Beklemmung und mit einem bis zur Todesangst gesteigerten Erstickungsgefühl. Man hört schon in der Entfernung zahlreiche Rasselgeräusche, schließlich Trachealrasseln. Es „kocht auf der Brust". Dabei wird, wenn der Patient noch genügend Kraft besitzt, ein dünnflüssiges, schaumiges, oft blutiges Sputum in reichlichen Mengen entleert. Gelegentlich ist neben den zahlreichen nichtklingenden, fein- und grobblasigen Rasselgeräuschen noch Vesikuläratmen zu hören. Häufiger ist ein feines Knistern wahrnehmbar, das von der pneumonischen Krepitation nicht wesentlich verschieden ist. Manchmal klingt es zarter als das pneumonische Krepitieren und scheint aus der Ferne zu kommen, woran die schlechtere Schalleitung der ödematösen, aber immer noch lufthaltigen Lunge Schuld tragen mag. Der Perkussionsschall ist beim Lungenödem laut und tief, manchmal mit tympanitischem Beiklang (Abb. 19).

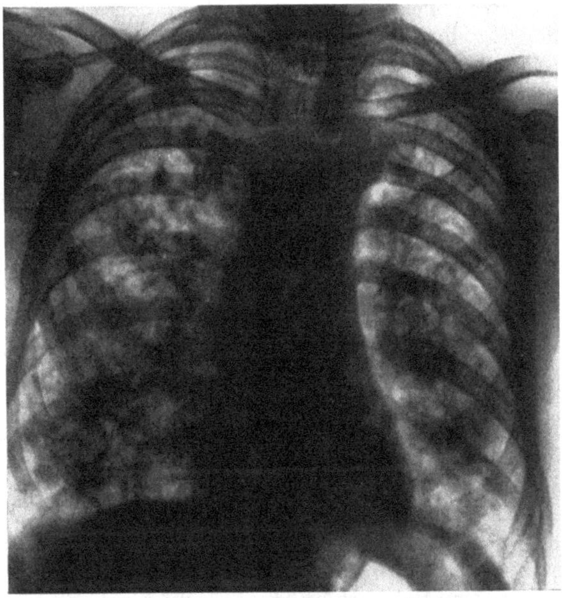

Abb. 19. Reversibles remittierendes Lungenödem bei Nitrosegasvergiftung

Ätiologie. Das Lungenödem kann aus entzündlichen und mechanischen Ursachen entstehen. Das entzündliche Lungenödem ist besonders bei manchen Grippeepidemien gefürchtet, in welchen es die Menschen im besten Alter dahinrafft. Die Kapillarwandungen werden durch das Virus oder durch andere Bakteriengifte so geschädigt, daß sie das Blutserum in die Alveolen durchtreten lassen. Die häufigste Ursache für das Lungenödem ist die akute Stauung im kleinen Kreislauf. Alle Herzmuskelschäden, welche die linke Kammer eher und schwerer treffen als die rechte, müssen zu einer plötzlichen Stauung im Lungenkreislauf führen. Wenn die linke Kammer das von der rechten ausgeworfene Blut nicht mehr vollständig aufnehmen kann, kommt es zur akuten Stauung mit starker Drucksteigerung in den Lungenkapillaren; diese führt zum Austreten von Flüssigkeiten in die Alveolen. Wahrscheinlich kann schon Sauerstoffmangel die Kapillarwände so schädigen, daß der Durchtritt von Flüssigkeit begünstigt wird. Dem mechanischen Lungenödem geht eine schwere, anfallsweise auftretende Atemnot voraus, die als **Asthma cardiale** bezeichnet wird. Setzt die Stauung wie bei den Klappenfehlern des linken Herzens allmählich ein, so führt sie fast nie zum Lungenödem.

Gelegentlich sieht man im Anschluß an zu rasche und zu ausgiebige Entleerung von Pleuraexsudaten große Mengen eines stark schaumigen, stark eiweißhaltigen, serösen Sputums auftreten: **Expektoration albumineuse.** Sie ist die Folge eines einseitigen Lungenödems. Die Lungenkapillaren sind durch den Druck des Exsudates entspannt und tonuslos geworden und durch Sauerstoffmangel geschädigt. Wird nun durch die Punktion der Druck von außen rasch herabgesetzt, so lassen die schlecht tonisierten und geschädigten Kapillarwandungen Blutflüssigkeit in die Alveolen übertreten. Das Lungenödem ist immer ein lebensbedrohlicher Zustand. Nur rasche und energische Maßnahmen können das tödliche Ende abwenden.

Die **Therapie** muß vor allem bemüht sein, die Blutzufuhr zur Lunge so rasch und energisch wie möglich zu drosseln. Das wird durch einen kräftigen Aderlaß von 500—1000 ccm erreicht. Sodann muß versucht werden, durch Anwendung der von mir sog. Osmotherapie die bereits in die Alveolen ausgetretene Flüssigkeit in das Blut zurückzureißen. Zu diesem Zwecke injiziere ich 100—200 ccm 20- bis 40%iger Traubenzuckerlösungen langsam in die Blutbahn. Der Traubenzuckerlösung können Kalzium und Vitamin C zugesetzt werden, um die „Abdichtung" der Kapillaren zu unterstützen. Ferner muß versucht werden, die Leistung des linken Ventrikels durch Strophanthin (0,5 mg i.v.) zu steigern.

IV. Die chronischen nichttuberkulösen Lungenerkrankungen

Im Gegensatz zu den akuten Lungenerkrankungen sind die Beschwerden und Krankheitserscheinungen bei Kranken mit einem chronischen Lungenleiden nicht immer so charakteristisch und eindeutig, daß ohne besondere Untersuchungsmethoden die Art der Lungenerkrankung diagnostiziert werden kann. Husten mit oder ohne Auswurf, Fieber, eine mehr oder weniger starke Beeinträchtigung des Allgemeinbefindens, Gewichtsverlust, Blutbeimengung zum Auswurf, müssen einerseits an eine subakut verlaufende Lungentuberkulose denken lassen. Dieselben Beschwerden und z. T. derselbe Befund kommen andererseits aber auch bei anderen nichttuberkulösen chronischen Lungenerkrankungen vor, so bei chronischer Bronchitis, Bronchiektasen, Lungenabszeß und -gangrän, Asthma bronchiale im Intervall, Lungenemphysem, Staubinhalationskrankheiten (Silikose), Lungen- und Pleuratumoren, chronischer Pneumonie, Lungenlues, Aktinomykose, Lungenechinokokkus.

Es besteht also bei derartigen Lungenbeschwerden die Gefahr, daß einerseits eine Lungentuberkulose lange Zeit nicht erkannt und damit der Termin für eine rechtzeitige Behandlung sowie für die möglichst frühzeitige Aufdeckung des Seuchenherdes verpaßt wird. Andererseits kann aber auch bei unvollständiger Untersuchung zu Unrecht ein tuberkulöses Lungenleiden angenommen werden und damit eine unnötige, unter Umständen den Kranken sogar gefährdende Behandlung eingeleitet werden. Wegen der verschiedenen Prognose und Therapie ist daher bei Kranken mit länger bestehenden Beschwerden von seiten der Lunge eine Differentialdiagnose unbedingt erforderlich, wobei besonderer Wert auf den Nachweis oder Ausschluß einer Lungentuberkulose zu legen ist.

1. Die Chronische Bronchitis

Als häufigste chronische Lungenerkrankung neben der Tuberkulose ist die chronische Bronchitis anzusehen. Sie kann sich aus einem wiederholten akuten Bronchialkatarrh entwickeln, kann aber auch von Anfang an als eine chronische Erkrankung auftreten, sehr oft verbunden mit einer chronischen Entzündung des Nasen- und Rachenraumes. Häufig tritt sie bei Erwachsenen als ausgesprochene Berufskrankheit infolge Einatmens von reizenden Gasen, Aufenthalt in staubiger Luft, bei chronischem Nikotin- und Alkoholabusus auf; bei Kindern nicht selten nach Keuchhusten. Sehr häufig ist sie in Wirklichkeit schon der Ausdruck von Bronchiektasien.

Krankheitsbild. Im übrigen finden sich die Zeichen einer chronischen Bronchitis bei fast allen anderen unten aufgeführten chronischen Lungenerkrankungen und sie kommt als sog. Stauungsbronchitis oft als nicht richtig gedeutetes Zeichen eines Versagens des Herzens vor. Störungen des Allgemeinbefindens durch Husten und Auswurf wechseln stark; abhängig vom Lebensalter. Die Perkussion bei nicht komplizierter chronischer Bronchitis ergibt keinen krankhaften Befund. Das Atemgeräusch ist meist abgeschwächt, bisweilen verstärkt und rauh. Wenn auch die kleineren Bronchien befallen sind, bestehen Rhonchi sonori et sibilantes, evtl. feuchte kleinblasige nichtklingende Rasselgeräusche. Die Körpertemperatur ist nur vorübergehend leicht erhöht. Stärkere Temperatursteigerung deutet meist auf eine komplizierende Bronchopneumonie hin. Die *Senkungsgeschwindigkeit* der roten Blutkörperchen ist nicht beschleunigt, solange Komplikationen fehlen. Dieser Befund macht das Vorliegen einer aktiven Lungentuberkulose im ganzen unwahrscheinlich. Wiederholte Untersuchungen des evtl. mit Kalium jodatum provozierten Auswurfes auf Tuberkelbazillen sowie Röntgenuntersuchung, bei der eine einfache Bronchitis nur einen geringfügigen und uncharakteristischen Befund (Vergröberung der Lungenzeichnung) bietet, sind zum Ausschluß einer Lungentuberkulose erforderlich.

Die **Therapie** soll vor allen Dingen darauf gerichtet sein, die schädigende Ursache zu vermeiden und evtl. ein die chronische Bronchitis bedingendes Grundleiden zu bekämpfen.

2. Die chronische Pneumonie

Die Lösung einer akuten Pneumonie ist mit der Entfieberung meist nicht abgeschlossen. Sie zieht sich normalerweise über einen Zeitraum von 2 bis 3 Wochen hin. Ist sie auch dann nicht eingetreten, was besonders bei älteren Leuten und therapieresistenten Fällen vorkommt, so spricht man von verzögerter Lösung. Dabei kann das Fieber vollständig fehlen oder leichte subfebrile Temperaturen weiter bestehen. Bei einem endgültigen Ausbleiben der Lösung kommt es zur Karnifikation durch Umbildung des Exsudates in Bindegewebe. Es wachsen Gefäße ein, das Bindegewebe organisiert sich und schrumpft. Der Prozeß kann auf die Pleura übergreifen und die kranke Seite einziehen. Infolge der Zugwirkung werden die Bronchien erweitert, und es kommt zur Bildung von Bronchiektasen. Die geschrumpften Partien werden schlecht oder gar nicht durchlüftet. Das Allgemeinbefinden ist wechselnd, häufig stark beeinträchtigt. Über dem Bezirk der chronisch-pneumonischen Infiltration bestehen Dämpfung, Bronchialatmen, Bronchophonie, Verstärkung des Stimmfremitus und je nach Ausdehnung und Anordnung der erkrankten und verdichteten Lungenbezirke mehr oder weniger klingende Rasselgeräusche. Alle diese Symptome sind oft weniger ausgesprochen als bei der akuten Lappenpneumonie. Hat die Verdichtung eine größere Ausdehnung angenommen und sind die Schrumpfungsprozesse weiter fortgeschritten, so kommt es damit zu einer Einengung der pulmonalen Strombahn. Diese führt zur Mehrarbeit des rechten Ventrikels mit Hypertrophie und Erweiterung desselben.

Therapie. Ist der spontane Heilungsprozeß einer Pneumonie ins Stocken geraten, so muß man versuchen, den Lösungsvorgang wieder anzuregen. Das gelingt häufig durch intramuskuläre oder auch vorsichtige intravenöse Injektionen von Turpintol oder Olobintin. Das Turpintol ist eine sterile ölige Lösung von reinstem Ol. Terebinth. rect. Eine 15%ige Lösung wird intraglutäal in der Menge von 0,5 bis 1 ccm injiziert und die Injektionen je nach der Reaktion alle 2—3 Tage evtl. unter Steigerung der Menge auf 2—3 ccm wiederholt. Man verspricht sich von diesen Terpentininjektionen eine Wiederbelebung der Abwehrkräfte, die sich gelegentlich durch Wiederaufflammen des Fiebers kennzeichnet. Die Opsonine und die spezifischen Immunkörper im Serum sollen sich danach vermehren. Aus den gleichen Indikationen heraus wird auch die Injektion von **Eigenblut** empfohlen, etwa 10 ccm Blut werden aus der Vene entnommen und sofort wieder intraglutäal injiziert. Die Injektionen sind alle 3—4 Tage zu wiederholen. Auch von der Diathermie kann man häufig mit Erfolg Gebrauch machen.

3. Der Lungenabszeß

Gelingt es durch die genannten Maßnahmen nicht, die Lösung der Pneumonie zu erzwingen, so kommt es häufig durch Mischinfektion mit Eitererregern zur Einschmelzung von Lungengewebe: zum **Lungenabszeß**.

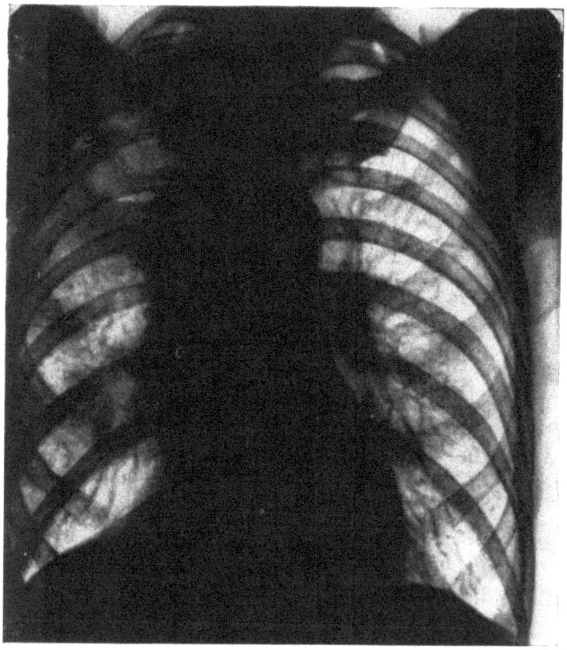

Abb. 20. Lungenabszeß im rechten Oberfeld

Ätiologie. Derselbe kann nicht allein durch eitrigen Zerfall pneumonischer, sondern auch bronchopneumonischer Infiltrate entstehen. Auch infizierte Infarkte können eitrig zerfallen und zur Abszeßbildung Anlaß geben. Auch die in Bronchiektasen sich ansammelnden Eitererreger können in das benachbarte Lungengewebe eindringen und dasselbe zur Einschmelzung bringen. Durch Aspiration von Fremdkörpern, z. B. abgebrochenen Zähnen, oder von Eiter aus den Nasennebenhöhlen oder aus den Tonsillen, kann es zur Abszeßbildung in den Lungen kommen.

Krankheitsbild. Kranke mit Lungenabszeß haben in der Regel mehr oder weniger hohes Fieber. Sie machen einen abgeschlagenen, häufig *kachektischen* Eindruck. Sie werden meist durch einen chronischen hartnäckigen Husten gequält. So lange die Abszeßhöhle geschlossen ist und die den Abszeß umgebende Infiltration genügend nahe der Oberfläche liegt, findet sich eine Dämpfung, häufig mit Bronchialatmen. Wenn der Bronchus verlegt ist, ist das Atemgeräusch naturgemäß aufgehoben. In diesem Falle steigt die Temperatur gelegentlich unter Schüttelfrösten an. Sobald sich der Abszeß durch einen *Drainagebronchus* entleert, wird reichliches, meist übelriechendes Sputum, oft mit elastischen Fasern, ausgeworfen. Die Sputummengen wechseln stark und haben einen widerlich-süßlichen, aber nicht fauligen Geruch. Die *Blutkörperchensenkung* ist stark beschleunigt. Je nach dem Alter des Patienten besteht eine Hyperleukozytose bis zu 20000 Leukozyten und mehr im Kubikzentimeter Blut. Dabei besteht starke Linksverschiebung und ein Schwund der eosinophilen Zellen.

Die **Röntgenuntersuchung** läßt anfangs eine Verschattung erkennen; später nach eingetretener Einschmelzung eine Aufhellung, evtl. mit beweglichem Flüssigkeitsspiegel (s. Abb. 20). Das Röntgenbild versagt aber dann, wenn die Erkennung eines Hohlraumes durch eine begleitende Pleuritis unmöglich wird. Unter Umständen können Tomogramme Aufklärung bringen.

Die **Therapie** des Lungenabszesses muß vor allem für genügenden Abfluß des Eiters Sorge tragen. Das geschieht durch häufigen Lagewechsel und Einnehmen der QUINCKEschen Hängelage. Die Heilungsvorgänge sollen durch Olobintininjektionen angeregt werden, nach den gleichen Gesichtspunkten, wie sie für die chronische Pneumonie beschrieben wurden. Auch Inhalation von Terpentin und anderen Balsamicis können den Prozeß günstig beeinflussen. Unterstützt wird diese Behandlung durch intravenöse Injektion von Neosalvarsan. Man beginnt mit 0,15 g und steigert — je nach der Verträglichkeit — auf Einzeldosen von 0,45 g bis zu einer Gesamtmenge von 5 g. Die konsequente Durchführung dieser Behandlung führt in vielen Fällen zum Erfolg. Macht aber die Kachexie rasche Fortschritte und kommt es infolge der Giftwirkung der aus dem Abszeß resorbierten Toxine zur Schädigung des Herzens und Tachykardie, so ist die Indikation zu dem meist nicht ungefährlichen chirurgischen Eingriff gegeben.

4. Die Lungengangrän

Während beim Lungenabszeß der Auswurf in der Regel rein eitrig und rahmartig ist, erscheint er beim Lungenbrand mehr dünnflüssig, schmutzig-braun oder schwärzlich-grünlich. Auch zwetschgenbrühenartige oder schokoladenfarbige Gangränsputa werden beschrieben. Der Geruch ist aashaft und äußerst widerlich. Man findet im Auswurf bald kleinere, bald größere bis fingerlange Gewebsfetzen häufig von schwarzer Farbe. Das Mikroskop zeigt noch das Bindegewebsfasergerüst der Lunge, das von Rußpartikelchen, Blutpigment, Fetttropfen, Detritus und Bakterien durchsetzt ist. Die Angabe, daß die elastischen Fasern durch die Fermente der Fäulniserreger vollständig aufgelöst seien, ist nicht richtig. In mindestens einem Drittel der Fälle lassen sich in den Fetzchen des Gangränsputums noch elastische Fasern nachweisen. Ein charakteristischer Bestandteil des Gangränsputums sind die DIETRICH*schen Pfröpfe* von der Größe eines Stecknadelkopfes bis zu einer Bohne.

Ätiologie. In der Regel wird angegeben, daß die Lungengangrän infolge der Einschmelzung des Lungengewebes durch Fäulniserreger bedingt sei. Häufig sind Spirochäten in Verbindung mit fusiformen Bazillen die Schuldigen. Der anaerobe Streptococcus putridus wird von anderen als der alleinige Erreger des Lungenbrandes angesprochen. Die verschiedenen Erreger der Fäulnis bewirken einen Eiweißzerfall unter Bildung von Ammoniak, Schwefelwasserstoff, Indol und Skatol.

Der Lungenbrand kann sich aus einem Lungenabszeß durch sekundäre Superinfektion mit Fäulniserregern entwickeln oder kann auch primär durch direkte Infektion mit denselben entstehen. In vielen Fällen ist der Übergang von Abszeß in Gangrän ein fließender und eine scharfe Trennung beider Vorgänge nicht möglich. Der primäre Lungenbrand entwickelt sich auch infolge Resistenzverminderung des sonst nicht kranken Lungengewebes. Nach Kampfgasvergiftungen, nach Einatmung von Ammoniak ist das Auftreten von Lungenbrand bekannt. Beim Diabetes mellitus wird die Gangrän auf eine Schädigung des Lungengewebes durch Stoffwechselschlacken zurückgeführt.

Das Allgemeinbefinden ist besonders bei rasch verlaufenden Fällen von Lungenbrand auf das schwerste gestört. Der Kräfteverfall und die Zyanose stehen im Vordergrund des **Krankheitsbildes.** Bei chronischeren Fällen von Lungenbrand leidet das Allgemeinbefinden weniger. Über dem Abszeß oder der Gangrän entwickelt sich häufig eine lokale Druckempfindlichkeit der Rippen. Im übrigen ähnelt das Krankheitsbild in seinem Beginn und seinen klinischen Symptomen dem des Abszesses.

Therapie. Liegt dem Leiden ein aspirierter Fremdkörper zugrunde, so soll auf jeden Fall versucht werden, denselben auf bronchoskopischem Wege zu entfernen. Im übrigen ist die Therapie die gleiche wie beim Lungenabszeß. Im Vordergrunde steht die Terpentininhalation und die Anwendung von Neosalvarsan. Unter den chirurgischen Behandlungsmethoden steht die Pneumotomie an erster Stelle. Sie ist vor allem angezeigt, wenn ein Abszeß oder eine Gangrän in die Pleurahöhle durchgebrochen ist und dort zu einem eitrigen oder jauchigen Empyem und zu einem Pyopneumothorax geführt hat.

5. Die Pneumokoniosen

(Staubinhalationskrankheiten)

Das dauernde Einatmen von vegetabilischem Staub führt meist nur zu einer chronischen Bronchitis. Bei sehr großen Mengen von Kohlenstaub (Kohlenarbeiter, Heizer, Schornsteinfeger) kommt es zu schwereren Veränderungen in den Lungen, die man als Anthrakose bezeichnet. Diese stellen anatomisch eine schiefrige Induration, besonders in den Oberlappen dar. Es kann dabei zu einer Erweichung des mit Ruß überladenen Gewebes kommen. Das schwärzliche Sputum enthält dabei zahlreiche mit Rußteilchen vollgestopfte Alveolarepithelien. Auch Tabakarbeiter sind durch das dauernde Einatmen von Tabakstaub gefährdet. Sie fallen später oft der Tuberkulose zum Opfer. Bei Nadel- und Messerschleifern führt die dauernde Einatmung von Eisenstaub zur **Siderose.**

Die häufigere **Silikose** kommt dort vor, wo quarzhaltiger Steinstaub entsteht (beim Bohren im Bergwerk und im Steinbruch, bei Metallschleifern, Sandstrahlbläsern, in keramischen Betrieben, bei der Herstellung und Verpackung von Scheuerpulvern, in Schieferbrüchen usw.). Bei dem sog. Schneeberger Lungenkrebs spielt der Gehalt des Gesteins an Kobalt und Radiumemanation eine Rolle.

Krankheitsbild. Trotz röntgenologisch nachweisbarer silikotischer Lungenveränderungen bestehen oft lange Zeit keine Beschwerden. Später wird fast regelmäßig über Atemnot, anfangs nur bei schwerer körperlicher Anstrengung, schließlich auch in der Ruhe, über Druckgefühl im Brustkorb und sehr oft über Schlafstörungen geklagt. Körpergewicht meist normal, gelegentlich erhöht. Dauernder Husten und Auswurf sind außer bei den schweren Graden bei der reinen Silikose nicht häufig. Der physikalische Lungenbefund ist trotz ausgedehnter Lungenveränderungen oft negativ oder gering. Häufig finden sich, selbst bei schwerer Silikose, nur die Zeichen einer Bronchitis und eines Emphysems mit doppelseitiger Schwielenbildung. In anderen Fällen besteht eine Schallabschwächung über den Schwielen und verschärftes Atemgeräusch. Vitalkapazität und Brustumfang bei Ein- und Ausatmung sind entsprechend dem Grade des Emphysems vermindert.

Da beginnende silikotische Veränderungen bei der klinischen Untersuchung und auch bei der Röntgendurchleuchtung übersehen werden können, ist für die Erkennung und Beurteilung der Silikose die **Röntgenaufnahme** von größter Bedeutung. Anfangs (Silikose I) findet sich Vermehrung der Lungenzeichnung durch feine Fleckschatten, die über die ganze Lunge verstreut sind. Bei gröberen Fleckschatten entsteht das Bild des sog. „Schneeflockengestöbers" (Silikose II). Bei der schweren Silikose (Silikose III) finden sich außerdem oft symmetrisch in beiden Oberfeldern gelegene Verschattungen, die durch die sog. silikotischen Schwielen bedingt sind. Durch die Schrumpfung dieser Schwielen kommen Verziehungen des Hilus nach oben und außen mit „Regenstraßenbildung“ und Einziehung des Zwerchfells vor (Zeltförmige Zipfelbildung des Zwerchfells). Durch Einschmelzung bedingte Aufhellungen in den Schwielen sind bei der nicht durch Tuberkulose komplizierten Silikose selten.

Durch Einengung der kleinen Lungengefäße und durch das Emphysem kommt es zu einer zunehmenden Belastung des rechten Ventrikels, die — noch ehe klinisch oder röntgenologisch eine Vergrößerung des rechten Herzens erkennbar ist — aus dem Rechtsüberwiegen der Herzstromkurve festgestellt werden kann.

Auch wenn beim Vorliegen einer *leichten* bis mittelgradigen Silikose die schädigende Arbeit aufgegeben wird, ist die Entwicklung einer *schweren* — mit Schwielenbildung einhergehenden Silikose — möglich. Bei einer reinen Silikose ist die *Senkungsgeschwindigkeit* der roten Blutkörperchen nicht beschleunigt, die Zahl der Erythrozyten eher an der oberen Grenze der Norm oder erhöht.

Durch das Vorliegen ausgedehnter silikotischer Lungenveränderungen wird die Entwicklung tuberkulöser Prozesse nach den bisherigen Erfahrungen fraglos begünstigt. Je nachdem, welche Veränderungen überwiegen, spricht man von einer **Silikotuberkulose** oder **Tuberkulosilikose.** Bei der Entwicklung einer aktiven Lungentuberkulose treten zu den bei der reinen Silikose beschriebenen Beschwerden Klagen über Husten mit Auswurf, schnellere Abnahme der Leistungsfähigkeit und Gewichtsverlust. Eine Steigerung der Temperatur bleibt dagegen oft auch bei einer schwereren Tuberkulosilikose aus. Das Bestehen eines diffusen oder mehr lokalisierten Katarrhs bei einem Silikosekranken weist auf die Entwicklung einer Tuberkulose hin. Bei ausgedehnter Silikotuberkulose entspricht der Lungenbefund dem einer reinen Tuberkulose.

Im **Röntgenbild** spricht die mehr verwaschene Fleckzeichnung bei einer Silikose für das Bestehen tuberkulöser Prozesse. Die bei reiner Silikose vorwiegend intrapulmonal gelegenen, scharf begrenzten Verschattungen reichen bei einer Silikotuberkulose oft bis an die Brustwand heran. In einzelnen Fällen ist die Entscheidung, ob vorwiegend silikotische oder tuberkulöse Veränderungen vorliegen, klinisch und auch röntgenologisch schwierig. Eine Beschleunigung der Blutkörperchensenkung, eine Verminderung der Zahl der roten Blutkörperchen mit Leukozytose spricht für eine Beteiligung auch aktiver tuberkulöser Prozesse neben den silikotischen.

Die **Therapie** der Silikose bzw. der Silikotuberkulose ist nur symptomatisch und besteht in der Bekämpfung der begleitenden Bronchitis bzw. der Herzinsuffizienz. Wichtig sind prophylaktische Maßnahmen mit dem Ziele einer Erkennung beginnender silikotischer Veränderungen, die in allen Fällen einen Wechsel des Arbeitsplatzes erforderlich machen.

Die schwere Silikose ist eine entschädigungspflichtige Berufserkrankung, die durch den behandelnden Arzt, auch wenn nur der Verdacht vorliegt, bei dem zuständigen Gewerbearzt gemeldet werden muß. Nach einer neuen Verordnung werden jetzt im Gegensatz zu früher alle Silikoseerkrankungen unabhängig von der Art des Betriebes entschädigt. Auch erfolgt eine Entschädigung der Tuberkulosilikose, wenn angenommen werden kann, daß die Entwicklung der aktiv fortschreitenden Tuberkulose durch die Silikose bedingt bzw. begünstigt ist, und zwar unabhängig davon, ob die Silikose an sich bereits schwer oder etwa nur mittelschwer ist.

6. Die Lungentumoren

Die Lungentumoren scheinen in den letzten Jahren immer häufiger zu werden. Unter den malignen Tumoren werden primäre und sekundäre Geschwülste unterschieden. Die Hauptrolle unter den primären Tumoren spielt das Karzinom. Es geht zu 95% von den Bronchien aus.

Anatomisch unterscheidet man drei Formen von Bronchialkrebs: Am häufigsten wird der infiltrierend wachsende, in der Hilusgegend lokalisierte Bronchialkrebs gefunden. Er folgt den Hauptbronchien auf weite Strecken, komprimiert dieselben und führt damit zur Atelektase und Bronchopneumonie. Seltener ist das verhornte Plattenepithelkarzinom, das gern eine große Ausdehnung, dabei aber eine Beschränkung auf einen Lappen zeigt. Am seltensten findet man die polypöse Form, welche rein interbronchial wächst und gern auf das Mediastinum übergreift. Diese Form führt schon frühzeitig zur Bronchostenose. Das eigentliche Lungenkarzinom ist ein Alveolarepithelkrebs, der häufig zu primären, multiplen, kleinknotigen Verdichtungsherden in der Lunge führt.

Krankheitsbild. Die Beschwerden der Kranken mit Lungentumor sind *uncharakteristisch.* Selten werden spontane Schmerzen oder Spannungsgefühl in der Brust angegeben. Häufig plagt die Kranken ein starker Husten, evtl. mit blutigem Auswurf. Aber sehr oft fehlt derselbe. Der Auswurf wird um so häufiger und reichlicher, je mehr Komplikationen den Krebs begleiten. Das himbeergeleeartige Sputum ist nur ausnahmsweise in charakteristischer Form vorhanden. Selten sind auch die großen Lungenblutungen. Sehr viele Kranke mit Lungenkarzinom fiebern, in der Mehrzahl der Fälle ist das Fieber auf komplizierende Erkrankungen zurückzuführen. Die kleinere Zahl der Lungenkrebskranken fiebert ohne Begleiterkrankungen. Ein fast regelmäßiges Symptom ist der Kompressions- oder Stauchungsschmerz des Brustkorbs. Wird der Thorax vom Untersucher in transversaler oder dorsoventraler Richtung zusammengedrückt, so geben die Kranken fast ausnahmslos einen stechenden Schmerz in der Brust an. Dieser Schmerz wird nicht immer auf die vom Tumor befallene Seite lokalisiert. Er weist in vielen Fällen auf eine Mitbeteiligung des Periost der Rippen hin, welche bei Thoraxkompression auf Biegung beansprucht werden, wodurch der Schmerz ausgelöst wird. Häufig führt schon das Beklopfen der Rippen mit dem Perkussionshammer zu schmerzhaften Sensationen. Viele Fälle zeigen Stauungszeichen im Bereich der oberen Hohlvene. Die Brustvenenzeichnung ist deutlicher als in der Norm. Der Venendruck ist in diesem Gebiet erhöht. Nicht selten findet man eine Differenz des Armvenendrucks zwischen rechts und links. Der erhöhte Druck in den Kubitalvenen läßt sich auch dadurch demonstrieren, daß man dem Kranken den Arm über die Horizontale erheben läßt. In Fällen mit erhöhtem Druck bleibt der sonst dabei eintretende Venenkollaps aus. Die Blutkörperchensenkung ist meist — wenn auch nicht ausnahmslos — erhöht. Das Allgemeinbefinden kann lange Zeit gut bleiben. Später treten mit zunehmendem Kräftezerfall Abmagerung und Anämie ein. Im weiteren Verlauf der Krankheit treten Metastasen in Achsel- und Halsdrüsen auf. Letztere können zur Rekurrenslähmung, zur Venenstauung und zu Ödemen im Gesicht und zu Schluckbeschwerden führen. Greift der Prozeß auf das Brustfell über, so kommt es zur exsudativen Pleuritis mit hämorrhagischer Beschaffenheit des Ergusses. Ein solcher hämorrhagischer Erguß ist besonders dann, wenn er nach der Punktion sich rasch wieder ergänzt, auf Tumor verdächtig. Der Lokalbefund ist wechselnd. Ist es zur Atelektase eines Lungenlappens gekommen, so bildet sich eine intensive Dämpfungszone mit Bronchialatmen, Bronchophonie und erhaltenem Pektoralfremitus aus. Ist die Stenosierung des Bronchus vollkommen, so fehlt natürlich das Bronchialatmen und die Bronchophonie. Das beginnende Lungenkarzinom kann oft mit den klinischen Methoden der Lungenuntersuchung nicht erfaßt werden. Ein Großteil der Diagnosen von Lungentumoren beruht auf den Ergebnissen der Röntgenuntersuchung. Sicher können auch diese täuschen. Gelegentlich werden sog. Karzinomabszesse als gewöhnliche Eiterhöhlen gedeutet. Umgekehrt können chronische peribronchitische Entzündungen als sog. Krebsfinger angesprochen werden. Auch die Abgrenzung eines Tumors gegen bestimmte Formen der Lungentuberkulose kann Schwierigkeiten bereiten.

Die **Therapie** der Lungentumoren ist wenig aussichtsvoll. Man wird immer den Versuch mit einer *Röntgenbestrahlung* machen. Gelegentlich sieht man nach dieser Therapie sich die Atelektase eines ganzen Lappens überraschend schnell zurückbilden, offenbar dadurch, daß ein den Bronchus komprimierender Krebsknoten, durch die Bestrahlung beschleunigt, zum Zerfall gekommen ist. Ein solches Ereignis bedeutet natürlich nicht die Heilung des Krebses, die man bisher nie erreicht hat. Wohl können durch die Bestrahlung vorhandene Schmerzen gelindert werden. Die Schmerzbekämpfung steht überhaupt im Vordergrund der Behandlung von Lungentumoren. Man sollte daher, sobald die Diagnose gesichert ist, mit Antineuralgicis und evtl. mit Morphium nicht sparen. Bei Tumoren, welche auf den Hilus beschränkt sind, kommt differentialdiagnostisch die Lymphogranulomatose in Frage, welche auf Röntgenbestrahlung gut anspricht, ohne allerdings dadurch geheilt zu werden.

Bei **Lungensarkomen** habe ich mit Urethan überraschende — wenn auch vorübergehende — Erfolge gesehen.

7. Der Echinokokkus der Lunge

Wie die Askariden das eosinophile Infiltrat der Lunge, so macht der Hundebandwurm, der Echinokokkus, charakteristische Veränderungen in der Lunge. Der Hundebandwurm führt wie die übrigen Bandwürmer während seiner Entwicklung einen Wirtswechsel zwischen Mensch und Tier durch. Bei den anderen Bandwurmarten ist der Mensch der Träger des Bandwurms, während er bei der **Taenia Echinococcus** der Träger der Finne ist. Der Hundebandwurm ist 5—6 mm lang und kommt außer bei Hunden auch bei Katzen, Wölfen und Schakalen vor. Als Zwischenwirte für das Finnenstadium dient außer den Weidetieren (Schafe, Rinder, Schweine, Pferde) der Mensch. Die Eier des Bandwurms werden durch den Kot seiner Träger in das Gras und in das Wasser entleert und so auf die Zwischenwirte übertragen. Die *Infektion* des Menschen geschieht durch den engen Kontakt mit Hunden. Die Eier geraten in die menschlichen Hände und von dort in den Mund. Sind die Embryonen aus den Eiern im Darm des Menschen ausgeschlüpft, durchbohren sie dessen Wand und gelangen über die Pfortader in die Leber und von dort durch das rechte Herz in die Lunge und schließlich in alle anderen Organe.

Die Embryonen entwickeln sich in den Organen und vor allem in der Lunge zu kindskopfgroßen Echinokokkenblasen. Der Inhalt dieser Blasen ist wasserklar und enthält Bernsteinsäure. Die Wand der Blasen zeigt eine parallelstreifige Schichtung und besteht zum Teil aus Chitin. An der Innenseite der Blase sprossen die sogenannten **Skolizes**, das sind die Köpfe mit ihren Saugnäpfen und einem Kranz von kleinen Häkchen. Bei dem Echinococcus unilocularis entwickeln sich an der Innenwand der großen Blase sogenannte Tochterblasen. Bei dem Echinococcus multilocularis wachsen die Tochterblasen nach außen und infiltrieren das umgebende Gewebe wie eine Geschwulst.

Symptomatologie. Das erste Symptom des Lungenechinokokkus ist häufig Husten mit blutigem, schleimigem Auswurf. Ein leichtes Fieber kann zu der Fehldiagnose einer Tuberkulose Anlaß geben. Andere Kranke zeigen ein pneumonisches Bild, das unvermittelt mit Schüttelfrost, Dyspnoe und Pleurareizung einsetzt und nach einiger Zeit allmählich wieder abklingt. Bei langsamem Wachstum des Echinokokkus zeigt sich eine scharf begrenzte Dämpfung meist mit abgeschwächtem Atemgeräusch, seltener mit bronchialem Atmen und mit Bronchophonie. Die erkrankte Seite bleibt bei der Atmung zurück. Verdrängungssymptome pflegen zu fehlen. Gelegentlich kommt es zu der Vereiterung des Echinokokkus mit Fieber und Schüttelfrost. Stirbt der Echinokokkus ab, so schrumpft die Lunge unter Hinterlassung eines Narbenfeldes oder Verkalkungsherdes. Beim Durchbruch der Echinokokkenblase in einen Bronchus wird klare Flüssigkeit oder Eiter ausgehustet, in welchem die charakteristischen Tochterblasen, Membranfetzen und Häkchen nachweisbar sind. Ein Durchbruch in die Pleura bewirkt **Empyem** oder **Pneumothorax** unter Seitenstechen, Dyspnoe oder gelegentlichem Kollaps. Im Blute zeigt sich eine Vermehrung der eosinophilen Zellen.

Das **Röntgenbild** zeigt einen auffallend scharf begrenzten, rundlichen intensiven Schatten. Die Diagnose darf *nicht* durch Probepunktion gesichert werden, da diese gefährlich ist. Bei Verdacht auf Echinokokkus kann die Diagnose durch die Komplementbindungsreaktion gesichert werden. Man verwendet Echinokokkenantigen, das Serum des Patienten, ein hämolytisches System mit Komplement. Man kann mit dem Echinokokkenantigen auch Hautreaktionen anstellen. An der Stichstelle entwickelt sich nach wenigen Stunden eine Rötung und Schwellung. Nur der positive Ausfall der genannten Proben ist für das Vorhandensein eines Echinokokkus beweisend. Ist seine Membran verkalkt oder undurchlässig geworden und kann daher der Blaseninhalt nicht in den Wirtskörper gelangen, so bleiben die Cutanproben und die Komplementbindungsreaktion negativ. Auch die Eosinophilie kann dann ausbleiben.

Die Röntgenuntersuchung hat die Differentialdiagnose gegenüber echten Teratomen zu berücksichtigen.

V. Erkrankungen der Pleura

1. Die Pleuritis

Als Pleuritis wird jede entzündliche Veränderung der Pleura bezeichnet. Die Entzündung ist in der Mehrzahl der Fälle auf Mikroorganismen zurückzuführen. Aseptische Pleuritiden kommen nach Rippenfrakturen vor, können oft viele Jahre bestehen und oft rezidivieren. Auch die karzinomatöse Form der Pleuritis ist als aseptisch anzusehen. Auf chemischer Grundlage beruht die urämische Form, die häufig gleichzeitig mit Entzündungen des Perikards oder des Peritoneums einhergeht.

Ätiologie. Unter den infektiösen Formen der Pleuritis kann man primäre und sekundäre unterscheiden. Bei der primären Form ist die Pleuritis die einzige Manifestation der Infektion. Die sekundäre Form kann entweder durch Fortleitung aus der Nachbarschaft oder metastatisch entstehen. Die meisten sog. primären oder idiopathischen Pleuritiden beruhen auf **Tuberkulose.** Sie sind nicht primär im eigentlichen Sinne, sondern müssen zu den fortgeleiteten oder metastatischen gerechnet werden. Klinisch ist die Pleuritis aber sehr häufig das erste Zeichen einer beginnenden Lungentuberkulose. Ein großer Teil der Fälle von Pleuritis erkrankt trotz scheinbarer Abheilung ihrer Brustfellentzündung später an Tuberkulose der Lungen. Auch andere Formen der Pleuritis entstehen als Folgen einer primären Erkrankung der Lungen. Das bekannteste Beispiel dafür ist die lobäre Pneumonie. Auch Erkrankungen der Bauchhöhle können auf die Pleura übergreifen. Das ist verständlich, da von der Peritonealhöhle aus ein ständiger Lymphstrom nach der Pleurahöhle stattfindet und der peritoneale Zwerchfellüberzug Lymphstomata besitzt, die mit dem subpleuralen Lymphgefäßnetz in Verbindung stehen. Bei einseitiger Pleuritis muß auch an den **subphrenischen Abszeß** als Ursache gedacht werden. Für die sonst so schwer zu diagnostizierenden chronischen **Leberabszesse** kann die rechtsseitige Pleuritis geradezu als Hinweissymptom dienen.

Auch bei Herzaffektionen kommen einseitige echte Pleuritiden vor, welche in der Regel einem **hämorrhagischen Infarkt** ihre Entstehung verdanken. Dagegen glaube ich nicht, daß die Arteriosklerose — besonders bei älteren Leuten — allein imstande sein sollte, eine Rippenfellentzündung herbeizuführen. Während die bisher genannten Formen der Pleuritis meist durch Fortleitung entstanden sind, kommen andere metastatische vor, wie sie bei Anginen und Gelenkrheumatismus beobachtet werden. Meist kommt die Pleuritis, die auf der gleichen Ätiologie wie der akute Gelenkrheumatismus beruht, nur gleichzeitig mit Gelenkveränderungen vor. Bei der Polyserositis erkrankt die Pleura gemeinsam mit dem Perikard und dem Bauchfell. Dieses Krankheitsbild ähnelt wegen des gleichzeitig bestehenden Aszites in vielen Punkten dem der Leberzirrhose und wird daher auch als perikarditische Pseudoleberzirrhose bezeichnet. Alle die bisher erwähnten Ursachen der Pleuritis können eine seröse, fibrinöse oder eitrige Entzündung hervorrufen.

Die **trockene Form der Rippenfellentzündung** (Pleuritis sicca) ist in der Regel nur ein Begleitsymptom von anderen Krankheiten. Sie kann nach einem Trauma der Brustwand mit und ohne Rippenfrakturen, manchmal als Begleitung von Bronchiektasien, am häufigsten aber als Initialsymptom einer Lungentuberkulose beobachtet werden. Der Patient erkrankt ziemlich plötzlich mit Schmerzen auf einer Seite, die beim Versuch zum tiefen Atmen stärker werden. Der Schmerz wird meist als stechend, seltener als dumpf und reizend geschildert. Die Körpertemperatur ist meist niedrig, selten über 38^0 erhöht.

Bei der Untersuchung fällt auf, daß der Kranke ungleichmäßig atmet und die Lungengrenzen auf der kranken Seite wenig oder gar nicht verschieblich sind. Die Perkussion ergibt sonst normale Verhältnisse. Bei der Auskultation hört man das mehr oder weniger charakteristische Reibegeräusch, das durch Scheuern der unebenen Pleurablätter aneinander entsteht. Es ist im Beginn häufig auf kleine Stellen der Pleura beschränkt. Am lautesten ist es dort zu hören, wo die Verschiebung der Pleurablätter aneinander am größten ist, also an den unteren und seitlichen Partien der Lungen. Über den Lungenspitzen hört man sehr selten Reiben. Dem Anfänger kann die Unterscheidung von schnurrenden und knackenden Rasselgeräuschen schwierig werden. Das Reiben ist im In- und Exspirium hörbar, aber nicht immer streng an die Atemphasen gebunden. Das Rasseln ist im Inspirium meist lauter und durch Hustenstöße leicht zum Verschwinden zu bringen. Das Reibegeräusch kann durch eine Reihe von tiefen Atemzügen abgeschwächt werden, weil sich die rauhen Reibeflächen dadurch glätten. Gelegentlich wird der Druck mit dem Stethoskop vom Kranken schmerzhaft empfunden. Die **Röntgenuntersuchung** zeigt vor allem eine schlechte Zwerchfellverschieblichkeit auf der erkrankten Seite. In der Regel besteht eine trockene Rippenfellentzündung nur wenige Tage. Die erhöhte Körpertemperatur sinkt rasch zur Norm ab. Der Schmerz und das Reibegeräusch verschwinden, und der Patient fühlt sich gesund. Ich glaube, daß in dieser Form auch die selten erkannte Influenzapleuritis verlaufen kann.

Die traumatische Form der trockenen Rippenfellentzündung ist oft sehr hartnäckig und kann noch nach Wochen und Monaten bei „Anstrengung oder Erkältung" wiederkehren. Die **Behandlung** sollte immer mit Bettruhe eingeleitet werden. Der Schmerz kann durch Hautreize gemildert werden. Hierzu eignet sich ein Anstrich mit Jodtinktur, Einreiben mit Olobintin, ein Alkohol- oder Senfwickel. Alle Maßnahmen, welche die Atmung ruhigstellen, z. B. ein Heftpflasterverband, mildern die Beschwerden. Bei gleichzeitig bestehendem Gelenkrheumatismus wird man von einer ausgiebigen Salizyltherapie Gebrauch machen (6—8 g Natr. salic.) oder Aspirin.

Die **Pleuritis sicca diaphragmatica** ist besonders schwer zu diagnostizieren. Sie kann durch Übergreifen von Erkrankungen der Lunge oder der Abdominalorgane auf das Zwerchfell entstehen. Ein Reibegeräusch ist nicht wahrnehmbar. Nur der Schmerz, der in die Höhe des Hypochondriums oder der untersten Rippen lokalisiert und bei abdominaler Atmung besonders heftig wird, weist auf eine solche Pleuritis diaphragmatica hin. Die Schmerzen werden beim Schlucken, Husten, Erbrechen oder Aufstoßen besonders heftig. Gelegentlich steigert ein Druck auf das Epigastrium den Schmerz außerordentlich heftig. Die Kranken atmen bisweilen sehr oberflächlich, rein kostal und beschleunigt. Die untere Thoraxpartie steht beiderseits oder nur auf der erkrankten Seite still. Die Krankheit wird häufig auf den Magen bezogen, bis die Röntgenuntersuchung die Klärung bringt. Die Durchleuchtung zeigt Unregelmäßigkeiten des Zwerchfells und seiner Gestalt und Verziehungen bei der Atmung. Aber auch die Durchleuchtung sichert die Diagnose in vielen Fällen nicht. Man achte besonders auf ein Zurückbleiben der erkrankten Zwerchfellhälfte bei der Atmung und auf ungenügende Eröffnung des Randsinus. Nach der Ausheilung bleiben häufig Verwachsungen des Zwerchfells zurück.

Die **Pleuritis serofibrinosa** zeigt häufig bakterienfreie Exsudate. Weder die mikroskopische Untersuchung noch die Kultur lassen Keime erkennen. In vielen solcher Fälle zeigt die Verimpfung der Punktate auf Meerschweinchen doch eine tuberkulöse Ätiologie. Klinisch nachweisbar werden Exsudate und Transsudate erst dann, wenn ihre Menge 300—500 ccm überschreitet. Jedes Punktat ist einer chemischen, zytologischen und bakteriologischen Untersuchung zu unterwerfen. Während jede entzündliche Veränderung der serösen Häute Exsudate zur Folge hat, werden die Ergüsse bei Herz- und Nierenerkrankungen und bei der alimentären Wassersucht als Transsudate bezeichnet.

Die *Transsudate* zeigen in der Regel ein spezifisches Gewicht *unter* 1015, ein *Exsudat* ein solches *über* 1016.

Da die Konzentration der Exsudate und Transsudate an Salzen und Extraktivstoffen immer annähernd dieselbe ist, ist in erster Linie der Eiweißgehalt der Flüssigkeitsergüsse bestimmend für ihr spezifisches Gewicht, das stets bei Zimmertemperatur abzulesen ist. Ein Eiweißgehalt von weniger als 2% läßt mit hoher Wahrscheinlichkeit auf ein Transsudat schließen, ein solcher von 4% oder mehr dagegen auf ein entzündliches Exsudat. Im höheren Alter macht die Differentialdiagnose von Flüssigkeitsergüssen nach diesen Regeln differentialdiagnostische Schwierigkeiten; denn 80% aller Exsudate zeigen bei betagten Patienten spezifische Gewichte zwischen 1005 und 1015. Die Ursache liegt darin, daß der Eiweißgehalt sowohl in Exsudaten als auch in Transsudaten in den höheren Altersstufen geringer ist als in gleichgelagerten Fällen früherer Lebensperioden.

Die in den serösen Flüssigkeiten in bei weitem überwiegender Menge vorkommenden Eiweißarten sind Serumglobulin und Serumalbumin. In entzündlichen Exsudaten findet sich daneben noch Fibrinogen und außerdem ein durch verdünnte Essigsäure in der Kälte fällbarer Eiweißkörper, der als Nukleoalbumin oder Fibrinoglobulin angesprochen wird. Außer den Eiweißstoffen findet man gelegentlich Hämoglobin, Leuzin, Tyrosin, Harnsäure, Purinbasen und Harnstoff. Auch Traubenzucker läßt sich nachweisen, solange er nicht durch das glykolytische Ferment der Leukozyten zerstört ist. Je nach ihrem Aussehen unterscheidet man *seröse, hämorrhagische, eitrige, jauchige* und *chyliforme* Exsudate. Die hämorrhagischen Exsudate sind je nach dem Blutgehalt bzw. Gehalt an freiem Hämoglobin mehr oder weniger rot gefärbt. Wird bei den eitrigen Exsudaten der Leukozytengehalt so reichlich, daß das Exsudat stark trübe wird und nicht mehr durchscheinend ist, spricht man von einem **Empyem.** Die chylösen oder chyliformen Exsudate haben ein milchartiges Aussehen von grauer oder grünlich-weißer Farbe. Die Trübung kommt durch eine feine Fettemulsion oder durch Suspension eines besonderen nicht löslichen Eiweißkörpers zustande. Die fettreichen Ergüsse enthalten außer Fett (0,1—3%) noch Cholesterin und Phosphatide. Es handelt sich meist bei ihrem Zustandekommen um einen Übertritt von Chylus in die Pleurahöhle. Das geschieht entweder durch Zerreißen eines kleineren Chylusgefäßes oder des Ductus thoracicus selbst oder durch Kompression des letzteren durch Drüsentumoren oder bösartige Neubildungen.

Bei der zytologischen Untersuchung sucht man die zelligen Elemente des Ergusses zu differenzieren. Gelegentlich findet man die Zellen in Verbänden, besonders bei dem Endotheliom. Ein Überwiegen der Lymphozyten spricht für die tuberkulöse Natur eines Exsudates. Das Überwiegen der polynukleären Leukozyten dagegen für akute Entzündungsprozesse der Pleura (Pneumokokken-, Streptokokken- und Staphylokokkeninfektion).

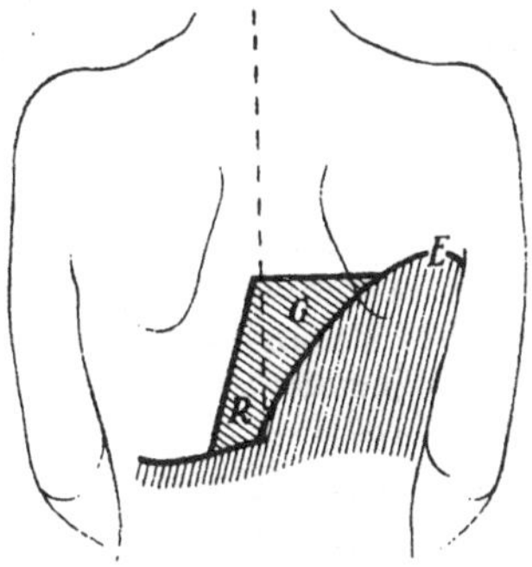

Abb. 21

Dämpfungszonen bei Pleuritis exsudativa

E. Ellis-Damoiseau'sche Linie
G. Garland'sches Dreieck
R. Rauchfuß'sches Dreieck

Das **Krankheitsbild der Pleuritis exsudativa** ist durch das rasche Ansteigen der Temperaturen auf 40 und 41° C gekennzeichnet. Die Krankheit schließt sich häufig an eine Pleuritis sicca an. In anderen Fällen fehlt jeder Schmerz, im Vordergrunde steht in solchen Fällen die Dyspnoe, und der Arzt findet zu seiner Überraschung ein großes *Exsudat.* Das Fieber hat einen wechselnden Charakter. Bei alten Leuten kann es vollkommen fehlen. Nimmt der Erguß zu, so treten in der Regel schwere Beklemmungen auf. Die kranke Seite ist vorgewölbt, die Zwischenrippenräume sind verstrichen. Bei der Messung des Thoraxumfanges zeigt die kranke Seite einen größeren Umfang, aber eine geringere respiratorische Exkursionsbreite als die gesunde Seite. Die kranke Seite schleppt bei der Atmung nach. Natürlich besteht im Bereich des Ergusses eine Dämpfung, die von oben nach unten an Intensität zunimmt. Die Ausdehnung und die Intensität der Dämpfung hängen von der Höhe des Exsudates und seiner Dicke ab. Die Grenze der Dämpfungsfigur ist meist insofern charakteristisch, als sie von hinten oben schräg nach vorn unten abfällt. Die Dämpfung kann hinten mehrere Handbreit hoch sein, bevor sie vorn überhaupt nachweisbar wird. Bei mittelgroßen bis großen Exsudaten verläuft die Begrenzungslinie von der Wirbelsäule parabolisch nach außen und oben, erreicht etwa in der mittleren Axillarlinie ihren Scheitelpunkt und sinkt nach vorn medial wieder ab (**Ellis-Damoiseausche parabolische Kurve**) (s. Abb. 21). Da die Pleurablätter an der oberen Grenze des pleuritischen Exsudates miteinander verklebt sind, ist der Flüssigkeitsspiegel bei Lagewechsel nur mangelhaft verschieblich. Die Dämpfungsgrenzen bleiben, wie man den Patienten auch stellt oder legt, dieselben. In dem Raum zwischen der Wirbelsäule und dem aufsteigenden Ast der Ellis-Damoiseauschen Linie findet man gewöhnlich eine leichte, aber deutliche Schallverkürzung, wohl infolge der Kompression der Lunge durch das Exsudat gegen die Mittellinie zu. Man bezeichnet diesen Bezirk des verringerten Luftgehaltes der Lunge als Garlandsches **Dreieck.** Einen weiteren dreiecksförmigen Dämpfungsbezirk findet man auf der gesunden Seite der Wirbelsäule anliegend und der unteren Lungengrenze aufsitzend. Diesen Bezirk nennt man das **paravertebrale Dreieck** von GROCCO-RAUCHFUSS. Es kommt durch die Verschiebung des Mediastinums auf die gesunde Seite zustande, deren Lunge in diesem Bezirk einen verminderten Luftgehalt hat und teilweise atelektatisch ist. An der oberen Grenze des Exsudates tritt infolge Entspannung des Lungengewebes gelegentlich ein Klopfschall mit tympanitischem Beiklang auf. Die Auskultation ergibt im Bereich der Dämpfung ein abgeschwächtes oder aufgehobenes Vesikuläratmen. Der Stimmfremitus ist dort aufgehoben, Bronchophonie nicht nachzuweisen. Am oberen Rande der Dämpfung ist der Luftgehalt der Lunge weitgehend — oft bis zur Atelektase — vermindert. Hier hört man daher manchmal fernklingendes Bronchialatmen (Kompressionsatmen). Die Bronchophonie hat in diesen Bezirken einen eigentümlich abgehackten, näselnden Charakter, der an Ziegenmeckern erinnert, daher Ägophonie genannt. Größere Exsudate bringen immer die Gefahr der Verdrängung der Mediastinalorgane, einschließlich des Herzens und dei großen Gefäße nach der gesunden Seite mit sich. Durch Abdrosselung der Zirkulation in der Vena cava kann plötzlich der Tod eintreten.

Die **Behandlung** der feuchten Rippenfellentzündung muß darauf abzielen, den Erguß sobald wie möglich zur Resorption zu bringen. Hierzu dient die Wärmeanwendung in jeder Form: feuchtwarme Umschläge, Heizkissen, Diathermie und der Glühlichtbogen müssen je nach den vorhandenen Mitteln herangezogen werden. Die Absicht ist, mit diesen Mitteln die Durchblutung zu der Pleura reflektorisch zu begünstigen. Das kann unter Umständen auch durch Hautreizmittel, wie z. B. Senfmehlpackungen, Jodanstrich oder Einreibungen mit Olobintin geschehen. Ein anderes Prinzip beruht auf der Anwendung der Autoserotherapie. Hat man sich überzeugt, daß das Punktat bakterienfrei ist, so injiziert man 5—20 ccm des steril entnommenen Exsudates unter die Haut oder intramuskulär.

Bei größeren Exsudaten ist die Indikation zur Entleerung derselben dann gegeben, wenn sie nach mehreren Wochen keine Neigung zur Resorption zeigen, ferner dann, wenn sie eitrig geworden sind; ganz besonders aber dann, wenn Atmung und Blutkreislauf ernstlich gefährdet sind. Das ist immer dann der Fall, wenn die Ergüsse von unten her die Spina scapulae oder die zweite Rippe überschreiten. Niemals sollen mehr als 1000 ccm auf einmal abgelassen werden. Zur Vermeidung von Verwachsungen sollen rechtzeitig Atemübungen gemacht werden, im allgemeinen aber nicht eher, als das Exsudat zum größten Teil aufgesogen ist. Man kann die Übungen damit beginnen, daß man den Kranken für kurze Zeit auf der gesunden Seite liegen läßt und ihm in dieser Lage eine Rolle unterschiebt, um die kranke Seite zur Ausdehnung zu zwingen.

Medikamentös wird Salizyl und Pyramidon gegeben. Vom Salizyl in Form des natr. salic. täglich 6—8 g. Vom Pyramidon 5—8mal täglich 0,3 g. Bei letzterem Mittel ist auf die Gefahr der Agranulozytose hinzuweisen (Schwund der granulierten Leukozyten).

2. Das Pleuraempyem

Im Verlaufe einer kroupösen Lungenentzündung, nicht selten auch nach Grippe-Bronchopneumonien kommt es zu stark leukozytenhaltigen Pleuraexsudaten, die fließend in ein Empyem übergehen können. Seine Allgemeinerscheinungen sind insofern schwerer als bei der Pleuritis, als sie häufiger mit Schüttelfrost und remittierendem Fieber einhergehen. Das Empyem neigt zur Abkapselung der eitrigen Prozesse, besonders auch der nach Grippe entstehenden seitlichen Randexsudate.

Auch zwischen den Lappen — interlobär — kann es zur Abkapselung von Empyemen kommen. Durch diese Abkapselungsprozesse können mehrere Kammern mit ganz verschiedenem Inhalt entstehen.

Die **Diagnose** eines Empyems kann insofern schwierig werden, als der Eiter dickflüssig wird, so daß man ihn durch eine dünne Nadel nicht ansaugen kann. Man muß sich daher bei der Suche nach einem solchen abgekapselten Eiterherd in der Pleurahöhle möglichst weiter Punktionskanülen bedienen. Der gewonnene Eiter ist stets durch Färbung und Kultur bakteriologisch zu untersuchen. Scheinbar steriler Eiter muß immer den Verdacht auf Tuberkulose erregen. Die *bakteriologischen Untersuchungen* sind in solchem Falle immer durch Tierversuche zu ergänzen.

Die **Behandlung** des Empyems hat die Bekämpfung des entzündlichen Prozesses und die Entleerung des Eiters zum Ziele. Bei Pneumokokkenempyemen haben wir durch Spülungen und nachträgliche Injektionen von Sulfonamiden ein Abklingen der entzündlichen Erscheinungen erreicht. Ein solcher Versuch, durch wiederholte Punktionen den Prozeß zum Ausheilen zu bringen, kombiniert mit Sulfonamidspülungen, ist besonders dann angezeigt, wenn sich größere Eingriffe wegen des schweren Allgemeinzustandes des Kranken verbieten. Führen diese Maßnahmen nicht zum Ziele, muß man versuchen, mit Hilfe der BÜLAUschen Heberdrainage den Prozeß zum Stehen zu bringen. Bei fibrinarmen Empyemen, bei denen der Eiter relativ dünnflüssig ist (z. B. Streptokokkeneiter), kommt man mit der Drainage schneller zum Ziel als bei dickflüssigem Pneumokokkeneiter. Sobald man annehmen darf, daß die Pleurablätter miteinander verwachsen sind und die Eröffnung des Brustkorbs ohne Gefahr für den Kranken vorgenommen werden kann, was etwa in der zweiten Woche nach dem Auftreten der Erscheinungen der Fall ist, ist der beste Zeitpunkt für die Rippenresektion gegeben. Wartet man mit dem Eingriff zu lange und ist die Abszeßwand starr und unnachgiebig geworden, so kann nach der Rippenresektion eine Resthöhle zurückbleiben, die unter Umständen eine Thorakoplastik nötig macht. Tuberkulöse Empyeme verbieten einen operativen Eingriff wegen der Gefahr der Mischinfektion. Nach Abheilung eines Empyems muß eine gründliche Nachbehandlung erfolgen, welche vor allem durch ausgiebige Atemgymnastik die Remobilisation der erkrankten Seite zum Ziele hat.

3. Die Pleuraschwarte

Sowohl eine Pleuritis als ein Empyem können mit ausgedehnten bindegewebigen Verwachsungen der Pleurablätter abheilen. Solche Verwachsungen werden, besonders wenn sie dicker werden, als Schwarten bezeichnet. Während kleine Schwarten klinisch bedeutungslos sind, können größere Schwarten die Atmung erheblich beeinträchtigen. Über den Schwarten schwindet die Luft aus der Lunge, und es kommt zu einer Inaktivitätsatelektase. Alle Schwarten haben die Tendenz zur *Schrumpfung*. Die Zwischenrippenräume werden infolgedessen enger, die Wirbelsäule verbogen, die Mediastinalorgane und mit ihnen das Herz nach der geschrumpften Seite verzogen. Die Vitalkapazität wird gemindert. Die Atembewegungen werden weitgehend eingeschränkt und ihr auf die großen Venen ausgeübter Sog erheblich verringert. Von den gesunden Atmungsorganen wird ein Drittel der Kreislaufarbeit geleistet. Ausgedehnte Schwartenbildung, die man auch als **Pleuritis deformans** bezeichnet, führt daher zu einer wesentlichen Beeinträchtigung der Zirkulation.

Die **Untersuchung** zeigt die kranke Seite abgeflacht. Ihr Umfang ist geringer als der der gesunden, ihre respiratorische Exkursionsbreite eingeschränkt, die Atmung schleppt daher auf der kranken Seite nach. Der Perkussionsschall ist über der Schwarte gedämpft. Die Dämpfung nimmt in der Regel von oben nach unten an Intensität zu. Die Lungengrenzen sind auf der kranken Seite *unverschieblich*. Das Atemgeräusch ist abgeschwächt, in schweren Fällen ganz aufgehoben. Ist es zu einer weitgehenden Atelektase des Lungengewebes gekommen und das Lungengewebe daher luftleer geworden, so kann das Atemgeräusch über Pleuraschwarten auch verschärft sein. In den stillgelegten Lungenabschnitten bilden sich Bronchiektasen mit mehr oder weniger grobblasigen Rasselgeräuschen.

Das **Röntgenbild** zeigt eine dem Grade der Verschwartung entsprechend intensive Verschattung. Das Zwerchfell ist verzogen und stillgelegt. Ist die Verschwartung doppelseitig, so wirkt sich dieser Zustand vor allem auf den Kreislauf aus. Eine schwere Herzinsuffizienz kann die Folge sein und den Tod herbeiführen. Auch chirurgische Eingriffe können an diesem Ausgang dann meist nichts ändern.

4. Der Pneumothorax

Dringt Luft oder Gas in den Pleuraraum ein, so fällt damit der Sog, welcher die Lunge in Spannung hält, fort, und sie zieht sich kraft ihrer Elastizität nach dem Hilus zusammen. Die Luft kann in den Pleuraraum sowohl von der Lunge her durch einreißendes Lungengewebe als auch von außen her durch beabsichtigte oder unbeabsichtigte Verletzung der Brustwand eintreten. Bleibt die Verbindung nach außen oder zur Lunge offen, so spricht man von einem **offenen Pneumothorax**. Schließen sich die Verletzungsstellen nach Eintritt der Luft in den Pleuraraum wieder, so nennt man den Zustand einen **geschlossenen Pneumothorax**. Gelegentlich bildet sich ein ventilähnlicher Mechanismus aus, welcher der Luft nur während der Einatmung den Eintritt in den Thorax gestattet. Es ist ein **Ventilpneumothorax** entstanden. Dieser Zustand wird dadurch gefährlich, daß der Druck im Pleuraraum durch die Atmung immer höher gepumpt wird, was zu starken Verlagerungen der Mediastinalorgane mit Abknickung der Vena cava inferior (caudalis) und damit zum Tode führen kann.

Das plötzliche Auftreten eines **Spontanpneumothorax** kann sich durch einen heftigen Brustschmerz ankündigen. Es kann eine starke Beklemmung und Atemnot auftreten mit Herzklopfen und blassem zyanotischem Aussehen. Oft bleiben alle diese Erscheinungen anfänglich aus, und dem Kranken kommen die dramatischen Vorgänge in seinem Brustkorb gar nicht zum Bewußtsein.

Die **Untersuchung** zeigt eine gegenüber der gesunden stärkere Vorwölbung der kranken Seite. Der Halbseitenumfang der kranken Seite ist größer und zeigt im Vergleich zu der gesunden geringere oder gar keine Atemexkursionen. Die Perkussion ergibt einen lauten, vollen, gelegentlich leicht tympanitischen Klopfschall. Die Lungengrenze steht auf der kranken Seite tief und ist unverschieblich, das Herz mehr oder weniger nach der gesunden Seite verdrängt. Das Atemgeräusch ist abgeschwächt oder aufgehoben, ebenso der Stimmfremitus.

Röntgenologisch ist die kranke Seite frei von Lungenzeichnung und zeigt eine paradoxe Zwerchfellbeweglichkeit insofern, als das Zwerchfell der kranken Seite bei der Einatmung nach oben gesogen wird und passiv den Druckschwankungen im Pleuraraum folgt (s. Abb. 22). Ein unkomplizierter Pneumothorax wird, wenn sich die Verletzungsstellen der Pleura wieder geschlossen haben, rasch aufgesogen. Die Lunge dehnt sich wieder aus.

Eine **Behandlung** ist eigentlich nur bei Verdrängungserscheinungen und beim Ventilpneumothorax notwendig, um den Überdruck herabzusetzen. Als Komplikationen des Pneumothorax sind zu nennen: Der Hydro-, Sero-, Pyo- und Hämatothorax.

Das *Gemeinsame* aller dieser Formen ist die gleichzeitige Anwesenheit von Luft und Flüssigkeit im Pleuraraum. Sie führt beim Schütteln oder bei Bewegungen des Patienten zu dem sehr charakteristischen *Plätschergeräusch,* der **Succussio Hippocratis**. Der Flüssigkeitsspiegel stellt sich bei Lagewechsel sofort nach den Gesetzen der Schwere ein. Dadurch wird es erklärlich, daß sich in den jeweils abhängigen Partien die physikalischen Erscheinungen des Exsudates, darüber die des Pneumothorax zeigen.

Der **Hämatopneumothorax** entsteht vor allem bei Stich- und Schußverletzungen der Pleura und der Lunge. Das Blut bleibt ungeronnen und wird oft spontan resor-

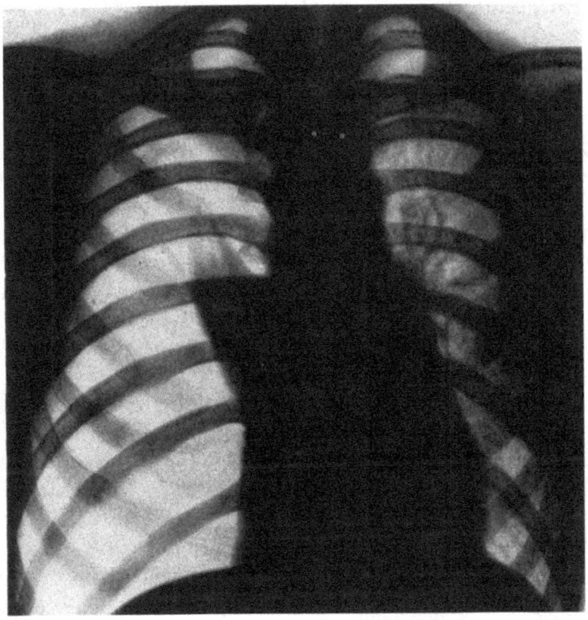

Abb. 22. Spontanpneumothorax

biert. Der **Seropneumothorax** ist nicht selten die Folge der Pneumothoraxbehandlung. Solange es sich um kleine Ergüsse im Pneumothoraxraum handelt, machen diese dem Kranken keine Beschwerden. Nur wenn Verdrängungserscheinungen auftreten, wird eine Punktion nötig. Sonst genügt eine rein konservative Behandlung, die durch kleine Pyramidon- und Salizylgaben unterstützt werden kann. Wird der Seropneumothorax von außen her oder von der Lunge her (z. B. bei Durchbruch von Abszessen oder tuberkulösen Kavernen) infiziert, so entsteht ein **Pyopneumothorax.** Es stellt sich sofort unter Auftreten von Schüttelfrost hohes remittierendes Fieber ein. Sind einmal Eiter- und Fäulniserreger in einen Pneumothorax eingedrungen, so ist die Rippenresektion angezeigt, um dem Eiter freien Abzug zu verschaffen, während der rein tuberkulöse Pyopneumothorax unter Umständen auch durch wiederholte Punktion und Pyramidonbehandlung zur Abheilung gebracht werden kann.

5. Tumoren der Pleura

Unter den seltenen primären Tumoren der Pleura ist das Endotheliom der häufigste. Breite schwartenartige Infiltrationen, die klinisch von einer verschwartenden Pleuritis schwer zu unterscheiden sind, führen frühzeitig zu einem hämorrhagischen Exsudat. Das Endotheliom macht auf dem Lymphwege Metastasen in die regionären Drüsen und in die Lunge. Sobald es auch auf das Mediastinum übergreift, treten Stauungen im Gebiet der Vena cava superior (cranialis) auf.

VI. Erkrankungen des Mediastinums

Unter den Erkrankungen des Mediastinums sind die akuten Entzündungen die gefürchtetsten. Wenn Ösophagusdivertikel oder Krankheitsherde in der Trachea nach dem Mediastinum durchbrechen, so entsteht die fast immer tödliche, **eitrige Mediastinitis.** Es kommt zu Schmerzen hinter dem Brustbein, zu Beklemmungsgefühlen und gelegentlich zur lokalen Ödembildung über dem Sternum. Daneben zeigen sich die Allgemeinsymptome einer schweren Infektion mit Schüttelfrost und remittierendem Fieber. Die Behandlung ist in den meisten derartigen Fällen machtlos.

Weniger dramatisch verläuft die **Pleuritis mediastinalis.** Sie macht die gleichen Allgemeinerscheinungen wie jede andere Pleuritis, daneben aber Symptome, welche auf die mediastinale Lokalisation hinweisen, vor allem Schmerzen hinter dem Brustbein und gelegentlich eine parasternale Dämpfung. Das **Röntgenbild** der Pleuritis mediastinalis zeigt beiderseits des Brustbeins eine gegen die Umgebung scharf abgesetzte, intensive Schattenbildung.

Die häufigsten Erkrankungen des Mediastinums stellen die **Mediastinaltumoren** dar. Obwohl sie ihrer Art nach sehr verschieden sind, haben sie doch aus dem Grunde viele gemeinsame Symptome, weil in dem engen zwischen Brustbein und Wirbelsäule gelegenen Raum viele wichtige Organe untergebracht sind: Außer dem Herzen und den großen Gefäßen liegen hier Luft- und Speiseröhre, die großen Bronchien, die Bronchialdrüsen, die Nervi Vagus, Sympathicus und Phrenicus und schließlich der Hauptlymphgang, der Ductus thoracicus. Unter den Mediastinaltumoren können *gutartige* und *bösartige* unterschieden werden. Zu den gutartigen gehören im Kindesalter die **Thymushyperplasie,** welche eine breite parasternale Dämpfung macht und gelegentlich schwere Atemnot zur Folge hat; ferner die **Struma substernalis.** Die Struma substernalis stellt eine sich unter das Brustbein erstreckende Vergrößerung der Schilddrüse dar. Sie führt häufig zu einer Kompression und Verschmälerung der Luftröhre, deren Knorpelringe allmählich erweicht werden (Chondromalazie). Dieser Zustand zeichnet sich durch einen eigentümlichen Stridor mit anfallsweise sich steigernder Atemnot aus. Zu den gutartigen Geschwülsten sind ferner die Dermoidzysten und Echinokokkenblasen zu rechnen. Auch das Aortenaneurysma kann klinisch die Symptome eines Mediastinaltumors machen. Mit besonderer Vorliebe werden die mediastinalen Lymphdrüsen bei allen den Krankheiten befallen, bei denen die Drüsen überhaupt mitbeteiligt sind: Hierher gehören die lymphatische Leukämie, die Lymphdrüsentumoren bei Tuberkulose und die maligne Lymphogranulomatose und das Lymphosarkom. Die tumorige Form der Hilusdrüsentuberkulose, die in letzter Zeit häufiger geworden ist, läßt sich am besten durch das Röntgenschichtverfahren (Tomographie) erkennen. Die allen diesen Mediastinaltumoren gemeinsamen Erscheinungen erklären sich aus dem *mechanischen Druck,* welcher auf die Nachbarorgane ausgeübt wird.

Klinisch beginnt das Leiden nicht selten mit Schmerzen in der Brustwand oder in den Armen. Später treten Venenstauungen im Gebiete der Vena cava superior auf mit Zyanose und Gesichtsödemen. Diese führen zur venösen Hypertension, welche häufig auf beiden Seiten ungleich stark ausgebildet ist. Durch Nervenschädigungen kommt es zur Rekurrenslähmung und zum **Hornerschen Syndrom,** welches durch Enge der Lidspalte und der Pupille und Zurücksinken des Bulbus infolge einseitiger Sympathikusschädigung zu erklären ist. Eine Vaguslähmung kann zur Tachykardie führen. Schließlich können sich die Drucksymptome auch auf die Speiseröhre erstrecken und dort zu Schluckstörungen führen. Bei allen Mediastinaltumoren suche man nach Drüsenmetastasen am Halse oder in den Achseln. Die Drüsenpunktion oder eine Probeexzision führen dann nicht selten zur Klärung der schweren Differentialdiagnose. Auch eine Blutuntersuchung zum Ausschluß von leukämischen Drüsentumoren darf nie unterlassen werden.

Das **Röntgenbild** hat vor allem die Aufgabe, die Entscheidung zwischen einem Aneurysma und einem Mediastinaltumor zu fällen. Hierzu können die Tomographie und das Kymogramm herangezogen werden.

Bei länger dauernden Abflußstauungen kommt es zu Anschwellungen an Brust, Hals, Kopf und Armen und zur Ausbildung eines sog. **Stokeschen Kragens** mit Steigerung des venösen Drucks im Gebiet der Vena cava superior (cranialis). Da der Blutausfluß aus der Vena cava superior (cranialis) gehemmt ist, erweitern sich die oberflächlichen Venen des Thorax und bilden Kollateralkreisläufe zur Vena epigastrica inferior und damit zur Vena femoralis und Vena cava inferior (caudalis) aus. Isoliertes Ödem der oberen Körperhälfte bei Freibleiben der unteren deutet auf eine Thrombose der Vena cava superior (cranialis) hin, welche bei Mediastinaltumoren gelegentlich vorkommt.

Die **Behandlung** richtet sich naturgemäß nach der Art des Tumors. Substernale Strumen müssen operativ entfernt werden. Das Lymphogranulom spricht sehr gut auf Röntgenbestrahlung an. Neuerdings hat auch die Urethanbehandlung der **lymphogranulomatösen,** der **leukämischen,** ja sogar der **lymphosarkomatösen Mediastinaltumoren** beachtliche — wenn auch vorübergehende — Erfolge zu verzeichnen.

Die Erkrankungen des Blutes und der blutbildenden Organe

Unter Blutkrankheiten versteht man solche Zustände, bei welchen Schädigungen der hämatopoetischen Organe bzw. des zirkulierenden Blutes dem Krankheitsbilde das Gepräge geben. Das Blut besteht aus dem flüssigen Plasma und den geformten Bestandteilen: den roten und den weißen Blutkörperchen und den Blutplättchen. Während die Lymphozyten in der Hauptsache in den Lymphdrüsen und in der Milz entstehen, ist die Bildungsstätte der übrigen geformten Bestandteile bei den Erwachsenen das Knochenmark. Unter krankhaften Bedingungen können an der Bildung sämtlicher Blutzellen die Milz, die Leber und das Bindegewebe wie in der Fötalzeit teilnehmen. Die Erythrozyten werden physiologischerweise im roten Knochenmark gebildet. Bei gesteigerter Blutbildung kann sich das Fettmark der Röhrenknochen in rotes Zellmark umwandeln. Die kernlosen roten Blutkörperchen werden von den kernhaltigen Erythroblasten abgeleitet. Von diesen zeigen die Normoblasten die gleiche Größe wie die Erythrozyten, während die Megaloblasten, die im Embryonalleben als die normalen Vorstufen der Erythrozyten gelten, erheblich größer sind. Bei gesunden Menschen kommen kernhaltige rote Blutkörperchen im strömenden Blute nicht vor. Die Zahl der roten Blutkörperchen beträgt beim Mann etwa 5, bei der Frau etwa 4,5 Mill. im Kubikmillimeter. Die normale Zahl der weißen Blutkörperchen beträgt 6000—8000 in 1 cmm.

Für die Untersuchung des Blutes stehen uns eine große Reihe von Methoden zur Verfügung. Die quantitativen Methoden beziehen sich auf die Bestimmung der Gesamtblutmenge, der Zellzahl, der Feststellung des Volumens der geformten Elemente, der Senkungsgeschwindigkeit des Blutes, der Bestimmung der Blutgerinnungszeit und der osmotischen Resistenz der roten Blutkörperchen gegenüber hypotonischen Lösungen. Für viele Blutkrankheiten sind auch die Resultate der chemischen Untersuchung des Serums vor allem auf Eiweiß, Bilirubin, Hämatin und Eisen von Bedeutung. Auch die spektroskopische Untersuchung des Blutes muß gelegentlich zum Nachweis von Hämoglobinveränderungen (Methämoglobin) herangezogen werden. Die hämatologischen Methoden im engeren Sinne erstrecken sich auf die Feststellung der Zellzahl und die zytologische Untersuchung des Blutausstrichs. Die Ergebnisse der letzteren Methode unterrichten uns über das Blutbild. Für viele Bluterkrankungen ist das Vorkommen pathologischer Formelemente so charakteristisch, daß daraus allein die Diagnose gestellt werden kann. Neben der Blutuntersuchung ist für die Differentialdiagnose der Blutkrankheiten die Kenntnis der Zusammensetzung der Knochenmarkselemente von Bedeutung. Diese lassen sich durch Punktionen des Sternums mit Leichtigkeit gewinnen.

I. Leukozyten

Die Leukozyten lassen sich einteilen in:

a) Granulozyten (Neutrophile, Eosinophile und Basophile),
b) Lymphozyten, c) Monozyten, d) Plasmazellen.

Die Granulozyten entstehen beim Erwachsenen normalerweise im Knochenmark; unter pathologischen Bedingungen auch „extramedullär" (Milz, Leber, Niere u. a.). — Ihre Vorstufen (Promyelozyten, Myeloblasten) zeigen noch *keine spezifische* Granulierung. Die Granulozyten enthalten Oxydasen und Peroxydasen, was eine Unterscheidungsmöglichkeit gegenüber den Lymphozyten bietet und durch entsprechende Reaktionen nachgewiesen werden kann. Da aber die Vorstufen (Myeloblasten) häufig auch noch keine Oyxdasen und Peroxydasen enthalten, hat der Ausfall dieser Reaktionen nur bedingten Wert.

Die Lymphozyten entstehen normalerweise in den Lymphknoten des Körpers und in den Lymphfollikeln der Milz; unter pathologischen Bedingungen auch an anderen Stellen (Knochenmark, Leber u. a.). Lymphozyten enthalten *niemals* Oxydasen und Peroxydasen.

Die Monozyten werden teils als Verwandte der Granulozyten, teils als Abkömmlinge des „Retikuloendothels" aufgefaßt. Ihr Entstehungsort ist umstritten. Sie enthalten weit weniger Oxydasen und Peroxydasen als die Granulozyten. Der Entstehungsort der Plasmazellen ist wahrscheinlich das Knochenmark. Sie sind sowohl morphologisch als auch funktionell scharf von den Lymphozyten zu trennen. Die Knochenmarksplasmazellen sind von verschiedener Größe, besonders hinsichtlich des Protoplasmas. Der Zelleib ist dunkelblau gefärbt mit perinukleärer Aufhellung und zeigt häufig eine oder mehrere Vakuolen. Der Kern liegt exzentrisch. Ob Blut und Knochenmarksplasmazellen identisch sind, ist fraglich. Oxydasereaktion fehlt.

1. Die Leukozytose und Leukopenie

Die Erhöhung der normalen Zellzahl von 6000—8000 auf > 10000 im Kubikmillimeter heißt „Leukozytose", die Erniedrigung der Zellzahl „Leukopenie". **Leukozytose** kommt beim Gesunden vor: nach Muskelarbeit und auch bei der Verdauung. Daher sind zur genaueren Zählung körperliche Ruhe und Nüchternheit nötig. Unter pathologischen Bedingungen finden sich Leukozytosen vor allem bei akuten Entzündungen, ferner nach akutem Blutverlust und bei bestimmten Blutkrankheiten.

Leukopenie kommt vor bei schweren Infektionen (Typhus, bestimmten Formen der kroupösen Pneumonie, Grippe, Sepsis, Perforationsperitonitis) als Zeichen schwerster Schädigung der Abwehrtätigkeit des Organismus, ferner im anaphylaktischen Schock, bei bestimmten Blutkrankheiten u. a. Mindestens ebenso wichtig wie die Untersuchung der Leukozytenzahl ist die Untersuchung der Leukozytenverteilung (Differentialformel) und der Veränderungen der Zellgestalt und -färbbarkeit.

1. Die Vermehrung der neutrophilen Granulozyten bezeichnet man als Neutrophilie oder Neutrophile Leukozytose. Sie findet sich vor allem im Anfangsstadium der mit Entzündung einhergehenden Krankheiten, ferner bei bestimmten Blutkrankheiten. Neben der (relativen oder absoluten) Vermehrung der Neutrophilen findet man weiter unter diesen Umständen in der Regel auch eine Veränderung der Verteilung; kommen mehr jüngere Elemente zur Ausschwemmung, so wird dieser Zustand als „Linksverschiebung" bezeichnet. Unter normalen Verhältnissen kommen im Blute praktisch nur segmentkernige und stabkernige Neutrophile vor. Bei „Linksverschiebung" ist die Zahl der Stabkernigen vermehrt. Dazu werden häufig auch jugendliche Neutrophile und Myelozyten, unter Umständen auch Promyelozyten ausgeschwemmt. Eine Ausschwemmung von Knochenmarkselementen wird als myeloide Reaktion bezeichnet. Eine

Linksverschiebung, die bis zum Auftreten von Myeloblasten führt, kommt nur bei bestimmten Blutkrankheiten vor.

Die Verminderung der Neutrophilen heißt (absolute oder relative) Neutropenie. Sie kommt bei schweren Infektionen und bestimmten Blutkrankheiten vor.

Daneben ist auch die Färbbarkeit der Neutrophilen von Bedeutung. Das Vorkommen basophiler, unregelmäßig geformter, schmutzig blauvioletter Granula in ihrem Protoplasma (bei Giemsafärbung) wird als toxische Granulierung bezeichnet und findet sich bei schweren Infektionen. Ebenso trifft man bei Knochenmarksschädigungen Vakuolenbildungen und bizarre Kernformen der Neutrophilen an.

Vermehrung der Eosinophilen heißt Eosinophilie. Sie kommt vor bei Scharlach, vielen Hautkrankheiten, Lymphogranulomatose, ferner bei allergischen Krankheiten (Asthma bronchiale u. ä.), bei Keuchhusten, Trichinose, Wurmkrankheiten u. a. Die Eosinophilen fehlen bei allen schweren, mit Entzündung einhergehenden Krankheiten (Ausnahmen s. oben). Ihr Wiederauftreten gilt als günstiges prognostisches Zeichen („Morgenröte der Eosinophilie").

Veränderungen der (relativen und absoluten) Zahl der Basophilen spielen keine erhebliche Rolle. Differentialdiagnostisch wichtig ist eine Vermehrung der Basophilen bei Leukämie.

2. Die Vermehrung der Lymphozyten heißt **Lymphozytose.** Sie kommt vor als letztes Stadium der Blutbildverschiebung bei den mit Entzündung einhergehenden Krankheiten (häufig auch bei der chronischen Tuberkulose), ebenso bei Morbus Basedow, ferner bei bestimmten Blutkrankheiten (s. unten u. a.).

Die Verminderung der Lymphozytenzahl nennt man **Lymphopenie.** Sie kommt im ersten Stadium der Blutbildverschiebung bei den mit Entzündung einhergehenden Krankheiten (solange die Neutrophilen vermehrt sind), bei bestimmten Blutkrankheiten u. a.

3. Die Vermehrung der Monozyten wird als Monozytose bezeichnet. Sie kommt als zweites Stadium der Blutbildverschiebung bei den mit Entzündung einhergehenden Krankheiten, bei bestimmten Blutkrankheiten u. a. vor.

Die Verminderung der Monozyten findet sich im Anfangsstadium der mit Entzündung einhergehenden Krankheiten und bei Blutkrankheiten u. a. vor.

4. Die Vermehrung der Knochenmarksplasmazellen beobachtet man vor allem beim Myelom, plasmazelluläre Knochenmarksreaktionen bei Anaphylaxie und Serumkrankheit. Im Blute treten Plasmazellen bei Viruskrankheiten auf (Hepatitis epidemica, Fleckfieber, Röteln, Masern).

Man spricht also bei infektiösen Prozessen und Infektionskrankheiten von einer neutrophilen Kampfphase, einer monozytären Abwehrphase und einer lymphozytären Heilphase.

2. Die Agranulozytose

Unter besonderen Umständen kann also eine Leukopenie oder eine Leukozytose entstehen. Bei der Agranulozytose zeigt die Leukopenie eine Verminderung vor allem der Granulozyten, so daß eine relative Lymphozytose besteht. In reinen Fällen beobachtet man keine Anämie und auch keine Thrombopenie, sehr häufig jedoch gleichzeitig nekrotisierende Anginen und andere Schleimhautulzerationen. Oft ist die Schleimhaut des Mundes im ganzen gerötet. An einer oder mehreren Stellen finden sich weißliche oder graue Beläge, welche tiefere Substanzdefekte verdecken können. Die **Gewebsnekrosen** können in kurzer Zeit stark fortschreiten und an Noma erinnern. Die Kranken haben meist starke Schluckschmerzen. Da die Nekrosen sich schnell *bakteriell* infizieren, kommt es zu einem jauchigen Zerfall, der zu einem üblen Geruch führt. Die Nekrosen sind nicht auf die Mundschleimhaut beschränkt; sie können sich in ähnlicher Weise in der Nase und an den Konjunktiven, aber auch im Rektum und in der Vagina entwickeln. Oft sind die regionären Drüsen vergrößert und schmerzhaft. Der Tod kann in wenigen Tagen unter zunehmender Benommenheit und Kreislaufschwäche eintreten. Es gibt aber auch rezidivierende Fälle, die sich über Jahre hinziehen. Bei ihnen können die Leukozytenzahlen auf unter 1000 im Kubikmillimeter absinken und trotzdem Besserungen eintreten.

Im **Knochenmark** zeigt sich eine Aplasie des Granulozytenapparates. Die myeloischen Elemente fehlen nahezu vollständig. Retikulum- und Plasmazellen sind häufig stark vermehrt.

Die **Ursache** des schweren und gefährlichen Leidens ist nicht für alle Fälle sichergestellt. In vielen Fällen ist Pyramidon oder Amidopyrin das schädliche Agens. Auch andere Arzneimittel wie Aspirin und Antipyrin sind angeschuldigt worden. Ferner sollen die Schlafmittel der Barbitursäurereihe den Leukozytenapparat schädigen können. Vielleicht besteht bei einzelnen Personen eine Überempfindlichkeit gegen bestimmte Arzneimittel, die sich besonders bei chronischem Gebrauch in einer Leukopenie oder einer Agranulozytose äußern kann.

Therapeutisch haben sich Transfusionen am besten bewährt. Auch das Nukleotrat, ein Polynukleotid, soll durch Knochenmarksreizung die Leukozytenbildung wieder anregen. Das gleiche verspricht man sich von Knochenmarksreizbestrahlungen.

3. Die Aleukia haemorrhagica

Unter Aleukia haemorrhagica wird eine hochfieberhafte Erkrankung mit progredienter Anämie, hämorrhagischer Diathese und Neigung zu Ulzerationen der Schleimhäute verstanden. Gleichzeitig bestehen eine Leukopenie und Thrombopenie. Die Megakaryozytenzahl im Mark ist stark herabgesetzt. Die Kranken gehen unter zunehmender Anämie in wenigen Wochen oder Monaten zugrunde. Es bestehen hier fließende Übergänge zur aplastischen Anämie oder Panmyelopathie.

4. Die Leukämien

Die Leukämie, die „Weißblütigkeit", ist 1845 von Virchow als besonderes Krankheitsbild erkannt worden. Die Leukämien gehören offenbar in die Gruppe der malignen Neubildungen. Im Tierexperiment gelingt es, z. B. an Mäusen, mit dem gleichen Mittel zuerst Leukämien zu erzeugen, die später in Tumoren übergehen. Andere Autoren glauben, daß es sich bei den Leukämien um *Korrelationsstörungen* vorwiegend der *innersekretorischen Organe* handelt. Viele Leukämien zeigen während des Verlaufs fieberhafte Reaktionen, fast alle beträchtliche Erhöhungen des Grundumsatzes, die aber unabhängig von der Zahl der Leukozyten sind. Leukämien kommen in jedem Lebensalter vor.

Es gibt verschiedene Formen der Leukämie: Die Unterscheidung geschieht entweder auf Grund der betroffenen Leukozytenart: Man trennt die

myeloische Leukämie (leukämische Myelose) von der
lymphatischen Leukämie (leukämische Lymphadenose). (Tafel I.)

Als Sonderart wird eine

Monozytenleukämie beschrieben. Alle diese Formen werden nach der Schnelligkeit ihres Verlaufes wieder in akute und chronische unterschieden.

Schließlich werden die Leukämien auf Grund der Zellzahl in leukämische, subleukämische und aleukämische Formen unterteilt. Die aleukämischen Formen wurden früher auch als Pseudoleukämien beschrieben, eine Bezeichnung, die heute nicht mehr gebräuchlich ist; denn man weiß, daß es Leukämien mit normaler Zellzahl gibt, bei welchen die weißen Elemente des strömenden Blutes aber meist doch gewisse qualitative leukämische Veränderungen zeigen. Außerdem gehen diese **aleukämischen** Formen nicht selten in leukämische über.

a) Die chronische myeloische Leukämie

Die chronische myeloische Leukämie wird auch **chronische Myelose** genannt. Sie ist in der frühen Kindheit selten, kommt vom 26. Lebensjahr bis zum 55. Lebensjahr etwa in allen Dezennien gleichmäßig vor. 20% meiner Fälle waren älter als 56 Jahre. Die durchschnittliche Krankheitsdauer beträgt etwa 3 Jahre. Die längste Krankheitsdauer zeigten meine Kranken zwischen dem 55. und 60. Lebensjahr mit 45 Monaten. Die Krankheit ist durch eine *Wucherung des Granulozytenapparates im Knochenmark* charakterisiert. Es kommt aber auch außerhalb desselben zur Wucherung aller myelopotenten Gewebe, also zu einer **extramedullären Myelopoese.** Diese ist fast regelmäßig und besonders ausgeprägt in der Milz, welche sich erheblich vergrößert. Der Milztumor gehört zu den häufigsten Symptomen der Krankheit. Die **Milz** kann die ganze linke Bauchhälfte ausfüllen, die Mittellinie nach rechts überschreiten und bis ins kleine Becken hineinragen. Es ist verständlich, daß dieses riesig vergrößerte Organ dem Patienten Beschwerden macht, zum Druckgefühl und zu einer Kompression der Nachbarorgane führt. Wenn es — was nicht selten ist — zur Infarktbildung kommt, entzündet sich die Milzkapsel und wird schmerzhaft. Die Entzündung kann auch auf die Pleura und andere Nachbarorgane übergreifen, man hört und fühlt das perisplenitische Reiben. Auch die **Leber** überragt den Rippenbogen nach unten, wenn auch selten mehr als um 2—3 Querfinger. Die Lymphdrüsen sind selten beteiligt. Ihre stärkere Vergrößerung gilt als prognostisch ungünstiges Zeichen. Der **Grundumsatz** ist fast regelmäßig wie die Körpertemperatur gesteigert. Gelegentlich ist das Sternum klopfempfindlich. Auch eine Mitbeteiligung der Haut in Form von knotenförmigen Infiltraten, Ekzemen und Pruritus wird beobachtet. Ergüsse in die Pleura- und Bauchhöhle, welche reichlich myeloische Zellen enthalten, kommen ebenso wie eine hartnäckige Bronchitis vor. Die häufig bestehende hämorrhagische Diathese führt zu Blutungen an der Haut und im Augenhintergrund. Myeloische Infiltrate wuchern in den retrobulbären Raum ein und drängen den Bulbus nach vorn. Auch von seiten des Ohres wird gelegentlich über Störungen geklagt: mitunter kommt es zu Schwindelerscheinungen und zum Bilde des MENIÈREschen Symptomenkomplexes. Thrombotische Prozesse in den Corpora cavernosa können bei Männern zu anhaltendem und sehr schmerzhaftem Priapismus führen.

Von meinen chronischen Myelosen verliefen 17,2% aleukämisch, 20,4% subleukämisch und 62,4% leukämisch. Bei den leukämischen Fällen ist die Leukozytenzahl über 50000, nicht selten über einige Hunderttausend vermehrt. Das Blut erscheint daher weißlich, was der Krankheit ihren Namen gegeben hat. Im **Blutausstrich** finden sich myeloische Elemente aller Reifestadien. Unter den unreifen Elementen fallen die rundkernigen **Myelozyten** und solche mit bläulichem Protoplasma und gröberer Granulierung, also Promyelozyten, besonders auf. Myeloblasten sind selten. Je größer ihre Zahl, desto ungünstiger ist meistens der Verlauf. Auch eosinophile Myelozyten kommen mehr oder weniger häufig vor. In seltenen Fällen beherrschen sie das Blutbild so, daß man von „eosinophilen Leukämien" gesprochen hat. Auch alle übrigen im normalen Blut vorkommenden Elemente sind mehr oder weniger stark vermehrt. Das gilt auch für die Monozyten, die sich gelegentlich von atypischen myeloischen Zellen schwer unterscheiden lassen. Am geringsten ist unter allen weißen Elementen die Zahl der Lymphozyten vermehrt. Geht die Zellzahl auf subleukämische Werte (weniger als 50000) oder normale Werte herunter (aleukämische Fälle), so findet man bei diesen sub- oder aleukämischen Myelosen doch meist viele jugendliche Formen, d. h. eine so weitgehende Linksverschiebung, daß im Zusammenhang mit den übrigen klinischen Symptomen die Diagnose doch möglich wird. In seltenen Fällen sind auch bei aleukämischen Formen ausgedehnte Veränderungen der Darmwand beobachtet worden, welche zu Resorptionsstörungen und enteritischen Erscheinungen führten. Die gleichzeitig bestehende Anämie läßt gelegentlich in solchen Fällen an eine Sprue denken, bis die sorgfältige Analyse des Blutes und Knochenmarkes den leukämischen Zustand aufdeckt.

Fast regelmäßig besteht bei der myeloischen Leukämie auch eine Anämie, die oft sehr hochgradig sein kann und zum Auftreten von Erythroblasten führt.

Auch die Blutplättchen können vermehrt sein. Sie zeigen dann starke Größenschwankungen und gelegentliches Auftreten von Riesenplättchen. Ist eine hämorrhagische Diathese eingetreten, so kann es zur Thrombopenie kommen. In diagnostisch zweifelhaften Fällen wird man auch die Ergebnisse der Knochenmarkspunktion zu Rate ziehen. Auch sie sind durchaus nicht immer eindeutig, weil die Zusammensetzung der myeloischen Zellen vielfach wenig verändert ist. Im allgemeinen aber überwiegt der myeloische Anteil. Die Myeloblasten brauchen nicht vermehrt zu sein. Besonders in sub- und aleukämischen Fällen wird aber die Heranziehung des Knochenmarkbildes die Differentialdiagnose erleichtern.

Die myeloische Leukämie ist immer eine *tödliche Erkrankung*. Daran haben die verschiedenen Behandlungsmethoden mit Röntgenbestrahlungen, Urethan und Transfusionen nichts ändern können. In einzelnen Fällen bringen sekundäre Erkrankungen wie Erysipel, Sepsis, Pneumonie und Magenkrebs Remissionen mit Besserung des Blutbildes, Verkleinerung des Milztumors und Hebung des Allgemeinbefindens. Das Umgekehrte, eine rasche Verschlimmerung chronischer Leukämien durch Infekte wird häufiger beobachtet. Es kommt dann zu einer raschen Vermehrung der unreifen Elemente und zum Übergang in Bilder, die der akuten Myeloblastenleukämie ähneln.

b) Die chronische lymphatische Leukämie

Die chronische lymphatische Leukämie, auch als **Lymphadenose** bezeichnet, kommt in allen Lebensaltern vor. 65% meiner Kranken waren über 56 Jahre alt, 28 % über 65, die *durchschnittliche Lebensdauer* der Kranken mit Lymphadenose beträgt etwa 2 Jahre. Sie wächst aber in höherem Alter erheblich an, von 10 Monaten in der Jugend auf 38 Monate im höheren Alter. Man hat den Eindruck, daß mit steigendem Alter die a- oder subleukämischen Formen erheblich zunehmen und in den höchsten Altersstufen $^2/_3$ des gesamten Krankengutes ausmachen. Im Kindesalter sind die chronischen Lymphadenosen selten. Bei Kindern unter 10 Jahren ist die Krankheit eine große Rarität. Unter den klinischen Symptomen sind die Lymphdrüsenschwellungen am auffälligsten. Diese Lymphombildungen können sehr verschiedene Größen annehmen und bis zu Zweimannesfaustgröße anwachsen. Selten sind die Lymphome gleichmäßig über den ganzen Körper verteilt. Meist stehen die Drüsenschwellungen einer Gegend im Vordergrund. Häufig findet man die axillaren und inguinalen gleichmäßig angeschwollen. In anderen Fällen überwiegen die zervikalen oder mediastinalen Drüsenschwellungen. Manchmal sind auch die retroperitonealen Drüsen so erheblich vergrößert, daß sie als abdominelle Tumoren imponieren. Die **Drüsen** zeigen eine mittelfeste Konsistenz. Sie sind gegen Haut und

Unterlage im allgemeinen verschieblich, gegen die Betastung aber wenig empfindlich. Die **Milz** ist regelmäßig vergrößert. Sie überragt den Rippenbogen um einige Querfinger. Selten erreicht der Milztumor denselben gewaltigen Umfang wie bei der chronischen Myelose. Auch an anderen Orten, z. B. in der Haut, in der Mundhöhle, in den Speicheldrüsen, im Magen-Darmkanal und in den Mammae kann das lymphatische Gewebe zu knotigen Verdickungen anschwellen. Gelegentlich sind, wie an Wangen und Augenbrauen, diese Knotenbildungen symmetrisch angeordnet. Wegen ihrer Neigung zu Ekzemen suchen manche dieser Kranken zuerst den Hautarzt auf, der nicht selten unspezifische Dermatosen feststellt, und die entscheidende Diagnose kann bei ihnen meistens erst nach der histologischen Untersuchung gestellt werden. Verständlicherweise führen die großen Lymphdrüsentumoren — je nach ihrer Lokalisation — zu einer Reihe sekundärer Symptome. Chronische Durchfälle können bei leukämischen Veränderungen des lymphatischen Darmgewebes und der Mesenterialdrüsen auftreten. Stauungserscheinungen beobachtet man vor allem bei Vergrößerung der intrathorakalen Lymphdrüsen, welche schließlich auch die Atmung behindern können. Auch Schluckstörungen, kurz alle Symptome eines Mediastinaltumors, können auftreten. Sind die Speichel- und Tränendrüsen vorwiegend befallen, so führt diese Lokalisation zum **Mikuliczschen Symptomenkomplex.** Die Allgemeinsymptome hängen von der Ausbreitung der lymphatischen Prozesse ab. Häufig ist es die zunehmende Schwäche, Appetitlosigkeit und Abmagerung oder auch das Blasserwerden der Haut, die dem Kranken oder seiner Umgebung zuerst auffallen. Temperatursteigerungen sind anfangs selten, später häufiger. Der Grundumsatz ist nach eigenen Erfahrungen fast regelmäßig erhöht. Auch eine hämorrhagische Diathese kommt erst in den Endstadien der Erkrankung zur Entwicklung. Gelegentlich verläuft diese anfänglich unter dem Bilde einer thrombopenischen Purpura.

Entschieden wird die Diagnose durch das häufig sehr monotone **Blutbild.** Die Zahl der weißen Zellen ist im allgemeinen nicht so stark erhöht wie bei der chronischen Myelose. Die weißen Zellen können auf 100000 und mehr vermehrt sein. Diese Vermehrung bezieht sich vorwiegend auf die Lymphozyten. Mit fortschreitender Erkrankung werden die Neutrophilen relativ immer seltener. An den Lymphozyten kann erst eine sorgfältige Untersuchung eine geringe Abweichung aufdecken. Ihre Azurgranulation verschwindet allmählich. Bei vielen Zellen wird der Protoplasmasaum immer schmäler. Bei manchen Zellen verliert er sich ganz, so daß sie nacktkernig erscheinen. Große Lymphozyten und Lymphoblasten sind selten, häufiger dagegen zerquetschte Lymphozyten, sog. Gumprechtsche Schatten.

Im Beginn der Erkrankung, in dem alle Symptome noch wenig ausgeprägt sind, die Zellzahl nur um ein geringes vermehrt ist und die relative Lymphozytose vielleicht nur 60—70% beträgt, kann der **Knochenmarksausstrich** die Diagnose sichern. Besonders bei den aleukämischen Fällen spricht ein zellenreiches Punktat mit starker Lymphozytose für die Diagnose einer chronischen Lymphadenose.

Das rote Blutbild läßt eine fortschreitende Anämie mit erniedrigtem Färbeindex erkennen. Ausnahmsweise kommt auch ein hoher Färbeindex mit megalozytenähnlichen Gebilden zur Beobachtung. Auch die lymphatische Leukämie ist eine *tödliche Erkrankung.*

c) Die Behandlung der chronischen Leukämien

Für die Behandlung der chronischen Leukämien stehen uns verschiedene Methoden zur Verfügung, nämlich: **klimatotherapeutische, medikamentöse, diätetische, aktinotherapeutische** Verfahren und die **Blutübertragung.** Keine dieser Behandlungsmethoden bringt eine endgültige Heilung. Auffällige Besserung und langdauernde Remissionen sah ich vor allem durch Klimawechsel und Höhenkuren, besonders bei Leukämien der älteren Leute. Überraschende Erfolge erlebt man auch bei chronischen Myelosen nach gehäuften Bluttransfusionen, wofür ich folgendes Beispiel gebe:

Ein 54 Jahre alter Schuhmacher kommt nach einer schweren Magenblutung mit 515000 Leukozyten und einer erheblich vergrößerten Milz in meine Behandlung. Wegen der hochgradigen Anämie (24% Hämoglobin und 1,3 Millionen rote Blutkörperchen) wird sofort mit einer intensiven Transfusionsbehandlung begonnen. Nach Übertragung von 10400 ccm Blut ist das Hämoglobin auf 105% gestiegen und die Zahl der weißen Blutkörperchen auf 25600 abgesunken. Gleichzeitig ist vollkommenes körperliches Wohlbehagen eingetreten. Unter den weißen Elementen befinden sich nach Beendigung der Transfusionsbehandlung noch 2,5% Myeloblasten und 15,5% Myelozyten.

Unter den **medikamentösen** Mitteln ist das älteste und bewährteste das Arsen, entweder in Gestalt der FOWLERschen Lösung, beginnend mit 3mal 1 Tropfen, steigernd bis 3mal 10 Tropfen pro Tag, oder als Asarcetin, 3mal täglich 0,05; oder als Injektionskur mit Acidum arsenicosum, täglich 1 mg, allmählich steigernd auf 10—15 mg. Diese höchste Dosis soll eine Woche lang gegeben werden, dann wird allmählich wieder zurückgegangen. Mit der Arsentherapie kann auch die Eisenbehandlung kombiniert werden, mit den gleichen Mitteln, wie wir sie für die sekundären Anämien empfohlen haben (Ceferro, Ferrostabil). Auch die Zugabe von Vitamin C, 300 mg täglich, wird empfohlen.

Eine ganz neue Form der Leukämietherapie ist die **Urethanbehandlung.** Sie wird in folgender Weise durchgeführt: Es werden täglich 2—5 g Urethan über den Tag verteilt gegeben. Eigene Erfahrungen erstrecken sich auf 8 Patienten mit myeloischer und 6 Patienten mit chronisch lymphatischer Leukämie. Alle Fälle, vor allem die bisher unvorbehandelten, zeigten z. T. eine überraschende Besserung, sowohl im Zurückgehen der Zellzahl als auch hinsichtlich des Verschwindens der unreifen Formen. Z. B. gelang es in einem Fall, die Leukozyten von 504000 (am 30. 1. 1947) auf 18800 (am 17. 10. 1947) zu reduzieren mit einer Gesamtmenge von 298 g Urethan. Auch die Milzgröße geht zurück, und die Drüsen verkleinern sich. Leider ist der Erfolg *kein dauernder*, sondern es treten nach 2—6 Monaten Rezidive auf, oder die Patienten verfallen trotz gleichzeitiger Transfusionsbehandlung einer fortschreitenden Anämisierung. Nach unseren eigenen Erfahrungen können wir in der Urethanbehandlung bisher keinen wesentlichen Fortschritt gegenüber der Röntgentherapie erblicken. Ähnliche vorübergehende eindrucksvolle Erfolge sahen wir auch in zwei Fällen von Sarkom und in einem Fall von Lymphogranulom, insofern unter Urethanbehandlung ein weitgehendes Zurückgehen der Drüsentumoren erzielt wurde.

Die bisher am häufigsten angewandte Behandlung der chronischen Leukämien ist die **Röntgenbestrahlung.** Auch sie bringt keine Heilung, im günstigsten Falle eine Verlängerung der Lebensdauer um ½—1 Jahr. Die Indikation zur Bestrahlung soll sich nach dem Allgemeinzustand des Kranken richten, also nicht nach der Höhe der Leukozytenzahl. Erst wenn der Milztumor oder die Drüsenschwellungen erhebliche Beschwerden machen oder das rote Blutbild anfängt, sich zu verschlechtern, ist eine Bestrahlungsbehandlung angezeigt. Fälle mit hochgradiger Anämie, welche sich bei hohem Fieber in raschem Verfall befinden, sollen zunächst durch gehäufte Transfusionen bestrahlungsfähig gemacht werden. Die Bestrahlung soll in Einzelsitzungen in fraktionierten Dosen durchgeführt werden. In der Regel beginnt man mit Milz- bzw. Drüsenbestrahlungen. Wir sind im allgemeinen mit einer Gesamtdosis von 400—500 r ausgekommen. Die Dosierung richtet sich nach der Reaktion des Patienten. Verschlechtert sich das Allgemeinbefinden und der Zustand des roten Blutbildes, tritt Fieber oder hämorrhagische Diathese auf, so ist die Bestrahlung abzubrechen. Je unreifer die weißen Elemente des Blutes sind und je geringer ihre Ausgangszahlen, um so kleiner ist der Bestrahlungserfolg und um so größer die Gefahr, durch die Bestrahlung mehr zu schaden. Über die Wirkungsweise der Röntgenstrahlen auf den Gesamtorganismus, z. B. die hämatopoetischen Organe, hat man bisher folgendes festgestellt: Die größte Strahlenempfindlichkeit besitzt das lymphatische Gewebe. Bei Tieren sieht man schon 24 Stunden nach der Bestrahlung Kernzerfall in den Milzfollikeln. Das übrige lymphatische Gewebe des Organismus verhält sich ebenso wie die Milz. Die Strahlenempfindlichkeit des myeloischen Systems ist etwas geringer als die des lymphatischen. Im Endeffekt führt die Bestrahlung zu einer verminderten Bildung der weißen Blutkörperchen.

Hinsichtlich der Reaktion der weißen Blutkörperchen läßt sich sagen, daß es mit zunehmendem Alter immer schwerer gelingt, die Leukozytenwerte zur Norm zurückzuführen. Während im jugendlichen Alter nach unserer Erfahrung nur 20% aller bestrahlten Fälle leukämisch blieben, waren es im Alter von 56—65 Jahren 66%.

d) Die akuten Leukämien

Die akuten Leukämien bevorzugen die jüngeren Altersstufen. Sie sind wesentlich gefährlicher als die chronischen Formen der Erkrankung, da sie meist in mehreren Wochen bis Monaten zum Tode führen. Die Erkrankung setzt meist mit alarmierenden Symptomen ein. Die Kranken zeigen wie bei einer Infektionskrankheit hohes Fieber, Kopf-, Hals- und Gelenkschmerzen, dabei Schlaflosigkeit, Appetitmangel. Die Veränderungen in der Mundhöhle, die häufig mit nekrotisierenden Entzündungen an den Mandeln beginnen und unter raschem Gewebszerfall auf die Schleimhäute übergreifen, sind oft die ersten Hinweise auf die gefährliche Erkrankung. Das zerfallende Gewebe wird sekundär infiziert und verjaucht. Die Nekrose greift auf das Zahnfleisch über: es kommt zum Zahnausfall und weiterhin zu nekrotisierenden Entzündungen am Gaumen und im Kehlkopf. Die Prozesse führen zu einem sehr üblen Geruch: Foetor ex ore, und zu schmerzhaften Drüsenschwellungen an den Kieferwinkeln und am Halse. Auch auf die Schleimhäute des Darmes können die nekrotisierenden Entzündungen übergreifen, zu Geschwürsbildungen mit heftigen Durchfällen und Darmblutungen führen und in die Bauchhöhle perforieren. Die Knochen sind offenbar infolge der sich dort abspielenden Wucherungsvorgänge häufig druck- und klopfempfindlich. Milz und Leber sind leicht vergrößert. Der Milztumor ist meist nicht so hart wie bei der chronischen Leukämie. Auch das Nervensystem ist mitbeteiligt. Gehirnödem und -blutungen leiten oft das letzte komatöse Stadium ein. Auch das Rückenmark kann infolge spinaler Blutungen oder durch Kompression schwer beteiligt sein, so daß die Differentialdiagnose gegenüber einer fieberhaften Querschnittsmyelitis schwierig wird. Neben dem fötiden Geruch aus dem Munde sind es vor allem die zahlreichen Blutungen der Haut und der Schleimhäute, der Luftwege und des Verdauungskanals, der Harnwege und der Genitalien, welche uns an eine akute Leukämie denken lassen. Ich glaube nicht, daß diese leukämische Blutungsbereitschaft die Folge der oft vorhandenen Thrombopenie ist, sondern umgekehrt scheint mir die Verarmung des strömenden Blutes an Thrombozyten die Folge der allgemeinen hämorrhagischen Diathese zu sein. Im Harn findet sich häufig Eiweiß und vermehrte Harnsäure. Das im Blut zirkulierende Eiweiß ist in vielen Fällen anders als in der Norm zusammengesetzt. Es handelt sich um eine Paraproteinämie oder Dysproteinämie, die sich ge-

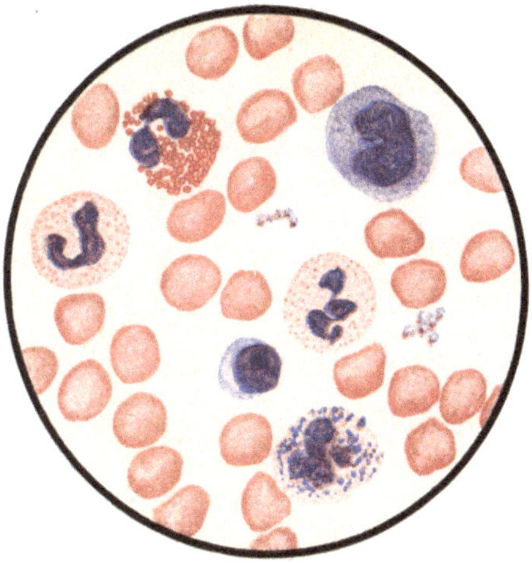

Normales Blut

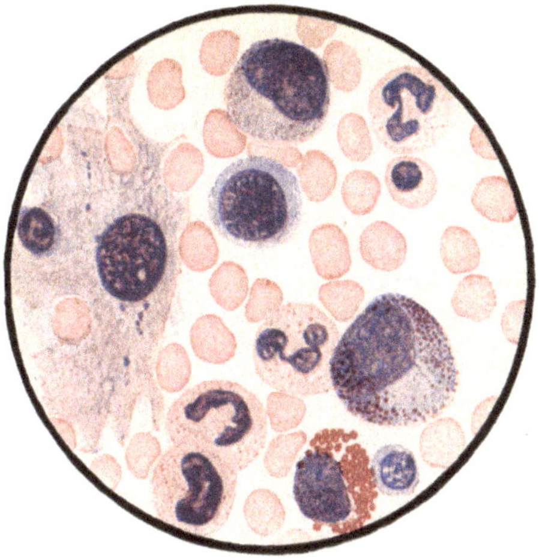

Normales Mark

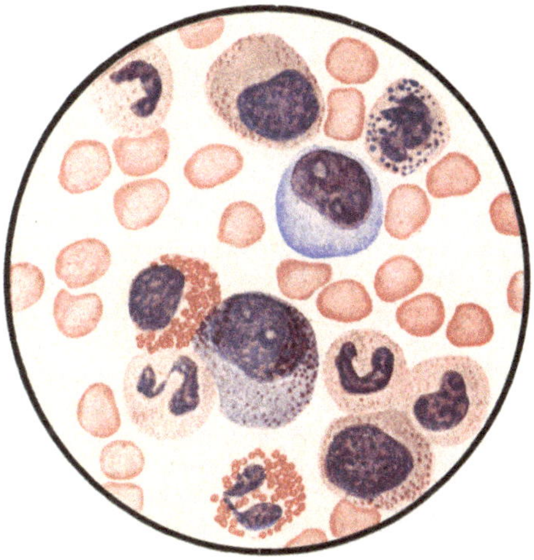

Blut

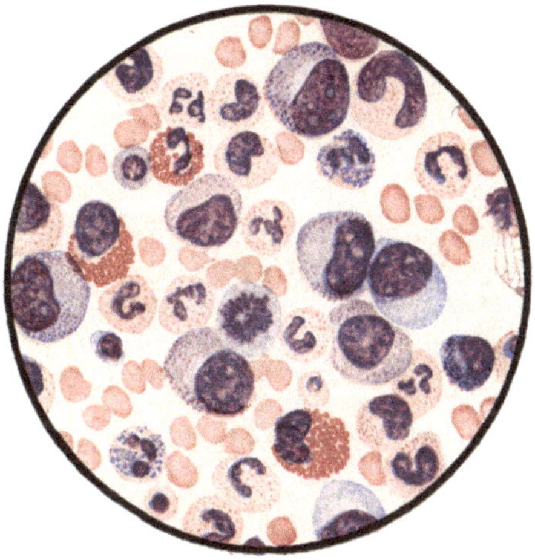

Mark

Die chronische myeloische Leukämie

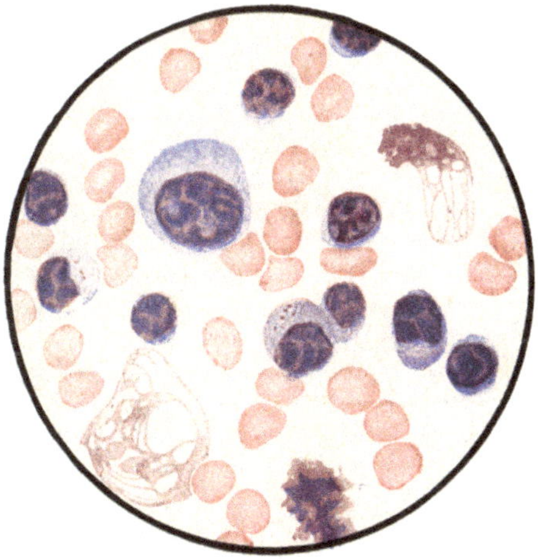

Blut

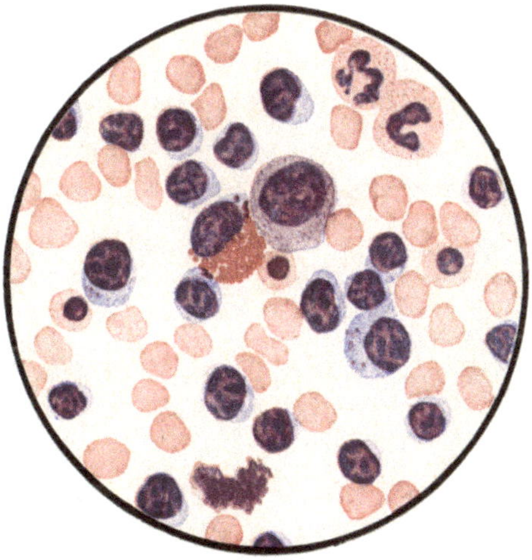

Mark

Die chronische lymphatische Leukämie

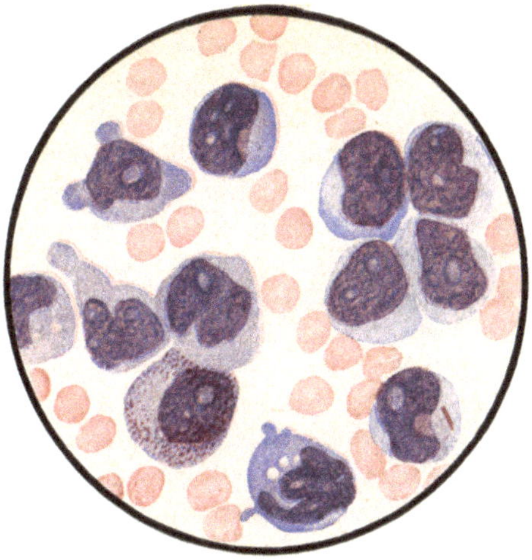

Blut
Myeloblastenleukämie

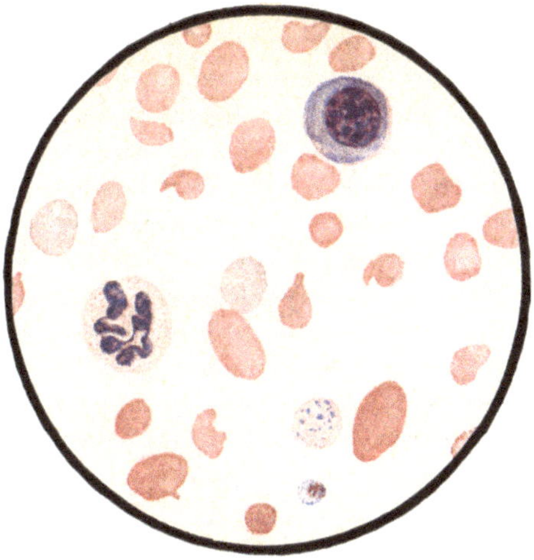

Blut
Perniziöse Anämie

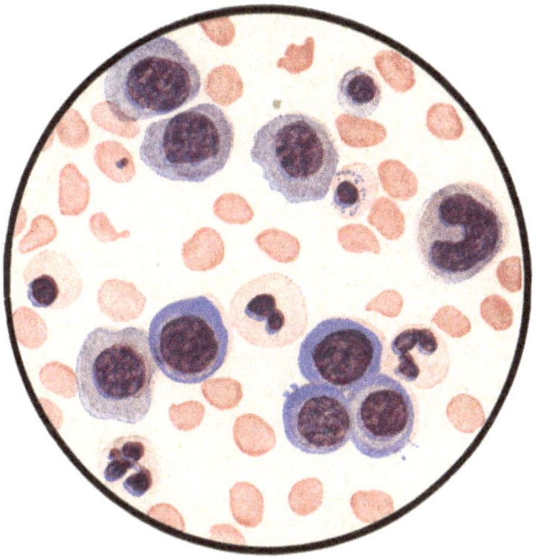

Mark

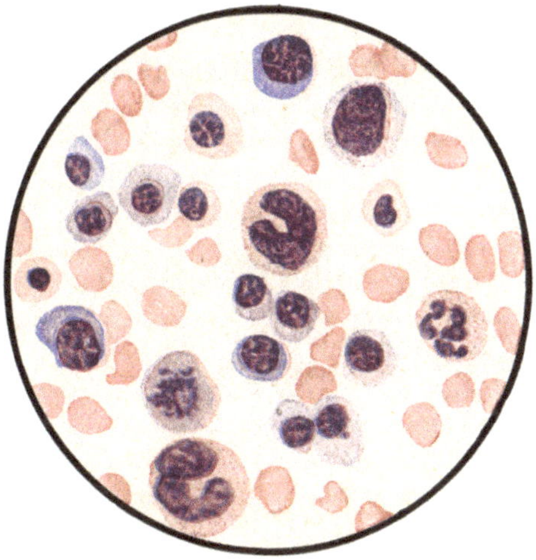

Mark

Perniziöse Anämie

vor Behandlung

nach Behandlung

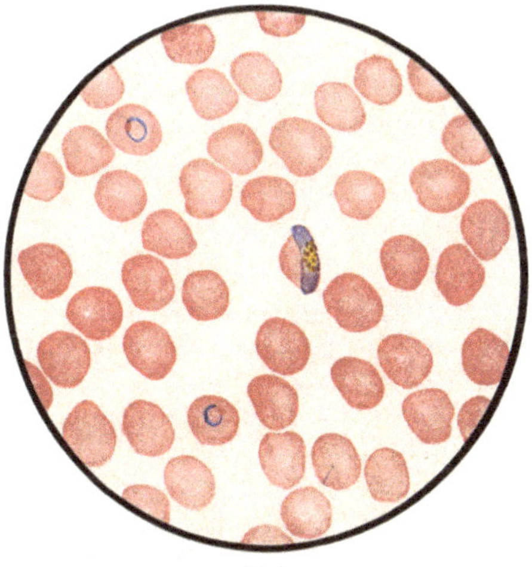

Blut
Malaria tropica

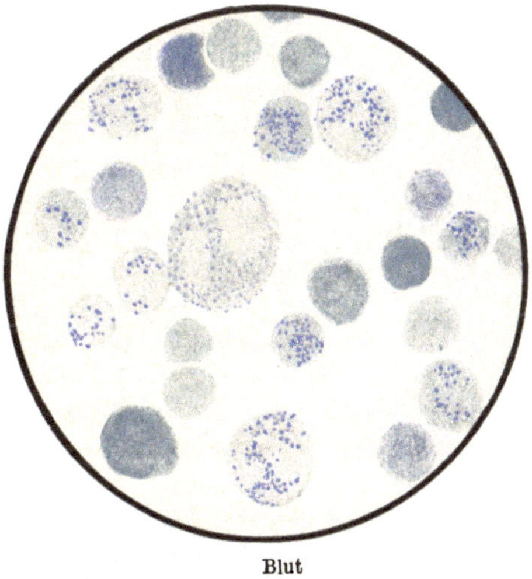

Blut
Vitalgranulierte Erythrozyten

Walter de Gruyter & Co. / Berlin

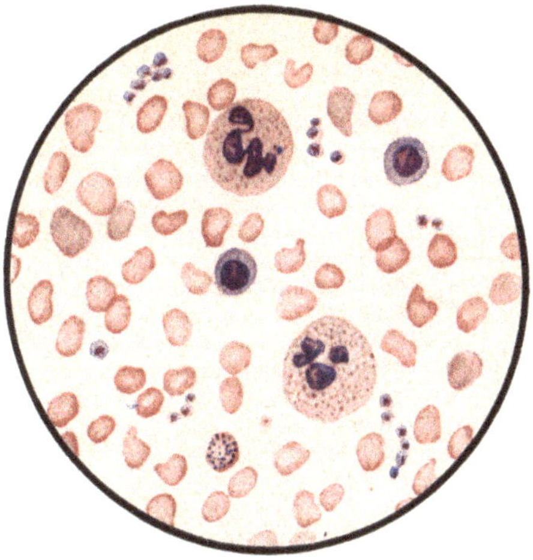

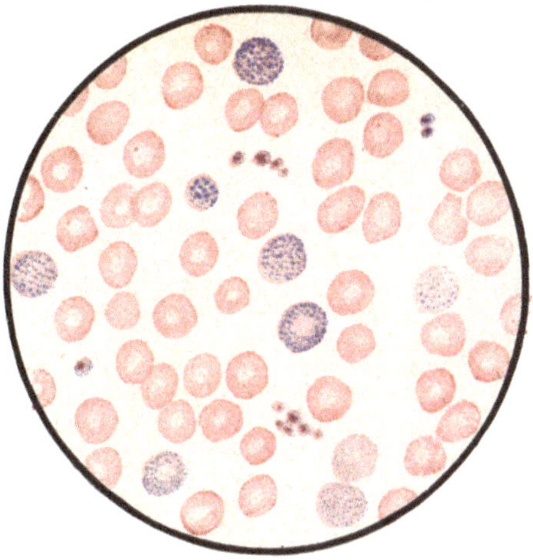

Sekundäre Anämie

Blut — Hypochrome Anämie

Blut — nach Bleivergiftung

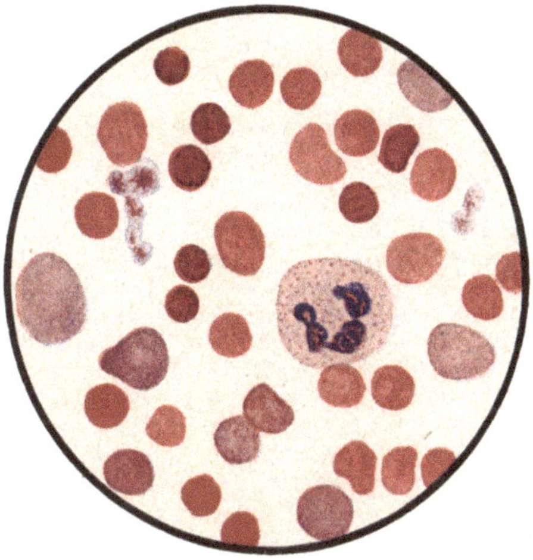

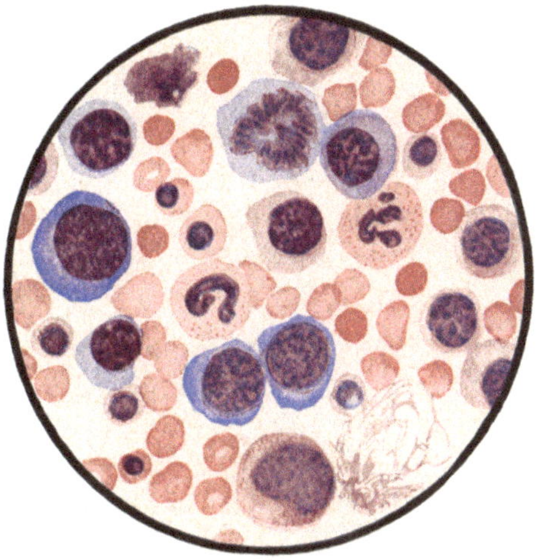

Hämolytischer Ikterus

Blut — Sphärozytose

Mark — starke erythropoetische Reaktion im Knochenmark

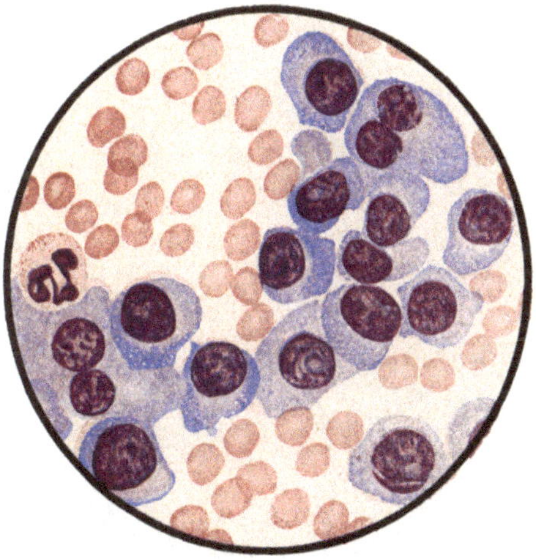

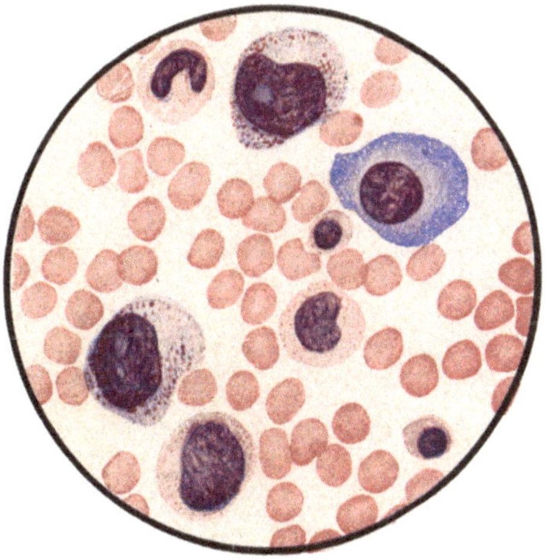

Myelom

Mark — vor Behandlung

Mark — nach Behandlung

Walter de Gruyter & Co. / Berlin

legentlich durch Auftreten des BENCE-JONESschen Eiweißkörpers auch im Urin äußert.

Das **Blutbild** zeigt eine rasch fortschreitende Anämie mit Anisozytose und Poikilozytose. Die Zahl der Retikulozyten ist meist niedrig, um 5—10 pro mille. Einzelne kernhaltige Rote in Form von Erythroblasten oder Makroblasten lassen sich bei längerem Suchen wohl in jedem Falle nachweisen. Die Thrombozyten sind fast regelmäßig vermindert. Das weiße Blutbild wird beherrscht von den normalen oder auch pathologischen Myeloblasten, die auch als Paramyeloblasten bezeichnet werden. Einzelne von ihnen geben die Oxydasereaktion. Die Frage, ob es auch eine akute Lymphoblastenleukämie gibt, ist offen. Oft ist es unmöglich, aus dem Blutbild allein die Entscheidung zu fällen, ob es sich um Myeloblasten oder Lymphoblasten handelt. Auch Fälle, in denen monozytoide Promyeloblasten vorherrschen, sind als Monozytenleukämien beschrieben worden. Im Anfangsstadium der akuten Leukämien sind die weißen Zellen des peripheren Blutes wenig oder gar nicht vermehrt, d. h. die akute Leukämie beginnt mit einem aleukämischen Stadium, in welchem die Neubildung der Zellen auf das Knochenmark oder auf extramedulläre Bildungsstätten beschränkt bleibt. Im Mark kann die Myeloblastenwucherung die Bildung des roten Blutes so weitgehend stören, daß daraus eine Anämie entsteht, die mit der aplastischen Anämie viele gemeinsame Züge hat.

Eine wirksame **Therapie** der akuten Leukämien gibt es bis heute nicht. Die in der Literatur besprochenen geheilten Fälle sind wohl als Fehldiagnosen aufzufassen. Es muß zugegeben werden, daß eine reine Myeloblastenreaktion sich nach dem Blut- und Knochenmarksbilde intra vitam von einer akuten Myeloblastenanämie nicht zu unterscheiden braucht. Auch nach der Sektion bleibt häufig die Frage offen, ob die gefundenen Zeichen einer Infektion *Ursache* oder *Folge* des Grundleidens waren.

5. Die Lymphogranulomatose

Morbus STERNBERG, malignes Granulom, HODGKINsche Krankheit

Unter Lymphogranulom wird eine mit charakteristischen Fieberschüben verlaufende, vorzugsweise in den Lymphdrüsen und in der Milz sich abspielende Krankheit verstanden. Es kommt dort zu spezifischer, entzündlicher, granulomatöser Wucherung des retikuloendothelialen Zellsystems, die sich aber auch in vielen anderen Organen abspielen kann. Die Erkrankung befällt die Männer (60%) häufiger als die Frauen (40%). Die Altersverteilungskurve zeigt einen charakteristischen Verlauf. Der Häufigkeitsgipfel liegt zwischen dem 20. und 30. Lebensjahr. Die Kurve fällt nach beiden Seiten steil ab. Die Altersverteilungskurve zeigt eine große Ähnlichkeit mit der Kurve des Wachstums und der Involution des lymphoiden Gewebes der Milz. Es ist daher wohl nicht gezwungen, die größere Seltenheit der lymphogranulomatösen Erkrankung im höheren Alter mit der Altersinvolution des Lymphdrüsenapparates in Beziehung zu bringen. Die **Ätiologie** der Erkrankung ist unbekannt. Einerseits glaubt man, daß es sich bei der HODGKINschen Erkrankung um eine chronische Entzündung handelt, andererseits wird die Erkrankung für eine bösartige Neubildung gehalten. Für den Kliniker sprechen zwei Erscheinungen zugunsten der Auffassung einer bösartigen Neubildung, nämlich erstens die Tatsache, daß die Lymphogranulomatose regelmäßig tödlich endet, während andere chronische Entzündungen, z. B. die tuberkulösen, zur Ausheilung kommen können. Zweitens macht das Lymphogranulom wie andere bösartige Neubildungen Metastasen, z. B. in das Knochensystem. Die *durchschnittliche Krankheitsdauer* beträgt im 3. und 4. Lebensjahrzehnt rund 4 Jahre. Zwischen dem 4. und 5. Lebensjahrzehnt ist die Krankheitsdauer auf die Hälfte des Maximalwertes gesunken. Ausnahmsweise kann die Krankheitsdauer auch mehr als 10 Jahre betragen. Die Krankheit beginnt mit sehr uncharakteristischen Symptomen. Häufig führt das Gefühl der Leistungsunfähigkeit, die Schwäche, die starke Gewichtsabnahme, die starken Schweiße, das gelegentliche Fieber, seltener auch Kopfschmerzen den Kranken zum Arzt. In anderen Fällen sind den Kranken bereits die Drüsenschwellungen am Halse oder auch an anderen Stellen des Körpers aufgefallen. Je nach dem Sitz der Drüsenschwellungen sind die sekundären Erscheinungen derselben verschieden. Die mediastinalen Drüsenschwellungen können alle Symptome eines Mediastinaltumors machen. Bei abdominalem Sitz derselben treten die Symptome von seiten des Magen-Darmkanals mehr in den Vordergrund. Es kann zu Leibschmerzen mit Brechreiz und Durchfällen kommen. Auch über Zungen- und Sodbrennen wird gelegentlich geklagt. Unter den Allgemeinerscheinungen hat man besonders seit PEL und EBSTEIN dem intermittierenden Verlauf des **Fiebers** seine besondere Aufmerksamkeit geschenkt. Die Dauer der einzelnen Fieberperioden schwankt erheblich zwischen 3 und 20 Tagen. Sie werden häufig von ebensolangen fieberfreien Perioden unterbrochen. Die Drüsenschwellungen werden meistens an den Halsdrüsen am ausgedehntesten gefunden. Je nach der Untersuchungsmethode folgen dann die axillaren, inguinalen, mediastinalen und abdominalen Drüsen. Werden regelmäßig **Röntgenuntersuchungen** durchgeführt, so findet man in der Mehrzahl der Fälle Vergrößerung der Hilusdrüsen. Diese imponieren manchmal als große Tumoren, die das gesamte Mediastinum ausfüllen. Es kann zu Pleuraergüssen, Atelektasen und Phrenikuslähmung mit Zwerchfellhochstand kommen. Die Halsvenen werden gestaut; Kopf und Hals können eine blaurote Verfärbung zeigen. An der Brustwand heben sich die gestauten Venen ab. Im Stauungsgebiet kommt es zu einer relativen Vermehrung der roten Blutkörperchen. Schwieriger wird die Beteiligung der mesenterialen Drüsen erkannt. Die Drüsenpakete können hier bis zu Kindskopfgröße anwachsen. Durch Druck und Kompression auf Nerven und Gefäße kommt es zu Schmerzen und zum Aszites. Auch Ikterus ist beobachtet worden. Der Milztumor gehört zu den häufigsten Symptomen der HODGKINschen Erkrankung. In einem Teil autoptisch gesicherter Fälle fehlt er jedoch. Immer fühlt sich die Milz derb und hart an. Die Kapsel ist meist glatt. Selten erreicht die Milz die Größe wie diejenige der Leukämien. Unter den extraglandulären Lokalisationen ist in erster Linie die **Leber** zu nennen, die meist wenig vergrößert erscheint und bei histologischer Untersuchung von miliaren, granulomatösen Herdchen, die bis zu Haselnußgröße anwachsen können, durchsetzt ist. In zweiter Linie wird das **Skelettsystem** befallen. Eine besondere Gefahr bieten die Metastasen in der Wirbelsäule. Durch Zerstörung mit Keilwirbelbildung oder Bandscheibeneinbruch kommt es zur Rückenmarkskompression mit allen ihren Folgen. Bei der Beteiligung der **Atmungsorgane** können klinisch und röntgenologisch sehr verschiedene Bilder entstehen. Bei peribronchialer Ausbreitung auf dem Lymphwege wird man an das Bild der Lymphangitis carcinomatosa erinnert. In anderen Fällen imponiert die Lymphogranulomatose der Lungen als solider Tumor oder als grobknotige Lungentuberkulose. Im **Darm** kann die HODGKINsche Krankheit in Gestalt ringförmiger Geschwüre auftreten und zu Blutungen, Durchfällen und zu Perforationen Anlaß geben. Da die HODGKINsche eine universelle Erkrankung ist, ist es begreiflich, daß kein Organ oder kein Organsystem auf die Dauer davon verschont bleibt. Im **Harn** findet sich in der fieberhaften Periode eine leichte Albuminurie und Urobilinurie. Die positive Diazoreaktion ist durchaus nicht so häufig, wie meist angenommen wird, sie wird besonders in den Fieberperioden positiv, in meinem Material aber nur in 14% der Fälle.

Das **Blutbild:** Eine für die Lymphogranulomatose charakteristische Veränderung des weißen Blutbildes gibt es nicht. Es werden Leukozytosen bis zu 50000 weißen Zellen und Leukopenien bis 900 Zellen beobachtet. Die splenomegalen Fälle scheinen nahezu regelmäßig mit einer Leukopenie einherzugehen. In dieser Tatsache dürfen wir wohl den Ausdruck einer splenomegalen Markhemmung erblicken. Andererseits gibt es Fälle mit gesteigertem Hämoglobinumsatz, so daß das Bild eines symptomatischen hämolytischen Ikterus entsteht. Ein sehr regelmäßiger Befund im weißen Blute ist die Lymphopenie. Weniger regelmäßig ist die Eosinophilie und die Monozytose.

Bei einer längeren Dauer der Erkrankung kommt es ausnahmslos zu einer sekundären Anämie von hypochromem Charakter. Das Blutplasma verarmt an Eisen, welches in die retikuloendothelialen Zellen abwandert. Die Blutkörperchensenkungszeit ist fast immer beschleunigt, meist auf 50—100 mm in der ersten Stunde. Auch Werte über 100 sind durchaus nicht selten.

Der **Grundumsatz** ist auch im afebrilen Stadium um 20—50% gegenüber der Norm erhöht.

Die **Therapie** der Lymphogranulomatose muß sich nach dem Allgemeinbefinden des Kranken richten. Durch die Röntgenbestrahlung wird eine *Zerstörung des gewucherten Gewebes* erreicht. Hierbei scheinen Stoffe frei zu werden, die auch auf nicht bestrahlte Erkrankungsherde einwirken. Man wird die Bestrahlung erst dann zur Anwendung bringen, wenn die gewucherten Lymphdrüsen sekundäre Erscheinungen zeitigen, z. B. Kompressionserscheinungen im Mediastinum oder an der Leberpforte. Besonders die unter dem Bild eines Mediastinaltumors verlaufende Lymphogranulomatose ist ein dankbares Objekt der **Strahlentherapie,** indem die Drüsenschwellungen vorübergehend fast ganz zum Verschwinden zu bringen sind. Neuerdings ist auch die **Urethanbehandlung** angewendet worden, welche in bezug auf die Drüsenschwellungen ähnliche Wirkungen hat, wie die Röntgenbestrahlung. Eines Dauererfolges kann sich bisher keine Behandlungsart rühmen. Wie bei den Leukämien wird man die Behandlung durch Transfusionen, Arsen und Eisenmedikation unterstützen.

II. Erythrozyten

1. Erythrozyten und ihre Vorstufen

Die Erythrozyten entstehen normalerweise im Knochenmark, wo die kernhaltigen Vorstufen reichlich nachzuweisen sind. Unter pathologischen Bedingungen kommt auch eine „extramedulläre Erythropoese“ vor.

a) Einteilung

a) Nach der Größe der Erythrozyten.

Die Erythrozyten werden nach der Größe der Zellen auf Grund von Messungen, vor allem des Durchmessers, eingeteilt in:

Normozyten (Durchmesser 6,6—9,0 μ),
Mikrozyten (Durchmesser unter 6,6 μ),
Makrozyten (Durchmesser über 9,0 μ).

Meist sind Durchmesser und Volumen der Zellen gleichsinnig verändert. Eine wichtige Ausnahme bildet der kongenitale hämolytische Ikterus, der auch Kugelzellenanämie genannt wird. Hierbei ist der Durchmesser klein, das Volumen aber normal.

Normalerweise sind die Unterschiede der Zellgröße nur gering. Starke Differenzen der Zellgröße bezeichnet man als Anisozytose. Kommen zahlreiche Makrozyten vor, so daß die einzelne Zelle durchschnittlich größer als der Normbereich ist, so heißt der Zustand Makrozytose. Eine Verminderung der Durchschnittsgröße wird dementsprechend Mikrozytose genannt.

b) Nach der Färbbarkeit der Erythrozyten.

Normalerweise zeigen die Erythrozyten bei Giemsafärbung einen gleichmäßigen rosaroten Farbton, was man als Orthochromasie bezeichnet. Unter Umständen sind sie nicht alle gleichmäßig rot gefärbt, sondern weisen zum Teil auch ins Blaue gehende Farbtöne auf. Diesen Zustand nennt man auch Polychromasie (besonders bei Anämien). Die Blaufärbung kann die ganze Zelle erfassen: „basophile Erythrozyten" oder Basophilie, oder in Form einer Tüpfelung auftreten als sogenannte basophile Punktierung. Man findet sie besonders häufig bei Anämien und Pb-Intoxikationen.

Die Färbung der noch nicht ausgetrockneten Zellen mit bestimmten Farbstoffen (vor allem Brillantkresylblau) nennt man Vitalfärbung. Mit ihrer Hilfe kann in manchen Erythrozyten eine netz- oder knäuelförmige Struktur dargestellt werden, die sogenannte vitalgranulierte oder Retikulozyten-Struktur. Bei Anämien findet sich häufig eine Vermehrung ihrer Prozentzahl über den normalen Satz von etwa 10 ‰ der roten Blutkörperchen hinaus. Sie gilt als Zeichen guter Regenerationsfähigkeit, da die Retikulozyten als junge Erythrozyten anzusprechen sind. Auch alimentär läßt sich die Zahl der Retikulozyten beeinflussen, z. B. durch Vitamin C (s. Nahrung).

Die Erythrozyten und ihre Vorstufen.

Vorstufen der Erythrozyten sind:

Proerythroblast.	Der Proerythroblast ist eine stark basophile, Hb-freie, kernhaltige Zelle, die dem Myeloblast ähnlich ist.
Makroblast. basophil polychromatisch orthochromatisch	Der Makroblast ist eine kernhaltige Zelle mit typischer Radspeichenstruktur des Kerns.
Normoblast. basophil polychromatisch orthochromatisch	Der Normoblast ist eine kernhaltige Zelle, deren Kern oft schon pyknotisch ist.
Erythrozyt. Mikrozyt Normozyt, Makrozyt	Kernlose, Hb-haltige Zelle; orthochromatisch, selten polychromatisch oder basophile Tüpfelung.

Alle „-blasten" sind kernhaltig und vom Makroblasten an, je nach dem Reifungsgrad, zunehmend Hb-haltig und kommen normalerweise nur im Mark vor. Sie werden nur bei schweren pathologischen Zuständen in das periphere Blut ausgeschwemmt, z. B. bei Blutkrankheiten, Knochenmetastasen bösartiger Geschwülste.

Megalozyten sind Riesenerythrozyten von fast stets ovaler Form, die praktisch nur bei Perniziosa vorkommen und wohl eine Fehlentwicklung darstellen. Ihre Vorstufen, die Megaloblasten, haben einen exzentrisch gelegenen Kern.

b) Vorkommen

Die Grenzbreite der als normal anzusehenden Erythrozytenzahlen pro Kubikmillimeter des strömenden Blutes liegt:

bei Männern zwischen 4,4 und 6,0 Mill.
bei Frauen zwischen 4,2 und 5,4 Mill.

Die Erythrozyten enthalten den Sauerstoffträger des Blutes, das Hämoglobin. Normalerweise sind in 100 ccm eines Blutes, das 5 Mill. Erythrozyten im Kubikmillimeter enthält, etwa 16 g Hämoglobin enthalten. Das Verhältnis 16 g Hämoglobin je 100 ccm Blut wird deshalb als „100% Hb" bezeichnet.

Das gegenseitige Verhalten von Erythrozytenzahl und Hämoglobinmenge in derselben Raumeinheit strömenden Blutes wird als Färbeindex bezeichnet.

$$\text{F.I.} = \frac{\text{Hb-Menge in \% der Norm}}{\text{E.-Zahl in \% der Norm}}$$

bequem zu errechnen durch

$$\frac{2 \times \text{E.-Zahl in 100000 je mm}^3}{\text{Hb in \%}}$$

(Normalschwankung etwa 0,9—1,1).

Normalerweise bestehen die Erythrozyten bis zu etwa 33 Gewichtsprozenten aus Hämoglobin. Eine höhere Sättigung der Erythrozytensubstanz mit Hb ist nicht möglich; entfällt eine höhere Hb-Menge, als dem normalen Durchschnitt entspricht, auf den einzelnen Erythrozyten (d. h., liegt der F.I. oberhalb der Normalschwankungsbreite), so sind stets auch die Erythrozyten durchschnittlich größer als normale, d. h., es besteht eine Makrozytose.

Als Hyperchromie bezeichnet man die Erhöhung des F.I. über die Normalschwankungsbreite; dieser Zustand ist nach Obigem immer mit einer Makrozytose verbunden.

Der Zustand einer Erniedrigung des F.I. unter die Normalschwankungsbreite wird Hypochromie genannt. Bei diesem Zustand besteht in der Regel eine Mikrozytose. Es kann dabei die Hb-Menge je Erythrozyt und die Erythrozytengröße gleichmäßig vermindert sein, oder aber es kann die Hb-Menge je Erythrozyt noch stärker vermindert sein als die Erythrozytengröße, so daß hier die „Sättigung" absinkt.

Eine Vermehrung der Erythrozytenzahl über die Normalschwankungsbreite hinaus nennt man Polyglobulie oder Erythrozytose.

Die Polyglobulie kommt vor:

a) als eigentliche Blutkrankheit und heißt dann „Polycythaemia vera";

b) symptomatisch bei Bluteindickung infolge Wasserverlust, in Höhenklima, bei Herzkrankheiten usw.

Eine Verminderung der Erythrozytenzahl in der Raumeinheit des strömenden Blutes unter die Normgrenze bezeichnet man als Anämie.

2. Die Anämien

Die Einteilung der Anämien erfolgt

a) Auf Grund ihrer **Ätiologie:**

Man unterscheidet primäre oder kryptogenetische Anämien (Anaemia perniciosa, essentielle hypochrome Anämie, Chlorose u. a.) und sekundäre oder symptomatische Anämien (Anämie nach Blutverlust, bei Infektionen u. a.).

b) Auf Grund der **durchschnittlichen Zellgröße:**

I. Makrozytäre (oder hyperchrome) Anämie.
Die durchschnittliche Zellgröße und der Färbeindex liegen oberhalb der Normalschwankungsbreite.

Sie kommt vor allem als Anaemia perniciosa vor; außerdem bei Erkrankungen an Bothriocephalus latus, unter Umständen bei Lues und Gravidität (Krankheitsbilder, die dem echten Morbus Biermer sehr ähnlich sind), ferner bei Magenkarzinomen, totaler Magenresektion, Pellagra, Sprue, Leberkrankheiten u. a.

II. Normozytäre Anämie:
Die durchschnittliche Zellgröße und der Färbeindex liegen innerhalb der Normgrenze.
Sie kommt vor allem bei akutem Blutverlust, bei bestimmten Blutkrankheiten (aplastische Anämie, Leukämie u. a.), bei chronischen Krankheiten (z. B. Nierenleiden) vor.

III. Mikrozytäre Anämie:
Die durchschnittliche Zellgröße und der Färbeindex liegen unterhalb der Normgrenze, deshalb wird sie auch „hypochrome Anämie" genannt.
Sie kommt bei hämolytischem Ikterus, als eigentliche Blutkrankheit (essentielle hypochrome Anämie, Chlorose), bei Eisenmangel des Körpers infolge anderer Krankheiten vor.

c) Auf Grund ihrer **Färbbarkeit:**

I. Hyperchrome Anämien.

1. Kryptogenetische perniziöse Anämie (Morbus Biermer). Fehlen des CASTLEschen Prinzips.
2. Sogenannte symptomatische perniziöse Anämien, z. T. wegen mangelnder Resorption oder Speicherung des CASTLE-Prinzips.
   a) bei Sprue, Pellagra, Vitamin-B-Mangel,
   b) bei Leber-, Pankreas-, Magen-Darm-Leiden,
   c) bei toxischen Zuständen: Bothriocephalus latus, Lues, Karzinom,
   d) Schwangerschaft.
3. Achrestische Anämie (mit typischem perniziösem Blutbild und Megaloblastenmark, aber Resistenz gegen Leberpräparate).

II. Hypochrome Anämien.

1. Eisenmangelanämien.
   a) chronische Blutungsanämie,
   b) Chlorose,
   c) achlorhydrische Anämie (achylische Chloranämie, essentielle hypochrome Anämie),
   d) alimentäre Eisenmangelanämie,
   e) bei mangelhafter Eisenresorption durch Erkrankungen des Verdauungsapparates (operierter Magen, Pankreaserkrankungen).
2. Aplastische Anämien.
   a) Verdrängungsanämien (Osteosklerosen, Tumoren im Knochenmark, Leukämien, Speicherkrankheiten);
   b) Ausrottungsanämien:
      1. durch strahlende Energie (Röntgen, Radium, Thorium),
      2. durch definierte Markgifte (Benzol, Xylol, Blei),
      3. durch nichtdefinierte Gifte (Nierenkrankheiten);
   c) Erschöpfungsanämien:
      1. idiopathisch (primäre kryptogenetische Anämie),
      2. symptomatisch (chronische Infektionskrankheiten);
   d) Drosselungsanämien:
      1. splenopathische Markhemmung;

e) Überempfindlichkeitsanämien:
1. auf dem Boden einer allergischen Reaktionslage (chemisch, infektiös-toxisch),
2. bei allergischer Panmyelopathie.

III. Oligämien.
1. Nach akuten Blutverlusten.
2. Relative Oligämie bei Fettsüchtigen.

IV. Konstitutionelle hämolytische Anämien.
1. Hämolytischer Ikterus,
2. Elliptozytenanämie,
3. Sichelzellenanämie,
4. Erythroblastenanämie (Cooley).

V. Endokrine Anämien (z. B. Myxödem).

A. Hyperchrome Anämien

a) Die perniziöse Anämie

Die Kranken mit perniziöser Anämie suchen ärztliche Hilfe meist erst, wenn ihre Beschwerden geraume Zeit bestanden haben, weil sie selbst bei geringem Hämoglobingehalt noch lange arbeitsfähig bleiben. Die Symptome lassen sich in drei Gruppen ordnen:

Die erste Gruppe betrifft das **Blut, die blutbildenden Organe und die Gefäße.**
Die zweite Gruppe den **Magen-Darmkanal.**
Die dritte Gruppe das **Nervensystem.**

Die Symptome der fortschreitenden Anämie sind: große Schwäche, rasche Ermüdbarkeit, Hinfälligkeit, Neigung zu Ohnmachten und Schwindelgefühl, Kurzluftigkeit und Herzklopfen.

Das Blut der Kranken ist dünnflüssig und wäßrig. Der Eiweißgehalt des Blutplasmas liegt nur bei akuten Verschlechterungen unterhalb der Norm. Die Serumfarbe ist auffällig dunkel. Diese dunkle Farbe beruht auf einer Vermehrung des Bilirubingehaltes (von 0,5 mg% normal) auf 2—3 mg%. Das Serum gibt nur die indirekte Gallenfarbstoffreaktion mit dem Diazoreagens. Auch Hämatin, das normalerweise nicht gefunden wird, läßt sich im Serum nachweisen. Bestimmt man den Erythrozytenanteil am Gesamtvolumen des Blutes, so zeigt sich, daß derselbe stark herabgesetzt ist. Die Blutmenge ist selten normal, häufig im ganzen vermindert. Der Gehalt des Serums an Eisen ist stets deutlich erhöht. Die Phosphatide und Sterine sind vermindert. Das Hämoglobin zeigt eine starke Verminderung, in unbehandelten Fällen nicht selten unter 20%. Da die Zahl der Erythrozyten mehr herabgesetzt ist, als der Hämoglobingehalt, so kann man daraus auf einen erhöhten Farbstoffgehalt der Einzelzellen, also auf einen erhöhten Färbeindex schließen. Die Werte liegen meist zwischen 1,2—1,4. Treten sehr viele kleine Erythrozyten im peripheren Blute auf, so kann der mittlere Farbstoffgehalt und damit der Färbeindex auf 1 herabgedrückt werden.

Im **Blutausstrich** findet man eine sehr ungleichmäßige Größe der einzelnen Zellen, sowohl abnorm große als auch abnorm kleine Erythrozyten. Die abnorm großen Zellen, die Megalozyten, überwiegen aber dabei. Sie sind regelmäßig oval gestaltet und meist sehr farbstoffreich. Auch polychromatische Erythrozyten und Erythrozyten mit Jolly- und Ringkörperchen und solche mit basophiler Punktierung kommen vor (Tafel II).

Erythroblasten werden in wechselnder Menge gefunden. Selten sind Zellen, die als Megaloblasten und Proerythroblasten bezeichnet werden. Die Megaloblasten werden von vielen als ein charakteristischer Befund bei der perniziösen Anämie angesehen; denn sie kommen bei anderen Blutkrankheiten kaum vor. Die Zahl der Retikulozyten ist bei unbehandelter Perniziosa ungewöhnlich niedrig, höchstens normal. Die Zahl der Blutplättchen ist auf 50000—100000 vermindert.

Es besteht fast regelmäßig eine Leukopenie, welche vorwiegend die Neutrophilen und Monozyten betrifft. Da die Lymphozyten an der Verminderung nicht teilhaben, ergibt sich daraus eine relative Lymphozytose. Auch die Zahl der eosinophilen Zellen ist gegenüber der Norm verringert. Ist sie dagegen erhöht, so ist an eine Komplikation oder an das Vorliegen einer Bothriozephalusanämie zu denken. Unter den Neutrophilen fallen viele Exemplare durch ihre abnorme Größe und ihre unregelmäßige und vermehrte Kernsegmentierung auf.

Auch das **Knochenmark** zeigt bei Kranken mit perniziöser Anämie sowohl in chemischer als auch in zytologischer Hinsicht Abweichungen. Dadurch, daß das Fettmark durch rotes Mark ersetzt ist, ist es wasser- und eiweißreicher geworden. Sein Gehalt an Lipoiden, Phosphatiden und Sterinen ist vermindert. Zytologisch zeigt sich, daß die Mehrzahl der Knochenmarkszellen der erythropoetischen Reihe angehört. Die großen, meist stark basophilen Stammzellen des Perniziosamarkes sind Proerythroblasten. Sie sind nicht immer leicht von den Myeloblasten zu unterscheiden. Außerdem finden sich reichlich Megaloblasten, die größer sind als Normoblasten und deren Protoplasma orthochromatisch oder schwach polychromatisch ist. Diese Formen werden als reife Megaloblasten den unreifen gegenübergestellt, deren Protoplasma basophil und deren Kern rund ist. Die echten Myeloblasten sind im allgemeinen nicht vermehrt. Normoblasten und Makroblasten sind in unbehandelten Fällen spärlich.

Unter den Erscheinungen von seiten des Magen-Darmkanals steht das Zungenbrennen an erster Stelle. Viele Kranke werden dadurch so gequält, daß sie aus diesem Grunde den Arzt oder den Zahnarzt aufsuchen. Häufig geht das Zungenbrennen den Erscheinungen von seiten des Blutes oder des Nervensystems jahrelang voraus. Man sieht an der Spitze und an den Rändern der Zunge eine diffuse oder umschriebene Rötung, gelegentlich kleine aphthenartige Ulzerationen oder Schleimhautdefekte. Diese Entzündungen der Zunge werden als **Huntersche Glossitis** bezeichnet.

Mit großer Regelmäßigkeit finden sich Veränderungen der Magensaftproduktion. Die Salzsäure fehlt, auch nach vorangegangener Histamininjektion. Man spricht von einer histaminrefraktären Achylie, eine Erscheinung, welche den Veränderungen des Blutes jahre- oder jahrzehntelang vorausgehen kann. Daneben besteht eine atrophische Gastritis. Polypöse Entartungen an der Magenschleimhaut sollen häufiger vorkommen als bei anderen Menschen.

Röntgenologisch sind dadurch Verwechslungen mit Magenkarzinomen unterlaufen. Es darf aber nicht verschwiegen werden, daß sowohl *Magenkarzinome bei perniziöser Anämie* vorkommen als auch umgekehrt *Perniziosaanämien bei primären Magenkarzinomen.* Auch die äußere Sekretion des Pankreas kann darniederliegen, während die Produktion und Ausscheidung von Galle vermehrt ist. In Übereinstimmung mit dieser Tatsache findet man den Sterkobilingehalt des Stuhles und den Sterkobilin- und Sterkobilinogengehalt des Harnes deutlich erhöht. Wegen seines ähnlichen chemischen Aufbaues ist das Sterkobilin früher für Urobilin gehalten worden.

Milzvergrößerungen werden häufig beschrieben, erreichen aber nie höhere Grade. Eine allgemeine hämorrhagische Diathese ist selten. Blutungen werden am ehesten am Augenhintergrunde beobachtet.

Die Häufigkeit der nervösen Störungen wird sehr verschieden angegeben, zwischen 10 und 90% aller Fälle. Diese große Differenz hat wohl zweierlei Ursachen: Die höhere Beteiligung des **Nervensystems** wird vor allem von Autoren gefunden, welche nach Einführung der wirkungsvollen Lebertherapie über ihre Erfahrungen berichteten. Die Lebertherapie wirkt aber ausgesprochen lebensverlängernd, wodurch das Auftreten bzw. das Hervortreten der Nervenerscheinungen begünstigt wird. Unter den nervösen Erscheinungen werden vor allem Parästhesien, Störungen der Tiefensensibilität und motorische Schwäche hervorgehoben. Das Gefühl des Kribbelns, Taubseins oder Ameisenlaufens wird sowohl in den oberen als auch in den unteren Extremitäten empfunden, in den oberen Extremitäten allein häufiger als in den unteren. Die Oberflächensensibilität ist wesentlich seltener gestört. Geringe Schädigungen der Tiefensensibilität dagegen werden bei sorgfältigen Untersuchungen fast nie vermißt. Häufig sind Abschwächungen oder auch Steigerungen der Sehnenreflexe, seltener Störungen des Ganges, der Blasen-Mastdarmfunktion und schließlich ausgesprochene Lähmungen. Die Hinter- oder Pyramidenstrangerscheinungen führen zu tabesartigen Bildern. In anderen Fällen sieht man auch eine spastische Starre. Von diesen Symptomen sind die unteren Extremitäten viel häufiger als die oberen befallen. Alle diese nervösen Erscheinungen beruhen auf kleinen, an typischen Stellen lokalisierten Degenerationsherden. Diese sind vor allem in der weißen Substanz des Rückenmarkes und hier wieder besonders im Bereiche der Vorderstränge, Pyramiden- und Kleinhirnseitenstränge und Hinterstränge gelegen. Die Herde können im weiteren Verlaufe des Krankheitsprozesses konfluieren. Sie sollen durch eine Gewebsnekrose zustandekommen, die zur Gliawucherung und schließlich zur Bildung von sklerotischen Bezirken führt. Wie jede Degeneration kann auch die bei perniziöser Anämie beobachtete sekundär zu entzündlichen Prozessen mit zelligen Infiltrationen und ödematöser Gewebsdurchtränkung führen. Zusammenfassend lassen sich diese nervösen Symptome als Ausdruck einer **funikulären Leukomyelose** beschreiben. Gelegentlich wird bei den Perniziosakranken eine depressive Stimmung mit einer gewissen Reizbarkeit, Unverträglichkeit und anderen Charakterveränderungen beobachtet. Eigentliche Psychosen sind selten.

Die **Hautfarbe** der Perniziosakranken ist blaßgelb bis strohgelb. Auch findet man eine geringe Gelbfärbung der Skleren, die auf eine Vermehrung des Serumbilirubins zurückzuführen ist. Die charakteristische strohgelbe Farbe ist in den letzten Jahren seltener geworden, was ich auf alimentäre Einflüsse beziehen möchte. Es handelt sich bei dem eigentümlichen Kolorit wohl mehr um eine Xanthosis als um einen Ikterus; wenn es vorhanden ist, ist besonders bei älteren Leuten auch die Pinguícula intensiv gefärbt, was natürlich auf der Vermehrung der Lipochrome und nicht auf der der Gallenfarbstoffe beruht. Die Vermehrung des Hämatins möchte ich für die Gelbfärbung nicht verantwortlich machen. Die eigentümlichen Hautpigmentationen, die früher häufiger gesehen wurden, sind wohl als Folge der schweren Anämie anzusehen und als eine *Schutzvorrichtung des Organismus gegen die Einwirkung ultravioletten Lichtes.* Auch Haarausfall und Trockenheit der Haut, gelegentliches Auftreten von Ödemen am Rücken und an den unteren Extremitäten gehören zum Bilde der Erkrankung.

Das **Herz** ist nicht selten vergrößert. Häufig hört man ein systolisches Geräusch, das in schweren Fällen wohl auf eine muskuläre Klappeninsuffizienz zurückzuführen ist. Infolge einer hypoxämischen Myokardschädigung kann es zur Kreislaufinsuffizienz kommen. Bei älteren Menschen wird auch über stenokardische Beschwerden geklagt. Auch die elektrokardiographischen Zeichen einer Koronarinsuffizienz sind beobachtet worden.

Während man vor 1925 die Kranken mit perniziöser Anämie nur durch immer wiederholte Blutübertragungen am Leben erhalten konnte, ist seit Einführung der **Lebertherapie** durch die amerikanischen Kliniker MINOT und MURPHY das früher unheilbare Leiden heilbar geworden. Dieser Satz hat aber nur mit einer gewissen Einschränkung Gültigkeit. Die Symptome von seiten des Blutes und alle damit im Zusammenhang stehenden Erscheinungen verschwinden zwar, diejenigen, die auf degenerativen Veränderungen im Nervensystem beruhen, sind dagegen nicht zu beeinflussen, denn die einmal zerstörte nervöse Substanz ist irreparabel. Der in der Leber enthaltene Wirkstoff wird wahrscheinlich im Magen gebildet; denn es gelingt auch, mit Extrakten aus Schweinemägen einen guten therapeutischen Erfolg zu erzielen. Da der Genuß von frischer Leber, wie er anfänglich empfohlen wurde, dem Patienten auf die Dauer widersteht, hat man den Wirkstoff aus der Leber extrahiert und für die parenterale Injektion geeignet gemacht. Die Erfolge der Lebertherapie sind überzeugend. Schon 24—48 Stunden nach der Injektion wird die Reifungshemmung der Proerythroblasten im Knochenmark überwunden, und es tritt eine starke Vermehrung der Normoblasten auf, ein Vorgang, den man als „Normoblastenkrise“ bezeichnet (s. Kurve). Das praktisch wichtigste Symptom einer wirksamen Leberbehandlung ist die Retikulozytenvermehrung im peripheren Blut, an der man auch die Wirksamkeit der einzelnen Präparate (Campolon, Pernämyl und Hepartonyl) beurteilen kann.

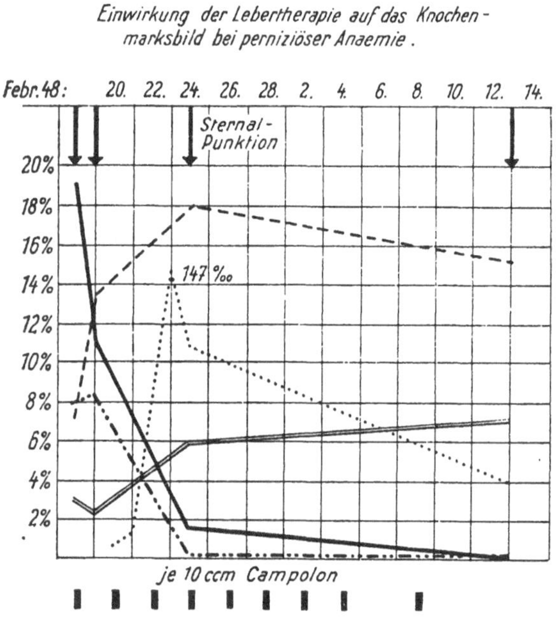

Abb. 23

Der **Blutbefund** bessert sich rasch und wird in vielen Fällen normalisiert. Die stark beschleunigte Senkungszeit der Erythrozyten wird verlangsamt, die Bilirubin- und Hämatinwerte des Blutes gehen zurück, die Hämoglobin- und Erythrozytenwerte steigen an. Wenn die Vermehrung der roten Blutkörperchen schneller vor sich geht als die Hämoglobinbildung, empfielt es sich, gleichzeitig Eisenpräparate zu geben, um dem relativen Eisenmangel abzuhelfen. Liegen die Kranken vor Beginn der Behandlung so schwer darnieder, daß man fürchten muß, sie würden den Erfolg der Lebertherapie nicht mehr erleben, so ist es ratsam, die Lebertherapie mit gleichzeitigen Transfusionen einzuleiten. Der Erfolg der Lebertherapie ist im großen gesehen unbestreitbar. Während vor der Einführung der Lebertherapie nur 18 Perniziosakranke der Leipziger Klinik das 61. Lebensjahr überschritten, waren im Zeitraum von 1931—1939 unter 275 Perniziosakranken 132 älter als 60 Jahre. Ernstere Nebenerscheinungen bei der Lebertherapie sind unbekannt, abgesehen von gelegentlichen urtikariellen Hauterscheinungen und ganz seltenen asthmaartigen Zuständen.

Ein allgemein gültiges Dosierungsschema läßt sich nicht angeben, da die Handelspräparate ungleichwertig sind. Bleibt die Retikulozytenkrise in den ersten drei Tagen nach der intramuskulären Injektion aus, so ist das Präparat zu wechseln. Man sieht dann nicht selten einen prompten Behandlungserfolg, der zeigt, daß das erste Präparat unwirksam war. Die Behandlung soll im allgemeinen bis zur Normalisierung des Blut- und Knochenmarksbildes fortgesetzt werden.

b) Die achrestische Anämie

Unter achrestischer Anämie wird ein Krankheitsbild beschrieben, das klinisch sowohl als auch nach dem Blut- und Knochenmarksbefund mit dem Bilde der perniziösen Anämie in allen wesentlichen Zügen übereinstimmt. Die Krankheit unterscheidet sich von der klassischen perniziösen Anämie allein dadurch, daß die Kranken auf Leberpräparate nicht ansprechen. Ob es sich bei diesen Patienten darum handelt, daß sie zwar Antiperniziosastoff bilden, denselben aber nicht verwerten können, oder ob für die Blutbildung dieser Kranken außer dem Perniziosastoff noch andere Stoffe nötig sind, die ihnen fehlen, ist bis heute ungeklärt.

B. Hypochrome Anämien

a) Die Eisenmangelanämie

Den Gesamthämoglobingehalt des Blutes hat man auf etwa 600 g berechnet. Da nur rund 0,3% des Hämoglobinmoleküls aus Eisen bestehen, errechnen sich daraus etwa 2 g Eisen für das Gesamtblut. Der Eisengehalt der täglichen Nahrung wird auf 10—20 mg geschätzt. Diese Menge wird dann auch nur wenig unterschritten, wenn die Kost qualitativ sehr einseitig ist. Die täglichen Eisenverluste mit Harn und Kot betragen nur einen Bruchteil der angegebenen Menge. Daher erscheint also das alimentäre Eisenangebot unter normalen Verhältnissen ausreichend, um dem Hämoglobinstoffwechsel zu genügen und alle Verluste auszugleichen.

Ein echter alimentärer Eisenmangel kann bei kleinen Kindern entstehen, die mit Kuhmilch aufgezogen werden. Kuhmilch (40—80 γ% Eisen) hat nur die Hälfte des Eisengehaltes der Frauenmilch (140—160 γ%). Wenn der Säugling nur Halbmilch bekommt, so erhält er nur $\frac{1}{4}$ der Eisenmenge, die er sonst beim Stillen bekommen würde.

Neben der alimentären Zufuhr spielt die Stapelungsfähigkeit des Organismus für Eisen eine bedeutsame Rolle. Besonders in Leber und Milz sollen nicht unbeträchtliche Mengen von Depot- oder Reserveeisen gespeichert werden können. Der Gesamteisenbestand des Körpers wird auf 4—6 g geschätzt.

Eisenmangelzustände können sich als Folgen von Resorptionsstörungen entwickeln. Man beobachtet sie nach Magenresektionen, als Folge einer chronischen Ruhr und bei der Sprue. Außerdem werden sie dann gefunden, wenn erhöhte Eisenverluste durch wiederholte Blutungen eingetreten sind. Das kann z. B. durch verstärkte Periodenblutungen bei Frauen der Fall sein, kann ferner eintreten, wenn mehrere Schwangerschaften in kurzen Zeitabständen einander folgen. Für die

Ausstattung des Kindes im Mutterleib wird etwa 1 g Eisen benötigt. Es ist also verständlich, daß Frauen im geschlechtsreifen Alter häufiger unter Eisenmangelzuständen leiden als Männer.

Die Frage, ob ein Eisenmangel vorliegt, läßt sich besser als durch Eisenbilanzversuche durch Eisenanalysen des Serums entscheiden. Der normale Serumeisengehalt der Männer beträgt 125 γ%, der der Frauen 90 γ%.

Anämien mit erniedrigtem Serumeisengehalt sind: die essentielle hypochrome oder achlorhydrische Anämie, die Chlorose, Anämien bei den obengenannten Resorptionsstörungen und solche nach Infektionskrankheiten, die chronische Blutungsanämie und die Schwangerschaftsanämie.

Viele dieser Zustände haben gemeinsame Symptome. Als besonderes Krankheitsbild wird die achylische Chloranämie beschrieben.

b) Die achylische Chloranämie oder essentielle hypochrome Anämie

Bei dieser Krankheit findet sich eine Verminderung des Hämoglobingehaltes und eine, wenn auch oft geringe Verminderung der Erythrozyten. Der Färbeindex ist mehr oder weniger stark herabgesetzt. Werte bis 0,5 und darunter sind keine Seltenheit. Auch das Zellvolumen ist vermindert; die Form der Erythrozyten ist stark verändert (Anisozytose, Poikilozytose). Die Farbe des Serums ist sehr hell (Folge des verminderten Farbstoffumsatzes). Der Serumeisenspiegel kann extrem niedrige Werte (10 γ%) erreichen.

Bei längere Zeit bestehenden Eisenmangelzuständen kommt es zu Störungen der **Gewebstrophik.** Ein typisches Zeichen ist der Haarausfall; das Haar wird struppig, die Nägel werden brüchig und zeigen Hohlnagelbildung (Koilonychie). Die Haut wird welk und trocken. In manchen Fällen wird eine Störung des Schluckaktes beobachtet (Plummer-Vinson-Syndrom).

Diese Fälle zeigen, daß das Eisen nicht bloß zum Hämoglobinaufbau, sondern für alle Zellen als lebensnotwendiger Katalysator erforderlich ist. Die Asiderose führt somit zu den verschiedenartigsten Störungen im Organismus, ausnahmsweise auch zu einer funikulären Myelose. Eisenmangelzustände gehen oft mit einer starken Verminderung der Leistungsfähigkeit einher. Die Kranken zeigen eine rasche und starke Ermüdbarkeit (Eisenmangeladynamie), die auf ein Fehlen von genügend Gewebseisen zurückzuführen ist.

Gelegentlich erkennt man an beiden Mundwinkeln tiefe Einrisse, welche beim Sprechen und Essen schmerzen. Diese Mundwinkelrhagaden sind der Eisenbehandlung sehr gut zugänglich und können oft schon 14 Tage nach Beginn der Behandlung vollständig abheilen. Manche Fälle der essentiellen hypochromen Anämie fügen sich dem Bilde der achlorhydrischen Anämie aus dem Grunde nicht ein, weil bei ihnen — wenn auch vielleicht nicht regelmäßig — Salzsäure gefunden wird. Die Annahme, daß der Salzsäuremangel die Resorption des Eisens verhindern soll, ist unrichtig; denn auf der einen Seite gibt es viele blutgesunde Achyliker, welche nach Eisenzufuhr einen schnellen Anstieg ihres Serumeisens erkennen lassen, während andererseits (andere) Kranke mit essentieller hypochromer Anämie trotz vorhandener Salzsäure keine oder nur ungenügende Vermehrung des Serumeisens aufweisen. Die Mehrzahl der in diese Gruppe gehörenden Kranken (etwa 80%) zeigen eine Achlorhydrie. Aber nur die Hälfte dieser Fälle ist histaminrefraktär.

Die Kranken fallen meist durch ihre Blässe auf, die aber einen anderen Charakter als die der perniziösen Anämie hat. Es fehlt bei ihnen das strohgelbe Kolorit und der Ikterus. Der Bilirubingehalt des Serums ist normal. Häufig, aber durchaus nicht regelmäßig fallen bei den Patienten die „blauen Skleren" auf. Dieser Befund deutet darauf hin, daß gewisse Konstitutionsanomalien vorliegen, eine Tatsache, die sich gut mit den gehäuften Erkrankungen gleicher Art in der Familie vereinen läßt. Auch Zungenbrennen und eine Atrophie der Zungenränder, die auch auf die gesamte Schleimhaut des Mundes, Rachens und der Speiseröhre übergreifen kann, gehören zum Krankheitsbilde und führen zu den schon beschriebenen krampfartigen Schluckbeschwerden (PLUMMER-VINSON-Syndrom). Das **Knochenmark** ist zellreich Der unreife Anteil der Erythroblasten herrscht vor. Die Bildung und Ausreifung der Zellen der roten Reihe ist verzögert.

c) Die Chlorose

Die Chlorose ist nach meinen Feststellungen aus dem Jahre 1925 eine seltene Erkrankung geworden. Die Ursache des Rückgangs wird verschieden erklärt. Ich glaube nicht, daß — wie einige Autoren meinen — es nur an der besseren Differentialdiagnose der anämischen Blutkrankheiten liegt. Auch der Versuch, Ernährungsfaktoren dafür ins Feld zu führen, ist als gescheitert anzusehen; denn die Ernährung ist in den letzten Dezennien schlechter, die Chlorose aber nicht häufiger geworden.

Die Chlorose ist eine Krankheit *ausschließlich des weiblichen Geschlechts*. Sie wird vorwiegend bei jungen Mädchen in den Pubertätsjahren beobachtet. Die Kranken klagen über allgemeine Mattigkeit, gesteigertes Schlafbedürfnis. Unvermögen zur Konzentration, Kopfschmerzen, dysmenorrhoische Beschwerden u. a. m. Klinisch zeichnen sich die Kranken durch eine eigentümliche, ins Grüne spielende Blässe aus. Ikterus fehlt stets. Dagegen ist die Neigung zu Ödemen und Thrombosen häufiger als bei anderen anämischen Zuständen. Der Magensaft ist meist hyperazide.

Das Gesamtvolumen der roten Blutkörperchen ist kleiner als der Zahl der Erythrozyten entspricht. Ich sehe die Ursache in der großen Anzahl von Mikro- und Poikilozyten. Sie erklärt am einfachsten die Inkongruenz zwischen Zahl und Volumen. Der Wassergehalt der Erythrozyten ist nach eigenen Analysen erhöht. Sie sind also hydropisch. Ebenso zeigt das Serum einen erhöhten Wassergehalt und eine Herabsetzung des Trocken- und Eiweißgehaltes. Der Serumeisengehalt ist stark vermindert. Der Bilirubingehalt ist normal. Der Hämoglobingehalt ist meist viel stärker herabgesetzt als die Zahl der Erythrozyten, woraus sich ein stark erniedrigter Färbeindex ergibt.

Die **Therapie** aller Eisenmangelanämien ist die gleiche. Sie sprechen alle auf Eisentherapie gut an. Biologisch wirksam ist nur das zweiwertige Ferroeisen.

Im Magen wird aus zweiwertigem Eisen Ferrochlorid gebildet, das gut resorbiert wird. Das billigste und einfachste Eisenpräparat ist Ferrum reductum, das ist metallisches Eisen in fein verteilter Form, welches als Pillen zu 0,2 g verabreicht werden kann. Gut eingeführt ist das Ferrostabil in Dragées von 0,05 g. Die Tagesdosis beträgt 6—10—20 Dragées. Gern verordnet werden auch die Blaudschen Pillen (Pil. ferr. carbon). Sie enthalten 0,3 g Eisen und sollen in einer Tagesmenge von 6—10 Pillen gegeben werden. Als Kombinationspräparate mit Vitamin C sind das Ferro 66 und das Ceferro bekannt. Die Tagesdosis beträgt 0,3—0,5 g Eisen. Diese Verbindungen zeichnen sich durch ihre gute Löslichkeit aus, so daß sie auch in Tropfenform und parenteral gegeben werden können. Organische Eisenverbindungen, z. B. Hämoglobinpräparate sind praktisch wertlos. Wichtig bei der peroralen Medikation ist ihre hohe Dosierung. Nur selten treten Nebenerscheinungen am Magendarmkanal, Übelkeit, Erbrechen, Leibschmerzen und Durchfälle, auf, welche zum Abbrechen der Therapie zwingen. Man muß unter solchen Umständen injizierbare Präparate (Ferro 66 und Ceferro) in der Menge von etwa 10 mg verwenden.

Der Erfolg einer solchen Therapie zeigt sich in einem prompten Anstieg der Blutwerte und in einer Vermehrung der Retikulozyten. Bemerkenswerterweise verschwinden unter der Eisenbehandlung auch eine Reihe von Begleiterscheinungen der Eisenmangelanämie, wie die Stomatitis, das Zungenbrennen, die Schluckstörungen, die Hohlnägel und die Parästhesien.

Bei den in der Gruppe aplastische Anämien zusammengefaßten Formen wird man natürlich zunächst die Aufgabe haben, die **Ursache** zu ermitteln und diese zu beseitigen. Frauen, welche bei der Menstruation übermäßige Blutverluste erleiden, müssen einer gynäkologischen Behandlung unterzogen werden. Oft ist hier eine Therapie mit Keimdrüsenhormonen angezeigt. Handelt es sich um Anämien infolge von Infektionsschäden, so suche man diese zu bekämpfen. In seltenen Fällen führt die Entdeckung und Entfernung eines Focus an den Zähnen und an den Mandeln zu überraschenden Heilungen. Bei tertiären viszeralen Luesformen, in deren Gefolge häufig eine Blutarmut einsetzt, ist eine antiluetische Kur angezeigt. Bei der Anämie im Gefolge einer Endokarditis lenta wird man heute einen Versuch mit Sulfonamiden und Penicillin für gerechtfertigt halten. Aber auch in Fällen, bei denen die Ursache nicht endgültig beseitigt werden kann, wie z. B. bei Anämien im Gefolge von Tumoren oder von Lymphogranulomatose, kann man durch symptomatische Behandlung mit Transfusionen und Eisen, gegebenenfalls auch durch Bestrahlungen erhebliche Besserungen erzielen. Schließlich ist auch daran zu denken, daß manche Formen der Anämien auf alimentäre Ursachen zurückgehen. Eine dauernd eiweißarme Kost führt zur Eiweißverarmung des gesamten Körpers. Die Folgen sind erhebliche Verzögerungen aller regenerativen Vorgänge, vor allem Störungen der Wundheilung und der Blutbildung. 95% des Blutfarbstoffmoleküls bestehen aus Eiweiß. Es wird also bei chronischem Eiweißmangel in der Nahrung eine hypochrome Anämie die Folge sein. Eine Umstellung der Ernährung auf eiweißreiche Kost bringt hier manchmal eine überraschende Besserung der Anämie. Auch im Säuglings- und Kindesalter können durch einseitige Kuh- und Ziegenmilchernährung Anämien ausgelöst werden, welche in die Gruppe der Eisenmangelanämien einzureihen sind. Kommt man mit den geschilderten therapeutischen Maßnahmen nicht schnell genug zum Ziele, so können dieselben durch eine zusätzliche **Arsentherapie** unterstützt werden.

Am zweckmäßigsten verordnet man die Sol. Kal. Arsenic. Fowleri, beginnend mit dreimal 1 Tropfen, täglich um 1 Tropfen steigend, bis maximal dreimal 10 Tropfen und von da ab wieder in gleicher Weise fallend. Diese Kuren können durch gleichzeitige Gaben eisenhaltiger Mineralwässer und Verordnung eisenreicher Nahrungsmittel (grüne Gemüse und Salate), eventuell auch Leber unterstützt werden.

C. Oligämien

Jeder akute Blutverlust führt naturgemäß zu einer Oligämie, d. h. zu einer Verminderung der Gesamtblutmenge. Die Folgen eines solchen Blutverlustes sind dieselben wie die nach einem großen Aderlaß eintretenden. Da dieser Eingriff zu therapeutischen Zwecken häufiger durchgeführt wird, ist es wichtig, sich über dessen unmittelbare Folgen zu unterrichten. Sofort nach jedem größeren Blutverlust setzen kompensatorische Vorgänge ein mit dem endlichen Resultat der Wiederergänzung der verlorenen Flüssigkeitsmenge aus den großen Wasserdepots der Gewebe. Im Organismus besteht offenbar das Bestreben, die Gesamtblutmenge bezüglich ihres Volumens konstant zu halten. Dementsprechend treten nach jedem Blutverlust Wasser und Salze aus den Geweben in die Blutbahn über, woraus zwangs läufig eine Hypalbuminämie resultiert. Jeder größere Aderlaß muß unmittelbar zu einer Einengung der gesamten Strombahn führen. Die größte Blutmenge ist im Kapillargebiet untergebracht, und es ist daher verständlich, daß durch Abdrosselung des Kapillargebietes zunächst eine Einengung der Gesamtstrombahn erreicht wird. Die Kapillaren ziehen sich gewissermaßen über der verkleinerten Blutmasse zusammen, wodurch unter physiologischen Bedingungen wenigstens die Konstanz des arteriellen Blutdruckes auch nach großen Aderlässen gewahrt wird. Die Kontraktion der Kapillaren führt zu einer allgemeinen Blässe des Patienten, aber *nicht jeder blasse Kranke ist anämisch.* Es gibt auch **Scheinanämien,** bei denen sowohl die Haut als auch die Schleimhäute blaß erscheinen. Solche Scheinanämien kennen wir bei manchen Formen von Nierenkrankheit oder auch bei Kranken mit Aorteninsuffizienz. Bei diesen Kranken kann eine normale Blutkörperchenzahl und ein normaler Hämoglobingehalt bestehen, die Blässe ist lediglich durch die schlechte Füllung des Kapillargebietes bedingt. Aus diesem Grunde hat man für solche Zustände den Ausdruck Scheinanämie geprägt. Unmittelbar nach einem großen Blutverlust sind Blutkörperchenzahl und Hämoglobingehalt zunächst normal. Erst wenn die Rückregulation des gesamten Blutvolumens zur Ausgangsmenge einsetzt, welche wahrscheinlich eine zentral gesteuerte Funktion des Kapillartonus darstellt, tritt eine Blutverdünnung ein. Nach dieser meist relativ geringen Blutentziehung zeigt sich bereits eine deutliche Verminderung des Serumeiweißgehaltes: das Serum hat nach dem Aderlaß etwa 1% Eiweiß weniger als vorher. Durch die einströmende Gewebsflüssigkeit wird also das Blut verdünnt, eine Tatsache, die sich naturgemäß auch in dem veränderten Verhältnis der zelligen Elemente zur Plasmavolumeneinheit ausdrücken muß. Die im Kubikmillimeter durch Zählung festgestellte Zahl der roten und weißen Blutkörperchen nimmt in den ersten Stunden nach dem Aderlaß oder nach akuten abundanten Blutungen aus krankhaften Bedingungen ab. Es ist daher falsch, aus Zählungen oder Hämoglobinbestimmungen, welche in kurzen Zeitabständen nach der Blutung gemacht werden, allein ein Fortbestehen der Blutung erschließen zu wollen. Die alte Serumdichte, bzw. der frühere Serum-Eiweißgehalt werden etwa 48 Stunden nach dem Aderlaß wieder erreicht. Der Wiederersatz der verlorengegangenen Plasmaeiweißkörper wird in der Hauptsache von der Leber, dann aber auch vom Knochenmark und anderen Geweben besorgt.

Das **Blutbild.** Die zelligen Elemente verhalten sich nach großen Blutverlusten verschieden. Die weißen Blutkörperchen zeigen nach einer geringen Verminderung eine erhebliche Vermehrung (Aderlaßleukozytose). Ob diese Vermehrung der weißen Blutkörperchen allein der Ausdruck für eine Mehrbildung oder nicht auch für eine Verschiebung innerhalb der Blutbahn infolge Umschaltung des Kapillartonus in einzelnen Gebieten darstellt, bleibt dahingestellt.

Die Regeneration der roten Zellen setzt sehr rasch nach dem Blutverlust ein und führt schon in den ersten Tagen nach demselben zu einer Wiederergänzung des verlorenen Blutes. Als Ausdruck der überstürzten Regeneration treten Blutkörperchen mit zum Teil mangelhafter Hämoglobinausrüstung in die Blutbahn über. Die Hämoglobinkurve erreicht daher ihren Ausgangswert in der Regel später als die der roten Blutkörperchen. Diese Verhältnisse gelten selbstverständlich nur für vorher blutgesunde, vollblütige Individuen. Setzt man bei Tieren durch wiederholte Aderlässe Anämien, so verläuft die Regeneration mit zunehmender Dauer der Anämie langsamer und zögernder. Nach starken Blutverlusten tritt als Ausdruck der gesteigerten Knochenmarkstätigkeit eine erhebliche Vermehrung der Retikulozyten und gelegentlich auch Normoblasten im Blute auf. Blutverluste werden von Frauen im allgemeinen besser vertragen als von Männern. Die Grenze des mit dem Leben noch verträglichen Verlustes wird für den Menschen bei 2—2½ Liter geschätzt. Nach jedem großen Blutverlust tritt auch eine Vermehrung der Thrombozyten und eine Beschleunigung der Blutgerinnung (posthämorrhagische Thrombozytose) ein. Ist der Blutverlust lebensbedrohend, so bringt oft die Transfusion frischen oder konservierten Blutes die Rettung. Stehen diese nicht zur Verfügung, so muß man seine Zuflucht zu Blutersatzflüssigkeiten nehmen: z. B. 6%ige Gummiarabikumlösungen, Periston u. a. Mangelt es auch an diesen, so wird man eine vorübergehende Auffüllung des Gefäßsystems auch mit physiologischer Kochsalz- oder Normosallösung erreichen und damit das lebensgefährliche Leerpumpen des Herzens vermeiden.

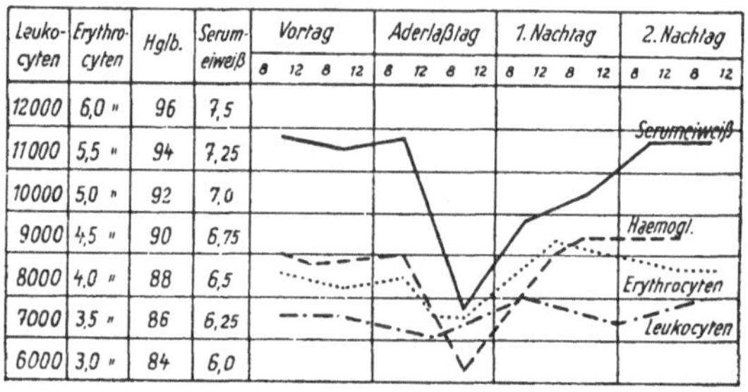

Abb. 24. Wirkung des Aderlasses auf Eiweißgehalt und zelluläre Zusammensetzung des Blutes

D. Konstitutionelle hämolytische Anämien

Der hämolytische Ikterus

Der hämolytische Ikterus läßt sich in seinen Kernsymptomen, der Anämie, dem Milztumor und dem Ikterus, am einfachsten durch die Tatsache des gesteigerten **Blutzerfalls** erklären. Die roten Blutkörperchen zeigen in ihrem Bau eine Abweichung in der Richtung der Kugelform, weswegen die Krankheit auch **Kugelzellenanämie** genannt wird.

Im **Blutausstrich** erscheinen die Erythrozyten in der Regel in sehr verschiedener Größe. Die überwiegende Zahl ist klein und hyperchrom, es handelt sich also um eine Anisomikrozytose, welche wegen der Kugelform der meisten Zellen auch Sphärozytose genannt wird. Bei der osmotischen Belastungsprüfung gegenüber hypotonischen Kochsalzlösungen zeigen die roten Blutkörperchen eine Resistenzverminderung. Diese ist die Folge der abweichenden Form und chemischen Zusammensetzung der Erythrozyten. Diese krankhaft gebildeten roten Blutkörperchen neigen zu einem gesteigerten Zerfall. Es kommt zum hämolytischen Ikterus, weil die Leber das überreiche Angebot von Hämoglobinbausteinen nicht ordnungs- und zeitgemäß zu bewältigen vermag. Die Regeneration im Knochenmark kann den gesteigerten Zerfall der roten Blutkörperchen schließlich nicht mehr kompensieren, es wird endlich insuffizient, die Folge ist die Anämie. Der gesteigerte Erythrozytenzerfall vollzieht sich in der Hauptsache in der **Milz.** Die Trümmer der zerstörten Blutkörperchen häufen sich hier an, woraus schließlich ein sog. **spodogener Milztumor** resultiert. Nicht immer zeigt die Krankheit das Vollbild der Symptome. Leber, Knochenmark und Milz werden lange Zeit den gesteigerten Anforderungen gerecht, so daß Milztumor und Ikterus fehlen und als wesentliches Symptom allein die Anämie übrigbleibt. Selbst der **Bilirubinspiegel** im Serum kann normal gefunden werden. In anderen Fällen ist er nur so wenig erhöht, daß die Gelbsucht nach außen nicht sichtbar wird (latenter Ikterus). Wieder andere Fälle lassen nur eine anfallsweise Gelbsucht erkennen. Der Ikterus tritt bei ihnen nur nach größeren körperlichen Anstrengungen, nach leichten Erkältungen oder geringen Infekten auf. Infolge einer gesteigerten Tätigkeit des Knochenmarkes wird bei einigen Kranken der Blutausfall soweit gedeckt, daß selbst die Anämie fehlt, ja sogar eine Polyglobulie auftritt. Bei Kindern sind auch Krankheitsformen beobachtet worden, bei denen Ikterus und Anämie fehlten und nur ein Milztumor festgestellt wurde. In etwa einem Drittel der Fälle soll auch dieser vermißt werden oder wenigstens der Palpation unzugänglich sein. Bei dem gesteigerten erbpathologischen Interesse, das man der Krankheit entgegengebracht hat, wurden auch latente Formen entdeckt, welche als „Krankheitsträger" die hämolytische Konstitution vererben und bei denen alle geschilderten Symptome nur gelegentlich anfallsweise auftreten. Sie lassen gewissermaßen nur einen „Hauch der Krankheit" (GÄNSSLEN) erkennen.

Der hämolytische Ikterus ist eine *konstitutionelle Erbkrankheit.* Außer den Kernsymptomen werden in den betroffenen Familien eine Reihe anderer Konstitutionsanomalien beobachtet, unter denen die des Skelettsystems die häufigsten sind. Die langdauernde Hyperaktivität des Knochenmarkes führt im Entwicklungsalter zur Veränderung des Schädels mit starker Verdickung der Kalotte, frühzeitiger Synostose der Koronarnähte, Schwund der Tabula externa und Ausbildung eines Turmschädels. Veränderungen am Türkensattel beeinflussen die Hypophyse und bewirken auf diesem Wege innersekretorische Störungen.

Zur Gruppe der hämolytischen Konstitution gehört die bei Negern zuerst beobachtete **Sichelzellenanämie,** die ebenfalls mit gesteigertem Blutzerfall, Ikterus und Anämie einhergeht. Auch die **Elliptozytose** gehört in diese Gruppe und kann zu einer Krankheit mit leichtem Ikterus, Milztumor und Anämie führen. Von dem amerikanischen Kinderkliniker COOLEY wurde eine **Erythroblastenanämie** beschrieben, welche durch eine schwere fortschreitende Blutarmut von hypochromem Charakter gekennzeichnet ist. Im Laufe der Zeit entwickelt sich ein riesiger Milztumor, eine Vergrößerung der Leber, eine extreme Anisopoikilozytose mit vielen Zehntausenden von kernhaltigen Erythrozyten in allen Entwicklungsstadien. Wie ich beim hämolytischen Ikterus schon vor 30 Jahren beschrieb, sind auch bei dieser seltenen Form der hämolytischen Konstitution schwere Veränderungen des Lipoidgehaltes der roten Blutkörperchen beobachtet worden.

Die **Therapie** des hämolytischen Ikterus besteht in der *operativen Entfernung der Milz.* Manche Kranke, welche vorher durch ihre Anämie geschwächt und durch Milzkrisen schwer geplagt waren, werden nach diesem Eingriff zu äußerlich gesunden und leistungsfähigen Menschen. Bei Kindern verschwinden nicht nur die Anämie und der Ikterus, sondern auch die bei ihnen nicht seltenen Entwicklungsanomalien. Bei älteren Menschen, etwa jenseits des 50. Lebensjahres wächst naturgemäß die Operationsgefahr. Viele dieser Kranken sind *„mehr gelb als krank"*, und man wird daher abzuwägen haben, ob diese älteren Menschen, die doch das Leiden schon seit ihrer Geburt getragen haben, durch die Operation nicht mehr gefährdet werden, als durch die nicht gefährliche Anomalie gerechtfertigt erscheint.

3. Die Polycythaemia vera

Die **Polycythaemia rubra vera** oder die idiopathische primäre Polyzythämie ist eine relativ seltene Erkrankung. Sie soll bei Männern häufiger vorkommen als bei Frauen. Das Hauptmanifestationsalter liegt im 3. bis 5. Lebensjahrzehnt. Die Krankheit ist aber auch bei Kindern schon beobachtet worden, bei ihnen oft in Kombination mit Konstitutionsanomalien oder anderen endokrinen Störungen. Das klinisch voll ausgeprägte Krankheitsbild der Polyzythämie vererbt sich nicht. Nur die *Krankheitsbereitschaft*, die wahrscheinlich einem dominanten Erbgang folgt, *ist vererbbar*. Die Krankheit ist durch das hochrote, oft etwas zyanotische Aussehen der Gesichtshaut und der sichtbaren Schleimhäute gekennzeichnet. Dabei muß aber bemerkt werden, daß die Zyanose ein häufiges Symptom aller — also auch der symptomatischen — Erythrozytenvermehrungen darstellt. Manche Kranken suchen den Arzt wegen der starken Rötung und Schmerzhaftigkeit der Hände und Füße auf. Die Gliederung des Krankheitsbildes in eine Polyzythämie mit Milztumor und in eine Form von Milztumor mit Hypertonie ist nicht streng durchführbar. Es handelt sich dabei wahrscheinlich nur um verschiedene Ausdrucksformen ein- und desselben Krankheitsgeschehens. Auffallend häufig findet man bei Kranken mit Polyzythämie eine vermehrte Salzsäureproduktion und nicht selten auch Magengeschwüre. Bei der Seltenheit der Erkrankung müssen diese Angaben erst statistisch besser belegt werden, bevor daraus weitergehende theoretische Schlüsse gezogen werden können. Man hat z. B. daran gedacht, daß die Polycythaemia vera gewissermaßen das Gegenstück zur perniziösen Anämie darstellt. Es soll durch eine vermehrte Bildung des Intrinsikfaktors eine gesteigerte Tätigkeit des Knochenmarkes angeregt werden. In der Tat zeigt dasselbe eine ausgesprochene Hyperaktivität, welche durch Zunahme der Normoblasten und der erythroblastischen Mitosen, in der Vermehrung der Myelozyten und Promyelozyten und der Knochenmarksriesenzellen ihren Ausdruck findet.

Die Überfüllung des Gefäßsystems macht sich gelegentlich durch **Blutungen** aus der Nase und dem Magen, gelegentlich auch durch Gehirnblutungen geltend. In einigen Fällen kommt es auch zu Spasmen in den Arteriolen wie bei der RAYNAUDschen Erkrankung. Auch die Betrachtung des Augenhintergrundes, welche die stark gefüllten Netzhautgefäße auf dunkelrotem Grund zeigt, macht das Vorliegen einer Polyzythämie wahrscheinlich. Es kann auch zu einer Stauungspapille mit Sehstörungen kommen. Neben der Blutungsbereitschaft weisen die häufigen Thrombosen auf Veränderungen der Gefäßwand der Polyzythämiker hin. Ob daran auch die Thrombozytose mit ihrer Neigung zur Plättchenagglutination schuld ist, lasse ich dahingestellt. Der **Grundumsatz** ist mehrfach erhöht gefunden worden. Diese Tatsache ist für die Polyzythämie nicht charakteristisch, da sie auch bei anderen Formen der Hypertonie beobachtet wird. Viele Polyzythämiker klagen über Schlaflosigkeit, Schwindelanfälle und starke Kopfschmerzen, die sich bei manchen zu Migräneattacken steigern. Auch große Erregbarkeit und depressive Stimmungslagen sind beobachtet worden. Der Liquordruck ist in der Regel erhöht. Die Gesamtblutmenge ist bei der Polycythaemia vera auf das Doppelte der Norm und gelegentlich noch mehr gesteigert, wobei die Vermehrung allein auf Kosten des Blutkörperchenvolumens zurückzuführen ist. Die Vermehrung der roten Blutkörperchen kann beträchtliche Grade erreichen. Es sind Vermehrungen auf über 10 Millionen Blutkörperchen im Kubikmillimeter beobachtet worden. Schon 1913 habe ich mit BEUMER auf Grund chemischer Analysen festgestellt, daß es sich bei der Polycythaemia vera um die gesteigerte Produktion von „minderwertigen" und zu kleinen Erythrozyten handelt, daß also eine Polymikrozythämie vorliegt. Die einzelne rote Blutzelle ist nicht nur absolut, sondern auch relativ ärmer an Eiweiß und Hämoglobin als ein Normozyt, der Färbeindex also herabgesetzt, wenn auch nicht in allen Fällen. Der Blutabbau ist nicht gehemmt, sondern gelegentlich gegenüber der Norm sogar gesteigert. Das **Serum** zeigt nicht selten eine Verminderung des Plasmaeisengehaltes. Das Serum ist normal konzentriert, während die symptomatischen Erythrozytosen, welche auf eine Eindickung des Blutes zurückzuführen sind, ein hoch konzentriertes Serum mit vermehrtem Eiweißgehalt aufweisen. Auf eine gesteigerte Knochenmarkstätigkeit weist auch die Vermehrung der Retikulozyten hin, die bis 30% betragen können. Auch die Leukozyten und Thrombozyten sind nicht selten vermehrt. Man findet unter den Weißen gelegentlich Myelozyten und vermehrte Mastzellen.

Naturgemäß ist bei der echten Polyzythämie das *spezifische Gewicht des Blutes erhöht* (auf 1060—1080). Auch ist das Blut infolge der hohen Zellzahl dickflüssiger: seine Viskosität ist erhöht. Die Zusammensetzung der Blutkörperchen nähert sich stark derjenigen, welche wir bei der Chlorose finden. Das Blut fließt langsamer, und auch in Übereinstimmung mit diesen Befunden wird das Minutenvolumen nicht gesteigert, sondern normal gefunden.

Die **Behandlung** der Polyzythämie ist im wesentlichen eine rein symptomatische. Man sucht der gewaltigen Blutüberfüllung des Gefäßsystems durch rasch aufeinander folgende **Aderlässe** entgegen zu wirken. Man kann jeden 3. Tag etwa 500 ccm Blut entziehen, bis man normale Erythrozytenwerte erreicht. Die Kranken fühlen sich durch diese Behandlung, die meist überraschend gut vertragen wird, wesentlich erleichtert. Ein zweiter Weg der Entlastungstherapie besteht in der intravitalen Blutzerstörung. Diese Therapie, z. B. mit täglich 0,1 g Phenylhydrazin, welches als Pulver in Gelatinekapseln verabreicht werden soll, halte ich aber nur unter laufender klinischer Kontrolle für erlaubt. Eine weitere Behandlungsmethode besteht in der **Röntgenbestrahlung** der Röhrenknochen, des Brustbeins, der Beckenschaufeln und der Wirbelsäule mit etwa 10000 r in 2 Monaten. Die Wirkung ist sehr ungleichmäßig und wird in ihrem Endeffekt verschieden beurteilt. Neuerdings hat man auch mit Urethanbehandlung befriedigende Erfolge erzielen können. Ein **diätetischer Weg** der Behandlung gründet sich auf der Vorstellung, den Extrinsikfaktor in der Nahrung zu beschränken. Man verbietet also vor allem das tierische Eiweiß in Gestalt von Fleisch, Leber und Eiern. Pflanzliches Eiweiß ist erlaubt. Mit dieser Diät sind von verschiedenen Ärzten gute Erfolge erzielt worden.

III. Das Myelom (KAHLERsche Krankheit)

Viele Myelomkranke kommen wegen rheumatischer Beschwerden das erstemal zum Arzt. Am häufigsten klagen sie über Schmerzen im Rücken und in der Kreuzbeingegend. Seltener sind die Beschwerden in der Brust, in der Schulter und in den Beinen lokalisiert. Eine genauere Untersuchung deckt die Klopfempfindlichkeit der befallenen Knochen auf. Bei weiterem Fortschreiten der Erkrankung kommt es zu Deformierungen und zum Zusammensinken der Wirbelsäule, gelegentlich auch zu Spontanfrakturen. Am Schädel tastet man Auftreibungen. Die Veränderungen an der Wirbelsäule können zur Kompression des Rückenmarkes und der austretenden Nervenwurzeln führen. Hierdurch erklärt sich eine große Zahl neurologischer Symptome: Schmerzen, Sensibilitätsstörungen, motorische Lähmungen, Blasen- und Mastdarmstörungen. Die **Röntgenuntersuchung** zeigt die charakteristischen Aufhellungen am Schädel und die Fischwirbelbildung.

Besonders charakteristisch sind die Störungen im Aufbau der Plasmaeiweißkörper. Das **gesamte Plasmaeiweiß** kann auf das **Doppelte der Norm** vermehrt sein. Die Zusammensetzung der Eiweißkörper ist gegenüber der Norm erheblich verschoben, wie nebenstehende Beobachtung aus unserer Klinik zeigt. Diese Paraproteinämie führt gelegentlich auch zur Proteinurie. Vielfach, aber durchaus nicht regelmäßig tritt auch der BENCE-JONESsche Eiweißkörper im Harn auf. Die

Tabelle 1. **HAYEMsche Lösung in ccm** (Probe nach GROS)

	I. Erste, wiederlösliche Flockung	II. Deutliche Trübung	III. Irreversible Flockung	Bemerkungen
1. Normalseren, 1 ccm	—	2,26—2,90	2,5—3,38	Streuungsbreite von 30 Normalseren
2. Takatapositive Seren, 1 ccm	0,03—0,3	0,64—1,3	0,75—1,50	Streuungsbreite von 150 takatapositiven Seren
3. Serum der Myelompatientin, 1 ccm	—	6,5	8,0	

Tabelle 2.

Datum 1939	Name Alter	Ges. Seren Eiweiß g%	RN in mg%	Albumin	Gesamt-Globulin	Euglobulin	Pseudoglobulin I	Pseudoglobulin II
23. 1.	A. A. 64	14,82	32	2,81	12,01	0,12	10,64	1,25
6. 6.	A. A. 64	12,04	38	2,52	9,52	0,18	8,75	0,59
29. 6.	A. A. 64	11,74	40	2,25	9,49	0,26	8,36	0,87
12. 7.	A. A. 64	12,51	38	2,48	10,03	0,18	8,94	0,91

Paraproteinurie kann zur Nephrose und weiterhin zur nephrotischen Schrumpfniere führen. Die Paraproteinämie bedingt eine positive TAKATA-Reaktion und eine erhebliche *Beschleunigung der Blutkörperchensenkung.* In vielen Fällen hat man auch Amyloid in den Verdauungsorganen, in den Geschwulstknoten und in anderen Organen nachgewiesen. Sicher steht dieses „Amyloid" zu der Paraproteinämie in Beziehung. Das **Blut** zeigt fast regelmäßig eine hypochrome Anämie. In den Endstadien wird auch hyperchrome Anämie gefunden. Im Blute werden vereinzelt Erythroblasten und Normoblasten angetroffen. Besteht gleichzeitig eine Leuko- und Thrombopenie, so geht die Myelomanämie allmählich in das Bild der aplastischen Anämie über, welche ihre Ursache in der weitgehenden Zerstörung des Knochenmarkes durch die Myelomknoten hat. Ist die Diagnose bereits gesichert und wird daraufhin im weißen Blutbild sorgfältig nach Myelomzellen gefahndet, so werden dieselben wohl häufiger angetroffen oder als „atypische Plasmazellen" beschrieben. Gelegentlich kann die Ausschwemmung der Myelomzellen aus dem Knochenmark so stark werden, daß man von einer „Plasmazellenleukämie" spricht. Es kommt dabei auch zur plasmazellulären Metaplasie in Leber, Milz und Lymphdrüsen.

Neben der Hyperproteinämie, den „rheumatischen" Knochenschmerzen und den Röntgenbefunden sind die **Knochenmarksbefunde** die charakteristischen Merkmale der KAHLERschen Erkrankung. Wir fassen das multiple Myelom als *medulläres Endotheliom* und somit als eine *Geschwulst des Knochenmarksparenchyms* auf. Das histologische Kennzeichen dieser Geschwulst ist die sog. plasmazelluläre Myelomzelle, die eine sehr junge, und zwar geschwulstig entartete, noch völlig undifferenzierte Tochterzelle des medullären Retikuloendothels ist. Zytologisch hat sie die größte Ähnlichkeit mit der plasmazellulären Retikulumzelle. Solche plasmazellulären Retikulumzellen werden in großer Menge im Knochenmarksausstrich angetroffen (s. Tafel III). Die Krankheit führt gewöhnlich in wenigen Jahren zum Tode. Wir haben die Frühdiagnose in einigen Fällen allein durch die Hyperproteinämie gestellt und gesehen, daß mehrere Monate vergehen können, ehe die ersten Symptome von seiten des Knochensystems auftreten. Neuerdings wurde von uns auch der Versuch einer **Urethanbehandlung** in einem einschlägigen Fall durchgeführt.

IV. Die hämorrhagischen Diathesen

Unter hämorrhagischer Diathese wird eine **krankhafte Blutungsbereitschaft** verstanden. Die abnorme Blutungsbereitschaft ist im ganzen Organismus oder zum mindesten in ausgedehnten Kapillarbereichen vorhanden. Es gibt hämorrhagische Diathesen mit vorwiegender Beteiligung der Haut und der Schleimhäute, andere Formen sind durch besondere Neigung zu Gelenkblutungen ausgezeichnet, wieder andere zeigen vorwiegend Nierenblutungen. Die hämorrhagische Diathese ist keine eigentliche Krankheit, sondern ein Symptom, das bei sehr verschiedenen Erkrankungen auftreten kann.

Für die **Differentialdiagnose** dieser Zustände stehen uns eine große Reihe von Untersuchungsmethoden zur Verfügung, von denen folgende die wichtigsten sind: 1. Die Feststellung der Thrombozytenzahl im strömenden Blute, 2. der RUMPEL-LEEDEsche Stauungsversuch, 3. die Bestimmung der Blutungszeit und die Dauer der Blutgerinnungszeit. Ferner sind wichtig: 4. die Bestimmung des Prothrombingehaltes und 5. die Retraktion des Blutkuchens. Schließlich hat man auch das qualitative Plättchenbild und Funktionsprüfungen an den Plättchen für die Unterscheidung der verschiedenen Blutungsübel herangezogen.

Die Prüfung der Kapillarresistenz geschieht durch den RUMPEL-LEEDEschen **Stauungsversuch:** Um den Oberarm wird eine Stauungsbinde angelegt, so daß der Radialispuls nicht zu fühlen ist. Oder man verwendet eine Blutdruckmanschette, und bläst dieselbe bis zu einem Druck von 70 mm Hg auf. Man fahndet nach dem Auftreten von Blutpunkten im Stauungsbereich.

Beim HECHTschen **Saugversuch** setzt man einen Schröpfkopf von 3—4 cm Durchmesser und erzeugt mit Hilfe einer angesetzten Wasserstrahlpumpe oder eines mit Quecksilber gefüllten Schlauches einen Unterdruck, den man auf verschiedene Hautstellen einwirken läßt. Bei hämorrhagischen Diathesen treten je nach der Zeitdauer der Einwirkung und der Größe des Sogs feinste kapilläre Blutungen auf.

Beim **Klopfversuch** versucht man durch Beklopfen der Haut auf dem Brustbein mit dem Perkussionshammer eine Hautblutung hervorzurufen. Das gleiche kann man bei hämorrhagischen Diathesen auch durch Kneifen einer unterhalb des Schlüsselbeins erhobenen Hautfalte erreichen (Kneifversuch).

Die Zählung der Thrombozyten geschieht am besten nach Aufbringen eines Tropfens 14%iger Magnesiumsulfatlösung auf die sorgfältig gereinigte Haut. Man sticht durch den Tropfen in die Haut, mischt das Blut mit der Magnesiumsulfatlösung und macht mit der Mischung einen **Blutausstrich,** der 1—1½ Stunde mit Giemsa-Lösung gefärbt wird. Man zählt 1000—4000 Erythrozyten durch und bestimmt die darauf entfallende Zahl der Plättchen. Gleichzeitig werden in der Zählkammer die Erythrozyten bestimmt, und die Anzahl der Plättchen im Kubikmillimeter errechnet. Diese von FONIO angegebene Methode ergibt im Durchschnitt 200000—300000 Plättchen. Die **Blutungszeit** wird nach DUKE dadurch bestimmt, daß man mit einer FRANKEschen Nadel einen 4 mm tiefen Einstich in die Fingerbeere oder in das Ohrläppchen macht. Die austretenden Blutstropfen werden mit Hilfe eines Stückchens Filtrierpapier so aufgenommen, daß der Wundrand selbst nicht vom Papier berührt wird. Normalerweise steht die Blutung bei stets kleiner werdender Tropfengröße nach 2—3 Minuten.

Bei der **Bestimmung der Blutgerinnungszeit** sind folgende Stadien zu unterscheiden:

1. Die Reaktionszeit vom Momente der Blutentnahme bis zur Bildung des ersten Fibrinfadens (RZ).
2. Die Gerinnungsdauer, vom Ausfall des ersten Fibrinfadens bis zur vollendeten Gerinnung.
   Reaktionszeit + Gerinnungsdauer stellen die Gerinnungszeit dar.
3. Die Periode der Retraktion des Blutkuchens und der Serumauspressung.

Die verschiedenen Methoden zur Feststellung der Blutgerinnungszeit bestimmen meistens nur die Reaktionszeit. Diese Reaktionszeit vom Moment der Blutentnahme bis zur Bildung des ersten Fibrinfadens ist keine physiologische Konstante. Stets gerinnt das Kapillarblut schneller als das venöse Blut. Ferner wird meist nicht die Tatsache genügend berücksichtigt, daß bei ein- und demselben Menschen unter peinlichster Einhaltung aller methodischen Vorschriften unter bestimmten Ernährungsverhältnissen sich gewisse Schwankungen der Blutgerinnungszeit nachweisen lassen. So verkürzt sich nach unseren Untersuchungen nach Einnahme von 100 g Olivenöl die Reaktionszeit des Blutes gesunder Menschen um 31%. Der Zeitpunkt der stärksten Gerinnungsbeschleunigung fällt mit der Zeit der stärksten Lipoidvermehrung im Serum zusammen. Unter den Kohlenhydraten sind es besonders die Pektine und die Askorbinsäure, unter den Eiweißkörpern die Milch und die verschiedenen Aminosäuren, vor allem das Histidin. Neuere, von SCHULZ an der Leipziger Klinik durchgeführte Untersuchungen zeigen, daß im Pankreassaft sehr wirksame, gerinnungsbeschleunigende Substanzen enthalten sind. Es ist mit der Möglichkeit zu rechnen, daß die verschiedenen Nahrungsstoffe, welche auf die Gerinnungszeit einwirken, auf dem Umwege über das Pankreas wirken, wie das BOLDYREFF bereits vermutet hatte. Unter den vielen für die Bestimmung der **Blutgerinnungszeit** empfohlenen Methoden ist die von MORAWITZ nach der Modifikation von FONIO am besten eingeführt:

Das Blut wird durch Venenpunktion unter möglichst geringer Beimengung von Gewebssaft entnommen und davon 10 Tropfen nach Wechsel der Ansatzkanüle in ein hohlgeschliffenes Plättchen aus Jenaer Glas gebracht. Das mit Blut beschickte Plättchen wird in eine feuchte Kammer gestellt und von Zeit zu Zeit geneigt. Der Augenblick, in welchem das Blut den Neigungen des Gläschens nicht mehr folgt, bezeichnet das Gerinnungsende. Für genauere Untersuchungen wird ein Thermostat benutzt und auf 17,5^0 eingestellt. Die normale Gerinnungszeit beträgt bei dieser Methode 15—20 Minuten.

Neuerdings hat SCHULZ empfohlen, die Bestimmung der Blutgerinnungszeit mit der **Bestimmung des Prothrombingehaltes** nach QUICK zu kombinieren. Der Prothrombingehalt wird nach QUICK folgendermaßen bestimmt:

In eine Rekordspritze von 10 oder 20 ccm wird 1 ccm einer sterilen, mol/10-Na-Oxalatlösung (1,34 g Natrium oxalicum auf 100 ccm) aspiriert. Darauf wird die Vene punktiert und Blut bis zur Marke 10 ccm aufgezogen. Es kommt somit auf 9 ccm Blut 1 ccm Natrium-Oxalatlösung. Das Oxalatblut wird in einem Glasröhrchen gut durchmischt und während 5 Minuten bei mäßiger Tourenzahl zentrifugiert. 0,1 ccm des abgeschiedenen Plasmas wird in ein trockenes, reines Glasröhrchen von 13 mm Lumen und 10 cm Höhe pipettiert. Darauf Zusatz von ebenfalls 0,1 ccm einer Thrombokinaseaufschwemmung. Zuletzt Zusatz von 0,1 ccm einer mol/10-$CaCl_2$-Lösung (0,548 g Calc. Chlorat. crystallisat.—$CaCl_2$—6 H_2O-auf 100 ccm). In dem Moment, in dem die Ca-Lösung in die Mischung hineinfließt, wird die Stoppuhr in Gang gesetzt, darauf mit einem Platindraht der Eintritt der Gerinnung (Klumpenbildung) genau festgestellt und die Zeit an der Stoppuhr abgelesen. Es braucht einige Übung, um die Gerinnung auf ½ Sekunde genau feststellen zu können. Sowohl die Gerinnungsröhrchen als auch die zur Gerinnung verwendeten Lösungen müssen ständig im Wasserbade auf 37° gehalten werden.

SCHULZ bestimmt die **Reaktionszeit im Kapillarblut** in folgender Weise: Mit der von KOLLER angegebenen Mikropipette wird bis zum Teilstrich 0,015 ccm n/10 Natrium-Oxalatlösung aufgezogen. Lösung und Pipette sind auf 38° vorgewärmt. Bis zum Teilstrich 0,15 ccm wird Kapillarblut nachgezogen. Das in der Pipette durch schnelles Aufsaugen schon gut durchgemischte Blut wird in ein im Thermostat bei 38° gehaltenes Gerinnungsschälchen eingeblasen. Es wird nun mit der Stoppuhr die Zeit bestimmt, die von der Zugabe von 0,15 n/40 Kalziumchloridlösung, die ebenfalls auf 38° erwärmt ist, bis zur Aufbringung eines ersten Fibrinfädchens vergeht. Die Reaktion setzt prompt ein und kann auf Sekunden genau bestimmt werden.

Zur Bestimmung der **Reaktionszeit in Blut** und **Plasma** geht SCHULZ folgendermaßen vor:

Mit einer 5-ccm-Spritze werden 0,5 ccm steriler Natriumoxalatlösung und 4,5 ccm venöses Blut mit einer möglichst weiten Kanüle aufgesogen, das gut gemischte Blut in ein bei 38° gehaltenes Röhrchen abgefüllt und die Reaktionszeit, wie oben angegeben, bestimmt. Nach Abzentrifugieren der Blutkörperchen wird das Plasma wieder auf 38° erwärmt und die Reaktionszeit durch Rekalzifizierung bestimmt.

Unter den hämorrhagischen Diathesen sind die wichtigsten: 1. die Hämophilie, 2. die SCHÖNLEIN-HENOCHsche Purpura rheumatica, 3. der Skorbut, 4. hämorrhagische Diathese infolge Vitamin K-Mangels, 5. der Morbus Osler, 6. der Morbus maculosus Werlhofii, auch essentielle Thrombopenie genannt, 7. symptomatische hämorrhagische Diathesen, 8. die hämorrhagische Diathese bei Fibrinogenmangel.

1. Die Hämophilie

Bei der Hämophilie handelt es sich um eine **Erbkrankheit** mit einem rezessiven, an das männliche Geschlecht gebundenen Erbgang. Eine direkte Übertragung des Leidens vom Vater auf den Sohn wird nicht beobachtet. Es vererbt sich immer über die Töchter auf die Enkel. Die Hämophilie manifestiert sich nur an den männlichen Erbträgern, während die weiblichen in der Regel verschont bleiben. Die Krankheit tritt in den einzelnen Sippen sehr verschieden schwer auf. Es gibt Sippen, in denen fast alle kranken männlichen Mitglieder in der Jugend an Verblutung gestorben sind. In anderen Familien tritt die Krankheit nur in leichter Form auf.

Das **klinische Bild** der Bluterkrankheit wird meist von den Gelenkblutungen beherrscht. Daneben kommen Massenblutungen in die Muskulatur nicht selten vor. Am häufigsten wird das Leiden nach zufälligen oder operativen Verletzungen entdeckt. So können nach Zahnextraktionen tödliche Blutungen auftreten. Spontanblutungen aus Nase, Ohr und Magen-Darmkanal sind seltener. Bei einzelnen Kranken beherrschen Nierenblutungen das Bild. Auch Gehirnblutungen kommen vor. Blutungen in die Gegend des Ileopsoas können so groß werden, daß sie die Erscheinung eines Psoas- oder Blinddarmabszesses vortäuschen. Unter den Gelenkblutungen sind nach meinen Erfahrungen an 14 Blutern am häufigsten diejenigen in die Kniegelenke. Die Ursache ist wohl darin zu suchen, daß die Kniegelenke von allen Körpergelenken den stärksten funktionellen Belastungen ausgesetzt sind. Durch die immer wieder von neuem auftretenden Gelenkblutungen werden die Kranken häufig für Monate arbeitsunfähig. Einer meiner Bonner Kranken war in 6 Jahren durchschnittlich jährlich 121 Tage wegen seiner Gelenkblutungen bettlägerig.

Massenblutungen in die Gewebe können auch zur Kompression von Gefäßen oder Nerven Anlaß geben und auf diesem Wege zu Gangrän oder Lähmungen führen.

Nach der auslösenden **Ursache** der Organ- und Gelenkblutungen sucht man häufig vergebens. Es genügt bei manchen Blutern schon eine ungeschickte Bewegung, um eine schwere Gelenkblutung auszulösen. Die für die übrigen hämorrhagischen Diathesen so charakteristischen pünktchenförmigen Blutungen in die Haut oder in die Schleimhäute werden bei der Hämophilie seltener beobachtet. Durch die wiederholten Gelenkblutungen, die schließlich immer schlechter und langsamer resorbiert werden, kommt es zur **Panarthritis** und weitgehenden Versteifung. Auch röntgenologisch sind die Veränderungen des Blutergelenks an den Deformierungen desselben erkennbar. Durch die schweren, sich immer wiederholenden Gelenkergüsse und die zunehmende Versteifung können die Bluter schließlich zu unbeweglichen Krüppeln werden.

Von den oben angeführten differentialdiagnostischen Merkmalen ist bei den Blutern die Thrombozytenzahl meist normal, der RUMPEL-LEEDEsche Stauungsversuch meist negativ, die Blutungszeit meist normal, selten verlängert, die Blutgerinnungszeit fast ausnahmslos verlängert. Von diesen Beobachtungen ist die merkwürdigste das negative Ergebnis der Prüfungen auf erhöhte Gefäßzerreißbarkeit oder Herabsetzung der Kapillarresistenz. Konstante zytologische Veränderungen, die für die Hämophilie charakteristisch sind, fehlen, wenn man von den Zeichen der Blutungsanämie absieht. Das wesentlichste Symptom, das man am Blute der Hämophilen finden kann, ist die **Gerinnungsstörung.** Ich habe Bluter beobachtet, bei denen das Blut über 3 Stunden im Röhrchen ungerinnbar blieb. Nach unseren heutigen Kenntnissen liegt die Störung des Gerinnungsvorganges bei den Hämophilen in der mangelnden Bildung einer wirksamen Thrombokinase. Man hat dieser Auffassung entgegen gehalten, daß bei weitgehendem Mangel der Plättchen im strömenden Blut — wie wir ihn bei der WERLHOFschen Erkrankung beobachten — die Gerinnungszeit meist normal befunden wird. Demgegenüber wird betont, daß hämophile Thrombozyten, zum plättchenfreien Normalplasma hinzugesetzt, eine viel langsamere Gerinnung bewirken als normale Plättchen. Man nimmt also heute an, daß die Thrombozyten der Hämophilen funktionell minderwertig sind.

Die klinischen Erscheinungen, welche den Hämophilen zum Arzt führen, werden durch die Gerinnungsstörung des Blutes allein nicht geklärt. Gar nicht selten ist die Gerinnungszeit der Hämophilen gerade zur Zeit der schwersten Blutungen normal oder fast normal. Zudem lassen sich Tiere durch Heparininjektionen so beeinflussen, daß ihr Blut für 6 Tage ungerinnbar ist, ohne daß eine hämorrhagische Diathese auftritt. Es ist also anzunehmen, daß bei der Hämophilie noch ein zweiter Faktor beteiligt ist, nämlich eine **Störung im Bau oder in der Funktion der kleinsten Gefäße.** Das krankhafte Verhalten der Gefäße gibt dem klinischen Bilde der Hämophilen sein charakteristisches Gepräge.

Eine **Heilung** der Hämophilie kann es **nicht** geben, da es sich um ein konstitutionelles Leiden handelt. Die **Behandlung** kann immer nur eine symptomatische sein. Neben der lokalen Blutstillung hat man nach Mitteln gesucht, die Blutstillung indirekt zu erreichen. Das gelingt am besten durch wiederholte Bluttransfusionen. Von den vielfach empfohlenen anderen Blutstillungsmitteln (Coagulen, Clauden, Sangostop, Nateina) haben wir nur unsichere Wirkungen gesehen.

Dagegen gelang es uns mit unseren Mitarbeitern, durch die Dauerverabreichung einer Mischung von Ascorbinsäure 0,7, Calc. glucon. 0,04, Histidinmonochlorhydrat 0,2 g, 0,9%ige NaCl-Lösung ad 10,0, wovon die Patienten täglich 3mal 10 Tropfen einzunehmen haben, die Häufigkeit der Blutungen auf ein Minimum zu beschränken. Bei dem oben erwähnten Bluter, der von 1929—1935 im Jahresdurchschnitt 121

Tage wegen seiner Gelenkblutungen bettlägerig war, konnte unter der dauernden Histidinbehandlung der Arbeitsausfall auf 10 Tage beschränkt werden. Diese 10 Tage fielen in eine Behandlungspause. In einem anderen Falle wurde die durchschnittliche Arbeitsunfähigkeit von 150 Tagen auf 35 Tage im Jahr beschränkt. Das Histidin und wahrscheinlich auch andere Aminosäuren beeinflussen sowohl nach enteraler als auch nach parenteraler Gabe die Blutgerinnung (Reaktionszeit) im Sinne einer wesentlichen Verkürzung, z. B. von 120 Minuten auf 4 Minuten. Diese Verkürzung der Reaktionszeit ist im Kapillarblut stets wesentlich ausgesprochener als im Venenblut. Entscheidend für einen klinischen Dauereffekt ist die Forderung, daß diese Behandlung niemals unterbrochen werden darf.

Diese Tatsache der **alimentären Beeinflußbarkeit** der **Gerinnungszeit** und Blutungsneigung beim Hämophilen lehrt uns, daß es zwischen Nahrung und Blut geheimnisvolle Beziehungen gibt. Diese Beziehungen beschränken sich nicht auf die Zusammensetzung des Blutes in Abhängigkeit von der Ernährung allein, sondern weisen auch auf gewisse **myelotrope Wirkungen** einzelner Nahrungskomponenten hin. Man kann nach bestimmten Nahrungsmitteln, besonders frischen Früchten, auch eine Vermehrung der Retikulozyten um ein Vielfaches der Ausgangsmenge beobachten. Ferner ist die Zahl der Thrombozyten alimentär zu beeinflussen und zeigt z. B. nach Spinat-, Erdbeeren- und Möhrensaft eine Vermehrung zwischen 25 und 35%. Auch die Entzündungsbereitschaft der Kapillaren ist durch die Nahrung beeinflußbar, was sich mit Hilfe lichtelektrischer Methoden objektiv feststellen läßt. Welche die wirksamen antiphlogistischen Prinzipien der Frischnahrung im einzelnen sind, ist bis heute nicht bekannt, ihr Vorhandensein aber unbestritten. Man weiß schon lange, daß einseitige Ernährungsformen die Hautdurchblutung beeinflussen. Das rote Gesicht der Metzger und die fahle, blaßgelbe Hautfarbe der Vegetarier sind bekannte Beispiele für diese Tatsachen. So wird es uns daher auch verständlich, daß die Bluter auf bestimmte Kostformen hin, unter denen das Eiweiß und seine Derivate offenbar dominieren, seltener an Gelenkblutungen leiden. Weniger können wir uns Beobachtungen erklären, welche zeigen, daß offenbar auch die Psyche auf die Blutungsbereitschaft der Kapillaren von Einfluß ist. Bekannt ist in dieser Beziehung der geradezu magische Einfluß, welchen der Mönch Rasputin auf den Verlauf des Leidens des schwer hämophilen Zarewitsch hatte.

2. Die Schönlein-Henochsche Krankheit

Bei der Schönlein-Henochschen Krankheit, der sog. Purpura rheumatica oder Peliosis rheumatica steht das Zusammentreffen von Blutfleckenbildung mit rheumatischen Beschwerden im Vordergrund des Krankheitsbildes. Ein ähnliches Zusammentreffen von schubweisem Auftreten feinstippiger Hautblutungen mit Glieder- und Leibschmerzen und gleichzeitigen schleimig-blutigen Durchfällen führte zu der Bezeichnung Purpura abdominalis. Das Wesen der Erkrankung ist noch unklar. Seine Abgrenzung gegen symptomatische hämorrhagische Diathesen, wie wir sie bei der Sepsis und Organtuberkulose beobachten, ist nicht scharf. Die Krankheit nimmt einen schubförmigen Verlauf. Neben blutig-schleimigen Durchfällen und den Haut- und Gelenkerscheinungen sind gelegentlich auch die Symptome einer hämorrhagischen Nephritis beobachtet worden. Hautärzte betonen die Ähnlichkeit des Symptomenbildes mit dem Exanthema exsudativum multiforme. Bei der Schönlein-Henochschen Purpura werden Thrombozytenzahl, Blutungszeit und Blutgerinnungszeit *gewöhnlich normal* gefunden. Die Kapillarresistenz ist häufig — wenn auch nicht immer — herabgesetzt, was durch den positiven Ausfall des

RUMPEL-LEEDEschen Stauungsversuchs angezeigt wird. Auch dieses Leiden läßt sich durch Stoffe, die in der Nahrung enthalten sind, z. B. Hagebutten, Zitronen, Paprika, gelegentlich beeinflussen.

Vielleicht ist der wirksame Stoff das Permeabilitätsvitamin P, auch Citrin genannt. Andere glauben an einen Mangel des Vitamin K und wollen von der therapeutischen Zuführung dieses Stoffes wesentliche klinische Erfolge beobachtet haben.

3. Der Skorbut und die MÖLLER-BARLOWsche Krankheit

Am besten gesichert sind die Beziehungen zwischen fehlerhafter Ernährung einerseits und dem Auftreten hämorrhagischer Diathesen andererseits beim Skorbut und bei der MÖLLER-BARLOWschen Erkrankung. Wir wissen heute, daß der wichtigste ätiologische Faktor dieser Krankheit der langdauernde **Mangel an Vitamin C** und seinen Oxydationsfermenten ist. Eine große Reihe von Hilfsfaktoren: Übermüdung, vorangegangene Infektionen, klimatische Einflüsse begünstigen die Manifestation der Erkrankung. Alle Bedingungen, welche zu länger dauernder einseitiger Ernährung zwingen, führen zum gehäuften Auftreten des Skorbut. Hungersnöte, Gefangenschaft, Kriege, früher auch lange Segelschiffreisen gehören zu diesen Faktoren.

Die **Klinik des Skorbut.** Skorbutkranke machen einen niedergeschlagenen, müden, willenlosen Eindruck. Ihre Haut ist blaß oder blaßgelb, trocken und schuppt leicht. Sie neigt zu petechialen Blutungen und lividen Flecken. Im weiteren Verlaufe der Erkrankung kommen auch Massenblutungen in das Gewebe und eine sekundäre Anämie zur Beobachtung. Das Zahnfleisch ist dunkelrot, weich und besonders in der Gegend kariöser Zähne geschwollen. Die Zähne tauchen gewissermaßen in dem blauroten Zahnfleisch unter. Es kommt beim Kauen zu Blutungen und Schmerzen. Diese Veränderungen sind aber für den Skorbut nicht unbedingt charakteristisch. Wir sehen ähnliche Veränderungen im Bereich der Mundhöhle, z. B. bei akuten Leukämien und Agranulozytosen. Die skorbutische Stomatitis führt bald zu einem üblen Mundgeruch und zum Ausfall eines oder mehrerer Zähne. Beim zahnlosen Kiefer alter Menschen fehlen die Blutungen in der Mundhöhle meist. Die kleinen Hautblutungen sind besonders an den unteren Gliedmaßen lokalisiert. Werden sie ausgedehnter, so entwickelt sich ein petechiales Exanthem, wobei die Hautoberfläche auch eine rauhe Beschaffenheit annehmen kann. Im weiteren Verlauf der Erkrankung treten Blutungen in die Muskulatur auf. Auch unter der Knochenhaut können sich Blutergüsse ausbreiten. Die Muskeln, besonders die der Waden, sind druckschmerzhaft. Die Schmerzen in der Muskulatur der unteren Extremitäten zwingen die Kranken, eine besondere Haltung, die sogenannte Seiltänzerstellung, einzunehmen. Blutungen in die Gelenke und Schleimhautblutungen außerhalb der Mundhöhle sind sehr viel seltener als bei anderen hämorrhagischen Diathesen. Erst im späteren Verlauf der Erkrankung treten Kreislaufsymptome in den Vordergrund. Die Kranken leiden oftmals an Ohnmacht, Herzklopfen und Dyspnoe. Das Herz ist vergrößert, der Puls klein und schnell. Zu den Hautveränderungen gesellen sich blutig-seröse Ergüsse in die Pleura, das Perikard und die großen Gelenke. Schließlich treten enteritische Symptome mit blutig-schleimigen Entleerungen hinzu. In diesem letzten Stadium der Erkrankung entscheidet das Hinzutreten infektiöser Komplikationen das Schicksal der Kranken. Der Tod ist in der Regel wohl auf das Versagen des Kreislaufes zurückzuführen.

Die **Blutveränderungen** sind durch eine mehr oder minder ausgeprägte hypochrome Anämie ausgezeichnet. Diese ist sicher nicht allein durch die Blutverluste zu erklären, sondern, wie die rasche Besserung auf Vitamin-C-Zufuhr zeigt, als ein Symptom des Vitaminmangels aufzufassen. Die Plättchenzahl ist meist normal, selten vermindert. Blutungszeit und Gerinnungszeit sind normal.

Neben dem mehr **epidemischen** kommt auch **sporadischer Skorbut** vor, besonders bei älteren Leuten. Oft sind es soziale Gründe, welche sie veranlassen, sich nur von „Brot, Fett und Kaffee“ zu ernähren. Ältere verwitwete Männer erkranken nicht selten an Skorbut, weil sie ihre Mahlzeiten häufig ausschließlich aus Konserven bereiten. Gelegentlich haben sie sich wegen ihres „schlechten Magens“ selbst eine Diät zusammengestellt, welche vorwiegend aus Schleim und Mehlsuppe besteht. Immer wieder finden wir in den Krankengeschichten die Bemerkung, daß frisches Obst, Gemüse, Kartoffeln und Salate in der Kost nicht vertreten waren.

Ganz ähnliche Symptome wie beim Skorbut der Erwachsenen finden sich auch beim **infantilen Skorbut.** Auch hier beginnt die Krankheit mit Unlustgefühlen, Appetitlosigkeit und starker Schmerzhaftigkeit der Beinmuskulatur. Es treten Schwellungen auf, welche durch Muskelblutungen oder solche periostalen Charakters bedingt sind. Auch Ödeme an den Fußrücken werden beobachtet. Sind Zähne vorhanden, so treten ganz wie beim Skorbut der Erwachsenen schwammige, blutige Schwellungen in ihrer Umgebung auf. Das Zahnfleisch wird ulzerös, die Zähne können lose werden und schließlich ganz ausfallen. Die Körpertemperatur ist in der Regel normal. Nur bei der Resorption großer Blutergüsse kommt es zu fieberhaften Reaktionen. Unter den Symptomen der MÖLLER-BARLOWschen Krankheit stehen die Knochenveränderungen an erster Stelle. Sie führen häufig zu starken Schmerzen, welche das Kind bewegungsunfähig machen. Fehlen spontane Schmerzen, so kann ein Druck auf die Femurepiphysen einen blitzartigen Schmerz auslösen, der die Kinder zum Spreizen der Beine veranlaßt. Die Auftreibungen an der Knorpel-Knochengrenze der Rippen bedingen den sog. skorbutischen Rosenkranz.

An **Röntgenbildern** erkennt man die Trümmerfeldzone mit darunterliegender Aufhellung der Gerüstmarkzone, besonders frühzeitig schon an den Schaftenden der Oberschenkel. Es kann auch zu einer verspäteten Anlage der Knochenkerne kommen. Dieser Mangel wird aber häufig schon eine Woche nach Zufuhr frischen Zitronensaftes behoben. Man sieht dann die charakteristischen Ringschatten um die Knochenkerne auftreten. Die Störungen im Knochenbau können bei Kindern gelegentlich zu Frakturen führen. Die subperiostalen Blutungen führen zu starken Schwellungen an den Extremitäten. Auch Muskelblutungen kommen schon beim Kleinkinde zur Beobachtung. Im Gegensatz zum Skorbut der Erwachsenen läßt die Krankheit beim Kinde die Hautblutungen mehr auf der oberen Körperhälfte erscheinen. Bei starker Blutungsneigung der Darmschleimhaut kann es zu ruhrartigen, blutigen Durchfällen kommen. Während beim Erwachsenen die Kapillaren wohl Blut austreten lassen, nie aber größere Mengen Plasma, so daß also Ödembildungen gar nicht oder erst in den Endstadien beobachtet werden, hat man beim Säuglingsskorbut nicht selten schon in den Frühstadien der Erkrankung Lidödeme und eine Gedunsenheit des ganzen Gesichts, gelegentlich auch prätibiale Ödeme beobachtet.

Therapie des Skorbut. Die Behandlung des Skorbut gründet sich auf die Erkenntnis, daß seine Ursache in einem Mangel an Askorbinsäure in der Nahrung zu suchen ist. Der kindliche Skorbut ist häufig die Folge *langdauernder Ernährung mit hochsterilisierter Milch,* mit künstlichen Milchpräparaten oder schließlich mit Kindermehl als Hauptnahrung. Für die Therapie des Skorbut ist die Erkenntnis von großer Bedeutung, daß die perorale Eingabe von reinem Vitamin C selbst bei täglicher

Zufuhr von 100 mg versagen kann. Die Ursache des Versagens wird in dem Fehlen der **Vitaminoxydasen** gesucht. Daher erscheint es zweckmäßig, neben großen Gaben von Vitamin C (beim Erwachsenen 300—500 mg pro die) frische Nahrung in Form von Obst und Gemüsen zuzugeben. Seit langem kennt man die gute Wirkung von Zitronen, Apfelsinen und Hagebutten. Auch Kartoffeln sind ein guter Vitamin-C-Träger. Ein anderer Grund, wieso die perorale Eingabe von Vitamin C versagen kann, ist die Tatsache, daß chemische und bakterielle Einflüsse das Vitamin C im Magen-Darmkanal schädigen und unwirksam machen können. Man wird in solchen Fällen das Vitamin C intravenös oder intramuskulär als Natriumsalz der Askorbinsäure zur Anwendung bringen. Immer sollte man aber gleichzeitig Frischobst oder Obstsäfte dem Vitamin C zufügen. Die Erfolge einer solchen kombinierten Vitamin-C- und Frischobstkur sind schlagend. Man kann das am besten an der schnell eintretenden Straffung und Festigung des vorher schwammigen Zahnfleisches verfolgen. Die Blutungen des Zahnfleisches hören auf, die Kranken gewinnen wieder neuen Lebensmut, bekommen Appetit und erholen sich schnell. Bei Kindern kann man schon nach 2—3 Wochen röntgenologisch die Ausheilung der Knochenerkrankung verfolgen. Sind die Zahnfleischveränderungen mit Stomatitis nach Art der PLAUT-VINCENTschen Erkrankung kombiniert, so ist für gute Mundpflege und Pinselung mit Myrrhentinktur und Tinctura Ratanhiae zu sorgen. Uns hat sich in solchen Fällen ein Mundwasser folgender Zusammensetzung bewährt:

Tct. Ratanh. 20,0, Extr. Hamamel. 30,0, Spir. Menth. pip. 30,0, Spir. dilut. 20,0. Sind reichlich Spirillen und fusiforme Stäbchen vorhanden, bringen wir Neosalvarsan intravenös und lokal zur Anwendung. Wenn die Kranken sehr stark anämisch sind, wird die Heilung durch Eisenpräparate und Bluttransfusionen wesentlich beschleunigt.

4. Hämorrhagische Diathesen infolge Vitamin-K-Mangels

Das Vitamin K ist in der Natur weit verbreitet und soll in beträchtlichen Mengen im Spinat, in Karottenspitzen, Tomaten sowie pflanzlichen Ölen enthalten sein. Auch im Darmtraktus wird es durch Bakterien gebildet und findet sich daher in der Regel in den menschlichen Fäzes. Das Vitamin K wird zur *Produktion des Prothrombins in der Leber* benötigt. Ein Mangel an Prothrombin im Organismus kann auf einem Fehlen von Vitamin K in der Leber beruhen. Diese Tatsache hat entweder ihren Grund in einer unzureichenden Zufuhr oder in einer mangelhaften Resorption des Vitamin K in dem Dünndarm. Wird der Leber zu wenig Vitamin K zugeführt, so liegt die Prothrombinproduktion darnieder. Wenn indessen das Leberparenchym schwer geschädigt ist, leidet die Prothrombinbildung trotz genügenden Vorhandenseins von Vitamin K. Unter den K-Avitaminosen unterscheidet man solche, welche auf mangelnder Resorption, und solche, welche auf Störung des Vitamin-K-Stoffwechsels bei Leberparenchymerkrankungen beruhen. Unter den Resorptions-K-Avitaminosen sind zu nennen: Der mechanische Ikterus, die Sprue, der HERTERsche Infantilismus und die symptomatische Sprue, z. B. nach chirurgischen Eingriffen am Magen-Darmkanal. Die verlängerte Gerinnungszeit beim Stauungsikterus ist auf eine Resorptionsstörung des Vitamin K und die dadurch bedingte Hypoprothrombinämie zurückzuführen, mit der eine Neigung zu Hämorrhagien parallel geht. Die hämorrhagische Diathese bei Vitamin-K-Mangel wird am besten durch Zufuhr des Präparates „Karan" behandelt.

1 Ampulle Karan zu 1 ccm enthält 7,5 mg 2-Methyl-1-4-naphtholhydrochinon-dibutyrat in öliger Lösung. Die Wirksamkeit einer Ampulle entspricht etwa 200000 Vitamin-K-Einheiten nach DAM. Von weiteren Vitamin-K-Präparaten seien hier noch genannt das „Syn-

kavit", chemisch das Disukzinat des 2-Methyl-1,4-naphtholhydrochinons, das „Soluchinon" ein Na-2-methyl-1,4-naphtholhydrochinondisulfat und das „K-vitasol", das chemisch mit Synkavit identisch ist.

5. Die Oslersche Krankheit

Die Oslersche Krankheit wird auch als **hereditäre multiple Angiomatose** oder als **hereditäre hämorrhagische Teleangiektasie** bezeichnet. Die Krankheit wird aus dem Grunde zu den hämorrhagischen Diathesen gerechnet, weil bei ihr spontan oder auf geringfügige Traumen hin unverhältnismäßig große Blutungen auftreten. Zum Unterschied von anderen hämorrhagischen Diathesen ist die Blutungsneigung beim Morbus Osler niemals eine allgemeine. Das Blutgefäßsystem und sein Inhalt erweisen sich bei allen Prüfungen als normal. Nur an mehr oder weniger zahlreichen Stellen der Haut, der Schleimhäute, auch derjenigen des Urogenitaltraktes, finden sich netzförmige Gefäßerweiterungen. Die Wände der Gefäße sind im Bereich dieser Teleangiektasien weitgehend verschmälert, so daß sie nur noch aus einer dünnen Endothelschicht gebildet werden. Oft suchen die Kranken wegen unstillbaren Nasenblutens die Ärzte auf. Man geht wohl nicht fehl, wenn man die nicht seltenen Fälle des familiären oder hereditären Nasenblutens der Oslerschen Krankheit zurechnet. Diese Erkrankung wird dominant unter gleichmäßiger Beteiligung beider Geschlechter vererbt. Die schweren und sich oft wiederholenden Blutungen können zu weitgehender Anämie führen. Häufig wird die Krankheit verkannt: Blutungen aus den Atemwegen werden für Zeichen einer nicht vorhandenen Tuberkulose gehalten. Fehlgedeutete Blutungen aus dem Urogenitaltrakt haben schon zu Nephrektomien Anlaß gegeben. Kranke dieser Gruppe, die zu Blutungen aus dem Magen neigen, werden gegebenenfalls bis in ihr hohes Alter hinein als Ulkuskranke behandelt, ohne daß auch die sorgfältigste röntgenologische Untersuchung jemals ein Magengeschwür entdeckt hätte.

Da es sich um eine erbliche Fehlbildung des Gefäßsystems handelt, ist eine Heilung natürlich nicht möglich. Trotz der immer heftiger auftretenden Blutungen ist die Prognose günstig. Bei weitgehenden Anämien wird man am sichersten durch gehäufte Transfusionen die Gefahr bannen.

6. Der Morbus maculosus Werlhofii

Die Werlhofsche Erkrankung wird auch **Purpura hämorrhagica** oder **essentielle Thrombopenie** genannt. Die letzte Bezeichnung verdankt die Krankheit der Tatsache eines weitgehenden Mangels an Blutplättchen im strömenden Blute. Es darf aber nicht verschwiegen werden, daß dieser Plättchenmangel auch bei anderen Erkrankungen, z. B. bei Leukämien, bei aplastischer Anämie und anderen Blutkrankheiten beobachtet wird.

Das **klinische Bild** der Werlhofschen Krankheit ist durch punkt- und fleckenförmige Blutungen der Haut und Schleimhäute gekennzeichnet. Unter den hämatologischen Zeichen dominiert der Plättchenmangel. Nicht selten ist die Milz vergrößert. Man hat dieses Symptom mit dem Plättchenmangel in Beziehung gebracht und spricht daher von einer splenogenen Thrombopenie. Die Einwirkung der Milz auf das Knochenmark stellt man sich in Form einer Reifungsstörung der Thrombozyten vor, die durch Milzexstirpation schlagartig behoben werden kann. Wir finden bei Milzvergrößerungen verschiedener Ätiologie sehr häufig eine Leuko- und Thrombopenie. Unter unserem Krankengut tritt diese Tatsache besonders bei der splenomegalen Leberzirrhose hervor.

Von 93 Fällen dieser Erkrankung haben wir bei 80 Fällen eine Leukopenie beobachtet, die oft — wenn auch nicht immer — mit einer Thrombopenie vergesellschaftet war. Die Plättchenzahl sinkt aber selten unter 70000. Etwa in der Hälfte der Fälle der splenomegalen Leukopenie liegen die Plättchenzahlen etwa um 100000 herum, gezählt nach der Methode von FONIO.

Aus diesen Beobachtungen geht hervor, daß es anscheinend Übergänge zwischen essentieller und symptomatischer Thrombopenie gibt. Für die essentielle Thrombopenie wird meistens eine Thrombozytenzahl unter 30000 angegeben. Die Plättchen zeigen manchmal eine pathologische Gestalt. Auch Riesenplättchen kommen vor. Neben der Verminderung und Veränderung der Thrombozyten ist die Verlängerung der Blutungs- und Thrombosierungszeit für die Krankheit charakteristisch. Die Kapillarresistenzproben zeigen in der Regel eine erhöhte Verletzlichkeit der Gefäße. Beim Stauungs-, Stich- und Kneifversuch beobachtet man fast regelmäßig Blutaustritte. Die Plättchenzahl ist aber durchaus nicht zu allen Zeiten vermindert. Ich kenne Kranke, bei welchen die Blutungen in einem 14—21tägigen Turnus sich wiederholten und die Zahl der Plättchen etwa gleichlaufende Schwankungen zeigte. Ein strenger Parallelismus zwischen Plättchenzahl und Blutungsbereitschaft besteht nicht. Bemerkenswerterweise geben Kranke, die sich gut beobachten, an, daß sie 2—3 Tage vor einem neu eintretenden hämorrhagischen Schub sich besonders hinfällig und müde fühlen und eine Schwere in den Gliedern spüren.

Knochenmarksuntersuchungen zeigen die Megakaryozyten mit großer Regelmäßigkeit vermehrt. In der überwiegenden Mehrzahl zeigen die Riesenzellen ein fast granulafreies, scholliges, oft vakuolenhaltiges Protoplasma und keine phagozytierten Zellen. Ich halte die Frage, ob wirklich der Mangel an Plättchen oder deren Abtragung die Ursache für die Blutung ist, noch nicht für entschieden. Es gibt zahlreiche klinische Beobachtungen, die dafür sprechen, daß der Gefäßschaden das primäre und der Plättchenmangel und die überstürzte Bildung der Plättchen das sekundäre ist.

Die **Therapie** der essentiellen Thrombopenie ist wie die der Hämophilie eine symptomatische. Bei schweren Blutungen wird man von Bluttransfusionen Gebrauch machen. In anderen Fällen haben wir eine günstige Beeinflussung von Gemischen von Askorbinsäure, Kalzium und Aminosäuren gesehen, wie wir sie auch für die Hämophilie als Dauerbehandlung empfehlen. Andere geben Plättchenextrakt, Coagulen oder Clauden, einen Lungengewebsextrakt. Auch Manetol, ein Präparat aus dem Rückenmark, wird empfohlen, das mehr auf die Blutungs- als auf die Gerinnungszeit einwirkt. Auch die Vitamine A und P sind empfohlen worden. Am sichersten wirkt die **Exstirpation der Milz.** Die Blutungsgefahr dabei ist nicht so groß, wie von vielen Operateuren gefürchtet wird. Schon nach Abklemmung der Milzgefäße läßt die Blutung nach. Die Blutungsbereitschaft nimmt nach der Milzexstirpation schlagartig ab. Die Thrombozytenzahl steigt allmählich an und kann in wenigen Tagen Werte über 500000 Thrombozyten nach FONIO erreichen. Das ist der unmittelbare Operationseffekt. Bei Nachuntersuchungen können die Plättchenzahlen wieder absinken, sogar auf Werte unter 10000. Trotzdem bleibt die Neigung zu Blutungen gering. Es sind aber trotz Splenektomie tödliche Blutungen beobachtet worden.

7. Symptomatische hämorrhagische Diathesen

Neben den geschilderten Formen kommen bei verschiedenen **Bluterkrankungen** symptomatische hämorrhagische Diathesen zur Beobachtung, z. B. bei den Leukämien, sowohl bei akuter Myeloblastenleukämie, akuter lymphatischer und myeloischer Leukämie als auch im Terminalstadium chronischer Leukämien, was auf eine minderwertige Qualität der bei diesen Zuständen vorhandenen Thrombozyten hindeutet. Ferner findet man hämorrhagische Diathesen bei der **Panmyelophthise.** Auch diese werden durch qualitative Minderwertigkeit der vorhandenen Thrombozyten bei fortschreitendem Markschwund erklärt. Gelegentlich sieht man bei akuten Exanthemen und anderen Infektionen hämorrhagische Diathesen: z. B. beim Scharlach, bei Grippe, Typhus, der WEILschen Krankheit, Pest u. a., ebenso bei Lymphogranulomatose, Tuberkulose, Syphilis, Malaria und anderen Sepsisformen. Zuweilen werden nach **Intoxikationen mit tierischen und pflanzlichen Giften** hämorrhagische Diathesen gesehen, hier sind die Gifte von Schlangen, Kröten, Salamandern, Skorpionen, Bienen und Mücken zu nennen. Dabei ist der RUMPEL-LEEDEsche Stauungsversuch meist stark positiv, die Thrombopenie dagegen selten.

In einer letzten Gruppe von hämorrhagischen Diathesen finden wir nicht selten Thrombopenie mit verlängerter Blutungs- und Gerinnungszeit, aber meist negativem RUMPEL-LEEDEschen Stauungsversuch. Zu dieser Gruppe gehören die allergischen bzw. anaphylaktischen Reaktionen, z. B. die Serumkrankheit und der anaphylaktische Schock.

Ferner sind hämorrhagische Diathesen als Symptome von **Autointoxikationen** bekannt: bei Urämie und Cholämie und Magen-Darmschädigungen.

Blutungsneigungen werden auch durch **chemische Gifte** hervorgerufen. Ich erwähne Quecksilber, Salvarsan, Phosphor, Benzol usw.; ferner durch Medikamente, wie Chinin, Antipyrin, Pyramidon und Sulfonamide, und schließlich durch Giftgase, z.B. Kohlenoxyd, Phosgen und Nitrosegase.

8. Die hämorrhagische Diathese bei Fibrinogenmangel

Es gibt selten Fälle von angeborenen Afribinogenämien. Bei diesem Zustand handelt sich es um eine hämorrhagische Diathese, welche als *rezessive, nicht geschlechtsgebundene Erbkrankheit* aufzufassen ist. Die Blutungen werden bei dieser Krankheit durch kleinste Traumen ausgelöst. Purpuraflecken und Blutergelenke fehlen. Das **Blut** ist bei diesen Kranken wegen vollständigen Fibrinogenmangels ungerinnbar. Die Krankheit wird am besten mit Transfusionen behandelt, durch die das Blut Gerinnbarkeit gewinnt.

Praktisch bedeutsamer sind die erworbenen **Fibrinogenopenien.** Diese Zustände werden vor allem bei schweren Leberschädigungen und bei Knochenmarkserkrankungen beobachtet. Auch bei Leukämien, beim Karzinom, bei Infektionskrankheiten und Verbrennungen wird diese symptomatische Fibrinogenopenie gesehen. Der Fibrinogengehalt, der normalerweise 0,3 g% beträgt, kann auf Werte von 0,07 g% und darunter absinken. Die Plättchenzahl ist meist normal, Blutungs- und Gerinnungszeit erheblich verlängert. Die bisher nicht so sehr zahlreichen, gesicherten Einzelbeobachtungen legen den Gedanken nahe, daß das Fibrinogen sowohl im Knochenmark als auch in der Leber gebildet wird. Auch für diese symptomatischen Formen sind die Blutübertragungen die wirksamste Therapie.

V. Die Malaria

Unter Malaria, Sumpf- oder Wechselfieber, verstehen wir eine Infektionskrankheit, welche durch Eindringen von Protozoen in die roten Blutkörperchen verursacht wird und durch ihren charakteristischen Fieberverlauf ausgezeichnet ist.

Die verschiedenen Formen der Malaria werden durch drei Parasiten, die zur Gattung Plasmodium gehören, verursacht. Man unterscheidet Malaria tertiana, quartana und tropica.

1. Der Erreger der **Febris tertiana** ist Plasmodium vivax.
2. Der Erreger der **Febris quartana** ist Plasmodium malariae.
3. Der Erreger der **Febris tropica** ist Plasmodium immaculatum.

Die Malariaplasmodien werden ausschließlich durch den Stich von Moskitos auf den Menschen übertragen. Die Quelle der Ansteckung ist der erkrankte Mensch. Von ihm aus wird die Krankheit durch Vermittlung der Anophelesmücke auf gesunde Menschen übertragen. Die Entwicklung der Parasiten in der Mücke erfordert eine Außentemperatur von mindestens 16° C. In unseren Breiten ist das Auftreten der Malaria daher an die warmen Sommermonate gebunden. Wärme und Feuchtigkeit begünstigen die Entwicklung der Anophelesmücke und bestimmen daher die geographische Verbreitung der Malaria. Wenn die Malaria auch am häufigsten in den Tropen gefunden wird, so ist sie doch auch in Europa, dort, wo die Lebensbedingungen für die Mücke gegeben sind, heimisch. Ein berühmter Malariaherd sind die Pontinischen Sümpfe, in Deutschland die Umgebung von Emden. Nach den beiden großen Kriegen zeigt sich die Krankheit in larvierter Form bei manchen Heimkehrern, welche häufig von ihrer Krankheit gar nichts wissen. Die Fieberattacken werden bei ihnen nicht selten durch eine zusätzliche Infektion, z. B. Grippe, durch eine körperliche Anstrengung oder durch starke Abkühlungen oder auch Insolationen ausgelöst. Häufig wissen die Kranken von einer vorausgegangenen Infektion nichts. Die wie aus heiterem Himmel auftretenden Fieberattacken sind der Ausdruck von Rezidiven, die zu Fehldiagnosen Anlaß geben können. Diese Rezidive treten besonders gern im Frühling des auf die Infektion folgenden Jahres ein. Sie werden durch Witterungsumschläge in der Übergangszeit von der kalten zur warmen Jahreszeit begünstigt und imponieren sowohl dem Arzt als auch dem Patienten als neue Erkrankung.

Die **Entwicklung der Malariaparasiten** kann sich in **drei verschiedenen Bahnen** endogen im Körper des Menschen und in einer **vierten Bahn** exogen in der Mücke vollziehen (s. Abb. 25).

Die **exogene metagame Entwicklung** setzt ein, nachdem die Mücke menschliches Blut mit den darin enthaltenen reifen Geschlechtsformen in den Magen durch Saugen aufgenommen hat. Aus den männlichen Mikrogametozyten entwickeln sich im Mückenmagen zarte, lebhaft bewegliche Geißelfäden, die Mikrogameten, welche die weiblichen Makrogameten befruchten. Nach der Befruchtung verwandeln sich die Makrogameten in die würmchenförmigen Ookineten. Diese bohren sich in die Magenwandung der Mücken ein und bilden hier kleine pigmentierte Zysten mit Sporoblasten, in welchen sich nach 6—7 Tagen die sog. Sichelkeime ausbilden. Die ausgereiften Zysten platzen und entleeren ihre sporozoiten Sichelkeime in die Leibeshöhlen der Mücken, von wo sie auch in die Speicheldrüsen derselben gelangen. Hier können sie sich monatelang halten. Wird ein gesunder Mensch von einer solchen Mücke gestochen, so werden die nunmehr freien sporozoiten Sichelkeime durch den Stachel aus der Speicheldrüse in das Blut des Menschen übertragen.

Die **endogene Entwicklung** im Menschen kann sich in drei Verlaufsformen abspielen:

1. Bei der **agamen Entwicklung** dringen die jüngsten, als Merozoiten bezeichneten Keime in die roten Blutkörperchen ein. Im gefärbten Präparat erscheinen die Parasiten ringförmig durch die Bildung einer Ernährungsvakuole. Der Parasit

wächst auf Kosten der roten Blutkörperchen heran, bildet Pigment und füllt schließlich den Erythrozyten vollständig aus. Der erwachsene Parasit schickt sich nach 48 Stunden bei der Tertiana, nach 72 Stunden bei der quartana und nach etwa 48 Stunden bei der tropica zur Teilung (Morula) an. Dieser Entwicklungsgang

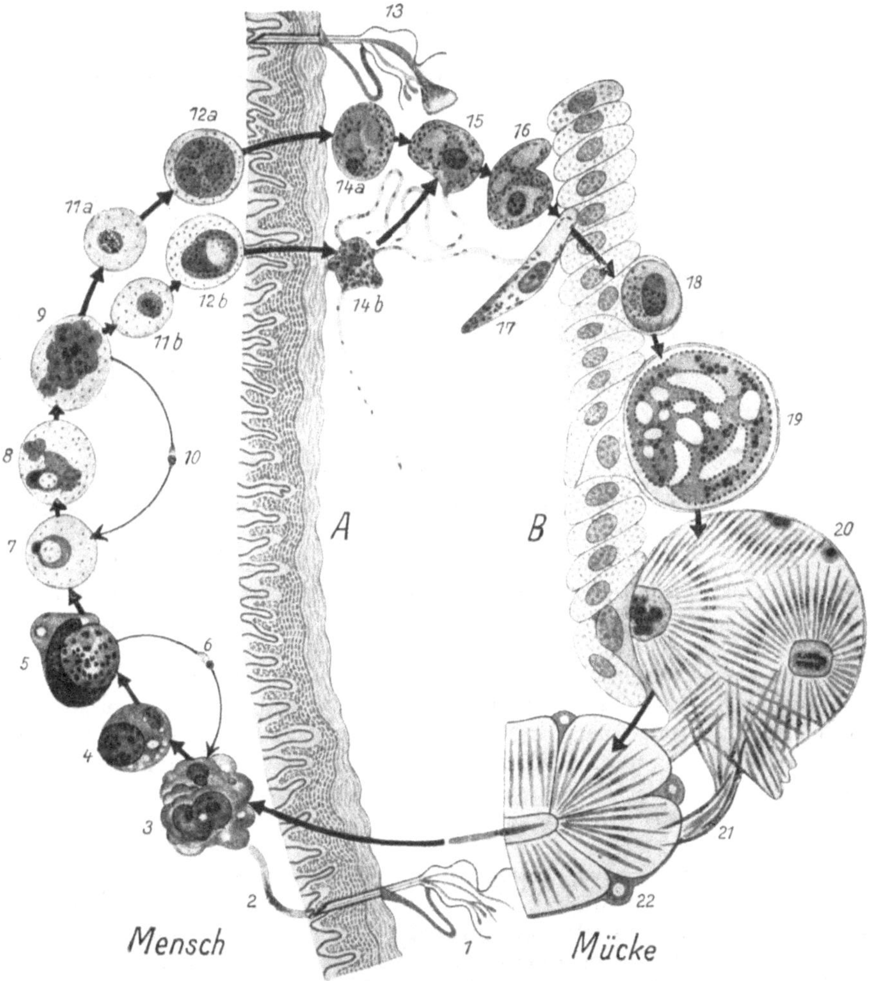

Abb. 25. Entwicklung des Plasmodium vivax im Menschen und in der Anophelesmücke. Erklärung: *A* menschliche Haut. *B* Wand des Mückenmagens. Entwicklung der Parasiten: Links von *A*: im Menschen; oben zwischen *A* und *B*: im Mückenmagen; rechts von *B* und unter *B*: im Organismus der Mücke.

1 Infizierender Mückenstich. *2* Einimpfung der Sporozoiten. *3—6* Retikuloendotheliale Parasitenstadien. *7—10* Schizogonie in den Erythrozyten. *7* Ringform. *8* Halberwachsener Parasit. — *9* Teilungsform. *10* Teilung (Merozoit). *11—12* Weibliche (*a*) und männliche (*b*) Gametozyten (Gamonten). *13* Aufnahme von gametozytenhaltigem Blut durch blutsaugendes Anophelesweibchen. *14—17* Befruchtung des weiblichen Gameten im Mückenmagen und Bildung des Ookineten. *14b* Bildung der männlichen Gameten. *18—19* Zystenbildung an der Außenwand des Mückenmagens. *20* Platzende reife Zyste. *21* Freiwerdende Sporozoiten. *22* Sporozoiteninfizierte Speicheldrüse der Mücke.

wird Schizogonie genannt; die an ihm beteiligten Parasiten heißen Schizonten. Nach der Teilung treten sie als Merozoiten wieder in die Blutkörperchen ein und der Entwicklungskreis beginnt aufs neue.

2. Die **Gamogonie:** Unter den Merozoiten treten auch geschlechtliche Formen auf (Gamonten oder Gameten). Diese entwickeln sich wie die Schizonten in den roten Blutkörperchen, aber wesentlich langsamer und mit reichlicher Pigmentbildung. Sie bilden keine Nahrungsvakuole und zeigen auch keine erkennbare amöboide Bewegung. Die männlichen Gameten mit großem, lockerem Kern und schwachfärbbarem Protoplasma werden als Mikrogametozyten von den weiblichen Makrogameten mit reichlich entwickeltem nährstoffhaltigem Protoplasma unterschieden.

3. Die **parthenogenetische Entwicklung:** Aus den Makrogameten können sich unter Kernreduktion reife Schizonten bilden. Ihre jungen Teilstücke dringen als Merozoiten wieder in neue rote Blutkörperchen ein und bilden sich dort zu Schizonten aus. Die Makrogameten werden als Dauerformen der Malariaparasiten im menschlichen Körper angesprochen. Sie können sich dort lange Zeit unverändert halten, bis sie nach parthenogenetischer Schizogonie die Fieberrezidive wieder hervorrufen. Gewöhnlich werden von den Parasiten reife Erythrozyten befallen. Bisweilen dringen sie auch in jugendliche Formen ein; es können also polychromatische und basophile kernhaltige Blutkörperchen befallen werden.

1. Die Malaria tertiana

Im Verlauf der **Tertianainfektion** durch das Plasmodium vivax erleiden die Blutkörperchen charakteristische Veränderungen: Sie vergrößern sich und blassen ab. Schon im Anfangsstadium der Entwicklung erkennt man in den Blutkörperchen eine feine, ganz gleichmäßige rote Tüpfelung (SCHÜFFNER-Tüpfelung). Die Tüpfel sind zunächst ganz feine, fast chromatinrote, gleichmäßige rote Pünktchen, welche das ganze Blutkörperchen bedecken. Mit dem Wachstum der Parasiten werden die Tüpfelchen intensiver und größer und schließlich scheint der ganze Blutkörper nur aus solchen Tüpfelchen zu bestehen. Diese Tüpfelung ist auch bei den kaum beweglichen Geschlechtsformen zu erkennen. Wahrscheinlich handelt es sich bei der SCHÜFFNER-Tüpfelung um kolloidale Entmischungen und Ausfällungen des Erythrozytenprotoplasmas.

2. Die Malaria tropica

Das Plasmodium immaculatum ist der Erreger der Malaria tropica. Seine ungeschlechtlichen Formen sind in ihren jüngsten Stadien viel kleiner und feiner als die der Tertiana. Sie stellen meist winzig kleine Ringe mit einem feinen blauen Protoplasmasaum dar. Der Kern erscheint zunächst als kreisrundes Korn. Bei weiterem Wachstum bilden sich die Tropicaparasiten zu sog. Siegelringformen ohne wesentliches Pigment um. Die reiferen Teilungsformen der Tropica findet man in der Regel nicht im peripheren Blut. Sie treten nur bei schweren perniziösen Fällen darin auf. Die Teilung erfolgt gewöhnlich in den Kapillaren des Gehirns und im Knochenmark. Die Teilungsformen gleichen denen der Tertiana, nur sind sie winzig klein und füllen kaum das Blutkörperchen aus. Die Geschlechtsformen der Tropica können in ihren jüngsten Stadien denen der Tertiana ähneln. Im herangewachsenen Stadium stellen sie länglich-ovale, leicht gekrümmte Gebilde dar, die man als Halbmonde bezeichnet.

Auch bei der Tropica zeigen die roten Blutkörperchen charakteristische Veränderungen, es treten in den roten Blutkörperchen chromatinfarbene Flecke und

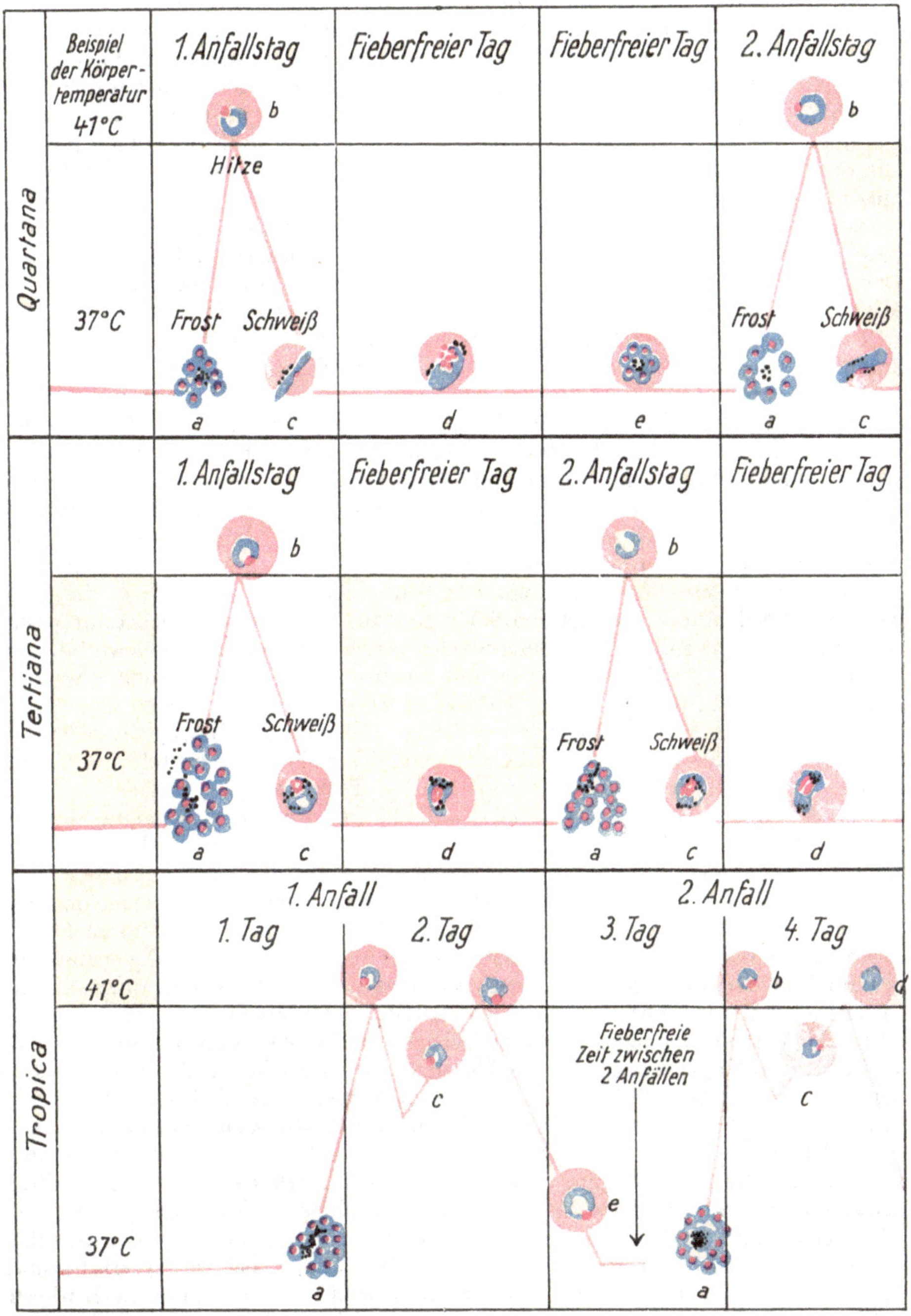
Quartana
Beispiel der Körpertemperatur
41°C
37°C
1. Anfallstag
Fieberfreier Tag
Fieberfreier Tag
2. Anfallstag
Hitze
Frost
Schweiß
a
b
c
d
e
Tertiana
1. Anfallstag
Fieberfreier Tag
2. Anfallstag
Fieberfreier Tag
Frost
Schweiß
Tropica
1. Anfall
1. Tag
2. Tag
2. Anfall
3. Tag
4. Tag
Fieberfreie Zeit zwischen 2 Anfällen

Abb. 26

Schleifen auf, die man als MAURERsche Perniziosafleckung bezeichnet. Um die Auffindung der oft spärlichen Parasiten zu erleichtern, bedient man sich des **Dicken-Tropfenpräparates.** Man läßt 2—3 mittelgroße Blutstropfen auf einen Objektträger fallen und verteilt sie mit der Stechfeder so, daß sie in mäßig dichter feuchter Schicht ausgebreitet sind. Diese dicken Tropfenpräparate werden nicht fixiert; nachdem sie gut angetrocknet sind, werden sie nach GIEMSA eine halbe Stunde lang gefärbt. Die Farbe wird abgegossen und das Präparat einige Male in einem Glas voll Wasser hin- und hergeschwenkt.

Klinik der Malaria: Als Zeichen des kommenden Anfalls stellen sich bei den Kranken Kopfschmerzen, Frösteln, Ziehen in den Gliedern und Mattigkeit ein. Das „Erstlingsfieber" wird von einem heftigen Schüttelfrost begleitet, der meist nur von kurzer Dauer ist, gelegentlich aber stundenlang anhalten kann. Der Kranke liegt zähneklappernd und am ganzen Körper zitternd, mit spitzer Nase und tiefliegenden Augen im Bett, Frostschauer und Hitzewellen wechseln miteinander ab. Die Körpertemperatur kann in wenigen Stunden bis auf 41^0 ansteigen. Weiter rötet sich die Haut des anfänglich blassen Gesichts, die Haut des Körpers wird brennend heiß und trocken, Kopfschmerzen und Durst quälen den Kranken, welcher häufig sehr unruhig ist und gelegentlich deliriert. Die Schmerzen in den Gliedern und im Rücken steigern sich. Häufig ist auch die Milzgegend schmerzhaft; die Milz wird meist erst nach mehrfachen Attacken palpabel. Gelegentlich treten auch Übelkeit und Erbrechen auf. Das Frost- und Hitzestadium kann durchschnittlich 3—6 Stunden andauern. Dann folgt das Schweißstadium, in welchem die Temperatur schnell abfällt und gelegentlich unter die Norm sinkt. Die Atmung wird wieder ruhiger, die subjektiven Beschwerden lassen nach, die Kranken verfallen in einen tiefen Schlaf, aus welchem sie mit einem Gefühl der Genesung erwachen. Der Puls zeigt auf der Höhe der Temperatur seine höchste Frequenz. Der Blutdruck steigt, wie mich eigene Untersuchungen lehrten, mit Beginn des Schüttelfrostes um etwa 20—30 mm an. Er erreicht auf der Höhe des Schüttelfrostes seinen höchsten Wert und sinkt zur Zeit der höchsten Temperaturen um 20—30 mm im Vergleich zum Ausgangswert ab. Der systolische Blutdruck zeigt also eine Schwankungsbreite von 40—60 mm Hg während der ganzen Fieberattacke. Die Rückkehr zum Ruhewerte nach der febrilen Drucksenkung erfolgt langsam und dieser ist in einzelnen Fällen noch 24 Stunden nach Beginn des Anfalls nicht wieder erreicht. Verfolgt man den Blutdruck an ein und demselben Patienten an mehreren Fiebertagen hintereinander, so ist die stärkste Blutdruckerhebung im allgemeinen am ersten Tage der Anfallsserie zu finden, während die stärkste Blutdrucksenkung gewöhnlich bei den späteren Anfällen auftritt. Man hat die starken Blutdruckschwankungen mit den gelegentlich zu beobachtenden Gefäßrupturen in Beziehung gebracht. Plethysmographische Untersuchungen an Malariakranken erklären die Schwankung des Blutdrucks in eindeutiger Weise: Nach ihren Ergebnissen setzt etwa 1½ Stunde vor Beginn des Temperaturanstiegs eine Gefäßkontraktion ein, welche den Anstieg des Blutdrucks durchaus verständlich macht. Sphygmovolumetrische Untersuchungen zeigen zur Zeit des Schüttelfrostes auf der Blutdruckhöhe ein geringes Pulsvolumen und eine Zunahme des Pulsvolumens mit dem Blutdruckabfall. Während des fieberfreien Intervalls fühlen sich die Kranken relativ wohl. Bei der Tertiana erfolgt nach 48 Stunden, bei der Quartana nach 72 Stunden ein neuer Anfall, bei welchem die geschilderten Symptome sich wiederholen. Der Gang des Fiebers entspricht der Entwicklung der im Blute befindlichen Erreger. Da die im Blute kreisenden Parasiten sich gelegentlich etwas früher und zu anderer Zeit etwas später zur Teilung anschicken, spricht man — wenn das

Fieber um einige Stunden früher einsetzt — von einer Febris anteponens, bei späterem Eintreten von einer Febris postponens.

Die **perniziösen Malariaformen** zeigen im allgemeinen einen schwereren Verlauf. Man bringt diese Tatsache mit toxischen Einflüssen in Beziehung. Histologische Untersuchungen **bei der Tropica** zeigen die feinsten Kapillaren der inneren Organe, besonders des Gehirns, mit pigmenthaltigen Parasiten ausgestopft. Das Pigment kann so reichlich werden, daß die Hirnrinde dadurch eine grauviolette Farbe annimmt. Setzt nicht schnell eine Behandlung ein, so kann sich eine hochgradige Anämie entwickeln und der Tod schließlich aus Kreislaufschwäche erfolgen. Die geschilderten Veränderungen an den Hirnkapillaren machen die starken Erregungszustände und Delirien, zu denen sich nicht selten psychotische Zustände gesellen, verständlich.

Bei den **komatösen Formen** kommt es nach voraufgehenden heftigen Kopfschmerzen und Schwindel zur völligen Bewußtlosigkeit, oft mit Nackenstarre, Pupillenerweiterung, Hauthyperästhesie und KERNIGschem Symptom. Diese schweren Erscheinungen sind oft von CHEYNES-STOKEschem Atmen begleitet. Derart schwere Attacken werden höchstens 2—3mal überstanden; meist gehen die Kranken schon während der dritten Fieberattacke im Koma zugrunde. Der mit jeder Fieberattacke einhergehende Blutdruckabfall kann sich bei den sog. **algiden Formen** zu einer gefährlich tiefen Senkung steigern. Der Puls wird dabei so frequent, daß er kaum noch fühlbar ist. Die bläulich verfärbte Haut des Kranken ist mit kaltem Schweiß bedeckt. Meist gehen diese Kranken nach dem allgemeinen Kreislaufkollaps zugrunde.

Bei wieder anderen Kranken treten die Magen-Darmstörungen in den Vordergrund des Krankheitsbildes. Es kann zu massenhaften, reiswasserähnlichen, diarrhoischen Entleerungen mit unstillbarem Erbrechen und Wadenkrämpfen kommen. In anderen Fällen kommt es zu schleimig-blutigen Durchfällen, welche an eine Dysenterie erinnern. Auch ein rasch an Intensität zunehmender Ikterus wird beobachtet (Febris gastrica biliosa). Alle diese Erscheinungen werden mit Verstopfung der Darmkapillaren durch infizierte Blutkörperchen und Pigmentschollen erklärt. Auch Toxinwirkung spielt dabei sicher eine Rolle.

Die Erkrankungen der Leber, Gallenwege und Gallenblase

I. Die Erkrankungen der Leber

Über Größe, Lage und Form der **Leber** erhalten wir durch die Palpation und Perkussion Aufschluß. Die 1500 g schwere Leber ist in eine durch das Zwerchfell gebildete Kuppel eingelagert. Die Höhe dieser Kuppel ist von der vorderen und hinteren Brustwand so weit entfernt, daß sie sich dem perkutorischen Nachweis entzieht. Auch die Resultate der Perkussion der unteren Lebergrenze sind aus dem Grunde mit Vorsicht zu verwerten, weil der laute tympanitische Schall der anliegenden Därme selbst bei leisester Perkussion durch den schmalen Leberrand hindurchtönt und die absolute Grenze deshalb fast immer höher erscheinen läßt, als sie in Wirklichkeit liegt. Die *Leberdämpfung* wird erfahrungsgemäß aus diesem Grunde *häufig zu klein perkutiert.* Die Dämpfungsfigur kann außerdem schon unter normalen Verhältnissen verkleinert sein, wenn durch Auftreibung des Colons die Leber in die sog. Kantenstellung geraten ist. Wenn die Leber palpabel ist, wird ihr unterer Rand fast immer tiefer getastet als perkutiert. Die Palpation der Leber ist daher die *zuverlässigste Methode ihrer Größenbestimmung.* Aber auch bei dieser Methode ist man Täuschungen ausgesetzt, z. B. kann ein Schnürlappen falsch gedeutet werden, wenn er nur durch eine schmale, bindegewebige, bewegliche Brücke mit dem rechten Leberlappen verbunden ist. Bei der Palpation beurteilen wir auch die Härte des Organs, die Form seines unteren Randes und die Beschaffenheit seiner Oberfläche.

Die **Lage der Leber** ist selten verändert. Senkungen mit abnormer Beweglichkeit der ganzen Leber, die Hepatoptose, kommt nur ausnahmsweise zur Beobachtung. Nach weit verbreiteten Vorstellungen erklären wir uns diese Tatsache mit der guten Fixation des 1½ kg schweren Organs durch seinen Bandapparat, welcher als *wesentliche Trage- und Haltevorrichtung der Leber* angesehen wird.

Es fehlen aber dem Ligamentum falciforme (Mesohepaticum ventrale), coronarium, triangulare (Mesohepaticum laterale) und teres (Chorda venae umbilicalis) bindegewebige Einschlüsse derberen Charakters, welche diese Peritonealduplikaturen zur Rolle eines Befestigungsapparates befähigen können. Allein das Lig. hepaduodenale (Pars hepatoduodenalis omenti minoris) ent ält solche bindegewebigen Stränge, doch zieht dasselbe eher die Leber nachabwärts, da Duodenum und Pylorus an ihm befestigt sind. Der geschilderte Apparat hat nur eine unterstützende Funktion bei der Befestigung des Organs in seinem Bette. Bläst man in die freie Peritonealhöhle Gas ein, sinkt, wenn nicht pathologische Verwachsungen vorliegen, die Leber sofort nach unten. Es zeigt sich dann ein breiter Spalt zwischen Zwerchfell und Leberoberfläche. Die Leber wird im wesentlichen durch die im Bauchraum herrschenden Druckverhältnisse gehalten und getragen. Der Tonus der Bauchmuskulatur und der Interkostalmuskulatur übt einen seitlichen Druck auf die Leber aus. Ferner ruht die Leber wie auf einem weichen Polster auf dem Darmkissen. Die Eindrücke, welche Muskulatur und Darmkissen auf der plastischen Leber hinterlassen, zeigen das in besonders fixierten Präparaten in überzeugender Weise. Die Syntopie der einzelnen Organe wird durch die Impressiones colica, duodenalis, gastrica und renalis auf der Unterfläche der Leber deutlich. Diese Eindrücke zeigen, daß das Organ an seinen Nachbarorganen ein Widerlager findet. Als weitere Kräfte, die die Leber unter dem Zwerchfell fixieren, sind die eigentümlichen Druckverhältnisse zu nennen, welche im geschlossenen Abdomen herrschen: Auf dem Zwerchfell lastet ein negativer Druck (Sog); bei entspannten Bauchdecken wird daher der Bauchinhalt gewissermaßen in die Hypochondrien hineingesogen. Diesem nach oben wirkenden Sog wirkt die Schwere der Eingeweidesäule entgegen. Man schätzt, daß ein negativer Druck von 10 cm Wasser pro qcm für die ganze Oberfläche des Zwerchfells = 400 qcm eine Saugkraft von 4 kg ergibt. Die Leber wird durch diesen negativen Druck oder Sog und durch kapilläre Adhäsion in der Zwerchfellkuppel fixiert. Sobald aber der Druck in der Abdominalhöhle durch operative Eröffnung, Punktion oder Darmperforation mit dem Atmosphärendruck ausgeglichen wird, sinkt die Leber aus ihrem Bett nach unten auf das weiche Darmkissen. Dabei wird der Bandapparat, wie wir es nach Anlage eines Pneumoperitoneums erleben, auf Dehnung beansprucht und schmerzt.

Dystopie der Leber. Eine totale Leberdystopie, d. h. die Interposition von fremden Organen zwischen Leber und Zwerchfell, ist am Lebenden bisher nicht mit Sicherheit nachgewiesen. Die als Situs inversus bekannte Lageanomalie gehört nicht in diese Gruppe und stellt einen Sonderfall dar.

Unter **partieller Leberdystopie** verstehe ich die Abdrängung des rechten Leberlappens, wie sie beim spontanen und artifiziellen Pneumoperitoneum vorkommt. Chilaiditi hat 1910 zum ersten Male unsere Aufmerksamkeit auf die Verlagerung des rechten Leberlappens durch Zwischenlagerung von Darmteilen zwischen Leber und seitliche Brust- bzw. Bauchwand und Zwerchfell gelenkt. Bei einer Reihe Kranker, bei welchen ich das **Chilaiditische Symptom** beobachtete, fanden sich als Folgen eines parapylorischen Ulkus mehr oder minder hochgradige Verwachsungen, welche das Ligamentum hepatoduodenale gewissermaßen verstärkten und die Leber offenbar nach unten und medial fester fixierten. Die nach unten zerrenden Kräfte sind in solchen Fällen aus verschiedenen Gründen besonders wirksam. Auf der einen Seite wird der wegen der Pylorusstenose stärker gefüllte und ektatische Magen in aufrechter Stellung durch den geschilderten Bandapparat und die parapylorischen Verwachsungen die Leber mehr nach unten ziehen. Auf der anderen Seite wird bei der starken Abmagerung dieser Kranken das der Leber als Unterlage dienende Darmkissen gesenkt und das Widerlager dadurch nach unten verlegt werden. Zweitens handelt es sich in meinen Beobachtungen um Verkleinerungen der Leber, welche durch die *Unterernährung* herbeigeführt waren. Durch diese Verkleinerung der Leber ist deren Haftfläche am Zwerchfell reduziert. Auch bei Fällen von brauner Atrophie und akuter gelber Leberatrophie hat man die Leber von Darm überlagert gefunden. Die Leberdämpfung kann in solchen Fällen vollkommen verschwinden. Durch das Zusammenwirken dieser Faktoren wird die Zwischenlagerung von Darmteilen zwischen rechten Leberlappen und Brust- bzw. Bauchwand begünstigt. Wird die Leber nur um ein Geringes aus ihrem Bett herausgezogen, so muß, da ein Vakuum nicht entstehen kann, der Darm in den Spalt zwischen Leber und Bauch- bzw. Brustwand hineingesogen werden.

Symptome der partiellen Leberdystopie. Bei einem Teil der Fälle entdeckt man das Chilaiditische Symptom als Zufallsbefund bei der Röntgenuntersuchung des

Bauchraums, ohne daß ihm klinische Erscheinungen vorausgegangen sind. Sind aber die zwischen Zwerchfell und Bauch- bzw. Brustwand und Leber gelagerten Därme besonders stark gebläht, so werden Schmerzen in der rechten Seite geklagt, die ganz wie die Schmerzen bei der Gallensteinkolik nach dem Rücken und der rechten Schulter ausstrahlen. Die Beschwerden werden in linker Seitenlage, im Stehen und Umhergehen im allgemeinen heftiger, während sie in Rückenlage und in rechter Seitenlage abnehmen. Die Beschwerden sind von der *Art der Ernährung* abhängig, indem sie durch schlackenreiche, zur Gasbildung führende Kost infolge stärkerer Blähung der zwischen Leber und Zwerchfell eingeschobenen Darmteile gesteigert werden.

Ob eine echte totale Hepatoptose, die früher häufig diagnostiziert wurde, klinisch eine erhebliche Bedeutung hat, möchte ich bezweifeln. Unter totaler Hepatoptose versteht man einen Zustand, bei welchem die Leber mit ihrem Fixationsapparat und dem Zwerchfell nach abwärts tritt. Sie wird als Teilerscheinung einer allgemeinen Enteroptose beschrieben und von den älteren Autoren mit Unrecht als Wanderleber bezeichnet. Unter symptomatischen Hepatoptosen werden Zustände verstanden, bei welchen durch rechtsseitige Pleuritis, Emphysem oder Pneumothorax das Zwerchfell mit der Leber nach unten verdrängt wird. Fälle, die klinisch das Bild einer Wanderleber darbieten, zeigen häufig eine weitgehende Umformung der Leber, wie TANDLER nachgewiesen hat. Eine solche Umformung wurde bei Frauen früher durch *beengende Kleidung und das Schnüren* herbeigeführt. Durch den lange Zeit wirkenden Druck kommt es in der Schnürlinie zur Atrophie, vor allem am rechten Leberlappen. Der vom Hauptteil der Leber abgedrängte, zungenförmige Abschnitt kann hypertrophieren und einen Tumor vortäuschen, der bei der klinischen Untersuchung als RIEDELscher Lappen imponiert. Eine solche Schnürleber ist der Trägerin *in den seltensten Fällen* unangenehm aufgefallen. Sie wird erst gelegentlich einer klinischen Untersuchung entdeckt.

Häufig hat der abgeschnürte Lappen infolge der Stauung eine Induration erlitten, so daß er bei der Betastung den Eindruck eines echten Tumors macht. Es können sich auch Entzündungen in der gestauten Gallenblase entwickeln und die Differentialdiagnose erschweren.

Der histologische Bau der Leber. Der histologische Bau der Leber ist durch die reiche Gefäßversorgung besonders kompliziert. Während alle übrigen Organe nur von einer Seite — von der des Herzens — Blut erhalten, strömt der Leber gewissermaßen von zwei Seiten Blut zu: Der eine Weg, die Leberarterie, führt Sauerstoff und Nährstoffe, also die Betriebsstoffe, heran, der andere, die Pfortader, die Rohprodukte, welche vom Darm geliefert, in der Leber gespeichert oder für die Zwecke des Organismus verarbeitet werden. Jede Leberzelle steht auf der einen Seite mit einer Gallenkapillare, auf der anderen Seite mit einer Blutkapillare in Berührung. Das Zentrum des röhrenförmig gedachten Leberzellbalkens bildet die Gallenkapillare. Um den Leberzellenzylinder herum findet sich ein kapillärer Lymphraum, der sog. DISSEsche Raum (s. Abb. 27), den die Blutkapillaren mit eigener Wandung durchziehen. In der Scheidewand zwischen Lymph- und Gefäßraum sind die KUPFFERschen Sternzellen eingelassen, von denen je eine auf 13,6 Leberzellen kommt. Diese Zellen lassen sich histologisch wegen ihres Speicherungsvermögens für körpereigene (Hämosiderin) und körperfremde (Zinnober) Pigmente besonders schön zur isolierten Darstellung bringen. Daß die KUPFFERschen Sternzellen im Stoffwechsel eine besondere Rolle spielen, läßt sich auch aus der Tatsache ableiten, daß sie nach Überdosierung von Vitamin A eine weitgehende elektive Verfettung zeigen. Es liegen also in der Leber zwei Zellsysteme vor: das eine, der Sternzellenapparat, bildet den Gallenfarbstoff, das andere System der eigentlichen Leberzellen muß als Zentralorgan des Stoffwechsels gelten.

Leberfunktionen. Die meisten vitalen Vorgänge sind entweder rein chemischer Natur oder Umsetzungen chemischer Energie in andere Energieformen. Die Leber — als zentrales Stoffwechselorgan — ist an diesen Umsetzungen in erster Linie beteiligt: sie bildet Glykogen aus Zucker, erzeugt aus Aminosäuren und Ammoniak Harnstoff bzw. Harnsäure. Sie zerlegt Hämoglobin und führt den entstandenen Farbstoff unter Eisenabspaltung in Bilirubin über. Sie produziert aus einem noch unbekannten Material Cholsäure und paart sie mit Glykokoll und Taurin. Sie verbindet Phenole mit einem Schwefelsäurerest zu Esterschwefelsäuren, sie vermag körperfremde, toxische Substanzen zu entgiften und auszuscheiden. Sie ist an der Eiweißsynthese vorwiegend beteiligt. Sie bildet unter Mitwirkung des Vitamin K das Prothrombin. Auch die Fibrinogenbildung wird der Leber zugeschrieben. Das sind nur wenige Beispiele ihrer vielseitigen, spezifischen Tätigkeit. Die Vielseitigkeit der zum Teil in entgegengesetzter Richtung verlaufenden Prozesse hat den physiologischen Chemikern die Vermutung nahegelegt, daß für die verschiedenen Funktionen eine *Arbeitsteilung stattfindet*. Tatsächlich glaubt man, daß eine wichtige Teilfunktion, nämlich die Bildung des Gallenfarbstoffs, nicht in den Leberzellen, sondern in den Kupfferschen Sternzellen und wahrscheinlich auch in den Retikuloendothelien der Milz und des Knochenmarks vor sich geht, während alle anderen Funktionen in der eigentlichen Leberzelle sich abspielen. Die Frage, wie es möglich ist, daß sich in einer einzigen Zelle eine so große Zahl verschiedener chemischer Reaktionen abspielen kann, wird damit beantwortet, daß das Wunderwerk der Zelltätigkeit nur unter Mitarbeit intrazellulärer Fermente verständlich gemacht werden kann. Sie stellen ihr wesentlichstes chemisches Handwerkszeug dar; man hat in der Zwischenzeit eine große Zahl solcher Fermente in der Leber nachweisen können, nämlich solche, die den Kohlenhydratstoffwechsel beherrschen, andere, welche in den Eiweißstoffwechsel eingreifen, ferner Nucleine spaltende Fermente und schließlich Lipasen und Esterasen, welche für einen geordneten Ablauf des Fett- und Lipoidstoffwechsels Sorge tragen. Ist ein in der Zelle vor sich gehender chemischer Prozeß an einem bestimmten Punkt angelangt, so kann er ein Proferment aktivieren und damit einen neuen Prozeß auslösen, der wiederum einen dritten andersartigen in Gang setzt. Treffen schwere Schädigungen das Organ und wird das fein abgestimmte Spiel der Fermente gestört, so kommt es zu einer Selbstauflösung — zur akuten gelben Leberatrophie.

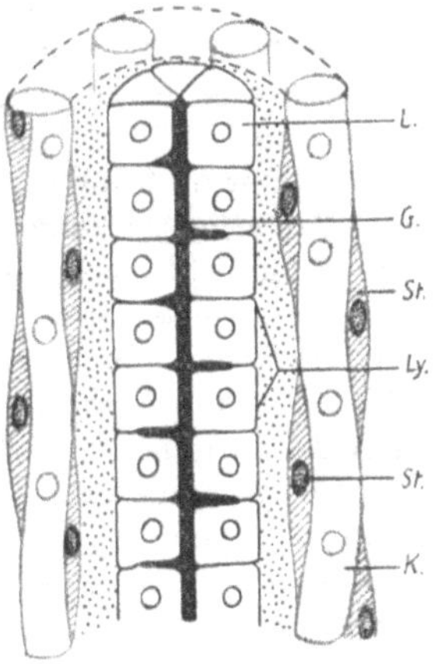

Abb. 27. Schema eines Leberzellenbalkens
L. Leberzelle. *G.* Gallengang. *Ly.* Lymphraum (mantelförmig um den Leberzellenbalken angeordnet). *St.* Kupffersche Sternzellen. *K.* Blutkapillare.
(Nach Eppinger.)

Bei vielen Kranken mit chronischem Ikterus kommt es zu starkem Pruritus, der zu ausgedehnten Kratzeffekten häufig mit sekundären Infektionen Anlaß gibt. Als Folge von Kapillarschädigungen und Störungen der Blutgerinnung entwickeln sich im Verlauf einer schweren Leberparenchymschädigung Hautblutungen. Die Neigung zu Blutungen wird besonders an den Einstichstellen nach Venenpunktionen deutlich. Diese sog. *cholaemischen Blutungen* beruhen zum Teil auf einem *Mangel an Vitamin K* und lassen sich durch Zufuhr desselben günstig beeinflussen.

Haarausfall, besonders in der Schamgegend, wird nicht selten bei Zirrhotikern beobachtet.

Venektasien entwickeln sich im Bereich der Vena cava superior (cranialis) auf der Wangenhaut, mitunter auch im Nacken und an der Brustwand in Form kleiner sternenförmiger Erweiterungen der Venen, besonders bei Leberzirrhotikern. Größere Erweiterungen der Venen der Bauchwand, besonders deutlich in der Gegend des Nabels, kommen bei Stauungen im Pfortaderkreislauf mit Ausbildung eines Kollateralkreislaufs zustande. Zwischen der Bauchwand und der Vena portae entwickelt sich an der Stelle des Ligamentum teres (Chorda venae umbilicalis) eine dicke Vene, durch die das Pfortaderblut nach der vorderen Bauchwand fließt und in der Richtung der Vena mammaria (Vena thoracica interna) und Vena epigastrica fortgeleitet wird. Voll entwickelt ist es ein seltenes Symptom der Leberzirrhose. Angedeutet wird es häufiger gefunden. Auch Hämorrhoiden entwickeln sich im Verlaufe der portalen Hypertension. Von den Venae hämorrhoidales superiores (Venae rectales craniales), die zum Pfortadergebiet gehören, fließt das Blut nach den Venae hämorrhoidales inferiores (Venae anales) und von da nach der Vena cava inferior (caudalis).

Palpationsbefunde an der Leber. Wichtig ist die genaue Feststellung der Lebergröße und ihrer Konsistenz und fortlaufende Beobachtung ihrer Veränderungen. Normalerweise ist der untere Leberrand in der Medioklavikularlinie unter dem Rippenbogen eben fühlbar. Durch Gasansammlung in den Därmen oder fette Bauchdecken kann die Feststellung der Lebergröße sehr erschwert werden. Vergrößerungen der Leber treten auf: im Beginn eines Ikterus katarrhalis, bei der Hepatitis epidemica, bei Stauungszuständen, bei hypertrophischer Zirrhose, bei einigen Speicherungserkrankungen und beim Karzinom. Wichtig ist die Feststellung der Druckempfindlichkeit, die vor allem bei frischen Stauungszuständen und im anikterischen Stadium der Hepatitis beobachtet wird.

Untersuchungsmethoden. Der großen Zahl der Funktionen entsprechend, hat man die verschiedensten Untersuchungsmethoden erdacht, welche uns über den Ausfall der einen oder anderen dieser Teilfunktionen unterrichten sollen. Im großen gesehen, entspricht dieser diagnostische Aufwand nicht den praktischen Ergebnissen. Es sollen daher hier nur die wichtigsten Untersuchungsmethoden aufgeführt werden.

Die **Inspektion** zeigt uns die verschiedenen Nuancen der Hautverfärbungen, wie wir sie bei vielen, aber durchaus nicht bei allen Leberkranken beobachten können. Die Gelbsucht kann ein sehr verschiedenes Kolorit zeigen. Der durch hepatische Bilirubinanhäufung im Blute und in den Geweben entstandene gelbrote **Ikterus** wird als Rubinikterus bezeichnet, der durch Bilirubin mit spinatgrüner Farbe gekennzeichnete Ikterus als Verdinikterus, der durch intensive, dunkle, braun-schwarze Farbtöne gekennzeichnete Ikterus als Melasikterus. Der durch anhepatisch entstandenes Bilirubin verursachte Ikterus, wie er vor allem für den hämolytischen Ikterus charakteristisch ist, wird als Flavinikterus bezeichnet. Den *reinen Formen* dieser durch das Kolorit zu unterscheidenden Ikterusarten *begegnet man nur selten,* so daß ihre differentialdiagnostische Bedeutung hinsichtlich der Pathogenese des Ikterus nicht allzu hoch anzuschlagen ist.

Beim reinen Rubinikterus soll die erkrankte Leberzelle den Gallenfarbstoff unmittelbar in die Lymphräume eintreten lassen, statt ihn in den Gallengängen zu sammeln. Der Verdinikterus soll vor allem bei mechanischen Stauungen der Galle beobachtet werden. Je tiefer das Hindernis liegt, um so ausgesprochener ist das Bild des spinatgrünen Verdinikterus ausgeprägt. Der Melasikterus beruht auf einer Insuffizienz der Leber für die Ausscheidung des Gallenfarbstoffs. Es ist hier gleichzeitig reichlich Eisen in der Haut gespeichert. Diese Form wird vor allem bei den biliären Zirrhosen gefunden.

Als Hämochromatose wird eine braungelbe Verfärbung der Haut mit bläulichgrauer Nuance beschrieben. Die Farbe kann derjenigen bei Argyrose oder bei Morbus Addison sehr ähnlich werden. Die Verfärbung beginnt meist im Gesicht und greift dann auf die Extremitäten und das Genitale über. Als Xanthelasmen werden bräunlichgelbe, meist symmetrisch auftretende Hauteinlagerungen in der Umgebung des Auges bezeichnet, an deren Bildung das Cholesterin beteiligt ist.

Die **vergrößerte Leber** bei Ikterus katarrhalis, Hepatitis und Speicherungskrankheiten ist in ihrer Konsistenz nur wenig härter als in der Norm und zeigt einen stumpfen Rand. Die zirrhotische Leber ist dagegen deutlich verhärtet, zeigt einen scharfen Rand mit meist gleichmäßiger Oberfläche. Die Karzinomleber hat eine ungleichmäßige Oberfläche. Manchmal sind größere schmerzhafte Knoten tastbar. Leberfurchen sind beim Hepar lobatum und einem vergrößerten RIEDELschen Lappen fühlbar. Das Pfortadersystem bleibt auch außerhalb der Fötalperiode immer mit der Gesamtheit der in der vorderen Bauchwand gelegenen Venengeflechte in Verbindung. Die Gefäße, die im Fötus die Blutversorgung gewährleisten, der Ductus venosus Arantii und die Arteria umbilicalis, obliterieren und werden einerseits zum Ligamentum teres (Chorda venae umbilicalis), andererseits zum Ligamentum umbilicale laterale (Chorda arteriae umbilicalis). Im Ligamentum teres bleibt durch die Paraumbilikalvenen eine Gefäßverbindung erhalten, welche direkt in den Sinus portalis einmündet. Diese paraumbilikalen und akzessorischen Venen können sich bei Leberzirrhose mächtig erweitern (s. Abb. 28). Sie stehen nach aufwärts mit der Vena mammaria (Vena thoracica interna), nach abwärts mit der Vena epigastrica in Verbindung. Die mächtigen Erweiterungen der Venen in der Nabelgegend, wie sie sich bei Pfortaderstauung zeigen, nennt man Caput medusae. Es kommt weiterhin zur Kollateralbildung mit den Venen des Ösophagus, des kleinen Beckens und der vorderen Bauchwand, welche sich stark erweitern und zu Blutungen Anlaß geben können. Bei der Thrombose der Cava inferior (caudalis) erweitern sich hauptsächlich die seitlichen Venen der Regio iliaca und der Weichen bis gegen die Achselhöhle hinauf.

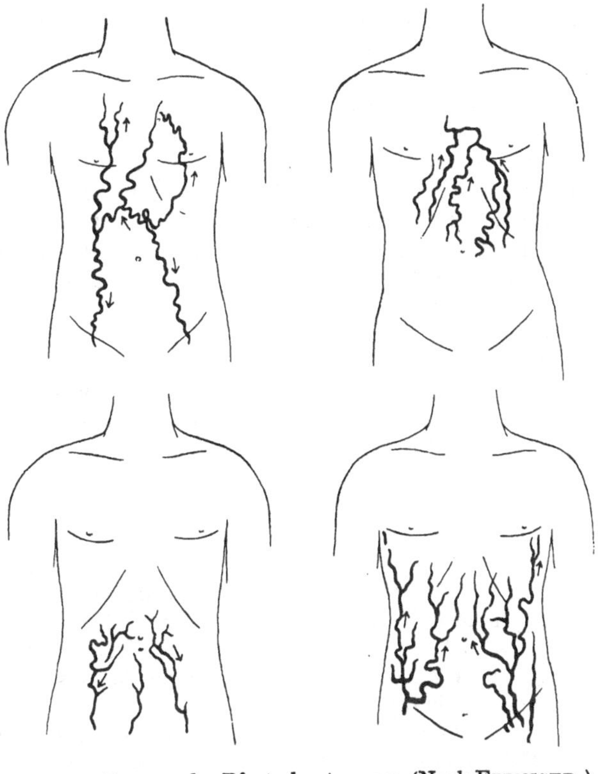

Abb. 28. Formen der Pfortaderstauung. (Nach EPPINGER.)

Die Druckschmerzhaftigkeit der Lebergegend ist häufig nicht auf das Organ selbst, sondern auf die entzündete Gallenblase zu beziehen. Sie tritt besonders bei der Gallenblasenphlegmone auf. Spontanschmerzen in der Lebergegend treten in krampfartiger, heftigster Form bei der Gallensteinkolik auf. Die Schmerzen strahlen in die rechte Schulter und in den Rücken aus. Nicht selten findet man unterhalb des rechten Schulterblatts bei Affektionen der Gallenblase einen typischen Druckpunkt. Bei allen parenchymatösen und entzündlichen Lebererkrankungen kommt es wie bei der Stauung infolge der Blutanschoppung zu einem Spannungsschmerz der Leberkapsel, der so heftig werden kann, daß er Anlaß zu Verwechslungen mit Gallensteinkoliken gibt. Starke Schmerzhaftigkeit in der Lebergegend mit gleichzeitiger rechtsseitiger Rippenfellentzündung (sympathische Pleuritis) ist verdächtig auf Leberabszeßbildung bzw. subphrenischen Abszeß.

Die **Gallenblase** kann nur selten getastet werden. Sie liegt etwa handbreit rechts neben der Medianlinie am unteren Leberrand. Bei Gallensteinleiden kann sie verhärtet sein; eine prall elastische, gelegentlich verhärtete und vergrößerte Gallenblase tritt bei Hydrops durch Verschluß des Ductus cysticus durch einen Gallenstein auf; eine weiche, prall elastische vergrößerte Gallenblase wird am häufigsten bei Karzinom der größeren Gallenwege und Rückstauung auf das nicht veränderte Gallenwegsystem gefunden. Beim Verschluß des Ductus choledochus kommt es zu einem langsam schmerzfrei zunehmenden Ikterus. Die Gallenblase ist mächtig erweitert, gurkenförmig und dünnwandig. Sie kann den Leberrand nach unten beträchtlich überragen. Sind die Patienten abgemagert und haben sie schlaffe Bauchdecken, so kann die große, zartwandige Gallenblase als Tumor durch die Bauchdecken hindurch gesehen, seltener getastet werden. Dieses COURVOISIERsche Symptom wird häufig übersehen.

Die **Milz** ist bei vielen Lebererkrankungen vergrößert. Der Milztumor hat bei Leberzirrhose zu dem Begriff der hepatolienalen Erkrankung geführt.

Als Frühsymptom der Pfortaderstauung findet sich, ehe es zur Ausbildung von Aszites kommt, häufig ein *ausgeprägter Meteorismus*. Bei der Gallensteinkolik kann es zum sympathischen Meteorismus kommen.

In jedem Fall von Lebererkrankung wird man sorgfältig nach einem beginnenden Aszites suchen. Er ist ein Zeichen der *Dekompensation im Pfortaderkreislauf*. Er kommt aber auch als intermittierender Aszites im Verlauf einer schweren Leberparenchymschädigung vor.

Röntgenologische Befunde. Die Röntgenuntersuchung dient uns zur Darstellung des Gallenblasenschattens. Durch Ausscheidung eines schattengebenden Mittels in die Gallenblase (Tetrajodphenolphthalein) können wir Größe, Lage und Form derselben erkennen unter der Voraussetzung, daß der Ductus cysticus frei ist. Cholesterinsteine, die auf der Leeraufnahme keinen Schatten geben, stellen sich als Schattenaussparung in der mit dem Kontrastmittel gefüllten Gallenblase dar.

Bei portaler Stauung entstehen durch die Entwicklung des Kollateralkreislaufs die oben beschriebenen Erweiterungen der Venen im unteren Ösophagus. Diese Ösophagusvarizen kommen nach Einnahme eines Kontrastbreies gut zur Darstellung und sind ein *wichtiges Hinweissymptom* auf die Leberzirrhose.

Chemische Untersuchungsbefunde. In der Klinik hat die quantitative Bestimmung des Bilirubins im Blute eine große praktische und theoretische Bedeutung gewonnen.

Die Untersuchung nach HIJMANS VAN DEN BERGH gestaltet sich folgendermaßen: 0,5 ccm Serum werden mit 1 ccm 96%igem Alkohol versetzt und die Fällung abzentrifugiert. 1 ccm des Zentrifugates kommt nach Zusatz von weiteren 0,5 ccm 96%igen Alkohols und 0,25 ccm frisch bereitetem Diazoreagenz in das AUTENRIETHsche Kolorimeter. Die Ablesung erfolgt nach 2—3 Minuten. Mit Hilfe eines Vergleichskeils kann der Bilirubingehalt des Serums, der normalerweise 0,5 mg % beträgt, leicht ermittelt werden.

Der Ausfall der Diazoprobe gibt nicht nur Aufschluß über die Quantität, sondern auch über die Qualität des Bilirubins; denn es lassen sich zwei Verlaufsarten dieser Diazoreaktion feststellen: Es gibt Seren, die nach Zusatz von Reagenz sofort rot werden: direkte Reaktion. Bei anderen Seren tritt die Rotfärbung erst allmählich oder nach Zusatz von Alkohol ein: Verzögerte bzw. indirekte Reaktion. Die prompte, direkte Reaktion wird vor allem beim mechanischen Ikterus gefunden; sie wird von dem Gallenfarbstoff gegeben, den man aus der Gallenblase gewinnt, während die indirekte Reaktion hauptsächlich jenes Bilirubin erzeugt, das sich extrahepatisch in großen Blutergüssen vorfindet.

Über das Entstehen des direkten und indirekten Bilirubins hat man sich folgende Vorstellung gebildet: Das im Retikuloendothel — hepatisch in den KUPFFERschen Sternzellen oder extrahepatisch — gebildete Bilirubin gibt die indirekte Diazoreaktion. Es wird dann in den Leberzellen — vielleicht durch kolloidale Lösung in Gallensäuren — zu direktem Bilirubin, das über die Gallenwege ausgeschieden wird. Bei mechanischem Stauungsikterus sowie bei allen anderen hepatogenen Ikterusformen, die mit einer Hyperbilirubinämie einhergehen, wird dieses direkte Bilirubin wieder in die Blutbahn abgelenkt. Die Folgen sind: Bilirubinämie, Bilirubinurie und Cholalurie, weil das in Gallensäuren gelöste direkte Bilirubin die Nierenschwelle passiert. Werden die Gallensäuren, die einem enterohepatischen Kreislauf unterliegen, bei einem mechanischen oder hepatogenen Ikterus längere Zeit mit dem Harn ausgeschieden und hierdurch dem enterohepatischen Kreislauf entzogen, so entsteht ein Gallensäuredefizit. Die Folge ist, daß bei den genannten Ikterusformen neben dem ursprünglich aufgetretenen direkten Bilirubin nun auch indirektes Bilirubin im Blut auftritt. Der Gallensäuremangel verhindert die Umwandlung des den Leberzellen zuströmenden indirekten Bilirubins in direktes Bilirubin.

Wenn auch die *theoretischen Grundlagen* dieser beiden verschiedenen Formen des Blutbilirubins *noch nicht gesichert sind*, so ist deren praktische Bedeutung doch außer Frage. Kommt es unmittelbar nach Zusatz von Diazoreagens zu einer starken Rotfärbung, die nach geraumer Zeit an Intensität zunimmt, so handelt es sich um eine diphasische Diazoreaktion, die bei manchen splenomegalen Zirrhosen besonders deutlich beobachtet wird. Sie wird als Zeichen einer Parenchymerkrankung gewertet, während die direkte prompte Reaktion als Kriterium des Stauungsikterus gilt. Ein *hoher indirekter Bilirubinwert im Serum* läßt besonders dann, wenn Gallenfarbstoff im Harn fehlt, an *hämolytische Prozesse* denken.

Das klassische Beispiel einer solchen Affektion ist der acholurische hämolytische Ikterus. Nach der Splenektomie kehrt der Bilirubinwert im Blute zur Norm zurück. Auch bei der perniziösen Anämie und bei vielen anderen Prozessen, bei welchen Blutkörperchen zerfallen, wird ein hoher indirekter Bilirubinwert im Serum gefunden.

Wichtig ist, daß bei langdauerndem, mechanischem Gallengangsverschluß der Spiegel des direkten Bilirubins allmählich sinken kann, weil die Produktion des Gallenfarbstoffs langsam versiegt.

Blasengalle, nicht aber die Lebergalle, enthält normalerweise stets etwas Urobilinogen. Das in der Blasengalle nachweisbare Urobilinogen kommt durch eine fermentative Bilirubinreduktion im Verlauf der physiologischen Gallenstauung innerhalb der extrahepatischen Gallenwege zustande.

Für die *Frage nach dem Entstehungsort* des parenteral gebildeten Urobilins ist der Nachweis von Mesobilirubin in der Galle, d. h. eines Zwischenproduktes der Reduktion des Bilirubins zu Urobilinogen, von Bedeutung, da hiernach diese Reduktion zweifellos in den extrahepatischen Gallenwegen vor sich geht. Das mit der Galle in den Darm abgeschiedene direkte Bilirubin wird im Verlauf der Dünndarmpassage in indirektes Bilirubin verwandelt. Urobilinogen wird im Duodenum resorbiert, ist im Pfortaderblut nachzuweisen und wird in der Leber zerstört; denn es erscheint weder in der Lebergalle noch im Harn.

Tritt bei Gallensäuremangel indirektes Bilirubin in den Dickdarm über, so wird dasselbe auf bakteriellem Wege nicht zu Urobilinogen, sondern zu Sterkobilinogen reduziert. Diese Reduktion geschieht durch die strukturspezifische Fermentwirkung der Dehydrogenase des Bact. coli commune. In den Fäzes findet sich also kein Urobilinogen, sondern allein Sterkobilinogen, welches **nicht** über das Pfortadersystem resorbiert wird; denn Pfortaderblut und Galle erweisen sich stets als *sterkobilinogenfrei.* Das Sterkobilinogen ist ein zur Ausscheidung bestimmtes Endprodukt ebenso wie das aus Cholesterin durch die gleiche Dehydrogenase auf reduktivem Wege entstehende Koprosterin. Ein kleiner Teil des enteral entstandenen Sterkobilinogens wird physiologischerweise über den Plexus hämorrhoidalis resorbiert und im Harn ausgeschieden.

Bei totalem Choledochusverschluß kann keine Galle mehr an den Darm abgegeben werden, es fehlt also im Darm das Rohmaterial für die Bildung von Sterkobilinogen, das somit auch im Harn verschwinden muß. Umgekehrt wird bei jedem starken Blutzerfall, wie er beim hämolytischen Ikterus, bei der perniziösen Anämie, bei Malaria, bei starken Blutextravasaten und bei kardialer Stauung vorkommt, eine bilirubinreiche, pleiochrome Galle in den Darm abgeschieden. Sie führt zu einer intensiven intestinalen Bilirubinreduktion und zur reichlichen Bildung von Sterkobilinogen, welches über den Plexus hämorrhoidalis zur Resorption gelangt. Dies ist der Grund dafür, daß bei extrahepatischen hämolytischen Vorgängen eine schon in kleinen Harnmengen nachweisbare pathologische Sterkobilinogenurie auftritt.

Um zu entscheiden, ob Urobilin bzw. Urobilinogen oder Sterkobilin bzw. Sterkobilinogen vorliegen, muß man die spezifische Dehydrierung dieser Bilirubinderivate durchführen. Der zu prüfende Harn wird mit Chloroform extrahiert, das Chloroform verdunstet und der Rückstand in Alkohol aufgenommen und mit siedender konzentrierter Salzsäure gekocht, der zuvor Spuren von Eisenchlorid zugesetzt wurden. Wenn Urobilinoide vorliegen, entsteht dabei der rotviolette Farbstoff Mesobiliviolin, der sich zu rotem Mesobilirhodin vertieft. Liegen dagegen die Sterkobilinoide vor, so entsteht das braune Ferrikomplexsalz des Sterkobilins. Liegen sowohl Mesobiliviolin und Mesobilirhodin als auch Ferrikomplexsalz nebeneinander vor, so werden beide mit Chloroform extrahiert und mit verdünnter Natronlauge differenziert. Während Mesobiliviolin und Mesobilirhodin aus dem Chloroformextrakt in die Natronlauge übergehen und diese rotviolett färben, geht das Sterkobilin nicht aus dem Chloroform in die Natronlauge über. Wenn somit Urobilinoide und Sterkobilinoide in dem geprüften Material nebeneinander bestehen, dann steht über dem gelbbraunen Chloroform (Sterkobilin) die violett bis rot gefärbte Natronlauge (Mesobiliviolin und Mesobilirhodin).

Bei allen *Leberschäden* überwiegt die *Urobilinogenurie*, bei *perniziöser Anämie* und *hämolytischem Ikterus* dagegen die *Sterkobilinogenurie.*

Eine intensive Bilirubinurie bei fehlender Sterkobilinurie und fehlendem Sterkobilin im Stuhl spricht für einen totalen Ausfall der Sterkobilinbildung im Darm. Diese tritt am häufigsten bei einem totalen Gallengangsverschluß durch Steine oder Tumorwachstum ein; auch bei schwerster Leberparenchymschädigung kann das Bilirubin infolge Versiegens der Galle im Quellgebiet nicht in den Darm gelangen und daher kein Sterkobilin gebildet werden, während Urobilinogen sich bei hepatozellulärem Ikterus noch im Harn nachweisen läßt.

Wichtig ist auch der Ausfall der MILLONschen Probe. Sie wird vor allem bei schwerem Leberparenchymzerfall im Harn positiv und beruht auf dem Nachweis von Oxyphenylderivaten, zu denen auch das Tyrosin gehört. Bei schweren ikterischen Hepatosen mit beginnender oder ausgebildeter Leberatrophie ist die MILLONsche Probe am stärksten positiv und kann zur Differentialdiagnose zwischen parenchymatösem und mechanischem Ikterus benutzt werden. Kommt es zu raschem Zerfall des Leberparenchyms, so können Leucin und Tyrosin im Harn in Kristallform nachgewiesen werden. Bei hepatischer Gelbsucht wird der Stuhl infolge Verminderung des Sterkobilins lehmfarbig. Wichtig ist ferner, besonders bei Verdacht auf intermittierenden Steinverschluß, den Stuhl *regelmäßig* zu betrachten. Man sieht in einem solchen Fall abwechselnd gefärbte und ungefärbte Stühle. Die mikroskopischen Untersuchungen des acholischen Stuhles lassen nichtresorbierte Fettsäuren in Form von Kalknadeln erkennen. Beim hämolytischen Ikterus wird ein besonders sterkobilinreicher Stuhl ausgeschieden.

Auf dem **Gebiete des Fettstoffwechsels** haben wir bei hochgradigem Ikterus die cholämische Lipämie gefunden, die häufig als maskierte Lipämie ohne Trübung des Serums auftritt. Bei Leberzirrhosen fehlt nach Eingabe größerer Mengen Fett (100 g Olivenöl) in den fortgeschrittenen Stadien häufig die sog. Verdauungslipämie infolge mangelnder Fettaufnahme. Auch die Fettspaltung kann bei Leberzirrhosen infolge Dyscholie gestört sein. Im Ausnutzungsversuch zeigt sich daher ein nicht unerheblicher Fettverlust.

Im Endstadium der Leberzirrhose, bei subakuter Leberatrophie und im Verlauf von schwerem Stauungsikterus kommt es zur hämorrhagischen Diathese mit beträchtlicher Verlängerung der Gerinnungszeit. Diese Tatsache wird auf eine *Fibrinogenverminderung des Plasmas* bzw. *mangelhafte Resorption des Vitamin K* zurückgeführt.

Hämatologische Untersuchungen zeigen bei hämolytischem Ikterus eine Anämie, hyperchrome Mikrozytose, verminderte osmotische Resistenz der roten Blutkörperchen und eine vermehrte Vitalgranulation.

Bei allen Formen splenomegaler Zirrhosen ist die Leukopenie ein häufiges, oft wertvolles Hinweissymptom.

Leberfunktionsproben. Zum Nachweis des Grades einer Leberfunktionsstörung oder einer latenten Störung sind verschiedene Belastungsproben auf dem Gebiete des Gallenfarbstoff-, Kohlenhydrat-, Eiweiß- und Fettstoffwechsels ausgearbeitet worden. Da noch ein Fünftel der Gesamtleber für die Harnstoffbildung ausreichend ist, verfügt die Leber über große vitale Reserven. Es ist daher verständlich, daß die große Reihe der verschiedenen Belastungsproben sehr *unterschiedliche Ergebnisse* zeitigt und die Funktionsausfälle schon recht erheblich sein müssen, bevor alle oder mehrere dieser Proben positive Ausschläge geben. In der Praxis haben sich daher nur wenige Funktionsproben durchgesetzt. Eine der am meisten angewandten ist die sog. **Galaktoseprobe.**

Nach Entleerung des Morgenurins erhält der Kranke in 300 ccm Tee 40 g Galaktose. Eine Gesamtausscheidung von mehr als 3 g Galaktose durch den Harn innerhalb der nächsten 12 Stunden wird als pathologisch im Sinne einer Leberparenchymschädigung angesehen.

Bei der **Lävuloseprobe** werden 100 g Lävulose morgens nüchtern verabreicht. Eine Ausscheidung von mehr als 0,6 g Lävulose wird als pathologisch angesehen.

Bei der **Bilirubinbelastung** handelt es sich um eine intravenöse Injektion von 0,07 g Bilirubin, das normalerweise spätestens nach 3½ Stunden aus dem Blute quantitativ durch die Leber eliminiert ist, während bei Leberschädigung Bilirubin im Plasma länger retiniert wird. Die Beurteilung geschieht durch Bestimmung des Bilirubingehaltes im Serum 3 Minuten vor und 4 Stunden nach der Injektion.

Bei der **Azorubinprobe** wird Azorubin „S" intravenös injiziert, das durch die gesunde Leber mit der Galle ausgeschieden wird. Bei Leberschädigung erfolgt *keine* oder *verzögerte Ausscheidung* durch die Leber.

Nach Legen der Duodenalsonde werden 4 ccm 1%ige Azorubin-„S"-Lösung intravenös injiziert. 20 Minuten nach der Injektion tritt bei normaler Ausscheidungsfunktion eine scharlachrote Galle auf.

Fett-Cholesterinbelastung. Während normalerweise nach peroraler Belastung mit 100 g Olivenöl + 5 g Cholesterin eine lipämische Trübung durch Zunahme von Fett und Cholesterin im Serum entsteht, bleibt in den späteren Stadien der Leberzirrhose als Ausdruck der Störung der Fettresorption diese Veränderung aus.

Der vollständige Zusammenbruch der Leberfunktion führt zum Coma hepaticum mit Hepatargie. Es ist das Endstadium sowohl der schweren akuten wie der chronischen Parenchymschädigung, eine Selbstvergiftung des Organismus mit Stoffwechselschlacken und autolytischen Lebergiften.

In vielen Fällen ist auch die **Untersuchung des Duodenalsaftes** von Bedeutung. Man sucht nach Leukozyten, Mikrolithen und Lamblien. Außerdem ist eine bakteriologische Untersuchung des Duodenalsaftes häufig von Wert. Praktisch bedeutungsvoll ist der Nachweis von Typhusbazillen.

Es ist bemerkenswert, daß der Duodenalsaft auch bei Kranken, bei denen weder eine entzündliche Erkrankung des Intestinaltrakts noch der Bauchspeicheldrüse oder Leber oder der Gallenwege besteht, nur selten (in 6,6% der Fälle) bakterienfrei gefunden wird. — Der Nachweis von Kolikeimen hat nur dann Bedeutung, wenn das eigene Serum den Kolikeim in einer Verdünnung von mehr als 1:40 agglutiniert.

1. Die parenchymatösen Erkrankungen der Leber

Die Hepatosen

Man kann für diejenigen Leberschäden, die sich vorwiegend an den Epithelien abspielen, die Bezeichnung Hepatosen reservieren, während die große Gruppe der Erkrankungen, die mit einer entzündlichen Kapillarschädigung einsetzen, als Hepatitiden bezeichnet wird. Ob es reine Epithelschädigungen gibt, welche den komplizierten Bau der Leber hinsichtlich der zarten Wandungen seiner Blutgefäß-, Gallenwegs- und Lymphwegskapillaren ganz intakt lassen, erscheint mir fraglich. Ich glaube, daß jede Parenchymdegeneration zur Entzündungsursache werden kann. Ob es danach Nekrosen ohne Hinterlassung von Narben gibt, kann nur der Histologe entscheiden. Jedenfalls gibt es keine Nekrosen, welche nicht den umgebenden Gefäßbindegewebsapparat in Mitleidenschaft ziehen.

Die Frage, ob es reine Hepatosen gibt, welche zunächst anikterisch verlaufen, möchte ich bejahen. Es kommt bei der BASEDOWschen Erkrankung zu einem thyreotoxischen Parenchymschaden und mehr oder weniger weitgehender Degeneration der Leber. Die glykogenarme Leber der Basedowkranken erliegt dem Angriff des Schilddrüsengiftes leichter als eine glykogenreiche Leber. Durch die degenerativen Vorgänge kann die ganze Feinstruktur der Leber soweit geschädigt werden, daß es nach Zerstörung der Leberzellen direkt zum *Übertritt der Galle in Lymphe und Blut* kommt. Doch ist dies keine notwendige Folge der Hepatose beim Morbus Basedow. Die Basedowleber ist ein klassisches Beispiel für einen „Ikterus katarrhalis sine Ictero". Es kommt dabei zu einer anikterischen Leberatrophie mit Reduktion des Lebergewichts auf etwa 1200 g.

In anderen Fällen kommt es bei der BASEDOWschen Erkrankung zu einem schweren Ikterus mit Lebernekrosen oder akuter Leberatrophie. Aus leichteren degenerativen Veränderungen der Leber kann sich das Bild einer Leberzirrhose entwickeln, die man geradezu als Cirrhosis Basedowiana bezeichnet.

a) Die Schwangerschaftsleber

Zu den undefinierten Giften, welche zu einem Parenchymschaden der Leber führen können, sind die bei der Schwangerschaft auftretenden körperfremden Stoffwechselprodukte zu rechnen. Diese Stoffwechselprodukte, die letztlich zum Vergiftungsbild der Eklampsie führen können, setzen zunächst einen rein parenchymatösen Schaden der Leber, den wir als Hepatose auffassen. Die Parenchymschäden bei der Schwangerschaftshepatose können alle Grade erreichen und schließlich in Nekrosen übergehen. Der dabei auftretende Ikterus wird als symptomatischer Schwangerschaftsikterus bezeichnet. Diese Gelbsucht kann wochenlang anhalten, es tritt quälender Juckreiz auf, der Duodenalsaft bleibt gallig gefärbt, die Stühle werden nicht acholisch. Der Serumbilirubingehalt ist erheblich vermehrt bis auf 6—7 mg%, das Bilirubin gibt die direkte Reaktion; die **Leber** ist in solchen Fällen ebenso wie die **Milz** deutlich vergrößert. Die Geburt des ausgetragenen Kindes tritt rechtzeitig ein, und der Ikterus geht im Wochenbett wieder zurück. Es gibt Frauen, die bei wiederholter Gravidität jedesmal ikterisch werden, ohne daß dabei das Allgemeinbefinden schwerere Störungen erleidet. Selbstverständlich darf diese idiopathische Graviditätshepatose nur dann diagnostiziert werden, wenn alle anderen Möglichkeiten, welche zu einer Gelbsucht führen können, ausgeschlossen sind.

Neben diesen mehr oder weniger *harmlosen* Formen des Schwangerschaftsikterus gibt es auch *bösartige*. Die Gelbsucht setzt bereits im zweiten bis dritten Monat der Gravidität ein, es kommt rasch zu einer Verschlechterung des Appetits, die schließlich mit einer völligen Inappetenz endet. Wird die Kranke gezwungen, Nahrung aufzunehmen, werden die Speisen erbrochen. Der Ikterus wird unter zunehmender Bewußtseinstrübung immer intensiver. Es kommt zu Muskelzuckungen, Hautblutungen, Albuminurie mit ikterisch gefärbten Zylindern. Der Tod erfolgt im Coma hepaticum, nachdem der Fötus einige Stunden vorher ausgestoßen wurde. Histologisch zeigt die akute gelbe Leberatrophie der Graviden gegenüber den anderen Formen keine wesentlichen Unterschiede.

Darüber, wie häufig **anikterische Hepatosen** vorkommen, sind wir nicht unterrichtet. Sicher sind sie sehr viel öfter vorhanden, als sie diagnostiziert werden.

Zu den **ikterischen Hepatosen** rechne ich die meisten Formen des Ikterus katarrhalis, die subakute und die akute Leberatrophie. In vielen Fällen wird eine strenge Trennung zwischen parenchymatösen Erkrankungen — Hepatosen — und entzündlichen Affektionen — Hepatitiden — nicht möglich sein. Auch ist es verständlich, daß mancher als reine Parenchymerkrankung beginnende Leberschaden in eine entzündliche Erkrankung übergeht, da nach allgemein pathologischen Erfahrungen jedes Degenerationsprodukt im Körper zur Entzündungsursache werden kann.

b) Der Ikterus parenchymatosus simplex oder Ikterus katarrhalis

Der Ikterus parenchymatosus simplex oder sog. katarrhalische Ikterus der alten Klinik ist die Folge eines enterotoxischen, nichtinfektiösen Parenchymschadens der Leber. Anatomisch findet man bei dem sog. Ikterus katarrhalis keine Veränderungen an den Gallenwegen, insbesondere nicht den Schleimpfropf an der Mündungsstelle des Ductus choledochus. Mikroskopisch findet man im Zentrum der Leberläppchen Nekrosen. Die Leberzellen haben den Kontakt untereinander im Balken verloren. Sie stehen nicht mehr „in Reih und Glied" und zeigen ein atypisches Gefüge. Häufig trifft man an Stelle der Leberzellen Detritusmassen. Die Vena centralis ist etwas exzentrisch gelagert. Die Disseschen Räume sind erweitert. An manchen Stellen finden sich bereits Kommunikationen zwischen den Gallenkapillaren und Lymphräumen, wobei die Gallenkapillaren, aber nicht wie beim mechanischen Stauungsikterus, erweitert sind. Durch diese Veränderungen des Leberparenchyms gelangt die Galle in die Disseschen Räume und von dort in die Lymphe. Auf diese Weise können große Bilirubinmengen in die Blutbahn gelangen und die Gelbsucht bedingen. Zwischen den hier beschriebenen anatomischen Veränderungen und der akuten gelben Leberatrophie gibt es Übergänge. Da Parenchymschädigungen der Leber wohl ebenso häufig sind wie solche der Nieren, was wir leicht nachweisen können, muß das Ausbleiben einer Leberatrophie, die doch ein seltenes Ereignis ist, wohl auf die *große Regenerationsfähigkeit der Leber* zurückgeführt werden.

Symptomatologie des Ikterus katarrhalis. Der sog. Ikterus katarrhalis schließt sich in der Mehrzahl der Fälle an einen Diätfehler, an überreichen Alkoholgenuß oder andere Intoxikationen (z. B. durch Pilze) an. Meist kann der Patient angeben, wann er die verdorbene Speise genossen hat. Häufig treten Beschwerden so rasch nach dem Diätfehler auf, daß die Annahme berechtigt ist, in der Speise seien nicht nur pathogene Bakterien, sondern irgendwelche Toxine enthalten, weil nicht selten 1—2 Stunden nach Genuß der Nahrung die ersten Krankheitszeichen auftreten. Nur in einem Teil der Fälle kommt es zu Erbrechen, zu Diarrhöen und seltener zu Fieber. Die Kranken verlieren den Appetit und fühlen sich häufig so matt, daß sie das Bedürfnis haben, das Bett aufzusuchen. Das Intervall zwischen dem begangenen Diätfehler und den ersten Erscheinungen der schleichend einsetzenden Gelbsucht wird zwischen 3 und 10 Tagen angegeben.

Der **Harn** zeigt ein dunkleres Kolorit infolge der reichlicheren Urobilinurie und Bilirubinurie. Das Einsetzen der Gelbsucht kann ganz allmählich, in anderen Fällen aber sehr stürmisch vor sich gehen. Gesicht und Brust erscheinen in vielen Fällen stärker gelb als die Haut der unteren Extremitäten. Oftmals zeigt das Hautkolorit den Farbton des sog. Rubinikterus. Besteht der Ikterus länger, so speichert die Haut reichlich Bilirubin; der Harn kann schon farbstoffrei sein, wenn der Hautikterus noch besteht.

Die **Leber** ist in den meisten Fällen wenig vergrößert. Sie fühlt sich härter an, ihr Rand ist stumpf, aber selten druckempfindlich. Gelegentlich ist die Gallenblase zu tasten und wenig empfindlich. Feste Beziehungen zwischen der Größenzunahme der Leber und der Intensität des Ikterus fehlen nach meiner Erfahrung.

Verkleinert sich die Leber schnell, so ist das immer ein verdächtiges Zeichen. Es können Fälle von Ikterus katarrhalis sive parenchymatosus in akute gelbe Leberatrophie übergehen. Oft — wenn auch nicht regelmäßig — ist die **Milz** sowohl perkutorisch als auch palpatorisch vergrößert. Der Milztumor kann trotz des Schwindens der Gelbsucht monatelang weiterbestehen.

Bei ausgeprägtem Ikterus kommt es nicht selten zu quälendem Hautjucken, ohne daß irgendwelche festen Beziehungen zwischen der Menge des im Blute kreisenden und in der Haut abgelagerten Bilirubins und der Intensität des Hautjuckens bestände. Wir haben dem Hautjucken unsere besondere Aufmerksamkeit geschenkt, weil das zeitliche Eintreten desselben für die Differentialdiagnose gegenüber der Hepatitis epidemica von Bedeutung ist. Bei der Hepatitis epidemica tritt das Hautjucken oft schon im anikterischen Stadium auf, während beim Ikterus katarrhalis dasselbe immer erst nach einer längeren ikterischen Periode beobachtet wird.

Die Symptome von seiten des **Kreislaufs** verdienen beim Ikterus katarrhalis besondere Beachtung. Der *arterielle* und *venöse Druck* sind meist *herabgesetzt*, die Venen der in Herzhöhe gehaltenen Hand auffallend leer. Die Bradykardie ist eines der häufigsten Symptome des Ikterus katarrhalis. Das **Blut** zeigt oft eine Vermehrung der roten Blutkörperchen, ein Befund, der auch bei der Hepatitis epidemica erhoben wird. Über die **Ursachen** dieser symptomatischen Hyperglobulie ist man verschiedener Meinung. Vielleicht spielen Wasserverluste bei gleichzeitiger Verminderung der zirkulierenden Blutmenge dabei eine wesentliche Rolle. Die osmotische Resistenz der roten Blutkörperchen ist gelegentlich erhöht, die Hämolyse tritt nicht bei Kochsalzkonzentrationen von 0,48%, sondern erst bei solchen von 0,44% und weniger auf.

Das weiße Blutbild. Differentialdiagnostisch wichtig, besonders gegenüber der Hepatitis epidemica, scheint mir die Tatsache, daß charakteristische Änderungen uns im weißen Blutbild bei Ikterus katarrhalis nicht aufgefallen sind.

Der **Eiweißgehalt** des Plasmas unterliegt erheblichen Schwankungen und ist nicht selten erniedrigt, besonders dann, wenn sich der Gesamtzustand des Kranken verschlechtert. Die *qualitative* Zusammensetzung der Serumeiweißkörper ist beim Ikterus katarrhalis systematisch noch nicht untersucht. Die TAKATAsche Reaktion kann ebenso wie die GROSsche Flockungsreaktion *positiv* werden. Bei *quantitativen* Untersuchungen sieht man mit zunehmender Besserung ein Ansteigen der unteren Flockungsgrenze und eine Abnahme der TAKATAschen Reaktion und umgekehrt.

Wichtig ist auch, daß mit zunehmender Dauer des Ikterus und Übergang in die Leberatrophie vorher erhöhte Cholesterinwerte unter die Norm absinken und vor allem die Cholesterinester abnehmen. Dieser sog. Estersturz ist aber nicht auf eine Verminderung der Esterasen im Blute, die überall im Körper verbreitet und nicht an die Leber gebunden sind, zurückzuführen, sondern auf ein vermindertes Angebot von Fettsäuren zu beziehen, welche ja beim Ikterus schlechter resorbiert werden.

Dem Verhalten des **Magen-Darmkanals** kommt beim Ikterus katarrhalis schon aus ätiologischen Gründen eine besondere Bedeutung zu. Immer wieder wird auf das *initiale Symptom der Diarrhöen* hingewiesen, welches auf eine Nahrungsmittelvergiftung hindeutet. Aufstoßen, Inappetenz, Neigung zum Erbrechen und schlechter Geschmack im Munde kommen bei schweren Fällen nicht selten zusammen mit dem Foetor hepaticus vor. Dieser Foetor hepaticus ist immer ein ernstes Zeichen. Bei Besserung des Befindens kann er wieder vollständig verschwinden. Es ist wichtig, zu wissen, daß die Inappetenz bei Kindern, welche an Hepatitis epidemica leiden, schon im anikterischen Stadium auftreten kann, während sie beim Ikterus katarrhalis meist erst nach Auftreten der Gelbsucht beobachtet wird.

Die Funktionsproben der Leber ergeben beim Ikterus katarrhalis je nach der Schwere des Falles und dem Zeitpunkt der Untersuchung wechselnde Resultate. Am häufigsten wird die Galaktoseprobe positiv gefunden. Auch die Lävuloseprobe gibt oftmals positive Ergebnisse. Immer ist zu betonen, daß zwischen der Intensität der Gelbsucht und der Höhe der Galaktose-, bzw. Lävuloseausscheidung kein strenger Parallelismus besteht. Wenn nach Abklingen des Ikterus die Proben positiv bleiben, so spricht das für eine fortdauernde Schädigung des Parenchyms.

Auf dem **Gebiet des Eiweißstoffwechsels** hat uns die MILLONsche Reaktion wertvolle Dienste geleistet. Selbstverständlich muß Eiweiß aus dem Harn vorher entfernt werden. Je stärker die MILLONsche Reaktion positiv ist, um so schwerer ist der Parenchymschaden zu bewerten.

Die **Prognose** des Ikterus katarrhalis ist hinsichtlich der Dauer der Erkrankung schwer zu stellen. Man muß sich immer gegenwärtig halten, daß der Ikterus nur ein Symptom der Lebererkrankung ist und daß nach Abklingen des Ikterus andere Symptome, z. B. die häufig begleitende latente Achylie, fortbestehen können, welche den Kranken bei jedem kleinen Diätfehler zu Rückfällen disponieren.

Oft kann der Ikterus monatelang anhalten, die Milz geschwollen, die Leber vergrößert und verhärtet bleiben, so daß die Differentialdiagnose gegenüber der Leberzirrhose schwierig wird.

Die **Therapie.** Da die Mehrzahl der Ikterus-katarrhalis-Kranken an Darmstörungen leidet, ist die erste Aufgabe, den Darmkanal von alimentären Giften zu befreien. Hierzu sind Abführmittel zu geben, empfohlen wird je nach dem Alter und der Körperverfassung des Patienten eine einmalige Gabe von 0,2—0,4 g Calomel. Auch kann Calomel mit Istizin (0,25 g) kombiniert werden. Ich ziehe es in vielen Fällen vor, den Patienten eine „Karlsbader Kur" vorzuschlagen, die ich folgendermaßen durchführe:

Es werden am Morgen jede Stunde ein gestrichener Teelöffel voll Karlsbader Salz oder Mergentheimer Salz, in einem Glase heißen Wassers gelöst, getrunken und gleichzeitig heiße Kataplasmen auf die Lebergegend verabreicht. Die Trinkkur wird 5 Stunden lang fortgesetzt, d. h. zu Beginn jeder Stunde das künstliche Karlsbader bzw. Mergentheimer Wasser in der vorgeschriebenen Form genommen.

Die Kur kann durch Belladonnysat (5×10 bis 5×20 Tropfen täglich) oder andere Belladonnapräparate unterstützt werden. Zur Entgiftung des Darmes sind adsorbierende Kohlepräparate oft von Nutzen.

Diätetisch sollen vor allem leicht verdauliche Kohlenhydrate verabreicht werden. Kartoffelpüree, Reismehl, Mondamine oder — wenn diese nicht vorhanden sind — Mehlsuppen aus anderen Getreidearten sind in regelmäßigen Abständen am Tage zu verabreichen. Das Eiweiß ist weitgehend einzuschränken, also auch Milch und Eier im akuten Stadium zu meiden. Geringe Mengen Butter, 5—10 g am Tage, sind schon als Träger der Lipovitamine zu bewilligen. Die Kohlenhydratkur ist zu unterstützen durch große Dosen von Traubenzucker, 100—150 g am Tage, welche man in Tee oder Apfelmus einrühren kann. Vor der viel empfohlenen Insulintherapie möchte ich warnen, seit ich weiß, daß das Insulin primär keine Glykogenstapelung, sondern eine Glykogenverarmung der Leber bewirkt.

Die **medikamentöse Therapie** des Ikterus katarrhalis hat vor allem Mittel zu verwenden, die den Gallenabfluß in den Darm *erhöhen* können. Solche Cholagoga sind vor allem in den Gallensäurepräparaten zu sehen, unter denen ich das Decholin hervorheben möchte, das eine 20%ige Lösung von Natrium dehydrocholicum darstellt. Es werden davon in der Woche 2—3mal 10 ccm verabreicht. In Fällen, in welchen wir an infektiöse Komplikationen denken, ist auch die Verabreichung von Kalzium und Natrium salicylicum angebracht. Als Getränk wird Pfefferminztee empfohlen. Neuerdings werden zum Leberschutz täglich 5 g Methionin und zum Schutz gegen cholämische Blutungen dreimal 20 mg Karan gegeben.

c) Die akute und subakute gelbe Leberatrophie

Die akute gelbe Leberatrophie ist eine seltene Erkrankung. Sie hat nach den großen Kriegen zweifellos an Häufigkeit zugenommen. Die Ursache für diese Zunahme ist ungeklärt. Wichtig ist, zu wissen, daß infolge der Kriegskost das durchschnittliche Lebergewicht um etwa 100 g abgenommen hat. Alle die Leber treffenden Schädlichkeiten stoßen also bei Mangelernährung auf ein in seinem Parenchymbestande erheblich verkleinertes Organ. Man muß sich daran erinnern, daß die Leber das Zentralorgan für alle „Entgiftungsvorgänge" darstellt. Die Gifte werden in der Leber konzentriert und mit der Galle ausgeschieden. So wird es verständlich, daß bei zunehmender Verseuchung durch luetische Erkrankungen, welche die unausbleibliche Folge jedes großen Krieges ist, auch der Salvarsanikterus zugenommen hat, welcher unter den prädisponierenden Giften für die akute gelbe Leberatrophie fraglos eine Rolle spielt. Auch die Lues selbst ist als solche unter den ätiologischen Faktoren von Bedeutung. Daß sich die akute gelbe Leberatrophie aus einem Ikterus parenchymatosus sive katarrhalis entwickeln kann, ist wohl unbestritten. Im allgemeinen erkranken die Frauen häufiger als die Männer und jugendliche Personen häufiger als ältere. Das häufige Befallensein der Frauen wird auf die Schwangerschaft zurückgeführt, welche ein *prädisponierendes Moment* für die akute gelbe Leberatrophie abgibt. Die Zunahme der akuten gelben Leberatrophie nach den Kriegen steht sicher auch mit der seuchenhaften Verbreitung der Hepatitis epidemica in Zusammenhang, welche in allerdings seltenen Fällen unter dem Bilde der akuten gelben Leberatrophie zum Tode führen kann. Meist sind es Vergiftungen (Arsen, Phosphor, Farnkrautextrakte, bestimmte Pilzgifte), die den akuten Zusammenbruch des Leberparenchyms herbeiführen.

Anatomisch macht die herausgeschnittene Leber den Eindruck einer zerfließenden Masse. Das Organ hat keinen Turgor. Die Leber legt sich in Falten, ihre Oberfläche ist diffus gelb oder gelblich marmoriert. Der degenerative Prozeß ist nicht immer gleichmäßig auf die ganze Leber verteilt. Mikroskopisch ist der azinöse ebenso wie der trabekuläre Bau vollständig verloren gegangen. Die Zellgrenzen sind verwaschen, z. T. unkenntlich, die Kerne nicht mehr färbbar. Das Zellprotoplasma ist mehr oder weniger körnig getrübt. Die Zellnekrose beginnt meist in der Peripherie des Läppchens. Die KUPFFERschen Sternzellen sind häufig gewuchert, man findet in ihnen reichlich Gallepigment und phagozytierte Schollen. Nicht selten sind die Gallenkapillaren mit Gallenthromben gefüllt. Liegt die Leber länger an der Luft, so bildet sich ein weißlicher, schimmelartiger Belag, welcher aus Kristalldrusen von Leucin und Tyrosin besteht.

Das **klinische Bild** der Leberatrophie entwickelt sich in der Regel im Anschluß an eine akute Gastroenteritis mit Inappetenz, Übelkeit, Erbrechen und Durchfällen. Auch leichte Fiebererscheinungen werden von den Kranken angegeben, kommen aber selten zur objektiven Feststellung. In den meisten Fällen ist das Intervall zwischen den intestinalen Erscheinungen und dem Auftreten der Gelbsucht, welche die Kranken veranlaßt, ärztliche Hilfe in Anspruch zu nehmen, nur kurz, etwa 3 Tage. Der Ikterus nimmt rasch zu. Wichtig ist, sich von vornherein ein Urteil über die Lebergröße zu bilden. Die Palpation der Leber gelingt in Fällen von akuten gelben Leberatrophien im Gegensatz zum Ikterus katarrhalis nicht. Die Leberdämpfung ist verkleinert. In linker Seitenlage ist die Tatsache am besten festzustellen. Bei der Perkussion des linken Leberlappens gelangt man aus der Zone des tympanitischen Schalles durch eine schmale Dämpfungszone unmittelbar in den Bereich des Lungenschalls.

Die Schmerzhaftigkeit der Leber bei akuter Atrophie wird verschieden beurteilt. Nach meiner Erfahrung tritt sie im Krankheitsbilde vollständig zurück, während andere sie in der Hälfte ihrer Fälle beobachteten. Die Pulsfrequenz ist im enteritischen Anfangsstadium entsprechend der Temperatursteigerung erhöht. Nach Ausbruch der Gelbsucht entwickelt sich eine Bradykardie. Bei voll ausgeprägtem Vergiftungsbild, wenn die Bewußtlosigkeit, Blutungen und Krämpfe eingetreten sind, steigt die Pulsfrequenz wieder an. Nicht immer stehen die komatösen Erscheinungen im Vordergrunde. Es können sich auch maniakalische Aufregungszustände mit lautem Schreien entwickeln, so daß die Kranken der psychiatrischen Klinik zugewiesen werden.

An der **Haut** finden sich neben der rasch zunehmenden Gelbsucht nicht selten Exantheme und leichtes Ödem. Fast regelmäßig werden Blutungen beobachtet, sowohl an der Haut als auch an den Schleimhäuten des Magen-Darmkanals. Es kommt zu Hämatemesis und zur Entleerung blutiger Stuhlmassen.

Das Verhalten des **Blutbildes** wird verschieden angegeben. Leukozytose ist wesentlich häufiger als Leukopenie. Sie wird meist im Anfang der Erkrankung gefunden, oftmals mit einer *Linksverschiebung*. Die Zahl der Blutplättchen ist trotz der schweren hämorrhagischen Diathese meist nicht vermindert. Dagegen soll der Fibrinogengehalt herabgesetzt sein. Die Senkungszeit ist normal oder verkürzt. Es kommen aber auch Fälle mit beträchtlicher Beschleunigung vor. Die Resistenz der roten Blutkörperchen ist in einigen Fällen erhöht gefunden worden. Die Menge des dunklen, spezifisch schweren **Harns** ist herabgesetzt. Er enthält Eiweiß und Gallenzylinder. Sein Bilirubingehalt steht in keinem Verhältnis zur gewaltigen Vermehrung des Bilirubins im Blute, wo es bis zu 30 mg% ansteigen kann. Das Urobilinogen ist vermehrt, das Sterkobilinogen kann wegen Versickerns der Galle im Quellgebiet im Harn **fehlen.** In anderen Fällen ist es vorhanden oder sogar vermehrt. Das Fehlen des Sterkobilinogens wird verständlich, wenn man sich an die histologischen Bilder der vollständigen Destruktion des Leberbaus erinnert, bei welcher die Verbindung der Gallenkapillaren mit den präkapillaren Gallengängen aufgehoben ist.

Die **Störungen des Eiweißumsatzes** sind bei der akuten gelben Leberatrophie schwer in exakter Weise festzustellen. Trotz des Hungerzustandes werden große Mengen Stickstoff ausgeschieden. Der mehr ausgeschiedene Stickstoff entstammt zum Teil den Zerfallsprodukten der rasch atrophierenden Leber, andererseits führen die Einschmelzungsprodukte zu einem toxischen Eiweißzerfall. Das Verhältnis von Ammoniakstickstoff zum Gesamtstickstoff ist zugunsten des Ammoniakstickstoffs stark verschoben. Ebenso wie im Blute ist der Aminosäuren- und Peptidstickstoff im Harn vermehrt. Das Auftreten von Leucin und Tyrosin in Kristallform ist dafür ein sichtbares Zeichen. Die schwere Cholämie führt zu einem eigentümlichen Foetor hepaticus, der so charakteristisch ist, daß erfahrene Autoren allein auf dieses Symptom hin die Diagnose akute gelbe Leberatrophie stellen zu können glauben.

Das Gesamtcholesterin ist stets vermindert, unter 1 g ‰. Ich fand bei einer 39 Jahre alten Frau mit akuter gelber Leberatrophie (Lebergewicht 500 g) nur 0,92 g ‰ Serum Gesamt- und 0,58 g ‰ freies Cholesterin. Die Ester sind fast regelmäßig stark vermindert, was ich auf eine mangelnde Resorption der Fettsäuren beziehe.

Die **Therapie** der akuten gelben Leberatrophie muß vor allem für eine Entgiftung des Organismus und des Darmkanals Sorge tragen. Wie beim Ikterus katarrhalis soll man Calomel und Tierkohle verwenden. Das wichtigste Therapeutikum ist und bleibt der Traubenzucker, den man in Mengen bis zu 200 g täglich, am besten in Zitronensaft gelöst, dem Kranken einflößt. Wird der Zucker wieder erbrochen, so muß man ihn intravenös oder rektal oder in Form der Dauertropfbehandlung zuführen. Rektal kann man 1—2 Liter 6%iger Dextroselösung in Form eines Tropfklysmas einführen. Von einer Insulintherapie habe ich Abstand genommen, da das Insulin nach meinen Untersuchungen zu einer *Glykogenverarmung der Leber* führt. Der Erfolg der Therapie hängt ab von dem Zeitpunkt, in welchem sie einsetzt. Da man nie weiß, wann ein parenchymatöser Ikterus in eine Leberatrophie übergeht, ist in jedem Falle von schwerem Parenchymikterus sofort mit der Traubenzuckertherapie zu beginnen.

Zu den Schädigungen, welche über den sog. Ikterus katarrhalis und die subakute Leberatrophie schließlich in die akute gelbe Leberatrophie führen können, gehören die Narkosegifte (Chloroform, akute Alkoholvergiftung), das Salvarsan und der Phosphor sowie Pilzgifte. Gerade die akute Phosphorvergiftung bietet ein der gelben Leberatrophie ähnliches Bild. Allerdings können hier die exzessiven Verkleinerungen der Leber sowie der Milztumor und die höheren Temperatursteigerungen fehlen. Eine strenge Trennung des Salvarsanikterus vom sog. Ikterus katarrhalis ist häufig aus dem Grunde nicht möglich, weil sich *alimentäre Schäden* mit dem Salvarsan in der Ätiologie verbinden. Es muß außerdem berücksichtigt werden, daß auch die Lues selbst, bzw. die Toxine der Spirochäten schwere Schäden im Sinne der ikterischen Hepatose setzen können. Schwere Parenchymschäden der Leber verursachen auch die Pilzvergiftungen, wobei zu bedenken ist, daß auch an sich ungiftige Pilze leicht giftig werden können, weil sie sich unter Bakterienwirkung zersetzen.

2. Die entzündlichen Erkrankungen der Leber

Die Hepatitiden

a) Die Hepatitis epidemica

Unter den entzündlichen Erkrankungen der Leber steht die Hepatitis epidemica ihrer Häufigkeit und klinischen Bedeutung nach an erster Stelle, wenigstens, soweit europäische Verhältnisse in Frage kommen. Die Hepatitis epidemica ist eine *übertragbare Viruserkrankung*, deren Häufigkeitsmaximum im Spätherbst gefunden wird. Im Winter nimmt die Morbidität ab, um mit dem Eintreten des Frühjahrs einen erneuten Anstieg zu zeigen.

Nach Untersuchungen an der Leipziger Klinik (SIEDE und MANCKE) wird diese kontagiöse Infektionskrankheit schon durch einen sehr kurz dauernden Kontakt, z. B. durch einen Händedruck, im Inkubationsstadium übertragen.

Von anatomischer Seite wird davor gewarnt, die Hepatitis epidemica dem Ikterus katarrhalis gleichzustellen. Eine solche Gleichstellung ist aus dem Grunde unbefriedigend, weil damit das Wesen der Krankheit nicht nur in keiner Weise gekennzeichnet, sondern eher verschleiert wird, indem das auffällige, aber durchaus nicht obligate Symptom der vorübergehenden Gelbsucht ungebührlich stark in den Vordergrund gerückt wird.

Daß die Hepatitis epidemica eine Infektionskrankheit darstellt, ist durch die Übertragung derselben mit bakteriensterilem Rekonvaleszentenserum bewiesen. Auch Laboratoriumsinfektionen mit bakteriensterilen Blutseren von Hepatitiskranken sind beobachtet worden. Der Erreger ist ein filtrierbares, ziemlich thermostabiles Virus. Die Übertragung geschieht durch Schmierinfektion, vielleicht auch durch den Harn, besonders in den ersten anikterischen Stadien der Erkrankung. Die Reaktionsbereitschaft des Organismus zur Erkrankung wird durch besondere Bedingungen begünstigt. Unter den *physiologischen* Bedingungen stehen Menstruation und Gravidität, unter den *unphysiologischen* schlechte Ernährung, Auskühlung, übermäßige körperliche Beanspruchung, z. B. durch anstrengende Märsche im Vordergrund.

Die Klinik der Hepatitis. Eine umfassende Beschreibung des klinischen Bildes der Hepatitis kann erst nach einer genaueren Kenntnis des Virus und der Modalitäten seiner Übertragung gegeben werden. Soweit unsere Kenntnisse bis heute reichen, müssen wir nach der Schwere der Erkrankung 3 Gruppen unterscheiden:

Die **erste Gruppe** umfaßt die meist unerkannt bleibenden anikterischen abortiven Fälle. Die Kranken sind reizbar, ermüden leicht, klagen über Schwäche in den Beinen, Übelkeit und Schwindelanfälle. Es sind die gleichen Symptome, die auch als Prodromalerscheinungen anderer infektiöser Erkrankungen geschildert werden. Gelegentlich werden kurzdauernde Leibschmerzen angegeben. Wenn aber höheres Fieber und schwere gastro-intestinale Störungen ausbleiben, können solche Fälle von Hepatitis ambulatoria heute wohl nur im Rahmen einer Epidemie als dieser Krankheit zugehörig bezeichnet werden. Diese leichtest Kranken werden gar nicht bettlägerig und sind daher für die Ausbreitung der Erkrankung von besonderer Bedeutung.

Die **zweite Gruppe** mit anikterischer Hepatitis erkrankt mit einem fieberhaften Initialstadium und ausgeprägten Allgemeinerscheinungen, gelegentlich mit heftigen Kopfschmerzen und Hautjucken sowie manchmal mit Exanthemen. Sie kommen mit katarrhalischen Erscheinungen in der Mundhöhle, häufig mit einer Rötung und Schwellung der Papille des Ductus parotidicus, welche sich als feiner schwarzer klaffender Spalt kenntlich macht, unter der Diagnose „Grippe" ins Krankenhaus. Auch Magen-Darmstörungen kommen vor, stehen aber nicht im Vordergrund des Krankheitsbildes. Die **Leber** überragt bei diesen Kranken den Rippenbogen um 2—3 Querfinger. Sie ist meist mehr oder weniger druckempfindlich. Gleichzeitig ist eine **Milz**vergrößerung festzustellen. Das Serumbilirubin bleibt in solchen Fällen normal, weshalb es bei ihnen nicht zum Ikterus kommt.

Die **dritte Gruppe** umfaßt die ikterischen Fälle. Bei ihnen hat der Ikterus als optisches Signal gewirkt und die Kranken einer genaueren Untersuchung zugeführt. Wie groß der Anteil der einzelnen Gruppen an der Gesamtzahl der Erkrankungen an Hepatitis epidemica heute ist, weiß man nicht. Für einzelne Epidemien, die vor allem Kinder betroffen haben, verlaufen mindestens ein Drittel aller Fälle ohne Ikterus.

Der klassische Verlauf der ikterischen Form der Hepatitis epidemica gliedert sich in zwei Stadien:

Das **erste, anikterische Stadium** dauert 4—6 Tage. Meist geht es mit Fieber zwischen 38°—40° einher. Die Patienten fühlen sich in den ersten Tagen schwerkrank. In einzelnen Epidemien beginnt die Erkrankung mit einem Herpes labialis. Gelegentlich findet man eine leichte konjunktivale Injektion wie bei der Grippe. Dagegen sind die typischen grippalen Zeichen im Rachen: die wasserhellen Bläschen am weichen Gaumen, die Rötung der vorderen Gaumenbögen, die Schwellung und Rötung des Zäpfchens, niemals so ausgeprägt wie bei der klassischen Grippe. Die Schwellung der Papille des STENONschen Speicheldrüsenganges, welche häufig klafft, ist in vielen Fällen ausgeprägt. Die klaffende Mündungsstelle des

Ganges imponiert dem unbewaffneten Auge als stecknadelkopfgroßes schwarzes Pünktchen. In seltenen Fällen kommt es als Komplikation zu einer Parotitis. Neben den starken initialen Kopfschmerzen kommen Muskel-, Rücken- und Gliederschmerzen, bei Kindern auch flüchtige Gelenkschmerzen vor. Gelegentlich werden auch Wadenschmerzen beobachtet, so daß differentialdiagnostische Schwierigkeiten gegenüber der WEILschen Krankheit bestehen.

Die Druckschmerzhaftigkeit der vergrößerten Leber wird häufig nicht präzise lokalisiert. Bei Schmerzhaftigkeit der Unterbauchgegend mit gleichzeitigem Fieber und Leukozytose ist fälschlicherweise mehrfach eine Appendizitis diagnostiziert worden. Unter den gastrointestinalen Erscheinungen im anikterischen Stadium dominiert die Appetitlosigkeit, zu der sich gelegentlich Übelkeit und Erbrechen, manchmal mit Verstopfung oder Durchfällen gesellen. Die verminderte Nahrungsaufnahme und das gleichzeitig bestehende Fieber führen zu einem schnellen Gewichtssturz. Charakteristisch für das präikterische Stadium ist häufig das Hautjucken, das gleichzeitig mit flüchtigen, urtikariellen, skarlatinoiden und morbiliformen Exanthemen auftreten kann. Der Puls ist in der Fieberperiode meist beschleunigt.

Das Blutbild: Je früher der Patient im anikterischen Stadium zur Untersuchung kommt, und je jünger er ist, um so häufiger findet man eine Leukozytose (bis 16000 Leukozyten im Kubikmillimeter). Die stabkernigen und jugendlichen Granulozyten sind vermehrt. Auch Myelozyten werden im anikterischen Stadium beobachtet. Häufig findet sich eine monozytäre und plasmazelluläre Reaktion.

Die **Blutsenkung** ist im präikterischen Stadium meist auf 15—20 mm in der ersten Stunde beschleunigt.

Die **Milz** ist fast regelmäßig geschwollen. Sie kann im präikterischen Stadium um 2—3 Querfinger den Rippenbogen überragen. Lymphdrüsenschwellungen werden in wechselnder Ausdehnung und Häufigkeit beschrieben.

Das zweite, ikterische Stadium verläuft meist fieberfrei. Gelegentlich kommt es mit Eintritt der Gelbsucht zu einem kurzen Wiederanstieg des Fiebers. Die Kranken fühlen sich trotz des zunehmenden Ikterus wohler, nicht selten — abgesehen von der allgemeinen Hinfälligkeit — im Bett nahezu gesund. Die gelbe Hautfarbe allein ist ihnen Anlaß gewesen, sich einer ärztlichen Untersuchung zu unterziehen.

Die **Leber** nimmt an Größe noch zu. Sie ist immer noch druckschmerzhaft. Auch die **Gallenblase** soll gelegentlich tastbar werden. Der Bilirubingehalt des Serums schwankt erheblich, in leichteren Fällen zwischen 2—4 mg%, in schwereren Fällen bis zu 17 mg%. Die Hyperbilirubinämie klingt in den mittelschweren Fällen etwa in 3 Wochen wieder ab. Es kommen aber Fälle vor, in denen der Ikterus mehrere Monate anhält. In der Regel überdauert die Hyperbilirubinämie die Bilirubinurie. Der **Stuhl** ist hell. Nur ausnahmsweise kommt es zur totalen Acholie.

Die **Milz** scheint im ikterischen Stadium kleiner und derber zu werden; meist, aber durchaus nicht regelmäßig, ist sie noch um einen Querfinger unter dem Rippenbogen zu tasten.

Mit den katarrhalischen Erscheinungen klingt im ikterischen Stadium auch das Fieber ab. Häufig sieht man auch in diesem Stadium noch die Schwellung und Rötung an der Mündung des STENONschen Ganges. In einzelnen Fällen lassen sich, besonders wenn man das Elektrokardiogramm heranzieht, Schäden am Myokard feststellen, die sehr langsam wieder abklingen. Zu schweren kardialen Dekompensationen kommt es in der Regel nicht.

Das Blutbild zeigt im ikterischen Stadium charakteristische Veränderungen. Die im anikterischen Stadium vermehrten weißen Blutkörperchen sind meist zahlenmäßig wieder regelrecht. In späteren Stadien des Ikterus können sie sogar vermindert sein. Es kommt zu einer typischen lymphatischen Reaktion mit vorwiegend plasmazelliger Metamorphose. Auch die Monozyten sind vermehrt, ebenso gewisse Zellarten, die als Übergänge zwischen Lymphozyten und Plasmazellen angesehen werden und die als Lymphoidzellen bezeichnet werden.

Das **Sternalmark** zeigt eine erhebliche Linksverschiebung in der Reihe der Granulozyten. Die Zellen der Myelozytenreihe sind gegenüber der Norm aufs Doppelte erhöht. Es ist also eine sichere Steigerung der Myelopoese vorhanden. Die Plasmazellen des Marks sind nur wenig vermehrt. Dagegen ist in manchen Fällen die Erythropoese gesteigert. Als Folge kann es zu Hyperglobulien mäßigen Grades mit Vermehrung des Hämoglobins kommen.

Die TAKATAsche Reaktion ist nur in einem Teil der Fälle positiv; dagegen sieht man häufiger nach Einträufeln einiger Tropfen HAYEMscher Lösung in 1 ccm Serum eine deutliche Trübung auftreten, zu welcher Erscheinung im Serum Gesunder 1—2 ccm HAYEMscher Lösung nötig sind (GROSsche Reaktion). Die Blutsenkungsgeschwindigkeit ist wenig erhöht, zwischen 15 und 20 mm in der ersten Stunde.

Im **Harn** finden sich nur ausnahmsweise eine geringe Albuminurie und gelegentlich vereinzelte rote Blutkörperchen. Gleichzeitig mit der Bilirubinurie sind Urobilin und Urobilinogen im Harn vermehrt.

Verlauf, Prognose und Therapie der Hepatitis epidemica. Verlauf und Dauer der Erkrankung hängen stark von der Schwere der Gelbsucht ab. Diese kann sich über Wochen und Monate hinziehen. Die Leber- und Milzschwellungen überdauern den Ikterus in vielen Fällen. In einzelnen Epidemien zeigt die Krankheit große Neigung zu Rückfällen. Der Ikterus wird wieder intensiver. Die Schwellung der Leber und Milz nimmt zu. Der Appetit schwindet aufs neue, die Kranken fühlen sich schlechter als zuvor. Besonders schwere Rückfälle zeigen Frauen in der Gravidität. Auch vorzeitige Anstrengungen oder zusätzliche Schädigungen, z B. durch Erkältungen, können Rezidive auslösen.

Therapie: Die Therapie ist die gleiche wie die des Ikterus katarrhalis. Es empfiehlt sich immer, eine Leberschonkost zu geben und eine gemilderte Karlsbader oder Mergentheimer Kur durchzuführen, gleichzeitig heiße Kataplasmen auf die Leber zu verordnen. In schwereren Fällen macht man von Traubenzuckerinfusionen und Duodenalspülungen mit 20%igem $MgSO_4$ Gebrauch. Da häufig der Prothrombingehalt im Blute herabgesetzt ist, haben wir Vitamin K gegeben.

Diätetisch sind kohlehydratreiche, fettarme Kostformen zu verordnen.

b) Das Gelbfieber

Wie die Hepatitis epidemica ist auch das Gelbfieber eine *Viruskrankheit.* Sie wird durch Mücken übertragen, ist ursprünglich in Westafrika beheimatet gewesen und von dort nach Amerika verschleppt worden. Jetzt ist sie vorwiegend in den Tropen, in Mittel- und Südamerika und an der Westküste Afrikas endemisch. Sie ist in der heißen Jahreszeit gelegentlich auch nach Südeuropa verschleppt worden. Das Gelbfieber kann mit dem Blute oder mit dem Serum Erkrankter auf Affen übertragen werden.

Die Inkubationszeit beträgt für Affen 2—6 Tage. Nach weiteren 1—5 Tagen pflegen die Affen zu sterben. Rekonvaleszentenserum schützt die Affen gegen eine Infektion mit dem Gelbfiebererreger. Derselbe ist durch bakteriendichte Filter filtrierbar, wodurch seine Virusnatur erwiesen ist. Das Gelbfiebervirus gehört zu den kleinsten Virusarten. Kollodiummembranfiltrationen haben einen Teilchendurchmesser bis herab zu 10 mμ ergeben. Das Virus läßt sich in getrocknetem Zustande und in der Kälte *monatelang wirksam* erhalten. Das Auftreten des Gelbfiebers ist an das Vorhandensein einer Stechmücke von bräunlicher Färbung mit gestreiften Beinen gebunden. Diese Stegomyia fasciata (Aedes aegypti) — und zwar nur die weiblichen Formen — infizieren sich durch das Saugen des Blutes Gelbfieberkranker, das aber nur während der ersten 3 Tage infektiös ist. Nach Ablauf von 4—18 Tagen ist die Entwicklung des Erregers im Moskito vollendet, und jetzt kann die Krankheit durch einen Stich weiter übertragen werden.

Unter den *verschiedenen Verlaufsformen* des Gelbfiebers werden folgende unterschieden:

1. Acholische oder hepatische Form.
2. Anurische oder renale Form.
3. Hämorrhagische oder vaskuläre Form.
4. Kardio-asthenische oder kardiale Form.
5. Ataktische oder zerebrale Form.
6. Mischform.

Eine strenge Trennung dieser Formen scheint nur selten möglich zu sein, weswegen die Mischform am häufigsten beobachtet wird.

In der 3—6 Tage dauernden Inkubationszeit treten allgemeines Unwohlsein, Appetitlosigkeit, Mattigkeit, mäßige Kopfschmerzen und rheumatische Schmerzen sowie leichtes Fieber auf. Die eigentliche Krankheit beginnt mit einem plötzlichen Ansteigen des Fiebers auf 39—41° C, das sich 2—3 Tage auf gleicher Höhe hält. Kopf- und Rückenschmerzen werden heftiger, die Konjunktiven sind entzündet, es besteht Lichtscheu, die Haut des Gesichts erscheint geschwollen und gerötet. Die Kranken werden unruhig und finden keinen Schlaf. Es treten Übelkeit und Erbrechen hinzu, gelegentlich auch Verstopfung mit Schmerzen und Druckempfindlichkeit im Epigastrium. Diese **erste Krankheitsphase** wird als infektiöses oder virämisches Stadium bezeichnet. Während dieser Zeit *kreist das Virus im Blut* und kann von den Mücken auf gesunde Menschen übertragen werden. Schon im virämischen Stadium können Schädigungen des Herzens und der Nebennieren auftreten, welche zu einer Blutdrucksenkung und Bradykardie führen. Schon zu Beginn der Krankheit tritt ein Leukozytensturz bis zu 2000 Zellen ein. Dieser tiefste Stand der Leukozytenkurve ist am 5. bis 6. Tage erreicht. Später kommt es wie bei der Hepatitis epidemica zu einer Vermehrung der großen mononukleären Zellen bis zu 20%. Die Eosinophilen können vollständig verschwinden. Die Gerinnungszeit kann verlängert sein.

Die **zweite, toxische Phase** ist durch das Auftreten der Gelbsucht und der Albuminurie gekennzeichnet. Es kommt zu degenerativen Veränderungen in Leber und Nieren. An den Mundschleimhäuten und auch an der Schleimhaut der Nase kommt es zu petechialen Blutungen. Die hämorrhagische Diathese breitet sich dann auf die Magen- und Darmschleimhaut aus. Es kommt zu „schwarzem Erbrechen" und Teerstühlen. Die **Leber** ist vergrößert und druckempfindlich, die Milz dagegen in der Regel nicht. Der **Harn** wird spärlicher und durch seinen Gehalt an Gallenfarbstoff dunkel. Die schweren Nierenschädigungen kennzeichnen sich durch eine hochgradige Albuminurie und durch das Auftreten von Zylindern und Epithelien. Der Kochsalzgehalt ist herabgesetzt. Gelegentlich kommt es zur vollständigen Anurie mit Erregungszuständen, Krämpfen und Koma.

Wenn der Tod nicht am 6. bis 9. Krankheitstage aufgetreten ist, kann es zur raschen Genesung kommen und zu einer vollständigen Wiederherstellung. Wie die Hepatitis epidemica kann auch das Gelbfieber im Kindesalter ganz leicht und abortiv verlaufen. Die Krankheit bleibt latent und wird nicht erkannt. Durch die

„Stille Feiung" im Kindesalter wird die spätere Immunitätslage der Erwachsenen bestimmt. In Epidemiezeiten hat sich die Regel herausgebildet, daß bei einem Kinde, das länger als 24 Stunden mit hohem Fieber, Krämpfen und Schlaflosigkeit erkrankt und Druckschmerzhaftigkeit in der Magen- und Lebergegend zeigt, stets an Gelbfieber gedacht werden muß.

Die *Letalität der Erkrankung schwankt erheblich.* Sie beträgt in manchen Epidemien 10—20%, in anderen bis 100%. Durchschnittlich führen etwa ⅔ aller Gelbfiebererkrankungen zum Tode.

Die **Therapie.** Spezifische Behandlungsversuche des Gelbfiebers mit Rekonvaleszentenserum haben beim Menschen bisher zu keinem Resultat geführt. Alle chemotherapeutischen Behandlungsmittel sind bisher *ohne Einfluß* auf den Krankheitsverlauf geblieben. Da das Virus schon nach den ersten Tagen sich in den Gewebszellen fest verankert, bleibt es dort vor den spezifischen Antikörpern und chemischen Mitteln geschützt. Aussicht auf den Erfolg einer spezifischen Behandlung besteht *nur in den ersten Tagen*, wo das Virus noch im Blute kreist. Die Behandlung muß daher im allgemeinen eine symptomatische sein. Empfohlen werden die Verabfolgung von großen Zuckermengen in Zitronensaft, Bekämpfung der Verstopfung und Verabfolgung von Antineuralgica gegen die schweren Kopfschmerzen. Das Überstehen von Gelbfieber verleiht eine meist lebenslängliche Immunität.

c) Die Transfusionsgelbsucht

Impfgelbsucht, postvakzinale Gelbsucht, Spritzengelbsucht, homologe Serumgelbsucht

Eine weitere Form der Virushepatitis hat man nach Transfusionen, Impfungen, Injektionen mit schlecht sterilisierten Kanülen, vielleicht auch nach Insektenbissen beobachtet. Der Erreger wird als homologes Serumvirus, kurz SH-Virus, bezeichnet. Die Inkubation dauert 2—4½ Monate; Die Infektion geschieht stets parenteral. Das Virus soll durch ultraviolette Strahlen inaktiviert werden. Das Prodromalstadium verläuft fieberfrei. In der präikterischen Phase ist die Differenzierung gegenüber der Hepatitis epidemica klinisch schwierig, wenn nicht unmöglich. In der ikterischen Phase gelten die gleichen differentialdiagnostischen Überlegungen gegenüber anderen Gelbsuchtformen wie bei der Hepatitis epidemica.

Anatomisch kommt es zu zentralen Zelldestruktionen in der Leber und Anhäufungen von mononukleären Zellen. Der Zellzerfall wird meist durch gute Regeneration kompensiert. Vielleicht ist das gehäufte Auftreten von Ikterus bei insulinspritzenden Diabetikern auf diese homologe Serumhepatitis zurückzuführen.

Therapeutisch wird eine mindestens dreiwöchige Bettruhe bei kohlehydrat- und eiweißreicher Kost empfohlen, gegebenenfalls unter Zusatz von Methionin und Cystin.

Die Krankheit hinterläßt für die Dauer von 1—1½ Jahren Immunität. Im Gegensatz zur Hepatitis epidemica ist das Virus im Stuhl *nicht sicher nachweisbar.*

d) Die Weilsche Krankheit (Icterus infectiosus)

Die Weilsche Krankheit tritt teils *sporadisch,* teils in *kleinen Epidemien* vorzugsweise in der warmen Jahreszeit auf. Befallen werden hauptsächlich jüngere Männer. Der Erreger ist die *Spirochaeta icterogenes* (s. Abb. 29), die im Gegensatz zur Syphilis- und Rekurrensspirochaeta keine regelmäßigen, feinen Windungen zeigt, sondern unregelmäßig schwach gekrümmt ist. Da sie oft knopfförmige Verdickungen erkennen läßt, wird sie auch Spirochaeta nodosa genannt. Ihre Länge übertrifft meist einen Erythrozytendurchmesser. Ihre Darstellung gelingt am besten durch mehrstündige Giemsafärbung oder im lebenden Zustand im Dunkelfeld.

In der ersten Krankheitsphase kann das reichlich Spirochäten enthaltende Blut auf Meerschweinchen übertragen werden, die in charakteristischer Weise erkranken. Die Spirochäten werden auch durch den Harn ausgeschieden, welcher als infektiös anzusehen ist. Nach der Infektion vermehren sich die Spirochäten im Blute, ein Vorgang, der am 6. bis 8. Tage nach der Infektion seinen Höhepunkt erreicht. Nach dieser Zeit sind die Spirochäten *nur noch in einzelnen Organen nachweisbar*. Auch die Züchtung der Spirochäte ist geglückt, ebenso die Immunisierung von Tieren, insbesondere von Kaninchen. Die Fähigkeit der Spirochäten, sich längere Zeit im Wasser zu halten, erklärt die Tatsache der Übertragung der Erkrankung in

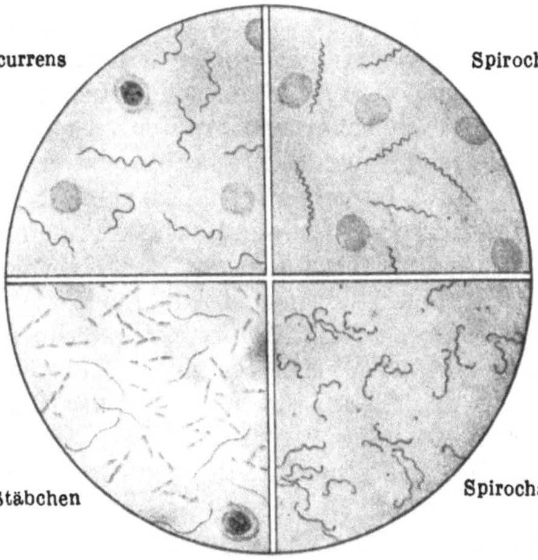

Abb. 29
1 Pallida *2* Weil *3* Plaut-Vincent *4* Recurrens

Badeanstalten sowie in *feuchten Kohlengruben*. Als Zwischenträger sollen die **Ratten** für die Übertragung eine große Rolle spielen. Jedenfalls lassen sich bei einer großen Zahl gesunder Ratten in Nieren und Harn die für Meerschweinchen pathogenen Weil-Spirochäten nachweisen.

Das Überstehen der Erkrankung macht Menschen und Tiere gegen dieselbe immun. Im Serum treten Agglutinine und Lysine auf, welche auch für die Diagnose von Bedeutung sind. Agglutinine lassen sich vom 6. bis 8. Tage der Erkrankung an nachweisen und vermehren sich etwa bis zum 50. Tage.

Epidemiologisch läßt sich sagen, daß zur Zeit einer Epidemie mehr als 40% der eingefangenen Ratten mit hochvirulenten Spirochäten infiziert sein können.

Symptomatologie. Die Inkubation dauert etwa 5—14 Tage. Die Kranken zeigen ein rasch ansteigendes Fieber mit schweren Allgemeinerscheinungen. Schüttelfrost und Diarrhöen sind nicht selten. In schweren Fällen kommen Delirien und Benommenheit hinzu. Die Temperaturkurve zeigt häufig einen zweigipfligen Verlauf. Die erste Fieberperiode dauert 4—9 Tage mit einem Gipfel am 2. Tage. Von da ab fällt das Fieber staffelförmig ab. Nach einer fieberfreien Periode von 4 bis 8 Tagen kommt es zu einem 2. Fieberanstieg meist am 14. oder 15. Krankheitstage.

Der Ikterus ist das führende Symptom der WEILschen Krankheit. Die Gelbsucht hat verschiedene Intensität und setzt am 3. bis 7. Krankheitstage ein mit einem Höhepunkt etwa am 10. Krankheitstage. Wie bei der Hepatitis epidemica gibt es auch bei der WEILschen Krankheit *anikterisch verlaufende* Fälle, in einzelnen Epidemien bis zu 20%. Neben dem Ikterus sind die heftigen Glieder- und Kreuzschmerzen und vor allem die quälenden Wadenschmerzen für die Krankheit charakteristisch. Die Muskulatur ist druckempfindlich, die Schmerzhaftigkeit kann lange anhalten.

Die **Leber** ist schon frühzeitig vergrößert, ebenso die **Milz.** Diagnostisch wichtig ist die schwere **Nephritis,** die nicht selten einen hämorrhagischen Charakter trägt. Die Harnmenge ist vermindert; vorübergehend kann es zur Anurie kommen. Auch der Reststickstoff ist erhöht. Während das Harnsediment häufig an das Bild der akuten Nephritis erinnert, fehlen doch Ödeme und Blutdrucksteigerung in den meisten Fällen. Die Nierenerkrankung kann aber so schwer sein, daß sie das Krankheitsbild beherrscht und unter den Zeichen der Urämie zum Tode führt.

An der **Haut** sind die Zeichen einer hämorrhagischen Diathese sowie petechiale Exantheme festzustellen. Auch scharlach- und masernartige Ausschläge werden beobachtet. Wie bei allen ikterischen Erkrankungen wird auch beim Morbus Weil Hautjucken beobachtet. Die hämorrhagische Diathese ist nicht auf die Haut beschränkt. Es kann auch zu heftigem Nasenbluten kommen und zu Bluterbrechen.

Das **Blutbild:** Die Granulozyten sind in der Regel vermehrt, die Lymphozyten vermindert. Im zweiten Fieberstadium ist die Leukozytose meist abgeklungen und macht einer Lymphozytose Platz. Je *frühzeitiger* die letztere auftritt, um so *günstiger* ist die Prognose. Auch Myelozyten und Normoblasten sind in schweren Fällen gefunden worden. Im Anfangsstadium sind die Blutplättchen vermindert und sollen in einigen Fällen vollkommen fehlen.

Wie bei den meisten Infektionskrankheiten kommt es auch bei der WEILschen Erkrankung zu einer beträchtlichen Beschleunigung der Blutkörperchensenkungszeit. Die hämorrhagische Diathese kann eine sekundäre Anämie mit niedrigem Färbeindex zur Folge haben. Das Bilirubin im Serum zeigt vorwiegend die direkte Reaktion. Herzkomplikationen kommen selten vor. Im fieberhaften Stadium ist der Puls beschleunigt und der Blutdruck erniedrigt, was auf ein Versagen des Vasomotorensystems bezogen wird. Wie bei allen schweren Infektionskrankheiten kann es zu Komplikationen durch Bronchopneumonien, Mittelohrentzündung, Parotitis, Erysipel kommen. Die Kranken magern regelmäßig stark ab und erholen sich langsam. Die Milzschwellung besteht wesentlich länger als der Ikterus.

Belastungsproben der Leber mit Galaktose zeigen noch lange Zeit einen positiven Befund.

Therapie. Diätetisch ist der Morbus WEIL wie der Ikterus katarrhalis mit einer fettarmen, kohlenhydratreichen Kost zu behandeln. Wegen der heftigen Wadenschmerzen wird man mit allen wasserentziehenden Methoden zurückhaltend sein, vor allem auch das Karlsbader Salz vermeiden. Warme Wadenwickel, Diathermie der Nieren, Traubenzuckerinfusionen können sowohl die Funktion der Leber wie die der Nieren anregen. Frühzeitige Injektion von Immunserum oder auch Rekonvaleszentenserum (40—60 ccm) hat bei manchen Fällen Erfolge gebracht.

Prognose. Die *Letalität der Erkrankung* schwankt zwischen 7 und 25%. Hohe Letalitätszahlen haben vor allem die *Japaner* angegeben. Die Krankheit ist um so gefährlicher, je älter das von ihr befallene Individuum ist. Ausgänge in Leberzirrhosen oder chronische Nierenschäden sind so gut wie unbekannt.

e) Die Leptospirosis grippo-typhosa (Das Feldfieber)

Unter den Leptospiroseerkrankungen, welche zu Ikterus führen, hat man bisher sechs verschiedene Formen unterschieden. Außerdem gibt es eine sehr große Gruppe von Leptospirosen, welche in der Regel nicht zum Ikterus führen. Diese Erkrankungen werden als Feldfieber, Schlamm-, Wasser- und Erntefieber bezeichnet. Während der Ikterus bei der Infektion mit L. icterogenes in etwa 33—40% der beobachteten Fälle auftritt, kommt beim Feldfieber, welches durch die L. grippotyphosa bedingt ist, der Ikterus nur in 2% der Fälle und zugleich mit Druckempfindlichkeit und Vergrößerung der Leber in etwa 6% der Fälle vor. Auch beim Feldfieber kann es unter Umständen zu einer tiefgreifenden *Schädigung des Leberparenchyms* kommen, ebenso zu Urobilin- und Bilirubinurie wie bei der WEILschen Erkrankung.

Auch die TAKATAsche Reaktion kann positiv werden.

Die Inkubationszeit der sehr variablen Erkrankung beträgt durchschnittlich 1—2 Wochen. Der Beginn ist brutal. Die Kranken werden aus vollstem Wohlbefinden heraus von Schüttelfrost und schnell bis 40° ansteigendem Fieber befallen. Das Gesicht ist gerötet, die Muskeln schmerzen. Die Kranken können mitten bei der Feldarbeit infolge plötzlicher Herzschwäche umfallen. In den ersten Tagen, an denen die Erreger im Blute kreisen, treten starke Kopfschmerzen an der Stirn, eine starke Injektion der konjunktivalen und episkleralen Gefäße auf. Das Krankheitsgefühl nimmt zu bis zur Benommenheit. Das Fieber hält 1—3 Tage auf voller Höhe an. Im **Harn** kann es zur Albuminurie und zum Auftreten von Zylindern und roten Blutkörperchen kommen. Das Ende dieses septikämischen Stadiums ist durch den Fieberabfall gekennzeichnet. Jetzt tritt nicht selten ein urtikarielles Exanthem an Rumpf und Gliedern auf, das stark juckt und später zu Schuppungen Anlaß gibt. Im weiteren Verlauf dieser Leptospirosen treten die Nierenerscheinungen in den Vordergrund. Besonders befallen sind die Epithelien der Tubuli contorti.

Nachdem das Fieber am 3. bis 6. Krankheitstage lytisch abgefallen ist, kommt es nach einer *fieberfreien Zwischenzeit von* 1—5 *Tagen* nicht selten zu einem *Rückfall*, wobei das Fieber zwischen 37 und 39,9° schwankt. Die fast abgeklungenen Beschwerden nehmen wieder zu, Kopf- und Muskelschmerzen werden wieder heftiger, gelegentlich kommt es zu meningiären Reizungen. Es besteht in der ersten Fieberzeit nicht selten eine relative Pulsverlangsamung, manchmal eine ausgesprochene Bradykardie von 40—60 Schlägen. Trotz der Nierenerscheinungen ist häufig eine Hypotonie beobachtet worden von 90/50 RR.

Das **Blutbild** zeigt anfänglich eine Leukozytose mit Vermehrung der Stabkernigen und Verminderung der Eosinophilen. Die Senkungsgeschwindigkeit ist erhöht.

Die **Therapie** ist die gleiche wie bei der WEILschen Erkrankung. Der Erfolg der spezifischen Serumtherapie ist nicht immer überzeugend.

f) Die Leberlues

Die **pathologische Anatomie** unterscheidet zwischen fötal erworbener und infantiler Lues auf der einen und erworbener Syphilis der Erwachsenen auf der anderen Seite. Beide Formen werden durch die *Spirochaeta pallida* bedingt. Diese wird bei der kongenital erworbenen Leberlues in sehr großer Menge, in der luetischen Leber der Erwachsenen oft nur mit Schwierigkeiten nachgewiesen.

Klinisch kann sich die luetische Infektion der Leber in verschiedenen Formen manifestieren. In der Zeit der Generalisation der Lues mit dem Ausbruch des

Exanthems kann es zum sog. Icterus syphiliticus praecox kommen. Diese Form der luetischen Gelbsucht kann wenige Tage, aber auch manchmal Wochen und Monate andauern. **Leber** und **Milz** sind dabei vergrößert. Es gibt alle Übergänge von einfacher Störung der Lebertätigkeit bis zur vollkommenen Zerstörung des Lebergewebes, die in das Bild der akuten Leberatrophie mit der Ausscheidung von Leucin und Tyrosin ausmündet. Wichtig ist, daß die WASSERMANNschen Proben während der ganzen Dauer der Gelbsucht negativ bleiben können. Die Blutkörperchensenkungsgeschwindigkeit ist erhöht. Der Gehalt des Blutes an Bilirubin — sowohl direktem als auch indirektem — ist gesteigert. Die meisten Funktionsproben weisen auf eine schwere Parenchymstörung hin.

Die **Behandlung** hat, wenn die Entscheidung, daß der Ikterus eine syphilitische Manifestation darstellt, gefallen ist, konsequenterweise eine antiluetische zu sein, wobei die meisten Autoren allerdings die Salvarsantherapie *vermeiden*. Man fürchtet das Salvarsan, da manche damit behandelten Fälle in eine akute gelbe Leberatrophie ausgingen, und führt die Therapie mit Quecksilber- und Jodpräparaten durch. Das Jod wird in Form von Jodnatrium in Dosen von 1—2 g pro die gegeben. Auch Badekuren in Jodbädern (Hall, Oberösterreich, und Tölz, Bayern) werden empfohlen.

Wichtig ist die Tatsache, daß es auch eine nichtikterische syphilitische Hepatitis gibt. Mit Hilfe der Funktionsproben der Leber ist man zu der Erkenntnis gekommen, daß im Frühstadium der Lues funktionelle Störungen des Organs häufig sind, ohne daß klinische Zeichen zunächst dafür vorhanden sind.

Unter den Lebererkrankungen ist das Hepar lobatum syphiliticum die bekannteste. Die groben Höcker der Leber, welche Faustgröße erreichen können, sind prall elastisch, gelegentlich hart wie bei einem Tumor. Das Restgewebe zwischen den Höckern stellt narbige Ausheilungsvorgänge dar, während die Höcker selbst kompensatorisch hypertrophischem Lebergewebe entsprechen. Häufig quälen den Kranken heftige nächtliche Schmerzen, die bisweilen von Fieber mit Schüttelfrösten begleitet sind. Die Verwechslung mit Karzinommetastasen kommt oft vor. Selten kann sich auch hinter einer großen, glatten Leber eine Leberlues verbergen. Diese soll vor allem auf eine hochgradige Wucherung des interlobären Bindegewebes zurückzuführen sein, welche schließlich in eine luetische Leberzirrhose übergeht.

Mit Zurückhaltung muß man der Diagnose cholangitisch-cholezystitische Form der Leberlues begegnen, zumal man sich auch hier auf eine positive WASSERMANNsche Reaktion nicht verlassen kann, da sie auch bei einer nichtluetischen Hepatose vorkommt. Besonderer Wert wird der frühzeitigen Vergrößerung der **Milz** als einem Frühsymptom der Lues hepatis von den alten Autoren beigelegt. Daneben ist ein länger anhaltendes Fieber mit bald intermittierendem, bald kontinuierlichem Verlauf ein wertvolles Hinweissymptom. Der Fieberverlauf kann sogar an Malaria erinnern; auch an einen Leberabszeß ist zu denken, der allerdings meist keinen Milztumor bedingt. Ein *charakteristisches Blutbild kommt der Leberlues nicht zu.* Bei der fieberhaften Form fehlt fast immer die polynukleäre Hyperleukozytose. Besteht eine juvenile Zirrhose, so muß man — wenn andere ätiologische Faktoren fehlen — ebenfalls an eine Leberlues denken.

g) Der Salvarsan-Ikterus

Nach den großen Kriegen hat sich die Zahl der Ikterusfälle nach Salvarsaninjektionen stark gehäuft. Man hat diese Tatsache mit der Unterernährung breiter Volksmassen in Zusammenhang gebracht, welche zu einer Resistenzverminderung der Leber führt. Manchmal entwickelt sich etwa 2—3 Wochen nach der ersten Salvarsaninjektion eine intensive Gelbsucht, die bald mit geringen, bald mit heftigeren

Allgemeinerscheinungen einhergeht. Häufig steht der Juckreiz im Vordergrund des Krankheitsbildes, das zu vollständigem Appetitmangel, Erbrechen, Durchfällen und Mattigkeit führt. Es kommt zu einer raschen Gewichtsabnahme, zu einer Schwellung der **Leber,** die aber nicht druckschmerzhaft ist. Auch die **Milz** schwillt an. Das Krankheitsbild ähnelt im übrigen stark der ikterischen Hepatose nichtluetischer Ätiologie. Wie diese kann auch der Salvarsan-Ikterus in eine akute Leberatrophie übergehen. Das Salvarsan kann außer an der Leber auch im Bereich des Zentralnervensystems Schädigungen setzen, von denen besonders die Encephalitis hämorrhagica erwähnt sei. Bei manchen Kranken wirkt sich das Salvarsan direkt als *Kapillargift* aus, weswegen man auch die Leberveränderung mit einer Kapillarläsion in derselben in Beziehung gebracht hat. Die kausale **Behandlung** besteht im Absetzen des Salvarsans. Die symptomatische unterscheidet sich nicht wesentlich von der anderer Hepatosen.

h) Ikterus bei septischen Erkrankungen und Pneumonie

Bei vielen septischen Erkrankungen, auch bei der biliären Pneumonie, tritt unter Vermehrung des Bilirubins im Serum eine Gelbfärbung auf, die durch eine vermehrte Urobilinurie eingeleitet wird. Bekannt ist die Tatsache vor allem bei der Puerperalsepsis und bei der Streptokokkensepsis. Der Ikterus hat bei septischen Zuständen eine *vielfache Wurzel:* Die Infektionsgifte können einmal die Leber direkt treffen, in anderen Fällen sind die Funktionen der Leber durch die sekundäre Anämie beeinträchtigt. Ein vermehrter Zerfall von roten Blutkörperchen spielt besonders bei der biliären Pneumonie in der Ikterogenese eine erhebliche Rolle.

Die Therapie hat sich vor allem *gegen das Grundleiden* zu richten. Die Chemotherapie hat uns bei der biliären Pneumonie überzeugende Erfolge gebracht. Die Glykogenbildung in der Leber ist durch reichliche Traubenzuckerzufuhr anzuregen, da es bekannt ist, daß eine glykogenarme Leber jeder infektiösen oder toxischen Schädigung leichter unterliegt als eine glykogenreiche.

3. Der mechanische Stauungsikterus

Wenn die Ausführungsgänge der Leber durch Steine, Tumoren, Parasiten, Drüsen an der Leberpforte, Narben, Adhäsionen, vielleicht auch durch Spasmen in der Muskulatur der Gallenwege verlegt sind, so kann die Galle nicht in den Darm gelangen. Sie sucht sich einen neuen Weg, um die Leber und auch den Organismus verlassen zu können. Es kommt zu einem Retentions- oder Obstruktionsikterus. Der Bilirubingehalt des Blutes steigt über die Norm an Der Schwellenwert des Gallenstoffgehalts des Blutes von 2,0 mg% wird überschritten, und es kommt zu Bilirubinurie und zum Übertritt von Gallenfarbstoff in die Gewebe. Die Durchtränkung der Gewebe mit Gallenbestandteilen und auch der hohe Gallenfarbstoffgehalt im Blute kann monatelang anhalten, ohne daß dadurch das Leben akut gefährdet wird. Offenbar werden außer dem Bilirubin auch andere Schlacken des Leberstoffwechsels auf dem Wege über die Nieren ausgeschieden. Die Menge des in die Gewebe durchtretenden Bilirubins hängt nicht nur von seiner Konzentration im Blute, sondern vor allem von der Porengröße der trennenden Membranen ab. Im allgemeinen enthalten die eiweißreicheren Exsudate viel mehr Gallenfarbstoff als die eiweißarmen Transsudate. Schweiß, Tränenflüssigkeit, Speichel, Liquor, Magensaft oder Pankreassekret enthalten selbst bei intensivstem Ikterus niemals Gallenfarbstoff. Nur wenn diese Organe, denen die Sekrete entstammen, entzündet werden, können auch ihre Sekrete reichlich Gallenfarbstoff enthalten. Die Gallenkapillaren zeigen bei jedem länger bestehenden Stauungsikterus eine Erweiterung. Die feinsten Gallenwege sind geschlängelt. Die oberhalb des Hindernisses gelegenen größeren Gallenwege erweitern sich. Der Ductus choledochus kann so breit werden, daß der Operateur in ihn mit einem Finger eindringen kann. Das Schicksal der Gallenblase hängt bei einer solchen Rückstauung von der Beschaffenheit der Gallenblasenwand ab. Beim Obstruktionsikterus kommt es zunächst zu einer Vergrößerung der Leber. Wenn die Stenose längere Zeit besteht, wird die Leber infolge von Schrumpfungsvorgängen wieder klein. Die Gallenstauungsleber kann monatelang weich bleiben und ist auf Druck, wenn entzündliche Komplikationen fehlen, nicht schmerzhaft. In anderen Fällen führt die Gallenstauung bei längerem Bestehen zu einem *harten Lebertumor*, der differentialdiagnostisch die allergrößten Schwierigkeiten machen kann. Die **Haut** nimmt dann einen schwärzlichen Farbton an. Man spricht von einem Melasikterus, welcher durch Beimischung von Oxydationsprodukten des Bilirubins (Biliverdin, Cholecyanin) hervorgerufen wird. In der Regel entspricht dem mechanischen Stauungsikterus der Verdinikterus.

Die Überhäufung des Organismus mit Gallenbestandteilen führt zu einer Reihe unangenehmer Folgen. Unter diesen ist besonders das *Hautjucken* zu nennen. Die Kranken werden in ihrer Nachtruhe gestört. Der quälende Juckreiz, der besonders bei der Verlegung der Gallenwege durch bösartige Neubildungen zutage tritt, veranlaßt die Kranken, sich zu kratzen, wodurch Hautabschürfungen und sekundäre Infektionen der Haut auftreten können.

Die **Kreislauffolgen** eines länger bestehenden Ikterus sind Bradykardie und Hypotonie. Die Herzfrequenz kann unter 60 Schläge in der Minute absinken. Ob die Bradykardie beim mechanischen Ikterus oder bei der parenchymatösen Gelbsucht stärker ausgeprägt ist, ist die umstrittene Frage. Beim parenchymatösen Ikterus sah ich die Bradykardie am häufigsten, während sie bei den entzündlichen Lebererkrankungen (Hepatitis epidemica) nicht so ausgeprägt war. Die Hypotonie wird auf die Retention von Gallenfarbstoffen bezogen. Sicher ist dies *nicht die alleinige* Ursache. In Fällen, in denen es zu einer portalen Hypertension kommt, bleibt Blut im Pfortadersystem liegen und wird dadurch dem großen Kreislauf entzogen. Eine solche Verminderung in der zirkulierenden Blutmenge führt notwendigerweise zu einem Abfall des Blutdrucks in der Peripherie.

Für die **Differentialdiagnose** zwischen mechanischem und parenchymatösem Ikterus sind folgende Gesichtspunkte von Bedeutung: Der mechanische Stauungsikterus führt zum Auftreten von direktem Bilirubin, zur Bilirubinurie und zur Ausscheidung von Gallensäuren im Harn. Der Duodenalsaft und damit auch die Stühle bleiben farblos. Die acholischen Stühle sind durch ihre Lehmfarbe und den reichen Fettgehalt gekennzeichnet. Trifft das Hindernis die Gallenwege allein, so sind die Fette gespalten und man findet im Stuhl mikroskopisch reichlich Fettsäurenadeln.

Die **Milz** ist nicht geschwollen. Das Sterkobilin fehlt im Harn, da zur Sterkobilinbildung im Darm keine Gelegenheit gegeben ist.

Die verschiedenen **Leberfunktionsproben** fallen beim **akuten mechanischen Ikterus** negativ aus. Wenn das Hindernis aber längere Zeit besteht, muß mit einer sekundären Parenchymschädigung gerechnet werden. Große Bedeutung hat man dem Verhalten des Cholesterins und seiner Ester für die Differentialdiagnose zwischen mechanischem und parenchymatösem Ikterus beigelegt.

Wenn mit der zuverlässigen *Digitoninmethode* gearbeitet wird, kann man aus den **Cholesterinbefunden** etwa folgende Schlüsse ziehen: Eine Hypercholesterinämie von mehr als 3 g im Liter Serum spricht mit einiger Sicherheit für mechanischen Ikterus, Werte unter 1 g Cholesterin im Liter für einen schweren parenchymatösen

Ikterus. Besonders niedrige Werte findet man bei subakuter und akuter gelber Leberatrophie. Dieser Befund ist aus dem Grunde von Bedeutung, weil es auch bei der akuten gelben Leberatrophie wegen Versiegens der Galle im Quellgebiet zu einer vollkommenen Acholie und damit auch zum Fehlen von Sterkobilin und Sterkobilinogen im Harn kommen kann.

Das Problem des Cholesterinstoffwechsels ist bei den mit Ikterus einhergehenden Erkrankungen vielfach erörtert worden. Wir müssen aber betonen, daß wir über den eigentlichen Stoffwechsel des Cholesterins, besonders seinen Übergang in die Gallensäure, bisher nicht sicher unterrichtet sind. Strukturchemisch ist ein solcher Übergang durchaus wahrscheinlich. Im Stoffwechselversuch ist er aber bisher nicht erwiesen. Über die Umwandlungsprodukte des Cholesterins wissen wir lediglich soviel, daß das Darmcholesterin durch die Mitwirkung der Bakterien zum großen Teil in Koprosterin umgewandelt wird. Bei reichlicher Milchkost bleibt diese Umwandlung aus, offenbar aus dem Grunde, weil die bei Milchkost vorherrschende Darmflora die sonst durch die Darmbakterien vollzogene Reduktion des Cholesterins zu Koprosterin nicht durchführen kann. Ein weiteres Isomeres des Cholesterins ist das Dihydrocholesterin, das in geringer Menge im Serum, in den Organen und auch in der Galle gefunden wird. Der größte Anteil an Dihydrocholesterin, nämlich 3,0% des Gesamtcholesterins, ist in der Galle nachgewiesen. Im menschlichen Serum schwankt der prozentische Gehalt des Gesamtcholesterins an Dihydrocholesterin zwischen 0,5 und 2,5%. Er scheint beim mechanischen Ikterus höher, beim parenchymatösen Ikterus niedriger zu sein.

Das **Cholesterin** kommt im *freien* und *veresterten* Zustande im Serum vor; in gebundener Form ist es an Sterin-, Palmitin-, Olein-, Linol- und Linolensäure verestert. In der Regel liegen 60% des Serumcholesterins in Esterform vor. Die Galle dagegen enthält im wesentlichen freies Cholesterin. Unter *pathologischen Bedingungen* ist das Verhältnis von freiem zu verestertem Cholesterin verändert. Ich glaube, daß mit zunehmender Dauer des Ikterus, vor allem des mechanischen, die Esterquote sinkt, da ja die für die Veresterung notwendigen Fettsäuren wegen mangelnder Resorption fehlen. Sicher ist die Veränderung nicht, wie man früher meinte, an die Leber gebunden. Läßt man das Serum bei 37° 48 Stunden im Brutschrank stehen, so nimmt das freie Cholesterin bei dieser Bebrütung ab. Es kommt also zu einer Sekundärveresterung außerhalb der Blutbahn. Aber auch auf dem Wege von der Arterie zur Vene kommt es zu einer Verschiebung des Verhältnisses von freiem zu verestertem Cholesterin, wie an Pferden festgestellt wurde. Das venöse Serum ist ärmer an freiem und reicher an verestertem Cholesterin als das arterielle.

Das venöse Pferdeserum enthält im Durchschnitt 0,99 mg% Estercholesterin, das arterielle 0,73 mg%. Auch die sekundäre Veresterung des venösen Serums ist um 15% höher als die des arteriellen. Ich schließe daraus, daß Esterasen bei der Passage des Blutes durch die Gewebe an das Serum abgegeben werden.

Die relative Verminderung des freien Cholesterins bei der cholämischen Retentionshypercholesterinämie erklärt sich unschwer auch daraus, daß die im Blute retinierte Galle im wesentlichen freies Cholesterin enthält.

Zusammenfassend läßt sich über die Verhältnisse des Cholesterins und seiner Ester für die Differentialdiagnose zwischen mechanischem und parenchymatösem Ikterus also soviel sagen: Ein rasches Absinken der Cholesterinwerte des Serums unter 1,0 mg% spricht mit einiger Sicherheit für einen parenchymatösen Ikterus, während der sog. Estersturz ein Symptom ist, das sowohl bei mechanischem, als auch bei parenchymatösem Ikterus vorkommt, für die Differentialdiagnose also bedeutungslos ist.

Die **Therapie** des mechanischen Ikterus ist eine chirurgische. Je *früher* die Diagnose gestellt wird, um so *günstiger* ist die chirurgische Prognose. Immer wieder wird dem einweisenden Arzt von Chirurgen der Vorwurf gemacht, daß der Kranke zu spät zur Operation geschickt wurde. Je länger die Stauung anhält, um so mehr kommt es auch zur Erweiterung der Gallengänge an der Leberoberfläche, und um so später setzt der Gallenabfluß über die wieder freigelegten Wege ein. Sicher schädigt eine länger bestehende Cholämie auch das Parenchym der Leber, ebenso wie sie sich durch Funktionsstörungen des Herzens und durch das intensive Hautjucken, schließlich auch durch Schädigung der Nieren kennzeichnet.

Jeder operative Eingriff führt notwendigerweise zu einem **postoperativen Eiweißzerfall** mit einer gewaltigen Erhöhung des Reststickstoffs. Ist der Reststickstoff — wie nicht selten — bei länger bestehendem Ikterus erhöht, so bringt der operative Eingriff als solcher vermehrte Gefahren mit sich. Schließlich ist auch an die erhöhte Blutungsneigung vieler ikterischer Patienten zu denken. Wir wissen heute, daß der *Mangel an Vitamin K* für diese Blutungsneigung verantwortlich ist. Das Vitamin K wird zur Produktion des Prothrombins in der Leber benötigt. Ein Mangel an Prothrombin kann entweder in unzureichender Zufuhr oder in mangelhafter Resorption des Vitamin K beim Fehlen der Galle seine Ursache haben. Wird der Leber zu wenig Vitamin K zugeführt, so liegt die Prothrombinproduktion darnieder. Sie kann durch Vitamin-K-Therapie normalisiert werden. Wenn indessen das Leberparenchym schon schwer geschädigt ist, so leidet die Prothrombinbildung trotz Vorhandenseins genügender Mengen von Vitamin K.

Die Konsequenz ist, daß bei notwendigen Operationen die Kranken mit mechanischem Ikterus mit **Vitamin K** vorbehandelt und weiterbehandelt werden müssen. Es wird empfohlen, täglich 3 Tabletten Synkavit per os zu geben oder, wenn diese Applikation infolge Brechreizes auf Schwierigkeiten stößt, dieselbe Dosis (3 Ampullen Synkavit) als subkutane, intramuskuläre oder intravenöse Injektion zu verabfolgen. Als Nachbehandlung wird empfohlen, dem Kranken 20—30 mg Synkavit einen Tag nach der Operation intravenös zugleich mit Traubenzucker zu injizieren. Fraglos wird auf diese Weise die Blutungsneigung der Patienten mit mechanischem Ikterus günstig beeinflußt.

4. Die Leberzirrhosen

Nach anatomischen Untersuchungen und Gesichtspunkten unterscheidet man die atrophische Leberzirrhose vom Typus LAENNEC und die hypertrophische Leberzirrhose vom Typus HANOT, ferner die Pigmentzirrhosen, die biliären und cholangitischen Zirrhosen und die Zirrhose bei WILSONscher Erkrankung.

Die anatomischen Bilder lassen eine Trennung in periportale, intralobuläre und perizelluläre Zirrhoseformen zu. Aber auch diese Einteilung ist nicht durchgreifend. Wenn Gewebe zugrunde geht, kommt es mehr oder weniger regelmäßig zu perilobulären Veränderungen, die mit intralobulären und periportalen Narbenbildungen verknüpft sind. Jede Gewebsdegeneration kann zu sekundären entzündlichen Veränderungen führen. Wenn behauptet wird, daß Zirrhosen nur entstehen können, wenn der Gefäßapparat und das Mesenchym mit erkrankt sind, darf man auch nicht ablehnen, daß aus einer Hepatose eine Zirrhose entstehen kann. Sicher ist, daß in irgendeinem Stadium der Leberzirrhose degenerative und regenerative Vorgänge gleichzeitig ablaufen können. Wenn die degenerativen überwiegen und wenn das Organ verkleinert ist, wird das Bild der atrophischen Leberzirrhose entstehen. Überwiegen dagegen die regenerativen Vorgänge, kommt es zu einer Vergrößerung des Organs, zum Ikterus und zur Vergrößerung der Milz, so entsteht das Bild der hypertrophischen HANOTschen Leberzirrhose. Immer sind es *drei Vorgänge,* welche der Leberzirrhose zugrunde liegen:

1. Die Schädigung und der Untergang von Leberparenchym unter Mitbeteiligung des mesenchymalen Apparates, d. h. des Kapillarsystems, der Gitterfasern, der KUPFFERschen Sternzellen und des Bindegewebes.
2. Die Bindegewebsneubildung, d. h. die für die Leberzirrhose charakteristische Narbenbildung.
3. Die sog. kompensatorische Regeneration der Leberzellen.

Versuchstiere überleben den Verlust von $^3/_4$ der ursprünglichen Lebersubstanz.

Die **Ätiologie** der Leberzirrhosen. In der Ätiologie der Leberzirrhosen spielt wohl der Alkohol eine bedeutsame, sicher aber *nicht* die alleinige Rolle. Gastwirte, Kellner, Bierkutscher und andere im Alkoholgewerbe beschäftigten Menschen erkranken mit Vorliebe an diesem Leiden. Die Männer sind wesentlich stärker beteiligt als die Frauen, welche auch ohne Alkoholabusus an Leberzirrhosen erkranken. In den Tropen gibt es viele Volksstämme, die *nie* Alkohol zu sich nehmen und trotzdem häufig an Leberzirrhose erkranken.

Langdauernde Verdauungsstörungen führen zur Entstehung von Darmgiften, welche Anlaß zu Leberschädigungen und damit zur Zirrhose werden können. Auch an Beziehungen zur Tuberkulose ist gedacht worden. Die luetische Leberzirrhose wurde schon erwähnt. In Tirol wurde das endemische Auftreten von Leberzirrhose im Kindesalter beobachtet. Hier spielen sicher Infektionen eine Rolle. Wahrscheinlich kann auch die Hepatitis epidemica in das Bild der Leberzirrhose ausmünden.

Die **Klinik** der **Leberzirrhose.** Viele Kranke mit Leberzirrhose wissen von ihrem Leiden nichts. Wenn sie wegen einer anderen Erkrankung den Arzt aufsuchen, wird die Leber- und Milzvergrößerung festgestellt. Eine genaue Befragung zeigt, daß das Leberleiden bisher zu subjektiven Beschwerden nicht geführt hat. Häufig sind die Klagen der Kranken in den ersten Stadien der Leberzirrhose sehr wenig charakteristisch. Sie berichten von chronischen Darmstörungen, Appetitlosigkeit, Spannungsgefühl im Leib, das sich gelegentlich zu kolikartigen Schmerzen steigert. Andere erzählen, daß sie häufiger schon bei geringen Diätfehlern eine leichte Gelbsucht an sich beobachtet hätten. Viele Kranke klagen über heftige Nervenschmerzen, welche sich später als die Folgen einer Alkoholneuritis entpuppen. Andere haben schon den Dermatologen wegen eines quälenden Juckreizes oder Pruritus *ohne Erfolg* in Anspruch genommen. Die Frühstadien der Leberzirrhose werden vom Arzt meist zufällig oder gar nicht entdeckt, weil die Krankheit erst bei mehr oder weniger voller Entwicklung Symptome macht, welche den Kranken zum Arzt treiben. Häufig magern die Kranken schon vor Auftreten des Aszites ab. Ihre Haut wird trocken und dünn. Oft zeigen sich Kratzeffekte auf derselben; auch kleine petechiale Blutungen treten hinzu.

Im Bereich der Vena cava superior (cranialis) entwickeln sich auf der Wangenhaut — mitunter auch auf Nacken und Brustwand — kleine **sternförmige Erweiterungen der Venen.** Die Hautfarbe ist im ganzen eigentümlich fahlgrau, etwas gelblich, doch nicht sicher ikterisch. Nicht selten sieht man bräunlichgelbe, meist symmetrisch auftretende Hauteinlagerungen in der Umgebung des Auges, die aus Cholesterin bestehen und besonders, wenn gleichzeitig Gallensteine vorliegen, gehäuft vorkommen sollen. Als **Hämochromatose** bezeichnet man eine braungelbe Verfärbung der Haut mit bläulichgrauer Nuance. Die Farbe kann derjenigen bei Argyrose oder Morbus Addison gleichen. Pigmentierung der Schleimhäute tritt nicht auf. Die Farbe kommt durch Ablagerung von eisenhaltigen und eisenfreien Pigmenten, wahrscheinlich Derivaten des Blutfarbstoffes, zustande. Sie wird bei der sog. Pigmentzirrhose (Bronzediabetes) beobachtet.

Nicht selten kommt es zu Haarausfall, besonders in der Schamgegend, aber auch am Bauch und in der Achselhöhle zeigt sich die Hypotrichosis.

Eine genauere **Inspektion** zeigt oftmals eine subikterische Augenbindehautverfärbung. Manchmal wird schon in den frühen Stadien über Nasen- und Hämorrhoidalblutungen geklagt. Gelegentlich ist eine plötzlich auftretende starke Blutung aus dem Magen oder dem Ösophagus das erste Symptom.

Im **präaszitischen Stadium** wird häufig über Völlegefühl nach den Mahlzeiten, Aufstoßen, bitteren Geschmack im Munde, Erbrechen von Schleim — besonders am Morgen — geklagt. Bei Potatoren bemerkt man einen ganz leichten Tremor der Hände. Ab und zu wird über dumpfe Schmerzen in der Lebergegend, die auch in die rechte Schulter ausstrahlen können, berichtet. Auch leichtes Fieber und eine geringe Gelbsucht können auftreten und ebenso schnell wieder verschwinden. Der Leib ist in diesem Stadium meist wegen des bestehenden Meteorismus wenig aufgetrieben, „erst kommt der Wind und dann der Regen". An der dünnen Bauchhaut tritt jetzt schon eine stärkere Zeichnung der Bauchvenen an der seitlichen Bauchwand und um den Nabel herum hervor.

Die **Leber** ist oft in der rechten Medioklavikularlinie unter dem Rippenbogen zu tasten. Ihre Form ist in der Regel nicht verändert. Infolge kompensatorischer Adenombildung können gewisse Deformierungen und größere Höcker auftreten, die den Verdacht auf Karzinom wachrufen. Das Organ ist härter als in der Norm; der Rand ist höckerig verdickt und plump und läßt sich wegen der größeren Härte nicht umkrempeln. Stärkere Schmerzen fehlen bei der **Palpation.** Die Größe der Leber wechselt stark. Wenn sie sich auch meist in den späteren Stadien verkleinert, so kann doch manche zirrhotische Leber bis zum Ende groß bleiben.

Die **Milz** ist perkutorisch fast stets vergrößert, bei sorgfältiger Untersuchung in rechter Seitenlage auch tastbar.

Der Harn ist meist hochgestellt, seine Menge unter einen Liter vermindert. Er ist farbstoffreich, enthält viel Urobilin und Urobilinogen und nur selten Bilirubin. Im Blute ist das Bilirubin wenig vermehrt. Es gibt meist die indirekte Reaktion.

Neben dem Urobilin und Urobilinogen findet sich auch Sterkobilin im Harn, das gelegentlich gegenüber der Norm vermehrt ist.

Das **Blutbild:** Die **roten** Blutkörperchen sind in über der Hälfte der Fälle vermindert. Ausnahmsweise können sie über 6 Mill. vermehrt sein. In einigen Fällen kommt es durch Ausschwemmung junger, unreifer Zellen zur Polychromasie und dem Auftreten von Jollykörperchen und Normoblasten. Sind schwere Blutungen vorausgegangen, so dominiert das Bild der sekundären Anämie. In anderen Fällen, in denen offenbar durch die weitgehende Veränderung des Parenchyms eine Verminderung der Stapelfähigkeit des Antiperniziosastoffs der Leber vorliegt, zeigen die Blutbilder Ähnlichkeit mit denen der perniziösen Anämie, welche sich dann durch Leberdarreichung weitgehend bessern läßt. Die osmotische Resistenz der Erythrozyten ist nie vermindert, eher erhöht.

Das **weiße Blutbild:** Das weiße Blutbild ist durch die Verminderung der Zahl der neutrophilen Leukozyten gekennzeichnet, die bis unter 1000 im Kubikmillimeter abfallen kann. Dieser Befund ist für die Leberzirrhose sehr charakteristisch. Selbst bei Komplikationen mit fieberhaften Erkrankungen, die sonst eine lebhafte Leukozytose zu erzeugen pflegen, bleibt die Zahl der weißen Blutkörperchen weit hinter der erwarteten zurück. Die Lymphozyten bewegen sich meist an der oberen Normgrenze, bei etwa 30%. Auffällig ist der hohe Prozentsatz der Monozyten, welche häufig eine ungewöhnlich grobe Granulierung aufweisen. Die Neutrophilen zeigen

Vakuolen im Protoplasma, ein Befund, der bei vielen hepatozellulären Schädigungen recht oft vorkommt.

Die **Sternalpunktion** zeigt nicht selten eine Vermehrung der Plasma- und Retikulumzellen. Das Mark ist an Zellen verarmt, der myeloische Apparat ist reduziert und zeigt Erscheinungen der Reifestörung. Die Knochenmarksriesenzellen sind pathologisch verändert. Damit wird auch die Blutplättchenabnahme in Zusammenhang gebracht. Sichere Beziehungen zur hämorrhagischen Diathese fehlen aber, selbst wenn die Thrombozyten des Blutes auf 70000 und weniger absinken.

Es lassen sich also aus dem Blut- und Knochenmarksbild wichtige Hinweissymptome auf das Vorliegen einer Leberzirrhose gewinnen. Die Leukopenie sollte immer Anlaß werden, nach dem Vorliegen einer Leberzirrhose zu fahnden.

Solange der Aszites ausbleibt, spricht man von einer kompensierten Leberzirrhose. Mit dem Auftreten der Bauchwassersucht beginnt das **aszitische Stadium** der Leberzirrhose.

Das Völlegefühl im Leib nimmt zu, der Kranke klagt, daß ihm die Kleidung um den Leib herum zu eng werde, und sucht nach Erklärungen für diese Erscheinung, für die meist Indigestionen, Erkältungen oder Überanstrengungen verantwortlich gemacht werden. *Der Aszites folgt den Gesetzen der Schwere* und nimmt jeweils die tiefste Lage im Bauch ein. In Rückenlage kommt es daher zu einer besonderen Gestalt des Abdomens, indem die Flanken weit „überhängen". Das Fluktuationsphänomen ist nur dann nachzuweisen, wenn sich schon größere Mengen Flüssigkeit im Abdomen angesammelt haben. Kleine Aszitesmengen entziehen sich häufig dem diagnostischen Nachweis. Oft gelingt es bei dem Kranken in Knie-Ellenbogenlage, um den Nabel herum eine Dämpfung zu perkutieren. Haben sich größere Mengen Aszites angesammelt, so kommt es zu einer zunehmenden Ausdehnung der Bauchhöhle infolge des wachsenden intraabdominellen Druckes. Die Bauchhaut wird dünner und wegen der starken Spannung spiegelglatt. Der Spannungsschmerz zwingt zu immer häufigeren Punktionen. Während anfänglich nur 3—5 Liter Flüssigkeit entfernt werden, sammelt sich der Aszites immer rascher an, so daß schließlich 10—15 Liter und mehr bei einer einzigen Punktion entzogen werden.

Die Entwicklung des Aszites wird bei der Leberzirrhose mit dem Umbau und der Narbenbildung in Zusammenhang gebracht. Durch die Schrumpfungsvorgänge in der Leber wird das Stromgebiet der Pfortaderkapillaren eingeengt, wodurch der Abfluß des Pfortaderblutes behindert wird und es zu einer portalen Hypertension kommt. Nimmt der Druck in der Pfortader zu, so erweitern sich die Verbindungen zwischen Pfortader- und Cavagebiet zu oft fingerdicken Venen (Caput Medusae). Durch transversale Anastomosen zwischen den vertikal verlaufenden Venenstämmen bildet sich ein Ring um den Nabel herum. Durch Leerstreichen und Zudrücken der Venen an zwei Punkten und Loslassen der Kompression kann man sich davon überzeugen, daß diese Venen das Blut aus dem Pfortadergebiet der Bauchregion in das Stromgebiet der Vena cava superior (cranialis) und inferior (caudalis) umleiten. Es ist zu einer Kollateralbildung der Venen an den verschiedenen Stellen (Ösophagus, kleines Becken, Plexus hämorrhoidalis, vordere Bauchwand) gekommen. Das typische **Caput medusae** ist eine seltene Komplikation der Leberzirrhose. Das Blut hat die Tendenz, von der Nabelgegend teils in die Richtung der Vena mammaria (thoracica interna), teils gegen die Venae epigastricae abzuströmen. Die Ausbildung solcher kollateralen Strombahnen führt im Bereich der Speiseröhre zu Ösophagusvarizen, welche sich im Röntgenbilde leicht nachweisen lassen; im Bereich des Plexus hämorrhoidalis zur Hämorrhoidenbildung.

Da man im Tierversuch bei Pfortaderstauung bzw. -unterbindung einen **Aszites** *künstlich nicht* erzielen konnte, hat man die portale Hypertension als alleinige Ursache der Aszitesbildung abgelehnt. Neben der Stauung spielen entzündliche Schädigungen der Pfortaderkapillaren eine wichtige Rolle. Eine solche Annahme liegt besonders dann, wenn der Aszites eiweißreich ist, nahe. Bei den klinischen Formen der Aszitesbildung deutet die nicht selten vorhandene Verdickung des Peritoneums auf entzündliche Störungen des Lymphabflusses hin. Bei vielen Zirrhotikern kommt es zu einer starken relativen Vermehrung der Globuline im Blutserum bei gleichzeitiger Verminderung der Albumine. Diese Tatsache führt zu einer Herabsetzung des kolloidosmotischen Druckes des Blutes, welche die Rückresorption der Aszitesflüssigkeit hemmt. Es treffen also für die Aszitesbildung offenbar *mehrere ursächliche Faktoren zusammen*: Neben der fraglos wichtigen Pfortaderstauung wird der Austritt von Flüssigkeit in das Cavum peritonei durch toxische und entzündliche Vorgänge an den Kapillaren begünstigt. Daher ist es auch verständlich, daß die Zusammensetzung des Aszites durchaus nicht der eines verdünnten Plasmas entspricht. Der Albumin-Globulinquotient liegt im Aszites regelmäßig höher als im Serum. Der Zuckergehalt des Aszites liegt ausnahmslos über dem Zuckergehalt des gleichzeitig entnommenen Venenblutes. Auch der Kochsalzgehalt des Aszites ist höher als der des Serums. Ebenso ist auch das Verhältnis von freiem zu verestertem Cholesterin in Aszites und Serum verschieden. Im Aszites überwiegt das freie, im Serum das veresterte Cholesterin. Der Aszites ist also nicht einfach als ein verdünntes Blutserum etwa im Sinne eines Stauungstranssudates anzusehen, sondern seine Bildung folgt eigenen Gesetzen, wobei zu berücksichtigen ist, daß die Zusammensetzung des Pfortaderblutes *nicht* die gleiche ist wie die des Venenblutes im großen Kreislauf.

Differentialdiagnose der Bauchwassersucht durch vergleichende Untersuchungen des Serum- und Aszitesstickstoff (bzw. Eiweiß) -gehaltes.
(Mittelwerte aus 140 Untersuchungen).

	Serum-Aszites-Stickstoff-Quotient
I. Aszites bei alimentärer Hypoproteinämie	
Serum-N-Gehalt = 653 mg%	**6**
Aszites-N-Gehalt = 109 mg%	
II. Aszites bei	
a) Pfortaderthrombose	
Serum-N-Gehalt = 946 mg%	**5,1**
Aszites-N-Gehalt = 182 mg%	
b) Leberzirrhose	
Serum-N-Gehalt = 1013 mg%	**4,5**
Aszites-N-Gehalt = 222 mg%	
c) kardialer Stauung	
Serum-N-Gehalt = 1002 mg%	**2,2**
Aszites-N-Gehalt = 480 mg%	
III. Aszites bei Peritonitis carcinomatosa	
Serum-N-Gehalt = 1031 mg%	**1,5**
Aszites-N-Gehalt = 668 mg%	
IV. Aszites bei Peritonitis tuberculosa und anderen Peritonitiden	
Serum-N-Gehalt = 1070 mg%	**1,4**
Aszites-N-Gehalt = 747 mg%	

Für die **Differentialdiagnose** der Bauchwassersucht hat uns die vergleichende Untersuchung des Eiweißgehaltes des Aszites und des Blutserums *gute Dienste* geleistet. Je geringer der Eiweißgehalt des Aszites ist, um so höher liegt der Serum-N-Aszites-N-Quotient und umgekehrt. Die nebenstehende Tabelle zeigt, daß die entzündlichen Peritonitiden den höchsten Eiweißgehalt aufweisen und daher den niedrigsten Serum-N-Aszites-N-Quotienten. Bei der Leberzirrhose ist der Eiweißgehalt des Aszites in der Regel gering. Je häufiger man gezwungen ist, den Aszites abzulassen, um so rascher kommt der Kranke zum Verfall. Das ist verständlich, wenn man sich die Verluste an Eiweiß und anderem Material klar macht, die die Folgen der wiederholten Punktionen sind. Nach Ablassen des Aszites kann man die Leber meistens tasten. Selten ist sie so klein und atrophisch, daß sie unter dem Rippenbogen der palpierenden Hand nicht mehr zugänglich ist. Meist ist sie hart, zeigt einen stumpfen Rand und höckerige Beschaffenheit.

Während in der Mehrzahl der Fälle der Aszites nach der Punktion sich wieder anschoppt, sind auch solche bekannt, bei denen nach Ablassen des Aszites eine Neubildung ausbleibt und der noch bestehende sich zurückbildet. Diese Kranken gelangen dann in das Stadium der Kompensation.

Eiweißstoffwechselstörungen. Auf dem Gebiete des Eiweißstoffwechsels hat man bei Zirrhotikern eine relative Vermehrung des Harnammoniaks gefunden. Mehr als 10% des Gesamtstickstoffs verlassen den Körper als Ammoniak gegenüber 3—5% normalerweise. Belastungsproben mit Aminosäuren bzw. Gelatine zeigen eine Minderleistungsfähigkeit der Leber durch eine alimentäre Hyperaminoazoturie. Die Eiweißwerte des Serums sind bei manchen Formen der Zirrhose erheblich herabgesetzt, vor allem die Albumine und Fibrinogene, während die Globuline zunehmen. Der Albumin-Globulinquotient ist zugunsten der Globuline verschoben.

TAKATAsche Reaktion. Mit diesen Veränderungen des Serum-Eiweißspektrums hängt auch der positive Ausfall der TAKATAschen Reaktion zusammen. Auch die GROSsche Reaktion mit HAYEMscher Lösung gibt häufig schon mit 1 Tropfen dieser Flüssigkeit eine deutliche Flockung.

Die **Senkungsgeschwindigkeit.** Die Senkungsgeschwindigkeit ist infolge der einseitigen Globulinvermehrung im Plasma bei der Leberzirrhose gesteigert.

Die **Fettbelastungsproben.** Während bei jedem gesunden Menschen nach reichlichen Fettgaben das Serum 6—7 Stunden später stark lipämisch getrübt ist, bleibt bei fortgeschrittener Leberzirrhose diese lipämische Trübung aus. Gleichzeitig mit dem Fett gegebenes Cholesterin wird schlecht resorbiert, und daher ist die alimentäre Hypercholesterinämie bei der Leberzirrhose wenig ausgeprägt. Bei gleichzeitiger Steigerung des Serum-Bilirubingehaltes nimmt mit der Hyperbilirubinämie der Cholesteringehalt des Serums ab, und die Esterquote sinkt. Dieser sog. Estersturz ist auf die schlechte Fettresorption zurückzuführen. Die Färbung der Stühle wird infolgedessen immer heller. Dieselben sind oft aschgrau und fettglänzend. Nach Eingabe von 100 g Olivenöl kann bis über 40% des Fettes im Stuhl wiedergefunden werden. Dabei ist die Spaltung der Fette — wenn nicht gleichzeitig Ikterus vorliegt — normal. Die Tatsache der schlechteren Fettresorption ist auf die *Herabsetzung der Gallenbildung* in der Leber — die Hypocholerese — zurückzuführen. Diese Dyscholie ist häufig auch mit einer Verminderung der Gallensäuren im Harn verbunden, welche mit der HAYEMschen Probe nachgewiesen wird. Die HAYEMsche Probe wird folgendermaßen angestellt: Man füllt unfiltrierten Harn in ein Becherglas und streut auf die Oberfläche etwas Schwefelblume. Wenn die Körnchen sofort oder nach wenigen Minuten zu Boden sinken, ist das ein Beweis für reichliche Anwesenheit von Gallensäure.

Der Sulfatschwefel ist im Serum von Zirrhotikern erhöht (4,5 mg% gegenüber 2,5 mg% in der Norm). Während bei Lebergesunden ein Teil des aufgenommenen Eiweißschwefels durch Verarbeitung zu Taurin gegen die Oxydation zu Sulfat blockiert ist, wird bei Leberschädigungen der Taurocholsäureweg stärker betroffen als der Sulfatweg.

Die **Galaktoseprobe** ist bei der Leberzirrhose oft positiv, in den Frühstadien jedoch keineswegs regelmäßig.

Wenn bei der **Lävuloseprobe** der Blutzucker über 30 mg% und mehr ansteigt, so spricht das gleichfalls für eine pathologische Leberfunktion.

Bei dekompensierten Leberzirrhosen kann auch der Prothrombingehalt des Serums infolge Vitamin-K-Mangels auf die Hälfte herabgesetzt sein.

Periodenweise Gelbsuchtschübe sind häufig auf infektiöse Momente zurückzuführen. Es bestehen fast stets gleichzeitig febrile und subfebrile Temperaturen. Mit jedem ikterischen Paroxysmus, der häufig mit biliösem Erbrechen und Verdauungsstörungen einhergeht, tritt eine Verschlechterung des Gesamtzustandes ein. Auch Blutungen kommen im ikterischen Stadium öfter vor als im anikterischen. Je rascher sich die ikterischen Schübe wiederholen, um so mehr nimmt die Schwäche des Kranken zu. Unter Herzschwäche, Delirien und Koma gehen die Kranken zugrunde. Die meisten sterben am primären Lebertod im Koma.

Die **Therapie** der Leberzirrhose. Eine kausale Behandlung kommt *nur bei der auf Lues beruhenden* Erkrankungsform in Frage. Meist ist das Leiden bei der ersten Untersuchung bereits soweit entwickelt, daß sie nur symptomatisch sein kann. Man wird für sorgfältige Regelung der Darmtätigkeit sorgen, evtl. mit Kissinger-, Karlsbader- oder Marienbader Wasser. Im übrigen wird Flüssigkeitseinschränkung unter Einschaltung von Obsttagen empfohlen. Bei der Ernährung stehen die Kohlehydrate im Vordergrund, um die Glykogenbildung anzuregen. Die Fette sind aus den oben angeführten Gründen einzuschränken. Über die Zufuhr von Eiweiß sind die Meinungen geteilt. Neuerdings wird die Zulage von Cystin und Methionin empfohlen. Der Aszites ist frühzeitig zu entleeren. Gegen ein schnelles Wiederanschoppen des Aszites werden Diuretika empfohlen, die man unter Umständen direkt in den Aszites injizieren kann (z. B. Salyrgan). Bei Aszites infolge von Pfortaderstauung kann man das Netz an die vordere Bauchwand operativ anheften. Diese sog. TALMAsche Operation bezweckt die schnellere Ausbildung eines Kollateralkreislaufes zwischen den Pfortaderästen und den Venen der Bauchwand. Der — übrigens unsichere — Erfolg pflegt erst nach einigen Monaten einzutreten.

Die WILSONsche Krankheit
(Progressive familiäre Linsenkerndegeneration)

Die hepatolentikuläre Degeneration befällt vorwiegend jugendliche Personen, oft Geschwister. Unter Magen-Darmstörungen setzen allmählich Zittern, Unbeholfenheit der Bewegungen, Sprach- und Schlingstörungen ein. Das voll entwickelte Krankheitsbild kennzeichnet sich durch eine Steifigkeit im Bereich der gesamten Muskulatur, welche mit einem eigentümlichen Wackeltremor verbunden ist, der durch Bewegungen verstärkt wird. Wie bei der Paralysis agitans führt die Muskelstarre zur Bewegungsarmut auch im Gebiete der mimischen Muskulatur des Gesichts. Jede Bewegung wird von Mitbewegungen begleitet, wodurch es zu eigentümlichen Stellungen kommt. Eine einmal angenommene Haltung wird längere Zeit festgehalten. Sprechen und Schlucken sind erschwert. Pyramidenzeichen, wie Spasmen, Babinski, fehlen. Die Reflexe sind meist normal. Die Gehirnnerven frei. Nystagmus wird nicht beobachtet.

Regelmäßig findet sich bei der Erkrankung eine **Leberzirrhose,** die anfänglich keine Symptome zu machen braucht. Auch die **Milz** ist meist vergrößert. An der

Korneaskleralgrenze findet sich ein schmaler braungrüner Pigmentring (FLEISCHERscher Kornealring). Dieser Pigmentring gilt als wertvolles pathognomonisches Zeichen.

Anatomisch finden sich bilaterale symmetrische Degenerationsvorgänge im Putamen und Globus pallidus, welche schon makroskopisch unschwer an der Entfärbung und Porosität dieses Gebietes zu erkennen sind. Mikroskopisch zeigt sich eine schwere Degeneration der Markfasern und der Ganglienzellen in dem schwammigen Gewebe. Die **Leber** zeigt die annuläre Form der Bindegewebswucherung, gelegentlich verbunden mit Gallengangswucherungen. In manchen Fällen ist die großknotige Form der Leberzirrhose entwickelt. Das auffällige Zusammentreffen von Gehirn- und Lebererkrankung hat zu verschiedenen Hypothesen Anlaß gegeben. WILSON ist der Ansicht, daß die Gehirnaffektion eine Folge der Lebererkrankung sei. Andere sehen in der Gehirnerkrankung das Primäre, welche etwa wie beim CLAUDE-BERNARDschen Zuckerstich auf die Stoffwechselvorgänge in der Leber wirken soll. Eine dritte Ansicht besteht darin, daß unbekannte Gifte Leber und Hirnstamm gleichzeitig schädigen und zum Bilde der hepatolentikulären Degeneration führen.

5. Die zirkulatorisch bedingten Lebererkrankungen

a) Die Stauungsleber

Die Leber kann schon unter normalen Verhältnissen große Blutmengen in sich aufnehmen. Ihre Funktion, als Blutspeicher zu wirken, wird besonders bei dem Versagen des Herzens in Anspruch genommen. Die Tätigkeit der Leber als Blutdepot soll durch einen muskulären Drosselmechanismus der Vena hepatica weitgehend unterstützt werden. Werden die Lebernerven elektrisch erregt, so kommt es zu einer Entleerung der Blutdepots der Leber. Auf diese Weise können dem Herzen schätzungsweise 20% der gesamten Blutmenge zugeführt werden. Eine Lähmung der venösen Blutkapillaren kann den Blutgehalt der Leber erheblich steigern. Zwischen Leber und Zwerchfell bestehen insofern innige Wechselbeziehungen, als bei der Inspiration infolge der Drucksteigerung im Abdomen einerseits der Blutstrom im Bereich der Vena cava inferior (caudalis) gehemmt, andererseits das Blut aus der Leber infolge der Zwerchfellkontraktion herzwärts ausgepreßt wird. Das Zwerchfell ist also ein wichtiger Förderer der Blutzirkulation. Man wird daher bei allen Stauungszuständen der Leber der Motilität des Zwerchfells seine besondere Aufmerksamkeit schenken müssen. Bei beginnender Stauung zeigen sich die Zentralvenen und die Kapillaren der zentralen Läppchenabschnitte bei erhaltener Struktur des Leberzellbalkens strotzend mit Blut gefüllt. Makroskopisch wird dadurch die Zeichnung der Leber besonders deutlich. Die Läppchenperipherie verfettet und ist hellgelb, während das Zentrum des Acinus dunkel erscheint.

Im zweiten Stadium der Stauungsleber kommt es zu Entartungsvorgängen am Parenchym und Vermehrung des Bindegewebes; die Leberzellen atrophieren. Die Wand der Zentralvenen verdickt sich. Bei hochgradiger Stauungsatrophie dominieren im Zentrum des Acinus die erweiterten Kapillaren. Nur in der Peripherie erkennt man noch einige gut erhaltene Leberzellen. Die Atrophie kann schließlich zur Verkleinerung des ganzen Organes führen, welche makroskopisch durch das Bild der sog. Muskatnußleber gekennzeichnet ist. Im weiteren Verlauf kommt es zu Veränderungen des Stützgewebes und zum Übergang der zyanotischen Atrophie in die indurierte Stauungsleber (Cirrhose cardiaque).

Das **klinische Charakteristikum** der gewöhnlichen Stauungsleber ist ihre Druckempfindlichkeit und spontane Schmerzempfindlichkeit. Die Schmerzen werden in das rechte Hypochondrium lokalisiert und können so heftig werden, daß sie eine Gallensteinkolik vortäuschen. Die vergrößerte Leber ist als derb-elastischer Tumor tastbar. Der stumpfe Leberrand zeigt gelegentlich teils echte, teils mitgeteilte Pulsationen. Die Kranken haben das Gefühl der Völle, sie klagen über Appetitlosigkeit und Verdauungsstörungen. Alle diese Beschwerden werden von den Zeichen einer kardialen Stauung: Zyanose des Gesichts, erweiterte und z. T. pulsierende Halsvenen, Orthopnoe und Stauungsbronchitis begleitet. Alle Bewegungen steigern diese Erscheinungen, die bei strenger Bettruhe rasch zurückgehen können. Häufig besteht Nykturie. Der **Harn** enthält reichlich Urobilin und Urobilinogen. Zum Ikterus kommt es bei der chronischen Stauungsleber höchstens in einem Viertel der Fälle. Die Neigung, mit Ikterus zu erkranken, nimmt bei chronischen Stauungszuständen mit dem Alter zu. Immer aber bedarf es eines komplizierenden Ereignisses, das nach unseren Erfahrungen meist in einem Infekt zu sehen ist, um den Ikterus bei der Stauungsleber eintreten zu lassen.

Die *Diagnose* einer Stauungsleber ist bei Vorliegen eines Klappenfehlers nicht schwierig. Dagegen kann die Beurteilung einer großen Leber bei den verschiedenen Formen der Hypertonie nicht leicht sein. Der Venendruck ist bei kardialer Stauungsleber fast immer erhöht, während er bei den gewöhnlichen Zirrhosen oft erniedrigt erscheint. Der Aszites ist zwar eine häufige, aber nicht notwendige Begleiterscheinung der Stauungsleber. Oftmals bringt eine energische Kreislaufbehandlung, welche durch Salyrganinjektionen unterstützt wird, in diagnostisch schwierigen Fällen die Klärung.

Gesellt sich zu einer kardialen Stauung eine stärkere Bauchwassersucht bei relativ geringen Ödemen an den Beinen, so ist die Annahme einer Cirrhose cardiaque gerechtfertigt. Nach Ablassen des Aszites tastet man den harten, unebenen Rand der Leber, der schärfer ist als bei der gewöhnlichen Stauungsleber, aber weniger druckempfindlich als dieselbe. Ösophagusvarizen und Caput medusae fehlen bei der Cirrhose cardiaque. Der Aszites ist dunkel gefärbt, sein spezifisches Gewicht schwankt zwischen 1010 und 1016. Die TAKATAsche und GROSsche Probe können positiv ausfallen. Das Bilirubin ist im Serum nur wenig vermehrt und gibt meist die direkte Reaktion.

Ist das Zwerchfell infolge Verwachsungen der Pleuren, des Perikards, des Mediastinums in seiner Beweglichkeit gehemmt, und sind auch am Peritoneum infolge der Polyserositis Zeichen der Entzündung vorhanden, so kommt es zur perikarditischen Pseudoleberzirrhose. Ihre wichtigsten Symptome sind neben der Lebervergrößerung Aszites, Fehlen von Beinödemen, leichte Stauungserscheinungen im Bereiche der Vena cava superior (cranialis) sowie Zeichen einer chronischen adhäsiven Perikarditis. In einigen Fällen bringt die operative Kardiolyse eine wesentliche Besserung der Zirkulationsstörungen. Das Herz ist bei solchen Kranken in schwieliges Gewebe eingemauert (Panzerherz). Es kann sich diastolisch nicht genügend erweitern. Bringt die Kardiolyse keine Besserung, so sind die Zirkulationsstörungen in solchen Fällen meist als Folgen ungenügender oder unzweckmäßiger Zwerchfelltätigkeit anzusehen.

Unter Zuckergußleber versteht man eine fibröse, hyperplastische Perihepatitis, die zu einer fingerstarken Verdickung der Leberkapsel führen kann. Die Kapsel hat eine auffallend weiße Farbe, die an Milchglas, Porzellan oder Zuckerguß von Gebäck erinnert.

Die klinischen Zeichen sind hartnäckiger Aszites, Milzvergrößerung und Venenerweiterung im Bereich der vorderen Bauchwand.

b) Die Pfortaderthrombose

Die häufigste Ursache der Pfortaderthrombose sind Krebse, Entzündungen und Abszesse des Pankreas. Es folgen in der Frequenz: Gallenblasenentzündungen, Lues und Krebs der Leber, Leberzirrhose und Milzerkrankungen.

Durch Kompression der Pfortader, wie sie durch Tumoren oder Narbengewebe von außen erfolgen kann, kommt es zu einem allmählichen Verschluß der Pfortader. Die Pfortaderthrombose kann durch Veränderungen der Gefäßwand eingeleitet werden, wie sie durch schwielige Entzündungsprozesse in der Umgebung der Pfortader und ihrer Äste vorkommen. Am häufigsten sind die Kompressionsthrombosen durch Neubildungen, welche von Magen, Pankreas und Leber oder auch von den portalen Lymphdrüsen her auf das Gefäß einwirken. Auch bei jeder voll entwickelten Leberzirrhose kommt es zu einer Sklerose der Pfortader. Anfänglich wuchert die Intima bei gleichzeitiger Degeneration und Hypertrophie der Media.

Das **Krankheitsbild** der Pfortaderthrombose ist von der Geschwindigkeit ihrer Entwicklung abhängig. Bei akutem Beginn der trunkulären Form treten blutige Stühle auf, ferner Hämatemesis, Milzvergrößerung und Aszites, der sich nach der Punktion besonders schnell wieder zu bilden pflegt. Die plötzlich auftretenden Stauungserscheinungen im Wurzelgebiete der Pfortader entwickeln sich nicht selten im Anschluß an einen intensiven Schmerz im Epigastrium, der an einen Koronarinfarkt oder eine Gallensteinkolik denken läßt. Der rasch anwachsende Aszites kann die Milzvergrößerung verbergen. Es treten Ödeme hinzu, welche als Folgen des Druckes der Aszitesflüssigkeit auf die Vena cava inferior (caudalis) anzusehen sind. Der Aszites ist gewöhnlich hell, enthält wenig Eiweiß und zeigt ein niedriges spezifisches Gewicht. Schon in wenigen Tagen werden die Bauchvenen deutlich sichtbar. Das Venennetz breitet sich immer mehr aus. Auch Ösophagusvarizen entwickeln sich schnell. Die Harnmenge ist vermindert. Häufig enthält der Harn Zucker, welcher durch die Kollateralen unter Umgehung der Leber in den großen Kreislauf und damit in den Harn gelangt.

Tritt im Verlaufe einer Pfortaderthrombose Ikterus auf, so handelt es sich fast immer um eine Komplikation.

Für die **Diagnose** wichtig ist, nach der Bauchpunktion auf die Verkleinerung der Leber und die Vergrößerung der Milz zu achten. Der Milztumor ist derb und kaum schmerzhaft. Treten Milzschmerzen auf, so sind Infarkte dafür verantwortlich zu machen. Nach großen Blutungen wird die Milz rasch kleiner.

Bei der chronischen Pfortaderthrombose entwickeln sich alle Symptome in langsamer und milderer Form. Während die akute Thrombose häufig infolge von Blutungen rasch zum Tode führt, kann die chronische Form sich über Monate und Jahre hinziehen. Das akute Stadium kann aber auch überwunden werden und allmählich in eine chronische Erkrankung übergehen. Das Krankheitsbild der chronischen Pfortaderthrombose ist von dem der Leberzirrhose differentialdiagnostisch schwer zu unterscheiden.

c) Die Milzvenenthrombose

Die Differentialdiagnose zwischen chronischer Pfortaderthrombose und isolierter Milzvenenthrombose ist nicht immer einfach. Bei starker Entwicklung eines Caput Medusae wird man in erster Linie an eine Pfortaderthrombose denken. Wegen der großen Blutungsgefahr ist die Diagnose der Milzvenenthrombose insofern von Bedeutung, als man die Krankheit durch Splenektomie heilen kann. Nur wenn das Hindernis die Milzvene allein betrifft, hat die nicht ungefährliche Operation Aussicht auf Erfolg. Die **Diagnose** der Milzvenenthrombose stützt sich auf die über

Jahre bis Jahrzehnte sich hinziehenden großen Magen-Darmblutungen bei fehlender Lebervergrößerung. Diese Blutungen führen zur sekundären Anämie und sind häufig von eigentümlichem Fieber begleitet, dessen Ursache fälschlich oft als infektiös angesehen wird. Treten Magen-Darmblutungen beim Kinde auf, so ist mit großer Wahrscheinlichkeit an Milzvenen- oder Pfortaderaffektion zu denken. Die Schmerzen werden in das linke Hypochondrium lokalisiert und haben keinerlei Beziehung zur Nahrungsaufnahme und Wettereinflüssen. Oft bestehen Beschwerden von seiten des Magens und Darmes. Es können jahrelange Durchfälle mit Auftreibung des Leibes vorkommen. Die **Milz** ist je nach der Blutfüllung groß und hart. Bestrahlungen sind ohne Einfluß.

Hämatologisch zeigt sich das Bild der splenomegalen Markhemmung mit Verminderung der weißen Zellen und der Plättchen. Auch die Erythropoese kann gehemmt sein. Gelegentlich ist eine hämorrhagische Diathese angedeutet. In späteren Stadien kann Aszites auftreten und wieder verschwinden. Die **Leber** zeigt in klassischen Fällen keine Zeichen der Insuffizienz. Ein geringer Ikterus spricht nicht gegen die Diagnose der Milzvenenthrombose. Die Venenzeichnung auf der Bauchhaut fehlt.

Ätiologisch kommen Infekte in früher Kindheit, Nabeleiterungen der Neugeborenen, luetische Prozesse, chronische Entzündungen im Pfortaderwurzelgebiet, z. B. nach Blinddarmentzündungen und Pankreatitis, schließlich Übergreifen tuberkulöser Prozesse von den peripankreatischen Lymphdrüsen auf die Vena lienalis in Frage.

6. Die Speicherungskrankheiten der Leber (Thesaurismosen)

Unter Speicherungskrankheiten werden eine Reihe von Veränderungen zusammengefaßt, die zwar nach Art, Entstehung und Bedeutung recht verschieden sind, aber das eine gemeinsam haben, daß bei ihnen irgendein chemisch, mikrochemisch oder mikroskopisch charakterisierbarer Stoff in zunehmender Weise in die Leber eingelagert wird, mit dem der Körper offenbar nicht fertig wird. Es kommt gewissermaßen zu Überschwemmungen der Zellen mit den betreffenden Stoffen und als Folge davon in wechselndem Maße zu reaktiven Veränderungen bis zu schweren Schädigungen. Zu den Speicherungskrankheiten der Leber rechnen wir die Glykogenspeicherkrankheit, die Cystinspeicherkrankheit, die Eisenspeicherkrankheit, die Amyloidleber, vielleicht auch gewisse Formen der Fettleber und schließlich die Lipoidosen, die in einem besonderen Kapitel abgehandelt werden.

a) Die Glykogenspeicherkrankheit

Der Glykogenspeicherkrankheit zeigt vor allem eine sehr starke Vergrößerung der **Leber**, die über die linke Axillarlinie hinausreichen kann, so daß Verwechslungen mit der Milz vorkommen. Die **Milz** ist im Gegensatz zu den Lipoidosen nicht vergrößert. Die Vergrößerung der Leber wird schon beim Neugeborenen festgestellt und nimmt im Laufe der ersten Jahre ständig zu. Ikterus und Aszites fehlen. Das Kind bleibt im Wachstum hinter seinen Altersgenossen stark zurück.

Der **Stoffwechsel** der Kinder mit Glykogenspeicherkrankheit ist durch die großen Schwankungen des Blutzuckers gekennzeichnet. Im nüchternen Zustande besteht eine Hypoglykämie mit Blutzuckerwerten zwischen 35 und 70 mg%. Gleichzeitig kommt es zur Acidose mit Ausscheidung von Aceton und Acetessigsäure durch den Harn. Auch die Atemluft riecht stark nach Aceton. Die Kinder leiden unter Krämpfen, Erbrechen und Kollapsen. Häufig treten leichtere Bewußtseinsstörungen ein. Alle diese Erscheinungen werden als Folgen der Hypoglykämie angesehen.

Kohlehydratreiche Kost läßt sie rasch verschwinden.

Es kommt jetzt zu Hyperglykämie und Glykosurie. Auch durch fettreiches Fleisch, Aminosäuren, Glycerin und Milchsäure soll Hyperglykämie zu erzielen sein. Reines Fett dagegen führt zwar zur Lipämie, gelegentlich sogar zu Fettstühlen, aber nicht zur Hyperglykämie. Adrenalin bewirkt den bekannten Blutdruckanstieg, aber keine Vermehrung des Blutzuckers. Gegen Insulin sind die Kinder ganz besonders empfindlich. Es führt rasch in die Hypoglykämie hinein, die mit Schweißausbrüchen, Atemvertiefung und komaähnlichem Schlaf verbunden ist.

Das Wesen der Krankheit besteht wahrscheinlich in dem ***Fehlen des diastatischen Fermentes***, vor allem in der Leber. Bekanntlich verliert die normale Leber, die aus dem Körper entfernt ist, infolge des diastatischen Fermentes rasch ihr Glykogen. Bei der Glykogenspeicherkrankheit ist das nicht der Fall. Das Glykogen verschwindet erst dann, wenn normaler Leberbrei hinzugeführt wird.

b) Die Cystinspeicherkrankheit

Unter den Formen der Cystindiathese werden drei Grade unterschieden: Der erste Grad besteht in einer jahrzehntelang beschwerdefrei verlaufenden Cystinurie. Beim zweiten Grad kommt es zur Bildung von Cystinsteinen im Nierenbecken mit allen ihren Folgen. Der dritte Grad wird charakterisiert durch das Ausfallen und die Ablagerung von Cystinkristallen in fast allen Organen. Diese Form stellt die Cystinkrankheit der ersten Lebensjahre dar, die mit schweren Störungen verbunden ist und dem Leben bald ein Ende setzt. Die Cystinkristalle finden sich bei der Sektion in fast allen Organen. In der Leber liegen sie in der Wandung der Pfortaderkapillaren und in den Wandzellen, die den KUPFFERschen Sternzellen entsprechen. Bei der Cystinkrankheit der ersten Lebensjahre gelingt es häufig nicht, das Cystin im Harn nachzuweisen.

Das **klinische Bild** erinnert an den frühinfantilen, nephrotisch-glykosurischen Zwergwuchs. Der Blutzucker kann leicht erhöht sein. Die Glykosurie ist unabhängig vom Blutzuckergehalt und dadurch als renale gekennzeichnet. Gleichzeitig besteht eine Hypophosphatämie, welche sich durch Vitamin-D-Zufuhr nicht beeinflussen läßt. Die Kinder verfallen unter erheblichen Temperaturschwankungen einem schleichenden Siechtum. Sie gehen unter zunehmender Wachstumshemmung und den Zeichen der schwersten Nierenstörungen schließlich an Urämie zugrunde.

Eine wirksame Therapie gibt es nicht.

c) Die Eisenspeicherkrankheit

Hämochromatose, Bronzediabetes

Unter Bronzediabetes oder Hämochromatose wird ein eigentümliches Krankheitsbild mit Hypertrophie der Leber, Melanodermie und Diabetes mellitus verstanden. Bei der Sektion solcher Fälle hat sich fast immer eine hypertrophische Leberzirrhose gefunden. Die Bezeichnung **Hämochromatose** ist auf das eigentümliche Hautkolorit mit stärkeren lokalen Pigmentanhäufungen zurückzuführen. Die Schleimhäute bleiben im Gegensatz zum Morbus Addison meist frei. Gleichzeitig kommt es häufig zum Haarausfall auch der Barthaare und Augenwimpern, welcher durch die Pigmentimbibition der Haarbalgdrüsen zustande kommt.

Die **Leber** ist gleichmäßig vergrößert und hat eine glatte Oberfläche. Ikterus ist selten, ebenso wie ein vermehrter Bilirubingehalt des Serums. Aszites wird etwa in einem Drittel der Fälle beobachtet. Die Ausbildung eines Kollateralkreislaufes der vorderen Bauchwand ist nicht regelmäßig. Auch die Ösophagusvarizen sind nicht immer vorhanden. Splenomegalie dagegen wird regelmäßig gefunden. Der Anlaß, einen Arzt aufzusuchen, sind gewöhnlich nicht die Leber- und Milzvergrößerung, auch nicht die eigentümliche Hautpigmentation, sondern die Müdigkeit, Abmagerung, das dauernde Hungergefühl und der chronische Durst. Die Hyperglykämie ist in den späteren Stadien ein regelmäßiges Symptom. Die Glykosurie soll meist erst nach jahrelangem Bestehen der Zirrhose auftreten. Sie soll durch Pigmenteinlagerung in die Inselzelle des Pankreas bedingt sein.

Neben den Störungen des Kohlehydratstoffwechsels werden wie bei vielen Zirrhosen auch Störungen der äußeren Pankreassekretion in Gestalt von Fettstühlen infolge verschlechterter Ausnutzung des Fettes beobachtet.

Das **Serumeisen** des Blutes kann nach neueren Untersuchungen auf das Doppelte der Norm erhöht sein.

Blutbild: Die Zahl der weißen Blutkörperchen kann wie bei anderen Formen der Leberzirrhose vermindert sein. Meist besteht eine Lymphozytose. Veränderungen der osmotischen Resistenz der Erythrozyten fehlen. Eine sekundäre Anämie wird nur dann gefunden, wenn bei Nasenbluten, Bluterbrechen oder Nierenblutungen eine gesteigerte Erythropoese den Blutausfall nicht mehr ausgleichen kann. Der Serum-Bilirubingehalt ist nur dort, wo Ikterus besteht, erhöht.

Im **Harn** findet sich oft Zucker. Die Glykosurie kann auch ohne Therapie gelegentlich verschwinden. Die gefundenen Mengen können auch unabhängig von der Nahrungszufuhr großen Schwankungen unterliegen. Im **Harn** wird nach älteren Untersuchungen meist eine Vermehrung von Urobilin und Urobilinogen gefunden, während die Eiseneliminierung durch den Harn herabgesetzt ist. Auch Hämatoporphyrin ist oft im Harn von Hämochromatosekranken gefunden worden.

Die **anatomischen** Untersuchungen zeigen, daß in fast allen Organen in vermehrter Menge Hämosiderin abgelagert ist, welches vielleicht reines, an Eiweiß und Fett gekuppeltes kolloidales Eisen darstellt. Im Körper können statt normalerweise 2 g bis zu 40 g Eisen aufgehäuft werden, von denen 30 g allein auf die Leber entfallen. Man ist daher wohl berechtigt, die Hämochromatose als eine Eisenspeicherkrankheit aufzufassen.

d) Die Amyloidleber

Zu den Speicherungskrankheiten rechnet man auch die Amyloidleber, obwohl es eigentlich eine Amyloidose der Leberzellen *nicht gibt.* Bei höheren Graden des Amyloides kommt es zu einer mächtigen Vergrößerung des ganzen Organes, das bis zu·5 kg schwer werden kann. Die Oberfläche der Leber bleibt glatt, ihre Form zeigt keine Abweichung von der Norm. Auffällig ist nicht selten der scharfe Rand. Die Ablagerung des Amyloids ist an die Blutgefäße und den begleitenden Bindegewebsapparat gebunden. Die scholligen Amyloidmassen liegen in der Wand der Kapillaren, bzw. zwischen diesen und den Leberzellen, mithin in den dort befindlichen Lymph- oder Saftspalten. In anderen Fällen sind es die interlobulären Arterien, die den Erkrankungsprozeß der Leber einleiten. Das Amyloid ist in solchen Fällen zwischen den Elementen der Media feinschollig abgelagert.

Weil die eigentliche Leberzelle nicht betroffen ist, bleiben auch ihre Funktionen intakt; daher fallen die entsprechenden Belastungsproben negativ aus. Auch die TAKATAsche Probe ist negativ.

Wir fassen die Amyloidose der Leber und ebenso die der Milz und Niere als sekundäre Folge einer Paraproteinose auf.

Es kommt bei gewissen chronischen Entzündungen und Eiterungen, besonders der Knochen, des Darmes und der Gelenke, z. B. durch Tuberkulose, zu Fehlbildungen von Proteinen. Bei der langen Dauer solcher Erkrankungen wird der Körper mit diesen Paraproteinen angereichert — offenbar weil ihm der fermentative Abbauapparat für dieselben fehlt —, es kommt zur Ausscheidung und Ablagerung derselben um die Gefäße herum, wo sie durch Jod, Jodschwefelsäure oder Methylviolett nachweisbar werden. Durch Hydrolyse läßt sich feststellen, daß das Amyloid reichlich Aminosäuren und Diaminosäuren enthält. Auch Purinkörper sind nachgewiesen.

Im zirkulierenden Blute sind die Globuline erhöht und die Blutkörperchensenkung daher meist beschleunigt. Bemerkenswerterweise gelingt es auch, durch Überfütterung von Tieren mit bestimmten Eiweißkörpern oder besser noch durch parenterale Einverleibung derselben eine künstliche Amyloidose herbeizuführen. Man glaubt, daß die Gefäßwandzellen und das ganze retikulo-endotheliale System normalerweise eine Abbaufähigkeit des Eiweißes besitzen, die gegenüber dem Amyloid versagt. Daher kommt es besonders in der Gefäßwand, in Leber und Milz zur Ablagerung desselben

Behandlung. Die Behandlung muß naturgemäß in erster Linie gegen die Ursache des Leidens gerichtet sein, Knochensequester und Fisteln müssen chirurgisch angegangen werden. Gelegentlich hat man nach erfolgreicher chirurgischer Behandlung einen Rückgang des Amyloids beobachtet.

e) Die Fettleber

Die Fettleber wird bei der klinischen Untersuchung relativ häufig gefunden. Als Ursache denkt man an allgemeine Störungen des Stoffwechsels mit vermehrter Zufuhr des Fettes, wie sie z. B. beim Diabetes vorliegen. Bei Vergiftungen können Gewebszerstörungen in einigen Organen vermehrte Zufuhr zur Leber bewirken. Schließlich können Störungen des Stoffwechsels der Leberzelle zur Fettleber führen, wenn dieselbe das Fett zwar aufnehmen, aber nicht verarbeiten kann. Auch beim Untergang von Zellen können fettartige Substanzen in derselben freigesetzt werden. Zuletzt sei noch erwähnt, daß es auch zur Fettablagerung in der Umgebung abgestorbener Gewebe kommen kann, die man als *resorptive Verfettung* bezeichnet. Sowohl nach Zufuhr größerer Mengen Fett als auch im Hunger kommt es zu einer vorübergehenden Transporthyperlipämie, wobei das Fett zeitweise in den Leberzellen abgelagert wird, bis es verändert oder unverändert in die Depots abwandert. Die Leber hat also die Funktion eines transitorischen Fettspeichers. Bei Vergiftungen, z. B. der Phosphorvergiftung, hat die Leber die Funktion des Fettransports verloren, und es kommt dort zu einer pathologischen Speicherung. Vielleicht liegt in solchen Fällen eine Störung des Lipasehaushaltes vor.

Klinisch ist die Fettleber vergrößert, aber weder hart noch schmerzhaft. Wir finden Fettlebern bei Potatoren und nach Vergiftungen mit Arsen, Phosphor und Pilzen, gelegentlich auch bei Phthise. Die Entscheidung darüber, ob gleichzeitig eine Zirrhose vorliegt, ist klinisch nicht immer zu fällen.

Die **Behandlung** der Fettleber muß sich den Ursachen der Erkrankung anpassen.

f) Die Lipoidosen

Bei der hepato-splenomegalen Lipoidose, der NIEMANN-PICKschen und GAUCHERschen Krankheit kommt es gleichfalls zu erheblichen Vergrößerungen der Leber mit Lipoidspeicherungsvorgängen, die im Stoffwechselkapitel im einzelnen besprochen werden.

7. Der Leberabszeß

Die **Diagnose** eines Leberabszesses ist immer schwierig. Vielfach sind multiple Leberabszesse unerwartete Befunde bei den Sektionen, weil ihre Erscheinungen in den allgemeineren Bildern der Sepsis und der Entzündungen anderer Organe gewissermaßen untergehen. Das oft vorhandene, *intermittierende Fieber* mit Schweißen und Schüttelfrösten, mit schweren Störungen des Allgemeinbefindens, dem fahlen Aussehen, der Anämie und der neutrophilen Leukozytose kommt in den meisten Fällen schon den Ausgangsherden der Leberabszesse zu. Oft gelangen die Mikroorganismen durch Übertragungen auf den Blut-, Gallen- oder Lymphwegen in das Organ, oder es kommt durch Übergreifen von Geschwürbildungen an der Gallenblase, den Gallenwegen oder zerfallenden Krebsen des Magens und des Pankreas zu einer Infektion des Leberparenchyms. Die Infektionen von der Pfortader aus stehen nach denen von den Gallenwegen her an erster Stelle. Auch die Appendizitis kann zum Leberabszeß führen, weil sich die Eiterung auf dem Wege der Pfortaderäste in die Leber fortpflanzt. Auch Eiterungen in anderen Gebieten des Abdomens, vor allem bei Dysenterie, eitriger Kolitis und Proktitis, bei Perforation eines Ulcus ventriculi oder duodeni oder bei eitriger Pankreatitis können auf diesem Wege zu Leberabszessen führen.

Eine Sonderstellung nimmt der tropische isolierte, große Leberabszeß ein, welcher auf eine Infektion mit der **Entamoeba histolytica** zurückzuführen ist. In tropischen Gebieten sollen die Europäer wesentlich häufiger an Leberabszessen erkranken als die Einheimischen, was auf den Alkoholmißbrauch zurückgeführt wird. Männer werden vom tropischen Leberabszeß viel öfter befallen als die Frauen. Zuerst befällt die Amöbiasis den Darm. Schon wenige Tage, meist aber erst Wochen und Monate nach dem Auftreten der Darmerscheinungen kann die Leber miterkranken.

Das **Krankheitsbild.** Bei Kranken mit Leberabszeß stehen die Abmagerung und das Darniederliegen des Appetits im Vordergrund des Krankheitsbildes. Die Patienten klagen über Schmerzen in der Lebergegend, welche häufig in die rechte Schulter ausstrahlen. Tiefer liegende Abszesse machen weniger Beschwerden als solche, die nahe der Oberfläche gelegen sind. Differentialdiagnostisch wichtig ist die teigige Durchtränkung der seitlichen Bauchhaut, wie wir sie über der Brust auch bei entzündlichen Erkankungen der Pleura kennen. Häufig besteht beim Leberabszeß eine rechtsseitige, begleitende Pleuritis, welche auf den Reiz der das Zwerchfell durchwandernden Toxine, die im Abszeß gebildet wurden, zurückgeführt wird. Die Kranken zeigen in der Regel erhöhte Temperaturen, nicht selten auch Frösteln und Schüttelfröste. Ein Ikterus fehlt in der Regel. Er findet sich nur dann, wenn die Gallenwege beteiligt sind.

Im **Blutbild** entwickeln sich nach längerem Bestehen des Abszesses eine sekundäre Anämie und eine Vermehrung der weißen Blutkörperchen. Die **Leber** ist vergrößert und druckempfindlich, ebenso die Gallenblasengegend. Oft kommt es zu einer deutlichen Muskelabwehr. Im **Röntgenbild** zeigt sich eine Hochdrängung des Zwerchfells durch das vergrößerte Organ.

Die **Therapie.** Hat man bei der Amöbenruhr eine fluktuierende Schwellung in der Lebergegend oder ein Ödem der Bauchwand festgestellt und damit das Vorliegen eines Abszesses wahrscheinlich gemacht, so ist derselbe zu punktieren und der Kranke energisch mit Emetin (0,1 g pro die) zu behandeln. Die Behandlung wird

12 Tage durchgeführt und dann eine ebensolange Pause eingelegt. Hierauf werden noch 1—2 Emetinkuren durchgeführt. Die Operation eines Abszesses ist immer ein gefährlicher Eingriff. Bei den nichttropischen Abszessen der Leber, die vielfach eine Teilerscheinung einer allgemeinen Sepsis sind, ist der Eingriff noch gefährlicher, wobei der Abszeß — selbst nach Eröffnung des Abdomens — nicht immer gefunden werden kann.

8. Die Tumoren der Leber

Unter den Tumoren der Leber unterscheidet man gutartige und bösartige. Zu den gutartigen gehören Fibrome, Teratome, Lipome sowie Hämangiome.

Die bösartigen sind Karzinome und Sarkome. Die gutartigen Tumoren der Leber haben nur eine geringe klinische Bedeutung. Bei den bösartigen Geschwülsten der Leber handelt es sich meistens um metastatische. Primäre Leberkarzinome sind sehr selten. 19 mal unter 267 Fällen meines Krankengutes fand sich ein Übergang einer Zirrhose in Leberkrebs.

Die klinische Unterscheidung einer zirrhotischen Leber von der Cirrhosis carcinomatosa ist praktisch unmöglich. Der seltene primäre Leberkrebs macht häufig galleproduzierende Metastasen, in denen auch KUPFFERsche Sternzellen nachgewiesen worden sind.

Der sekundäre Leberkrebs unterscheidet sich vom primären meist schon durch die Größe des Organs. Die ganz großen Lebern werden fast regelmäßig durch sekundäre Karzinome bedingt.

Symptomenbild und Krankheitsverlauf der bösartigen Neubildungen der Leber hängen von Sitz und Wachstumstendenz des Tumors ab. Selbst wenn große Teile der Leber von Metastasen durchsetzt sind, können alle Funktionsprüfungen versagen und die Krankheit symptomlos verlaufen.

Am Anfang der Entwicklung eines Krebses in der Leber können alle objektiven Zeichen fehlen. Allmählich kommt es zu einem Verfall der Kräfte, zur Abmagerung, schlechtem Aussehen, unbestimmten Rückenschmerzen. Die Blutkörperchensenkungsgeschwindigkeit ist jetzt schon erhöht. Es kommt zu einer geringgradigen Anämie. Wesentlich ist, daß bei großen Metastasen in der Leber der Ikterus fehlen kann. Derselbe tritt erst dann in Erscheinung, wenn der Tumor oder seine Metastasen den Choledochus komprimieren. Die tumordurchsetzte Leber wächst in der Richtung des geringsten Widerstandes, also gegen die Bauchhöhle. Die Leber wird hart, oft „steinhart". Bald kann mehr der rechte, bald mehr der linke Lappen vorwiegend beteiligt sein. Die Lungen-Lebergrenze kann nach oben gedrängt werden, eine Tatsache, die oft durch eine rechtsseitige Pleuritis verschleiert wird. Manchmal werden höckerige oder knollige Vorwölbungen tastbar. Diese Tumorhöcker fühlen sich gelegentlich anders an als die Umgegend. Eine häufige Begleiterscheinung ist die Peritonitis carcinomatosa, welche mit Aszites einhergeht. Derselbe ist oft *hämorrhagisch* und enthält relativ viel Eiweiß. Das Verhältnis vom Serum-Eiweißgehalt zum Asziteseiweißgehalt liegt etwa bei 2 im Gegensatz zur Leberzirrhose, wo es bei 5—6 liegt. Die Aszitesflüssigkeit kann auch chylös werden, wenn ein Lymphgefäß eingerissen ist. Meist handelt es sich um pseudochylöse Ergüsse, bei denen die Trübung auf die Anwesenheit von verfetteten und zerstörten Zellen zurückzuführen ist.

Fieber ist eine häufige Begleiterscheinung des Leberkrebses, die Milzvergrößerung eine sehr große Seltenheit. Bei gleichzeitig bestehender Cholämie kann es zu Hautblutungen kommen. In den Endstadien entwickeln sich nicht selten Ödeme an den Beinen. Die meisten Lebertumoren zeigen *keine Schmerzhaftigkeit.* Diese tritt dann auf, wenn es zur Entzündung der Leberkapsel kommt. Nur in den seltensten Fällen gelingt es beim sekundären Leberkrebs, den primären Tumor klinisch aufzudecken. Oft macht auch die Abgrenzung gegenüber der Leberlues Schwierigkeiten, weil die WASSERMANNsche Reaktion bei derselben negativ verlaufen kann. Umgekehrt kann beim Leberkrebs die WASSERMANNsche Reaktion positiv ausfallen. Auch die Abgrenzung gegenüber der Amyloidose kommt nicht selten in Frage. Die Differentialdiagnose wird hier durch die BENNHOLDsche Probe erleichtert. Dieselbe wird folgendermaßen angestellt:

Man injiziert den Kranken 10 ccm einer 1%igen Kongorotlösung und nimmt nach 40 bis 60 Minuten eine Blutprobe ab. Enthält das Serum nach dieser Zeit noch reichliche Mengen Kongorot, so ist ein Amyloid unwahrscheinlich. Ist dasselbe bis auf geringe Spuren verschwunden, so deutet diese Tatsache auf das Vorliegen von Amyloid hin, weil dieser Eiweißkörper das Kongorot besonders leicht an sich reißt.

Auch die Unterscheidung einer großen Gallenblase vom Leberkrebs kann schwierig werden.

Versuche, den primären Leberkrebs operativ zu entfernen, sind meist gescheitert.

9. Der Echinokokkus der Leber

Die Leber ist das von der Echinokokkenkrankheit am häufigsten befallene Organ. Bei fast 3/4 aller Kranken mit Echinokokkenkrankheit ist die Leber betroffen. Die Taenia echinococcus entwickelt sich im Magen-Darmkanal eines Hundes, der finniges Fleisch von Schaf, Rind oder Schwein gefressen hat. Der Bandwurm wird 5—6 mm lang und besteht aus 3 Gliedern. Der Kopf ist am breitesten, 0,3 mm, und trägt einen Hakenkranz, der von 4 Saugnäpfen umgeben ist. Die befruchteten Eier des Wurmes zeigen eine radiär gestreifte Schale. Sie werden mit dem Kot des Hundes ausgeschieden und gelangen durch enge Berührung mit dem Menschen bei mangelnder Hygiene in dessen Magen-Darmkanal. Dort werden die Eihüllen aufgelöst und die freigewordenen Embryonen dringen durch die Schleimhaut in die Darmvenen und gelangen mit dem Pfortaderblut in die Leber. Hier entwickeln sie sich zu Blasen, welche innerhalb von 4 Monaten einen Durchmesser von 15—20 mm erreichen. In diesen Blasen bilden sich sog. Tochterblasen, die sich von der Membran ablösen und frei in der Zystenflüssigkeit schwimmen. Im Gegensatz hierzu vollzieht sich das Wachstum beim Echinococcus alveolaris durch Ausstülpung der Cuticularwand nach außen. Solche Ausstülpungen liegen oft dicht nebeneinander. Wenn die trennenden Wände zerstört werden, ergibt sich ein eigentümlicher „alveolärer“ Bau. In der Leber können sich ein oder mehrere Zysten finden. Ihre Größe wechselt. Es sind Zysten mit einem Inhalt *bis zu 10 Litern Flüssigkeit* beobachtet worden. Der Ausfall an Lebergewebe wird durch kompensatorische Hypertrophie an anderer Stelle ausgeglichen, die Leber kann dadurch eine beträchtliche Größe erreichen. Wenn der Blaseninhalt einer solchen Zyste sich in die Bauchhöhle entleert, kommt es zur Keimaussaat ins Bauchfell und ins Netz. Auch auf den Gallenwegen kann es zu einer Verschleppung kommen. Dieselben können komprimiert oder verstopft werden. Das gleiche Schicksal können auch die Lebergefäße erleiden, wodurch es zu Aszites und Pfortaderthrombose kommen kann.

Der Echinokokkus der Leber kann vereitern und in die Nachbarorgane perforieren. Kommt es zum Durchbruch in die Lunge, so können Blasen oder Bruchstücke derselben ausgehustet werden. Perforationen können auch in die Gallengänge und das Nierenbecken eintreten und unter Erscheinungen der schwersten Steinkoliken verlaufen. Solche Erscheinungen sind häufig mit dem akuten Auftreten einer Urtikaria verbunden, die als *anaphylaktische Reaktion* aufgefaßt wird.

Die objektiven Symptome werden dann auffallend, wenn sich eine größere Zyste im Epigastrium vorwölbt. Die Form der Leber wird natürlich durch Lage und Größe der Zyste bestimmt. Ihre Oberfläche fühlt sich prall-elastisch an. Man fühlt selten Fluktuation. Auch das sog. Hydatidenschwirren ist selten. Man tastet mit den aufgelegten Fingern nach dem Anschlag mit einem Perkussionshammer eine schwirrende Flüssigkeitswelle. Da dieses Symptom gelegentlich auch beim Aszites nachweisbar ist, ist sein diagnostischer Wert nicht allzu hoch einzuschätzen.

Der Inhalt der Zyste ist wasserklar, selten gallig gefärbt. Sein spezifisches Gewicht liegt zwischen 1009 und 1015. Er ist sehr eiweißarm. Man findet darin Bernsteinsäure, Inosit und gelegentlich auch Leucin, Tyrosin und Cholesterin.

Im **Blute** der Echinokokkenträger kommt es zu einer ausgesprochenen Eosinophilie. Es sind Werte bis zu 60% beobachtet worden, aber auch ganz normale Werte. Mit dem Patientenserum kann man mit Hilfe eines hämolytischen Systems und Hydatidenblaseninhalts eine Komplementablenkung wie bei der WASSERMANNschen Reaktion durchführen. Bleibt dabei die Hämolyse aus, so ist dieses Symptom als diagnostisch sehr wertvoll zu bewerten (WEINBERGsche Reaktion).

Man kann auch mit durch Chloroform abgetöteter Zystenflüssigkeit (0,1—0,3 ccm) eine Kutanprobe durchführen. Die Probe ist als positiv zu bewerten, wenn 3—12 Stunden nach der Injektion eine starke Rötung und Schwellung dort auftreten.

Wenn eine Echinokokkenblase vereitert, kommt es zu Fieber, zur stärkeren Leberschwellung und zu Hyperleukozytosen. Es entwickelt sich also das Bild des Leberabszesses. Die Perforation geht meistens mit kolikartigen Schmerzen einher. Manchmal tritt auch akuter Kollaps ein. Es kann aber auch zur völligen Ausheilung des Leberechinokokkus kommen, wenn die Perforation in den Darm erfolgt.

Im **Röntgenbilde** kann nach einem solchen Ereignis ein rundlicher, deutlicher Defekt zurückbleiben.

Eine radikale Heilung kann nur die Operation bringen, wenn es gelingt, die Zyste ohne Eröffnung aus der Leber auszuschälen.

II. Die Erkrankungen der Gallenwege

Die entzündlichen Erkrankungen der Gallenwege

Die entzündlichen Erkrankungen der Gallenwege sind entweder durch eine aufsteigende enterogene oder durch eine absteigende hämatogene Infektion der galleführenden Wege bedingt. Entzündungsprozesse im Bereich der kleinsten Gallenwege werden als Cholangiolitis bezeichnet.

Die **Diagnose** der **Cholangitis** ist deshalb schwierig, weil leichtes oder auch stärkeres Fieber zunächst ohne alle Lokalzeichen seines Ursprungs bestehen kann. Auch ein deutlicher Ikterus kann oft lange Zeit oder dauernd fehlen. Natürlich führt die entzündliche bakterielle Affektion zu allen Anzeichen der Entzündung: verstärkte Senkung, relative Globulinzunahme, neutrophile Leukozytose, in chronischen Fällen auch Lymphozytose. Bei sehr chronischem Verlauf können aber diese Zeichen äußerst mitigiert vorhanden sein. Bei Infektion durch Keime der Typhus-Paratyphusreihe fehlt die Zunahme der Neutrophilen. Auch der Ikterus ist bei ihnen selten. Wenn Schüttelfröste und Schweiße auftreten und sich allmählich ein septisches Bild entwickelt, wird man schon eher an eine Cholangitis denken, besonders dann, wenn die Schüttelfröste mit Erbrechen einhergehen, eine Lebervergrößerung mäßigen Grades mit geringer Konsistenzzunahme unter völliger Wahrung der Form und der glatten Oberfläche hinzutritt. In leichten Fällen kann der Ikterus fehlen. Ein Subikterus ist aber doch meist vorhanden. In schweren Fällen zeigt der Ikterus starke Schwankungen der Intensität, kann sogar vollständig verschwinden und später wieder auftreten.

Die **Milz** ist oft beträchtlich vergrößert. Der Milztumor kann auch dann bestehen bleiben, wenn nie schwere Fieberperioden bestanden haben. Auch Dyskinesien der Gallenwege, sog. Pseudogallensteinkoliken kommen vor, wenn leicht entzündliche Prozesse den neuromuskulären Apparat der Gallenwege reizen und zu Spasmen der Gallenwegsmuskulatur führen. Meist ist die Schmerzhaftigkeit bei solchen Anfällen nur geringen Grades, und sie erreicht nie die Intensität echter Gallensteinkoliken. Je länger das Leiden dauert, um so größer ist die Neigung zu Gallensteinbildung und zu hepato-zellulären Zerstörungen. Schließlich kann es zu multiplen Leberabszessen und zum Bilde schwerer cholangitischer Sepsis kommen.

Unter den chronisch schleichenden Sepsisformen, welche mit Ikterus einhergehen, ist eine besondere Gruppe als **Cholangitis lenta** abgegrenzt worden. Man findet neben dem Fieber meist eine Endokarditis und embolische Herdnephritis.

Gelegentlich findet man bei chronischen Cholangitiden in der durch die Duodenalsonde gewonnenen Flüssigkeit Lamblien. Wenn sie auch meistens als Zufallsbefund zu bewerten sind, so können sie in anderen Fällen Reizzustände im Darmkanal und in den Gallenwegen unterhalten. Ist das der Fall, so ist die **Lamblien-cholangitis** ein dankbares Gebiet der Therapie. Man gibt 3mal täglich 0,1 Atebrin für die Dauer von 3 Tagen und wiederholt diese 3tägige Kur nach Ablauf von 14 Tagen. Die **Entzündung der Gallenwege** stellt das häufigste Leiden unter den Erkrankungen der Verdauungsorgane dar. Cholangitis und Cholezystitis werden auch dann beobachtet, wenn die Gallenwege steinfrei gefunden werden. Sie können aber eine Gallensteinbildung veranlassen, eine Tatsache, die man als lithogenen Katarrh beschrieben hat.

Die Infektion der steinfreien Gallenwege kann zu schweren Komplikationen führen, von denen hier nur das Empyem, die Wandphlegmone und die Perforation der Gallenblase mit lokaler oder diffuser Peritonitis angeführt seien. Auch als Fokus kann die infizierte Gallenblase — wie auch die übrigen Gallenwege (Cholangitis lenta) — eine bedeutsame Rolle spielen.

Neben den entzündlichen Erkrankungen der Gallenwege spielen sicher auch Störungen in ihrem neuromuskulären Verhalten eine bedeutende Rolle unter der Vielzahl der Beschwerden, über welche Leberkranke klagen. Es kommen Überschneidungen der rein mechanischen Cholelithiasis mit der infektiösen Cholezystitis und mit tenesmusartigen Zuständen des Hohlmuskels, ja manchmal mit der Sekundärinfektion von den Gallenwegen in das Pankreas hinein vor.

Neben der Erscheinung der Steingallenblase gibt es eine Reihe anderer Erkrankungen der extrahepatischen Gallenwege, welche auf dyskinetischen Vorgängen beruhen. Es kann im Einzelfalle schwierig werden, zwischen Cholezystitis, Cholelithiasis, dyskinetischer Stauungsgallenblase und Dyscholie eine scharfe Trennung durchzuführen. Sicher kommen Stauungszustände ohne Steine und

Entzündung vor, z. B. in der Gravidität mit der begleitenden Umstimmung aller vegetativen und endokrinen Vorgänge. Die Funktion des neuromuskulären Apparats der Gallenwege, welcher durch Erregungen, Ärger, Schreck und Verstimmung aus dem Gleichgewicht gebracht werden kann, hat in der Beurteilung der Cholezystopathien eine hervorragende Bedeutung.

Zu der **Diagnose** einer „reinen Dyskinesie" wird sich der Kliniker aber nur in seltenen Ausnahmefällen entschließen.

Die **Therapie** der entzündlichen Erkrankungen der Gallenwege geschieht am besten mit Sulfonamiden, von denen sich uns das gallenfähige Globucid besonders bewährt hat. Es kann in Dosen bis zu 15 g pro die gegeben werden. Wichtig ist, große Dosen der Sulfonamide zu geben, weil nur etwa 16% der verabreichten Menge über die Gallenwege zur Ausscheidung und damit zur Wirkung kommt.

Auch dem Urotropin und Aspirin, etwa 6mal täglich ½ g, und Pyramidon, 3mal täglich ½ g wird eine chemotherapeutische Wirkung zugesprochen. Ferner wird Choleval, ein kolloidales Silberpräparat mit gallensaurem Natron, empfohlen. Man injiziert täglich 0,1—0,2 g, gelöst in 10 ccm Wasser i.v.

Weiter versucht man die Entzündungen der Gallenwege durch örtliche Wärmebehandlung mit heißen Kataplasmen oder Moorpackungen zu beeinflussen. Daneben empfiehlt sich, eine Karlsbader Kur durchzuführen, indem man morgens 5mal mit einstündiger Pause je 1 g Karlsbader Salz in einem Glas heißen Wassers verabreicht. Bei geringeren Beschwerden hilft gelegentlich ein Tee von Fol. menth. pip. 1 Eßlöffel auf 1 Tasse bereitet, oder auch Ol. menth. pip. mehrmals täglich 3 Tropfen auf Würfelzucker zu nehmen.

Da alle Krankheitserreger, welche Entzündungszustände in den Gallenwegen bedingen, auch Spasmen derselben auslösen können, ist es zweckmäßig, Atropin in irgendeiner Form zu geben, z. B. Belladonnysat 5mal 20 Tropfen oder Papaverin, Eupaco oder Dolantin. Die gleichen Spasmolytika erweisen sich auch bei nichtentzündlichen dyskinetischen Zuständen als wirksam.

III. Die Erkrankungen der Gallenblase

Die Funktion der Gallenblase ist Speicherung und Eindickung der Galle. Die Leber sondert am Tage ungefähr 1 Liter Galle ab; wieviel von dieser Menge unmittelbar dem Darm zufließt und wie groß der Anteil ist, welcher in der Gallenblase in konzentrierter Form gespeichert wird, wissen wir nicht. Die Blasengalle ist gegenüber der Lebergalle auf das 10fache eingedickt. Man hat ausgerechnet, daß die Gallenblase kaum 5% des Überschusses der in 24 Stunden abgesonderten Lebergalle fassen könne. In der Blasengalle sind wasserlösliche und wasserunlösliche Bestandteile zu einem kolloidalen System gemischt. Der Kolloidanteil ermöglicht es unter anderem, daß 900 mg Cholesterin in Lösung gehalten werden können, ohne daß ein Ausfall oder Steinbildung erfolgt. Zu den wasserlöslichen Bestandteilen der Blasengalle gehören die Cholate, die fettsauren Salze, das Bilirubin, das kolloidale Lecithin und einige Schleimstoffe. In der Gruppe der wasserunlöslichen Gallenstoffe dominieren die Fette, das Cholesterin und der an Bilirubin oder Kohlensäure gebundene Kalk. Fette und Cholesterin werden durch Seifen und Cholate in Lösung gebracht.

Einflüsse, welche die Gallensäuren zerstören oder die Seifen ausflocken, vermindern die Stabilität des kolloiden Systems und können zur Niederschlagsbildung führen. Die bakterielle und fermentative Zersetzung der Gallensäuren und die Albuminocholie stellen solche wirksamen Einflüsse der ersten Niederschlagsbildung dar, welche die Steinkernbildung einleitet. Das Material für die Konkremente liefern das Cholesterin, die Gallenfarbstoffe, der Kalk und das organische Eiweißgerüst, welche alle physiologischerweise in der Galle vorkommen. Es muß nach neueren Untersuchungen zwischen einer **entzündlichen** und **nichtentzündlichen Steinbildung** unterschieden werden. Zu den nichtentzündlichen Cholesterinsteinen gehört vor allem der große Solitärstein. Er bildet sich aus steril sich zersetzender und mit Cholesterin übersättigter Galle infolge tropfiger Entmischung (dyskrasische Steinbildung). Während aus reinen Cholatlösungen von Cholesterin immer nur Einzelkristalle, nie steinartig zusammenhängende oder strukturierte Massen ausfallen, genügt ein geringfügiger Zusatz von Fett, um zunächst kugelige Gebilde zur Abscheidung zu bringen, welche anfangs ein myelinartiges glasiges Aussehen haben. Dann aber geht langsam der Prozeß der Bildung einer kompakten radiärstrahlenden Kristallmasse im Reagenzglas vor sich. Die gleichen Bedingungen sollen auch in der mit Cholesterin übersättigten Blasengalle die Bildung des radiären Cholesterinsteines zur Folge haben. Das Wesentliche bei der Steinbildung bleiben aber Stauung und Infekt. Die Stauung bereitet der Konkrementbildung den Weg, indem sie den Boden für den Infekt schafft. Der Infekt führt zur Störung des kolloiden Gleichgewichts dadurch, daß Eiweiß, Bakterien, Toxine, abgestoßene Epithelien oder Leukozyten die Stabilität der Gallenflüssigkeit beeinflussen.

Man hat auch daran gedacht, daß eine Cholesterindiathese das disponierende Moment für die Pathogenese der Cholelithiasis abgäbe. Bei der Mehrzahl der nichtikterischen Gallensteinträger liegen aber nach eigenen Erfahrungen die Blutcholesterinwerte durchaus im Streuungsbereich der Norm.

Die Hauptbestandteile der Gallensteine sind Cholesterin, Bilirubin und Kalk. Im Trockenrückstand von Gallensteinen kann der Cholesteringehalt zwischen 57 und 99% schwanken. An zweiter Stelle kommt der Kalk, der in manchen Steinen bis zu 20% des Trockenrückstandes ausmachen kann. Der mittlere Bilirubingehalt beträgt etwa 3,5%. Auch Kupfer oder Eisen hat man im Zentrum von manchen Gallensteinen entdeckt.

Nach ihrer Zusammensetzung unterscheidet man 4 **Steinarten:** den reinen Cholesterinstein, den reinen Pigmentkalkstein, den geschichteten Cholesterin-Pigmentkalkstein und schließlich den erdigen Pigmentstein.

Dazwischen steht der Kombinationsstein, dessen Kern nicht entzündlich entsteht, dessen Mantel nach erfolgter Infektion gebildet wird, der also in den Fällen seines Bestehens das **nichtentzündliche** Gallensteinleiden in das **entzündliche** überführt.

Die radiären Cholesterinsteine haben eine ovale oder rundliche Gestalt mit stets unregelmäßiger höckeriger Oberfläche (s. Tafel IV). Der Schliff zeigt einen Aufbau aus Kristallbalken, die im Zentrum wirr angeordnet sein können, dann aber radiär nach allen Seiten ausstrahlen.

Während alle mehr oder weniger reinen Cholesterinsteine einen radiären Bau aufweisen, sind alle Cholesterinkalksteine geschichtet. Die Entzündung ist das Ereignis, das plötzlich einsetzt und von seinem Beginn an größere Kalkmengen liefert. Während früher der radiäre Cholesterinstein durch Apposition neuer Massen weiterwuchs, entsteht jetzt durch die reichliche Kalkbeimengung eine ganz neue Kristallisationsform. Mit scharfer Grenze setzt sich auf dem radiären Stein ein kalkreicher geschichteter Mantel auf. Es entsteht der sog. Kombinationsstein (Abb. 2). Die Oberfläche eines solchen Kombinationssteines unterscheidet sich gewöhnlich nicht von den übrigen entzündlich entstandenen Cholesterinpigmentsteinen, erst der Schliff deckt ihn auf.

Abb. 3 und 4 zeigen die sog. Cholesterinpigmentkalksteine. Sie sind von ovaler oder rundlicher Gestalt und verdanken einer langsam einsetzenden Entzündung, die im Verlauf des Leidens an Intensität zunimmt, ihr Dasein. Sie enthalten zwar im Innern noch einen geschichteten kristallinischen Kern, weisen aber an der Peripherie bunte oder erdige Schichten auf (s. Abb. 6).

Die Klinik muß zwischen Steinträgern und Steinkranken unterscheiden. Bei Sektionen findet man etwa bei jedem 12. erwachsenen Manne und bei jeder 4. erwachsenen Frau Gallensteine. Im 2. bis 5. Lebensdezennium nimmt die Häufigkeit der Gallensteinbefunde nach Sektionsergebnissen erheblich zu. Unter den Frauen sind es vor allem die verheirateten und kinderreichen, die wesentlich öfter Steine zeigen als die unverheirateten oder kinderlos verheirateten. Viele Frauen bekommen ihre ersten Beschwerden mit Beginn der Schwangerschaft. Da in der Schwangerschaft der Blutcholesteringehalt stark ansteigt, von 0,14% auf etwa 0,27%, hat man diese Tatsache in Zusammenhang mit der Lithogenese bei schwangeren Frauen gebracht. Aber eine besondere Anreicherung von Cholesterin in der Blasengalle hat man während der Schwangerschaft vermißt, obwohl sich die Gallenblase in 75% der Fälle während der Schwangerschaft als erweitert erwies. Vielleicht begünstigt der wachsende Uterus eine Stauung in der Gallenblase. Auch Motilitätsneurosen der Gallenwege, die in der Schwangerschaft besonders oft gefunden werden, können den Gallenfluß erschweren. Das gleiche gilt für die mangelhafte Zwerchfellatmung in der Gravidität.

Obwohl die Nahrung in der Nachkriegszeit sehr fett- und cholesterinarm war, haben sich die Gallensteinanfälle statt seltener zu werden doch gehäuft. Damit ist die Wahrscheinlichkeit einer alimentären Lithogenese sehr gering geworden. Auch die Frage, ob konstitutionelle Momente eine ausschlaggebende Rolle spielen und die Gallensteinbildung mit Störungen des Cholesterinhaushaltes in Beziehung zu bringen ist, ist für die Mehrzahl der Fälle sicher zu verneinen. Untersucht man bei nichtikterischen Steinträgern und Steinkranken das Blutserum, so findet man nur ausnahmsweise Werte, welche über 2 g‰ hinausgehen.

Die Gallensteinerkrankung

Die Gallensteinerkrankung hat mit den verschiedenen Formen der Cholezystitis und Cholangitis viele gemeinsame Züge. In der Mehrzahl der Fälle diagnostizieren wir klinisch nicht den Gallenstein, sondern die Cholangitis bzw. Cholezystitis, welche sich in der Mehrzahl der Fälle in steinhaltigen Gallenblasen entwickeln. Die Gallensteinerkrankungen lassen sich in zwei Gruppen trennen: In der einen Gruppe verbleiben die Steine in der Gallenblase bzw. im Ductus cysticus. In der anderen Gruppe rücken die Steine in den Ductus choledochus bzw. in das Diverticulum Vateri vor und können einen mehr oder weniger vollständigen Choledochusverschluß, unter Umständen auch einen solchen des Ductus pancreaticus, hervorrufen (s. Abb. 31). Dabei kommt es zu einem starken Retentionsikterus mit Entfärbung der Fäzes. Es kommen auch Fälle mit einem intermittierenden Ikterus vor, bei welchen der Stein den Gallenabfluß bald freigibt, bald hindert. Die Stühle solcher Kranken zeigen dementsprechend gefärbte und nichtgefärbte Anteile.

Es ist wichtig, zu wissen, daß es auch Prozesse gibt, die vollständig auf die Gallenblase beschränkt bleiben, und auch Steinkranke, die *niemals einen Ikterus oder Schmerzen gehabt haben.*

Ist der Prozeß auf die Gallenblase beschränkt, so kann die Gallenblase fühlbar werden. Während eine normale Gallenblase, weil sie viel zu weich ist, niemals tastbar ist, wird dieselbe, wenn sie durch einen entzündlichen Inhalt stärker gespannt ist oder wenn sie durch Wandverdickung eine stärkere Resistenz bietet oder wenn sie Steine enthält, als Tumor tastbar werden. Dieser Tumor überragt an der der Gallenblase entsprechenden Stelle den Leberrand. Größere Gallenblasentumoren können Birnen- oder Gurkenform zeigen und sind respiratorisch mit dem Leberrand verschieblich. Immer liegt der Gallenblasentumor dicht unter den Bauchdecken. Zur Differenzierung von Nierentumoren kann man den Darm mit Luft füllen, wodurch der Tumor noch weiter nach vorn unter die Bauchdecke gedrängt wird im Gegensatz zu den Nierentumoren.

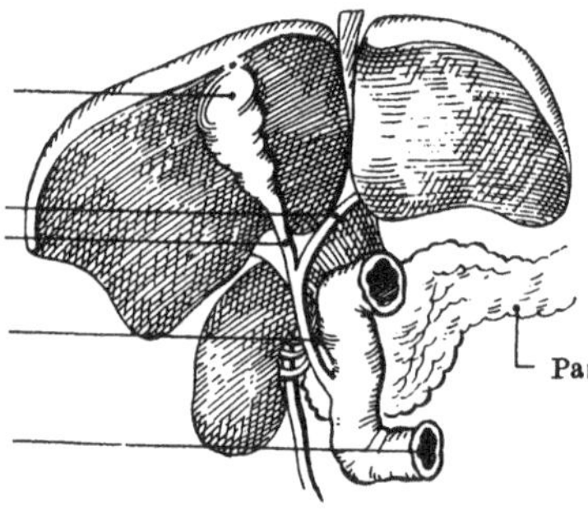

Abb. 30. Als Typus angegebenes Verhalten; mehr oder weniger spitzwinklige Verbindung des Ductus cysticus mit dem Ductus hepaticus

Schwierig kann die Unterscheidung von einem Schnürlappen werden.

Der Druck einer engen Kleidung führt, besonders so lange der Thorax noch weich und biegsam ist, zu Formveränderungen der Leber. Hält der Druck lange Zeit an, so kommt es zur Atrophie an der Schnürfurche. Der vom Hauptmassiv abgedrängte Teil kann hypertrophieren und so einen Tumor vortäuschen. Die Abschnürung greift auch in die Tiefe des Lebergewebes über. Es kommt zu Abschnürung und Verlängerung der Gallengänge. Befindet sich im Bereich der Abschnürung auch die Gallenblase, so kann diese selbst oder ihr Ausführungsgang so von dem Druck betroffen werden, daß sie ihren Inhalt nur unvollkommen entleert. Die Galle wird gestaut, wodurch die Steinbildung begünstigt wird.

Die Gallenblase kann auch unter einem Schnürlappen oder einem von der Gallenblase selbst ausgezogenen Leberlappen liegen (RIEDELscher Lappen). Auch beim akuten Hydrops und beim akuten Empyem kann man einen deutlichen Gallenblasentumor fühlen. Der akute Hydrops kann in kurzer Zeit völlig wieder verschwinden. Beim Gallenblasenkarzinom tastet man einen derben und unebenen Tumor.

Für die **Differentialdiagnose** zwischen **Steinverschluß** und Karzinom sind folgende Merkmale von Bedeutung: Eine besonders stark erweiterte und daher fühlbare Gallenblase spricht bei chronischem Ikterus für Karzinom und gegen Verschlußsteinikterus. Letzterer zeigt in seiner Intensität häufiger Schwankungen als beim Retentionsikterus durch Karzinome. Dieser wird immer dann wahrscheinlich, wenn gleichzeitig Aszites auftritt, ein Symptom, welches gegen Steinikterus spricht. Fieber kommt zwar auch beim Karzinom vor, ist aber beim Steinikterus wesentlich häufiger. Die Schmerzen sind beim Karzinom niemals von kolikartigem Charakter. Ein Milztumor ist als Folge vorausgegangener cholangitischer Prozesse zu deuten und spricht gegen die Diagnose eines Krebses.

Der akute Gallensteinanfall setzt mit heftigem Kolikschmerz ein. Die Leber schwillt an und wird so druckempfindlich, daß die Kranken das Bedürfnis haben,

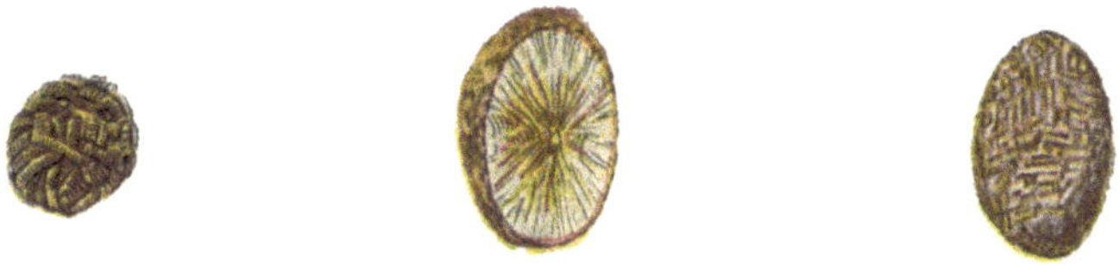

Cholesterinsteine

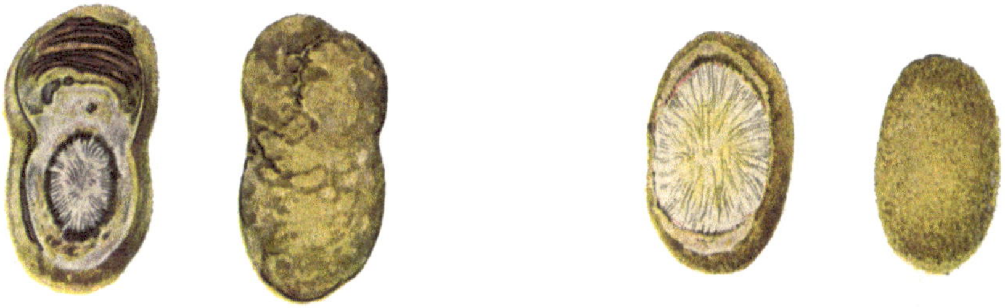

Kombinationssteine (Cholesterin-Kalk-Pigment)

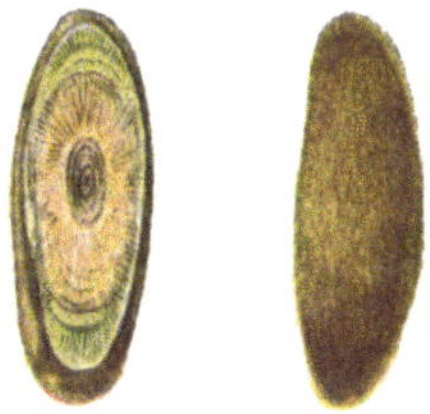

Cholesterinkalkstein

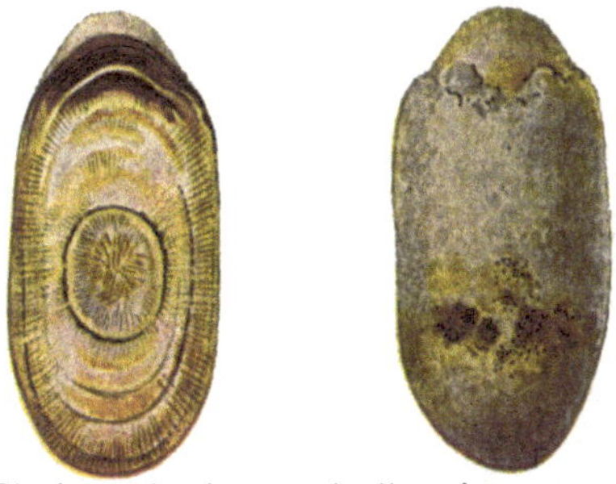

Cholesterinpigmentkalkstein

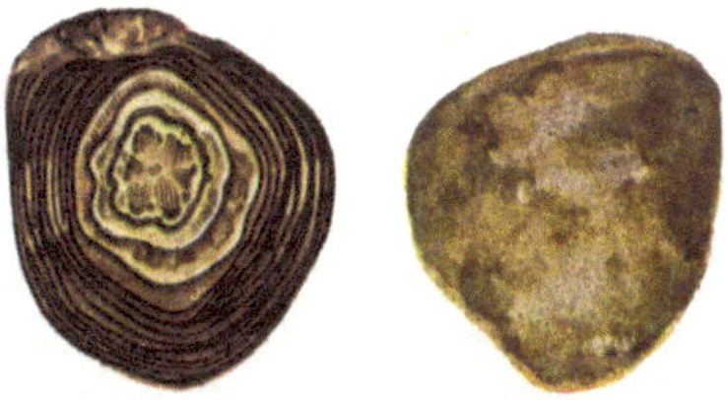

Cholesterinpigmentkalkstein

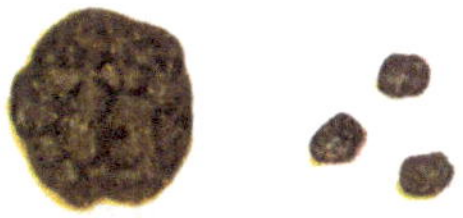

Bilirubinkalkstein (Pigmentkalkstein)

(Zum Teil nach Bacmeister)

Der Kliniker: Bürger, Innere Medizin

Walter de Gruyter & Co. / Berlin

die enge Kleidung zu lockern. Nicht selten lösen reichliche und fetthaltige Mahlzeiten und körperliche Erschütterungen (Eisenbahn- oder Motorradfahrten) einen Anfall aus. Häufig beginnt auch der unkomplizierte Anfall mit einem Schüttelfrost oder mit Erbrechen. Der Schmerz strahlt in die rechte — ausnahmsweise auch in die linke — Schulter aus, die Haut am rechten Rippenbogen ist hyperästhetisch. Oftmals findet man im rechten Interskapularraum einen Druckpunkt. Nicht selten ist man auch vor die Frage gestellt, ob es sich um eine Nierenstein- oder Gallensteinattacke gehandelt hat. Findet man im Harn Erythrozyten, so ist die Entscheidung zugunsten der Nierensteine zu fällen. Oft schließt sich an die Gallensteinerkrankung eine Pericholezystitis an, besonders wenn es zur Perforation der Gallenblase gekommen ist. Der nunmehr entstehende Tumor, in den oft das Netz einbezogen ist, liegt meist unmittelbar unter dem rechten Rippenbogen und zieht sich mehr nach rechts herüber. Hat dieser Zustand schon längere Zeit bestanden, so kommt man über die Diagnose einer lokalen Peritonitis nicht hinaus. Es kommt dann zu Verwachsungen in der Gallenblasengegend, die auf die Nachbarorgane übergreifen können. Verläuft die Gallensteinkolik *mit Ikterus*, so wird unter Berücksichtigung der Anamnese die Diagnose erleichtert. Ein vorher fühlbarer Gallenblasentumor kann durch Entleerung des entzündlichen Blaseninhaltes verschwinden. Passiert der Stein die Papilla Vateri, und gelangt er auf diesem Wege in den Darm, so spricht man von einem erfolgreichen Anfall. Auf diese Weise können Steine bis zu Bohnengröße in den Darm gelangen; aber auch wesentlich größere Steine sind in den Abgängen gefunden worden. Dieses kann dann geschehen, wenn die entzündete Gallenblase mit dem Darm verwachsen ist und der Stein perforiert. Als Folge einer solchen Perforation in den Dünndarm kann sich ein Gallensteinileus entwickeln.

Gelegentlich sollen auch bei Leberzirrhosen und bei akuter Leberatrophie kolikartige Schmerzen auftreten. Sicher sind sie sehr selten.

Die **Röntgendiagnose** des Gallensteins ist nur dann möglich, wenn derselbe Kalk enthält. Sonst muß man zur Kontrastfüllung der Gallenblase seine Zuflucht nehmen, die aber nur dann möglich ist, wenn der Cysticus frei ist und die Leber ein genügendes Ausscheidungsvermögen für das Kontrastmittel hat. Es ist zu bedenken, daß bei der heutigen Technik *höchstens ein Viertel aller Steine röntgenologisch nachweisbar werden.*

Die **Therapie** der Gallensteinkolik. Bei jeder akuten Gallensteinkolik sind schmerzstillende und spasmenlösende Mittel zur Anwendung zu bringen. Immer bleibt das Morphium das souveräne Mittel. Bei kräftigen Menschen können 2 cg injiziert oder die entsprechenden Mengen von Dilaudid, Pantopon oder Eucodal gegeben werden.

Auch die paravertebrale Anästhesie durch Injektion von 10 ccm einer ½%igen Novocainlösung rechts vom 10. Dorsalwirbelfortsatz kann den Schmerz schnell kupieren. Unter den spasmenlösenden Mitteln steht das Atropin an erster Stelle, von dem man mehrmals am Tage 1 mg verabreicht. Ähnlich wirken Papaverin 0,04 peroral oder Paverysat (5mal 20 Tropfen am Tage) oder Suppositorien von Eupaco und ähnlichen Spasmolytika. Eine bequeme Kombination ist folgende: Morph. hydrochloric. 0,02, Extr. Belladonn. 0,03, M. suppos.

Ist der Anfall überwunden, so beginnt man mit einer diätetischen Kur, die sich im wesentlichen aus Kohlehydratbrei zusammensetzt. Das Fett ist zu beschränken, kleine Mengen reiner Butter sind zu gestatten. Blähende Speisen, wie Kohl, Sauerkraut, Bohnen, Linsen sind zu vermeiden. Gleichzeitig mit dieser Schonungsdiät wird eine Karlsbader Kur eingeleitet, bei welcher man Karlsbader oder Mergentheimer Wasser verordnet. Steht dasselbe nicht zur Verfügung, so läßt man 5 mal am Morgen mit stündlichen Pausen 1 Glas heißen Wassers mit einem Teelöffel Karlsbader Salz nehmen. Gleichzeitig sind heiße Kataplasmen auf die Leber durchzuführen. Als Getränk hat sich die reichliche Gabe von Pfefferminztee bewährt.

Den Versuchen zur Abtreibung der Gallensteine stehe ich skeptisch gegenüber. Man verordnet bei diesen Abtreibungskuren Medikamente, wie Skopolamin, welche den Sphincter Oddi zur Eröffnung bringen und andere, wie Hypophysin oder Pituitrin, welche die Gallenblase zur Kontraktion veranlassen. Durch Olivenöl oder Eidotter oder $MgSO_4$ soll der Gallenfluß in Gang gebracht werden. Man muß sich darüber klar sein, daß alle diese Mittel eine Gallensteinkolik auslösen können.

Wichtig ist die Entscheidung, wann die Indikation zur Operation gegeben ist. Eine absolute Indikation besteht beim Gallenblasenempyem, bei Gallenblasenwandphlegmonen und bei drohender Gallenblasenperforation, ferner bei Steineinklemmung im Ductus choledochus und im Ductus cysticus und schließlich bei Gallensteinileus. Auch die abszedierende Cholangitis und die chologene Sepsis werden einen chirurgischen Eingriff nahelegen. Relative Indikationen zur Operation sind dann gegeben, wenn sich die Koliken mehrmals im Jahr wiederholen und die Kranken das 50. Lebensjahr noch nicht überschritten haben. Mit zunehmendem Alter werden die Operationsaussichten immer schlechter. Wenn das Gallensteinleiden eine chronische Cholezystitis oder Cholangitis unterhält und diese Zustände bei jeder Kolik neu aufflackern, wird man sich zum operativen Eingriff entschließen. Auch hier ist das Alter des Patienten und die Intensität der entzündlichen Erscheinungen bei der Indikationsstellung zu berücksichtigen. Wenn ein Verdacht auf Mitbeteiligung des Pankreas vorliegt, ist die Operation angezeigt, um Schlimmeres zu verhüten.

Die Erkrankungen des Pankreas

Unter den Bauchspeicheldrüsenerkrankungen werden unterschieden: die akuten und subakuten Entzündungen, die akute Pankreasnekrose, die Steinbildung in der Bauchspeicheldrüse und schließlich die Geschwülste der Bauchspeicheldrüse, zu denen vor allem der Krebs und die Zysten des Pankreas zu rechnen sind.

Durch verfeinerte Methoden lassen sich nicht nur organische sondern auch funktionelle Pankreasschäden leichterer Art aufdecken. Bei den letzteren ist die Entscheidung schwierig, ob es sich um ausschließlich auf das Organ beschränkte Erkrankungen oder um die sehr viel häufigere sekundäre Mitbeteiligung der Bauchspeicheldrüse bei Erkrankungen von Nachbarorganen oder bei Allgemeinschädigungen handelt.

Die allgemeine Symptomatologie der Pankreaserkrankungen ist schwer scharf zu umreißen. Im Vordergrund des **klinischen Bildes** stehen der Schmerz und dyspeptische Beschwerden. Bei den seltenen Steinbildungen in den Ausführungsgängen des Pankreas können linksseitige kolikartige Schmerzen auftreten. Dieselben sollen in ähnlicher Form auch bei Dyskinesien der Ausführungswege vorkommen. Der **Pankreasschmerz** kennzeichnet sich in mehreren Formen, er kann ein dauernder, ununterbrochener, mehr oder weniger heftiger Schmerz sein, der am besten als Sympathikusschmerz bezeichnet wird. Er kommt durch Druck oder Entzündung des Plexus solaris und des Ganglion semilunare zustande. Er wird bei der akuten oder chronischen Pankreatitis beobachtet, kommt aber auch bei Pankreaszysten oder Pankreaskarzinom vor. Bei Pankreaszysten ist der Schmerz besonders dann vorhanden, wenn sie durch Steinbildung kompliziert sind oder wenn die Pankreaszysten besonders groß sind und auf den Plexus drücken. Auch Abszesse des Pankreas und Embolie der Pankreasgefäße gehen mit Schmerzen einher. Eine andere Art von Schmerzen, die für eine Anzahl von Pankreaserkrankungen charakteristisch sind, sind die Pankreaskoliken. Sie stellen anfallsweise auftretende, periodisch wiederkehrende Schmerzen dar, die in der Gegend des 9. und 12. Brustwirbels häufiger links als rechts lokalisiert sind und teils ins Kreuz, teils in den Bauch ausstrahlen. Die Abgrenzung gegenüber Nierenkoliken, Gallensteinkoliken und Darmkoliken kann schwierig sein. Auch mit Kardialgien sind die Pankreaskoliken verwechselt worden. Die Schmerzen werden durch Sekretstauung oder durch die Irritation der Schleimhaut durch ein Konkrement im Ausführungsgang ausgelöst. Die Periodizität des Schmerzes wird durch das vorübergehende Freiwerden des Ausführungsganges erklärt. Auch bei Pankreasblutungen und Pankreasnekrosen kommen Schmerzen vor, die allerdings wenig Charakteristisches haben und in ähnlicher Form und Stärke auch bei der akuten Peritonitis und akutem Ileus geklagt werden. Ebensowenig geben die dyspeptischen Beschwerden bei Pankreasaffektionen, wie Übelkeit, Appetitlosigkeit, Völle, Auftreibung des Leibes, Ekel vor Fleischspeisen, präzise Anhaltspunkte für die Differentialdiagnose.

Auch ileusartige Bilder mit ganz plötzlichem Beginn, akutem Kollaps und heftigsten Schmerzen können auf subakuter Pankreatitis beruhen. Schon bei geringen Fettgewebsnekrosen hat man Spiegelbildung im Darm radiologisch festgestellt, die nicht anders zu erklären ist als dadurch, daß die Affektion von spastischem Ileus begleitet wird. Schließlich ist auch daran zu denken, daß **Inselzellenadenome** im Pankreas zu periodischen Attacken von Hypoglykämie mit Hungergefühl, Kollaps und Zittern führen können.

Die objektiven Symptome der Pankreaskrankheit sind der Nachweis einer palpablen Geschwulst oder Resistenz und bei chronischen Erkrankungen Ausfallserscheinungen. Bei mageren Personen ist gelegentlich die indurative Pankreatitis durch direkte Betastung der Bauchspeicheldrüse zu vermuten. Schwierig ist die Abgrenzung einer zystischen Geschwulst im Leib als Pankreaszyste. Vor Probepunktionen wird gewarnt. Gelegentlich ist das periodische Verschwinden und Wiederanwachsen als Zeichen für eine Pankreaszyste verwertet worden. Verwechslungen mit Nieren- und Ovarialzysten und sogar mit Hydronephrosen sind vorgekommen. Es ist wichtig zu wissen, daß es bei **akuter** Pankreatitis zu lokaler Tumorbildung kommen kann. Ist der Ductus choledochus durch Vergrößerung des Pankreaskopfes oder Vermehrung des Bindegewebes in demselben komprimiert, so kann es zum Ikterus kommen. Dasselbe kann auch durch Pankreassteine geschehen, welche auf den benachbarten Ductus choledochus drücken (Abb. 31).

Bei chronischer Pankreasaffektion beobachtet man gelegentlich bronzefarbene Pigmentanomalien der Haut, deren letzte Ursache ungeklärt ist. Es handelt sich hier um die sog. Hämochromatose oder Bronzediabetes (s. S. 189). Bei chronischen Erkrankungen der Bauchspeicheldrüse soll es zu vermehrtem Speichelfluß, zur Salivation kommen, welche durch das Eintreten der Speicheldrüsen für die außer Funktion gesetzte Pankreasdrüse erklärt wird. Bei schweren Pankreasstörungen sowohl infolge entzündlicher Affektionen als auch durch Karzinome kommt es zu Diarrhöen, die mit Obstipation abwechseln können und durch die mangelhafte Verdauung der Fette und Eiweißkörper bedingt sind. Natürlich verliert der Körper bei chronischen Durchfällen und mangelnder Nahrungsresorption an Substanz. Es kommt zur Abmagerung und Kachexie. Der Nachweis von Pankreassteinen im Stuhl wird wohl nur selten gelingen. Auch das Vorkommen von Pankreasfisteln ist ein seltenes Ereignis, ebenso wie das anfallsweise Erbrechen von Pankreassaft.

Die **röntgenologischen Untersuchungsmethoden** des Pankreas haben besonders durch das Studium des Schleimhautreliefs am Magen und Duodenum eine wesentliche Bereicherung erfahren. Durch das Pankreaskarzinom lassen sich drei Arten von Einwirkungen feststellen:

1. Verlagerung und Impression von außen bei intaktem Relief.
2. Chronisch entzündliche und
3. maligne Veränderungen am Relief.

Auch die röntgenologische Differentialdiagnose gegenüber sekundären Pankreaskarzinomen, die ihren Ausgang vom Magen und Duodenum nehmen, ist durchaus möglich. Größere Pankreaszysten und Pseudozysten sind durch hochgradige Verdrängung des Magens nach vorn oder nach rechts oder auch durch Kompression der Ureteren röntgenologisch faßbar. Oft wird der Raum des Kopfes der Bauchspeicheldrüse vergrößert und erweitert. Vor allem gilt das auch für den Zwölffingerdarm, dessen großer C-Bogen ausgeweitet erscheint. Bei Transversalaufnahmen soll schon eine Distanz zwischen Magen und Wirbelsäule, die über die Breite eines Wirbelkörpers hinausgeht, auf Pankreasaffektionen verdächtig sein.

Das Pankreas ist der Hauptproduzent der Darmfermente. Es liefert Steapsin, Diastase und Trypsin. Fallen alle diese Fermente aus, so muß das zu schweren Störungen der Nahrungsresorption führen und dadurch gleichzeitig zur Vermehrung der Stuhlmenge.

Am sichersten für die klinische Bewertung einer **Pankreasinsuffizienz** ist der exakte Ausnutzungsversuch. Es ist aber zu betonen, daß selbst bei weitgehenden Zerstörungen des Pankreas durch Krebs oder Zirrhose immer noch so viel Bauchspeichel abgesondert werden kann, daß grobe Ausfallssymptome ausbleiben. Trotzdem ist für die Feststellung gestörter äußerer Tätigkeit der Bauchspeicheldrüse unter der Voraussetzung einer normalen gemischten Kost die sorgfältige Beobachtung des Stuhles ein unabdingbares diagnostisches Erfordernis. Beim vollständigen Fehlen des Bauchspeichels wird der Stuhl massig, grau und fettreich. Es werden über 1 kg Fäzes und mehr am Tage entleert. Werden größere Buttermengen genossen, so gewinnt der Stuhl den Charakter des Butterstuhles. Er wird mit einer flüssigen Fettschicht abgesetzt, die zu einer Butterschicht erstarrt. Meist wird der Stuhl solcher Kranker in Form eines weichen Salbenstuhls entleert, der nachträglich in der Kälte fester wird. Mikroskopisch findet man darin quergestreifte Muskelfasern (Kreatorrhoe), ferner reichlich Neutralfett, welches sich mit der Nilblausulfatprobe rot färbt, während die Fettsäure- und seifennadeln violett erscheinen. Erhitzt man den Objektträger, so schmilzt das Fett zu Tropfen zusammen. Die übermäßige Entleerung von Fett wird als Steatorrhoe bezeichnet. Diese Fettstühle oder die Steatorrhoe sind vielleicht das *charakteristischste Ausfallssymptom* bei Pankreaserkrankungen. Wenn auch mit jedem Stuhl normalerweise etwa 5% des zugeführten Fettes wieder ausgeschieden werden, so bieten doch die Fettstühle bei Pankreaserkrankungen ein sehr charakteristisches Bild. Der Stuhl ist massig, übelriechend und reagiert sauer. Die Farbe ist nicht so grau und nicht so tonfarben wie bei gallenfarbstoffarmen Stühlen, sondern es handelt sich eher um rötlichbraune oder graubraune Stuhlentleerungen. Früher hat man in solchen Fällen eine grobe Kost von 250 g Hafermehl und 250 g Butter gegeben. Der Stuhl enthält dann fast nur ungespaltenes Butterfett.

Beim Auftreten der Steatorrhoe ist daran zu denken, daß auch bei anderen Darmerkrankungen, vor allem bei der Sprue, hohe Fettverluste auftreten. Die Angaben über die Größe der Fettverluste schwanken zwischen 20 und 80%. Wichtig ist, auf die Differenzierung des Kotfettes in Neutralfett, Fettsäuren und Fettseifen zu achten. Während bei der Sprue die Fettspaltung ungestört vor sich geht und nur die Resorption darniederliegt, sinken bei Pankreasaffektionen die Produktion und der Zufluß der fettspaltenden Fermente zum Darm; dadurch ist die Fettspaltung gestört und Fettsäuren und -seifen sind gegenüber dem Neutralfett vermindert. Ist nur der Gallenabschluß an dem Auftreten von Fettstühlen schuld, so werden die Fettverluste 45% nicht überschreiten. Sind Pankreassaft und Galle vom Darm abgeschlossen, so steigt der Fettverlust auf 80—90% an. Ausgedehnte kalorimetrische Untersuchungen haben mich gelehrt, daß schon ein Kaloriengehalt über 5 Kalorien je Gramm Trockenstuhl bei gemischter Kost den Verdacht auf Fettresorptionsstörungen erregen muß. Da die Phosphatide im wesentlichen durch den Pankreassaft gespalten werden, steigt der Gehalt an diesen im Stuhl an, wenn die Lipasen fehlen. Man hat daher bei Pankreaserkrankungen 0,4—1,2 g ätherlösliche Phosphorsäure im Stuhl gefunden.

Die Eiweißverdauung ist nie so schwer gestört wie die des Fettes; denn Erepsin, Darm- und Bakterienfermente können für das mangelnde Trypsin eintreten. Den Abgang von Eiweiß durch den Stuhl bezeichnet man als Azotorrhoe oder Kreatorrhoe. Bei vollkommener Hemmung des Pankreassaftzuflusses zum Darm hat man Stickstoffverluste von 20—40% beobachtet. Klinisch äußert sich der Eiweißverdauungsstörung in dem Vorkommen von unverdauten Muskelfasern im Stuhl. Aber auch dieses Zeichen ist mit Vorsicht zu verwenden, da es auch bei Steigerung der Darmperistaltik allein infolge geschwüriger, entzündlicher oder krebsartiger Prozesse vorkommen kann. Umgekehrt kann die Kreatorrhoe auch bei hochgradiger Pankreaserkrankung fehlen. Im Zusammenhang mit der fehlenden Eiweißverdauung steht offenbar das Fehlen von Indican im Harn. Diese fehlende Indicanurie wird von den älteren Autoren als wertvolles Zeichen für Veränderungen im Pankreas angesehen. Auch die Ätherschwefelsäuren können vermindert sein.

Da bei diffusen Pankreaserkrankungen auch der Inselapparat mit geschädigt sein kann, ist das Auftreten der alimentären Glykosurie begreiflich. Auch bei arteriosklerotischen Veränderungen der Bauchspeicheldrüse kann es zu Degenerationen der LANGERHANSschen Inseln kommen und damit zum Diabetes. Eine alimentäre Glykosurie — etwa nach 100 g Traubenzucker — ist nur dann beweisend, wenn sie positiv ausfällt. Bei negativem Ausfall spricht die Probe nicht für die Intaktheit des Pankreas.

Wichtig ist der Nachweis der **Diastase** in Blut, Duodenalsaft und Harn. Die Bestimmung wird nach WOHLGEMUTH durchgeführt. Die gefundene Diastasemenge wird in Einheiten nach folgender Berechnung angegeben:

$$\text{Diastaseeinheiten } x = \frac{\text{Stärkemenge} \cdot 1}{\text{Fermentmenge (Konzentration)}}$$

z. B. Diastasekonzentration: 0,008 im Kubikzentimeter; $d\frac{38^0}{30'} = \frac{5 \cdot 1}{0{,}008} = 625$ Einheiten Diastase bei 38^0 in 30 Minuten.

Die Einheit gibt also die Fermentmenge in 1 ccm Körperflüssigkeit an, die 5 ccm einer 1%igen Stärkelösung in 30 Minuten spaltet.

Folgende Übersicht gibt die Zahl der Diastaseeinheiten an, welche in den verschiedenen Körperflüssigkeiten beim stoffwechselgesunden Menschen gefunden werden: Serum 8—32 E.; Harn 16—64 E.; Duodenalsaft 160—2500 E.; Kot 32—128 E.; Mundspeichel über 250 E.

Die Diastasewerte im Blut, Duodenalsaft und Harn sind schon unter normalen Bedingungen starken Schwankungen unterworfen. Bei der akuten Pankreatitis sind dieselben fast regelmäßig erhöht. Das gleiche gilt für die Pankreasnekrose und den akuten Gangverschluß. Man nimmt an, daß Pankreasfermente auf dem Lymphwege in das Blut übertreten und sich dort und im Harn in vermehrter Menge nachweisen lassen. Auch bei chronischen Pankreatitiden findet sich eine Erhöhung der Diastase im Blut. Ihr Fehlen spricht jedoch *nicht gegen die Annahme* einer Pankreatitis. Fällt bei einer chronischen Entzündung infolge der sich einstellenden Parenchymschäden die Fermentproduktion aus, so kann es naturgemäß nicht zu einer Vermehrung der Diastase in Blut und Harn kommen. Fehlt die Diastase im Duodenalsaft gleichzeitig mit den anderen Pankreasfermenten, so ist ein Dauerverschluß durch einen den Gang komprimierenden Tumor wahrscheinlich.

Die Klinik der Bauchspeicheldrüsenerkrankungen

1. Die akute Pankreatitis

Die akute und subakute Entzündung der Bauchspeicheldrüse ist in ihren Anfängen örtlich nicht betont. Man findet unbestimmte Schmerzen in der Oberbauchgegend und eine leichte Druckempfindlichkeit dortselbst neben Erscheinungen wie Dyspepsie und gelegentlich einen Subikterus.

Eitrige Bauchspeicheldrüsenentzündungen zeichnen sich durch Schüttelfröste und hohe Leukozytose aus. Wenn es nicht zur Abszeßbildung kommt, sind die klinischen Erscheinungen geringfügig. Es finden sich erhöhte Blutzuckerwerte und eine vorübergehende Glykosurie.

Abszesse pflegen am häufigsten im **Kopf** der Bauchspeicheldrüse zu sitzen, besonders wenn es sich um Abszesse durch Abflußbehinderung des Drüsensaftes handelt. Wichtig ist, daß in den meisten Fällen ein leichter Subikterus besteht, ohne daß die Leber wesentlich vergrößert ist. Leichtere Formen einer akuten Pankreatitis können sich zurückbilden. **Multiple** kleine Abszesse haben dagegen meist eine schlechte Prognose.

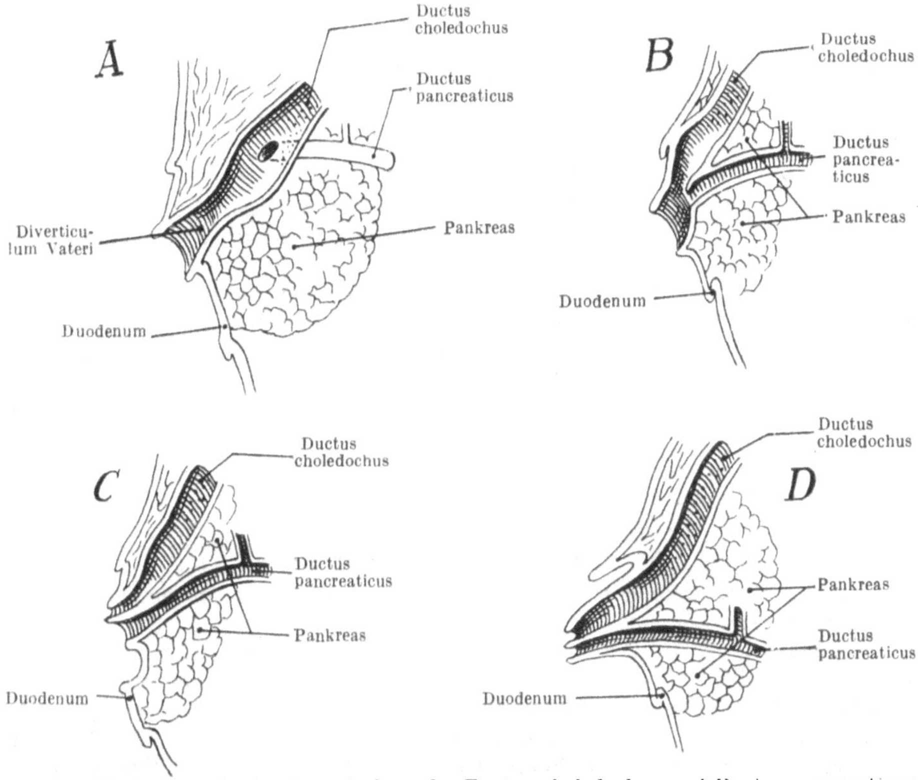

Abb. 31. Variationen in der Ausmündung des Ductus choledochus und Ductus pancreaticus (nach CORNING.)

A Diverticulum Vateri, in welches der Ductus pancreaticus und Ductus choledochus einmünden. *B* Gemeinsame Mündung beider Ductus in das Duodenum. *C* Getrennte Mündung des Ductus pancreaticus und Ductus choledochus. *D* Rüsselförmige Vorstülpung der Pap. Vateri mit getrennten Mündungsgängen

2. Die chronische Pankreatitis

Die **chronische** Entzündung der Bauchspeicheldrüse ist in der Hauptsache als Folge akuter Entzündungen anzusehen. Als auslösende Ursachen kommen Steinbildungen und Steinwanderungen im Ductus choledochus in Frage, welche sich durch die Lagebeziehung des Ductus choledochus zum Ductus pancreaticus erklären (s. Abb. 31). Bestehen die Stauungen längere Zeit, so führen sie zu einer allmählichen

Drüsenatrophie mit Bindegewebsentwicklung (Pankreassklerose). Diese chronische Pankreatitis beobachtet man auch bei Alkoholikern mit oder ohne Leberzirrhose. Die leichteren Formen der chronischen Pankreatitis können sich längere Zeit dem Nachweis entziehen. Schwerere Formen kündigen sich durch Steatorrhoe und Kreatorrhoe an. Sie münden schließlich in das Bild des Pankreasdiabetes aus. Auch vorübergehende diabetische Störungen werden beobachtet. Das Wiederabklingen des Diabetes wird dadurch erklärt, daß durch mangelnde Resorption der Nahrung das Pankreas entlastet wird und demzufolge eine scheinbare Besserung und vorübergehende Aglykosurie eintritt. Gelegentlich werden bei der Pankreassklerose auch Koliken mit typischem Linksschmerz beobachtet oder anamnestisch angegeben. Nicht behandelt, pflegen die Kranken mit Pankreassklerose infolge der starken Fett- und Eiweißverluste im Darm im Laufe einiger Jahre zugrunde zu gehen.

In seltenen Fällen kann auch ein *vermehrter Mundspeichelfluß* auf eine Störung im Pankreas hinweisen.

3. Die Lithiasis pancreatica

Die Bildung von Bauchspeichelsteinen — die Lithiasis pancreatica — ist meist eine Folge einer Stauung im Pankreasgang, in deren Verlauf es zu Entzündungen der kleineren Gänge und zu einer Atrophie des Drüsenparenchyms mit Bindegewebsentwicklung kommt. **Klinisch** verläuft die Lithiasis pancreatica unter dem Bilde häufiger Koliken, besonders wenn es zu einem Abschluß des Hauptausführungsganges kommt. Gleichzeitig treten Neutralfett- und Fleischstühle auf. Die ersten Koliken werden häufig mit einem hochsitzenden Ileus verwechselt, da das gallige Erbrechen und der gespannte Leib sowie krampfartige Schmerzen auf einen solchen hinzuweisen scheinen. In späteren Stadien entwickelt sich das Bild der **Pankreassklerose,** bei welcher die Bauchspeichelabsonderung erheblich eingeschränkt ist, wodurch die Koliken gemildert werden und schließlich ganz ausbleiben.

4. Die akute Pankreasnekrose

Bei dieser Erkrankung schwellen das Pankreas und seine Umgebung durch ein mächtiges Ödem erheblich an.

Die **anatomische Untersuchung** zeigt, daß das Organ von schweren Blutungen durchsetzt ist (Pankreasapoplexie). Die Erkrankung ist sehr wahrscheinlich auf eine Selbstverdauung der Bauchspeicheldrüse zurückzuführen. Man nimmt an, daß der Bauchspeichel rückläufig in die Drüsengänge eindringt und dort zu Quellungsvorgängen Anlaß gibt. Dieser Vorgang kann besonders nach *fettreichen Mahlzeiten* eintreten und wird bevorzugt bei *fettleibigen Personen* beobachtet. In Zeiten beschränkter Nahrungszufuhr gehört diese Erkrankung zu den größten Seltenheiten. Sie setzt gewöhnlich mit einem vernichtenden Schmerz in der Oberbauchgegend ein. Der Leib ist aufgetrieben; es kommt zu galligem, nichtfäkulentem Erbrechen. Auch Blut wird gelegentlich erbrochen. Die Körpertemperatur ist eher erniedrigt. Winde und Stuhl gehen noch ab. Die Gegend der Bauchspeicheldrüse ist besonders im Beginn sehr druckschmerzhaft. Pulszahl und Körpertemperatur sind im Anfang wenig verändert. Später entwickelt sich das Bild der allgemeinen Bauchfellentzündung. Die Körpertemperatur steigt an; Stuhl und Winde sind verhalten. Gelegentlich treten starker Speichelfluß und ein Ikterus hinzu. Es kann sowohl Hyperglykämie als auch Glykosurie auftreten und die Diastase im Blut erhöht sein. Doch pflegt dieses Zeichen flüchtig zu sein. Sein Fehlen kann die Diagnose nicht ausschließen. Die Leukozytenzahlen sind meist beträchtlich erhöht (20000 bis 60000 im Kubikzentimeter). Die **Behandlung** besteht in der Frühoperation.

5. Der Krebs der Bauchspeicheldrüse

Die bösartigen Neubildungen des Pankreas werden in der Regel erst dann der Diagnose zugänglich, wenn man sie tasten kann. Sie können gelegentlich frühzeitig zu intermittierenden Schmerzen in der Tiefe führen. Der Tumor ist meist schwer von anderen Tumoren des Oberbauches zu unterscheiden. Er liegt in der Regel unbeweglich fest und leitet die Pulsation der Aorta deutlich fort. Ist der Gang durch den Tumor verschlossen, so führt die Steatorrhoe und Kreatorrhoe rasch zur auffallenden Abmagerung und Kachexie des Kranken. Je nach seiner Lage kann das Karzinom auch zur *Kompression des Gallenganges und der Pfortader* führen. Ist letzteres der Fall, so wird Aszites auftreten. Treten gleichzeitig Ikterus, Glykosurie und fühlbarer Tumor auf, so wird man immer an ein Pankreaskarzinom denken müssen, besonders dann, wenn die röntgenologischen Zeichen: Abdrängung des Magens von der Wirbelsäule und Ausweitung des C-Bogens des Duodenums darauf hinweisen (s. Abb. 32). Besonders betont sei noch, daß sowohl die WOHLGEMUTHsche Probe negativ ausfallen als auch die inkretorische und exkretorische Funktion des Pankreas ungestört bleiben kann. Eine vorübergehende Hyperglykämie wird jedoch selten vermißt. Glykosurie ist nicht die Regel.

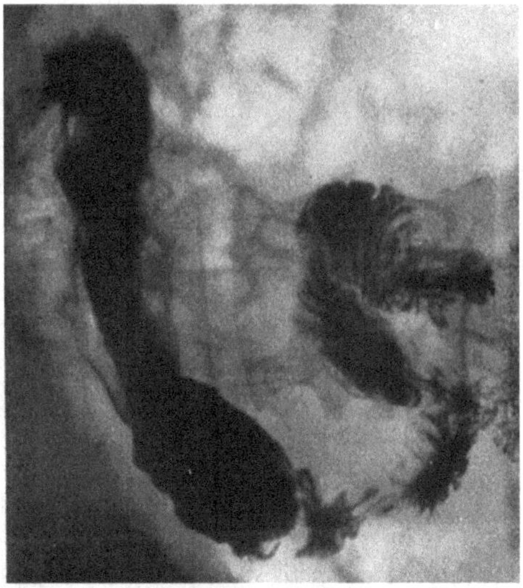

Abb. 32. Ausgedehntes Pankreaskarzinom mit typischer Hochdrängung des Magens. (Autoptisch bestätigt.)

Wenn es zum mechanischen Ikterus kommt, so vergrößert sich die Gallenblase und bleibt leicht verschieblich (COURVOISIERsches Zeichen). Manchmal ist der *Ikterus das erste klinische Zeichen* des Bauchspeicheldrüsenkrebses, nämlich dann, wenn der Choledochus isoliert komprimiert ist, der Bauchspeichel aber noch durch den Hauptausführungsgang oder einen gesondert in den Zwölffingerdarm mündenden Nebenausführungsgang abfließen kann. Zuweilen gelingt es bei stark abgemagerten Patienten, den Tumor der Bauchspeicheldrüse als Resistenz in der Tiefe des Oberbauches festzustellen. Der Ausgang des Leidens ist stets ungünstig, eine operative Entfernung des Krebses unmöglich.

6. Die Zysten der Bauchspeicheldrüse

Die Pankreaszysten entwickeln sich entweder in die Bursa oder in das Mesokolon transversum hinein. Der erste Typus ist der häufigste. Diese Formen der Zysten sind durch den Magen von der Leber getrennt. Sie können sich aber auch nach oben entwickeln oder der Leber dicht anliegen. Ihrer Entwicklung nach sind die Pankreaszysten wenig verschieblich, und liegen fest und breit ihrer Unterlage auf. Gestielte Zysten sind sehr selten. Diese Form kann sowohl passive als auch respiratorische Beweglichkeit aufweisen. Die Zysten, welche entweder als falsche Zysten durch Erweichung von Blutungen oder Entzündungen oder als echte Zysten durch Retention entstanden sind, entwickeln sich meist ganz allmählich. Sie fallen den Kranken erst auf, wenn sie den Tumor *fühlen*, oder wenn er sich durch Drucksymptome auf die Nachbarorgane ankündigt. Den falschen Erweichungszysten geht gelegentlich ein Trauma voraus, das zu vorübergehenden schweren Erscheinungen mit galligem Erbrechen und peritonealen Reizsymptomen geführt hat. Nach einem längeren Intervall entwickelt sich allmählich die Zyste. Verdrängungs- und Kompressionserscheinungen können sehr erheblich werden (s. Abb. 33). Sowohl der Magen als auch das Kolon als auch der Ductus choledochus können komprimiert werden. Die Kompressionserscheinungen können in ihrer Stärke erheblich wechseln. Die Zysten zeigen oftmals anfallsweise Steigerungen.

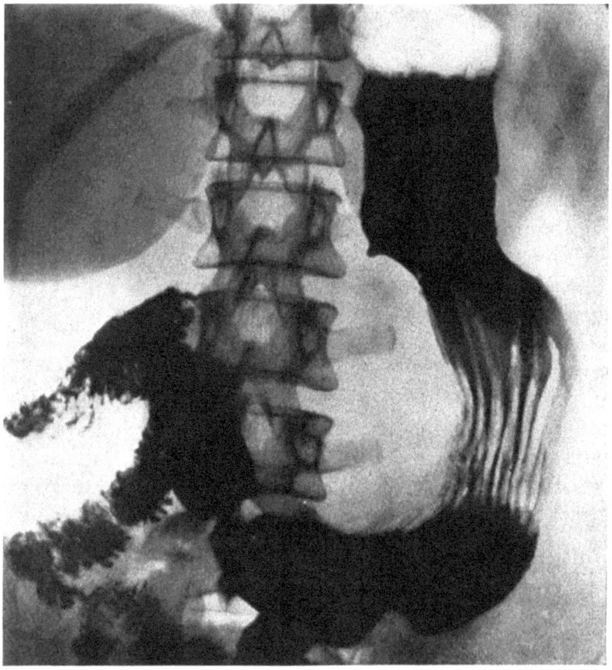

Abb. 33. Pankreaszyste

Die **Diagnose** stützt sich vorwiegend auf den Nachweis einer fluktuierenden Geschwulst in der Oberbauchgegend und auf die Zeichen einer inneren und äußeren Pankreasinsuffizienz.

Die **Behandlung** der Pankreaszysten kann nur chirurgisch sein.

Die Behandlung der chronischen Ausfallserscheinungen des Bauchspeichels hat durch die Anwendung sog. Substitutionspräparate zu erfolgen, unter denen das Pankreon und Pankreas dispert genannt seien. Diese Präparate können in großer Menge, am besten während der Mahlzeiten, genommen werden. Die Neigung zu häufigem Stuhlgang kann durch Anwendung von Opiumtinktur (täglich 5—10 Tropfen) bekämpft werden.

Hinsichtlich der **Diät** ist die Behinderung der Fett- und Eiweißausnutzung zu berücksichtigen. Die Fettzufuhr ist auf kleine Mengen von 30 bis 40 g als Milchfett oder Butterfett zu beschränken, wobei das Milchfett zu bevorzugen ist. Die Eiweißzufuhr soll in Form weicher Eierspeisen oder weichen Käses erfolgen. Zähe, schwer verdauliche Fleischsorten sind zu vermeiden. *Als Hauptkalorienträger der Kost* sind Kohlehydrate in jeder Form zu empfehlen. Besteht gleichzeitig ein Diabetes, so müssen dieselben durch Insulin verwertbar gemacht werden. Bei Darniederliegen der Fettresorption kann es zu Ausfallssymptomen der Vitamine A, D und K kommen. Man muß also durch reichliche Zufuhr von Lipovitaminen die Ausfallssymptome bekämpfen.

Die Erkrankungen der Milz

Untersuchungsmethoden. Die Feststellung einer Milzvergrößerung, einer Splenomegalie, ist ein klinisch hochwichtiges Zeichen. Der Nachweis einer Milzvergrößerung geschieht in jedem Falle palpatorisch viel sicherer als perkutorisch.

Am zweckmäßigsten nimmt man die Untersuchung in rechter Seitenlage vor: Der linke Arm wird über den Kopf erhoben, das linke Bein angezogen, die Bauchmuskulatur weitgehend entspannt. Die linke Hand des Untersuchers drückt den Rippenbogen nach medial; die rechte Hand wird flach auf das Abdomen des Kranken gelegt und derselbe aufgefordert, tief zu atmen. Diese Untersuchungsmethode ist wie jede andere sorgfältig zu üben. Es gelingt nahezu immer, selbst wenn die Milz nur wenig vergrößert ist, bei tiefer Inspiration den unteren Milzpol mit der rechten palpierenden Hand zu tasten. Es muß vermieden werden, die Finger in den Leib des Kranken einzubohren, da ein solcher Versuch sofort zur Muskelabwehr führt, wodurch die Milz sich dem palpatorischen Nachweis entzieht.

Die Palpation gibt Anhaltspunkte in bezug auf Lage, Form und Größe, Konsistenz, Verschieblichkeit, Oberfläche und Milzkerben. Gelegentlich zeigt sich eine Druckempfindlichkeit der Milz. In seltenen Fällen tastet und hört man perisplenitisches Reiben, besonders bei Milzinfarkten.

Die **Röntgenaufnahme** kann schon bei der Leeraufnahme, besser aber nach Aufblähung von Magen und Kolon, wichtige Resultate über Größe, Lage und Form der Milz ergeben. Es können auch Kalkherde in derselben als Anzeichen früherer tuberkulöser Streuungen gefunden werden. Eine gleichzeitig vorgenommene retrograde Pyelographie unterrichtet uns darüber, ob die Niere und der Ureter durch Milztumoren verdrängt sind oder nicht.

Die **Pathologie** der Milz gehört aus dem Grunde zu dem schwierigsten Kapitel der Klinik, weil die Milz an *fast allen* krankhaften Vorgängen im Körper mehr oder weniger beteiligt ist. Auf der anderen Seite wissen wir aber, daß die vollständige Entfernung des Organs aus dem Körper ohne gröbere Störungen jahrelang hindurch ertragen wird.

Die Funktionen der Milz. Von den Funktionen der Milz sind bisher folgende bekannt:

1. Die Blutspeicherung und Regulierung der im Umlauf befindlichen Blutmengen.
2. Die vorbereitende Mitarbeit an der Blutmauserung.
3. Entfernung von Gewebstrümmern, vielleicht auch einzelnen Tumorzellen, Fremdkörpern und Bakterien aus der Blutbahn.
4. Beteiligung am Stoffwechsel, besonders am Fettstoffwechsel mit Hilfe des Retikuloendothelialapparates.
5. Die antiblastischen oder onkolytischen Funktionen der Milz.
6. Die Regelung der wechselseitigen Beziehungen von Milz und Knochenmark.
7. Die Bildung der Antikörper.

Die Tatsache der schon unter physiologischen Bedingungen wechselnden Größe der Milz ist lange bekannt. Körperliche Anstrengungen und Adrenalininjektionen *verkleinern* die Milz. Bluttransfusionen dagegen zeigen besonders im Röntgenbildverfahren eine deutliche *Zunahme der Milzgröße*. Die für pathologische Verhältnisse bedeutsame Funktion der Milz ist ihre Filtertätigkeit gegenüber den im Blute kreisenden Bakterien. Es gelingt nahezu bei allen Infektionskrankheiten, die Erreger durch bakteriologische Untersuchungen in der Milz nachzuweisen.

In der Klinik spielen die Milzvergrößerungen eine bedeutende Rolle. Eine Einteilung der Splenomegalien nach anatomischen Gesichtspunkten stößt auf erhebliche Schwierigkeiten. Zur Orientierung über das Vorkommen von Milzvergrößerungen möge folgende Aufstellung dienen:

I. **Milzvergrößerungen bei Kreislaufstörungen:**
   a) im großen Kreislauf (Stauungsmilz, klinisch sehr selten),
   b) im Pfortaderkreislauf (thrombophlebitische Splenomegalie, Milzvenenthrombose).

II. **Milzvergrößerungen bei Bluterkrankungen:**
   a) Leukämie und Aleukämien,
   b) perniziöse Anämie,
   c) hämolytischer Ikterus,
   d) thrombopenische Purpura,
   e) Polyzythämie (Erythrämie), auch nach Kohlenoxydvergiftung,
   f) sog. splenogene Anämien (JACKSCH-HAGEN, AUBERTIN),
   g) COOLEYsche Anämien,
   h) hyperregeneratorische Neugeborenenanämie,
   i) Kuhmilch- und Ziegenmilchanämie,
   k) Anämie bei Marmorkrankheit mit myeloischer Metaplasie der Milz.

III. **Milzvergrößerungen bei Stoffwechselstörungen:**
   a) bei GAUCHERscher und NIEMANN-PICKscher Krankheit,
   b) beim SCHÜLLER-CHRISTIAN-HANDschen Syndrom,
   c) bei der splenomegalen Lipoidose,
   d) bei der Zuckerharnruhr,

IV. **Milzvergrößerung bei Fibroadenie** (Vermehrung des Bindegewebes und der Gitterfasern):
   a) bei Leberzirrhose,
   b) bei BANTIscher Krankheit.

V. **Milzvergrößerungen bei infektiösen und Vergiftungskrankheiten:**
   a) akuten (septischer Milztumor),
   b) chronischen (Endokarditis lenta, Tuberkulose, Granulomatose, Syphilis, Malaria, Kala-Azar, Morbus Bang, Echinokokkus).

VI. **Milzvergrößerungen bei Gewächsbildungen:**
   a) primären (Sarkom),
   b) sekundären.

Die meisten Milzvergrößerungen sind also symptomatischer Natur. Unter den symptomatischen sind diejenigen nach akuten und chronischen Infektionskrankheiten die häufigsten. Wichtig ist, bei jeder Endokarditis, welche mit einer Milzvergrößerung einhergeht, nicht an eine einfache Stauungsmilz, sondern an eine septische Milzvergrößerung bei Endokarditis lenta zu denken. Der Nachweis der Erreger oder einer bestehenden Endothelzellenvermehrung im Blute nach Massage des Ohrläppchens wird hier rasche Erklärung bringen. Schwieriger ist die Beurteilung bei anderen chronischen Infektionskrankheiten. Hier möge an den Morbus Bang erinnert werden, der zu erheblichen Milzvergrößerungen führen kann, welche den akuten Infekt lange überdauern. Auch denke man daran, daß nach überstandenem Typhus ein bleibender Milztumor auf die Möglichkeit eines Rezidivs hinweist. Rasch entstehende Milztumoren können — besonders bei akuten Infektionskrankheiten — Schmerzen bedingen, wahrscheinlich durch die vermehrte Kapselspannung. Der Schmerz ist selbst dann vorhanden, wenn eine Perisplenitis fehlt. Er strahlt in die Bauchmitte und besonders in die linke Schulter aus. Wenn Herzkranke plötzlich über Schmerzen in der linken Seite klagen, ist auch an eine **Milzembolie** zu denken. Ein solcher Milzembolus kann vereitern und zu einem **Milzabszeß** führen, wie man ihn bei rekurrierendem Typhus und septischer Endokarditis gelegentlich beobachtet.

Für die Milzvergrößerungen bei allen Formen der Leberzirrhose ist die splenopathische Markhemmung charakteristisch. Sie führt zu einer auffälligen Verminderung der weißen Blutkörperchen und oft auch der Thrombozyten.

Die Milzvergrößerungen bei Stoffwechselstörungen, speziell bei den Lipoidosen, werden bei der Erörterung dieser Erkrankungen besprochen. Zu diesen Stoffwechselstörungen rechne ich auch das **Amyloid.** An eine amyloidotische Milz muß man vor allem bei gleichzeitiger Leberschwellung denken. Häufig ist mit dem Milzamyloid eine Nierenamyloidose mit Eiweißausscheidung im Urin verbunden.

Unter den chronischen infektiösen Milztumoren sei noch auf die Tuberkulose und Lues der Milz hingewiesen, vor allem aber an eine chronische Malaria erinnert. In Fällen von chronischer Malaria mißlingt oftmals der Nachweis der Parasiten im Blute. Ein Hinweis darauf, daß es sich um eine Malariamilz handelt, ist die Vermehrung der großen mononukleären Zellen neben gleichzeitiger Leukopenie und Anämie.

Beim Morbus Banti mit Milzvergrößerung wurde früher die Milz als *Ausgangspunkt des Leidens* hingestellt. Der BANTIschen Splenomegalie entspricht aber kein spezifisches histologisches Bild. Die histologischen Veränderungen der Milz gleichen völlig denen bei alkoholischer Zirrhose und bei Pfortaderaffektion.

Geht eine Milzvergrößerung mit Blutungen einher, so denke man in erster Linie an Erweiterung der Ösophagusvenen bei Leberzirrhose, WILSONscher Erkrankung und Pfortaderthrombose. Besonders die großen Magen-Darmblutungen in der Kindheit sollten eine Milzvenenthrombose vermuten lassen (s. S. 187). Bei generalisierten Lymphdrüsenschwellungen mit gleichzeitiger Splenomegalie und Hautveränderungen ist auch die **Lymphogranulomatose** in den Kreis der differentialdiagnostischen Überlegungen mit einzubeziehen.

Wie wir wissen, stellen die Erkrankungen der Milz so gut wie nie ein selbständiges Leiden dar. Ausnahmen von dieser Regel bilden die Tumoren: die Lymphosarkome, die Angiosarkome, die Kavernome und die Milzzysten, zu denen auch der Echinokokkus zu rechnen ist.

Die differenten Formen der Milzvergrößerung haben wechselnde Entstehungsbedingungen. Bei der myeloischen Leukämie sind es vor allem die Elemente der Pulpa, welche hypertrophieren und vermehrt werden, während die Follikel zurücktreten. Bei der lymphatischen Leukämie ist umgekehrt eine Vermehrung und Vergrößerung der Follikel und eine Verminderung des Pulpagewebes festzustellen. Erkrankungen, welche mit einem Zerfall von roten Blutkörperchen einhergehen, führen durch Anreicherung von Blutkörperchentrümmern zu einer Vergrößerung des Organs: dem spodogenen Milztumor. Man findet unter diesen Umständen sehr reichlich Erythrophagen und Eisenpigment führende Zellen. Eine weitere Folge des gesteigerten Blutzerfalls ist die Mehrbildung von Galle in der Leber. Die Galle wird dickflüssig, enthält mehr Bilirubin und Urobilin als in der Norm; sie ist pleiochrom.

Unter den Ereignissen, welche zu einer Vergrößerung der Milz führen, ist die Stauungshyperämie anatomisch besonders häufig.

Die Milzpulpa ist reich an Venen, die Milzvenen selbst in das Pfortadergebiet eingeschaltet. Anastomosen fehlen fast ganz. Diese anatomischen Verhältnisse führen im Gebiet der Milzvene dann zu einer Stauung, wenn die Bedingungen im Herzen (bei Klappenfehler an der Mitralis) oder in den Lungen (beim Emphysem, bei adhäsiver Pleuritis bei Lungenschrumpfung) zu einer Rückstauung des Blutes in der Milzvene über den Weg der Vena hepatica und Pfortader Anlaß geben.

Die reine Form der Stauungsmilz ist klinisch selten nachweisbar.

Eine zweite, gleichfalls häufige Ursache der Stauungsmilz sind die Zirkulationserschwerungen im Gebiet der Pfortader selbst, entweder dadurch, daß ihr Gesamtquerschnitt im Bereich der Leber verkleinert oder durch den Umbau zum Teil verlegt ist, wie bei der Leberzirrhose, oder dadurch, daß ihr Lumen an der Einmündungsstelle in die Leber durch Thrombosierung oder von außen wirkende Geschwülste komprimiert ist. Schließlich kann die Milzvene selbst durch Thrombose oder Kompression verlegt sein.

Therapie. Unter dem Einfluß der Therapie kann die Größe der Milztumoren erhebliche Schwankungen erleiden. Bei der Endokarditis lenta sah ich nach Penicillinbehandlung eine eindrucksvolle Verkleinerung des Milztumors. Bekannt ist die Wirkung der Röntgenstrahlentherapie, der Heliotherapie und Arsenbehandlung bei leukämischen Milzaffektionen, während diese bei hämolytischen und thrombophlebitischen und anderen infektiösen chronischen Milztumoren vollständig versagt. In neuerer Zeit ist die Beeinflussung der vergrößerten leukämischen Milz nach Urethan besonders auffällig geworden.

Die Erkrankungen der innersekretorischen Organe

Alle inkretorischen Drüsen sind in ihren Wirkungen innig miteinander verknüpft, sowohl im hemmenden als auch im fördernden Sinne. Ausfall, Unter- oder Überfunktion eines inkretorischen Organs stören die Zusammenarbeit aller übrigen. Das planmäßige Zusammenwirken aller inkretorischen Drüsen ist eine der wesentlichen Seiten der hormonalen Regulation des Organismus. Diese steht weiter in Abhängigkeit vom vegetativen Nervensystem. Die Nichtberücksichtigung dieser Tatsache führt zur unrichtigen Deutung der Folgen vermehrter oder verminderter Produktion eines einzelnen Inkrets. Die Inkretdrüsen sind Organe, die entweder überhaupt keinen Ausführungsgang besitzen, wie z. B. die Hypophyse, die Schilddrüse, die Nebenschilddrüse, der Thymus und die Nebennieren. Die in ihnen entstehenden spezifischen Produkte oder Inkrete werden direkt ans Blut abgegeben. Bei anderen Inkretdrüsen ist ein Organ mit äußerer Sekretion mit einem solchen mit innerer Sekretion zusammengebaut, wie z. B. beim Pankreas und den Keimdrüsen. Das gesamte Inkretorium ist in seiner Funktion von der Umwelt abhängig. Die inkretorischen Drüsen zeigen in Bau und Funktion eine starke Alternsabhängigkeit, so daß das gesamte Inkretorium für die einzelnen Lebensphasen eine wechselnde Bedeutung hat. Die Verhältnisse werden weiterhin dadurch kompliziert, daß die inkretorischen Organe unter dem Einfluß des Nervensystems, speziell des autonomen, stehen, andererseits aber der Einfluß der Nerven auf die zugehörigen Organe wieder unter der Wirkung der Inkrete gehemmt oder gefördert werden kann. Die peripheren Blutgefäße, kleinen Arterien und Kapillaren z. B. stehen unter dem Einfluß der Schilddrüsen- und Hypophyseninkrete.

Gleichzeitig sind sie aber von Nerveneinflüssen wesentlich abhängig. Gerade auf dem Gebiete der Kreislaufregulationen zeigt sich, daß Nerveneinflüsse und spezifische Inkrete in engstem Zusammenhang stehen.

Ganz allgemein stehen also die verschiedenen Organe und Organsysteme des Körpers in ihrer korrelativen Funktionsverknüpfung einerseits unter der Herrschaft des Nervensystems, andererseits unter der der ihnen auf dem Blutwege zufließenden Hormone.

I. Die Untersuchungsmethoden

Die Funktion der einzelnen innersekretorischen Drüsen ist nach zwei Hauptmethoden untersucht worden. Zunächst wurden die Ausfallserscheinungen studiert, welche sich nach totaler Entfernung des zu untersuchenden Organs aus dem menschlichen oder tierischen Körper einstellen. Dann wurde untersucht, wieweit sich die eintretenden Ausfallserscheinungen durch Einverleibung des wirksamen Prinzips der entfernten innersekretorischen Drüse aufheben oder modifizieren lassen. Diese zweite Methode wird ergänzt durch die Beobachtungen, welche man nach Organtransplantationen bei vorher der entsprechenden Drüsen beraubten Tieren machte, und schließlich hat man durch die operative Vereinigung zweier Tiere gleicher Art, von denen eines einer innersekretorischen Drüse beraubt war, Aufschluß darüber zu erhalten versucht, ob die inneren Sekrete des gesunden mit dem kranken in Parabiose lebenden Tieres ausreichen, um die Ausfallserscheinungen dort zu verhüten.

Krankheiten der endokrinen Drüsen können sich in abnormer Steigerung oder Verminderung ihrer Tätigkeit äußern. In seltenen Fällen fehlt die Drüse überhaupt (Aplasie). Bei allen endokrinen Erkrankungen kommt es zu einer Korrelationsstörung im inkretorischen Gesamtsystem und damit zur Mitbeteiligung aller anderen endokrinen Drüsen.

II. Die Schilddrüse

Die Schilddrüse (Glandula thyreoidea) ist vor und seitlich der Luftröhre angeordnet. Ein brückenartiger, quer über die Luftröhre ziehender Isthmus verbindet die beiden seitlichen symmetrisch liegenden Lappen. Die Drüse ist durch eine außerordentlich reiche Gefäßversorgung ausgezeichnet. Von Nerven sind Sympathikus- und Vagusfasern nachgewiesen. Auch sekretorische Nervenfasern hat man in der Drüse gefunden. Der histologische Bau der Schilddrüse zeigt ein Parenchym, das aus durch Bindegewebe miteinander verbundenen Läppchen besteht. Die darin zusammengefaßten Follikel sind mit einer einfachen Schicht kubischen oder zylindrischen Epithels ausgekleidet. In ihrem Lumen findet sich eine eigenartige homogene zähe Masse, die kolloide Substanz. Dieses Kolloid wird als das Inkret der Schilddrüse aufgefaßt, welches zwischen den Epithelien hindurch in die Lymphräume und von dort ins Blut gelangt. Die gesunde Schilddrüse des Menschen enthält 2—5 mg Jod je Drüse. Das Jod findet sich in organischer Bindung als Thyreoglobulin, ein jodhaltiger Eiweißkörper. Dieser Eiweißkörper stellt den wirksamen Bestandteil des Schilddrüseninkretes dar und läßt im Experiment alle Wirkungen, welche die Gesamtdrüse erzielt, in Erscheinung treten. Man kann mit dem Thyreoglobulin die nach Schilddrüsenentfernung eintretende Cachexia strumipriva und das auf Schilddrüsenmangel beruhende Myxödem günstig beeinflussen. Durch gemäßigte alkalische Hydrolyse läßt sich aus der Schilddrüse das Thyroxin kristallinisch darstellen. Es ist dies der Dijodoxyphenyläther des Dijodtyrosins. Auch das Dijodtyrosin ist rein dargestellt worden.

Die **Hauptwirkung** des Schilddrüsenhormons ist die Steigerung des Stoffwechsels, die Anregung der Erythropoese sowie die Regelung der Wasserabgabe der Gewebe. Im Blute gesunder Menschen finden sich zwischen 10—30 γ% Jod, das z. T. in organisch gebundener Form, z. T. als anorganisches Jod vorliegt.

Die Schilddrüse steht in innigen Wechselbeziehungen zur Hypophyse, deren thyreotropes Hormon die Schilddrüsentätigkeit steigert. Man nimmt an, daß die Beeinflussung der Schilddrüse durch das thyreotrope Hormon auf dem Wege über die vegetativen Zentren erfolgt.

Auch die Vitamine greifen in die Funktion der Schilddrüse ein. Das Vitamin A soll die Tätigkeit der Schilddrüse hemmen. Länger anhaltende eiweißarme Kost, wie sie in den Kriegs- und Nachkriegsjahren zur Verfügung stand, setzt die Schilddrüsentätigkeit herab, so daß das Krankheitsbild der Hyperthyreose unter dem Einfluß der Mangelernährung in einigen Provinzen Deutschlands sehr selten geworden ist. Verschiedene Kohlarten enthalten sog. thyreostatische Stoffe, welche bei Kaninchen eine Struma entstehen lassen und auch bei der Bildung des endemischen Kropfes des Menschen mitbeteiligt sein sollen. Die chemische Analyse der Kohlkropfnoxe hat zur Entdeckung der thyreostatischen Substanzen vom Typus des Thiourazil geführt, welches die Synthese des Thyreoglobulins hemmen soll. Der nach Thiourazil auftretende Kropf wird als Ausdruck einer hyperplastischen Kompensation aufgefaßt. Trotz der Zunahme der Sekretionszellen gelingt es der Drüse nicht, den Bedarf des Körpers an Thyreoglobulin zu decken.

1. Die Unterfunktion der Schilddrüse, Athyreose und Hypothyreose

Die Folgen der Schilddrüsenexstirpation sind bei jungen, noch wachsenden Tieren andere als bei erwachsenen Individuen. Wegen des Ausfalls der das Wachstum befördernden Einflüsse der Schilddrüse ist es erklärlich, daß jugendliche Individuen nach der Entfernung der Thyreoidea in ihrem Wachstum stark gehemmt sind, was sich namentlich an den langen Röhrenknochen zeigt, welche relativ kurz bleiben. Die Verknöcherungen der Epiphysenlinien sind verzögert. Unter dem Begriff der Hypothyreosen werden die Störungen zusammengefaßt, welche auf eine Unterfunktion der Schilddrüse oder ihren vollkommenen Ausfall zurückgehen. So führt die operative Entfernung der ganzen Drüse, wie sie z. B. eine Krebserkrankung nötig macht, oder die kropfige Degeneration des Organs zur Hypothyreose.

Der hypothyreotische Kropf ist in Europa besonders in den Alpenländern verbreitet. Er kommt bei Frauen häufiger vor und wird bei ihnen auch größer als bei Männern. Die Struma diffusa zeigt sich in den Kropfländern schon beim Neugeborenen. Die Parenchymwucherung nimmt bis zur Pubertät ständig zu. Beim Pubertätskropf (Schulkropf) sind auch die Kolloidmassen in den Follikeln vermehrt. Unter Struma nodosa werden adenomartige Knotenbildungen der Schilddrüse verstanden. Der Gebirgskropf wird allgemein auf den bestehenden Jodmangel zurückgeführt. Alle Bedingungen, welche eine Steigerung des Stoffwechsels mit sich bringen, wie z. B. anstrengende Muskelarbeit und kalte Außentemperatur, begünstigen die Ausbildung des Kropfes. Auch konstitutionelle Faktoren haben eine maßgebende Bedeutung für die Ausbildung des Kropfes. Ferner wird ein Mißverhältnis zwischen Kalzium und Jod, bzw. eine relative Vermehrung des Kalziums für die Vergrößerung der Schilddrüsenfollikel verantwortlich gemacht. Auch der Mangel an ultraviolettem Licht soll besonders im Winter die Schilddrüsenvergrößerung begünstigen. Das gleiche wird der Radiumemanation nachgesagt.

Der Kretinismus

Trifft der **Funktionsausfall** oder **-mangel** der Schilddrüse jugendliche Individuen, so resultiert der Kretinismus, während bei Erwachsenen ein Myxödem entsteht.

Der Kretinismus zeigt sehr mannigfaltige klinische Bilder. Erfahrene Beobachter kommen zu der Überzeugung, daß die Schilddrüse des kropfigen Kretinen noch eine Teilfunktion besitzt, die sich nicht einfach in der Frage des Plus oder Minus erschöpft, sondern die in einer verschiedengradigen Störung der einzelnen Komponenten des Sekretes begründet ist (DE QUERVIN). **Der kretinische Zwergwuchs** beruht auf einer starken Hemmung des Längenwachstums mit Offenbleiben der Epiphysenfugen und der Fontanellen. Der **Grundumsatz** ist bei ihnen herabgesetzt. Die Kretinen zeigen mangelhafte Entwicklung der geistigen Funktionen bis zur Idiotie. Auch die Genitalentwicklung ist gestört. Der kurze, plumpe Körper trägt einen auffallend großen Schädel mit eingesunkener Nasenwurzel. Die Haut ist teils geschwollen wie beim Myxödem, teils atrophisch, dünn und zur Schuppenbildung neigend. Sie ist schlecht durchblutet und fühlt sich kühl an. Haarausfall und Nagelveränderungen sind häufig. Die Kretinen sind gegen Infektionen anfälliger. Oft findet man sekundäre Anämien mit Lymphozytose. Als besondere Abart wird der endemische Kretinismus der Gebirgsgegenden beschrieben, der wohl auch auf einem Jodmangel des Trinkwassers beruht. Es handelt sich häufig um Zwerge mit greisenhaft runzeligem Gesicht, plumpem Rumpf und wulstigen Lippen. Die Intelligenz ist mangelhaft. Oft besteht vollkommene Idiotie, gepaart mit Taubstummheit und Mangel des Geschlechtstriebes. Wenn auch manche Kretinen ein hohes Alter erreichen, so stirbt doch die große Mehrzahl in jungen Jahren.

Die **Behandlung** des Kropfes als endemisches Leiden besteht in der Prophylaxe. Da die durchschnittliche tägliche Jodaufnahme in Kropfgebieten etwa 50 γ beträgt, und als optimale tägliche Jodzufuhr 150 γ angesehen werden, müßten also täglich 100 γ zugeführt werden. Man hat dies auf dem Umwege über die Jodierung des Kochsalzes erreicht, indem man dem Kilogramm Kochsalz 10 mg Jodkali zuführte. Der Erfolg einer Jodprophylaxe der Kröpfe zeigt sich nicht nur in einer Abnahme derselben, sondern auch in einer Verminderung der Fälle von Imbezillität, Taubstummheit und Minderwuchs. Auch die durchschnittliche Körperlänge soll in den unter Jodprophylaxe stehenden Kropfgegenden zugenommen haben. Die Behandlung der einzelnen Fälle von Hypothyreosen besteht in der peroralen Zufuhr von wöchentlich 1—2 mg Jod in Form von Jodtabletten. Größere Joddosen sind besonders beim Pubertätskropf wegen der Gefahr einer Basedowifizierung verboten. Jedoch ist eine strenge Individualisierung nötig. In bestimmten Fällen ist ein Schilddrüsenersatz durch Zufuhr von Schilddrüsensubstanz angezeigt. Man soll kleine Dosen, beim Erwachsenen von 0,03 auf 0,05, dann 0,1 und schließlich auf 0,3 g Glandula thyreoidea sicca, steigernd geben. Hat man seine Wirkung erreicht, so geht man von der größeren Heildosis auf die kleinere Erhaltungsdosis von 0,05 bis 0,01 g zurück.

In der Ernährung soll eine Fleischkost mit reichlich Obst und Gemüsen bevorzugt werden, wobei aber alle Kohlarten zu meiden sind.

2. Die Überfunktion der Schilddrüse, Hyperthyreose

Während die Thyreotoxikosen früher eine verhältnismäßig häufige Überfunktionserscheinung der Schilddrüse darstellten, sind sie im Verlauf des Krieges und der Nachkriegszeit offenbar unter der Einwirkung der eiweißarmen Kost in einigen Gegenden Deutschlands immer seltener geworden. Unter den Hyperthyreosen hat die BASEDOWsche Krankheit klinisch die größte Bedeutung.

a) Der Morbus Basedow

Seine Symptome werden auf eine krankhaft gesteigerte Tätigkeit der Schilddrüse zurückgeführt.

Symptomatologie. Beim Morbus Basedow ist meist eine Vergrößerung der Schilddrüse vorhanden. Sie braucht nicht immer solche Ausmaße zu erreichen, daß sie klinisch nachweisbar wird, besonders dann nicht, wenn die seitlichen Lappen sich nach hinten entwickelt haben. Häufig klagen die Kranken über Druck- und Schluckbeschwerden am Halse, welche offenbar mit der langsam sich vergrößernden **Basedowstruma** in Zusammenhang stehen. Meist ist die Schilddrüse gleichmäßig vergrößert. Doch kommen auch sog. Knotenstrumen vor.

Anatomisch findet man in den Basedowstrumen eine ungeordnete Proliferation des Epithels, in anderen Fällen, oft in ganzen Regionen, findet sich neben der Epithelhyperplasie eine Kolloidstruma. Außer der Polymorphie der Follikel zeigt die

histologische Untersuchung das Vorkommen von lymphatischem Gewebe und echten Lymphfollikeln. Die **chemische Untersuchung** der Basedowstrumen hat eine Verminderung des Jodthyreoglobulins ergeben, und man hat daraus auf eine funktionelle Minderheit des Rhodans schließen wollen. Doch ist dem mit Recht entgegengehalten worden, daß eine vermehrte Produktion des spezifischen Inkretes durch eine Abnahme der Speicherungsfähigkeit und raschere Ausschüttung der wirksamen Substanz kaschiert werden kann, eine Tatsache, die mit der häufig festgestellten Hyperjodämie in Zusammenhang steht ($+50$ bis $+90\gamma\,\%$). Diese vermehrte Ausschüttung steht mit dem außerordentlichen Blutreichtum der Basedowstruma in guter Übereinstimmung. Der große Gefäßreichtum, welcher die starke Durchblutung der Schilddrüse begünstigt, läßt die Drüse bei der Betastung weich erscheinen. Manchmal tastet man ein systolisches Schwirren und deutliche Pulsation (pulsierende Struma). Gelegentlich ist die Basedowstruma auch druckempfindlich.

Unter den Augensymptomen ist der **Exophthalmus** das hervorstechendste. Die Augäpfel treten vor und geben dem Antlitz den Ausdruck höchste" Angst. Die Protrusio bulbi ist meist doppelseitig, selten einseitig. Sie kann bei Besserung des Krankheitsbildes zurückgehen. Außer dem Exophthalmus bemerkt man ein starkes Glänzen der Augen (Glanzauge). Der Exophthalmus wird durch einen Krampf des sog. Musculus orbitalis, der den Bulbus nach vorn drückt, ausgelöst. Vielleicht spielt dabei auch eine vermehrte Füllung der retrobulbären Venen und Lymphgefäße eine Rolle. Auffällig ist auch das Klaffen der Lidspalte: beim Senken des Blickes nach unten geht das obere Lid nicht entsprechend mit, so daß zwischen dem oberen Cornealrand und dem Lid ein breiter von der weißen Sklera gebildeter Saum sichtbar wird, sog. **Graefesches Zeichen.** Infolge der Insuffizienz der Konvergenz weicht bei Fixieren eines nahen Objekts ein Auge wieder nach außen ab **(Möbiussches Zeichen)**. Unter dem **Stellwagschen Symptom** wird die Seltenheit des Lidschlages verstanden. Die Pupillenreaktion und -akkomodation bleiben intakt. Gelegentlich fällt auch eine braune Pigmentierung und diffuse Rötung der Lider auf.

Unter den Kreislaufsymptomen dominiert die **Tachykardie.** Die Pulszahl liegt zwischen 100 und 140 in der Minute, die Frequenz kann aber bis über 200 je Minute steigen. Die Herztätigkeit ist verstärkt, der Spitzenstoß hebend. Das Herzklopfen quält den Kranken und kann zu Schlafstörungen Anlaß geben. Der erste Ton an der Herzspitze ist unrein, nicht selten hört man ein akzidentelles Geräusch. Die anfänglich normale Herzgröße nimmt im Verlaufe des Leidens nach beiden Seiten zu, eine Erscheinung, die im wesentlichen auf Dilatation der Herzkammern beruht. In 9—15% gehen die Herzmuskelschädigungen mit Vorhofflimmern einher. Das Minutenvolumen des Herzens ist wesentlich erhöht, ebenso der systolische Blutdruck, während der diastolische Druck eher eine Neigung zum Sinken hat. Daraus resultiert eine Vergrößerung der sog. Pulsamplitude.

Anatomisch lassen sich im Basedowherzen perivaskuläre und interstitielle Rundzelleninfiltrate nachweisen; später kommt es zur Degeneration einzelner Muskelfasern mit Schwielenbildung. Diese Befunde machen es verständlich, daß es im Laufe der Basedowschen Krankheit zur Herzinsuffizienz kommen kann.

Ein weiteres klassisches Symptom der Basedowschen Krankheit ist die **Steigerung des Grundumsatzes,** die über 100% gegenüber der Alternsnorm betragen kann. Diese Steigerung des Umsatzes führt zur starken Abmagerung des Kranken, obgleich im Beginn der Erkrankung wenigstens Appetit und Nahrungsaufnahme noch nicht gelitten haben.

Die Steigerung der Verbrennungen ist die Folge einer unmittelbaren Wirkung des Thyroxins auf die Stoffwechselvorgänge in den Zellen aller Organe, wie Untersuchungen am Tier nach Ausschaltung des Zentralnervensystems ergeben haben.

Mit der Steigerung des Grundumsatzes ist oft eine Hyperjodämie verbunden. Diese kann, nach der PFEIFERschen Methode bestimmt, auf Werte von 94 $\gamma\%$ ansteigen. Doch wird eine strenge Parallelität zwischen der Höhe der Grundumsatzsteigerung und der Vermehrung des Blutjodgehaltes nach eigenen Untersuchungen vermißt. An der Steigerung des Grundumsatzes ist ferner die Inökonomie der Muskelarbeit beteiligt. Sie ist z. T. auf die Schwäche der Muskulatur zurückzuführen, welche auf einer Abnahme des Muskelvolumens und Einlagerung von Fettgewebe in dasselbe beruht. Auch **klinisch** fällt bei den Basedowkranken eine Schwäche der Muskulatur auf. Sie sind leicht ermüdbar, ihr Händedruck ist kraftlos. Während beim gesunden Menschen die Steigerung der Atmung und des gesamten Stoffwechsels nach mechanischer Arbeitsleistung sofort wieder ausgeglichen wird, scheint beim Schilddrüsenkranken der Tendenz zur Normalisierung ein unbekannter Faktor entgegenzuwirken, welcher das physiologische Absinken des Stoffwechsels nach körperlicher Arbeit verhindert. Die Muskelarbeit geht daher in außerordentlich unökonomischer Weise vonstatten. Dieser erhöhte Sauerstoffbedarf bei geringer Arbeitsleistung bedingt seinerseits ein vergrößertes Minutenvolumen und vermehrte Herzarbeit. Es ist sicher nicht abwegig, die hochgradige Abmagerung, der viele Basedowkranke in kurzer Zeit verfallen, auf die schwere **Störung der Arbeitsökonomie** und die damit verbundene **Steigerung der Verbrennung** zurückzuführen.

Unter den Stoffwechselsymptomen sind auch **Verdauungsstörungen** zu nennen, die mit anfallsweise auftretendem Speichelfluß einhergehen können. Auch eine gesteigerte Absonderung des Magensaftes ist beobachtet worden. Gelegentlich treten Erbrechen und Durchfälle auf, welche in kritischen Phasen kaum stillbar werden können. In ganz seltenen Fällen wurden bei Basedowkranken typische Fettstühle beobachtet, die als Folge einer korrelativen Störung der Pankreasfunktion mit verminderter Abgabe von Trypsin und Steapsin angesehen werden. Die verminderte Pankreasfunktion führt zu einer verschlechterten Ausnutzung von Fett und Eiweiß, die durch die beschleunigte Peristaltik, welche viele Basedowiker zeigen, allein nicht erklärt werden kann. Derartige Störungen, wie auch schwere Diarrhöen, die sog. Sturzentleerungen, sind aber seltener, als nach dem Schrifttum zu vermuten wäre. Von diesen Zuständen abgesehen, ist die Nahrungsausnutzung bei manchen Basedowikern und schweren Hyperthyreotikern zwar nur mäßig, aber immerhin bemerkenswert gegenüber der Norm verschlechtert. Während normalerweise der gesunde Mensch gemischte Kost zu 95—97% ausnutzt, schwankt dieser Wert bei den genannten Krankheitszuständen nach eigenen Untersuchungen zwischen 88 und 95%. Diese Tatsache der schlechteren Nahrungsausnutzung ist um so mehr klinisch zu berücksichtigen, als der Energieverbrauch gewaltig gesteigert ist. Die Forderung nach Zufuhr größerer Nahrungsmengen ist in dem gesteigerten Umsatz und der verschlechterten Resorption doppelt begründet. Daß die Nahrungsausnutzung bei Auftreten von Durchfällen sich katastrophal verschlechtern kann, versteht sich von selbst.

Die **Steigerung des Eiweißumsatzes** der Basedowkranken ist durch eine negative Stickstoffbilanz gekennzeichnet. Das gilt jedoch nicht für alle Fälle und auch nicht für jede Zeit der Erkrankung. Es ist gelungen, dem durch die Überfunktion der Schilddrüse bedingten toxischen Eiweißzerfall durch gesteigerte Zufuhr von reichlich Fetten und Kohlehydraten entgegenzuwirken.

Eine **Störung des Kohlehydratstoffwechsels** ist durch Herabsetzung der Assimilationsgrenze für Traubenzucker gekennzeichnet. Außer der leicht auslösbaren alimentären Hyperglykämie und Glykosurie sind auch Fälle von spontaner Glykosurie beobachtet worden. Mit der Besserung der übrigen Basedowzeichen kann auch die alimentäre Glykosurie verschwinden.

Die **Haut** ist gerötet. Die starke Durchblutung der Haut bedingt die stärkere Hautwärme, besonders auch der Hände der Basedowkranken. Die Temperaturdifferenz der Haut gegenüber der des Afters oder des Mundes ist geringer als in der Norm, vor allem geringer als beim Myxödem. Ich gebe dafür 2 Beispiele aus

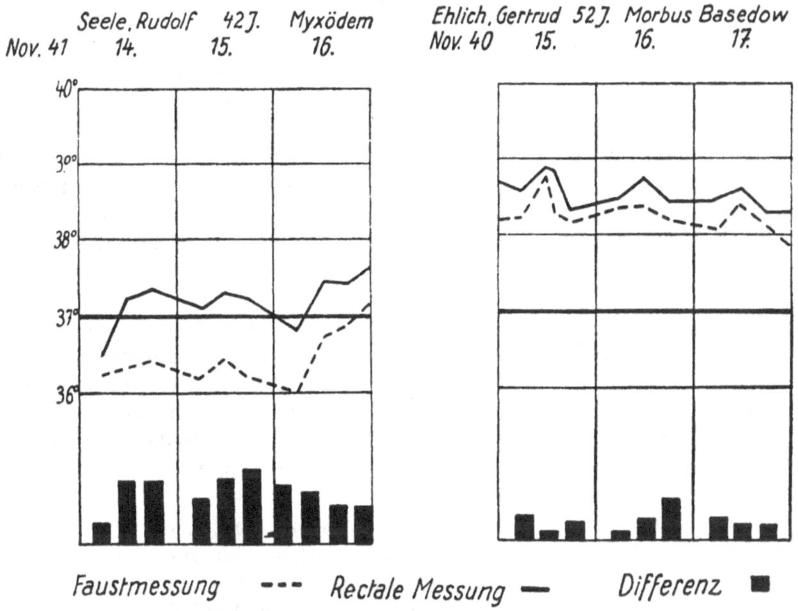

Abb. 34. Differenz der Haut- und Aftertemperatur bei Morbus Basedow und Myxödem

meinen Untersuchungen: Der 1. Fall betrifft eine 52jährige Frau mit typischem Morbus Basedow, welche während der Beobachtungszeit Temperaturen zwischen 38,8 und 38,5 zeigte. Die Temperaturen in der geschlossenen Faust lagen häufig nur um 0,3 Grad niedriger als im After. Im Gegensatz dazu zeige ich die Temperaturkurve eines typischen Myxödems bei einem Patienten im Alter von 42 Jahren mit einem Grundumsatz von —34%, bei dem die Temperaturdifferenz in Hand und After bis zu 1 Grad betrugen. Es zeigt sich also auch hier das gegensätzliche Verhalten zwischen dem Myxödem mit einer niedrigen Schalentemperatur, kalten Händen und blasser Haut, und dem Morbus Basedow mit einer erhöhten Schalentemperatur, also heißen Händen und roter Haut (s. Abb. 34). Gelegentlich besteht auch eine leicht erhöhte Körpertemperatur, besonders nach körperlichen Anstrengungen. Die Haut ist meist feucht, die Schweißabsonderung vermehrt, der elektrische Hautwiderstand daher vermindert. Gelegentlich sieht man abnorme Pigmentierung in Gestalt einer leichten Bräunung der Haut im ganzen oder nur einzelner Regionen. Diese Pigmentierungen treten an den Augenlidern, den Achselhöhlen und der Linea alba besonders hervor. Sie können mit Heilung und Besserung des Zustandes wieder verschwinden. Die Haare fallen vorzeitig aus und neigen zum frühzeitigen Ergrauen. Die Nägel zeigen eine große Brüchigkeit, häufig Längs- und Querrillen und weiße Stellen.

Zahlreiche **Störungen** zeigen sich auch auf dem **Gebiete** des **Zentralnervensystems.** Die Sehnenreflexe sind meist gesteigert. Auch Lähmungen im Gebiete der Hirnnerven, sogar Mono- und Hemiplegien sind beobachtet worden. Im Mittelpunkt der subjektiven Beschwerden stehen die quälende Schlaflosigkeit und die Kopfschmerzen. Die Kranken leiden unter häufigem Stimmungswechsel, Steigerungen der seelischen Erregbarkeit und Gereiztheit, welche gelegentlich in eine euphorische Stimmung umschlagen kann: „Bald himmelhoch jauchzend, bald zu Tode betrübt", bis zur ausgesprochenen Melancholie. In der Basedowkrise kann es zum thyreotoxischen Koma kommen. Manche Fälle zeigen eine stark beschleunigte, oberflächliche Atmung, hauptsächlich nach körperlichen Anstrengungen.

Die **Harnmenge** ist bisweilen erhöht. Der Harn enthält gelegentlich Spuren von Eiweiß, manchmal auch hyaline und granulierte Zylinder. Auch auf dem Gebiete der Sexualfunktion werden Störungen beobachtet. Beim Manne kommt es mitunter zum Nachlassen der Potenz, beim Weibe zur Abnahme und zum Aufhören der Menstrualblutungen. Auch Steigerungen der sexuellen Erregbarkeit werden gesehen.

Die klassische Form der BASEDOWschen Krankheit mit ihrer MERSEBURGER **Symptomentrias**: Tachykardie, Struma und Exophthalmus ist unter der Einwirkung der Kriegsernährung eine seltene Erkrankung geworden. Auch die thyreotoxische Krise (Coma basedowicum) mit ihrer hochgradigen motorischen Unruhe, Delirien, Erbrechen, Durchfällen, mit lähmungsartiger Schwäche der Muskeln und erhöhter Körpertemperatur ist ein selten gewordenes Symptomenbild, das unter Bewußtlosigkeit in wenigen Tagen tödlich endet.

Viel häufiger als das klassische Bild des Morbus Basedowii sieht man seine rudimentären Formen, welche als Formes frustes oder auch als Basedowoid bezeichnet werden. Bei diesem Bilde steht oft die Schlaflosigkeit, starke nervöse Erregbarkeit mit Neigung zu Schweissen und hochgradiger Ermüdbarkeit im Vordergrund des Krankheitsbildes. Andere Kranke klagen über Herzklopfen, das bei jeder kleinen seelischen Erregung auftritt. Bei solchen leichten Fällen, die man gelegentlich auch bei Frauen mit Uterusmyomen beobachten kann, ist die Schilddrüse wenig oder überhaupt nicht vergrößert. Auch der Exophthalmus kann fehlen, während ein eigentümlich feuchter Glanz der Augen ein Hinweissymptom von hohem Wert sein kann.

Typische Bilder von Morbus Basedow können auch durch starke psychische Erregungen und großen Schrecken ausgelöst werden: **Schreckbasedow.** So sah ich im Felde bei einem jungen, mir wohlbekannten Offizier nach 3tägigem schwerem Trommelfeuer, das er im Unterstand überstanden hatte, eine klassische BASEDOWsche Krankheit mit Tremor, Exophthalmus, Tachykardie und Struma. Auch ein Fokus, der in den Mandeln oder an den Zähnen lokalisiert sein kann, soll über den Weg des Tuber cinereum, des Hypophysenvorderlappens und der Schilddrüse eine Hyperthyreose auslösen können.

Die **Behandlung** des Morbus Basedow und der Hyperthyreosen hat sich nach dem Grad und der Schwere der Symptome zu richten. In vielen Fällen von leichten und mittelschweren Hyperthyreosen kann man durch seelische und körperliche Ruhebehandlung Erstaunliches erreichen. Der Kranke ist aus seinem häuslichen Milieu herauszunehmen und **Bettruhe** anzuordnen. Gleichzeitig sind leichte Zwischenhirnnarkotika anzuwenden, z. B. in Gestalt der Luminaletten: 5mal täglich 1, oder Hovaletten: 5mal täglich 4, bei schwereren Fällen 5mal täglich 1 Tablette Prominal 0,2 g. Auch von der konsequenten Anwendung von Paverysat (5mal 20 Tropfen) habe ich Gutes gesehen. Man verordnet eine laktovegetabile Kost, vermeidet Fleisch und läßt nach den Mahlzeiten, nach denen die Schilddrüse am stärksten durchblutet wird, eine Eiskrawatte oder kühlende Kompressen auf die Schilddrüse legen. Durch den Zwang zum Stilliegen werden viele Kranke schon allein durch diese Maßnahme beruhigt.

Eine neue Behandlungsform des Basedow ist durch die Einführung der **Thioharnstoffderivate** gefunden worden. Diese Stoffe sollen die Thyroxinsynthese durch ihre besonders starke chemische Jodaffinität hemmen. Dadurch wird kompensatorisch in großer Menge das thyreotrope Hormon des Hypophysenvorderlappens ausgeschüttet. Dieses soll eine kolloidarme, mächtig vaskularisierte Schilddrüse ausbilden. Neben diesem *antithyreogenen Angriffspunkt* wird auch ein *antithyreotoxischer* diskutiert. Von den Thioharnstoffderivaten wird gegenwärtig das Methythiourazil am meisten verwendet. Das Präparat hat sich bei mittelschweren unld schweren Basedowfällen insofern bewährt, als der Grundumsatz zur Norm abfällt, das Gewicht ansteigt, die Tachykardie zurückgeht und das subjektive Befinden sich wesentlich bessert. Es ist aber fraglich, ob mit dieser Behandlung Dauerheilungen zu erreichen sind. Man gibt 0,2—0,3 g täglich und senkt diese Dosis auf 0,1 g je Tag, wenn der Grundumsatz normalisiert ist. Die Behandlung muß oft über mehrere Monate hindurch bei schwereren Fällen mit 0,2 g täglich weitergeführt werden.

Als Nebenerscheinungen werden in etwa 13% der Fälle Fieber, Abgeschlagenheit Anämien, Dermatitis und Purpura beschrieben, in seltenen Fällen auch Agranulo, zytosen. Diese, wenn auch seltenen Zwischenfälle erfordern bei der Methylthiouracilbehandlung eine laufende Kontrolle der Gesamtleukozytenzahl und der Blutausstriche.

Eine zweite Gruppe mittelschwerer Fälle läßt sich durch konsequent durchgeführte **Röntgenbestrahlung** sicher günstig beeinflussen. Wir haben dabei folgende Methodik zur Anwendung gebracht. Die Bestrahlung der Schilddrüse, die stets ambulant durchgeführt wurde, erfolgte nach der Mehrfeldertechnik:

Bei jeder Serie wurden im allgemeinen zwei Felder zu 6/8 cm, Abstand 30 cm, auf die Schilddrüse und eines auf den Thymus gegeben. Die Oberflächenwirkungsdosis betrug 75 r bis höchstens 200 r. Zwischen den Serien lagen Pausen im allgemeinen von 2—8 Wochen. Die zum Teil mit 4 mm Al, später nur mit 0,5 Cu und 1 mm Al gefilterte Strahlung hatte eine Halbwertschicht von 0,18 bzw. 0,9—1,0 mm Cu. Völlige Heilungen sind nachweislich der Literatur in 50% der Fälle zu erwarten. Bei wiederholt fortgesetzten Serienbestrahlungen 60—80% Besserung. Als Beispiel der Einwirkung der Röntgenstrahlen auf den Basedow möge folgendes aus einer Arbeit meiner Mitarbeiter MÖBIUS und NOLTE dienen (s. Tabelle u. Kurve S. 224)).

Bei schweren Fällen von BASEDOWscher Krankheit, besonders wenn sie junge Menschen betrifft, wird von vielen erfahrenen Klinikern die **operative Verkleinerung** der Schilddrüse als Methode der Wahl empfohlen und hervorgehoben, daß alle anderen Methoden sich weder an Schnelligkeit noch an Sicherheit und Dauerwirkung mit den operativen Resultaten messen können.

Wichtig ist in jedem Fall, die Basedowkranken für die Operation mit einer **Jodtherapie** vorzubereiten. Hierzu wird nach PLUMMER die LUGOLsche Lösung benutzt: Jod 5,0, Jodkali 10,0, Aqua dest. ad 100. Von dieser Lösung werden täglich 3mal

3 Tropfen steigend bis auf 3mal 15 Tropfen gegeben. Hierdurch tritt oft eine schnelle, erstaunliche Besserung aller Basedowsymptome ein. Es ist aber zu betonen, daß die Jodbehandlung grundsätzlich nur als Vorbereitung zur Operation benutzt

Pat. Ki. 50 Jahre, ♂, 165 cm Schwere Hyperthyreose

Datum	Blutjodgehalt in γ-%	% Grundumsatzsteigerung	Körpergewicht in kg	Pulszahl in der Minute.	Röntgen-Oberflächenwirkungsdosis in r
18. 2. 32	58	63	70	164	
20. 4. 32					150
21. 5. 32	55	57	70	160	140
7. 7. 32	52	30	77	130	150
29. 7. 32		38	78		150
15. 8. 32		34	80	126	
29. 9. 32		31	80	130	
14. 10. 32		35	81,5	120	100
19. 12. 32		12	81,5	120	100
30. 2. 33	35	17	82		
3. 6. 33				72	
23. 3. 34	32		87,5	96	

Abb. 35. Bestrahlungseffekt bei schwerem Morbus Basedow mit Normalisierung des Grundumsatzes und des Blutjodgehaltes

werden darf und daß Jod sonst bei Basedow und Thyreotoxikosen peinlichst zu vermeiden ist. Bei der hormonalen Krise im Klimakterium wird man im allgemeinen von der Operation Abstand nehmen, weil sich die klimakterischen Thyreotoxikosen auf konservative Weise gut beherrschen und zur vollständigen Heilung bringen lassen.

Pat. Ki., ♂., 50 Jahre, 165 cm Schwere Hyperthyreose

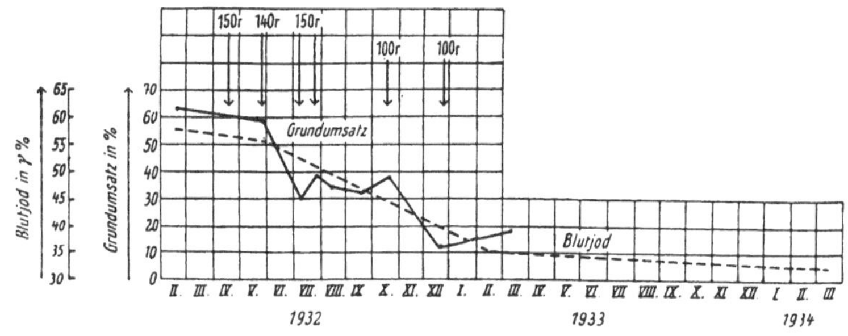

Abb. 36

Die schweren komatösen Zustandsbilder des Morbus Basedow, die unbehandelt meist zum Tode führen, können durch Jod (400—1000 mg intravenös), z. B. 2 Ampullen Endojodin, gerettet werden. Die intravenöse Jodinjektion ist unter Umständen innerhalb von 1—2 Tagen zu wiederholen. Diese Jodbehandlung bleibt aber dem Basedowkranken vorbehalten.

Zum Schluß dieses Kapitels seien die Symptome der Überfunktion der Schilddrüse (Morbus Basedow) denen bei Unterfunktion (Cachexia thyreopriva; Myxödem) gegenübergestellt:

Kachexia thyreopriva	Morbus Basedow
Fehlen oder Atrophie der Glandula thyreoidea.	Schwellung der Schilddrüse, meist diffuser Natur, Hypervaskularisation.
Langsamer, kleiner, regelmäßiger Puls.	Frequenter, oft gespannter, schnellender, hier und da unregelmäßiger Puls.
Fehlen jeglicher Blutwallungen mit Kälte der Haut.	Überaus erregbares Gefäßnervensystem.
Stetes Kältegefühl.	Unerträgliches Hitzegefühl.
Verlangsamte schwere Atmung.	Oberflächliche Atmung mit mangelhafter inspiratorischer Ausdehnung des Thorax.
Verlangsamte Verdauung und Exkretion, schlechter Appetit, wenig Bedürfnisse.	Abundante Entleerungen, meist abnormer Appetit, vermehrte Bedürfnisse.
Verlangsamter Stoffwechsel.	Gesteigerter Stoffwechsel.
Hypojodämie (2—7 γ%).	Hyperjodämie (50—100 γ%).
Zunahme des Körpergewichtes.	Abnahme des Körpergewichtes.
Teilnahmsloser, ruhiger Blick, ohne Ausdruck und Leben.	Ängstlicher, unsteter, bei Fixation zorniger Blick; eigentümlicher, ungewöhnlicher Glanz in den Augen (Glanzauge).
Enge Lidspalten.	Weite Lidspalten, Exophthalmus.
Schläfrigkeit und Schlafsucht.	Schlaflosigkeit oder unruhiger Schlaf.
Verlangsamte Empfindung, Apperzeption und Aktion.	Gesteigerte Empfindungen, Apperzeption und Aktion.
Gedankenmangel, Teilnahmslosigkeit und Gefühlslosigkeit.	Gedankenjagd, psychische Erregung bis zur Halluzination, Manie und Melancholie. Stete Unruhe und Angst.
Ungeschicklichkeit und Schwerfälligkeit. Steifigkeit der Extremitäten.	Zittern der Extremitäten, vermehrte Beweglichkeit der Gelenke, Verschlechterung der Arbeitsökonomie.
Zurückbleiben des Knochenwachstums, kurze und dicke, oft deforme Knochen.	Schlanker Skelettbau, hier und da weiche und dünne Knochen. Gesteigertes Längenwachstum bei jugendlichen Individuen.
Kurze, dicke, am Ende oft verbreiterte Finger	Lange, schlanke Finger mit spitzer Endphalanx.
Dicke, undurchsichtige, gefaltete, trockene bis schuppende Haut.	Dünne, durchscheinende, fein injizierte, feuchte Haut.
Greisenhaftes Aussehen auch jugendlicher Kranker.	Jugendliche, üppige Körperentwicklung, wenigstens in den Anfangsstadien.

III. Die Nebenschilddrüsen (Epithelkörperchen)

Die Glandulae parathyreoideae bestehen aus je zwei paarig vorhandenen, etwa 3—15 mm langen, rundlichen Gebilden, die den Seitenlappen der Schilddrüse von außen und hinten anliegen. Ihre Lage ist inkonstant, so daß sie leicht bei ausgedehnteren Operationen an der Schilddrüse mit exstirpiert oder lädiert werden können. Die Nebenschilddrüsen unterscheiden sich in ihrem **histologischen Bau** von der Schilddrüse durch ihre eigenartige Struktur, welche durch die Kapillaren gegeben ist; ferner durch ihre oft ungegliederten Epithelmassen und das wechselnde Aussehen derselben. Es kommen aber wie bei der Schilddrüse kolloidhaltige Follikel vor. Das Epithelkörpercheninkret setzt die Erregbarkeit der peripheren Nerven herab. Exstirpation der Organe senkt den Blutkalkspiegel, welcher normal 10 bis 11 mg% beträgt.

Eine Überfunktion der Epithelkörperchen, welche meist durch **Epithelkörperadenome** hervorgerufen wird, hat die RECKLINGHAUSENsche Knochenerkrankung zur Folge. Diese geht mit Knochenschmerzen, Entkalkung, Verbiegungen und Spontanfrakturen einher. Der Blutkalziumwert ist erheblich erhöht. In der Niere, in den Arterien und manchmal auch in der Haut kommt es zu Verkalkungen.

Die **Behandlung** besteht in operativer Entfernung der hypertrophischen Epithelkörperchen bzw. ihrer Adenome. Es sind schon eine große Reihe von Kranken von ihrer Ostitis fibrosa generalisata geheilt worden, die sonst einem trostlosen Siechtum verfallen wären. Ist bei der Operation zu viel Epithelkörperchengewebe entfernt worden, bzw. zugrunde gegangen, so ist die zwangsläufige Folge eine Unterfunktion der Epithelkörperchen: die Tetanie.

Die Tetanie

Beim **Krankheitsbilde** der Tetanie wird die manifeste von der latenten Form unterschieden. Bei der latenten Tetanie treten die Symptome der akuten Krankheit nur unter bestimmten Bedingungen, z. B. in der Gravidität oder bei neu hinzutretenden Schädigungen auf. Bei der chronischen Tetanie kann es zu Veränderungen an den Augen (Katarakt), Nägeln und Zähnen kommen. Die Kataraktbildung ist schon bei Kindern beobachtet worden und stellt oft das einzige Zeichen einer überstandenen Tetanie dar. Sie kommt aber bei allen Formen derselben vor und läßt sich bei Tieren durch Entfernung der Nebenschilddrüsen experimentell erzeugen. Treten die *Störungen in der Periode der Zahnentwicklung* auf, so können sich horizontal verlaufende Rillen und Streifen an den Zähnen ausbilden. Außer nach Operationen tritt das Krankheitsbild der Tetanie bei einer Reihe anderer, in ihrer ursächlichen Wirkung bisher nicht ganz aufgeklärter Zustände auf, z. B. nach gastrointestinalen Autointoxikationen, nach Magenausheberungen, nach Gastrektasien, bei Infektionskrankheiten und bei Kindern mit spasmophiler Diathese. Sehr ausgeprägt fand ich das Bild der Tetanie bei der einheimischen Sprue, bei welcher es zur Kalkseifenbildung im Darm infolge isolierter Fettresorptionsstörung kommt. Dem Körper wird auf diese Weise Kalk entzogen, und der Serumkalkspiegel kann bis auf 5 mg% und darunter absinken.

Bei den akuten Anfällen kommt es zu schmerzhaften allgemeinen Krämpfen, welche gelegentlich den Charakter eines epileptischen Anfalls annehmen können. Sie sind als Folge von Reizerscheinungen an den zerebrospinalen und vegetativen Nerven, an glatten und quergestreiften Muskeln aufzufassen, wobei die Muskeln der Unterarme, Hände und Füße bevorzugt sind. Auch an den glatten Muskeln des Magens, Darms und der Blase können tonische und klonische Krampfzustände auftreten. In der Zeit zwischen den Anfällen läßt sich eine latente Übererregbarkeit der peripheren Nerven folgendermaßen nachweisen:

Beklopft man den Fazialis vor dem Ohr mit dem Perkussionshammer, so treten blitzartige Zuckungen in der Muskulatur des Mundwinkels sowie der Nasenflügel auf, ein Symptom, welches als **CHVOSTEKsches Phänomen** bezeichnet wird. Die erhöhte Erregbarkeit der Muskeln hat ihren Grund in den veränderten Verhältnissen der Kalziumionen.

Das Blut der Tetaniekranken enthält weniger Kalk in ionisierter Form als das der Gesunden. Die Nerven sind gegenüber dem galvanischen Strom erregbarer als die gesunder (**ERBsches Phänomen**). Auch durch Druck auf einen großen Nervenstamm, z. B. den Ulnaris, oder durch Umschnürung des Armes, läßt sich ein tetanischer Krampf der Unterarmmuskulatur auslösen (**TROUSSEAUsches Phänomen**).

Die **Behandlung** der Tetanie ist entweder eine Substitutionstherapie oder eine rein symptomatische durch Zuführung von Kalziumpräparaten. Die Substitutionstherapie geschieht durch Zufuhr des Epithelkörperchenhormons in Gestalt des sog. Parathormons. Durch Injektion von täglich 50 Einheiten dieses Präparates lassen sich alle führenden Symptome der parathyreopriven Tetanie beheben. Da das Präparat teuer und schwer zu haben ist, wird man seine Anwendung auf die akuten tetanischen Anfälle beschränken. Für die Dauerbehandlung hat sich das A.T. 10 bewährt, welches ein Bestrahlungsprodukt des Ergosterins darstellt und damit zu den Verwandten des Vitamin D zu rechnen ist. Man kann in schweren Fällen mit etwa 5 ccm pro Tag beginnen und für die Dauerbehandlung etwa 3mal 15 Tropfen pro Tag empfehlen.

Die Gefahr der Überdosierung ist nicht so groß, wie allgemein gefürchtet wird. Ich habe es bei der Tuberkulose monatelang in einer Gesamtmenge bis 45 Tropfen gegeben und dabei nur geringe Steigerungen des Blutkalziumwertes gesehen. Die Erfolge der Tuberkulosebehandlung entsprechen etwa denen, welche man auch mit Vitamin-D-Behandlung erzielen kann.

Für die richtige Dosierung des A.T. 10 bei der chronischen Tetanie muß man sich durch das subjektive Befinden des Kranken leiten lassen. Bei Unterdosierung treten bald wieder Krampfneigung, Verstimmungen und nervöse Reizsymptome auf.

Neben der Substitutionstherapie ist die Kalziumbehandlung von großer Wirksamkeit. Man verwendet das 10%ige Kalkpräparat T.C. 6 der Firma Schering oder 10%iges Kalzium Sandoz. Bei Kranken mit großen Kalkverlusten durch den Magen oder Darm, also bei Magentetanie und bei der Sprue, muß das Kalzium unbedingt intravenös injiziert werden. Die perorale Verabreichung des Kalziums bleibt in solchen Fällen wirkungslos. Wenn wie bei der Magentetanie hypochlorämische Symptome das Krankheitsbild komplizieren, empfiehlt sich die intravenöse Injektion von hypertonischer Kochsalzlösung, etwa 20 ccm einer 20%igen Lösung. Auch eine Umstimmung des Säure-Basenhaushaltes im Sinne der Azidose durch 3mal tägliche Verabreichung von 2 g Salmiak wird empfohlen. Kalziumchlorid und Ammoniumchlorid wirken in der gleichen Richtung. Milchnahrung hemmt die Neigung zur Tetanie, während Fleischdarreichung dieselbe steigert.

IV. Die Hypophyse

Histologischer Bau. Die Hypophyse (Glandula pituitaria) ist in der von der Dura mater bekleideten Sella turcica im vorderen Winkel des Chiasma opticum eingebettet. Ihr Gewicht ist beim Manne geringer als bei der Frau, beträgt beim Manne im 2. bis 7. Lebensjahrzehnt 56—61 cg und kann bei der Frau am Ende der Gravidität bis auf 165 cg ansteigen. Das Organ setzt sich aus drei funktionell ungleichwertigen Gebilden zusammen, dem Vorder-, Mittel- und Hinterlappen. Es ist in die knöcherne Höhlung des Türkensattels eng eingebettet. Daher ist es verständlich, daß abnormes Wachstum eines Lappens auf die übrigen schädigend einwirkt. Solche Druckschädigungen greifen unter Umständen auf die Sella turcica über und können dadurch röntgenologisch nachgewiesen werden. Die Hypophyse stellt eine fein regulierte Hormonzentrale dar, welche reichlich mit Nervenfasern versorgt ist. In der Hypophyse sind bisher mindestens 15 verschiedene Hormone nachgewiesen. Keines von ihnen ist nach seiner chemischen Konstitution bekannt. Die Hypophysenhormone stehen auf dem Blutwege in inniger Wechselwirkung mit allen anderen Hormondrüsen; auch untereinander sind sie wahrscheinlich gekoppelt. Ferner nimmt man für die Regulation der Stoffwechselvorgänge ein Zusammenwirken mit dem Zwischenhirn an, insofern von diesem die Hormonproduktion nervös angeregt wird. Bisher sind folgende Hormone bekannt, die in nachstehender Tabelle nach ihrem Vorkommen, ihrem Bildungsort und ihrer Funktion zusammengestellt sind:

1. Die Hypophysenhormone und ihre Funktionen (nach Jores)

Hormon	Funktion	Bildungsort und Vorkommen
	1. Vorderlappen	
	a) Stoffwechselhormone	
1. Wachstumshormon	Wachstumsförderung Bei Überproduktion Akromegalie bzw. Riesenwuchs. Bei Mangel Zwergwuchs	Eosinophile Zellen des Vorderlappens
2. Stoffe, die den Kohlehydratstoffwechsel regulieren		
a) Diabetogenes Prinzip	Nach mehrtägiger Verabfolgung Blutzuckeranstieg; durch dauernde Gabe (bis zu 1 Jahr) Diabetes	nichts bekannt
b) Kohlehydratstoffwechselhormon	Kurzdauernder Blutzuckeranstieg und Verminderung des Leberglykogens. Soll beim Diabetiker vermehrt vorkommen	
c) Kontrainsuläres Hormon	Wirkt antagonistisch zum Insulin durch Stimulierung der Nebennieren	Eosinophile Zellen?
3. Stoffe, die den Fettstoffwechsel regulieren		
a) Lipoitrin	Senkung des Blutfettes; zentraler Angriffspunkt	Kommt in Vorderlappen- wie in Hinterlappenextrakten vor, ebenso im Zwischenhirn und im Liquor
b) Fettstoffwechselhormon	Steigerung der Blutketonkörper und der Ketonausscheidung. Erhöhung der ungesättigten Fettsäuren der Leber. Soll beim Diabetes vermehrt vorhanden sein	
	b) Glandotrope Hormone	
4. Gonadotrope Hormone a) Follikelreifungshormon (Prolan A)	Langdauernde Zufuhr von Hypophysenvorderlappenextrakten führt zur stärkeren Follikulinisierung. Follikelreifung beim weiblichen und Spermatogenese beim männlichen infantilen Tier	Basophile Zellen des Vorderlappens
b) Luteinisierungshormon (Prolan B)	Gelbkörperbildung beim weiblichen und Vermehrung der Zwischenzellen des Hodens beim männlichen Tier	Schwangerenharn Plazenta (mit Hypophysenvorderlappenhormon nicht identisch)
5. Thyreotropes Hormon	Basedowifizierung der Schilddrüse. Steigerung des O_2-Verbrauches infolge Aktivierung der Schilddrüse	Eosinophile Zellen?

Hormon	Funktion	Bildungsort und Vorkommen
6. Adrenotrope Hormone	Vergrößerung der Nebennierenrinde	Basophile Zellen?
a) Kortikotropes Hormon	Verbreiterung der Nebennierenrinde. Von JORES im Blut von Hochdruckkranken vermehrt gefunden	
b) Adrenalotropes Hormon	Vermehrte Vakuolenbildung und verminderte Chromierbarkeit des Nebennierenmarkes als Zeichen einer Adrenalinausschüttung	
7. Parathyreotropes Hormon	Vergrößerung der Epithelkörperchen. Erhöhung des Kalkspiegels infolge Ausschüttung des Parathormons	Unbekannt
8. Pankreotropes Hormon	Vergrößerung der Inseln des Pankreas. Blutzuckersenkung infolge Insulinausschüttung	Unbekannt
9. Prolaktin	Vermehrte Milchsekretion der durch Follikulin aufgebauten Milchdrüse. Auch beim Menschen erfolgreich angewandt	Unbekannt
	2. Zwischenlappen	
10. Pigmenthormone		Beim Tier Zwischenlappen. Beim Menschen basophile Zellen des Vorderlappens. Identität beider Hormone fraglich. Kommt im Liquor und Zwischenhirn vor
a) Melanophorenhormon	Die Ausbreitung der Melanophoren des Frosches hängt mit einem Hypophysenhormon zusammen. Beschleunigung der Dunkeladaptation beim Menschen. Wanderung des Netzhautpigmentes bei niederen Tieren	
b) Intermedin	Ausbreitung der Erythrophoren der Elritze	
	3. Hinterlappen	
Hinterlappenhormone	Blutdrucksteigerung. Diureseförderung (am narkotisierten Tier)	Hinterlappen
	Kontraktion des Uterus. Diuresehemmung beim Diabetes insipidus-Kranken wie beim normalen Menschen. Förderung der Chlorausscheidung	Kommen im Liquor und Zwischenhirn vor
11. Oxytocin	Chemische Trennung in den uterus- und blutdruckwirksamen Anteil	
12. Vasopressin 13. Adiuretin	Das Adiuretin hemmt die Wasserausscheidung (z. B. beim Diabetes insipidus) und fördert die Molendiurese	

2. Die Erkrankungen der Hypophyse

Mit der Auffassung, daß die Hypophyse eine Art Hormonzentrale darstellt, steht in gutem Einklang die Tatsache, daß durch ihre Störung die verschiedensten Formen von Erkrankungen des Stoffwechsels resultieren können. Auf der einen Seite sehen wir eine merkwürdige Form der Fettsucht mit Stehenbleiben der sexuellen Entwicklung auf kindlicher Stufe oder auch mit Rückbildung der sekundären Sexualmerkmale mit Hypoplasie der Genitalien (Dystrophia adiposogenitalis), auf der anderen Seite die extremsten Formen der Magersucht, postpubertäre, postpartuale, zerebral-hypophysäre Magersucht, auftreten. Auch Störungen des Körperwachstums, sowohl in der Richtung des Riesen- als auch des Zwergwuchses werden auf Erkrankungen der Hypophyse bezogen.

Zu den klinisch wichtigsten Formen der hypophysären Erkrankungen gehört die Akromegalie.

a) Die Akromegalie

Während bei normalem Hochwuchs und auch beim Riesenwuchs die normalen Proportionen gewahrt bleiben, kommt es bei der Akromegalie zu ganz enormen Vergrößerungen und Verdickungen der distalen Knochen und Weichteile. Dieses eigenartige, partiell gesteigerte Längen- und Dickenwachstum der gipfelnden Körperteile zeigt einen chronischen Verlauf. Die Veränderungen sind in charakteristischer Form besonders am Gesicht zu erkennen, wo Nase und Kinn ein gesteigertes Wachstum zeigen. Unterkiefer, Augen und Jochbogen springen vor. Infolge des Kieferwachstums werden die Zwischenräume zwischen den Zähnen größer. Die Zunge wird so groß, daß sie im Mund kaum Platz findet. Die Lippen werden wulstig, so daß die Kranken einen vollständig fremden Ausdruck gewinnen. Auch die Wirbelsäule nimmt an diesen Veränderungen teil, so daß es zu einer Kyphose kommt. Die Stimmlage kann tiefer werden. Ihr Klang wird rauh. Vergrößerungen der Hypophyse können zu einer Druckatrophie des Chiasma opticum führen und eine halbseitige Gesichtsfeldeinschränkung veranlassen (bitemporale Hemianopsie). Auch Hirndrucksymptome mit Kopfschmerzen und Schwindelgefühlen werden beobachtet, wobei es zu vorübergehenden Lähmungen des Okulomotorius und Trigeminus kommen kann. Die Kranken werden gleichgültig, apathisch und seelisch immer mehr abgestumpft. In der Geschlechtssphäre kann es zur Impotenz, Amenorrhoe und Sterilität kommen.

Auf dem Gebiete des Stoffwechsels sind vor allem die **Störungen des Kohlehydrathaushaltes** klinisch bemerkenswert. Sie äußern sich in einer alimentären Glykosurie, zuweilen in einem echten Diabetes mellitus.

Für viele Fälle von Akromegalie ist die **Ursache** in einem eosinophilen Adenom des Hypophysenvorderlappens zu suchen. Dieses produziert offenbar in vermehrter Menge das Wachstumshormon.

Die **Behandlung.** Da die Adenome strahlensensibel sind, ist der Versuch einer Röntgenbestrahlung der Hypophyse oder auch der Radiumbestrahlung vom Nasen-Rachenraum aus gerechtfertigt. In manchen Fällen hat diese Behandlung ein befriedigendes Ergebnis, insofern ein Stillstand der Krankheit erreicht wird. Die oft erheblichen Kopfschmerzen hören auf. Auch die drohende Optikusatrophie mit Erblindung infolge Druckes des Tumors auf die Sehnerven kann verhindert werden. Manche durch Diabetes komplizierte Fälle zeigen eine günstige Beeinflussung der Zuckerkrankheit durch die Röntgenbestrahlung. Dieser Erfolg wird auf die Hemmung der Produktion von kontrainsulärem Hypophysenhormon bezogen.

Nicht selten zeigt sich die diabetische Stoffwechselstörung durch Insulin schwer beeinflußbar.

Hat der **Bestrahlungsversuch** keinen greifbaren Erfolg gezeitigt und droht eine Erblindung einzutreten, so ist eine **Operation** vorzuschlagen. In der Hand eines mit dieser Operation vertrauten Chirurgen sind schon manche akromegale Kranke vor der Erblindung bewahrt worden.

b) Die spätpubertäre Magersucht

Symptomatologie: Die spätpubertäre Magersucht kommt ausschließlich bei Frauen vor und tritt im Anschluß an die Pubertät auf. Der Krankheitsbeginn fällt in der Regel in die Zeit vom 13. bis 19. Lebensjahr. Die Körperentwicklung der Kranken ist bis zum Auftreten der ersten Symptome durchaus normal. Appetitlosigkeit, Müdigkeit, schlechter Schlaf und psychische Übererregbarkeit leiten die Krankheit ein. Charakteristisch ist die hochgradige körperliche Erschöpfung. Die leichte Ermüdbarkeit ist oft gepaart mit einer Reihe psychischer Symptome, die sich in Launenhaftigkeit, Ungezogenheit, Albernheit und Schwererziehbarkeit äußern. Bei meinen Kranken überwog die Apathie und psychische Indolenz, die sich bis zur Depression steigern kann, im Bild der seelischen Veränderungen. Das ganze Gefühlsleben scheint abgestumpft; Gedächtnis und Intelligenz lassen nach. Eigentümliche Anfälle, die nicht selten als Hysterie gedeutet werden, sind wohl als sekundäre Zeichen und Folgen der Hypoglykämie aufzufassen. Manche Kranke klagen über Völlegefühl, Aufgetriebensein und brennende Schmerzen in der Magengrube. Sie begründen mit diesen Schmerzen ihre Appetitlosigkeit, die sich bis zur völligen Abneigung gegen die Aufnahme von Speisen steigern kann. Je mehr man ihnen Nahrung anbietet, um so ablehnender werden sie gegen dieselbe. Diese Störungen sind vielleicht durch Ventrikelatonie mit begründet, welche sich gelegentlich auch röntgenologisch nachweisen läßt. Die Nahrung stagniert, gärt und fault im Magen. Die Zersetzungsprodukte führen zur Gastritis.

Infolge der schließlich vollständigen Nahrungsverweigerung magern die Kranken bis zum Skelett ab. Sie klagen über Schwindelanfälle und fallen leicht in Ohnmacht. Offenbar ist auch die Regulationsfähigkeit der Blutgefäße, die z. T. von der Hypophyse her gesteuert werden, gestört. Es tritt beim raschen Aufrichten aus liegender Körperhaltung eine Hypoxämie des Gehirns und damit Bewußtlosigkeit ein.

Die **objektiven Symptome** der spätpubertären Magersucht werden durch die hochgradige Abmagerung beherrscht.

Das Gewicht der Kranken kann bis auf 25 kg und weniger absinken. **Der Grundumsatz** kann auf die Hälfte der Norm zurückgehen. Dadurch erklärt sich die Neigung zu Untertemperaturen und das große Wärmebedürfnis der Kranken, die dauernd frieren.

Die **Haut** ist oft schmutzig pigmentiert. Auf der Stirn, den Schläfen und der Brust zeigen sich gelbbraune, landkartenähnliche Flecke. Durch die faltige, fleckige, glanzlose Haut machen die Patienten einen früh gealterten Eindruck. Gelegentlich erinnert die Hautverfärbung an die ADDISONsche Krankheit. Die Pigmentation wird als die Folge der Nebenniereninsuffizienz sekundärer Art betrachtet. Ein merkwürdiges Symptom ist die Lanugobehaarung der Kranken. Die Lanugohaare können 1—4 cm lang werden. Die normalen Haare haben eine Neigung zum Ausfallen. Das gilt auch für die Axillar- und Pubeshaare. Auch Alopecia areata ist beobachtet worden.

Die Nägel zeigen sich gerippt und rauh und sind leicht brüchig. Die Kranken neigen zum Zahnausfall. Die zurückbleibenden Zähne zeigen häufig Karies. Die Finger und Zehen dieser Kranken sind häufig auffallend schlank.

Der **Blutdruck** der Kranken ist meist niedrig. Bei erwachsenen Patientinnen schwankt er zwischen 60 und 70 mm Hg. Bei geringen Muskelanstrengungen, besonders beim Erheben aus dem Bett, steigt er nicht an wie in der Norm, sondern hat eher die Tendenz zum Absinken. Der Nüchternblutzucker liegt niedrig, um 60 bis 70 mg%. Die Kranken sind infolgedessen sehr empfindlich gegen Insulin. Bei Traubenzuckerbelastung ist die Blutzuckersteigerung wesentlich geringer als der Altersnorm entspricht.

Die **Ursache** der Erkrankung wird in einer primären Störung der inkretorischen Korrelationen mit einer darauffolgenden hypophysären Unterfunktion gesehen. Die zur Sektion gekommenen Fälle zeigten eine Atrophie der Hypophyse mit einer Herabsetzung ihres Gewichtes bis auf die Hälfte der Norm. Pathologische Veränderungen an den Hypophysenzellen wurden nicht gefunden.

Die **Therapie.** Nach den gegenwärtigen Vorstellungen setzt die spätpubertäre Magersucht gleichzeitig mit der Produktion des weiblichen Sexualhormons ein. Eine Überproduktion an Sexualhormon soll nach den Ergebnissen von Tierexperimenten die Hypophysenfunktion weitgehend drosseln. Unter dieser Vorstellung hat man die Kranken mit hypophysärer Magersucht durch Transplantation ganz frischer Kalbshypophysen zu beeinflussen versucht. Von 50 so behandelten Kranken wurden nach den Mitteilungen von KYLIN 32 wieder arbeitsfähig. Ich selbst und andere Autoren sahen aber auch überraschende Besserungen und endgültige Heilungen lediglich nach Änderungen des Milieus. Ich glaube, daß für manche Fälle seelische Beeinflussungen in noch nicht durchsichtiger Weise den Zustand der Kranken wesentlich bessern können. Falls die Möglichkeit dazu besteht und der Zustand drohend ist, würde ich aber immer zu einem Versuch mit einer Hypophysentransplantation raten.

c) Die SIMMONDSsche Krankheit

Bei systematischen Untersuchungen der Hypophyse fand der Hamburger Pathologe SIMMONDS bei einem Krankheitsfall, der sich bei Lebzeiten durch Appetitlosigkeit, Abmagerung und hochgradigste Kachexie auszeichnete, eine vollständige Zerstörung der Hypophyse. Andere Ursachen für die hochgradige Kachexie konnten weder die klinischen Untersuchungen noch die Sektion aufdecken.

Symptomatologie. Die SIMMONDSsche Krankheit hat viele Züge mit der postpubertären Magersucht gemeinsam: Blutdruck und Blutzucker sind erniedrigt. Es kommt zu einem schnellen greisenhaften Verfall. Auch Addisonähnliche Symptome werden beobachtet und auf eine Nebenniereninsuffizienz infolge Ausfalls der stimulierenden Einflüsse der Hypophyse auf dieses Organ zurückgeführt. Die Frauen sind häufiger betroffen als die Männer. In manchen Fällen spielen seelische Konflikte, welche zu schweren Depressionen führen, eine Rolle und lassen sich durch entsprechende Beeinflussung bessern. In den meisten Fällen handelt es sich aber um organische Zerstörungen der Hypophyse durch Tumoren, Tuberkulose, Blutungen nach Schädelfrakturen und septische Gefäßembolien. Es sind auch Fälle beobachtet, bei denen die Hypophyse selbst histologisch intakt gefunden wurde; statt dessen waren der Hypophysenstiel oder das Zwischenhirn durch Tumormassen zerstört.

Die **Behandlung** der SIMMONDSschen Krankheit kann in leichteren Fällen mit Hypophysenpräparaten (Präphyson oder Preloban) geschehen. Das Präphyson gibt man als Injektion oder in Gestalt von Tabletten. Empfohlen wird die Kombination mit Nebennierenrindenpräparaten, von denen man täglich eine Injektion gibt (Cortidyn, Cortin Degewop und Pancortex). Als wirksamste Therapie wird die Transplantation frischer Kalbshypophysen empfohlen, welche in Gestalt von Hypophysenzellenemulsion intraglutaeal injiziert werden.

d) Morbus Cushing

Der Morbus Cushing ist charakterisiert durch einen eigenartigen, vorwiegend an Stamm und Gesicht lokalisierten, z. T. schmerzhaften Fettansatz mit Striae distensae purpurae Cutis. Das runde Gesicht hat häufig einen puppenartigen Ausdruck (Vollmondgesicht). Der Blutdruck ist gesteigert. Daneben besteht häufig eine Plethora mit Polyglobulie. Bei Frauen tritt Bartbehaarung ein, daneben gewisse männliche Züge. Auch Neigung zu Hypoglykämie ist beobachtet worden. Ferner werden Polydipsie und Polyphagie beschrieben. Manche Kranke zeigen Züge vorzeitigen Alterns. Charakteristisch ist ferner eine hochgradige Osteoporose, die sich besonders an der Wirbelsäule in Gestalt von Fischwirbelbildung auswirkt. Die Wirbelsäule sintert gewissermaßen zusammen, wodurch die Körpergröße eine Abnahme um 8 cm und mehr erfahren kann. Manche Fälle lassen Symptome erkennen, die an einen Nebennierenrindentumor denken lassen. Es gibt seltene Fälle, bei denen es zu Spontanremissionen kommt und bei denen das Hautkleid zu weit wird und bleibt.

Therapie. Als Therapie wird die Röntgenbestrahlung der Hypophyse empfohlen. Führt diese nicht zum Erfolg, so muß auch an Komplikationen mit einer Nebennierenrindengeschwulst gedacht werden, die ebenfalls durch Röntgenbestrahlung gebessert werden kann. Einige Kranke, die das CUSHING-Syndrom zeigten, sind durch operative Entfernung einer Nebennierenrindengeschwulst geheilt worden. In anderen Fällen, bei denen die Hypophysenbestrahlung versagte, hat man versucht, durch das Keimdrüsenhormon Folliculin die Funktion der basophilen Elemente des Hypophysenvorderlappens zu dämpfen. Man hat 10000 bis 50000 Einheiten Folliculin monatelang injiziert.

e) Dystrophia adiposogenitalis

Die Dystrophia adiposogenitalis ist durch die Kombination von Fettsucht mit genitalem Infantilismus charakterisiert. Sie wird sowohl bei Hypophysenerkrankungen als auch bei Störungen der vegetativen Zentren im Zwischenhirn beobachtet. Die Krankheit wird auf eine herabgesetzte Funktion des Hypophysenvorder- und -zwischenlappens zurückgeführt. Sie entwickelt sich meist zwischen dem 10. und 12. Lebensjahr, häufiger beim männlichen als beim weiblichen Geschlecht. Die sexuelle Entwicklung bleibt auf kindlicher Stufe stehen; oder es kommt sogar zur Rückbildung sekundärer Sexualmerkmale und zur Hypoplasie der Genitalien. Die Fettansammlungen bevorzugen die Hüften, die Mammae, die Nates und den Mons veneris. Bei männlichen Individuen bilden sich weibliche Formen aus. Das Körperwachstum bleibt zurück.

Wenn sich Tumoren in der Sella turcica ausbilden, kommt es zu Veränderungen derselben im Röntgenbilde. Hirndrucksymptome, Kopfschmerzen, Schwindel und Optikusatrophie treten hinzu. Auch psychische Störungen werden beobachtet. Der **Grundumsatz** ist meist normal. Gelegentlich soll die spezifisch-dynamische Wirkung von Eiweiß fehlen.

Die **Therapie** besteht in Röntgenbestrahlung, die man mit Hormonbehandlung kombinieren kann. Man gibt täglich eine Injektion von Präphyson und außerdem 2—5 Tabletten des gleichen Präparates. Auch die Zufuhr von Keimdrüsenhormon ist empfohlen worden, bei Frauen z. B. alle 5 Tage eine Injektion von Folliculin oder Menformon forte 50000 Einheiten, bei Männern 2mal wöchentlich eine Injektion von 10 mg Testoviron. Auch die gleichzeitige Behandlung mit Schilddrüsensubstanz, 1 Tablette Thyreoidin täglich, ist empfohlen worden.

f) Diabetes insipidus

Das häufige Zusammentreffen von temporaler Hemianopsie, Hirndrucksymptomen und Polyurie führte zu der Auffassung, daß das als Diabetes insipidus bekannte Krankheitsbild auf eine Störung der Hypophysenfunktion zurückzuführen ist. Es kann aber auch zu Diabetes insipidus kommen bei zerebralen Affektionen, die die Gegend der Hypophyse nicht treffen, z. B. nach Schädeltraumen, Hirngeschwülsten in der hinteren Schädelgrube, Hydrocephalus internus, Meningitis verschiedener Ätiologie, besonders luetischer Basalmeningitis. Ferner geht das SCHÜLLER-CHRISTIAN-HANDsche Syndrom mit Diabetes insipidus einher. Die Krankheit wird auch in erblichen und familiären Formen beobachtet.

Im Vordergrund des **Krankheitsbildes** steht die dauernde Entleerung sehr großer Harnmengen sowie der große Durst. Anatomische Veränderungen an den Nieren und pathologische Bestandteile im Harn fehlen. Die Kranken entleeren in 24 Stunden 5—10 Liter eines dünnen, fast farblosen Harns, dessen spezifisches Gewicht nur wenig über dem des Wassers liegt. Die Gefrierpunktsdepression kann auf —0,2 Grad absinken. Die Polyurie, welche nachts stärker als tags ausgeprägt sein kann, wird durch entsprechend gesteigerte Wasseraufnahme ermöglicht. Schweißsekretion und Wasserabgabe durch die Haut sind vermindert. Blutdrucksteigerung und Herzhypertrophie fehlen. Auch Veränderungen an den inneren Organen werden vermißt. Gelegentlich sind Störungen der Sexualfunktion festgestellt worden, die sich in Impotenz und Amenorrhöe äußern. Die Kranken werden durch den dauernden Zwang zum Wassertrinken und Harnlassen oft schwer in ihrer Nachtruhe beeinträchtigt.

Versucht man dem Kranken das Wasser zu entziehen, so treten sofort schwere Symptome der Bluteindickung mit Unruhe, quälendem Durst und Kopfschmerzen ein, welche urämischen Charakter annehmen. Die Urinmenge ist danach kaum eingeschränkt, und das spezifische Gewicht steigt nicht an. Legt man der Kost des Kranken 10 g Kochsalz zu, so werden diese nicht unter Steigerung des spezifischen Gewichts, sondern unter Vermehrung der Harnmenge ausgeschieden. Der Diabetes insipidus ist also durch eine Konzentrationsschwäche der Nieren ausgezeichnet. Das Kochsalz wirkt als Diuretikum, was bei Gesunden nicht der Fall ist. Gibt man eine salzarme Kost, so sinkt die Harnmenge und der Durst läßt nach. Der primäre Vorgang beim Diabetes insipidus ist also die Polyurie, die Polydipsie dagegen ihre sekundäre Folge.

Die **Therapie** ist auf das Grundleiden auszurichten. Liegen Verdachtsmomente dafür vor, daß es sich um eine luetische Basalmeningitis als Ursache handelt, so ist eine antisyphilitische Kur durchzuführen, mit der es in manchen Fällen gelingt, die Krankheit zu heilen. Wird das Leiden durch einen **Hypophysentumor** hervorgerufen, so wird man versuchen, denselben durch Röntgenbestrahlung am weiteren Wachstum zu hindern. In günstig gelagerten Fällen bringt auch die **Operation** eines Hypophysentumors oder eines suprazellulären Tumors die Heilung. Manchmal ist auch die Hormontherapie von Erfolg. Durch mehrmals tägliche Injektionen einer Ampulle Hypophysin, Physormon, Pituigan, Tonephin lassen sich der Durst und die gewaltige Harnflut beherrschen und verringern. Die Unbequemlichkeit dauernder Injektionen hat man durch Anwendung der Hormone in Form von Schnupfpulvern zu umgehen versucht. Solche Schnupfpulver liegen als Physormon, Pituigan und Tonephin vor.

Diätetisch ist eine möglichst salzarme Kost vorzuschreiben. Als salzarmer Eiweißträger ist das Aletosal zu empfehlen, eine nahezu salzfreie Trockenmilch. Es gelingt nicht selten, unter dieser Diät und entsprechender psychischer Beeinflussung und Disziplinierung die aufgenommene Flüssigkeitsmenge erheblich zu reduzieren.

V. Die Nebennieren

1. Histologischer Bau und Funktion der Nebennieren

Beim Menschen stellen die Nebennieren die Verschmelzung zweier, bei vielen Tieren (Fischen) getrennt vorkommender Organe dar.

Der Rindensubstanz entspricht das bei Fischen sog. Interrenalsystem, das sich aus dem Pleuroperitonealepithel entwickelt, also mesodermaler Abkunft ist. Die in der Rindensubstanz in Balken-Schlauchform angeordneten Zellen zeichnen sich durch ihren großen Lipoidreichtum aus. Die Marksubstanz ist ektodermaler Abkunft. Sie liegt bei den Fischen in einzelnen Körperchen entlang dem sympathischen Grenzstrang und ist histochemisch durch ihre Affinität zu den Chromsalzen charakterisiert. Sie enthält mit Chromsäure sich braunfärbende „chromaffine" Zellen; ferner zahlreiche Nerven sowie multipolare Ganglienzellen, die genetisch zum Sympathikus gehören. Auch außerhalb der Nebenniere im Abdomen finden sich in der Nachbarschaft der Sympathikusganglien chromaffine Zellen. Die Gesamtheit der chromaffinen Zellen des Körpers wird als Adrenalsystem bezeichnet. Von beiden Systemen kommen auch beim Menschen gewissermaßen versprengte Anteile vor, so vom Interrenalsystem in den Beizwischennieren, in den Nieren, im Retroperitonealraum, in Tuben und Ovarien, Hoden und Samenstrang; chromaffines Gewebe findet sich in den Darmganglien, der Carotisdrüse und den sympathischen Geflechten. Das Interrenalsystem entspricht also dem Rindenanteil, das Adrenalsystem dem Markanteil der Nebennieren.

Die **Altersveränderungen** der Nebennieren verlaufen bei beiden Geschlechtern verschieden. Schon die individuelle Ausbildung des Organes unterliegt erheblichen Schwankungen. Die Rindensubstanz der Nebenniere ist in merkbarer Weise den menstruellen und Schwangerschaftsschwankungen unterworfen. Das Höchstgewicht beider Nebennieren beträgt bei Männern im Alter von 31 bis 40 Jahren 13,9 g, bei Frauen der gleichen Altersstufe 13,0 g. Es fällt bei Männern über 70 Jahre auf 12,16, bei Frauen auf 11,72 g ab.

In der Rinde haben sich eine Reihe von Körpern nachweisen lassen, die in der Lage sind, die spezifischen Ausfallssymptome zu beheben. Sie sind in ihrer Wirksamkeit unterschiedlich. Besonders hat man 2 Sterine kennen gelernt, das Corticosteron und das zehnmal so wirksame Desoxycorticosteron. Letzteres wird synthetisch hergestellt und gelangt als Percorten und Cortiron in den Handel. Die Nebennierensterine weisen alle in ihrem chemischen Aufbau große Ähnlichkeit mit den Sexualhormonen auf.

Die **Hauptfunktion** des Markes ist die Adrenalinsekretion. Das Adrenalin ist ein Methylaminoäthanolbrenzkatechin. Das Adrenalin hat wegen seiner blutdrucksteigernden Wirkung hohes pharmakologisches Interesse. Physiologischerweise ist das Adrenalin kein „Blutdruckhormon", sondern eine Substanz, die die Durchblutung reguliert. Durch die physiologische Adrenalinausschüttung werden die arbeitenden Muskeln weit besser mit Blut versorgt als die ruhenden, und zwar dadurch, daß das Adrenalin die Gefäße im ruhenden Muskel zur Kontraktion bringt, während die des arbeitenden Muskels unbeeinflußt bleiben. Die Blutdrucksteigerung nach Adrenalininjektion kommt durch Verengerung der Blutgefäße zustande. Die Koronargefäße und die Lungengefäße dagegen erweitern sich.

Die **biologischen Wirkungen** des Adrenalins gleichen in ihrem Effekt den Folgen der Reizung des Sympathikus. Es kommt zu einer Erregung der Herztätigkeit, zu einem Ansteigen des Blutzuckers und zur Glykosurie infolge der Glykogenausschüttung aus der Leber. Man hat daher dem Adrenalin eine antagonistische Wirkung gegenüber dem Insulin zugesprochen. Das Adrenalin bewirkt ferner eine Kontraktion der glatten Muskulatur des Uterus, während die Muskulatur des Magens, Darmes und der Bronchien erschlafft. Die Erweiterung der Pupillen nach Adrenalingaben wird als Löwische Reaktion beschrieben.

Die Beziehungen zwischen der Hautpigmentierung und den Funktionen der Nebennieren sind sichergestellt. Das zu den aromatischen Eiweißsubstanzen gehörende Dioxyphenylalanin (Dopa) wird in der Haut durch ein Ferment, die Dopaoxydase, zu einem braunen Pigment oxydiert. Der Farbstoff ist eisenfrei und entsteht aus ungefärbten Vorstufen, welche zu den aromatischen Eiweißbaustoffen gehören. Unter diesen Pigmentvorstufen findet sich ein Brenzkatechinderivat, das auch als Muttersubstanz des Adrenalins gilt.

2. Die Addisonsche Krankheit

Die experimentelle Entfernung beider Nebennieren wirkt unbedingt tödlich. Wird nur **eine** Nebenniere entfernt, so hypertrophiert die zurückbleibende. Die Ausfallssymptome treten nach radikaler Entfernung beider Organe rasch auf. Zunächst wird eine intensive Muskelschwäche beobachtet, der bald eine allgemeine Mattigkeit folgt. Manchmal treten Lähmungen der Extremitäten hinzu: die Tiere können sich nicht mehr auf den Beinen halten. Später treten Störungen der Atmung, der Herztätigkeit und der Wärmeregulation auf. Die Körpertemperatur fällt ab, Erbrechen und Durchfälle führen zu rasch fortschreitender Abmagerung der Tiere, welche 4—6 Tage nach der Operation unter Muskelzuckungen zugrunde gehen.

Bei der Lebenswichtigkeit der Nebennieren ist es begreiflich, daß das vollkommene Fehlen der Nebennieren beim Menschen außerordentlich selten beobachtet wird. In den wenigen bekanntgewordenen Fällen ist wahrscheinlich akzessorisches Nebennierengewebe übersehen worden.

Unter den **Symptomen** der **Addisonschen Krankheit** steht die auffallende Ermüdbarkeit, Schwäche und Kraftlosigkeit, die sich später zur hochgradigen Adynamie steigern kann, an erster Stelle. Eine sichtbare Atrophie der Muskulatur fehlt zunächst. Die Kranken klagen schon nach den geringsten Anstrengungen über zunehmende Muskelschwäche. Die Arbeitsökonomie der Muskulatur, welche beim Gesunden zwischen 25 und 30% liegt, ist etwa auf die Hälfte herabgesetzt, d. h. die Kranken brauchen für die gleiche körperliche Leistung etwa die doppelte Menge Sauerstoff. Es wird dadurch verständlich, daß die Adynamie in den späteren Stadien der Erkrankung das Krankheitsbild beherrscht.

Mit den Störungen des Muskelstoffwechsels steht die Kreatinurie der Addisonschen Erkrankung in Zusammenhang. Sowohl die Störungen der Arbeitsökonomie als auch die Kreatinurie lassen sich durch Cortironbehandlung günstig beeinflussen.

Mit den Störungen des Muskelstoffwechsels steht die Neigung zu Untertemperaturen in kausalen Beziehungen; denn die Verbrennungen gehen vor allem in der Muskulatur als dem Hauptstoffwechselorgan vor sich.

Blutbild. Das Blutbild ist sowohl in bezug auf die roten, als auch auf die weißen Blutkörperchen verändert. Die Zahl der Erythrozyten und der Hämoglobingehalt sind meist herabgesetzt. Es besteht in der Regel eine hypochrome Anämie. Ausnahmsweise wird auch eine Polyglobulie beobachtet.

Die weißen Blutkörperchen sind meist vermindert. Diese Leukopenie geht mit *relativer* oder *absoluter* Lymphozytose und Eosinophilie einher. Die Viskosität des Blutes ist erhöht; die Gerinnungszeit nicht selten verkürzt, die Senkungsgeschwindigkeit der roten Blutkörperchen eher verlangsamt.

Die Widerstandskraft des Organismus gegen Infektionen ist herabgesetzt. Schon eine leichte Angina oder Grippe können den tödlichen Ausgang beschleunigen.

Auch operative Eingriffe werden von Addisonkranken besonders schlecht vertragen. Allgemeinnarkosen sollten bei notwendig werdenden Operationen wenn möglich vermieden werden. Auch die Resistenz gegen Schlafmittel ist bei Addisonkranken herabgesetzt.

Unter den Kreislaufsymptomen dominiert die Hypotonie. Der Blutdruckabfall geht mit einer Verminderung des Schlag- und Minutenvolumens einher, welche trotz der gesteigerten Pulsfrequenz eine Verringerung der Koronardurchblutung zur Folge hat. Auch Veränderungen des Elektrokardiogramms mit Senkung der ST-Strecke sind beschrieben worden.

Infolge der Wasserverarmung der Gewebe kommt es zu **Störungen des Wasserhaushaltes** und zur **Oligurie.** Der Reststickstoff im Blute steigt an, ohne daß sich eine Nierenfunktionsstörung nachweisen läßt.

Der **Harn** der Addisonkranken zeigt oft ein hohes spezifisches Gewicht. Die Funktion der Tubuli ist also noch erhalten. Man hat das Ansteigen des Reststickstoffs damit erklären wollen, daß die Harnmenge der Addisonkranken häufig zu klein ist, um die Ausscheidung der Eiweißschlacken quantitativ zu bewältigen. Die Erhöhung des Reststickstoffs läßt sich durch Rindenhormonbehandlung rückgängig machen.

Die braune Pigmentierung der Haut und Schleimhäute gehört zu den markantesten Symptomen der ADDISONschen Krankheit. Der Grad der Bräunung gibt aber keinen Maßstab für die Schwere der Erkrankung. Man findet starke Hyperpigmentierung schon bei leichteren Krankheitsfällen und umgekehrt. Es sind sogar tödlich verlaufende Addisonfälle ohne Pigmentierung beschrieben worden. Von besonderer diagnostischer Bedeutung sind die kleineren oder größeren Pigmentflecken an der Mundschleimhaut der Wangen, der Lippe, der Zunge und des Gaumens. Das eisenfreie Pigment liegt in den tieferen Schichten des Rete Malpighi. Ähnliche Pigmentierungen kommen auch bei anderen endokrinen Störungen vor, wie bei Schilddrüsenerkrankungen und Hypophysenaffektionen. Wahrscheinlich handelt es sich um das gleiche Pigment, das in der Schwangerschaft physiologisch vorkommt. Die Dunkelfärbung der Haut läßt sich durch Rindenhormonbehandlung bessern. Während einer solchen Hormonbehandlung zeigt sich ein deutlicher Rückgang der Hautpigmentation, während die Schleimhautpigmentierungen nicht in überzeugender Weise abblassen. Wird die Behandlung längere Zeit ausgesetzt, so wird die Haut wieder zunehmend dunkler. Außer zum Hormonstoffwechsel liegen auch Beziehungen zum Vitaminhaushalt vor, besonders zum Vitamin C. In Gewebsschnitten läßt sich die Pigmentbildung aus dem Dioxyphenylalanin durch Askorbinsäure hemmen. Auch die Pigmentierung bei der ADDISONschen Krankheit läßt sich durch reichliche Gaben von Vitamin C zurückbilden.

Störungen der Magen-Darmfunktion können schon im Beginne der Erkrankung auftreten. Die Kranken klagen über Appetitmangel, Aufstoßen, Übelkeit, Sodbrennen, Druck und Völlegefühl in der Magengegend und Erbrechen. Auch epigastrische Schmerzen, die häufig gleichzeitig mit Durchfällen auftreten, gehören zum Bilde der ADDISONschen Krankheit und können so heftig werden, daß sie mit gastrischen Krisen verwechselt werden. Die Fermentproduktion liegt darnieder. Besonders ist eine Verminderung bzw. ein Versiegen der Salzsäure im Magen beobachtet worden. Wegen der hohen theoretischen Bedeutung haben wir bei unseren Fällen auf **Störungen der Fettresorption,** wie sie bei Zerstörung der Nebennieren nach den VERZARschen Vorstellungen zu erwarten wären, geachtet. In besonders darauf gerichteten Ausnutzungsuntersuchungen haben wir die Verwertung des Fettes, selbst bei tödlich verlaufenen Fällen des Morbus Addison, stets normal gefunden, und zwar zwischen 90 und 95%. Auch die Spaltung des Fettes war normal.

Auf dem Gebiete des **Kohlehydratstoffwechsels** ist besonders die Hypoglykämie ein wichtiges Symptom, das allerdings nicht regelmäßig vorhanden ist.

Die Senkung des Blutzuckerspiegels wird auf ein relatives Überwiegen des Inselapparates zurückgeführt. Auf kleine Mengen Insulin findet man ein besonders tiefes Absinken des Blutzuckerspiegels.

Der **Grundumsatz** ist sowohl im Experiment als auch in der Klinik erniedrigt. Diese Tatsache steht in guter Übereinstimmung mit der Neigung des Addisonkranken zu Untertemperatur und mit der verminderten Arbeitsökonomie seiner Muskulatur.

Die **Behandlung** der ADDISONschen Erkrankung besteht im wesentlichen in der Zuführung von Rindenhormon bei gleichzeitiger reichlicher Zuführung von Kochsalz und unterstützender Kreislaufbehandlung. Dauer und Intensität der Behandlung hängen von der Schwere des Zustandes ab. Bei leichteren Fällen kann das Rindenhormon von der Zunge oder vom Darm aus zur Resorption gebracht werden. In schwereren kachektischen Fällen, die schon eine leichte Benommenheit zeigen, müssen die Präparate Cortidyn oder Cortin, Pancortex oder Desoxycorticosteronazetat intramuskulär oder intravenös injiziert werden.

Neuerdings hat man gelernt, Tabletten von Desoxycorticosteron operativ oder mittels Troikart unter eine Muskelfaszie zu **implantieren.** Auf diese Weise setzt man gewissermaßen ein **Hormondepot,** das nach eigenen Beobachtungen ein oder mehrere Monate wirksam sein kann. Der Kranke kann in dieser Zeit seine volle Arbeitsfähigkeit wiedergewinnen. **Diätetisch** wird eine kaliumarme Kost empfohlen. Gemüse soll in großen Mengen Wassers gekocht und das Wasser weggeschüttet werden, um damit das Kalium zu entfernen. Auch ist darauf hinzuweisen, daß Kalium auch in Kartoffeln reichlich enthalten ist. Daneben sind täglich mindestens 10 g Kochsalz zuzuführen und reichlich Vitamin C, bis zu 100 mg täglich, wenn nötig intravenös.

Bei vielen Allgemeininfektionen kommt es zu destruktiven und regressiven Veränderungen in den Nebennieren. In den Rindenzellen schwinden die Lipoide. Es kommt zur Vakuolisierung und wabigen Degeneration, schließlich zum Zellzerfall mit Kernauflösung. Gleichzeitig werden schwere Blutungen, die bis zur Totalinfarzierung führen können, beobachtet. Solche Zerstörungen des ganzen Organs werden als Nebennierenapoplexie bezeichnet. Die klinischen Folgen sind kollapsartige Zustände mit schweren peritonitischen Erscheinungen, Krämpfen und Bewußtlosigkeit. Solche akut entzündlichen Prozesse sind bei vielen Infektionskrankheiten, besonders bei der Diphtherie und dem Fleckfieber beobachtet worden. Offenbar ist die Nebennierenrinde ein besonderer Reaktionsort infektiös-toxischer Körperschädigungen. An diesen Veränderungen sind die Markzellen wenig oder gar nicht beteiligt.

Da die Nebennierenrinde das an Vitamin C reichste Organ des Körpers darstellt und akute fieberhafte Infektionen den C-Vitamin-Verbrauch steigern, hat man angenommen, daß reichliche Zufuhr von C-Vitamin bei schweren Infektionskrankheiten die Nebennierenrinde gewissermaßen vor einem gefährlichen Vitamin-C-Verlust schützen könnte. Bei maligner Diphtherie, schwerem Typhus abdominalis, bei der Pneumonie und anderen Infektionskrankheiten sind Nebennierenrindenextrakte, besonders zur *Bekämpfung der Kreislaufschwäche*, verwendet worden.

Eine **Überfunktion** der Nebennieren ist in seltenen Fällen durch Hyperplasie oder Tumorbildung im Nebennierenmark (Paraganglienneurome) bedingt.

Man nimmt an, daß diese Tumoren große Mengen von Adrenalin bilden und in den Kreislauf schütten. Hierbei kommt es zu anfallsweisen oder dauernden Blutdrucksteigerungen mit Herzhypertrophie und schließlichem Erlahmen des Herzens. Diese Erscheinung sowie die Vermehrung des Blutzuckers, die Erhöhung des Grundumsatzes, die Anfälle von Schwäche und Bewußtlosigkeit hat man mit Recht auf die vermehrte Adrenalinausschüttung zurückgeführt.

Im Kindesalter führt die Überfunktion der Nebennierenrinde zu einem vorzeitigen Eintreten der Geschlechtsreife bei beiden Geschlechtern. Es kommt zu einer beschleunigten Entwicklung des ganzen Körpers einschließlich der äußeren Geschlechtsmerkmale. Nicht selten tritt eine auffallende Fettsucht hinzu. Bei Erwachsenen entwickeln sich unter dem Einfluß von **Rindengeschwülsten** heterosexuelle Geschlechtsmerkmale. Bei Frauen bleiben die Menses aus, es tritt Bartwuchs ein. Gelegentlich treten arterieller Hochdruck und Glykosurie hinzu. Dieser sog. Interrenalismus ist mehrfach durch operative Entfernung einer Rindengeschwulst in glücklicher Weise beseitigt worden. Bei Männern hat die Entwicklung von Rindentumoren neben Impotenz und Hodenatrophie einen verweiblichenden Einfluß auf Körperbau und Charakter.

VI. Die pluriglandulären Erkrankungen

Bereits in der Einleitung zu diesem Kapitel wurde auf die enge korrelative Zusammenarbeit aller Hormondrüsen hingewiesen. Der Ausfall oder die Hypertrophie eines inkretorischen Organs bewirkt sofort die Umstellung der Funktionen aller anderen.

Es gibt nun aber eine Reihe von **Symptomenbildern**, die wir auf eine mehr oder weniger gleichzeitige Erkrankung mehrerer oder aller Hormondrüsen zu beziehen haben. Die Sektionen derartiger Fälle haben eine bindegewebige Sklerose dieser Drüsen nachgewiesen, die man auf eine allgemeine bindegewebige Diathese zurückführen wollte. Sicher ist es z. B., daß bei Leberzirrhose gleichzeitige zirrhotische Prozesse im Pankreas vorkommen. In anderen Fällen von multipler bindegewebiger Sklerose beobachtet man Ausfallserscheinungen von seiten der Hypophyse, der Schilddrüse, der Keimdrüsen, der Nebennieren und der Nebenschilddrüse, wobei auch Symptome der Tetanie auftreten können. Man spricht in solchen Fällen von einer pluriglandulären Insuffizienz. Ob es berechtigt ist, die Diagnose Multiple Blutdrüsensklerose am Lebenden zu stellen, scheint mir fraglich. Manche der hierher gehörigen Symptomenbilder entstehen auf konstitutionellem Boden, besonders bei jugendlichen Individuen. Andere sind durch Schädigungen während des Lebens (Lues, Alkohol, Unterernährung) entstanden. Wieder andere gehören in das Gebiet der Pathologie der Alternsvorgänge hinein und sind vielleicht der Ausdruck einer überstürzten Biorheuse, also eines vorzeitigen Alterns. Bei Kranken, die bis zum Ausbruch ihres Leidens gesund waren und sich normal entwickelt hatten, werden addisonähnliche Bilder beobachtet. Die fortschreitende Adynamie, die Pigmentationen, die unter Appetitlosigkeit, Erbrechen und Durchfällen fortschreitende Abmagerung und das rasche Nachlassen der körperlichen und geistigen Leistungsfähigkeit weisen darauf hin, daß die hormonalen Korrelationen gestört und z. T. aufgehoben sind. Die Kranken sehen häufig blaß aus, ohne blutarm zu sein. Die **Haut** ist schlecht durchblutet, der Blutdruck niedrig; es kommt zum Haarausfall, besonders am Stamm, weniger am Kopf. Auch Anomalien an Zähnen und Nägeln gehören zum Zeichen der pluriglandulären Insuffizienz. Oftmals wird eine vorzeitige Atrophie der sekundären Geschlechtsorgane beobachtet. Die sekundären Geschlechtszeichen können schwinden, ebenso wie die Menses beim Weibe und die Potenz beim Manne. Im ganzen erscheinen die Kranken frühzeitig gealtert. Auch Komplikationen mit Sklerodermie, Osteoporose und Osteomalazie sind beschrieben worden.

Das **klinische Bild** der pluriglandulären Insuffizienz ist also wenig scharf gezeichnet; es wird um so verwaschener, je mehr Einzelheiten, besonders degenerativer Art, in dasselbe hineingetragen werden (z. B. Turmschädel, embryonale Nierenlappung, Situs inversus).

Die **Therapie** solcher Fälle ist eine rein symptomatische und richtet sich nach den dominanten Ausfallserscheinungen.

Die Erkrankungen der Nieren und Harnwege

Die zu beiden Seiten der Wirbelsäule zwischen dem 12. Brust- und 3. Lendenwirbel retroperitoneal liegenden Nieren stellen ein System mehrerer aneinander gekoppelter Apparate dar, von denen jeder einzelne besonderen Funktionen dient. Auf Grund experimenteller histologischer Arbeiten sind folgende Einheiten unterschieden worden:

Die Zuflußbahn sind die Gefäße; der Filterapparat ist in den Glomeruli samt Kapseln untergebracht. Der Sekretionsapparat wird von den Hauptstücken gebildet. Der Aufsaugungsapparat ist dargestellt durch die Schleifen- und Schaltstücke, die von besonders starken venösen Netzen umsponnen werden. Die Ableitungsbahn ist in den Sammelröhren gegeben. Die Niere gehört zu den gefäßreichsten Organen. Beide Nieren werden in 24 Stunden von etwa 1000 bis 1500 Litern Blut durchflossen. Der Sauerstoffbedarf der Niere entspricht etwa dem zehnfachen anderer Gewebe. Die in den Nierenhilus eintretende Arteria renalis verzweigt sich an der Grenze zwischen Rinde und Mark in die bogenförmig verlaufenden Arteriae arciformes. Von diesen steigen die Arteriae rectae und interlobulares in der Rinde empor und geben dabei die *Vasa afferentia* ab, die ihrerseits in die Glomeruli münden und deren Blutversorgung bewirken. Die von den Glomeruli wegführenden *Vasa efferentia* haben ein kleineres Kaliber als erstere; sie splittern sich in ein die Harnkanälchen umgebendes Kapillarnetz auf und münden schließlich in die Venen.

Die **Hauptaufgabe** der Nieren ist die eines osmotischen Ausgleichsorgans, welches zusammen mit anderen Apparaten (Kapillaren) ständig für die Aufrechterhaltung des *gleichen* osmotischen Druckes in Blut und Geweben zu sorgen hat. Diese Aufgabe wird im wesentlichen durch eine sekretorische Leistung der Nieren bewältigt. Als eine besondere Eigenschaft der Nierenzellen, welche weitaus den meisten Zellen fehlt, ist die Aufnahmefähigkeit für lipoidunlösliche Substanzen anzusehen. Die Sonderaufgabe der Kanälchen ist die Konzentration, die der Glomeruli die Verdünnung. Das Ausmaß der Nierenleistung ist abhängig vom Blutdruck und der Durchblutung, von der Menge der zur Verfügung stehenden harnfähigen Bestandteile, vom Vorhandensein genügender Mengen von Wasser, ferner vom Nervensystem und von hormonalen Einflüssen. Verengerung der Nierengefäße, Sinken des Blutdrucks sowie venöse Stauungen haben Verminderung sowohl der Harnmenge als auch eines Teils der mit dem Harn ausgeschiedenen Stoffe zur Folge. Zwischen der Haut und der Niere bestehen reflektorische Beziehungen. Die sog. kutorenalen Reflexe bewirken bei einer Erwärmung der Haut eine vermehrte Harnflut, bei einer Abkühlung der Haut das umgekehrte. Diese Reflexe werden wahrscheinlich sowohl durch die sekretorischen als auch durch die vasomotorischen Nerven vermittelt. Unter den Hormonen haben besonders die der Hypophyse einen Einfluß auf die Harnausscheidung. So hemmt das Adiuretin die Wasserausscheidung und fördert die Molendiurese.

Bei den verschiedenen Nierenerkrankungen kommt es zu **Störungen der Nierenfunktion.** Eine Einteilung der verschiedenen Nierenleiden nach der beherrschenden Störung einer Partialfunktion ist deshalb nicht möglich, weil die Funktionsstörungen sich in unübersehbarer Weise kombinieren. Ebenso wenig wie es Prozesse gibt, die anatomisch streng auf die Glomeruli oder auf die Tubuli beschränkt sind, ebenso wenig gibt es Erkrankungen, die lediglich eine *Störung der Wasserausscheidung* oder eine isolierte *Störung der Kochsalz- oder Harnstoffausscheidung* aufweisen. Für den Kliniker ist die Hauptsache, sich über die Gesamtleistungsfähigkeit der Niere ein Bild zu machen und die Frage zu entscheiden, ob eine Niereninsuffizienz vorliegt. Die wichtigste Aufgabe der Nieren ist, die gleichmäßige Zusammensetzung von Blut und Gewebe zur gewährleisten. Die Arbeit der Nieren besteht darin, die im Blutplasma gelösten Stoffe stärker oder schwächer zu konzentrieren und mit dem Harn zur Ausscheidung zu bringen.

Die Intensität der Konzentrationsarbeit geht am besten aus folgender Tabelle hervor, welche zeigt, daß der Harnstoff des Blutes auf das 80fache, das Kochsalz etwa auf das 2—5fache konzentriert im Harn erscheint.

	%im Serum	%im Harn	Steigerung im Harn
Kochsalz	0,58	1,00—3,0	2— 5fach
Harnstoff	0,05	2,00—4,0	40—80fach
Harnsäure	0,002	0,05—0,10	25—30fach
Traubenzucker beim Gesunden	0,10	0	—
Traubenzucker bei Diabetes mellitus	etwa bis 0,3	bis 10	etwa 30fach

Auch die übrigen harnpflichtigen Substanzen wie Harnstoff, Harnsäure, Kreatinin, Indikan, Kalzium, Magnesium, Phosphate, Sulfate, Karbonate werden nicht in dem Verdünnungsverhältnis, wie sie im Blute vorhanden sind, sondern in der Regel *wesentlich konzentrierter* ausgeschieden. Einen summarischen Ausdruck für die Menge der gelösten kristalloiden Substanzen haben wir in der Feststellung des Gefrierpunkts Δ des Lösungsgemisches, in der Kryoskopie. Vergleicht man den Gefrierpunkt von Serum und Harn, so liegt er im Serum unter normalen Bedingungen bei $-0{,}55^0$ bis $-0{,}57^0$, während er im Harn bis auf $-2{,}5^0$ absinken kann. Einen einfacheren Ausdruck für die Konzentrationsleistung des Harns haben wir in der Feststellung seines spezifischen Gewichts, das normal etwa zwischen 1015 und 1030 liegt. Zweckmäßig ist es auch, die Menge des Tages- und Nachtharns *getrennt* zu bestimmen. Nicht selten ist die Tagesharnmenge — besonders bei Herzkranken — vermindert, in der Nacht dagegen, in der die Belastungen des Kreislaufs geringer sind, sind die Harnmengen vergrößert. Wenn die Nachtharnmenge mehr als $2/3$ der Tagesharnmenge beträgt, spricht man von Nykturie. Normalerweise übertrifft die Tagesharnmenge diejenige der Nacht um ein Vielfaches.

Eine einfache Funktionsprüfung der Gesamtleistungsfähigkeit der Nieren besteht in dem VOLHARDschen **Trinkversuch.**

Der Proband trinkt morgens nüchtern nach Entleerung der Blase $1\frac{1}{2}$ Liter Wasser oder dünnen Tee und läßt alle halben Stunden Harn. Von den einzelnen Portionen werden Menge und spezifisches Gewicht bestimmt. Der Gesunde scheidet die ganze Wassermenge innerhalb der nächsten 4 Stunden unter raschem Absinken des spezifischen Gewichtes auf 1001 oder 1002 aus, während bei Nierenkranken die Ausscheidung verschleppt oder überhaupt nicht erfolgt.

Die physiologischen Grundlagen für das Wasserausscheidungsvermögen sind aber durchaus nicht in allen Punkten durchsichtig. Getrunkenes Wasser wird zunächst den Geweben zugeführt, aus denen es vielleicht diuretisch wirkende Stoffe mitnimmt. Aus den Geweben fließt das Wasser in das Blut zurück und kommt jetzt erst zur Ausscheidung. An der Wasserausscheidung sind die Gewebe ebenso beteiligt wie die Nieren selbst. Der Wasserausscheidungsversuch (Verdünnungsversuch) muß also in allen solchen Fällen versagen, in welchen die Gewebe eine Tendenz zur Wasserspeicherung haben. Solche erhöhte Wasserspeicherung wird unter verschiedenen Umständen gefunden, z. B. nach großen Flüssigkeitsverlusten durch die Haut, bei vermehrter Schweißbildung nach großen körperlichen Anstrengungen, nach erheblichen enteralen Wasserverlusten (Cholera) und bei Fiebernden. Auch bei Zirkulationsstörungen, also vor allem beim Herzkranken, wird Wasser in den Geweben zurückgehalten und kommt gewissermaßen gar nicht an die Nieren heran. Der Trinkversuch kann unter solchen Umständen über das Wasserausscheidungsvermögen der Nieren nichts aussagen. Man hat daher bei solchen Kranken das Wasser als physiologische Kochsalzlösung direkt in die Blutbahn injiziert und auf diese Weise oft eine prompte Ausscheidung gefunden, wenn dieselbe im Trinkversuch fehlte. Man darf daher eigentlich nur dann von einer Wasserausscheidungsstörung der Nieren sprechen, wenn sowohl peroral als auch intravenös verabreichtes Wasser retiniert wird.

Der **Konzentrationsversuch** wird so durchgeführt, daß man dem Probanden für 24 Stunden eine absolute Trockenkost gibt und jede Flüssigkeitsaufnahme verbietet.

Es werden nun in zweistündigen Abständen die Menge und das spezifische Gewicht des Harns festgestellt. Der Gesunde konzentriert bis 1030 und höher, während bei vielen Nierenkranken eine Konzentrationsstarre besteht und das spezifische Gewicht z. B. bei 1010 fixiert ist.

Man spricht von einer **Isosthenurie,** wenn die Variabilität der Nierenleistung im Wasser- und Konzentrationsversuch soweit aufgehoben ist, daß die Wasserzufuhr zu keiner wesentlichen Erhöhung der Urinmenge und Durst zu keiner wesentlichen Verminderung führt und das spezifische Gewicht der einzelnen entleerten Harnportionen bei niederen Werten fixiert bleibt. Kann die Niere keinen konzentrierten Harn liefern und bleibt das spezifische Gewicht im Durstversuch niedrig, so spricht man von einer **Hyposthenurie.** Außer dem Trink- und Durstversuch sind noch eine ganze Reihe von Belastungsproben mit einzelnen körpereigenen Substanzen zur Beurteilung von Partialfunktionen der Nieren herangezogen worden, z. B. die Zulage von 10 g Kochsalz, welches vom Gesunden in 48 Stunden ausgeschieden wird, unter krankhaften Verhältnissen dagegen überhaupt nicht oder verzögert. In ähnlicher Weise hat man die Stickstoffausfuhr durch Zulage von 20 g Harnstoff (=9,34 g Stickstoff) geprüft. Der Harnstoff-Stickstoff soll innerhalb von 48 Stunden wieder im Harn erscheinen. 1,5 g Kreatinin erscheinen zu 60—90% in den ersten 6 Stunden wieder. Alle diese Belastungsproben sind aber nur unter Mitwirkung eines gut eingearbeiteten Laboratoriums praktisch verwendbar. Ein wichtiges Verfahren zur Prüfung der Ausscheidungsfähigkeit der Nieren für die Abbauprodukte des Eiweißes ist die **Bestimmung des Reststickstoffes** (Rest-N) des Serums. Unter Rest-N versteht man die *Summe aller N-haltigen Substanzen, welche nach Ausfällung der Eiweißkörper im Filtrat nachweisbar sind.* Die Menge des Rest-N beträgt je nach der Fällungsmethode 20—35 mg in 100 ccm Serum. Es ist wichtig zu wissen, daß eine Erhöhung des Rest-N nicht allein bei Niereninsuffizienz vorkommt, sondern auch bei einer Reihe anderer Krankheitszustände, bei denen die Ausscheidungsfähigkeit der Nieren für Eiweißstoffwechselschlacken erhalten geblieben ist. So sehen wir Erhöhungen des Rest-N jedesmal im Anschluß an große Operationen auftreten (postoperative Azotämie). Ebenso finden wir eine Rest-N-Erhöhung nach großen Blutungen, besonders solchen in den Magen-Darmkanal (posthämorrhagische Azotämie). Auch bei anderen Zuständen, welche zu einem erhöhten Eiweißzerfall im Körper führen, z. B. bei fieberhaften Infektionskrankheiten, Leukämien, Karzinomen, ist eine solche Azotämie beobachtet worden. Abgesehen von diesen Sonderfällen deutet eine Erhöhung des Rest-N immer auf eine Niereninsuffizienz hin. Den wesentlichen Anteil an den Substanzen des Rest-N bildet der Harnstoff. Der Nichtharnstoff-N in der Gruppe der Rest-N-Körper wird als Residual-N bezeichnet. Er setzt sich zusammen aus Harnsäure-N, Kreatinin-N, Aminosäuren-N, Indikan-N u. a.

Unter den bei Niereninsuffizienz im Blute retinierten Stoffen hat man dem Indikan, $C_8H_2NSO_4$, eine besondere Beachtung geschenkt.

Diese Indoxylschwefelsäure stammt aus dem bei der Eiweißfäulnis im Darm gebildeten Indol, welches im Körper zu Indoxyl oxydiert wird und sich dann mit Schwefelsäure paart. Unwegsamkeit des Dünndarms und gesteigerte Darmfäulnis bedingen eine Vermehrung der Indolbildung im Darm und damit vermehrte Indikanausscheidung. Bei Niereninsuffizienz ist diese Indikanausscheidung gestört. Im allgemeinen findet sich Indikanämie bei allen Nierenkranken mit erhöhtem Rest-N. Auch eine gesteigerte Xanthoproteinreaktion des enteiweißten Serums spricht für eine bei Niereninsuffizienz vorkommende Retention aromatischer Körper.

Das Auftreten eines gelbgefärbten Produktes nach Anstellung der indirekten *Diazoreaktion* auf Bilirubin nach Hijmans van den Bergh geht nach Untersuchungen an unserer Klinik in etwa 70% der Fälle mit dem Auftreten der Indikanreaktion im Blute parallel. In einzelnen Fällen aber tritt eine deutliche gelbe Diazoreaktion des Serums auf, bei denen die Indikanprobe negativ ausfällt. Diese von uns sog. Urämiekörperreaktion leistet uns in der Klinik wertvolle Dienste als Hinweissymptom auf eine Niereninsuffizienz. Sie ist wahrscheinlich an das vermehrte Auftreten eines zyklischen Amins im Plasma gebunden. Neben Indikan hat man auch den Phenolabkömmlingen und N-freien aromatischen Oxysäuren, welche als Produkt der aromatischen Aminosäuren aufzufassen sind, eine Bedeutung für die Erkennung der Niereninsuffizienz beigemessen. Diese aromatischen Oxysäuren geben die bei der Urämie deutlich gesteigerte Xanthoproteinreaktion.

Die **doppelseitigen hämatogenen Nierenleiden** werden folgendermaßen eingeteilt:

I. **Die entzündlichen Nierenkrankheiten** (Nephritiden).
   a) Diffuse Glomerulonephritis.
      1. Akute Glomerulonephritis (einschließlich der perakuten Nephritis).
      2. Chronische Glomerulonephritis.
      3. Sekundäre (entzündliche) Schrumpfniere.
   b) Herdförmige Nephritis.
      1. Löhleinsche Herdnephritis.
      2. Ausscheidungsnephritis.
      3. Interstitielle Nephritis.

II. **Die degenerativen Nierenkrankheiten** (Nephrosen).
   a) Akute Nephrosen.
      1. Febrile Albuminurie.
      2. Nephrose (Lues II, Diphtherie) usw.
      3. Nekrotisierende Nephrosen bei Intoxikationen (Sublimat usw.).
      4. Schwangerschaftsniere.

b) Chronische Nephrosen.
   1. Lipoidnephrosen.
   2. Amyloidnieren.

III. **Die vaskulären Nierenkrankheiten.**
   1. Arteriosklerotische Schrumpfniere (primäre Schrumpfniere oder genuine Nephrosklerose).
   2. Maligne Schrumpfniere (Entzündungen und Nekrosen an den Arteriolen).
   3. Stauungsniere.

Die arteriosklerotische Schrumpfniere ist die anatomische Teilerscheinung einer allgemeinen Arteriosklerose. Sie macht klinisch keine Erscheinungen, ist daher als Nierenerkrankung nicht zu diagnostizieren.

Vergleichende Symptomatologie der Nierenerkrankungen

Erkrankungsform	Kreislaufsymptome		Retentionssymptome			Nierenbefunde				Augenbefunde
	Ödem	Blutdruck (mm Hg)	Serumgefrierpunkt	Rest-N mg%	Urämiegefahr	Konzentration	Verdünnung	Albuminurie	Sedimentbefund	Retinitis albuminurica
Nephrosen	+++	100—200	normal —0,56°	20—40	?	gut	gut	+++	Zylinder, Lipoide	∅
Nephritiden	+	bis 200	erniedrigt —0,8 bis 0,7°	bis 200	+	vermindert	vermindert	++	Zylinder, Erythrozyten und Lipoide	+
Schrumpfnieren	evtl. terminal	über 200	erniedrigt	bis 300 und mehr	++	vermindert, evtl. Konzentrationsstarre	gut, evtl. Isosthenurie	(+)	Zylinder, (Erythrozyten)	+

Die klinischen Symptome der Nierenkrankheiten

Unter den klinischen Symptomen der Nierenleidenden sind folgende zu nennen: Das Aussehen der Kranken, der Gesamteindruck, den sie machen, die Ödeme, die Kreislaufsymptome, zu denen die Veränderungen des Blutdrucks, die Herzhypertrophie und der Gefäßbefund am Augenhintergrund zu rechnen sind. Die Anämien, die Albuminurie und die Zylindrurie sowie Hämaturie. Man hat monosymptomatische und polysymptomatische Formen der Nierenerkrankungen unterscheiden wollen. Bei den tubulären Erkrankungen (Nephrosen) steht die Neigung zu Wassersucht und reichlicher Eiweißausscheidung im Vordergrund. Blutdrucksteigerung und Hämaturie fehlen meist. Bei der sog. Herdnephritis steht die Hämaturie im Vordergrund, während Blutdrucksteigerung und Ödeme fehlen. Bei den Nierensklerosen finden wir als Hauptsymptom die Blutdrucksteigerung; bei ihnen fehlen Ödeme und Hämaturie. Die diffuse Nephritis zeigt alle drei Symptome, also Ödem, Hämaturie und Blutdrucksteigerung. Eine solche grobschematische Einteilung ist für die erste Orientierung gewiß von Bedeutung. Es ist aber wichtig, zu betonen, daß reine Formen selten sind und die einzelnen chronischen Erkrankungen nicht in allen Stadien des Leidens dieselben Symptome zeigen.

Das **Aussehen** der Nierenkranken: Viele Kranke mit Schrumpfnieren zeigen eine auffällige fahle Blässe mit schmutzig gelblich-bräunlichen Tönen. Diese graubräunliche Farbe der Schrumpfnierenkranken wird auf *Retention von Harnfarbstoffen* zurückgeführt. Der Harn der Schrumpfnierenkranken ist wasserhell und farbstoffarm. Bei der Arteriosklerose, die mit rotem Hochdruck gepaart ist, ist das Gesicht des Patienten abnorm gerötet. Die Blässe ist nur zum Teil auf eine Engstellung der kleinsten Gefäße zurückzuführen, da manche Nierenleiden zu einer chronischen sekundären Anämie führen.

Die allgemeine **Ödematose** zeichnet vor allem die Kranken mit Nephrosen aus. Im wesentlichen haben die Ödeme der Nierenkranken extrarenale Ursachen. Man kennt tödliche Nierenleiden (z. B. Sublimatnephritis), die fast ohne Ödembildung verlaufen. Die Wasseransammlung ist nicht auf das Unterhautzellgewebe beschränkt, sondern findet sich auch in den serösen Höhlen. In den Geweben können bis zu 5 Liter Wasser gespeichert werden, bevor es zu klinisch wahrnehmbaren Schwellungen kommt. Das *nephritische Ödem* zeigt sich meist zuerst im Gesicht und beginnt mit Schwellung der Lider. Später verteilt es sich mehr oder weniger gleichmäßig über den ganzen Körper. Die abhängigen Partien sind also nicht wie bei den *kardialen Ödemen* bevorzugt. Die ödematöse Haut ist blaß, straff gespannt und zeigt einen spiegelnden Glanz. Gelegentlich reißt sie ein und gibt dann die Ödemflüssigkeit frei. Das unter hoher Spannung stehende ödematöse Gewebe ist blutarm und weist daher eine geringe Widerstandsfähigkeit gegen Infektionserreger auf. Viele ödematöse Nierenkranke können getrunkenes Wasser nicht, wohl aber intravenös injiziertes Wasser ausscheiden. Diese Tatsache allein spricht dafür, daß die Ursache der Ödembildung bei den Nierenkranken z. T. wenigstens in einem abnormen Wasserbindungs- und Quellungsvermögen der Gewebe und in einem abnormen Verhalten der Gefäßkapillaren zu suchen ist.

Die **Blutdrucksteigerung** (Hypertension) ist eines der wichtigsten Symptome der doppelseitigen Nierenerkrankungen. Ganz allgemein kann eine Hypertension allein durch Vergrößerung des Schlagvolumens bei normalen, gelegentlich sogar abnorm niedrigen Widerständen in der Peripherie zustande kommen (z. B. bei der Aorteninsuffizienz und bei der BASEDOWschen Erkrankung). Am häufigsten wird sie dann beobachtet, wenn der Abfluß des Blutes aus den Arterien erschwert ist und der linke Ventrikel sich der vergrößerten Arbeitsleistung durch Hypertrophie anpaßt. Die Abflußbehinderung beruht auf einer funktionell bedingten Engstellung oder auf einer organischen Erkrankung der Arterienwände. Nach dem Aussehen der Kranken mit gesteigertem Blutdruck hat man einen blassen, renalen Hochdruck von einem roten, extrarenalen Hochdruck unterschieden.

Der **blasse Hochdruck** ist die Folge einer Nierendurchblutungsstörung. Er weist im allgemeinen auf eine stärkere und vorwiegende Beteiligung des glomerulären Apparates hin. Man findet den blassen Hochdruck bei der akuten und subchronischen Glomerulonephritis und bei der sekundären und genuinen Schrumpfniere. Ein Spasmus der Kapillaren (Kapillarhypertonie) und der Arteriolen führt zur Anämisierung der Glomeruli, welche eine fast vollkommene Erythrozytenleere zeigen.

Diese Engstellung der Kapillaren und Arteriolen ist nicht auf die Glomeruli beschränkt, sondern im ganzen Körper festzustellen. Als Ursache werden *Bakterien*

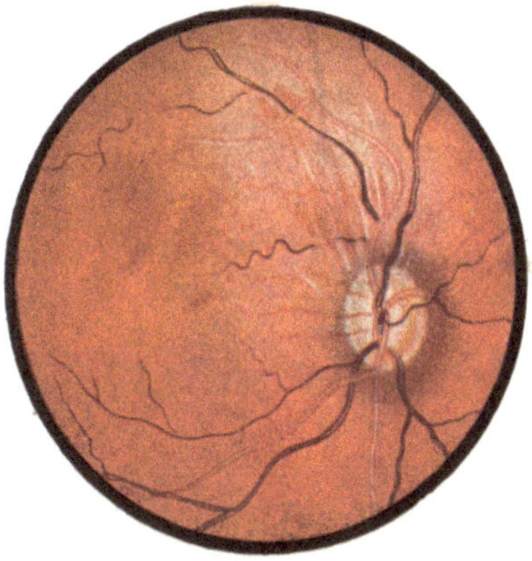

Abb. 1

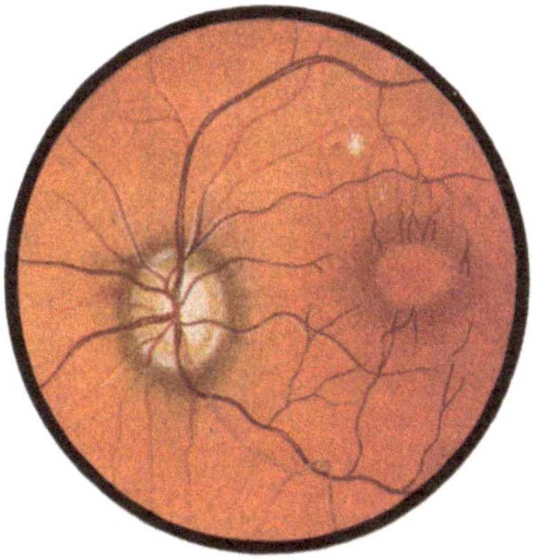

Abb. 2

Abb. 1. Fundus hypertonicus (Frühstadium) Netzhautarterien erweitert, gleichmäßig prall gefüllt, mit breiten goldgelben Reflexstreifen (Kupferdrahtarterien). Peitschenschnurartiger Verlauf und sog. ω-Teilung der Netzhautarterien. Netzhautvenen geschlängelt. An den Kreuzungsstellen mit den Arterien GUNNsches Zeichen. Venolen korkzieherartig gewunden. Blutungen und Netzhautödem im Bereich der V. temporalis retinae sup. als Folge der Kompression durch die sie überschneidende A. temporalis retinae sup., Papille regelrecht, kein Ödem, keine Sternfigur

Abb. 2. Fundus hypertonicus (Spätstadium). Netzhautarterien wechselnd weit mit weißgrauen Begleitstreifen (Wandverdickung). Ausgeprägte Kreuzungsphänomene. Netzhautvenolen wie im Anfangsstadium korkzieherartig geschlängelt. Als Folge der arteriosklerotischen Gefäßwandschädigung vereinzelte scharf begrenzte fettige Degenerationsherdchen und kleine Netzhautblutungen. Kein Netzhautödem und keine Sternfigur. Häufige Komplikation: Thrombose der V. centralis retinae oder einer ihrer Äste. Der Verschluß des Venenastes erfolgt in der Regel an der Kreuzung mit einer Arterie

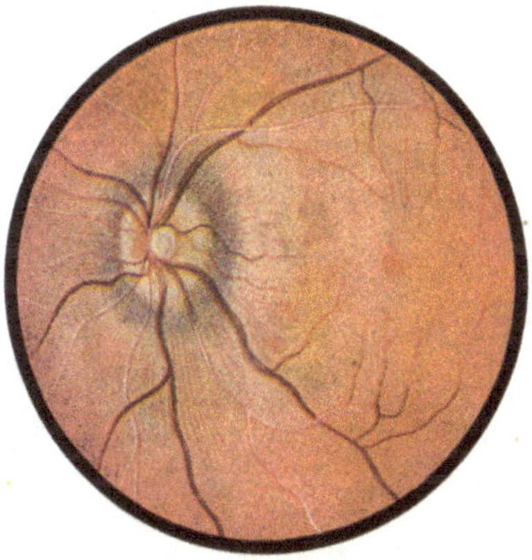

Abb. 3

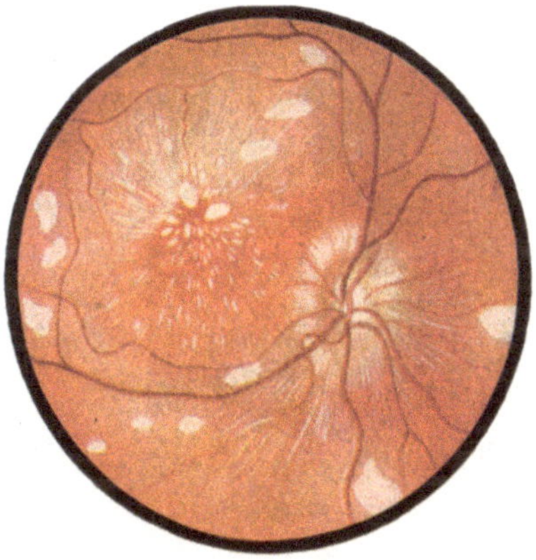

Abb. 4

Abb. 3. Retinitis angiospastica (Frühstadium)

Abb. 4. Retinitis angiospastica (Spätstadium). Ausgedehntes Ödem der Netzhaut im Bereich der Papille und der Fovea centralis. Netzhautarterien hochgradig verengt mit schmalen glänzenden Reflexstreifen, abschnittsweise blutleer (Silberdrahtarterien). Arteriolen infolge Spasmus unsichtbar. Netzhautvenen unverändert, an den Kreuzungsstellen typisches GUNNsches Zeichen. Sternfigur in der Fovea centralis. Zahlreiche weiße, zum Teil von Blutungen umsäumte Degenerationsherde in der Netzhaut

(Nach THIEL)

Walter de Gruyter & Co. / Berlin

toxine angenommen, die zu einer *Kapillaropathia universalis* führen. Bei der diffusen Glomerulonephritis kann es sich auch um eine echte Entzündung handeln, welche zu Wucherung des Endothels, Exsudation von Plasma und Leukozyten führt und so eine fortschreitende Anämisierung des Glomerulus bedingt.

Wichtig ist, daß bei der akuten Glomerulonephritis die Blutdrucksteigerung schon einige Tage bis eine Woche vor dem Erscheinen der Nierensymptome, speziell der Albuminurie und Zylindrurie einsetzen kann. Das gilt vor allem für die Nephritiden nach Angina und Skarlatina. Auch bei der Eklampsia gravidarum kann die Blutdrucksteigerung der Albuminurie vorausgehen. Die Periarteriitis nodosa geht nur dann mit einer Blutdrucksteigerung einher, wenn auch die Nierengefäße von dieser Erkrankung betroffen sind. Bleiben die Nierengefäße verschont, so fehlt die Hypertension.

Die **Zirkulationsstörung** in den Nieren führt zum Auftreten eines gefäßwirksamen Stoffes, Renin genannt. Dieses Renin gelangt ins Blut und wird dort zum Hypertensin aktiviert. Das Hypertensin ist eine niedrig-molekulare, dialysable und thermostabile Substanz, welche noch in hohen Verdünnungen den Blutdruck in die Höhe treibt, indem sie zu einer allgemeinen Gefäßkontraktion führt, die auch die Nierengefäße betrifft. So entsteht ein *Circulus vitiosus*, welcher uns den fortschreitenden Charakter der mit Blutdrucksteigerung einhergehenden Nierenerkrankungen verständlich macht. Die Nephrosen lassen Blutdruckerhöhungen im allgemeinen vermissen; sie gehen gelegentlich sogar mit Blutdruckerniedrigung einher. Wenn sich aber im Spätstadium einer Nephrose das Amyloid in die Wand der Arteriolen und Kapillaren der Nierenglomeruli einlagert und es auf diese Weise zu einer Durchblutungsstörung kommt, so kann als sekundäre Folge einer Nephrose gelegentlich auch eine Blutdrucksteigerung vom Typus des blassen Hochdrucks eintreten. Wichtig ist, daß beim blassen Hochdruck auch der diastolische Druck gesteigert ist. Kehrt im Verlaufe einer akuten Glomerulonephritis der gesteigerte Blutdruck zur Norm zurück, so ist darin ein *prognostisch günstiges* Zeichen und ein Hinweis auf die wiedereinsetzende Ausscheidungsfähigkeit der Nieren gegeben. *Prognostisch durchaus ungünstig* ist dagegen das Absinken eines bei einem chronischen Nierenleiden (Schrumpfniere) schon längere Zeit bestehenden Hochdrucks zu werten; denn es bedeutet stets ein Ermatten und Versagen des hypertrophen Herzens.

Der **rote Hochdruck** ist extrarenal bedingt. Der einfache benigne rote Hochdruck ist nicht die Folge einer Durchblutungsstörung der Nieren mit nachfolgender Engstellung der Strombahn. Der rote Hochdruck, auch *essentielle Hypertonie* genannt, ist ein Symptomenbild, das in den meisten Fällen auf angeborene und ererbte, seltener im Laufe des Lebens erworbene Störungen der vegetativen Regulation, besonders der inneren Sekretion, zurückzuführen ist. Die Störungen können von der Hypophyse, von der Schilddrüse und von den Keimdrüsen ausgehen. Die Nieren sind bei dieser Form der Hochdruckkrankheit primär nicht beteiligt. Die Überhöhung des Druckes wird bei der essentiellen Hypertonie darauf zurückgeführt, daß bei normalem Schlagvolumen die Aufnahme desselben in das Arteriensystem durch Abnahme der Dehnbarkeit der arteriellen Wand, besonders im Bereich der großen und mittleren Arterien, erschwert ist. Infolge dieses Elastizitätsverlustes ist bei der essentiellen Hypertonie fast ausschließlich der systolische Druck erhöht. Auf der venösen Seite der Strombahn kommt es zur Dilatation, nicht selten zu feineren und gröberen Varizen. Unter den Kranken mit essentieller Hypertension finden sich viele mit Störungen in der Korrelation der inkretorischen Drüsen. Häufig trifft man bei ihnen eine Hyperjodämie und

Steigerung des Grundumsatzes an. In späteren Stadien der Erkrankung kann es zur Mitbeteiligung der Nieren kommen, die sich in einer geringen Albuminurie ankündigt. Diese Form der Nierengefäßerkrankung wird als benigne Nephroangiosklerose bezeichnet. Von der roten Form des Hochdruckleidens gibt es *alle Übergänge* zu der arteriosklerotischen Schrumpfniere und schließlich zum blassen Hochdruck.

Die **Haut** der Kranken mit rotem Hochdruck ist gut durchblutet. Der blasse Hochdruck wird definiert als *Widerstandshochdruck*, bedingt durch Erhöhung des peripheren Widerstandes im Bereich der Arteriolen und arteriovenösen Anastomosen. Der rote Hochdruck, bei welchem der diastolische Druck normal oder abnorm niedrig ist, wird durch einen *Funktionsausfall der glatten Muskulatur der großen und mittleren Arterien* infolge abnormer Erschlaffung derselben erklärt. Die Dehnbarkeit der glatten Gefäßwandmuskulatur ist bei einem bestimmten mittleren Kontraktionszustand am besten. Sie nimmt bei spastischer Kontraktion ebenso ab wie bei abnormer Erschlaffung.

Das verschiedene Verhalten der Gefäße beim roten und blassen Hochdruck läßt sich auch bei Betrachtung des **Augenhintergrundes** feststellen. Bei vielen Nierenkranken kommt es zu Sehstörungen in Form von Verschleierung des Gesichtsfeldes und meist allmählicher Abnahme des Sehvermögens. In manchen Fällen ist dies das erste subjektiv empfundene Zeichen eines oft schon lange unbemerkt bestehenden Nierenleidens. Am Augenhintergrund läßt sich die allgemeine Gefäßverengerung sehr gut erkennen. Die Vasokonstriktion zeigt sich anfänglich nur an den Arterien, besonders an den Arteriolen der Netzhaut. Die Venen sind zunächst noch normal weit; sie werden an der Kreuzungsstelle mit den Arterien durch diese scheinbar verdrängt. Es entsteht das GUNNsche Kreuzungsphänomen. Später erscheinen die Arterien fadenförmig, gestreckt, mit schmalem, glänzendem Reflexstreifen (Silberdrahtarterien). Die feinen Arteriolen sind infolge Verengerung so mangelhaft mit Blut gefüllt, daß sie überhaupt nicht mehr gesehen werden. Es bilden sich in den Anfangsstadien des blassen Hochdrucks feine strichförmige *Netzhautblutungen* (s. Tafel V), später weiße, von Blutungen umsäumte *Degenerationsherde* der Netzhaut (s. Abb. 4). Es kommt zu einem peripapillären, später auch makulären Ödem.

Diese sog. **Retinitis albuminurica** kann der Albuminurie vorausgehen. Sie sollte daher richtiger als Retinitis angiospastica, vasoconstrictoria oder ischaemica bezeichnet werden. Solche Augenhintergrundsveränderungen finden sich bei der akuten diffusen Glomerulonephritis, den Schrumpfnieren und der Schwangerschaftsniere. Die Netzhautblutungen mit oft kalkspritzerartig in der Papille angeordneten weißen Flecken sind mit Ausnahme der bei Schwangerschaftsniere gefundenen *prognostisch ungünstig* zu werten.

Beim roten Hochdruck findet man den sog. Fundus hypertonicus. Bei ihm sind die Netzhautarterien erweitert, gleichmäßig prall gefüllt, mit breiten, goldgelben Reflexstreifen (Kupferdrahtarterien). Die Netzhautvenen und -venolen sind geschlängelt, oft korkzieherartig gewunden. Daneben findet man frische und alte Netzhautblutungen.

Anämien stellen sich im Verlaufe von Nierenerkrankungen nicht selten ein. Entweder handelt es sich um relative Scheinanämien infolge der Verwässerung des Plasmas (Hydrämie), wie sie namentlich bei den mit starker Ödemneigung einhergehenden Krankheitsfällen vorkommen; oder es findet sich eine echte sekundäre Anämie infolge chronischer Blutungen oder Intoxikation des Knochenmarkes durch retinierte Harngifte. Am häufigsten findet sich wohl die Kombination beider Ursachen.

Die **Albuminurie**, die Eiweißausscheidung im Harn, ist ein hochwertiges Hinweiszeichen für das Vorliegen einer Nierenerkrankung. Die Albuminurie ist aber nicht mit Nierenerkrankungen identisch, da es eine ganze Reihe von Zuständen gibt, bei welchen Eiweiß im Harn nachgewiesen wird, ohne daß sonst irgendein klinischer Anhaltspunkt für das Vorliegen einer Nierenerkrankung zu finden ist. Wenn man von extrarenalen Beimischungen von Eiweiß im Harn absieht, können folgende Einflüsse zur Albuminurie führen:

1. zentrale, auf den Nervenbahnen den Nieren zugeleitete Erregungen;
2. Änderungen der Nierendurchblutung, z. B. kutorenale Kältereflexe;
3. die Beimischung körperfremder oder blutfremder Eiweißkörper zum Blute, z. B. BENCE-JONEsscher Eiweißkörper;
4. Nierenerkrankungen.

Die Albuminurie stellt wohl das häufigste Symptom bei den hämatogenen Nierenerkrankungen dar. Der Grad der Eiweißausscheidung ist bei den einzelnen Formen der Nephropathien sehr wechselnd und schwankt auch im Verlaufe oft derselben Krankheit nicht unerheblich. Aus der Größe der Eiweißausscheidung allein ist ein Schluß auf die Schwere der Erkrankung nicht zulässig. Die stärksten Albuminurien (bis zu 40‰) führen zum Erstarren der ganzen Harnsäule bei Vornahme der Kochprobe. So *hochgradige* Albuminurien finden sich meist bei *Nephrosen*, *geringgradige* Albuminurien finden sich mehr bei *chronischen Glomerulonephritiden* und *Schrumpfnieren*. Bei letzteren ist Eiweiß trotz vollentwickelten Krankheitsbildes oft nur in Spuren oder vorübergehend oder auch gar nicht im Harn nachweisbar. Das Verhältnis von Albumin zu Globulin ist im Harn meist anders als im Blute. Es kann sich also bei der Albuminurie nicht um ein einfaches Hindurchtreten von Plasmaalbumin oder -globulin in den Harn handeln. In frischen Fällen von Nierenerkrankungen hat die Albuminurie nicht selten intermittierenden Charakter. Bei Nierengesunden kommt es zur Albuminurie in Form der sog. lordotischen oder orthostatischen Albuminurie. Auch nach körperlichen Anstrengungen können nicht nur Eiweiß, sondern auch Zylinder und rote Blutkörperchen in den Harn übertreten.

Die **Zylindrurien** stellen das wichtigste Harnzeichen bei den hämatogenen Nierenerkrankungen dar. Unter Harnzylindern versteht man *zarte längliche Gebilde, welche als Eiweißabgüsse der Harnkanälchen aufgefaßt werden* und daher das gleiche Kaliber wie diese haben. Die geringste Bedeutung haben die Hyalinzylinder, welche nach Säurezusatz zum Sedimentpräparat unsichtbar werden. Sie kommen schon bei geringfügigen Nierenläsionen, z. B. als Begleiter harmloser Albuminurien vor und haben daher nur geringen diagnostischen Wert. Die granulierten Zylinder haben eine größere optische Dichte, erscheinen daher dunkler gefärbt mit einer feinen Körnelung. Sie sind häufig mit Nierenepithelien, Leukozyten und Erythrozyten besetzt, können auch ganz aus solchen bestehen. Wenn sie mit feinen Fettkügelchen bedeckt sind, spricht man von Fettkörnchenzylindern. Ernste Bedeutung haben die sog. Wachszylinder, welche große, breite, meist gewundene oder an den Rändern eingekerbte stark lichtbrechende und gelblich glänzende Gebilde sind und auf Säurezusatz nicht verschwinden. Von den verschiedenen Zylinderarten kommt den granulierten und den Wachszylindern die größere diagnostische und prognostische Bedeutung zu, da ihr Auftreten auf eine schwere Zellschädigung in den Harnkanälchen hinweist. Die Stärke der Zylindrurie schwankt sowohl im Verlauf des einzelnen Krankheitsfalles wie bei den verschiedenen Formen von hämatogenen Nierenerkrankungen. Im allgemeinen zeigt jedoch die *Nephrose* die *stärksten Grade von Zylindrurie*, während wiederum die *chronischen Glomerulonephritiden* und

Schrumpfnieren meist nur eine *mäßiggradige Zylinderausscheidung* aufweisen. Besondere Beachtung verdienen einmal die Wachszylinder als besonderes Merkmal der Nephrosen, speziell der Amyloidnephrose, weiterhin die doppeltbrechenden, Lipoide enthaltenden Zylinder (Nachweis mit Hilfe des Polarisationsmikroskopes) als Zeichen der lipoiden Nierendegeneration.

Erythrozyturien oder **Hämaturien** finden sich fast regelmäßig, wenn auch in sehr wechselnder Stärke, bei allen Nierenerkrankungen mit Beteiligung des glomerulären Apparates. In besonders reichlicher Menge und bis zur makroskopischen Hämaturie (fleischwasserfarbener Urin) werden rote Blutkörperchen bei akuten Glomerulonephritiden ausgeschieden. Bei chronischen Nephritiden und speziell bei den Schrumpfnieren enthält der Urin dagegen meist auch mikroskopisch nur mäßig viel oder verhältnismäßig wenig Erythrozyten. Die Nephrosen zeigen gewöhnlich keine Erythrozyturie oder lassen nur vereinzelt rote Blutkörperchen im Sediment nachweisen. Voraussetzung für die diagnostische Verwertung einer Erythrozyturie im Sinne einer hämatogenen Nierenerkrankung ist der Ausschluß von Erkrankungen der Harnwege, die ebenfalls häufig zu Erythrozytenbeimengungen im Urin führen (Steine, Tumoren, ulzeröse Prozesse).

Wichtig, weil häufig übersehen, ist die Erythrozyturie bei Periarteriitis nodosa. Bei dieser Erkrankung kommt es infolge multipler Knotenbildung der Nierengefäße infolge entzündlicher und zirkumskripter Prozesse in der Media und Adventitia der kleinsten Nierengefäße zu kleinen Aneurysmen und Thrombosen, die gelegentlich sehr schmerzhaft sein können und fälschlich als „Nephritis dolorosa" bezeichnet werden. Dabei treten schwere Blutungen in die Harnwege und ins Nierenlager auf. Die Blutungen können so massiv werden, daß sie zum Tode führen.

Schließlich ist zu beachten, daß auch nach größeren körperlichen Anstrengungen nicht selten Erythrozyten im Urin auftreten.

Der Nierenschmerz oder eine Druckempfindlichkeit der Nieren findet sich nicht ganz selten als ein Frühzeichen einer akuten Nierenerkrankung. Ganz allgemein sind die Schmerzen bei Nierenerkrankungen in solche zu trennen, welche durch die Nephropathie selbst bedingt werden, und in solche, welche durch einen Verschluß des Ureters zustandekommen und wie bei Steinbildung durch Krampfzustände desselben bedingt sind. Der eigentliche Nierenschmerz beschränkt sich auf das Organ selbst. Er wird als ein dumpfer, aus der Tiefe kommender Schmerz geschildert, welcher durch Schwellung und Kapselspannung entsteht. Er strahlt im allgemeinen nicht aus und kann bei Nierenembolien und Aneurysmenbildung (Periarteriitis nodosa) besonders heftig werden. Nierenschmerzen bei chronischen Nephritiden sind selten. Sie werden auf perirenale entzündliche Kapselverdickungen bezogen. Auch bei Nierentumoren und Blutungen ins Nierenlager kommen Schmerzen vor, die dann durch Beklopfen oder Palpation der Nierengegend ebenso wie durch Ausstrecken des Oberschenkels verstärkt werden. Auch bei Husten, Niesen und tiefen Atemzügen wird eine Steigerung des Schmerzes angegeben.

Die **doppelseitigen hämatogenen Nierenerkrankungen** werden auch als Nephropathien bezeichnet und in entzündliche, degenerative und vaskuläre Nephropathien eingeteilt (s. S. 244). Man hat immer wieder versucht, die verschiedenen Formen der doppelseitigen Nierenerkrankungen mit der wesentlichen anatomischen Lokalisation der Schädigung in dem Organ zur Deckung zu bringen. Dieser Versuch ist nur teilweise geglückt, da die einzelnen Formen ineinander übergehen und dadurch Übergangs- und Kombinationsformen entstehen. Für *praktische* und vor allem auch *therapeutische* Zwecke hat sich die Einteilung in entzündliche, degenerative und vaskuläre Nierenerkrankungen aber durchaus bewährt.

I. Die entzündlichen Nierenkrankheiten (Nephritiden)

1. Die akute diffuse Glomerulonephritis

Die größte Gruppe unter den Nierenkrankheiten stellen die **Nephritiden** dar. Bei ihnen finden sich die anatomischen Veränderungen vorwiegend an den Glomeruli. Dieselben sind infolge Blähung der Kapillarschlingen, Wucherung des Endothels und Kernvermehrung im Bereich der Schlingen gekennzeichnet. Der Kapselraum ist durch Abscheidung eines eiweißreichen Exsudates, welches die Glomeruli halbmondförmig umlagert, vollkommen ausgefüllt, die Kapillarschlingen sind fast sämtlich blutleer. Diese Blutleere soll auf einem Gefäßkrampf beruhen, der sich nicht auf die Nieren beschränkt, sondern sich im ganzen Körper auswirkt und an den Retinaarterien besonders gut zu erkennen ist. Es sind aber auch Fälle von akut verlaufenden Glomerulonephritiden beobachtet und seziert worden, bei welchen die Kapillarschlingen der Glomeruli strotzend mit Blut gefüllt waren, ein Befund, welcher der Hypothese von dem primären Arteriolenspasmus widerspricht.

Ätiologisch werden als Ursachen der akuten Nephritiden infektiöse angeschuldigt. Die am häufigsten gefundenen Erreger sind Streptokokken, welche von den Tonsillen oder dem lymphatischen Rachenring aus ins Blut eindringen. Auch von den Nebenhöhlen der Nase und Ohren aus können die Bakterien oder ihre Toxine ins Blut gelangen. Auch infektiöse Erkrankungen der Haut oder Schleimhaut, der Lungen (Pneumonie) oder der Meningen (Meningitis) können zu einer diffusen Glomerulonephritis führen. Neben dieser etwas mechanischen Auffassung hat man auch an Überempfindlichkeitserscheinungen gedacht, welche den allgemeinen Spasmus der Arteriolen erklären sollen. Diese Überempfindlichkeitserscheinungen sind die Folge bakterieller Infektionen, welche man etwa in einem Viertel aller Fälle von akuter Nephritis nachweisen kann. Dem widerspricht nicht die Tatsache, daß bei der akuten Nephritis der Harn gelegentlich bakterienfrei gefunden wird. Es kann sich ja um Toxine handeln, die aus Bakterienherden, z. B. einem Fokus in den Tonsillen oder Wurzelgranulomen herrühren. Die Entfernung eines solchen Fokus führt jedenfalls in vielen Fällen subchronischer und chronischer Nephritis zu einem schlagartigen Abheilen der Erkrankung. Einen Sonderfall der akuten Nephritis stellt die **Scharlachnephritis** dar. Sie wird in 4 Formen beobachtet:

a) die diffuse Glomerulonephritis entsteht in der Regel in der 3. Krankheitswoche; sie geht mit Blutdrucksteigerung, Ödemen, Hämaturie und Zylindrurie einher und wird auf allergische Vorgänge bezogen;

b) die embolische herdförmige Nephritis der Scharlachkranken, welche auf eine toxische oder bakterielle Schädigung nur eines Teiles der Glomeruli zurückgeführt wird. Ihr Hauptsymptom ist die Hämaturie und Neigung zu Ödemen bei fehlender Blutdrucksteigerung;

c) die herdförmige, leukozytäre, interstitielle Scharlachnephritis. Bei dieser Form entwickeln sich in dem Interstitium und in den benachbarten Glomeruli Leukozyteninfiltrate. Es kann auch zu Vereiterung des Bindegewebes der Rinde mit Bildung eines paranephritischen Abszesses kommen;

d) die diffuse, lymphozytäre, interstitielle Scharlachnephritis, bei welcher als Ausdruck eines hyperergischen Geschehens Lymphozyten zwischen Blut- und Lymphgefäßen auftreten. Im Harn finden sich lediglich einige Erythrozyten und Lymphozyten. Eine Blutdrucksteigerung fehlt wenigstens anfangs.

Für die Bedeutung allergischer Vorgänge bei der Entstehung der diffusen Glomerulonephritis sprechen auch die experimentellen Erfahrungen MASUGIS, welchem es gelungen ist, durch Einspritzung von Nephrotoxin eine in allen Punkten dem Krankheitsbilde beim Menschen entsprechende Glomerulonephritis mit Albuminurie, Hämaturie, Zylindrurie und Blutdrucksteigerung hervorzurufen.

Das **Krankheitsbild** der akuten Nierenentzündungen ist besonders bei der sog. **Feld- oder Schützengrabennephritis** sorgfältig studiert worden. Hier spielen besonders Erkältung und Abkühlung als ätiologische Faktoren neben einem noch unbekannten Virus eine große Rolle.

Die akute Feldnephritis beginnt häufig mit Schmerzen in der Nierengegend, Fieber und Schüttelfrost. Im Felde sieht man nicht selten unter den Frühsymptomen eine gleichzeitig einsetzende diffuse Bronchitis mit einer eigenartigen schweren Dyspnoe und Brustbeklemmung, Müdigkeit, Appetitmangel sowie starkem Durst. Die Kranken klagen über Schmerzen in der Nierengegend und zeigen häufig eine auffällige Blässe bei normaler Farbe der Lippen. Auch eine Vergrößerung der Milz und gelegentliche Temperatursteigerungen werden beobachtet. Die Kranken sehen in den ersten Tagen ihrer Feldnephritis oft aus wie *Asthmakranke im Anfall.* Diese Dyspnoe ist durch ein interstitielles Lungenödem, das sich gleichzeitig mit den Anasarka ausbildet, zu erklären. An ein Versagen des Herzens ist in dieser Frühzeit der Erkrankung nicht zu denken. Das Gesicht bekommt ein gedunsenes Aussehen. Die **Harnmenge** kann bis auf wenige 100 ccm vermindert sein. Die Harnfarbe ist schmutzig-trübe und dunkel und erinnert bei starkem Blutgehalt an Fleischwasser. Die Eiweißmengen im Harn sind wechselnd von geringen Spuren bis 40‰. In den ersten Tagen können Eiweiß und Blut im Harn fehlen. Im weiteren Verlaufe wird regelmäßig Albuminurie gefunden. Die Blutkörperchen werden dem Harn wahrscheinlich schon in den Glomeruli beigemischt. Wenn aber die Glomeruli fast ganz undurchlässig werden, kann der Harn beinahe ganz blutfrei sein. Auch zahlreiche Leukozyten treten auf, ferner hyaline und granulierte Zylinder. Die Kochsalzausscheidung ist herabgesetzt, bisweilen auch die N-Ausscheidung. Der *systolische Blutdruck* ist fast regelmäßig erhöht zwischen 140 und 170 mm, selten höher. Bei günstigem Verlauf kehren die Blutdruckwerte in den nächsten Wochen wieder zur Norm zurück.

Der Reststickstoff ist nicht selten gesteigert bis 100 mg%. Diese Steigerung ist im wesentlichen durch Harnstoff und Harnsäure bedingt. Der Gesamteiweißgehalt des Plasmas wird gelegentlich vermindert gefunden: Hypoproteinämie. Die Blutkörperchensenkung ist *beschleunigt.*

Auch bei den übrigen Formen der akuten Glomerulonephritis spielen Erkältungen und Abkühlungen als *ätiologische Faktoren* eine bedeutsame Rolle. Vielleicht kann, wenn gleichzeitig das Blut in den Extremitäten gestaut ist (Wickelgamaschen, Strumpfhalter), eine Abkühlung in der Peripherie so weit gehen, daß es zu Schädigungen desselben in der Blutbahn kommt. Dabei sollen in ähnlicher Weise wie bei Verbrennungen für die Niere toxische Substanzen entstehen.

Bei der **paroxysmalen Hämoglobinurie** wird bei der Abkühlung ein Kälteambozeptor wirksam, welcher zur Auflösung der roten Blutkörperchen in der Blutbahn führt. Unter Schüttelfrost, hohem Fieber, starker Hinfälligkeit kommt es zu Erbrechen und Nierenschmerzen. In einem solchen Anfall wird ein brauner bis braunroter Harn abgeschieden, in dem neben Hämoglobin einzelne rote Blutkörperchen auftreten. Auch bei Abklingen der akuten hämorrhagischen Glomerulonephritis sollen *hämoglobinurische Nachschübe* auftreten. Ebenso können anstrengende Märsche zur Hämoglobinurie und Schädigung der Nieren führen.

Die Therapie. Für das Schicksal der Kranken mit akuter Glomerulonephritis ist entscheidend der Zeitpunkt, in welchem sie erkannt wird. Je früher die Therapie einsetzt, um so wirkungsvoller ist sie. Da die akute Nephritis häufig im Anschluß an Mandelentzündungen und andere Infektionen auftritt, ist es wichtig, nach Abklingen derselben den Harn und den Blutdruck längere Zeit zu untersuchen, um ein Nierenleiden rechtzeitig zu entdecken. Sobald ein akutes Nierenleiden erkannt ist, ist strenge Bettruhe anzuordnen und für die strikte Durchführung einer Hunger- und Durstkur Sorge zu tragen. Wenn irgend möglich, soll diese Hunger- und Durstkur so lange durchgeführt werden, bis der Blutdruck abfällt. Durch Anwendung von feuchter Wärme in der Nierengegend, gelegentlich auch durch Diathermie derselben gelingt es, die Harnmenge zu steigern und eine bestehende Anurie zu durchbrechen. Diese Behandlung ist durch einen reichlichen Aderlaß (bei kräftigen Personen mindestens 500 ccm) zu unterstützen.

Kommt die Harnausscheidung nicht innerhalb der ersten 2 Tage wieder in Gang, so gibt man morgens nüchtern mindestens 1500 ccm dünnen Tee, am besten durch Aufguß von kochendem Wasser auf 3 Eßlöffel Species diureticae. Solche Wasserstöße kann man unter Anwendung von Diathermie und Kurzwellenbestrahlung mit je einem Tag Pause wiederholen.

Da unter den Nahrungsmitteln Kohlehydrate und Fette zu Kohlensäure verbrannt werden, droht von ihnen für die Niere die geringste Gefahr. Man wird also als Nierendiät zunächst Obsttage mit Fruchtsäften und reichlich Traubenzucker verordnen. Auch Rohkosttage werden empfohlen. Später kann man reichlicher Kohlehydrate in Gestalt von Reis, Grießbrei, Hafer und Puddings zuführen. Mit der Bewilligung von Eiweißträgern in Gestalt von Milch und Eiern muß man, solange noch Blutdrucksteigerung und Hämaturie bestehen, zurückhaltend sein. Es hängt also ganz von dem klinischen Befund ab, wie frühzeitig man die Diätvorschriften lockern darf. Führen alle diese Maßnahmen nicht zu einem befriedigendem Erfolg, so liegt das nicht selten an dem Fortbestehen eines Infektionsherdes, welcher in chronisch entzündeten Tonsillen, in Zahngranulomen oder Nebenhöhlenentzündungen zu suchen ist. Man darf mit der Sanierung solcher Infektionsherde nicht zu lange warten, jedenfalls nicht länger als 6 Wochen nach dem Auftreten der ersten Krankheitssymptome.

2. Die chronische Glomerulonephritis

Ist eine akute Glomerulonephritis in das chronische Stadium eingetreten, so können die Kranken, zunächst wenigstens, vollständig ödemfrei und ohne Insuffizienzerscheinungen und Beschwerden sein. Der Harn zeigt eine geringe Albuminurie, aber keine Hämaturie. Der langsam ansteigende Blutdruck weist darauf hin, daß die Nierenentzündung fortschreitenden Charakter trägt. Besonders gefährlich sind neuerdings auftretende Infektionen, welche eine akute Verschlimmerung mit sich bringen. Man hat versucht, von einer anhydropisch-hypertonischen Form eine chronisch-hydropische Nephritis zu unterscheiden, welche sich durch starke Ödemneigung und schwere Albuminurie kennzeichnet, während eine wesentliche Blutdrucksteigerung lange Zeit fehlen kann.

Der **Anatom** findet in solchen Fällen die „große, weiße oder gelbe Niere" oder die „große bunte Niere". Die Rinde der großen Niere ist blaß; ihre Marksubstanz dagegen lipämisch. Die große bunte Niere trägt ihre Bezeichnung wegen der punkt- und streifenförmigen Blutextravasate.

Histologisch sind die schwersten Veränderungen an den Glomeruli zu finden, welche z. T. vergrößert sind und in ihren Kapillaren Leukozyten und Endothelvermehrungen aufweisen. Bei der extrakapillären Form dominiert die Proliferation der Kapselepithelien, die sich halbmondförmig um das Schlingennetz herumlegen können und allmählich bindegewebig organisiert werden. Auch die Tubuli sind schwer verändert; sie zeigen fettige oder lipoide Degenerationen. Gemäß dem Gesetz, daß jede Degeneration zur Entzündungsursache werden kann, finden sich interstitiell kleinzellige Infiltrate von Lymphozyten, Plasmazellen und Leukozyten. Mit zunehmender Verödung des Parenchyms wuchert das zellreiche Bindegewebe und leitet damit zum Bilde der sekundären Schrumpfniere über.

Die wechselnde Beteiligung des glomerulären oder tubulären Apparates macht es verständlich, daß auch **klinisch** sich verschiedene Formen der chronischen Nephritis unterscheiden lassen. In der einen Gruppe der chronischen Nephritiden stehen der Hochdruck und die Herzhypertrophie im Vordergrund des klinischen Bildes. Ein solcher Zustand kann jahrelang unverändert bestehen. Der oft klare **Harn** wird in unveränderter Menge abgeschieden. Sein spezifisches Gewicht kann normal oder wenig erniedrigt sein. Wichtig ist, daß das Eiweiß nur in Spuren im Harn aufzutreten braucht. Oft zeigt erst eine sorgfältige Untersuchung des Sedimentes und die Auffindung von reichlichen Zylindern, Nierenepithelien, Leukozyten und Erythrozyten, daß es sich um ein chronisches Nierenleiden und nicht etwa um eine essentielle Hypertonie handelt. Das führende Symptom ist die Steigerung des systolischen und diastolischen Drucks, auf welche das Herz mit einer Hypertrophie des linken Ventrikels antwortet.

Die **Nierenfunktionsproben** zeigen eine beginnende Einschränkung der Funktionsbreite im Konzentrations- und Verdünnungsversuch. Mit zunehmender Dauer des Leidens werden die Kochsalz- und Stickstoffausscheidung gestört. **Der Reststickstoff** steigt dann allmählich an. Die gelbe Diazoreaktion kann positiv werden. Ebenso treten die aromatischen Körper im Serum in vermehrter Menge auf. Wichtig ist die Untersuchung des **Augenhintergrundes,** welcher enge Arterien, unscharfe Papille und kleine kalkspritzerartige weiße Herde erkennen läßt (Retinitis angiospastica).

Die chronische hydropische Form der Nephritis stellt eine Kombinationsform der Glomerulonephritis mit Nephrose dar. Hämaturie, Augenhintergrundsveränderungen, Blutdrucksteigerung treten im klinischen Bilde zurück. Im Vordergrund stehen die massiven Ödeme.

Die **Therapie** der chronischen Nephritis muß stets die Gefahr des Ausganges in **sekundäre Schrumpfniere** und Urämie im Auge haben. Nur selten gelingt es, den schicksalsmäßigen Verlauf des Leidens, nämlich den Übergang in ein chronisches Nierensiechtum zu vermeiden. Man muß sich bemühen, einen Fokus aufzufinden und den Krankheitsherd zu entfernen. Die Behandlung besteht im wesentlichen in der Regelung der Diät. Das Eiweiß soll in pflanzlicher Form zugeführt werden. Das Kostgerüst soll in Kohlehydraten und Fetten bestehen. Obst, Gemüse, Fruchtsäfte und Traubenzucker sind zu bevorzugen. Kartoffeln sollen mit reichlich Butter oder Öl zubereitet werden. Eiweißreiche Hülsenfrüchte: Linsen, Erbsen und Bohnen sind zu vermeiden. Stehen die Ödeme im Vordergrund, so ist die Flüssigkeit zu beschränken. Von Kochsalz sollen nicht mehr als 1—2 g je Tag gegeben werden. Ein völliger Entzug von Kochsalz kann zur Hypochlorämie mit Erbrechen und langdauernden Durchfällen führen. Bewährt hat sich die Rohkostdiät, welche eine kochsalzarme Kost darstellt. Beim Kochen von Gemüsen soll das Kochwasser nicht abgegossen werden, da es kochsalzarm, aber reich an Mineralstoffen ist. Die Butter soll mit Wasser gewaschen und durchgeknetet werden, um das Kochsalz zu entfernen. Fleisch- und Fischkonserven und Fleischextrakte sind wegen ihres hohen Kochsalzgehaltes zu verbieten. Ebenso natürlich auch gepökeltes und geräuchertes Fleisch. Der fade Geschmack einer kochsalzarmen Kost kann durch Zufügung von Kräutern, Lauch, Meerrettich und Zwiebeln gemildert werden. Auch Tomatenmark, Sellerie und Rettich sind in kleinen Mengen gestattet. Als Kochsalzersatz werden Sinechlor, Curtasal und Hosal empfohlen.

3. Die Löhleinsche Herdnephritis

Unter den herdförmigen Nephritiden ist die Löhleinsche embolische nichteitrige Nephritis die häufigste. Sie ist nicht selten ein Frühsymptom der Endokarditis lenta und gekennzeichnet durch die Hämaturie. Albuminurie, Zylindrurie treten zurück, ebenso fehlen Blutdrucksteigerung und Ödeme. Auch der Augenhintergrund ist unverändert. Differentialdiagnostische Schwierigkeiten entstehen gegenüber der Periarteriitis nodosa, dem Niereninfarkt, den Tumoren und der Tuberkulose der Nieren.

4. Die interstitielle Nephritis

Die sog. interstitielle Nephritis wird beim Scharlach, bei Anginen und anderen Infektionskrankheiten gefunden. **Anatomisch** finden sich in Herden angeordnete kleinzellige Infiltrate, welche zum lokalen Untergang einzelner Tubuli und Glomeruli führen können. Da die Nieren bei diesem Leiden fast immer noch genügend funktionstüchtiges Parenchym enthalten, ist es verständlich, daß Symptome, die auf einen Funktionsausfall hinweisen, bei dieser Form der Erkrankung fehlen.

II. Die degenerativen Nierenerkrankungen (Nephrosen)

Die degenerativen Nierenerkrankungen werden auf Zerstörungsprozesse der gewundenen Harnkanälchen zurückgeführt. Die Epithelien der Tubuli contorti und diejenigen der Hauptstücke zeigen Vakuolenbildung, Verfettung und Lipoidablagerung. Die degenerierten Epithelien, welche keine Kernfärbung mehr erkennen lassen, werden in das Lumen der Kanälchen abgestoßen und können dieselben vollständig ausfüllen. Diese degenerativen Prozesse können schließlich auch auf die Glomeruli übergreifen. Erkrankungen, bei denen die degenerativen Vorgänge an den Tubuli im Vordergrund stehen, werden als Nephrosen bezeichnet, von denen man akute und chronische unterscheidet.

1. Die akuten Nephrosen

Eine akute Form der Nephrose ist die sog. febrile Albuminurie, welche bei fast allen fieberhaften Erkrankungen beobachtet werden kann und mit dem Abklingen des Fiebers aufhört. Die Albuminurie hält sich in engsten Grenzen, meist nicht über 2‰. Leichte Formen der Nephrosen kommen bei Diabetes und Morbus Basedow vor und können mit Besserung des Grundleidens wieder verschwinden. Als Prototyp der leichten Nephrose kann die postdiphtherische Nierenerkrankung gelten. Die **Prognose** der Diphtherie ist im allgemeinen um so ungünstiger, je höher der Grad der nephrotischen Albuminurie ist.

Neben der Diphtherie sind es vor allem die Lues, die Cholera und progrediente Tuberkulosen, welche zur nephrotischen Form des Nierenleidens führen. Unter den definierten Giften stehen die Quecksilbersalze an erster Stelle. Ihnen folgen an praktischer Bedeutung die Wismutsalze und Phenole. Auch Arsen, Oxalsäure, Chrom und Uran können Nephrosen bedingen.

2. Die chronischen Nephrosen

Unter den chronischen Nephrosen ist die sog. genuine Nephrose oder **Lipoidnephrose** die reinste Form, seltener ist die **Amyloidnephrose.** Ob auch die Nephropathien der Schwangeren zu den Nephrosen zu rechnen sind, ist strittig. Die Nephrosen sind gekennzeichnet durch schleichenden Beginn und sehr chronischen Verlauf. Das **Krankheitsbild** wird von der hochgradigen Wassersucht beherrscht. Der Blutdruck ist nicht gesteigert, oft gegenüber der Altersnorm sogar erniedrigt. Veränderungen am Augenhintergrund werden vermißt. Die Nieren sind vergrößert. Das Gewicht beider Nieren kann über 400 g betragen. Der Fettgehalt der Nieren ist sowohl prozentisch als auch absolut erhöht. Der **Harn** ist hochkonzentriert, meist von schmutzig-brauner Farbe, häufig auch getrübt. Für die typischen Fälle ist das Fehlen der roten Blutkörperchen charakteristisch. Dagegen finden sich reichlich Zylinder, verfettete Zellen und Lipoidkügelchen Der Kochsalzgehalt des Harns ist herabgesetzt.

Bei den **Lipoidnephrosen** zeigen das Serum, häufig auch die Ödemflüssigkeit und auch die Transsudate ein milchiges Aussehen. Dasselbe ist durch die Erhöhung der Gesamtlipoide des Serums bedingt. Sie können das 5—10fache der Norm betragen. An dieser Erhöhung sind sowohl das Cholesterin als auch die Phosphatide beteiligt. Während der Fettgehalt erhöht ist, ist der Eiweißgehalt in der Regel erniedrigt. Das Blut ist hydrämisch. Die relative Zusammensetzung der Eiweißkörper ist gegenüber der Norm stark verschoben. Globuline und Fibrin überwiegen. Die Blutkörperchensenkungsreaktion ist daher in der Regel stark beschleunigt.

Während gegenüber den Schlacken des Eiweißstoffwechsels keine Insuffizienz besteht, es also auch nicht zur Erhöhung des Reststickstoffs kommt, ist die Eliminierung von Wasser und Kochsalz häufig verzögert. Man hat die Lipoidnephrose wegen der starken Abweichung der Blutlipoide als *Symptom einer allgemeinen Lipoidstoffwechselstörung* aufgefaßt und nicht als ein isoliertes Nierenleiden.

Auch die **Amyloidniere** ist meist nur ein Teilsymptom einer allgemeinen Amyloidose, wie sie bei schwerer Tuberkulose, osteomyelitischen Prozessen, Bronchiektasen und anderen Formen chronischer Eiterungen beobachtet wird. Häufig gelingt es, die Krankheit, die sich auch durch Vergrößerung von Leber und Milz kenntlich macht, durch die Kongorotprobe zu diagnostizieren. Da man die Amyloidnephrose auch bei Lues, malignen Tumoren und Lymphogranulom beobachtet hat und da es bei Tieren gelungen ist, durch körperfremdes Eiweiß Amyloid zu erzeugen, glaube ich, daß bei vielen Formen von Amyloid überhaupt körperfremde Eiweiße im Blute zirkulieren und diese Dysproteinämie die Ursache für die Schädigung der Nieren ist, wie wir sie übrigens auch bei der Ausscheidung des Bence-Jonesschen Eiweißkörpers antreffen.

Eine besondere Stellung nehmen die Nierenaffektionen nach **Sublimatvergiftung** ein. Die **Diagnose** ist nicht immer einfach, da häufig die Anwendung des Giftes verschwiegen wird. Ich habe eine tödliche Sublimatvergiftung nach Scheidenspülungen mit warmer Sublimatlösung, welche nach Ausräumung eines Aborts gemacht wurden, erlebt. In der Regel kommt es zu Degeneration und Nekrose der Tubuli ohne Beteiligung der Glomeruli. Ausnahmsweise können aber auch die Kapsel der Glomeruli und diese selbst hyalinisiert werden. Wie alle Gifte, wirkt sich auch das Sublimat an Stellen höchster Konzentration, also den Tubuli, besonders aus. Bei der akuten Sublimatvergiftung ist die Harnsekretion stark vermindert und sistiert schließlich ganz. Im Gegensatz zu den anderen Nephrosen steigt bei der

Sublimatnephrose der Reststickstoff zu hohen Werten an. Stärkere Ödeme fehlen meist, doch fällt nicht selten eine gewisse Gedunsenheit des Gesichts auf. Bei unklarer oder fehlender Anamnese kann ein süßlich-fauliger Mundgeruch, der von einer beginnenden Quecksilberstomatitis herrührt, die Diagnose auf den richtigen Weg leiten. Führt die Vergiftung nicht zum Tode und kommt die Harnausscheidung wieder in Gang, so werden noch lange Zeit Eiweiß, rote Blutkörperchen, Epithelien und Zylinder ausgeschieden.

Steht die Diagnose fest, so wird man durch reichliche Flüssigkeitszufuhr versuchen, möglichst viel Sublimat bei geringer Konzentration zur Ausscheidung zu bringen. Daneben ist die allgemeine **Entgiftungstherapie** durch ausgiebige Magenspülungen und hohe Einläufe durchzuführen. Wenn die ersten Zeichen einer Niereninsuffizienz sich einstellen, ist eine entsprechende Schonkost unter Fortlassung des Eiweißes zu verordnen. Da oft starkes Erbrechen die Vergiftung begleitet, kommt es leicht zur Hypochlorämie. In solchen Fällen ist eine kochsalzfreie Ernährung unrichtig. Unter Umständen sieht man sich gezwungen, sogar Kochsalzlösungen intravenös zuzuführen.

Therapie der Nephrosen. Die übrigen Formen der reinen Nephrose erfordern schon wegen ihrer langen Dauer, der hohen Eiweißverluste durch den Harn und der daraus sich herleitenden Hypalbuminämie eine reichliche Eiweißernährung. Eier, Fleisch und Käse sind zu bevorzugen, auch kochsalzarme Milchpräparate, z. B. Alete, sind angebracht. Die Kost soll möglichst arm an Flüssigkeit und Kochsalz sein, um die Ödembildung hintanzuhalten. Zur Ausscheidung der Ödeme wird die Anwendung von Thyroxin, täglich 1—3 mg als Injektion, oder von Thyreoidin, 3mal 0,1 per os, empfohlen. Bei hochgradigen Ödemen kann man den Kranken gelegentlich durch Einstechen von CURSCHMANNschen Troikarts in das Unterhautzellgewebe Erleichterung bringen. Es können auf diese Weise dem Kranken viele Liter Ödemflüssigkeit entzogen werden.

III. Die vaskulären Nierenerkrankungen

Die arteriosklerotische Schrumpfniere

Die alte Auffassung, daß bei hohem Blutdruck immer eine Schrumpfniere vorliege, wird heute abgelehnt. Unter den verschiedenen Erkrankungen mit hohem Blutdruck verläuft die essentielle Hypertonie ganz sicher lange Jahre ohne Nierenschädigungen. Die **genuine Schrumpfniere** beginnt an den Arteriolen. Eine sekundäre Folge dieses Prozesses ist die Verödung der Glomeruli. Gewiß kommt es auch bei der genuinen Schrumpfniere zu Zellproliferation in der Glomeruluskapsel und um sie herum. Wie weit durch den Arteriolenprozeß die Nierenfunktion geschädigt wird, hängt von seiner Ausbreitung und Stärke ab. Immer wieder ist zu betonen, daß überall da, wo es durch Ernährungsstörung zu Gewebsschädigung kommt, die reaktive Entzündung einsetzt, die vor allem vom Bindegewebe ihren Ausgang nimmt. Dieses Bindegewebe führt seinerseits zur Schrumpfung, welche durch die Atrophie der Glomeruli und des Kanälchensystems weiter begünstigt wird. Handelt es sich nur um eine Arteriosklerose der mittleren Nierengefäße, so führt diese meist nur zu herdförmigen, den Infarkten ähnlichen Veränderungen mit Narbenbildung. Von dieser Form der Arteriosklerose wird stets nur ein Teil des Nierengewebes betroffen. Daher kommt es bei ihr nicht zu Insuffizienzerscheinungen seitens der Niere.

Krankheitsbild. Die arteriosklerotische Schrumpfniere ist gekennzeichnet durch die sehr starke Blutdruckerhöhung und die Herzhypertrophie. Sie wird auch als primäre Schrumpfniere oder genuine Nephrosklerose bezeichnet. Bei dieser Form des Nierenleidens werden große Harnmengen mit wenig oder gar keinem Eiweiß und spärlichen Formelementen entleert. Das spezifische Gewicht ist niedrig, in ausgeprägten Fällen fixiert. Werden Kochsalzzulagen gegeben, so ist deren Ausscheidung noch lange möglich, aber nur unter Erhöhung der Harnmenge, welche zwischen 2 und 3 Litern schwankt. Die Stickstoffausscheidung ist frühzeitig beeinträchtigt. Daher steigt der Reststickstoff sehr bald an.

Symptomatologie. Die Anfangsstadien der Schrumpfniere verlaufen lange Zeit symptomlos. Später treten zeitweise Atemnot und leichte Knöchelödeme auf. Andere Kranke klagen über sich oft wiederholendes Nasenbluten oder häufige heftige Kopfschmerzen mit Schwindelanfällen und Appetitmangel. Manche Patienten bemerken, daß sie nachts größere Harnmengen lassen müssen als früher und daß dieser Harn eine auffallend helle Farbe zeigt.

Je weiter die arteriosklerotischen Veränderungen der Niere sich mit entzündlichen kombinieren, um so mehr rückt die Krankheit in das Gebiet der malignen Schrumpfniere hinein.

Die *Verödung des sezernierenden Nierengewebes* kann aber auch die Folge akuter oder subakuter rezidivierender Nierenentzündungen sein. Dieser Endausgang der Glomerulonephritis wird als sekundäre Schrumpfniere bezeichnet. Die sekundäre Schrumpfniere sezerniert ebenfalls einen Harn mit niedrigem spezifischem Gewicht, welcher aber gegenüber dem der arteriosklerotischen Schrumpfniere mehr Eiweiß enthält.

Alle Formen der Schrumpfniere stellen einen *Sammelbegriff* für solche Nierenveränderungen dar, welche schließlich zum Untergang eines großen Teiles des Nierenparenchyms führen. Die Nierenfunktion wird immer mehr gedrosselt, ein Vorgang, welcher schließlich in das Bild der chronischen Harnvergiftung oder Urämie ausmündet.

IV. Die Urämie

Urämische Erscheinungen treten bei Nierenerkrankungen in zwei verschiedenen Formen auf: die akute oder eklamptische Urämie und die chronische oder stille Urämie. Schließlich kennen wir noch urämieähnliche Zustände bei funktionstüchtigen Nieren.

1. Die akute oder eklamptische Urämie

Die akute oder eklamptische Urämie, auch Krampfurämie genannt, äußert sich in — oft sehr zahlreichen — Anfällen, die durchaus epileptischen gleichen. Sie findet sich vor allem bei schweren Fällen von akuter Glomerulonephritis. Sie kommt namentlich bei jüngeren Menschen vor, verschont aber die Endstadien der Schrumpfnieren älterer Leute keineswegs immer. Auch bei der Schwangerschaftsnephropathie wird diese Form der Krampfurämie beobachtet.

Krankheitsbild. Die Anfälle können ohne Vorboten auftreten. Zum Ödem bestehen keine direkten Beziehungen. Gelegentlich beobachtet man, daß wassersüchtige Nierenkranke gerade zur Zeit der Ausschwemmung ihrer Ödeme Krampfanfälle bekommen. Dem einzelnen Anfall gehen oft Kopfschmerzen voraus. Die Sehnenreflexe können ein- oder beidseitig gesteigert sein. Auch das BABINSKIsche Zehenphänomen ist häufig positiv. Dem Krampfanfall geht gewöhnlich eine besondere Steigerung des Blutdrucks voraus.

Die eklamptische Urämie ist fast stets mit einer Erhöhung des Lumbaldrucks bei normalem Reststickstoffgehalt des Serums verbunden.

Die Krampfattacken können von kurzer Dauer sein, in anderen Fällen stundenlang anhalten. Nach ihrem Abklingen können halbseitige Lähmungen, Amaurosen oder Hemianopsien, Hör- und Sprachstörungen zurückbleiben, die meist nur von kurzer Dauer sind. Der Augenhintergrundsbefund ist oft völlig normal. Die Pupillen pflegen bei diesen Amaurosen zu reagieren.

2. Die chronische oder stille Urämie

Die chronische oder stille Urämie, welche auch asthenische Urämie genannt wird, ist ein Zeichen der Niereninsuffizienz und daher das häufigste Endstadium der chronischen Glomerulonephritiden und Schrumpfnieren.

Krankheitsbild. Diese Form der asthenischen Urämie entwickelt sich aus uncharakteristischen Vorboten, wie Kopfschmerzen, Müdigkeit und zunehmender Schlafsucht bei schlechter Schlaffähigkeit. Von seiten des Magen-Darmkanals zeigen sich Appetitlosigkeit, dyspeptische Beschwerden mit Durchfällen und schließlich Erbrechen. Bei fortgeschrittener Urämie zeigt sich eine lebhafte Muskelunruhe und Übererregbarkeit sowohl auf mechanische Reize als auch beim Auslösen der Sehnenreflexe. Viele Kranke werden durch Wadenkrämpfe belästigt. Manche Urämiker klagen über Brustbeklemmung und Atemnot, die sich anfallsweise in der Nacht steigern. Dieses *Asthma uraemicum* wird von einigen Ärzten als rein *kreislaufbedingt* aufgefaßt. Von anderen wird die Dyspnoe der Urämiker durch primäre Blutveränderungen erklärt. Die Fälle mit hochgradiger Überventilation zeigen eine starke Herabsetzung der Kohlensäurespannung. Die gesteigerte Atmungstätigkeit ist vielleicht durch lokale Kreislaufstörungen des Atemzentrums bedingt, welche auf Gefäßspasmen zurückzuführen sind, und wird als zerebrales Asthma der Hypertoniker bezeichnet.

Häufig klagen die Urämiker über lästiges **Hautjucken.** Auch Blutungen oder entzündliche oder nekrotisierende Ausschläge der Haut werden beobachtet. Die Blässe der Haut der Urämiker ist im wesentlichen durch Engstellung der Gefäße und schlechte Durchblutung der Haut hervorgerufen, ohne daß der Blutfarbstoff vermindert ist. In anderen Fällen kommt es aber auch zu echten Anämien.

Wichtig für die Differentialdiagnose der Endzustände mit völliger Bewußtlosigkeit, welche als Coma uraemicum bezeichnet werden, ist der *urämische Geruch der Atemluft.*

Alle Formen der chronischen, stillen oder asthenischen Urämie sind durch Symptome gekennzeichnet, welche auf Ausscheidungsstörungen der harnpflichtigen Substanzen beruhen. Es kommt zur Anhäufung dieser Stoffe in Gewebe und Blut. Dieselben lassen sich zahlenmäßig am besten durch die Bestimmung des Reststickstoffes erfassen, welcher auf über 300 mg% ansteigen kann. Qualitativ sind die „gelbe Diazoreaktion“, die Xanthoproteinreaktion und die *Indikanämie* wichtige Hinweissymptome.

Urämieähnliche Zustände finden sich nicht selten im Verlaufe von Arteriosklerosen, bei welchen die *zerebralen Gefäßveränderungen* das klinische Bild beherrschen. Diese Zustände werden nicht sehr glücklich als arteriosklerotische Pseudourämie bezeichnet. **Differentialdiagnostische** Schwierigkeiten können auch in den Anfangszuständen von Hirnembolien und Apoplexien auftreten, so lange noch die Allgemeinerscheinungen die Herderscheinungen verdecken. Bei Apoplexien erleichtert die Seitendifferenz des Blutdrucks die Diagnose. Liegen subarachnoidale

Blutungen oder Ventrikelblutungen vor, entscheidet die Lumbalpunktion die Differentialdiagnose.

Ein der Urämie ähnliches Bild kann auch infolge von *Kochsalzverarmung* des Organismus, z. B. durch *Chlorverluste* infolge häufigen Erbrechens, z. B. bei Stenosen des Magen-Darmtraktes, bei chronischem Ileus oder nach übermäßig lang durchgeführter kochsalzfreier Ernährung entstehen. Dieses Krankheitsbild wird als hypochlorämische Urämie bezeichnet und kann leicht durch das Fehlen von Kochsalz im Harn erkannt werden.

Die **Therapie** der Urämien richtet sich nach der Art derselben. Bei der eklamptischen Urämie muß auf weitgehende Einschränkung von Kochsalz und Flüssigkeit, am besten in Form von Hunger- und Dursttagen, größter Wert gelegt werden. Der erhöhte Liquordruck ist durch wiederholte Lumbalpunktionen zu bekämpfen, welche oft einen schlagartigen Erfolg haben, insofern die Krämpfe verschwinden und eine nicht allzulang bestehende Erblindung wieder behoben wird. Die **diätetische** Behandlung des Nierenkrampfleidens wird durch die Osmotherapie unterstützt: intravenöse Injektionen von hypertonischer Traubenzuckerlösung in Gestalt von 40—60 ccm einer 40%igen Lösung täglich mehrmals. Durch diese Osmotherapie wird den Liquorräumen und der Hirnschwellung Wasser entzogen. Zur „Abdichtung" der Gefäßwände hat man auch 10%ige Kalziumchloratlösung injiziert; zur Beruhigung der nervösen Zentren Luminal, Prominal oder Chloralhydrate (2,0 g) als Klysma gegeben.

Bei der chronischen oder stillen Urämie muß strengste Bettruhe eingehalten und eine Hunger- und Durstkur durchgeführt werden. Später gibt man Obst oder Obstsäfte mit reichlich Traubenzucker. Zur Entgiftung müssen verschiedene Wege beschritten werden. Gute Erfahrungen habe ich mit protrahierten Bädern gemacht, durch welche nachweislich der Haut stickstoffhaltige Produkte entzogen werden. Die Temperatur der Bäder soll zunächst lauwarm sein und kann später je nach dem Zustand des Zirkulationsapparates bis auf 39 Grad gesteigert werden. Immer sollte die Therapie der chronischen Urämie mit einem großen *Aderlaß* beginnen. Die Darmtätigkeit ist durch pflanzliche Abführmittel anzuregen und durch hohe *Einläufe* zu unterstützen. Mit der konsequent durchgeführten **Entgiftungstherapie** gelingt es nicht selten, die schweren urämischen Störungen wenigstens zeitweilig zu beseitigen, und wenn der Kranke nicht gar zu spät in die Behandlung kommt, ihn sogar für Monate wieder für leichte Arbeiten geeignet zu machen. Bei bestehenden Ödemen kann man mit Diureticis einen Versuch machen, Kreislaufstörungen sind anfänglich mit Strophanthin, später mit Digitalispräparaten zu bekämpfen.

V. Die Nierentuberkulose

Jede Eiterentleerung mit dem Harn (Pyurie) ist auf Tuberkulose verdächtig, selbst wenn sie zunächst bazillenfrei ist. Der Verdacht der Tuberkulose wird immer durch gleichzeitig vorhandene, anderweitige Manifestationen der Krankheit, besonders aber durch eine Tuberkulose des Hodens, der Samenleiter und der Samenblasen oder durch eine Genitaltuberkulose der Frau gestützt. Gesichert wird die Diagnose durch die Zystoskopie. Man findet dabei entweder eine ausgedehnte Blasentuberkulose oder, wenn diese nicht vorhanden ist, verdächtige Veränderungen an der Mündung des Ureters der befallenen Seite, in Gestalt von Rötung, Schwellung, kleinen Hämorrhagien oder Geschwürchen. Durch den Ureterenkatheterismus muß entschieden werden, ob der Prozeß einseitig oder doppelseitig ist. Der Nachweis der Tuberkelbazillen muß schon aus dem Grunde im Katheterurin geführt werden, um

Täuschungen durch Smegmabazillen, welche fast die gleichen färberischen Eigenschaften wie die Tuberkelbazillen haben, zu vermeiden. Charakteristische Beschwerden können lange Zeit fehlen. Häufig ist der vermehrte Harndrang, manchmal auch die Enuresis nocturna das erste Hinweissymptom. Wie bei allen latenten Tuberkulosen müssen Mattigkeit, Gewichtsabnahme und leichte Bewegungstemperaturen den Verdacht auf dieses Leiden hinlenken. Auch Schmerzen und Druckempfindlichkeit in der Nierengegend, die sich vereinzelt zu Koliken steigern können, sind beachtliche Zeichen. Eine Albuminurie geringen Grades fehlt nur in 10% aller Fälle. Fast immer finden sich Leukozyten und eine — wenn auch nur geringe — mikroskopische Erythrocyturie. Ist der Herd ins Nierenbecken durchgebrochen, treten die Symptome der Pyelitis in den Vordergrund. Schreitet der Prozeß fort, so führt er zur allgemeinen Abmagerung, Anämie und höherem Fieber wie bei anderen Formen der Tuberkulose.

Therapie: Ist man durch die hartnäckige Pyelitis oder Zystitis bei **ätiologisch** unklarer Hämaturie frühzeitig auf die Diagnose „Nierentuberkulose" gestoßen, und ist dieselbe als einseitige gesichert, so bringt die operative Entfernung der kranken Niere günstige Heilungsaussichten. Selbst die sekundäre Blasentuberkulose heilt oft aus, wenn die tuberkulöse Niere entfernt ist. Selbstverständlich muß die Niere der anderen Seite vorher auf ihre Funktionstüchtigkeit mittels der Farbstoffausscheidung geprüft werden. Auf die Blasenstörungen wirken Balsamica, z. B. das Gonosan, 3mal täglich eine Kapsel, lindernd ein. Das Gonosan wird aus Sandelholzöl mit Kawa-Kawa-Harz hergestellt. Bei nichtoperablen Fällen erscheint auch ein Versuch mit dem neuen TBl.-Mittel gerechtfertigt.

VI. Nierentumoren

Die Tastbarkeit eines **Nierentumors** hängt neben seiner Größe vor allem von seiner Lage ab. Tumoren im oberen Pol sind schwerer fühlbar als solche im unteren. Die Dicke oder Dünne der Bauchdecken beeinflußt unabhängig von der Größe der Geschwulst das Resultat der Palpation. Die Nierengeschwülste dürfen nicht mit einer tiefstehenden Niere verwechselt werden.

Ihre **Symptome** sind neben der Tastbarkeit die Hämaturie und die Schmerzen. Relativ häufig besteht gleichzeitig auch Fieber. Während einer Blutung kann der Harn Eiweiß und auch Zylinder enthalten. In der Zwischenzeit kann der Harn vollständig klar erscheinen. Man hat im Harn bei Nierentumoren eigenartige rötliche bis weiße Gerinnsel gefunden, die wie Maden aussehen. Aggressiv wachsende Tumoren können auch in die Nierenvene einbrechen und bis zur Vena cava vordringen. Es kommt dann zur Cavathrombose mit allen ihren Folgen, besonders zu Ödemen an den unteren Extremitäten.

Die *Metastasen der Nierentumoren* bevorzugen die Wirbelsäule. Es kommt zu heftigen Schmerzen, Klopfempfindlichkeit des befallenen Wirbels und bei einem Zusammenbruch desselben zu Erscheinungen von seiten des Rückenmarkes.

Die Nierentumoren führen zu Veränderungen in dem durch ein Kontrastmittel sichtbar gemachten Schattenbild des Kelchsystems. Diese Veränderungen sind abhängig von der Art, wie sich der Nierentumor innerhalb der ursprünglichen Nierenkapsel entwickelt. Nur die innerhalb der Capsula fibrosa gelegenen Geschwulstteile bewirken die beiden, die Diagnose ermöglichenden Veränderungen: den Füllungsdefekt und die Kelchausziehung. Die Füllungsdefekte werden hervorgerufen durch Kompression eines oder mehrerer Kelche durch den Druck des Tumors, weiterhin durch die Geschwulstzapfen, die im System der großen abführenden Harnwege fortwachsen.

Dreiviertel aller Nierentumoren bei Erwachsenen sind **Hypernephrome.** Bei einseitigen Hypernephromen kann durch operative Entfernung der Niere vollständige Heilung erreicht werden, wenn nicht schon Metastasen bestehen.

VII. Die entzündlichen Erkrankungen der abführenden Harnwege

1. Die Pyelitis

Bei allen entzündlichen Erkrankungen der abführenden Harnwege ist zunächst nach der **Ätiologie** zu suchen. Wesentlich ist die Feststellung von Abflußbehinderungen durch Harnröhrenstriktur, Prostatahypertrophie, Nieren- oder Blasensteine. Unter den Entzündungen des Nierenbeckens, den Pyelitiden, unterscheidet man eine aszendierende und eine deszendierende Form. Die aszendierende Form entwickelt sich im Anschluß an infektiöse Erkrankungen der Harnblase und der Harnröhre, besonders, wenn es zu Abflußbehinderungen des Harns kommt. Bei Frauen tritt das Leiden häufig nach gynäkologischen Affektionen auf. Bei ungeklärten Fieberbewegungen mit hohen Zacken in der Kurve, welche ohne stärkere subjektive Störungen — besonders bei Frauen in der zweiten Lebenshälfte — verlaufen, sollte man immer an die Möglichkeit einer chronischen Pyelitis denken. Auch Blasenlähmungen im Gefolge von Rückenmarksleiden können der Anlaß zur Entwicklung der aszendierenden Form der Pyelitis werden. Andererseits können Pyelitiden auch auf hämatogenem Wege infolge von Bakterienausscheidungen der Nieren in das Nierenbecken entstehen. In der überwiegenden Zahl der Fälle wird das Bacterium Coli gefunden. Demgegenüber treten die Infektionen mit anderen Bakterienarten weit zurück. An zweiter Stelle steht etwa der Staphylococcus albus.

Krankheitsbild. Die Colipyelitis kann besonders beim weiblichen Geschlecht den Charakter einer selbständigen Krankheit annehmen. Sie verläuft nicht selten unter dem Bilde einer schweren allgemeinen Infektionskrankheit. Einem initialen Schüttelfrost folgen hohes Fieber, schweres Krankheitsgefühl mit Kopf- und Kreuzschmerzen, einer geringen Leukozytose mit Verminderung der Eosinophilen und relative Pulsverlangsamung. Bei diesem Befund liegt der Gedanke an *Sepsis* oder *Typhus* nicht selten nahe.

Die sorgfältige Untersuchung des **Harns** bringt meist schnelle Aufklärung. Seine Menge ist häufig trotz hohen Fiebers **vermehrt.** Das spezifische Gewicht bleibt charakteristischerweise dabei niedrig, zwischen 1004 und 1012. Die Reaktion ist sauer. Trotz der zahlreich vorhandenen Leukozyten ist der Eiweißgehalt gering. Der durch Eiter getrübte Harn klärt sich weder auf Laugen- noch auf Säurezusatz. Auf Laugenzusatz bildet sich eine Art gelatinöser Schlieren, wenn zahlreiche Leukozyten vorhanden sind. Die roten Blutkörperchen sind nur in spärlichen Mengen nachzuweisen; Zylinder fehlen in reinen Fällen. Gelegentlich findet man geschwänzte Epithelien, denen aber nur geringe diagnostische Bedeutung beizumessen ist.

Der fieberhafte Zustand kann eine Woche und länger anhalten, neigt aber zu wiederholten Rückfällen, so daß malariaähnliche Kurven entstehen. Die Pyelitis ist eine ungemein *chronische Krankheit,* die nach jeder Erkältung, gelegentlich auch nach Stuhlverhaltung, rezidiviert. Die Rückfälle treten mit besonderer Vorliebe zur Zeit der Regel auf. Die Krankheit wird oft, ohne daß ein Arzt aufgesucht wird, durch Monate und Jahre hingeschleppt und bringt dadurch die

Frauen in ein chronisches Siechtum, bevor sie ärztliche Hilfe in Anspruch genommen haben.

Die im Verlaufe einer Schwangerschaft auftretende Pyelitis wird am häufigsten zwischen dem 3. und 5. Monat beobachtet und ist fast stets rechtsseitig. Die Prognose ist günstig. Rückfälle kommen aber auch bei der Graviditätspyelitis vor. Wichtig ist die Tatsache, daß bei einseitiger Pyelitis es zur Stauung und Sekretverhaltung mit vorübergehender Stockung des Harnabflusses der kranken Seite kommen kann. Dadurch verschlimmert sich das Krankheitsbild naturgemäß. Das Fieber steigt an; der Harn aber, der von der gesunden Niere entleert wird, ist klar und frei von Eiter. Erst wenn der Abfluß wieder frei wird und der Harn dadurch wieder eiterhaltig, klingt das Fieber ab, und der Kranke fühlt sich wohler.

Die **Therapie.** Die Behandlung der Zystopyelitis ist eine verantwortliche Aufgabe, da bei schleichendem Verlauf die Gefahr des Übergreifens der Infektion auf die Niere selbst besteht, ein Leiden, das als Pyelonephritis bezeichnet wird. Wie jede andere Form der Nephritis kann auch diese mit Urämie und Tod enden.

2. Die Zystitis

Ätiologie: Die Entzündung der Blasenschleimhaut ist in den meisten Fällen eine Folge bakterieller Infektionen. Hinter ihr treten die chemische und mechanische Reizung als ätiologisches Moment weit zurück. Wie für die Pyelitis ist auch für die Zystitis die *Erschwerung der Harnentleerung* aus den verschiedensten Ursachen ein begünstigendes Moment. Schon ein unsachlich durchgeführter Katheterismus kann zur Verschleppung von Keimen in die Harnblase und ihre Umgebung führen. Beim weiblichen Geschlecht erleichtert die Kürze der Harnröhre ein Einwandern von Bakterien in die Blase auch ohne Hilfsursachen. Kälteeinwirkungen, besonders der Schwund des abdominellen Fettpolsters, wie ich ihn bei Ödemkranken häufig gesehen habe, fördern die Entstehung einer Zystitis. Fraglos sind reflektorische Durchblutungsstörungen schuld daran, daß nach Erkältung und Durchnässung so leicht Zystitis auftritt. Die deszendierende Form schließt sich an eine primäre Pyelitis, z. B. durch Typhus oder Tuberkulose an. Der Harnabfluß kann nicht allein durch Strikturen, Prostatahypertrophie oder Prostatakrebs behindert sein, sondern auch durch Störungen des nervösen Entleerungsmechanismus, wie z. B. bei der Tabes oder multiplen Sklerose. Unter den chemischen Reizen, welche eine Zystitis bedingen, steht der unvorsichtige Gebrauch von Cantharidin, Terpentin und Urotropin obenan. Auch nach überreichlichem Genuß von jungem Bier, Most und Rettichen kann Zystitis auftreten.

Bei der Untersuchung des Harns auf Krankheitskeime ist prinzipiell zu unterscheiden zwischen Bazillurie und Schleimhautinfektion. Bazillurie bedeutet Anhäufung von Bakterien ohne pathogene Bedeutung bei intakter Schleimhaut, wobei es sich um eine deszendierende Ausscheidungs- oder durch Aszension bedingte Bakteriurie handeln kann. Die Entscheidung, ob es sich im Einzelfalle um eine Bazillurie oder um eine Infektion der Blasen- oder Nierenbeckenschleimhaut handelt, kann bei dem Bacterium Coli und Proteus durch das Verfahren der Agglutination gefällt werden. Wenn der aus dem Harn gezüchtete Keim pathogen ist, wird er durch das Eigenserum in Verdünnungen von 1:80 und höher agglutiniert, während Keime ohne pathogene Eigenschaften im allgemeinen nicht oder höchstens in Verdünnungen bis 1:40 agglutiniert werden. Man unterscheidet beim Blasenkatarrh zwei Hauptgruppen von Keimen: Die eine zersetzt den Harnstoff in CO_2 und NH_3, die andere dagegen nicht. Das Auftreten von einer ammoniakalischen Harngärung wird durch Proteus und die pyogenen Staphylo- und Streptokokken bewirkt, während Coli-, Typhus- und Tuberkelbazillen sowie Gonokokken keinen Ammoniak bilden und den Harn nicht zersetzen, weswegen der Urin sauer bleibt. Praktisch handelt es sich in den meisten Fällen um Mischinfektionen, besonders auch nach der Gonorrhöe.

Krankheitsbild. Bei der akuten Zystitis stehen der unüberwindliche Harndrang, das Brennen und die Schmerzen hinter der Symphyse und in der Harnröhre, besonders nach der Harnentleerung, im Vordergrund. Wenn auch bei der leichten Zystitis das Allgemeinbefinden nur wenig beeinträchtigt ist, kann es doch in schwereren Fällen, besonders durch den häufig unterbrochenen Schlaf, das Fieber und die Abgeschlagenheit, erheblich gestört sein. Das nach dem Katheterisieren auftretende Fieber beruht meist auf einer akuten infektiösen Zystitis und wird als Katheterfieber bezeichnet.

Die chronische Zystitis kann auch durch Prozesse in der Nachbarschaft der Blase, z. B. alte appendizitische Abszesse oder Tumoren, bedingt sein. Die subjektiven Beschwerden treten beim chronischen Blasenkatarrh zurück. Nur wenn sie sich plötzlich steigern, wird der Kranke auf sein Leiden aufmerksam.

Für die **Diagnose** ist zunächst die Feststellung der Ursache von Bedeutung. Man muß an Blasensteine und die erwähnten Abflußbehinderungen u. a. m. denken.

Der **Harn** ist meist hellgelb und bei der am häufigsten vorkommenden Infektion durch Bacterium Coli von saurer Reaktion. Er ist durch die Leukozyten, Bakterien sowie geschwänzte Blasenepithelien getrübt. Bei ganz akuten Infektionen sind auch rote Blutkörperchen dem Harn beigemischt. Harnstoff zersetzende Bakterien machen den Urin alkalisch und verleihen ihm einen widerlich-ammoniakalischen Geruch. Der alkalische Zystitisharn ist meist von schmutzig-bräunlicher Farbe; der Bodensatz ist schleimig-fadenziehend und enthält zahlreiche Kristalle von phosphorsaurer Ammoniakmagnesia in der charakteristischen Sargdeckelform und solche des Ammoniumurats in Stechapfelform.

Bei der **Therapie** der akuten Zystitis und Zystopyelitis soll eine reizlose, gewürzarme Kost verabreicht werden, am besten in Form von Kohlehydratbreien. Zur Durchspülung werden Beerentraubenblätter-, Pfefferminz- und Fliedertee empfohlen, ebenso wie Wildunger und Wernarzer Wasser. Verboten sind Alkoholika in Gestalt von Bier, Most und Weißwein und alle scharfen Gewürze wie Pfeffer, Senf und Paprika. Unter den Gemüsen sind Rettich und Spargel zu vermeiden. Erreicht man durch die Obst- und Pflanzenkost keine genügende Darmentleerung, so sind zusätzlich pflanzliche Abführmittel zu geben. Bei quälenden Tenesmen werden Suppositorien mit Extr. Belladonn. 0,02 oder Extr. Opii 0,03 oder auch täglich mehrmals 10 Pantopontropfen 2% verordnet. Von direkten Blasenspülungen nimmt man besser Abstand, weil durch sie der Reizzustand meist nur verschlimmert wird.

Zur Harndesinfektion empfehle ich Uvalysat forte, 5mal 20 bis 5mal 30 Tropfen täglich nach der Mahlzeit.

Bei der chronischen Zystitis und Zystopyelitis sollte die Behandlung immer mit den bewährten Sulfonamiden einsetzen. Vom Albuzid gibt man täglich 3- bis 5mal 2 Tabletten. Bei der Infektion durch Proteusbazillen sind von Eubasin (4 Tage lang täglich 5mal 2 Tabletten) gute Erfolge berichtet worden.

Manche Ärzte haben von der sog. Schaukelkost besonders gute Wirkung gesehen. Es sollen dabei in wechselnden Perioden 4 „saure" Tage auf 4 „alkalische" Tage folgen. Eine säuernde Kost besteht aus Fleisch, Wurst, Käse, Eiern, Fett, Getreidemehl, Hülsenfrüchten, Rosenkohl und Spargelspitzen. Um die Säuerung zu unterstützen, gibt man 3mal täglich 2 g Salmiak (in Oblaten) oder 3mal 4 Tabletten Gelamon, außerdem zur Desinfektion 4mal 0,5 Hexamethylentetramin

(Urotropin) oder Salol, Amphotropin, Neotropin, Cystopurin, Hexal, Helmitol oder Pyridium. Viele dieser Präparate wirken nur bei saurer Reaktion durch Abspaltung von Formaldehyd. Die Flüssigkeitszufuhr soll an den sauren Tagen eingeschränkt werden, wodurch die Säuerung des Harns und die Wirkung der Medikamente verstärkt werden. Alle diese Präparate dürfen nicht beliebig lange gegeben werden, da sie selbst die Blase reizen.

Auf die „saure" Kost folgt eine mehrtägige Periode mit „alkalischer" Kost, in welcher Gemüse, Kartoffeln und Tomaten, Früchte und Fruchtsäfte, sowie Milch bevorzugt gegeben werden. Dazu werden 15 g Natrium bicarbonicum am Tag verabreicht.

Manche Fälle reagieren am schnellsten bei vorwiegend saurer Kost auf die Mandelsäuretherapie. Man gibt täglich etwa 5 Teelöffel Ammoniummandelat in je einem Glas Wasser. Diese Form der Behandlung soll im ganzen 10 Tage lang durchgeführt werden.

Bei einigen Formen von chronischer Zystitis und Zystopyelitis kommt man ohne direkte Blasen- bzw. Nierenbeckenspülungen nicht aus. Man verwendet hierzu zweckmäßig Argentum-nitricum-Lösungen in Konzentrationen von 1% bis ½%. Es empfiehlt sich, nach Anwendung dieser differenten Flüssigkeit mit physiologischer Kochsalzlösung nachzuspülen. Höhere Konzentrationen von Silbernitrat sind wegen der starken dabei auftretenden Schmerzen nicht zu empfehlen.

VIII. Die Prostatahypertrophie

Auf das Vorliegen einer Prostatahypertrophie wird der Arzt durch die Klagen seines Patienten wegen der Polyurie häufig zuerst hingewiesen. Diese tritt meist erst ein, wenn es zu einer dauernden Überfüllung der Blase gekommen ist. Die Kranken klagen über starken Durst, werden gleichzeitig oft appetitlos, zeigen Widerwillen gegen Fleisch, sind bei Tage häufig schläfrig, während sie nachts durch den quälenden Harndrang am Schlafe gehindert werden.

Krankheitsbild. Die Prostatahypertrophie wird durch die *rektale Untersuchung* objektiv festgestellt. Normal ist dieses Organ etwa kastaniengroß, kann aber unter pathologischen Verhältnissen, besonders wenn die Seitenlappen vergrößert sind, Hühnereigröße und mehr erreichen. Wichtig für die Erschwerung der Harnentleerung ist die Entwicklung eines sog. mittleren Lappens, welcher die Harnröhre verengen und ventilartig verschließen kann, normalerweise aber nicht vorhanden ist. Das Vorliegen einer Prostatahypertrophie kann aber der Betastung entgehen, wenn sich nur der mittlere Lappen vergrößert und zapfenförmig in der Gegend der inneren Harnröhrenmündung vorwölbt.

Man hat verschiedene Stadien des Leidens unterscheiden wollen: Im **ersten Stadium** wird die Blase unter starker Pressung noch vollständig entleert. Im **zweiten** bleiben 50—500 ccm Residualharn zurück. Dieser **Restharn** ist wegen seiner Neigung zu bakterieller Zersetzung eine chronische Gefahr für den Prostatiker. Im **dritten Stadium** werden in kürzeren Intervallen zwar kleine Harnmengen entleert; die Blase bleibt aber in diesen Fällen trotzdem hochgradig gefüllt, ein Zustand, den man als Ischuria paradoxa bezeichnet. Infolge der erschwerten Harnentleerung hypertrophiert die Blasenmuskulatur und springt in Form zahlreicher Kämme und Balken ins Innere der Blase vor, sog. Balkenblase.

Verlauf. Viele Patienten mit gutartiger Prostatahypertrophie fallen den direkten Folgen ihres Leidens zum Opfer. Diese bestehen in den Komplikationen, die die Harnstauung infolge der vesikalen Abflußbehinderung an Harntraktus und Nieren verursacht. Die meisten unoperiert Verstorbenen zeigen Erweiterungen der oberen Harnwege mit Schwund und Induration des Nierenparenchyms. Bei vielen alten Leuten mit Prostatahypertrophie werden Thrombosen im Venenplexus der Vorsteherdrüse gefunden, welche als Quelle einer embolischen Verschleppung ein katastrophales Ende herbeiführen können. Bei anderen liegen entzündliche Komplikationen seitens der Lunge, teils typische kruppöse Pneumonien, teils katarrhalische Erkrankungen des Lungenparenchyms vor. Auch Lungenabszesse, die von septischen Thrombophlebitiden der Beckenvenen ausgehen, werden beobachtet.

Bei längerem Bestehen einer Prostatahypertrophie entwickelt sich eine **Harnstauungsniere.** Ihr konstantes **Symptom** ist die Konzentrationsschwäche. Sie ist am frühesten vorhanden und bleibt nach Beseitigung der Harnstauung am längsten bestehen. Nicht so häufig angetroffen wird die Polyurie, wenn man darunter Harnmengen über 3 Liter je Tag versteht. Bei Fällen von chronisch-aseptischer Harnretention ist sie fast regelmäßig vorhanden und beherrscht dann das Krankheitsbild. Die Reststickstoffwerte halten sich bei den Prostatikern an der oberen Grenze der Norm, weil das relativ gut erhaltene Wasserausscheidungsvermögen der Niere die Befreiung des Blutes von den N-haltigen Stoffwechselprodukten sicherstellt. Gehen aber die Harnmengen zurück, so steigen sofort die Werte für den Rest-N stark an, und im klinischen Bilde machen sich urämische Symptome in Gestalt von Benommenheit und Muskelunruhe bemerkbar. In der Regel besteht also bei den älteren Prostatikern eine relative Niereninsuffizienz, die sehr oft durch Versagen der Kompensationseinrichtungen in eine vollkommene Insuffizienz umschlagen kann.

Wird der Harn durch Dauerkatheter oder Zystostomie entleert, so kann der Blutdruck rapide absinken, z. B. von 250 auf 150 mm Hg. Dieses primäre rapide Absinken des Blutdrucks nach Blasenentleerung stellt für den Kranken eine erhebliche Gefahr dar. Durch die plötzliche Entleerung des intraabdominalen „Blasentumors" wird eine Dilatation der Gefäße im Splanchnikusgebiet verursacht, wie sie auch sonst nach Aszitespunktionen oder Entfernung großer Abdominaltumoren beobachtet wird. Durch diese Hyperämie des Splanchnikusgebietes wird der plötzliche Blutdruckabfall erklärt. Auf diese akute Blutdrucksenkung reagieren die relativ insuffizienten Nieren mancher Prostatiker mit einer Verminderung der Harnmenge und einem Ansteigen des Reststickstoffs im Blut. Die Blutdrucksteigerung wirkt also bei dieser Form der Nierenkrankheit gewissermaßen kompensatorisch, sie ermöglicht der kranken Niere die Bildung eines reichlichen Harns, welcher bei schlechter Eliminierung der Stoffwechselprodukte infolge des eingeschränkten Konzentrationsvermögens den einzigen Weg zur Entschlackung des Körpers darstellt. Bei günstigem Verlauf kann nach der Zystotomie der Blutdruck wieder ansteigen und sich auf einen Mittelwert einstellen. Manche Prostatiker fallen nach der Ektomie auch plötzlichen Blutungen zum Opfer.

Therapie. Auch beim inoperablen **Prostatakarzinom** hat man neuerdings von der Hormontherapie Gebrauch gemacht. Das Geschwulstwachstum in der Prostata wird durch ein Überwiegen der männlichen Keimdrüsenhormone begünstigt. Man hat daher weibliche Keimdrüsenhormone zur Behandlung des Prostatakarzinoms herangezogen. Man kann auch deren synthetische Ersatzpräparate anwenden. Während im Ausland vorwiegend die Injektionsbehandlung Anwendung findet, hat man bei uns das Implantationsverfahren vorgezogen:

Im Beginn der Behandlung wird ein Cyren-A-Preßling von 25 mg unter die Haut implantiert, später bis ans Lebensende alle 4 Wochen die Implantation eines 10 mg-Preßlings wiederholt. Für die Injektionsbehandlung wird empfohlen, in der ersten Woche täglich je 1 ccm Cyren-B forte, enthaltend 2,5 mg, intramuskulär zu injizieren. In der zweiten und dritten Woche wird dieselbe Injektion jeden zweiten Tag, von der dritten Woche an alle drei Tage bis ans Lebensende durchgeführt.

Wird die Injektionsbehandlung mit weiblichen Keimdrüsenhormonen unterbrochen, so sprechen die Keimdrüsenstoffe später nicht mehr an. In der Dosierung kann man sich nach der Brustdrüsenschwellung richten, welche sichtbar ist und bei dem Patienten ein Spannungsgefühl hinterläßt. Beim Nachlassen dieser Symptome sollte unbedingt eine weitere Injektion erfolgen. Bei dieser Behandlung schwinden die metastatischen Schmerzen, welche den Prostatakrebs zu einem so quälenden Leiden machen. Die vor der Behandlung *palpatorisch* vergrößerte Prostata wird unter der Therapie kleiner; das Gewebe schrumpft, seine Konsistenz wird weicher. **Röntgenologisch** wird ein Rückgang bzw. eine Eburnisierung der Metastasen beobachtet. Das Allgemeinbefinden bessert sich; der Appetit nimmt zu. Selbst die Tumoranämie wird behoben, und die beschleunigte Blutkörperchensenkung geht zurück.

Nach den Erfahrungen der Leipziger chirurgischen Klinik vermindert sich auch der Restharn, ohne allerdings ganz zu verschwinden. Es wird daher empfohlen, jedes Mal eine Elektroresektion der Prostata zur Beseitigung der Obstruktion der hinteren Harnröhre durchzuführen, womit gleichzeitig die Möglichkeit gewonnen wird, die klinische Diagnose vor allem in den Fällen, in denen es noch nicht zu Knochenmetastasen gekommen ist, histologisch zu sichern.

Während früher die Lebenserwartungen trotz versuchter Radikaloperation in fortgeschrittenen Fällen höchstens 2 Jahre betrug, werden jetzt überraschend günstige Nachuntersuchungsergebnisse der Hormontherapie mitgeteilt. Man hat Kranke mit Prostatakrebs beobachtet, die unter laufender Cyrenbehandlung 3—5 Jahre am Leben gehalten werden konnten.

Die **Therapie der Prostatahypertrophie** ist nach dem Gesagten abhängig von dem Zustand der Nieren und damit von dem Ergebnis der Funktionsproben. Die Entscheidung, welche Fälle für die Operation geeignet sind und welche nicht, ist oft schwierig. Sind beim Prostatiker Funktionsstörungen nachgewiesen, so muß man versuchen, sich ein Bild darüber zu machen, wieweit das kardiovaskuläre System an der Kompensation der Funktionsschwäche beteiligt ist. In einigen Fällen hat, wie bemerkt, die Hypertonie eine die Niereninsuffizienz kompensierende Bedeutung.

Bei akuter Harnverhaltung wird man versuchen, durch heiße Umschläge auf die Blasengegend oder durch warme Sitzbäder die spontane Harnentleerung wieder in Gang zu bringen. Häufig erzielt man durch einen Einlauf eine gute Darmentleerung und sieht danach die Blasenfunktion wieder einsetzen, offenbar weil die Entleerung des Darmes reflektorisch auf die Blasenentleerung einwirkt. Führen diese Maßnahmen nicht zum Ziele, so muß man durch Injektion von Papaverin (0,05—0,06 g) und 0,5 mg Atropin versuchen, die Blasenfunktion in Gang zu bringen. Haben auch die Spasmolytika keinen Erfolg, so muß man zum Katheter greifen. Gelegentlich hat schon die einmalige Katheterisierung einen Dauererfolg. Man soll diesen durch reichliche körperliche Bewegung, warme Kleidung und regelmäßige Sitzbäder zu erhalten versuchen. Die Flüssigkeitszufuhr ist dabei zu beschränken. Gewürze und Alkohol sind streng zu vermeiden. Ist man gezwungen, häufiger zu katheterisieren, ist die prophylaktische Anwendung von Harndesinfizientien zu empfehlen, wie sie auch bei der Zystitis in Anwendung kommen. Nach der Entleerung der Blase soll mit 3%iger Borsäurelösung oder 1%iger Kaliumpermanganatlösung die Blasenspülung angeschlossen werden.

Neuerdings hat die hormonale Behandlung der Prostatahypertrophie beachtliche Erfolge gezeitigt. Da die pathologische Gewebsneubildung bei der Prostatahypertrophie mit der Änderung der Keimdrüsenfunktion in Zusammenhang gebracht wird, hat man versucht, durch *Zuführung des Keimdrüsenhormons* die weitere Entwicklung der Prostatahypertrophie zu hemmen.

Die hormonale Behandlung der Miktionsstörungen soll mit einem Hormonstoß von 25 mg Testoviron beginnen und mit täglich je 10 mg Testoviron fortgesetzt werden. Tritt ein Erfolg ein, sollen täglich je 4 mg Testoviron injiziert werden. Je nach dem Zustand des Patienten ist diese Kur 4—5 Wochen fortzusetzen.

Auch mit der Röntgenbestrahlung der Prostatahypertrophie sind beachtliche Erfolge erzielt worden. Bringen alle diese Behandlungsversuche keine eindeutige Besserung, so darf man den chirurgischen Eingriff nicht allzulange hinauszögern, damit nicht die schließlich einsetzenden Nierenschädigungen auch den Erfolg einer glücklich durchgeführten Operation in Frage stellen.

IX. Die Urolithiasis

Harnsteine sind scharf begrenzte, Gerüstsubstanz und meistens Kristalle von Harnbestandteilen enthaltende, in den Harnwegen gebildete Konkrementmassen. Außer der Gerüstsubstanz können die Harnsteine aus Harnsäure, Natrium-, Kalium- und Ammoniumurat, Xanthin, Cystin, Kalziumoxalat, Phosphaten und Karbonaten der alkalischen Erden bestehen. Fast niemals bestehen die Harnsteine aus **einem** Stoff allein, da Kern- und Hüllensubstanz aus verschiedenem Material zusammengesetzt sind. Im allgemeinen nehmen an der Bildung von Harnsteinen nur solche Stoffe teil, die im Harn in übersättigter Lösung enthalten sind. Für die chemische Untersuchung genügt meist eine *qualitative Analyse* nach folgendem Schema:

Steinpulver verbrennbar			Steinpulver nicht verbrennbar		
Ohne Flamme und Geruch	Mit Flamme und Geruch		Natives Pulver braust mit HCl auf	Natives Pulver braust mit HCl nicht auf	
Harnsäure, Natriumurat, Ammoniumurat,	Schwach bläuliche Flamme mit Schwefelgeruch = Cystin	Gelbliche Flamme mit Haar- oder Federgeruch = Gerüstsubstanz	= Karbonate	Geglühtes Pulver braust mit HCl auf = Oxalat	Geglühtes Pulver braust mit HCl nicht auf = Phosphat

Urolithogenese. Entscheidend für die Steinbildung ist das gestörte Gleichgewicht in dem Verhältnis der Harnkolloide. Der Harn stellt eine stark übersättigte Lösung dar für Harnsäure, harnsaure Salze und Oxalate, die nur unter dem Schutz der im Harn stets vorhandenen Kolloide in Lösung gehalten werden. Kommt es unter irgendwelchen Bedingungen, unter denen die Entzündung eine besondere Rolle spielen kann, zur Bildung von Sedimenten in den Harnwegen, so können diese verkleben und damit zur Steinbildung Anlaß geben. *Sekundär* werden dann an der Oberfläche dieser Steinkerne Kolloide adsorbiert und gefällt. Um diesen kolloidalen Steinkern geht die Ausscheidung von Kristalloiden je nach Reaktion und Konzentration mit wechselnder Geschwindigkeit vor sich.

Neben diesen inneren hat man eine ganze Reihe äußerer Faktoren, nämlich geographische, geologische, hydrographische, klimatische, alimentäre und konstitutionelle in irgendeiner Form für die Steingenese verantwortlich gemacht. Dafür, daß solche äußerliche Faktoren bei der Urolithogenese überhaupt eine Rolle spielen, spricht schon die ungleichmäßige geographische Verbreitung des Steinleidens, deren Hauptherd das südliche Asien sein soll.

Die **Nierensteine** gehören zu den ältesten Dokumenten der menschlichen Pathologie: im Jahre 1901 hat E. SMITH in einer 7000 Jahre alten Mumie in einem ägyptischen Dorf, El Alma genannt, Harnsteine gefunden. Die große Häufigkeit der Harnsteine in Ägypten ist offenbar die Folge der dort sehr verbreiteten Bilharziakrankheit.

Das wesentliche **Symptom** der Nephrolithiasis ist der Nierenkolikschmerz. Allgemein lassen sich die Schmerzen bei Nierenkrankheiten in solche trennen, die durch krankhafte Veränderungen des Organs selbst bedingt werden, und in Kolikschmerzen, die auf eine Hemmung des Harnabflusses und durch sie bedingte Krampfzustände des Ureters, meist mit Dehnung des Nierenbeckens, zurückzuführen sind. Der eigentliche Nierenschmerz wird oft als dumpf und aus der Tiefe kommend geschildert und beschränkt sich auf die Nierengegend, während der Kolikschmerz nach der Blase und den Genitalorganen hin ausstrahlt. Bei Männern werden Druck und Zug am Hoden als schmerzhaft angegeben. Natürlich kann der Kolikschmerz auch durch eine größere Blutung, wie sie z. B. bei Hämophilen auftritt, einsetzen, wenn ein Blutgerinnsel den Ureter verstopft. Manche Kranken geben an, daß der Schmerz ruckartig aufhört, offenbar dann, wenn das Gerinnsel in die Blase hinein geboren wird. Wichtig ist, daß eine Nierensteinattacke mit ileusartigen Symptomen: Erbrechen, Harn- und Stuhlverhaltung einhergehen kann. Kollapsartige Zustände lassen in bestimmten Fällen auch an Peritonitis denken. Reflektorische Muskelspannungen sind häufig in der Lumbalgegend, weniger in der Bauchmuskulatur ausgeprägt.

Fast regelmäßig werden während oder nach einer Steinkolik **rote Blutkörperchen** im **Harn** gefunden. Bei Cystinsteinen findet man — wenn auch nicht immer — die sechseckigen, farblosen Tafeln des Cystins im Sediment.

Die meisten größeren Steine lassen sich **röntgenologisch** nachweisen. Es ist bemerkenswert, daß die größten unter ihnen, die sog. Nierenbeckenausgußsteine, oft jahrelang keine Beschwerden machen, offenbar, weil sie zu groß sind, um noch in den engen Ureter einzudringen. Bei der Deutung der Röntgenbilder ist allergrößte Vorsicht geboten, weil auch guten Untersuchern schon Verwechslungen mit verkalkten Mesenterialdrüsen unterlaufen sind mit der Konsequenz jahrelanger, unnötiger und quälender Diätvorschriften. Es sei auch daran erinnert, daß auch bei Nierentuberkulosen Kolikanfälle vorkommen, die meist mit der Entleerung eines eiter- und tuberkelbazillenhaltigen Harns einhergehen.

Bei diagnostisch schwierigen Fällen hat uns gelegentlich der Nachweis einer gelben Diazoreaktion im Blutserum gute Dienste geleistet, welche offenbar als die Folge einer vorübergehenden Anurie zu deuten ist.

Die **Therapie** des Nierensteinleidens gliedert sich in eine solche des Anfalls und eine solche der Behandlung des eigentlichen Steinleidens. Der Nierensteinanfall ist in der Regel so schmerzhaft, daß man ohne Morphium in ausreichender Dosis (0,02 g) nicht auskommt. Am besten unterstützt man diese Therapie durch vorsichtige intravenöse Injektion eines Spasmolytikums, z. B. Papaverin 0,06 g. Auch die Behandlung mit Belladonnysat oder Atropinzäpfchen bringt ebenso wie die intravenöse Injektion von Novalgin, 2 ccm einer 50%igen Lösung, oft rasche Erleichterung. Der Kranke muß unbedingt das Bett hüten. Heiße Packungen der Nierengegend oder des ganzen Rumpfes lindern den Schmerz. Die gründliche

Entleerung des Darms durch hohe heiße Einläufe begünstigt den Abgang des Steines auf natürlichem Wege. Die heftigsten Schmerzen werden dadurch ausgelöst, daß der Stein im Ureter eingeklemmt ist. In diesem Falle kann man versuchen, den Stein abzutreiben, wenn durch die Röntgenaufnahme oder Pyelographie eine Lokalisation möglich ist. Sitzt der Stein im untersten Teil des Ureters nahe der Blasenmündung, so kann die Einführung eines Katheters am Stein vorbei den Schmerzanfall kupieren, weil dadurch der oberhalb des Steins gestaute Harn abfließen kann. Es wird auch empfohlen, durch den Katheter eine kleine Menge *Glyzerin* in den Ureter einzuspritzen, wodurch die Ausstoßung des Steins nicht selten erreicht wird. Geübte können gelegentlich den Stein mit Hilfe der ZEISSschen Schlinge extrahieren. Unterstützt wird die „Steingeburt" durch Zufuhr großer Flüssigkeitsmengen bei gleichzeitiger Gabe von Suppositorien mit Belladonna, Papaverin oder Eupaco. Dazu soll eine Ampulle Hypophysin subkutan gegeben werden. Von einigen wird auch empfohlen, 50 ccm Glyzerin peroral zu geben. Gelegentlich sollen auch körperliche Erschütterungen den Abgang des Steines befördern. Mit Vorteil haben wir häufig ein subaquales Darmbad verordnet.

Ist die Steingeburt gelungen, so ist angezeigt, seine *chemische Natur* festzustellen, um darauf eine entsprechende **Diät** zu gründen. Bei Oxalatsteinen müssen oxalatreiche Nahrungsmittel aus der Kost *gestrichen* werden. Verboten sind z. B. Tomaten, Spinat, Rettich, Sauerampfer, Pilze, Rhabarber. Bei Uratsteinen wird wie bei der Gicht eine purinarme Diät verschrieben.

Die meist die Urolithiasis begleitenden Entzündungen des Nierenbeckens und der Harnwege werden nach den Grundsätzen der Zystitis- und Pyelitistherapie behandelt. Ob es gelingt, durch Säuerung des Harns z. B. die Harnsteine zur Lösung zu bringen, bezweifle ich. Auf jeden Fall sollte man stets für eine genügende Durchspülung der Harnwege Sorge tragen und regelmäßige *Trinkkuren* verordnen. Empfohlen werden die Wässer von Wildungen, Neuenahr, Brückenau. Auch die regelmäßige Gabe von Beerentraubenblättertee oder Uvalysat (5mal 30 Tropfen) ist angezeigt.

Wenn immer neue Koliken die Arbeitsfähigkeit und den Lebensgenuß des Kranken weitgehend beeinträchtigen, muß man sich zur Operation entschließen. Es ist aber zweckmäßig, den Kranken darauf hinzuweisen, daß auch ein glücklich durchgeführter operativer Eingriff die Neubildung von Steinen nicht verhüten kann.

Die Erkrankungen des Bewegungsapparates

Eine befriedigende **Einteilung** der Erkrankungen des Bewegungsapparates ist schon aus dem Grunde schwierig, weil der Bewegungsapparat ein sehr kompliziertes Gebilde ist, das sich aus Muskeln, Sehnen, Sehnenscheiden, Schleimbeuteln, Faszien, Bändern, Gelenkkapseln und Knochen zusammensetzt. Alle diese Teile können für sich oder gemeinsam erkranken, wodurch sich eine unübersehbare Vielfalt der Erkrankungen des Bewegungsapparates ergeben muß. Auch eine Schilderung der in Frage kommenden Leiden nach ätiologischen Gesichtspunkten bringt keine bessere Einsicht; denn die gleiche Ätiologie kann sehr verschiedene Krankheitsbilder zur Folge haben und das gleiche Krankheitsbild sehr verschiedene Ursachen.

Betrachten wir zunächst die **Ursachen** der Erkrankungen des Bewegungsapparates, so lassen sich folgende unterscheiden:

1. **Infektiöse Ursachen.**

   a) Akute Infektarthritiden:

   Polymyositis, akuter Muskelrheumatismus, Polyarthritis acuta, akuter Gelenkrheumatismus.

   Die Infektionserreger sind zum Teil bekannt, wie bei der Tuberkulose, Lues, Typhus, Grippe, Gonorrhöe, Sepsis und Scharlach, zum Teil haben wir es mit unbekannten Erregern zu tun. Die Infektionen können sowohl die Gelenke als auch die Knochen und die Muskulatur befallen.

   b) Die chronischen Infektarthritiden, BECHTEREWsche Krankheit.

2. Die **allergischen Erkrankungen** des Bewegungsapparates.

3. **Erkrankungen auf der Basis von Alternsvorgängen** an Knorpeln, Zwischenwirbelscheiben und anderen bradytrophen zum Bewegungsapparat gehörigen Geweben:

   Solche sind die Osteoarthropathia deformans, auch Arthritis deformans genannt, ferner die chronischen Erkrankungen der Wirbelsäule, die Spondylosis deformans und die Erkrankungen der Zwischenwirbelscheiben mit dem Bandscheibenprolaps und allen seinen Folgen.

4. Die **Stoffwechselerkrankungen.**

   Hierher gehört die Arthritis urica, die echte Harnsäuregicht, die Alkaptonurie und die Psoriasis.

5. Die **Nervenerkrankungen** mit sekundären Schädigungen des Bewegungsapparates:

   z. B. Tabes, Syringomyelie und die verschiedenen Formen der Neuritiden; auch die Poliomyelitis mit ihren Folgen ist hierher zu rechnen.

6. Die **endokrinen Gelenkerkrankungen:**
   z. B. die Arthropathia ovariopriva, die hypophysären Erkrankungen des Skeletts, der Morbus Cushing u. a. m.
7. Rheumatismus infolge **vasomotorischer Störungen,** z. B. bei RAYNAUDscher Gangrän, Rheumatismus der Hypertoniker.
8. Die **Gelenkerkrankungen der Hämophilen.**

Auch diese Einteilung ist unbefriedigend, weil viele primär-chronische, entzündliche Gelenkerkrankungen (Polyarthritis chronica) zu sekundären Degenerationen an Knorpel und Knochen und umgekehrt zunächst degenerative Gelenkerkrankungen sekundär zu Entzündungen führen können.

Dem Begriff des Rheumatismus haftet immer noch viel Unbestimmtes an. Seitdem ASCHOFF im Jahre 1904 im Herzmuskel von Menschen, die an Gelenkrheumatismus gestorben waren, Knötchen von ganz typischem geweblichen Aufbau beschrieben hat, hat man ähnliche knotenförmige Herde auch in den Gelenkgeweben, im Bindegewebe des ganzen Körpers, an der Sehnen-Muskelgrenze und mitten im Sehnen- und Muskelgewebe gefunden.

Allen diesen herdförmigen Bildungen beim Rheumatismus ist gemeinsam, daß sie an der Grenze der makroskopischen Sichtbarkeit stehen. Mikroskopisch bestehen diese Herdchen aus zwei verschiedenen Komponenten: erstens liegt ein eigenartiger Untergang der Bindegewebssubstanzen vor, dessen Fibrillenbündel ödematös verquellen und dessen Grundsubstanz zu einer wachsartigen, homogenen Masse wird und in Schollen zerfällt. Die Bruchstücke nehmen Fibrinfärbung an und sind oft mit großen Fibrinmassen verklebt. Die zweite Komponente ist eine Zellwucherung, die zur Bildung des zelligen Knötchens führt. Es besteht aus proliferierten fixen Bindegewebszellen, den sog. Histiozyten, welche netzförmig die Adventitia der Gefäße umspannen. Oft liegt auch eine primäre Erkrankung des Muskelplasmas ohne Zusammenhang mit interstitiellen Herden vor. Es werden eine wachsartige Degeneration und scholliger Zerfall eines Teils der Muskelfaser beobachtet. Es werden auch Bilder gesehen, die als sekundäre zellige Resorption der Muskeltrümmer gedeutet werden.

Die große Ähnlichkeit des rheumatischen Krankheitsbildes mit dem der Serumkrankheit, besonders das schubweise Auftreten und Abklingen der Gelenkmuskelentzündungen, hat Anlaß dazu gegeben, den gleichen Mechanismus wie bei der Serumkrankheit anzunehmen.

Bringt man Versuchstieren verschieden große Mengen von Pferdeserum in das Kniegelenk, so gelingt es, dort eine aseptische Entzündung zu erzielen, deren **morphologisches Bild** je nach den Zeit- und Mengenverhältnissen der Vorbehandlung wechselt. Bei hohen, kurz hintereinander applizierten Eiweißgaben tritt im Gelenk eine stürmische, nekrotisierende, phlegmonöse Entzündung auf. Bei geringeren, in größeren Zwischenräumen gegebenen Eiweißmengen erfolgt im Gelenk eine Entzündung, bei der die Leukozyten gegenüber den einkernigen Entzündungszellen (Monozyten) zurücktreten. Daneben treten herdförmige Veränderungen des Zottengewebes auf mit wachsartiger fibrinoider Nekrose und Zerfall des Bindegewebes. Diese herdförmigen Veränderungen treten bei den mit Eiweiß gespritzten Tieren nicht nur an den Gelenkgeweben, sondern im ganzen Gefäßbindegewebssystem auf, und zwar an den gleichen Stellen, an denen die rheumatischen Knötchen sitzen. Im Gewebe der Gelenkkapseln, in den Arterien- und Venenwänden, im periartikulären Bindegewebe, in den Herzklappen, im Herzmuskel und oft auch in sehr großer Zahl auch in der Skelettmuskulatur. Hier kommt es über wachsartigen Untergang von Teilen der Muskelfaser zu reinen Zellknötchen aus gewucherten, perimysialen Bindegewebszellen (F. KLINGE).

I. Die akuten infektiösen Erkrankungen

1. Die Polymyositis

Unter den entzündlichen Erkrankungen der Muskulatur können wir solche unterscheiden, welche das ganze Muskelsystem befallen, und solche, bei denen Muskelentzündungen mehr lokaler Art entstehen.

Die Polymyositis ist eine hochfieberhafte Erkrankung, die meist mit Hautentzündung und schweren Ödemen einhergeht und in mehr als der Hälfte der Fälle tödlich endet. Die fast regelmäßige Mitbeteiligung der Haut hat zu der Bezeichnung Dermatomyositis geführt.

Die **Ätiologie** dieser Erkrankung ist unbekannt. Fraglos handelt es sich um eine Infektionskrankheit, die häufig mit Milztumor einhergeht.

Das **klinische Bild** zeigt große Ähnlichkeit mit dem der Trichinose.

Die Krankheit setzt gewöhnlich mit rheumatischen Schmerzen, allgemeinem Unwohlsein und Gliedersteifheit ein. Die meist in den Muskeln lokalisierten Beschwerden nehmen an Intensität rasch zu. Unter ansteigender Temperatur entwickeln sich Hautödeme, gelegentlich mit Hämorrhagien. Diese Ödeme bevorzugen größtenteils die Gliedmaßen. Über den Gelenken sind sie geringer. Sie sind hart und derb und lassen sich mit dem Finger nicht eindrücken. Manchmal tragen sie entzündlichen Charakter und erinnern dann an eine Urticaria oder an das Erythema nodosum. Jede aktive Bewegung macht starke Muskelschmerzen. Diese machen schubweise Fortschritte und dehnen sich auf immer neue Muskelgruppen aus. Die Krankheit kann mehrere Wochen, sogar monatelang dauern und kann schließlich auch die Muskulatur des Kehlkopfes, des Schlundes und des Zwerchfells befallen.

Durch diese Tatsache wird die **Prognose** ungünstig. Bei den in Heilung ausgehenden Fällen kann eine Atrophie der erkrankt gewesenen Muskeln zurückbleiben.

Die **Therapie** der akuten Dermatomyositis ist ziemlich machtlos. Salicylate wirken schmerzlindernd, aber nicht heilend. In frischen Fällen ist ein Versuch mit großen Dosen Penicillin angezeigt.

Die chronische **Dermatomyositis** tritt meist in Verbindung mit Sklerodermie auf. Es kommt im Verlaufe von Jahren zu einer allgemeinen Atrophie der Skelettmuskulatur mit Geschwüren und Fisteln, aus denen sich kohlensaurer Kalk entleert. Diese Erscheinung erinnert an die „Kalkgicht", welche mit Bildung von Kalkeinlagerungen im subkutanen Bindegewebe einhergeht.

2. Muskelrheumatismus und Myalgie

Die Erkrankungen, welche klinisch dem Muskelrheumatismus zugerechnet werden, gehören sicher nicht einer scharf umschriebenen, nosologischen Einheit zu. Viele Ärzte rechnen immer noch alle in den Muskeln und der Nachbarschaft sitzenden Leiden, die sich anderweitig schwer unterbringen lassen, dem Muskelrheumatismus zu. Man hat auch versucht, den „Muskelrheumatismus" als eine rein funktionelle Störung ohne anatomische Veränderungen des Muskelgewebes zu definieren. Erst die oben geschilderten neueren Feststellungen über die Bildung allergischer Muskelknötchen haben die anatomischen Grundlagen für ein besseres Verständnis des Muskelrheumatismus geschaffen.

Es kommt dabei vor allem am Rumpfe, am häufigsten in der Lendenwirbel-, Rücken- und Beckengegend, seltener in den Bauchwänden, im Brustgürtel, in den Schultern und am Schädel zu Schmerzen von äußerster Heftigkeit, wobei Gelenkschwellungen vollständig fehlen können. Diese Schmerzen treten oft plötzlich ohne

Vorboten ein, wenn auch meist allgemeines Krankheitsgefühl, Mattigkeit, Kopfweh und geringes Fieber vorangehen. Auch ein sog. Erkältungseffekt mit Schnupfen und Angina kann den Muskelrheumatismus einleiten. Rasche Bewegungen bei der Lumbago, z. B. Vornüberbeugen des Rumpfes, können den Schmerz auslösen und so steigern, daß jede Bewegungsfähigkeit stark vermindert oder völlig aufgehoben ist. Der reißende Schmerz führt z. B. in den Wadenmuskeln zu den Erscheinungen des *Muskelkrampfes*, der oft durch Dehnung des krampfenden Muskels beseitigt wird, ohne daß dabei eine Verkürzung des Muskels eintritt.

Bei der Lumbago ist keineswegs der Sacrolumbalis oder der Quadratus lumborum der meist befallene Muskel, sondern im wesentlichen der Jliopsoas, weil nicht der Druck auf die Rückenmuskeln, sondern die Beugung in den Hüftgelenken schmerzhaft ist. Die Erkrankung der Nackenmuskeln führt zum Tortikollis.

Wenn die Atemmuskulatur mit den Zwischenrippenmuskeln erkrankt, wird das Atmen sehr schmerzhaft und dadurch erschwert. Auch die Bauchmuskulatur kann erkranken.

In seltenen Fällen kommt es zum Augenmuskelrheumatismus, bei welchem der leiseste Druck durch die geschlossenen Augenlider heftigste Schmerzen auslöst.

Bei dem Knötchen- oder Schwielenkopfschmerz bilden sich außerordentlich druckempfindliche Knötchen an den Ansatzstellen der Splenii, manchmal auch der Sternocleidomastoidei und Scaleni am Schädel.

Weit seltener als die beschriebenen werden die Extremitätenmuskeln befallen.

Viel diskutiert sind die sog. Muskelhärten, welche von SCHADE beschrieben und als **Myogelosen** bezeichnet wurden. Da sie auch noch nach dem Tode nachweisbar sind, kann es sich nicht um einfache Kontrakturen handeln. Vielleicht sind sie identisch mit den oben beschriebenen allergischen Muskelknötchen, wenn auch ihre Größe gegen diese Auffassung zu sprechen scheint, während ihr Sitz an den Ansatzstellen der Muskeln mit den KLINGEschen Befunden im besten Einklang steht.

Neben der allergischen Entstehung hat man vor allem der Erkältung und Abkühlung eine Hauptrolle bei der Entstehung des Muskelrheumatismus zugeschrieben. Sie sollen zu Veränderungen der Protoplasmakolloide führen und eine Myogelose bedingen. Nach anderen Auffassungen handelt es sich um eine Neuralgie der sensiblen Muskelnerven.

Therapie des Muskelrheumatismus. Nach dem ersten akuten Anfall von Muskelrheumatismus ist es wichtig, dem Kranken vorbeugende Maßnahmen nahezulegen. Örtliche und allgemeine Abkühlungen sind besonders bei Leichtschwitzenden zu vermeiden. Auch ist darauf zu achten, daß die Kranken nicht unbewußt während des Schlafes die Decken entfernen oder eine ungeeignete Nachtkleidung tragen. Der Rheumatiker soll bei geschlossenem Fenster schlafen. Hat eine schädliche Abkühlung stattgefunden, so ist eine tüchtige Körperbewegung angezeigt. Nach stärkerem Schwitzen ist die Unterkleidung zu wechseln. Der akute myalgische Anfall wird am schnellsten durch Wärme und Schwitzprozeduren beseitigt. Zur Bekämpfung des Schmerzes werden auch Senfpflaster und das Ansetzen von Blutegeln empfohlen. Führen diese Maßnahmen nicht zum Ziele, wird der Schmerz durch Kurzwellen, Diathermie- oder vielleicht auch Ultraschallbehandlung häufig bald beseitigt.

Die physikalischen Maßnahmen können durch Salicylate (täglich 6—8 g) unterstützt werden. Nach Abheilung des akuten Schmerzanfalles soll der Kranke sich gegen Erkältungsreize langsam abhärten, wobei vorsichtig angewandte hydrotherapeutische Maßnahmen empfohlen werden.

Bei chronischem Muskelrheumatismus wird der Gebrauch von warmen Heilbädern empfohlen. Auch heiße Sand- und Moorbäder wirken bei vielen Kranken günstig.

3. Die akute Polyarthritis rheumatica

Bei der akuten Polyarthritis rheumatica handelt es sich um eine schnell einsetzende, heftige, seröse Entzündung der Synovialmembranen. Diese führt zu rascher und starker Vermehrung der Gelenkflüssigkeit. Das Überspringen von einem zum anderen Gelenk und der flüchtige, aber zu Rückfällen neigende Charakter sind kennzeichnende Merkmale des akuten Gelenkrheumatismus.

Die **anatomische** Untersuchung zeigt, daß das Exsudat nicht rein serös ist; meist enthält es mehr oder weniger Fibrin und zellige Elemente. Die Weichteile in der Umgebung des Gelenks einschließlich der stark geröteten Haut sind in die Entzündung einbegriffen. Die paraartikulären Weichteile sind deutlich geschwollen. Die seröse Flüssigkeit in den Gewebsspalten ist vermehrt. Auch das gebundene Gewebswasser in den zwischenzelligen Fasern und im Zellprotoplasma ist vermehrt. An den Fasern des lockeren Bindegewebes kommt es zur fibrinoiden Degeneration, die in der Gelenkkapsel den oben beschriebenen, knötchenförmigen Charakter trägt. Ähnliche serös-entzündliche Vorgänge spielen sich auch an anderen serösen Häuten, z. B. der Pleura und dem Perikard, ab. An den gefäßlosen Herzklappen kommt es bei der rheumatischen Endokarditis zur Aufquellung des Klappengewebes, zur fibrinoiden Degeneration des lockeren Fasergewebes und zur Bildung von kleinen wärzchenförmigen Thromben auf der Oberfläche (Endocarditis verrucosa).

Im Herzmuskel der Rheumatiker bilden sich, besonders in der Umgebung der kleinen Blutgefäße, die eigenartigen Zellknötchen. Es gehen also beim klassischen akuten Gelenkrheumatismus die exsudativen neben den granulomatösen Erscheinungen einher. Es gibt hier alle Übergänge zum Rheumatismus nodosus. Bei dieser Krankheitsform kommt es zur Bildung bis zu taubeneigroßer Knoten in der Haut und in den Gelenkweichteilen, in der Umgebung der Sehnen, Faszien, der Galea und den Ligamenten der Wirbelsäule. Es handelt sich bei diesen Bildungen wohl um die gleichen Vorgänge, die auch zur Entstehung der ASCHOFF-GEIBELschen Knötchen führen.

Der akute Gelenkrheumatismus ist im Kindesalter eine Seltenheit. Der Häufigkeitsgipfel der Polyarthritis rheumatica liegt im 25. Lebensjahr. Die Krankheit ist durch die große Neigung zu Rezidiven besonders stigmatisiert.

In der **Vorgeschichte** spielen katarrhalische sowie follikuläre Anginen eine bedeutsame Rolle. Je mehr man danach fahndet, werden auch Angaben über frühere Erkrankungen der Nebenhöhlen, der Zähne und der Ohren sowie der oberen Luftwege gemacht. Die Zeit zwischen dem Ausbruch der Erkrankung und den genannten Vorboten wird schwankend zwischen einer und mehreren Wochen angegeben. Erkranken können praktisch alle Gelenke des Körpers. Bevorzugt sind die großen Gelenke, also die Knie-, Fuß-, Ellbogen- und Handgelenke. Starke mechanische Beanspruchung scheint die Erkrankungsneigung zu fördern.

Krankheitsbild. Die befallenen Gelenke sind entzündlich geschwollen und gerötet und fühlen sich heiß an; sie sind äußerst schmerzhaft. Die erkrankten Glieder werden leicht gebeugt und ruhig gehalten. Meist läßt sich der anatomisch immer erkennbare Gelenkerguß auch klinisch an der Fluktuation nachweisen. Auch die Hand- und Fuß- sowie Interphalangkalgelenke können in Mitleidenchaft gezogen werden. Seltener werden die Gelenke der Halswirbelsäule, des Kiefes und des Kehlkopfs befallen. Immer geht der akute Gelenkrheumatismus mit **Fieber** einher.

Je jünger der Patient, desto höher ist die erreichte Temperatur. Über die Hälfte meiner Kranken, welche jünger als 25 Jahre waren, hatte Temperaturen über 39,5 Grad, ein Viertel sogar 40 Grad. Mit zunehmendem Alter der Kranken werden die höheren Temperaturen immer seltener. Wird ein neues Gelenk befallen, so steigt das Fieber wieder an. Häufig bemerkt man reichliche Absonderung von säuerlich riechendem Schweiß, wobei sich gelegentlich zahlreiche stecknadelkopfgroße, wasserklare Bläschen bilden (Miliaria cristallina). Es können in 24 Stunden 1—2 Liter Schweiß abgeschieden werden. Die starke Schweißbildung führt gelegentlich zur Mazeration der Haut.

Andere rheumatische Erscheinungen der Haut sind Exantheme: das Erythema exsudativum multiforme, das Erythema nodosum und die Purpura (Peliosis) rheumatica.

Das **Erythema exsudativum multiforme** ist durch erhabene, umschriebene, mehr oder minder gerötete, wenig resistente Effloreszenzen von verschiedener Größe gekennzeichnet. Die Mitte erscheint bläulichrot, der Saum hellrot. Das Exanthem verursacht meist nur ein mäßiges Brennen.

Das **Erythema nodosum** besteht aus knotenförmigen, subkutanen, bis walnußgroßen, derben, sehr druckempfindlichen Infiltraten. Die Haut über den Knoten ist zunächst hellrot und wird später zyanotisch mit gelblichen Nuancen. Dieser Farbwechsel beruht auf einer Umwandlung des Blutfarbstoffs. Bevorzugt sind die Streckseiten der Unterschenkel, weniger die der Oberschenkel und Arme. Fieber und rheumatische Gelenkschmerzen berechtigen dazu, die Krankheit in den Formenkreis des Rheumatismus einzubeziehen.

Die **Purpura rheumatica** entwickelt sich an den Streckseiten der Unter- und Oberschenkel. Auch die oberen Extremitäten sind nicht selten beteiligt. In wechselnder Zahl treten punktförmige Blutungen auf, die gelegentlich Blasen bilden. Auch an den inneren Organen, vor allem am Darm und an der Niere kann es bei wochenlangem Verlauf der Erkrankung zu Blutungen kommen.

Neben der äußeren Haut sind nicht selten auch die serösen Häute befallen, besonders gern die Pleura. Es kommt zu einer serösen Pleuritis, deren Erguß reich an Lymphozyten ist. Das Peritoneum ist seltener beteiligt. Sind mehrere seröse Häute zu gleicher Zeit befallen, so spricht man von einer Polyserositis.

Die gefürchtetste Komplikation des akuten Gelenkrheumatismus ist die **Miterkrankung des Herzens.** Klinisch am eindrucksvollsten ist die Endokarditis, die in rund $2/3$ der Fälle das Mitralostium und in etwa $1/3$ der Fälle das Aorten- und Mitralostium befällt. Aber der rheumatische Herzschaden bleibt selten auf das Endokard beschränkt. Es bilden sich auch in der Kammermuskulatur die typisch-rheumatischen Knötchen aus.

Neben den entzündlichen Veränderungen des Endo- und Myokards findet man solche auch an den Koronararterien. Hier treten die entzündlichen Erscheinungen in Form von ödematösen Schwellungen und fibröser Degeneration auf. Diese Arteriitis rheumatica kann auch zu Zerstörungen des elastischen Gewebes im Koronarsystem führen.

Auch das Perikard nimmt wohl häufiger als allgemein angenommen wird an der rheumatischen Entzündung teil. Es kommt zur **Pericarditis sicca, exsudativa** oder **adhaesiva.** Ist das akut entzündliche Stadium der rheumatischen Karditis überstanden, so treten die Symptome des chronischen Herzklappenfehlers in den Vordergrund, die, je nachdem ob die narbige Schrumpfung oder der Gewebsdefekt an den Klappen überwiegt, als Stenose oder Insuffizienz der Klappe imponieren.

Je nach der Ausbreitung des rheumatischen Herzschadens gestaltet sich seine Symptomatologie. Entscheidend bleibt immer die Restleistungsfähigkeit des Herzmuskels. Von ihr abhängig sind die durch den rheumatischen Herzschaden gesetzten *Zirkulationsstörungen.*

Bei den akuten Fällen der rheumatischen Pankarditis, die dem Kranken anfänglich gar nicht zum Bewußtsein zu kommen braucht, ist das Hochbleiben der Pulsfrequenz nach Abklingen des Fiebers häufig das einzige objektive Zeichen. Herzsensationen, wie Schmerz, Stechen oder Druck in der Herzgegend, sind selten. Durch einzelne Extrasystolen wird manchmal das Gefühl des Herzklopfens oder -stolperns erzeugt. Die anfänglich auftretenden systolischen Geräusche an der Mitralis sind schwer zu beurteilen; nicht selten sind sie akzidenteller Natur. Ernster zu bewerten sind dieselben, wenn die Temperatur ohne neue Gelenkbeschwerden wieder ansteigt. Folgeerscheinungen der Herzkrankheit sind die *Klappenfehler* (s. S. 32). Es kann auch zu blanden Embolien kommen, welche Hemiplegien und Milzinfarkte zur Folge haben. Häufig treten die Herzerscheinungen erst dann in das klinische Blickfeld des Arztes, wenn der Kranke von seinem Rheumatismus anscheinend geheilt ist und seine berufliche Tätigkeit wieder aufnimmt. Erst jetzt zeigen die Atemnot oder Ödeme, daß ein rheumatischer Herzschaden vorliegt, welcher während der eigentlichen Erkrankung vollständig latent blieb.

Die **Nieren** sind beim Gelenkrheumatismus nur selten beteiligt. Diese Tatsache spricht auch gegen die Auffassung der akuten Glomerulonephritis als einer isolierten Manifestation des rheumatischen Fiebers.

In manchen Fällen kommen auch rheumatische Schädigungen der **Nerven** vor. Doch läßt sich deren rheumatische Genese oft nur ex juvantibus vermuten. Die rheumatischen Erkrankungen der Nerven offenbaren sich in bestimmten Formen von Neuralgien und Neuritiden, wobei die Neuralgie als Vorstufe der Neuritis angesehen werden kann.

Die häufigsten **„rheumatischen"** Erkrankungen des Nervensystems sind die *Trigeminusneuralgie,* die *Fazialisparese* und die *Ischias.*

Die wichtigste zerebrale Erscheinungsform des Rheumatismus ist die Chorea minor oder der Rheumatismus cerebralis. Hierbei handelt es sich um eine Psychose, die mit Beginn des Fiebers oder auf der Höhe desselben unter gleichzeitigem Bestehen von Gelenkerscheinungen auftritt und mit dem Abfall der Temperatur und dem Nachlassen der Gelenkschwellungen verschwindet. Gelegentlich kann der Rheumatismus cerebralis auch in wenigen Stunden zum Tode führen. Warnende Vorzeichen sind auffallende Änderung der Stimmung, leichte Benommenheit und plötzliches Ansteigen der Temperatur. Danach setzen die Psychosen oft schlagartig ein. Andere Formen der rheumatischen Psychose treten erst dann auf, wenn alle polyarthritischen Erscheinungen bereits abgeklungen sind. Die rheumatische Psychose kann den Charakter einer Melancholie oder Manie tragen, in anderen Fällen auch das Bild eines halluzinatorischen Deliriums zeigen.

Der **Krankheitsverlauf** des Gelenkrheumatismus ist wechselnd. Die Dauer des Leidens schwankt zwischen Tagen und Monaten. Sie ist um so länger, je mehr Gelenke befallen sind und je mehr Rückfälle in scheinbar abgeheilten Gelenken auftreten. Das Leiden ist selten tödlich und bei energischer und frühzeitiger Therapie durchaus heilbar. Das *Schicksal* des Kranken wird durch das *Verhalten des Herzens* bestimmt. Es können aber auch Gelenkversteifungen und Muskelatrophien den Kranken berufsunfähig machen.

Therapie. Wie man auch zur Ätiologie des akuten Gelenkrheumatismus stehen mag, seine Behandlung hat stets mit einer energischen Salicylkur einzusetzen. Bei kräftigen Personen sollen Dosen bis zu 10 g Natrium salicylicum pro die verabreicht werden (am besten in Oblaten). Bei schlechter Verträglichkeit hat sich die Beigabe von einer Messerspitze Magnesia usta zu je 2 g Salicyl bewährt. An Stelle des Natrium salicylicum kann auch Aspirin (= Acidum acetylo-salicylicum) verwendet werden. Auch das Melubrin hat sich als wirksam erwiesen. Die Salicylbehandlung soll solange durchgeführt werden, bis die Gelenkerscheinungen und das Fieber verschwunden sind. Es empfiehlt sich auch, nach der Entfieberung noch einige Tage 3—5 g Salicyl weiterzugeben und in der zweiten Woche auf 2—3 g herunterzugehen. Statt Salicyl kann man auch Pyramidon in Dosen von 2—4 g am Tage geben. Das Präparat wird im allgemeinen besser als Salicyl vertragen. Es sollte aber nur unter regelmäßiger Kontrolle des Blutbildes verabreicht werden, da vereinzelte Patienten mit einer Agranulozytose reagieren können. Von dem Atophan (= Phenylchinolin-Carbonsäure) mache ich nur ungern Gebrauch, da ich und andere danach Leberschädigungen beobachtet haben. Dagegen erreicht man mit Colchicin (3mal täglich 1 mg) oder Tinctura Colchici (3mal täglich 10 Tropfen) häufig rasche Besserungen, wenn die Salicylate versagen.

Die medikamentöse Therapie soll durch eine diätetische und lokale Behandlung unterstützt werden. Während des hohen Fiebers beschränkt man die Kost auf Kohlehydrate in Gestalt von Obst und Fruchtsäften. Auch Rohkostkuren sind mit Erfolg durchgeführt worden. Man kann letztere über Wochen ausdehnen. Mit einer solchen Diätbehandlung sind Erfolge auch dann zu erzielen, wenn greifbare Stoffwechselstörungen nicht vorliegen. Gleichzeitig ist für regelmäßige Darmentleerung, nötigenfalls durch salinische Abführmittel und Einläufe zu sorgen.

Die befallenen Gelenke sind ruhig zu stellen und mit Salicylsalben zu verbinden. Auch Ichthyolverbände bringen vielen Kranken Linderung.

Solange ein *spezifischer Erreger* des Gelenkrheumatismus nicht gefunden ist, behält die Möglichkeit einer fokalen Infektion ihre Bedeutung. Sicher ist es im Einzelfall schwierig, den schuldigen Fokus zu finden und seine Bedeutung für das Krankheitsbild zu beweisen.

Während der *Fieberperiode* soll man von operativen Eingriffen absehen. Wenn aber die Anamnese auf wiederholte entzündliche Herderkrankungen an den Tonsillen, an den Zähnen, den Nebenhöhlen, der Prostata oder Gallenblase hinweist, ist es ärztliche Pflicht, auf Sanierung des Fokus zu drängen.

Akute Gelenkerkrankungen können praktisch bei jeder **Infektionskrankheit** vorkommen. Am bekanntesten ist das **„Scharlachrheumatoid"**, das sich am häufigsten zwischen dem 9. und 14. Erkrankungstage, besonders gern an den Hand- und Fußgelenken einstellt. Als Folge der Überschwemmung des Blutes mit Streptokokken kommt es beim *Scharlach* auch zu septischen Metastasen in die Gelenke. Sowohl die großen Gelenke als auch die Hand- und kleinen Fingergelenke schwellen an; die Haut darüber wird gespannt und glänzend und stark gerötet. Die Rötung kann bis weit in die Umgebung hinein ausstrahlen. Jede Bewegung und Berührung des Gelenks löst dann heftige Schmerzen aus. Bald ist auch Fluktuation nachzuweisen. Bei der Punktion findet sich eine trüb-seröse oder mehr eitrige Flüssigkeit. Das gleiche kann eintreten bei der *Puerperal-*, *Streptokokken-* und *Meningokokkensepsis.*

Gelenkveränderungen sind bei jeder Form der **Sepsis** relativ häufig. Wenn sie als seröse Entzündungen auftreten, können sie vorübergehend zu Verwechslungen mit dem akuten Gelenkrheumatismus Anlaß geben. Seltener sind Gelenkerkrankungen bei der *Grippe*. Doch ist auch hier eine sog. Synovitis grippalis beschrieben worden. Bei der *Influenzasepsis* sind auch Vereiterungen von Gelenken mit PFEIFFERschen Bazillen darin nachgewiesen worden.

Auch im Anschluß an eine **Gonorrhöe** kann es zum Übertreten der Gonokokken ins Blut und damit zur septischen Allgemeininfektion kommen. Entweder gleichzeitig mit oder kurz nach dem Ausbruch einer Gonorrhöe kann der Patient an heftigen Schmerzen in einem oder mehreren Gelenken erkranken. In der Regel ist nur ein großes Gelenk, das Knie- oder Fußgelenk, ergriffen. Die Monarthritis ist also gewissermaßen pathognomonisch für den Tripperrheumatismus. Es kommt dabei zu serösen oder eitrigen Ergüssen. Auch das periartikuläre Gewebe ist mitbeteiligt. Dadurch erscheint die ganze Umgebung des Gelenks entzündet, gerötet und schmerzhaft. Es sind auch heftigste Gelenkschmerzen bei der Gonorrhöe ohne jeden Erguß beobachtet worden. Wenn nicht sofort mit spezifischen Mitteln eingegriffen wird, kann die Gelenkerkrankung viele Wochen andauern und zu Versteifungen führen. Ist die Bakteriämie nur vorübergehend, so ist das Fieber zwar im Anfang der Gelenkerkrankung hoch, kann dann aber trotz Weiterbestehens der serösen Entzündungen abklingen, besonders wenn das ergriffene Gelenk die einzige Gonokokkenmetastase bleibt.

In seltenen Fällen kommt es auch beim **Typhus**, vorwiegend im Hüft- und Kniegelenk, zu serösen und eitrigen Erkrankungen. Viel häufiger sind hier die osteomyelitischen Prozesse, die noch jahrelang nach überstandenem Typhus auftreten können. Am bekanntesten unter diesen ist die Spondylitis typhosa.

Der **Ruhrrheumatismus** ist eine relativ häufige Komplikation dieser Darmerkrankung. Die multiplen Gelenkschwellungen in den Füßen, Knien und Hüften treten meist erst in der Rekonvaleszenz auf. Es finden sich seröse Ergüsse in die Gelenkhöhlen, mitunter auch periartikuläre Entzündungen. Die Funktion der Gelenke bleibt meist erhalten.

Auch beim *Maltafieber* und bei der Infektion mit dem Bacillus abortus *Bang* kommen Gelenkaffektionen vor, die ebenso sprunghaft auftreten wie beim Gelenkrheumatismus. Die Gelenke sind geschwollen und schmerzhaft. In seltenen Fällen hat man in den serösen Ergüssen den spezifischen Erreger nachweisen können.

II. Die chronischen Infektarthritiden

Die *tuberkulösen* Affektionen der Gelenke sind häufig Ausdruck einer Miliartuberkulose. Auch im Anschluß an *Masern* kann plötzlich ein Gelenk schmerzhaft werden, die Haut darüber und in der Umgebung sich röten, das Gelenk fluktuieren und nach der Inzision tuberkulösen Eiter entleeren.

Auch bei der *Lues* kommen chronische Gelenkerkrankungen vor.

Die häufigste Form der chronischen Gelenkerkrankungen ist die primäre und sekundäre Polyarthritis chronica. Die sekundär chronische Polyarthritis ist die Folge einer akuten, nicht ausgeheilten Polyarthritis. Beim primären chronischen Gelenkrheumatismus liegt häufig ein Fokus vor. Derselbe kann in einer chronischen Angina, in einer Infektion der Nebenhöhlen, der Zahnwurzeln, der Alveolen, der Gallenwege, Samenblasen und Prostata und der weiblichen Genitalien bestehen. Gelingt es, den schuldigen Fokus aufzudecken und zu entfernen, kann der Rheumatismus schlagartig zur Abheilung kommen.

Krankheitsbild. Die primäre Form des chronischen Gelenkrheumatismus bevorzugt die Gelenke der Finger und Hand in einer mehr oder weniger symmetrischen Form und schreitet allmählich von der Peripherie zu den proximalen

Gelenken auf. Die Krankheit kann zunächst exsudativen, später mehr trockenen Charakter haben. Bei rektaler Messung werden oft geringe *subfebrile Temperaturen* festgestellt. Die Krankheit macht in den befallenen Gelenken Schmerzen und führt unter zunehmender Versteifung zu schweren Störungen der Funktion. Die Kranken sind stark wetterempfindlich. Viele können infolge der auftretenden Beschwerden einen Witterungsumschlag voraussagen. Meist fühlen sie sich bei trockener Witterung besser als bei naßkalter. Die Gelenke werden allmählich schwer deformiert, schwellen spindelförmig an und zeigen eine gummiartig-sulzige Konsistenz. Die Fingerphalangen zeigen in den Grundgelenken eine ulnare Abduktion, gelegentlich auch in den distalen Gelenken eine Hyperextension. Die **Haut** über den erkrankten Gelenken ist glatt, glänzend und atrophisch. Nicht selten bilden sich in der Umgebung der Gelenke die HEBERDENschen Knoten. Infolge der Ruhigstellung kommt es zu hochgradigen Muskelatrophien, besonders in den Musculi interossei.

Die Blutsenkungsreaktion ist bei allen entzündlichen Gelenkerkrankungen stark beschleunigt, besonders bei den exsudativen Formen, bei denen der Gelenkspalt im Röntgenbild erweitert erscheint. Sekundär kann es zu einer Kapselschrumpfung kommen, welche zu einer Verschmälerung der Gelenkspalten führt, die dann im Röntgenbilde nicht mehr erkennbar sind. Auch Ankylosen mit Verbreiterung der Gelenkenden und Osteophyten kommen vor.

Schließlich kommt es zu einer *Atrophie* der benachbarten Knochen, welche sich in einer Verschmälerung der Corticalis und Verbreiterung der Markräume kennzeichnet.

Die **Therapie** der chronischen Gelenkerkrankungen ist eine undankbare Aufgabe. Zunächst sollte man sich stets bemühen, ihre Ursache aufzudecken. Bei der syphilitischen Gelenkerkrankung können z. B. die spezifischen Reaktionen im *Gelenkpunktat positiv* sein, während sie im *Blutpunktat negativ* sind. Hat man die Diagnose einer luetischen Gelenkerkrankung gesichert, so kann eine spezifische Therapie mit Quecksilber, Wismut, Jodkali oder Salvarsan Erfolge erzielen, die mit keiner anderen Behandlungsform möglich sind. Das gleiche gilt für die Monarthritis gonorrhoica, welche mit der modernen Sulfonamidtherapie, gegebenenfalls unter Zuhilfenahme des Penicillins, rasch geheilt werden kann.

Ist die Ätiologie unbekannt, so kann man in vielen Fällen von der spezifischen Reizkörpertherapie mit Erfolg Gebrauch machen. Ich verwende besonders gern das Terpentin in Gestalt von 15—20%igen Lösungen (als Olobintin oder Turpintol).

Auch die Proteinkörpertherapie führt nicht selten zum Ziele. In sehr wirksamer Form wird sie als *Fiebertherapie* angewandt in Gestalt der intravenösen Injektion von Pyrifer. Gelegentlich hat man auch mit Einreibung von Bienengiftsalben in Gestalt von Forapin Erfolge erzielt. Gelingt es mit allen diesen Maßnahmen nicht, die schmerzhafte Affektion zu bekämpfen, muß man mit den beim akuten Gelenkrheumatis bewährten Mitteln (Salicylate, Pyramidon usw.) versuchen, wenigstens den Schmerz zu lindern.

Unter den physikalischen Maßnahmen steht die Diathermie-, Kurzwellen- und Röntgenbehandlung an erster Stelle. Auch mit der Heißluftbehandlung und Paraffinpackungen erreicht man gelegentlich wesentliche Erleichterungen. Ob die Ultraschallbehandlung den bisher bekannten Maßnahmen überlegen ist, muß die Zukunft zeigen.

Die BECHTEREWsche Krankheit

Vom klinischen Gesichtspunkt aus werden je nach Beteiligung der verschiedenen Gelenke an dem Krankheitsgeschehen zwei Typen der Spondylarthritis ancylopoetica unterschieden: die eigentliche BECHTEREWsche Form, bei der sich die Erkrankung nur auf die Wirbelsäule lokalisiert, und die STRÜMPELL- und P. MARIEsche Form, bei der auch andere Gelenke, vor allem die stammnahen sog. „Wurzelgelenke" beteiligt sind.

In der weitaus größeren Zahl der Fälle wird eine *rheumatische Genese* des Bechterews angenommen. Der Einbruch des Rheumatismus in den Organismus läßt sich vor allem bei der schleichend beginnenden Form des Bechterew meist nur sehr schwer feststellen. Bei der akuteren Form spielt die Tonsillitis zweifellos eine dominierende Rolle. Bei der chronischen Form werden außer chronischen Entzündungen der Mandeln, Granulomen der Zähne, Paradentosen, Erkrankungen der Nebenhöhlen, abdominelle Herde usw. etwa in gleicher Häufigkeit gefunden, wie bei den übrigen Formen des Rheumatismus.

Die **Symptomatologie** der BECHTEREWschen Krankheit ergibt in ausgesprochenen Fällen einen ziemlich scharf umrissenen Symptomenkomplex. Konstitutionell gehören die Patienten in überwiegender Zahl dem asthenisch-leptosomen Typ an. Der Ernährungszustand ist auf der Höhe der Erkrankung meist reduziert. Es besteht Neigung zu Schweißausbrüchen und rasche Ermüdbarkeit. Die häufig beobachtete Blässe steht in einem gewissen Gegensatz zum tatsächlichen Hämoglobingehalt. Es handelt sich um *Scheinanämie* infolge schlechter Haut- und Unterhautdurchblutung.

Die Körperhaltung ist bis zu einem gewissen Grade charakteristisch. Sie erinnert am meisten an die Haltung der Parkinsonkranken. Durch eine Kyphose der Brustwirbelsäule wird der Oberkörper leicht nach vorn übergebeugt; bei Affektionen der Halswirbelsäule ist das Kinn dem Brustbein abnorm genähert. Die physiologische Lordose der Lendenwirbelsäule ist ausgeglichen oder macht sogar einer leichten Kyphose Platz. Die Muskulatur des Stammes, insbesondere die des Rückens, befindet sich in einer abnormen Kontraktion, die vor allem bei Bewegungen jedes Muskelspiel vermissen läßt. Dadurch erhält der Rücken ein eigentümlich starres und monotones Aussehen. Der Thorax ist meist abgeflacht. Die Atmung zeigt sehr frühzeitig einen nahezu rein abdominellen Typ. Dem liegt eine nahezu völlige Versteifung des Brustkorbes zugrunde. Die Messung der Atemexkursion ergibt demgemäß außerordentlich geringe Werte von einigen Millimetern bis zu wenigen Zentimetern. Auf die Wichtigkeit dieses Symptomes sei besonders hingewiesen, da es für das Spätschicksal des Bechterewkranken vielfach von ausschlaggebender Bedeutung ist. Die Bauchmuskulatur ist im allgemeinen weniger kontrahiert als die Lendenmuskulatur, auch ist sie vielfach dünn bzw. atrophisch. Die Bauchdecken sind im allgemeinen wenig fettreich. Durch die gebeugte Körperhaltung kommt es zur Bildung einer Querfalte zwischen Nabel und Schwertfortsatz.

Die Bewegungen der Bechterewkranken haben etwas eigentümlich Steifes und durch die Schmerzhaftigkeit der Muskulatur auch etwas vorsichtig Langsames an sich. Frühzeitig eingeschränkt sind vor allem die Beugebewegungen in den verschiedenen Abschnitten der Wirbelsäule. Beim Rumpfbeugen mit durchgedrückten Knien erreichen die Hände meist kaum die Höhe der Kniescheibe. Die Wirbelsäule wird bei den Flexionsbewegungen in fortgeschrittenen Fällen „stocksteif" gehalten. Ebenso frühzeitig ist die Seitwärtsbewegung des Rumpfes eingeschränkt. Bei passiven seitlichen Rumpfbeugungen wird das kontralaterale Bein schon bei relativ geringer Beugung abgespreizt. Die Drehbewegungen in der Wirbelsäule bleiben relativ lange erhalten. Sind auch diese eingeschränkt, so reagiert der Kranke auf jeden Reiz, der ihn zu einer Drehbewegung veranlaßt, „en bloc".

d. h., er dreht ohne Zuhilfenahme der Drehgelenke in der Wirbelsäule seinen ganzen Körper im Raum.

Die Muskeleigenreflexe sind häufig lebhaft und gelegentlich seitenverschieden. Die Hautreflexe an den unteren Extremitäten und an den Bauchdecken sind oft abgeschwächt. Reflexänderungen, die einen sicheren Hinweis auf die Beteiligung des Zentralnervensystems geben, insbesondere also das Auftreten von Reflexen der Babinskigruppe, gehören zu den Seltenheiten. Ebenso bilden Reflexsteigerungen bis zum Auftreten von Kloni wohl Seltenheiten. Dagegen wird das Vorkommen gekreuzter Muskelreflexe häufig beobachtet.

Echte Lähmungen sind zweifellos selten. Die Immobilisation ist — abgesehen von der eigentlichen Ankylose — in erster Linie durch die Kontraktur der Muskulatur bedingt. Die oft nachweisbare Atrophie der Bauch- und Brustmuskeln ist wohl durch Inaktivität bedingt, wie vor allem der negative Ausfall der Entartungsreaktion zeigt. Die rumpfnahe Muskulatur, vor allem die der unteren Extremitäten, beteiligt sich sehr oft frühzeitig an dieser Atrophie, ohne daß dafür zunächst eine hinreichende Ursache gefunden werden kann. Die Rücken- und Halsmuskulatur imponiert beim Betasten vielfach durch ihre Mächtigkeit. Es dürfte sich jedoch hier nicht um echte Hypertrophien handeln, sondern um eine Täuschung durch den starken Spannungszustand. Das Fehlen von physiologischen Muskelkonturen und des Muskelspiels bei Bewegungen wurde schon oben erwähnt. Sensibilitätsausfälle werden relativ selten beobachtet. Sie treten gelegentlich an den unteren Rumpfabschnitten sowie an den unteren Extremitäten auf. Dabei kommen Störungen vom segmentären wie auch vom peripheren Typ vor.

Subjektive Störungen im Sinne neuralgischer und myalgischer Beschwerden treten in dem ganzen Krankheitsbild außerordentlich stark hervor. Der *Grundtypus* der Beschwerden ist der vom *rheumatisch neuralgischen* Typus. Da die Neuralgien vielfach im Beginn in den unteren Extremitäten auftreten, so führen diese häufig zur Verwechslung mit einer Ischias. Der wechselnde Charakter der Beschwerden und das häufige beidseitige Auftreten muß vor der Diagnose einer idiopathischen Ischias warnen. Häufiger noch als ischialgische Beschwerden treten Schmerzen im Bereich des Beckengürtels und der Lenden auf. Diese haben meist einen krampfartigen myalgischen Charakter. Das gleiche gilt auch für die so häufig vorkommenden Interkostalneuralgien. Gar nicht so selten sieht man, daß die auftretende Interkostalneuralgie von einer Engerstellung der Interkostalräume, d. h. also einer Muskelkontraktur, begleitet ist. Daneben kommen aber auch im Bereiche des Stammes Beschwerden vom echten neuralgischen Typ vor. Auch im Bereich des Brachialplexus werden Neuralgien beobachtet. Okzipitalneuralgien finden sich besonders bei der zervikal beginnenden Form des Bechterew und können gelegentlich das ganze Krankheitsbild beherrschen.

Neben diesem neuralgisch-myalgischen Typ der Beschwerden treten aber besonders im Beginn der Erkrankung gar nicht selten Schmerzanfälle vom radikulären Typ auf. Anfälle nach Art der gastrischen Krisen oder lanzinierenden Schmerzen der Tabiker können auftreten und zu falschen diagnostischen Erwägungen führen.

Die Wirbelsäule selbst ist im großen und ganzen relativ wenig druck- und klopfempfindlich. Es ist auffallend, daß oft einzelne Dornfortsätze schmerzhaft sind und den Verdacht auf eine lokale Wirbelaffektion lenken. Wenn man von der Schmerzhaftigkeit der Muskulatur und Nerven bei Überdehnungsbewegungen im kontrahierten Muskelgebiet absieht, so treten die Schmerzattacken des Bechterewkranken vielfach unabhängig von der Bewegung auf. Eine ungeschickte

Bewegung kann zwar einen lumbagoartigen Anfall oder sonstigen schmerzhaften Muskelkrampf auslösen, doch treten diese myalgischen Anfälle ebenso oft völlig spontan auf. Lange andauernde, an- und abschwellende, hin- und herziehende Schmerzen werden von den Kranken vor allem auch in der Nacht angegeben.

Der Übererregbarkeit der sensiblen Nervenapparate steht anscheinend eine entsprechende Erregbarkeit des motorischen Systems zur Seite. Ausdruck dessen sind in erster Linie die schon wiederholt genannten tonischen Muskelkontraktionen. Daneben ist aber auch die direkte Muskelerregbarkeit beim Beklopfen vielfach bis zur Bildung starker idiomuskulärer Wülste und umfangreicher Gesamtkontraktionen der beklopften Muskulatur erhöht. Auch fibrilläre Muskelzuckungen werden beim chronischen Infektrheumatismus und besonders beim Bechterewkranken beobachtet.

Unter den **hämatologischen** und **serologischen** Untersuchungen finden sich keine Zeichen, die den Bechterew von den übrigen Formen des infektiös-toxischen Rheumatismus unterscheiden. Charakteristische Blutveränderungen sind für den Rheumatismus ja bisher nicht bekannt.

Als führendes und sicheres Zeichen in der Beurteilung des Bechterew ist ohne Zweifel die Veränderung der Blutsenkungsgeschwindigkeit zu nennen. Bei progredienten Formen ist sie praktisch in 100% der Fälle erheblich beschleunigt. Mit klinischer Besserung geht im allgemeinen eine Normalisierung der Senkungsgeschwindigkeit einher.

Von besonderer Bedeutung ist die **Röntgenuntersuchung** des Bechterewkranken. Während es beim entzündlichen Rheumatismus der übrigen Körperabschnitte keine sicheren spezifischen Röntgensymptome gibt, kann man zum mindesten das Röntgenbild des voll entwickelten Bechterew als spezifisch ansehen. Es kommt zu der bekannten Umwandlung der Wirbelsäule, die das Bild des „Bambusstabes" bzw. der „Flämischen Säule" ergibt. Weiterhin ist die Kalkverarmung des Knochensystems bei gleichzeitig starker Verkalkung des Bandapparates der Wirbelsäule charakteristisch. Als Röntgenfrühsymptom hat sich die frühzeitige Auflockerung und Ossifikation an den Sacroiliacalgelenken erwiesen. Beim echten Bechterew scheinen sich die ersten röntgenologisch nachweisbaren Veränderungen so gut wie immer an dieser Stelle abzuspielen, auch dann, wenn klinisch der Bechterew in der Halswirbelsäule und Brustwirbelsäule beginnt. In fortschreitenden Fällen beobachtet man auch häufiger Periostveränderungen, besonders am Tuber ischii, an den Schambeinästen und dem oberen Rand der Beckenschaufel. Die **Diagnose** muß also eine rein klinische sein und kann bei einem klinisch eindeutigen Befund auch bei völlig negativem Röntgenbefund unter keinen Umständen erschüttert werden.

Die **Therapie** des Bechterew deckt sich im wesentlichen mit der des chronisch-entzündlichen Rheumatismus.

III. Die allergischen Erkrankungen des Bewegungsapparates

Unter den Gelenkallergien muß man unterscheiden zwischen rein allergischen Arthritiden und den partial allergischen Infektionsarthritiden, also der Fokalarthritis, dem „Rheumatismus verus" sowie verwandten Erkrankungen der Bewegungsorgane.

Es wurde oben auseinandergesetzt, welch große *heuristische* Bedeutung die Gelenkanaphylaxie der Laboratoriumstiere gewonnen hat. Am nächsten steht diesen experimentellen Beobachtungen die Arthritis bei Serumkrankheit. Diese

Serumarthritis kann als einfache Arthralgie ohne objektive **Symptome**, als blasser, mehr oder weniger schmerzender Hydrarthros mit periartikulärem Ödem oder in Gestalt einer heftigen gichtähnlichen Arthritis mit allen Symptomen der Entzündung und der gestörten Funktion auftreten. Unter den Entzündungssymptomen überwiegt das übermächtige entzündliche Ödem gewöhnlich die Rötung. Die Serumarthritis befällt meist mehrere Gelenke und zwar genau wie beim akuten Gelenkrheumatismus *schubweise.* Bevorzugt sind die Fingergelenke. Ihnen folgen Hand-, Knie- und Schultergelenke. Die Gelenkschwellungen sind sehr schmerzhaft. Es kommt offenbar am Gelenküberzug und in der Gelenkumgebung zu einer ebenso raschen *Exsudatausschwitzung,* wie sie in der Haut zur Serumurtikaria und zum Serumödem führt.

Bei zahlreichen Arthritikern genügen z. B. schon kleine Mengen von Tuberkulin, um ein Aufflackern der Arthritis zu bewirken. Offenbar löst bei diesen Kranken die spezifische Tuberkulinreaktion eine besondere Verstärkung der Entzündung aus. Diese Tuberkulinarthritiden werden aus dem Grunde als eine allergische Reaktion in den Gelenken aufgefaßt, weil das Tuberkulin nur in allergisiertem Gewebe entzündliche Reaktionen verursacht.

Auch in vorher nichterkrankten Gelenken kann Tuberkulin heftige Schmerzen und Schwellungen auslösen, die sich gelegentlich zu schweren Entzündungen steigern. Wichtig ist, daß diese Gelenkschmerzen nach Tuberkulin ohne spätere Gelenktuberkulose beobachtet werden.

Auch nach Einspritzung von abgetöteten Keimen (Vakzinen) zu diagnostischen oder therapeutischen Zwecken sind gelegentlich allergische Gelenkreaktionen beobachtet worden.

Seltener sind die Arthritiden nach Eigenblutinjektionen, bei Resorption von Ödemen und nach Resorption oder Punktion von Pleuraexsudaten. Hier ist offenbar das Exsudat körperfremd geworden und gelangt nun nach der Entlastung der Gewebe in großer Menge zur schnellen Aufsaugung und dadurch in die allgemeine Zirkulation. Hierbei kommt es dann zu allergischen Reaktionen.

Bei Allergikern, welche zur Urtikaria, zu Magen-Darmerscheinungen, zum QUINCKEschen Ödem neigen, kommt es, wenn sie Fische, Krebse, bestimmte Früchte (Erdbeeren) genießen, gelegentlich auch zu Gelenksymptomen. Auch nach Schweinefleisch und Schweinefett hat man Ähnliches beobachtet. Selbst beim *Heufiebersyndrom* sind Arthralgien und leichte Gelenkschwellungen gefunden worden.

Wahrscheinlich ist auch das angioneurotische Ödem oder der Hydrops intermittens articulorum, bekannt als **QUINCKEsches Ödem,** hierher zu rechnen. Für diese Auffassung sprechen der anfallsartige Beginn, der flüchtige Verlauf, vor allem das Fehlen einer infektiösen, traumatischen oder gichtischen Ätiologie.

Die chronischen Fokalarthritiden wurden bereits besprochen und die Möglichkeit ihrer Zurechnung zum allergischen Symptomenkreis begründet.

IV. Die nichtentzündlichen Gelenkerkrankungen auf der Basis von degenerativen Alternsvorgängen

Bei der Schilderung der nichtentzündlichen Gelenkerkrankungen muß vorausgeschickt werden, daß diese Abgrenzung eine ideale diagnostische Forderung darstellt, die in vielen Fällen aus mehreren Gründen nicht erfüllt werden kann. Zunächst können — wie überall im Körper — auch im Bereich der Gelenke anfänglich rein degenerative Prozesse sekundär entzündlichen Charakter bekommen, weil die Degenerationsprodukte — auch wenn sie vollkommen steril sind — zur Entzündungsursache werden. Ferner ist jeder Degenerationsherd ein Locus minoris resistentiae, der die Ansiedlung von bekannten oder unbekannten Keimen fördert. Schließlich besteht die Möglichkeit, daß durch Degenerationsprodukte, die schubweise resorbiert werden, der Organismus gegen diese sensibilisiert wird, woraus bei späteren Resorptionsschüben aus dem Degenerationsherd eine allergische Entzündung am Erkrankungsort resultiert. Zu diesen Arthropathien im engeren Sinne gehört die Arthrosis deformans, die im Laufe von Stoffwechselerkrankungen und von endokrinen Korrelationsstörungen auftretenden Gelenkveränderungen, ferner die Arthropathien bei Erkrankungen des Nervensystems.

1. Die Arthropathia deformans

Die Arthropathia deformans ist eine typische Alternserkrankung. Sie beginnt im Gelenkknorpel, der ein besonderes Alternsschicksal hat. Der Knorpel und die Zwischenwirbelscheiben gehören zu den sog. bradytrophen Geweben. Sie nehmen in bezug auf ihre Ernährung eine Sonderstellung unter den Geweben ein. Die Gefäßlosigkeit ist die Ursache für ihre besondere Empfindlichkeit gegenüber auch nur vorübergehenden Schädigungen, die das perichondrale Gewebe und besonders seine Gefäße als Quellgebiet für alle Nährstoffe treffen. Dieselben werden auf dem Blutwege bis in die feinsten Kapillaren des Perichondriums an den Knorpel herangebracht, müssen aber von hier aus per diffusionem in die Tiefe des Knorpels transportiert werden. Infolge dieser Besonderheiten ihrer Ernährung unterliegen der Gelenkknorpel und die Zwischenwirbelscheiben denselben gesetzmäßigen Alternsveränderungen, welche wir am Rippenknorpel, an der Cornea und an der Linse mit chemischen Methoden nachgewiesen haben. Bei diesen Alternsveränderungen handelt es sich im Prinzip um kolloide Zustandsänderungen, welche mit Wasserverarmung und Verdichtung des Gewebes einhergehen. In das so verdichtete Gewebe werden sog. Schlackenstoffe organischer und anorganischer Natur eingelagert. Besonders eindrucksvoll kann diese Form der Schlackeneinlagerung bei der Arthropathia alcaptonurica infolge der ochronotischen Knorpelschwärzung beobachtet werden. Der elektrische Widerstand jugendlichen und gesunden Gewebes ist um das zehnfache höher als der des weniger kolloiddispersen arthropathischen Knorpels der höheren Altersstufen.

Der alternde Gelenkknorpel zeigt infolge seiner Wasserverarmung eine größere Härte und Konsistenz, eine tiefer gelbe Farbe und eine geringere Elastizität. Es ist daher verständlich, daß diese Alternsvorgänge am Gelenkknorpel, die zu einer Abnahme der Elastizität führen, besonders dort zu weitergehenden Schädigungen Anlaß geben, wo eine besondere Belastung und Beanspruchung durch die physiologischen Lebensvorgänge statthat. Es kommen also zu den Alterungsvorgängen am Gelenkknorpel Abnutzungsprozesse hinzu, die sich an dem hochdifferenzierten Knorpelgewebe aus dem Grunde besonders stark auswirken, weil ihm jegliches Regenerationsvermögen fehlt. Systematische Untersuchungen an Leichen haben gezeigt, daß mit zunehmendem Alter die Gelenkknorpelveränderungen immer häufiger werden und in den höchsten Altersstufen fast bei allen Individuen gefunden werden. Sie zeigen ferner, daß diese Veränderungen am Knie- und Hüftgelenk häufiger sind und früher auftreten als am Schultergelenk. Der Beginn der Arthropathia deformans ist in Knorpelusuren zu sehen, welche vielleicht schon Beschwerden machen, bevor sie röntgenologisch nachweisbar sind. Denn die deformierenden Prozesse am Knorpel sind erst als sekundärer Ausdruck eines Gelenkumbaus unter der Mitwirkung mechanisch-funktioneller Kräfte anzusehen.

Die Alternsvorgänge am Gelenkknorpel leiten also den Prozeß der Arthropathia deformans ein. Voraussetzung für die uns im Röntgenbilde besonders imponierenden

Gelenkveränderungen ist die Transformationsfähigkeit und Regenerationskraft der knöchernen Gelenkenden. Sind die Neubildungskräfte nicht voll erhalten, so geschieht der Umbau mit unzulänglichen Mitteln. Überschreiten die Umbauvorgänge die Grenzen der physiologischen Anpassung, so führen sie zu funktionellen Störungen. Besonders wenn sich die Nekrose des Knorpels an der Knorpelknochengrenze abspielt, sollen die noch lebensfähigen Knorpelzellen in eine starke Wucherung geraten. Außerdem hyperplasiert das zur Ossifikation fähige Gewebe des Perichondriums, des Periosts und der Synovialschleimhaut. Auch die subchondrale Markspongiosa ist an der Wucherung beteiligt. Am Rande der Gelenkflächen kommt es zu hyperplastischen Knochenbildungen. Im Gelenk selbst wuchert die Synovia, es bilden sich Corpora aliena. Neben diesen Wucherungsprozessen zeigen sich Gewebsschwund und Entkalkungsvorgänge im Knochen, auch Zystenbildungen unter dem Knorpel sind beobachtet worden. Die Arthropathia deformans ist also durch das Nebeneinander degenerativer und hyperplastischer Vorgänge gekennzeichnet, welche schließlich das Bild des Gelenkbaues vollständig entstellen.

Neben den *Alternsvorgängen* am Knorpel, die zum Teil noch in den Bereich physiologischer Vorgänge fallen, kommen *Störungen der Ernährung des Perichondriums* exogener Natur vor. Es ist sicher kein Zufall, daß besonders Personen, die starken Temperaturschwankungen ausgesetzt sind, häufiger an der Arthropathia deformans erkranken als andere. Wir glauben, daß Kälteschädigungen, welche ungeschützte Gelenke, z. B. das Knie treffen, zu Durchblutungsstörungen in den tiefer liegenden Geweben des Gelenks führen können. Wir wissen, daß bei manchen Leuten schon ein Temperaturunterschied von wenigen Graden Durchblutungsstörungen und lästige Erscheinungen mit sich bringt. Wir glauben also, daß auch auf diesem indirekten Wege wiederholte „Erkältungen" oder Kältetraumen zu Ernährungsstörungen des Knorpels führen können und damit die Ausbildung einer Arthropathia deformans fördern.

Man hat im Formenkreis der Arthropathia deformans 3 Gruppen unterschieden:

1. Arthropathia deformans spontanea,
2. Arthropathia deformans reactiva,
3. Arthropathia deformans neuropathica.

Die erste Gruppe der Arthropathia deformans spontanea ist eine Alters erkrankung, die, wie eben gezeigt, durch die Altersveränderungen des Knorpels eingeleitet und durch statische Momente begünstigt und beschleunigt wird. Die Arthropathia deformans reactiva wird in reinster Form nach traumatischen Schädigungen beobachtet. Die Arthropathia deformans neuropathica sehen wir in grotesken Formen an den Kniegelenken der Tabiker.

Die **differentielle Diagnose** der verschiedenen Formen chronischer Gelenkerkrankungen ist eine schwierige, oft unlösbare Aufgabe. Solange die Krankheit unkompliziert ist, stehen die subjektiven Beschwerden über Schmerzen in den befallenen Gelenken im Vordergrund. In diesem ersten Stadium findet man noch keine Ergüsse. Sorgfältige und lange Zeit durchgeführte Messungen ergeben eine normale Körpertemperatur. Beim Auskultieren der Gelenke zeigt sich eine deutliche Krepitation, welche die Knorpelrauhigkeiten anzeigt. Je größer die Veränderungen im Gelenk werden, desto leichter lassen sich die Rauhigkeiten als Knirschen — Schneeballknirschen — und Knarren und schließlich als Knacken durch die Hand des Untersuchers feststellen. Bei solchen reinen, unkomplizierten Formen ist die Senkungsreaktion meist normal. Eine beschleunigte Blutkörperchensenkung weist bereits auf entzündliche Komplikationen der Arthropathia deformans hin. Es wurde schon erwähnt, daß solche Entzündungen durch die Degenerationsprodukte allein — also ohne Mitwirkung von Infektionserregern oder dem unbekannten rheumatischen Virus — ausgelöst werden können. Sobald es zu Umbauprozessen in den Gelenken gekommen ist, werden diese durch in verschiedenen Ebenen aufgenommene Röntgenbilder sichtbar gemacht.

In besonders einwandfreier und reiner Form kann die Arthropathia deformans an den sich im höheren Alter ausbildenden Gelenken am ersten Rippenknorpel beobachtet werden. Diese Gelenkbildungen mit ihren dornenförmigen Exostosen und kolbenartig verdickten Fortsätzen beiderseits eines jeden Gelenkspaltes werden mit zunehmendem Alter immer häufiger und beim Manne öfter gefunden als bei der Frau. Nicht selten sind sie die einzigen Veränderungen im Sinne der Arthropathia deformans, die als röntgenologische Gelegenheitsbefunde aufgedeckt werden und damit dagegen sprechen, daß irgendeine allgemein entzündliche Ursache für sie verantwortlich gemacht werden kann. Ebensowenig wie in unkomplizierten Fällen von Arthropathia deformans eine beschleunigte Senkungszeit gefunden wird, sind auch die Ergüsse in die erkrankten Gelenke sehr selten. Diese Tatsache war für die alten Autoren der Anlaß, die Arthropathia deformans als „Arthritis sicca" zu bezeichnen. Gelegentlich beobachtet man, daß die Haut über den erkrankten Gelenken, besonders über den Knien, sich infolge schlechter Durchblutung der periartikulären Gewebe kalt anfühlt. Mir ist es nicht unwahrscheinlich, daß solche Durchblutungsstörungen auch im Perichondrium des Gelenkknorpels vorkommen und die Ernährungsstörungen des Knorpels begünstigen. Daß die Arteriosklerose hier eine besonders dominante Rolle spielt und gewissermaßen die Knorpeldegeneration verursachen soll, konnte durch histologische Untersuchungen nicht bestätigt werden. Ein wichtiger Faktor in der Entstehung der Arthropathia deformans sind statische Momente, welche durch falsche Belastungen hervorgerufen werden. Es ist bemerkenswert, wie häufig bei einer Arthropathia deformans der Knie- und Hüftgelenke Pedes plani, crura vara, valga oder Genua vara bzw. valga festgestellt werden. Besonders bei der Arthropathia deformans der Fuß- und Sprunggelenke sind die deformierenden Veränderungen als Anpassungserscheinung denkbar. Es darf aber nicht unbemerkt bleiben, daß auch bei hochgradigen angeborenen Skelettanomalien, wie schwerem Klumpfuß, die Arthropathia deformans ausbleiben kann.

Die Zusammenhänge zwischen chronisch traumatischen Schädigungen und Entstehung der Arthropathia deformans reactiva sind bei Arbeitern, welche mit **Preßluftgeräten** zu tun haben, besonders klar. Hier sind immer nur diejenigen Gelenke betroffen, auf welche das Trauma gewirkt hat, während alle übrigen Gelenke freibleiben. Ich sah z. B. schwere Erkrankungen im Sinne der Arthropathia deformans reactiva am rechten Ellenbogengelenk bei vollständigem Freibleiben des linken bei Bergleuten, welche den Preßluftbohrer jahrelang mit der rechten Hand bedient hatten. So kam es zur traumatischen Arthropathie an den Handwurzelgelenken und besonders am Ellenbogengelenk, welches den Rückstoß hauptsächlich aufzufangen hat.

Eine seltene Form chronischer monartikulärer Arthropathien wird auch als Folgeerscheinung der Caissonkrankheit beobachtet.

Die Entstehung der chronischen Arthropathie als Folge von Preßlufterkrankungen ist so zu denken, daß es durch Gasblasenbildung zu Ernährungsstörungen von gelenknahen Knorpel- und Knochenteilen kommt, welche zur Schädigung der Funktion und damit zur chronischen Erkrankung des Gelenks führen.

Übergangs- und Kombinationsformen: Da die ersten Anfänge der Arthropathia deformans auf altersgebundene Knorpelschädigungen zurückzuführen sind und die Erkrankung mit zunehmendem Alter sowohl nach klinischen und röntgenologischen als auch anatomischen Untersuchungen immer häufiger wird, ist es verständlich, daß echte Infektarthritiden oft auch schon arthropathisch erkrankte Gelenke treffen müssen.

Diese Kombinationsformen machen der klinischen Differentialdiagnose natürlich besondere Schwierigkeiten, um so mehr, als auch der primär chronische Gelenkrheumatismus auf infektiöser bzw. fokaler Basis sekundär zu Prozessen führen kann, welche klinisch und röntgenologisch zum mindesten von der Arthropathia deformans nicht zu unterscheiden sind. Die klinische Praxis wird hier die Diagnose ex juvantibus stellen müssen.

Die Behandlung chronischer Arthropathien. Bei der Behandlung der chronischen Arthropathien, besonders der Hüft-, Knie- und Fußgelenke, muß alles darauf abgestellt sein, dem Patienten seine Bewegungsfähigkeit wiederzugeben und ihn von fremder Hilfe unabhängig zu machen. Bei den reinen, nicht durch Infekte komplizierten Formen der Arthropathia deformans ist die lokale Wärmebehandlung an erster Stelle zu nennen. Durch sie soll die Ernährung der geschädigten Gelenkteile begünstigt und die Resorption von Ergüssen beschleunigt werden. Bei erheblicher Bewegungsbeschränkung ist stets an die nie ausbleibende Muskelatrophie zu denken und diese gleichzeitig, will man einen einigermaßen befriedigenden Erfolg erzielen, mit zu berücksichtigen. Die hyperämisierenden Methoden sind natürlich an die Möglichkeiten gebunden, die dem einzelnen Arzt zur Verfügung stehen. Die besten Erfolge werden begreiflicherweise in den Rheumaheilanstalten erzielt, in denen alle technischen Einrichtungen und geschultes Heil- und Pflegepersonal zur Verfügung stehen. Auch in Kliniken und Krankenhäusern kann Vorzügliches geleistet werden, wenn nur — was nicht immer der Fall ist — alle dort vorhandenen therapeutischen Möglichkeiten voll ausgenutzt werden.

Die lokale Heißluftbehandlung, wie sie uns BIER gelehrt hat, kann auch im Hause improvisiert werden. Einfache Asbestkästen, welche mit Stoff gegen die eingebrachten Gliedmaßen abgedichtet werden sollen, werden mit einem Zu- und Abflußrohr für heiße Luft versehen und können bei guter Konstruktion Lufttemperaturen bis zu 120° erreichen, ohne daß Hautverbrennungen entstehen. Die zu behandelnden Gelenke können bis zu einer Stunde in diesen thermotherapeutischen Apparaten verbleiben. Haut- und Tiefentemperatur steigen erheblich an und lindern bald den Schmerz bei den ersten vorsichtigen Bewegungen. Die Bewegungsübungen werden zunächst am besten im warmen Bade durchgeführt unter gleichzeitiger vorsichtiger Massage der Muskulatur. Gleichfalls im Hause können Fangopackungen durchgeführt werden, wobei man zweckmäßigerweise, um die Haut zu schonen, dieselbe vorher einreibt.

Bessere Erfolge werden durch die Diathermie- und Kurzwellentherapie erzielt, die aber nur von geschultem Personal ausgeübt werden soll. Das gleiche gilt für die BIERsche Stauung, welche bei schwerer Arthropathia deformans nicht selten zum mindesten ein Nachlassen der Beschwerden zur Folge hat.

In leichteren Fällen kann man durch hyperämisierende Hauteinreibungen etwas erreichen. Wir empfehlen zu diesem Zwecke das Analgit. Sobald die Reizwirkung eingetreten ist, lassen wir Forapinsalbe nachreiben und glauben auf diese Weise das Eindringen des Forapins in die Haut zu beschleunigen. Da hierdurch ein sehr starker Hautreiz ausgeübt wird, muß man den Zustand der Haut und ihre verschiedene Empfindlichkeit berücksichtigen und gegebenenfalls Behandlungspausen einschalten. Auch die Ultraschallbehandlung soll schon beachtliche Erfolge gezeitigt haben.

Die medikamentöse Therapie hat bei der reinen Arthropathia deformans nur eine palliative Bedeutung. Zur Schmerzstillung kann man von der Salicylsäure und dem Atophan und auch von Antipyrin, Phenazetin und ähnlichen Mitteln Gebrauch machen. Auch die Reizkörpertherapie in Gestalt häufig wiederholter Olobintininjektionen haben wir gelegentlich mit Erfolg verwandt. Als solche Reizkörpertherapie fassen wir auch die Behandlung mit dem Sanarthrit HEILNER auf.

Das Sanarthrit ist eine kolloidale Lösung von Stoffen, die aus gesunden jugendlichen Tierknorpeln ausgezogen wird. HEILNER glaubt, daß ein mangelnder lokaler Gewebsschutz der Knorpelsubstanz die Ursache vieler chronischer Gelenkerkrankungen sei. Diesen lokalen Gewebsschutz will er durch Sanarthritinjektionen wiederherstellen. Nach den Injektionen treten Reaktionen in Form von Gelenkschmerzen, Fieber, Kopfschmerzen auf. Je nach Stärke der Reaktion müssen Pausen von 2—6 Tagen zwischen den einzelnen Injektionen eingeschaltet werden. Die Reaktionen sind Voraussetzung für eine erfolgreiche Kur, welche aus 12 Einzeleinspritzungen zu bestehen hat. Erfolge treten oft erst 3—4 Monate nach der Kur auf. Da anaphylaktische Erscheinungen nicht zu fürchten sind, kann die Kur nach Ablauf von einigen Monaten wiederholt werden.

Nach meinen Erfahrungen sind die Erfolge bei der deformierenden Arthropathie unsicher und spärlich. Das gleiche gilt für die Schwefeltherapie, z. B. in Gestalt von Sufrogel. Mit dem Schwefel habe ich in einigen Fällen von Kombinationsformen der Arthropathia deformans und der chronischen Infektarthritis überraschende Erfolge gesehen. Über das Solganal ist ein abschließendes Urteil noch nicht möglich.

Merkwürdige und auffallende Besserungen zeigten sich in vielen Fällen nach Röntgenbestrahlung, wenn alle anderen Mittel versagten. Im wesentlichen wird es sich auch hier um Wirkungen handeln, die in die Kategorie der Reizkörpertherapie einzuordnen sind. Die schmerzstillende Wirkung ist oft überraschend. Sie tritt auch dann ein, wenn es sich um Rezidive handelt. Bei der Dosierung sind wir nie über 25—75 r in der Einzelsitzung hinausgegangen. Die Kur besteht im allgemeinen aus 6—12 Bestrahlungen, die Einzelbestrahlungen werden in Abständen von 1—3 Tagen durchgeführt, die Kur kann nach einem Vierteljahr wiederholt werden.

In Fällen von deformierenden Gelenkerkrankungen, welche mit beschleunigter Senkung und gelegentlichen Temperatursteigerungen einhergehen, welche also die Komplikation durch einen Infekt nahelegen, hat die Behandlung unbedingt mit der Suche nach einem Fokus zu beginnen. Wird ein solcher gefunden, ist er zu entfernen. Aus den dort vorhandenen Keimen lassen wir eine Vakzine herstellen, mit der wir die Kranken in steigenden Dosen behandeln. In einigen Fällen waren wir und die Kranken mit dem Erfolg dieser Behandlung sehr zufrieden.

2. Die Spondylosis deformans

Ätiologie. Wie die Arthropathia deformans der großen Gelenke ihren Ursprung in degenerativen Vorgängen der Knorpel hat, so ist die Spondylosis deformans auf Alternsveränderungen der Zwischenwirbelscheiben zurückzuführen. Am frühzeitigsten werden Abnutzungsherde in dem elastischen Widerlager der hyalinen Knorpelplatten in Form von Degenerationsfeldern gefunden. Auch die Zwischenwirbelscheiben gehören zu den von mir sog. bradytrophen Geweben. Sie haben das gleiche Schicksal wie der Rippen- und Gelenkknorpel, sie werden mit zunehmendem Alter immer wasserärmer und dichter. Es kommt zur Einlagerung von Schlackensubstanzen, welche die Ernährung der Gewebe erschweren und die Degeneration einleiten. Dieser degenerative Prozeß wird durch die dauernde Druckbelastung durch die aufrechte Körperhaltung beschleunigt. Es kommt zu einer Abnutzung der als Puffergewebe aufzufassenden Zwischenwirbelscheiben. Die zunehmende Verkürzung des Menschen im Laufe des Lebens nach abgeschlossenem Wachstum hat fraglos ihre Ursache nicht allein in der Altersverkrümmung der Wirbelsäule, sondern auch in einer zunehmenden Abflachung der Zwischenwirbelscheiben. Die mit dem Alter fortschreitende Wasserverarmung führt zu einer Entquellung des Nucleus pulposus: aus einer gallertigen Masse, welche die Aufgabe eines Wasserkissens bis dahin erfüllt hat, bildet sich ein immer derberes fibröses Gewebe, welches die Einlagerung von Kalk begünstigt. Solche Befunde sind auch als Calcinosis intervertebralis beschrieben worden. Sind die Bandscheiben stark ausgebuchtet, so sinken die Wirbelkörper muldenförmig ein. An den überragenden Randpartien inkrustieren sich die Knorpelplatten mit Kalk und verknöchern schließlich. Der Streit um die Frage, wann die physiologischen Veränderungen der Zwischenwirbelscheiben bei fortschreitender Degeneration der Knorpelplatte zu einer krankhaften Spondylosis deformans werden, wird wohl nie entschieden. Eine echte, als Krankheit aufzufassende Spondylosis deformans ist mit einiger Sicherheit dann anzunehmen, wenn es sich bei den Verknöcherungen um ein isoliertes Vorkommen an der Wirbelsäule handelt. Systematische Röntgenuntersuchungen der Wirbelsäule zeigen, daß es kaum ein Röntgenbild eines alten Menschen gibt, an welchem nicht an irgendeiner Stelle die Zeichen der Spondylosis deformans in Form von Sporn- und Spangenbildung zu finden sind. Der spondylotische Sporn entwickelt sich etwas oberhalb von der früheren Randleiste und verleiht ihr ihr charakteristisches hakenförmiges Aussehen.

Bei der reinen Alterskyphose kommt es zu einer Berührung der ventralen Wirbelkörperkanten und zu Spornbildungen, die von den ursprünglichen Randleisten ausgehen. Die Wirbelsporne und Spangen wachsen im allgemeinen sehr langsam, meist in Jahren, zu Brückenbildungen aus. Es sind aber auch Fälle überraschend schneller Spangenbildung beobachtet und mit überzeugenden Abbildungen belegt. Die Spondylosis deformans kommt im Gegensatz zur Spondylarthritis ancylopoetica, welche fast ausschließlich das männliche Geschlecht befällt, gleichmäßig bei Männern und Frauen vor. Die Beweglichkeit der Wirbelgelenke ist erhalten. Die Bedeutung des Traumas wird verschieden beurteilt. Man hat Traumen, die mit größerer Wucht die Wirbelsäule trafen, zu einer Kompressionsfraktur führten und sicher auch die darüber und darunter liegenden Zwischenwirbelscheiben zusammengepreßt und geschädigt haben, Jahre hindurch röntgenologisch verfolgt. Bei Wirbelkörperfrakturen, bei denen es durch Knochenspangen und Kallusbrücken zu einer festen und unbeweglichen Verlötung des gebrochenen Wirbels mit seinen Nachbarn gekommen ist, hat man spondylarthrotische Veränderungen im Bruchbereich vermißt, so daß von diesen Beobachtern die posttraumatische Spondylarthrosis deformans nach Wirbelkörperfrakturen abgelehnt wird. Nach leichteren Traumen dagegen muß das Auftreten einer Spondylarthrosis deformans zugegeben werden.

Die **Differentialdiagnose** der Spondylarthrosis deformans gegenüber den spondylarthritischen Erkrankungen der Wirbelsäule ist in einem besonderen Kapitel abgehandelt. Gerade auf dem Gebiete der Wirbelsäulenerkrankungen zeigt sich die Bedeutung einer strengen Unterscheidung zwischen den rein degenerativen und den entzündlichen Gelenkserkrankungen.

Die **Therapie** der Spondylosis deformans ist wenig aussichtsreich. Empfohlen wurden alle Maßnahmen, welche auch gegen Arthrosis deformans ins Feld geführt wurden. Am wirksamsten hat sich uns auch hier die Röntgentherapie erwiesen.

V. Der „Rheumatismus“ als Folge gelenknaher Knochenprozesse

Wenn auch in der Theorie nicht zum Rheumatismus gehörig, so haben doch in der Praxis nach meiner Erfahrung gelenknahe Knochenprozesse nicht selten eine große praktische Bedeutung, insofern sie von manchen Ärzten wochen- und monatelang häufig unter erheblichen Qualen für den Kranken als Gelenkrheumatismus behandelt werden. Zu diesen gelenknahen Knochenprozessen rechnen Spätmetastasen oft jahrzehntelang nach Entfernung einer vielleicht als bösartig erkannten Geschwulst, z. B. einer malignen Struma, einer Prostatageschwulst, ferner die erwähnten Knochenprozesse bei Lipoidstoffwechselstörungen und multiplem Myelom, Hypernephrome, die sich zuerst als rheumatische Beschwerden äußern. Schließlich muß in diesem Zusammenhange auch die Ostitis fibrosa erwähnt werden, um so mehr, als deren rechtzeitige Erkennung die operative Ausheilung des Leidens durch Entfernung eines Nebenschilddrüsenadenoms ermöglicht.

Man sollte sich zur Regel machen, bei jeder monartikulären rheumatischen Affektion eine gründliche **röntgenologische** Untersuchung des Gelenks und der umgebenden Knochenteile durchzuführen. Auch wenn diese zunächst kein Ergebnis hat, braucht der Verdacht auf eine allgemeine Knochenerkrankung nicht fallen gelassen zu werden, da sich erst relativ grobe Strukturveränderungen am Knochen röntgenologisch fassen lassen.

Auch die Beschwerden bei der Pagetschen Erkrankung werden vielfach als rheumatische beurteilt. Wenn gegenüber der Arthropathia deformans die Verkrümmung der Knochen als Unterscheidungsmerkmal angegeben wird, so muß bemerkt werden, daß diese Verkrümmung erst sehr viel später auftreten kann, als die ersten rheumatischen Beschwerden, welche den Kranken veranlassen, ärztliche Hilfe zu suchen.

VI. Die Stoffwechselarthropathien

1. Die Gicht

Unter den Stoffwechselarthropathien steht nach ihrer praktischen Bedeutung die Gicht an erster Stelle. Die Arthropathia alcaptonurica und psoriatica haben ihr gegenüber wegen der großen Seltenheit ihres Vorkommens wohl ein hohes theoretisches, aber sehr geringes praktisches Interesse.

Ätiologie: Ich halte die Gicht mit allen ihren Äußerungen für die Folge einer Störung des Purinstoffwechsels. Unter den pathologisch-physiologischen Erscheinungen steht neben den klinischen Symptomen des Uratausfalls in den Geweben die Hyperurikämie im Vordergrund. Die Bedeutung der exogenen, mit der Nahrung zugeführten Purine ist durch den gigantischen Stoffwechselversuch, welchen die Blockade an Deutschland darstellt, erwiesen. Die Zahl der Gichtkranken ist in ganz Deutschland seit den großen Kriegen erheblich zurückgegangen. Diese Tatsache steht in guter Übereinstimmung mit dem längst bekannten Faktum, daß fleischfrei lebende Völker von der Gicht nahezu verschont bleiben, während Völker, die wie die Engländer, viel Fleisch zu sich nehmen, besonders stark befallen sind. Die übermäßige Zufuhr purinreicher Nahrungsmittel begünstigt bei Disponierten fraglos das Manifestwerden klinischer Erscheinungen. Durch eine akute Überschwemmung des Blutes mit Harnsäure oder Harnsäurevorstufen können Gichtanfälle experimentell ausgelöst werden. Dafür sprechen auch die Erfahrungen der Kliniker, welche den Gichtanfall häufig eintreten sehen, wenn eine besonders starke Aufnahme von Fleisch oder anderen purinhaltigen Nahrungsstoffen vorangegangen ist. Neben der allgemeinen Purinstoffwechselstörung sind zur Erklärung des einzelnen Anfalls die Ergebnisse physikalisch-chemischer Forschung, besonders aber die Lösungsbedingungen der Harnsäure und ihrer Salze herangezogen worden. Dieselben sind in wäßrigen Lösungen ganz andere als in kolloidalen Systemen. Das Ausfallen von Uraten in Geweben, deren kolloidaler Zustand durch eine vorausgehende Schädigung gestört ist, wird damit verständlich. Die im Serum unter der Wirkung des Kolloidschutzes in ansehnlichen Konzentrationen vorhandenen harnsauren Salze werden beim Übertritt in Gewebe, in denen der kolloide Zustand verlorengegangen ist, zum Ausfall kommen müssen. Beim Ohrknorpel können lange zurückliegende Frostschäden eine solche Schädigung des Kolloidzustandes herbeiführen und damit die Bildung der Tophi begünstigen. Am Großzehengelenk sind es vielleicht Druckwirkungen des Schuhwerks, die eine Gewebsschädigung herbeiführen. Ob daneben noch eine spezifische Gewebserkrankung, die zum Festhalten des Mononatriumurats im Gewebe führt (Uratohistechie), anzunehmen ist, bleibt eine offene Frage.

Nach meiner Erfahrung wird die Gicht viel zu oft diagnostiziert. Sie ist gegenüber den übrigen rheumatischen Erkrankungen in Deutschland eine ungemein seltene Erkrankung geworden. Die über das Wesen der Gicht entstandene umfangreiche Literatur steht in keinem Verhältnis zu ihrer praktischen Bedeutung.

Werden über 50 Jahre alte Kranke von einer akuten entzündlichen schmerzhaften Gelenkerkrankung befallen, so sollte man immer an eine Gicht denken. Denn die akute Polyarthritis ist im höheren Lebensalter selten. Dem Kenner der Gicht werden die Angaben der Kranken wertvolle diagnostische Hinweise geben. Der höchst intensive Gichtschmerz befällt den Kranken gewöhnlich in der zweiten Hälfte der Nacht. Das befallene Gelenk ist stark geschwollen, die Haut ist gespannt, glänzend und gerötet und äußerst empfindlich. Dieser Tatbestand wird uns sofort veranlassen, nach den charakteristischen Tophi besonders an den Ohren zu suchen. Es kommen aber auch weniger dramatische leichtere Anfälle vor, bei denen Schmerz, Rötung und Schwellung an den Gelenken vermißt werden.

Symptomatologie. Dem Gichtanfall gehen Vorboten voraus, die dem Kranken oft das Kommen der Attacke ankündigen. Der Kranke ist verstimmt, arbeitsunlustig und reizbar. Nicht selten kündigt sich der Anfall durch Magen-Darmsymptome an, die in Gestalt von heftigen Darmkoliken, Durchfällen und Erbrechen auftreten können. Auch Asthmaanfälle gehören zu den Vorboten des Podagra. Wenn auch in der größten Mehrzahl der Fälle das Großzehengelenk als erstes befallen wird, so sind bei anderen Kranken die Fußwurzelgelenke, Sprunggelenke, Knie und seltener die oberen Extremitäten, die Halswirbelsäule oder auch das Sternoklavikulargelenk die ersterkrankten. Wichtig ist die Mitbeteiligung der periartikulären Gewebe, der Sehnen und Sehnenscheiden und schließlich auch der Muskeln.

Krankheitsbild. Das Gelenk zeigt im akuten Anfall alle Zeichen echter Entzündung: Rötung, Schwellung, Schmerz und Hitze. Die Schwellung ist durch eine seröse Ausschwitzung in das Gelenk und die das Gelenk umgebenden Gewebe bedingt.

Im Exsudat läßt sich Harnsäure manchmal in Form feiner Nadeln von harnsaurem Natron nachweisen. Bemerkenswerterweise pflegen die gichtischen Entzündungen so gut wie nie in Eiterungen überzugehen. Die Ergüsse in die Gelenke sind manchmal von langer Dauer und machen Entlastungspunktionen notwendig. Wird das Exsudat resorbiert, so fühlt man ein feines Krepitieren in den Gelenken, das jedoch nicht für die Gicht charakteristisch ist. Wichtig ist, daß die Gichtanfälle von einem mehrtägigen Fieber begleitet sind, das sich meist in mäßigen Grenzen hält, gelegentlich aber bis 39° und höher ansteigen kann. Bei Frauen fallen die Gichtanfälle nicht selten mit den Menses zusammen.

Der **Anfall** ist begleitet von einer Harnsäureflut, der Harn ist vermehrt und enthält auch reichlich Stickstoff. Die Nieren können im Verlauf der Gicht gesund und funktionstüchtig bleiben. In anderen Fällen kommt es zu schweren Schädigungen, die schließlich in das Bild einer Schrumpfniere oder Granularatrophie ausmünden. Das klinische Bild ist von dem der echten Schrumpfniere nicht zu unterscheiden. Die **anatomische Untersuchung** zeigt nekrotische Herde in der Marksubstanz, gelegentlich in der Rinde und in den Kanälchen. Es kommt hier zu Ablagerungen von Harnsäure in Gestalt von weißen Streifchen und Spritzern. Ältere Autoren glauben, von der primären Gelenkgicht eine primäre Nierengicht unterscheiden zu können. Diese primäre Nierengicht soll ganz ohne periphere Symptome verlaufen können. Ihre Symptome unterscheiden sich in nichts von der chronischen Nephritis, sie kann als Nierengicht intra vitam nur dann diagnostiziert werden, wenn sich zu der Nephritis später die Symptome der Gelenkgicht hinzugesellen.

Die Gicht kann sämtliche inneren Organe beteiligen. Von besonderer Bedeutung ist die Miterkrankung des Herzmuskels und der großen Gefäße. Man hat von einem Gichtherzen gesprochen und die dabei gefundenen myokarditischen Veränderungen auf die uratische Stoffwechselstörung bezogen. Die Gefäße zeigen oft die Zeichen einer Arteriosklerose. Die Neigung der Gichtiker zu Miterkrankung der Venen ist bekannt. Viele Gichtiker leiden an Hämorrhoiden. An den Lungen finden sich häufiger Bronchialkatarrhe und die Neigung zu Asthma bronchiale.

Die früher so stark betonten Zusammenhänge zwischen Gicht und Erkrankungen des Nervensystems werden jetzt nicht mehr anerkannt. Daß ein vielgeplagter Gichtkranker schließlich Depressionen anheimfällt, ist verständlich, besonders dann, wenn zu den typischen Gichtbeschwerden Neuralgien hinzutreten. Die Miterkrankung der Augen (Skleritis) und Ohren werden in besonderen Kapiteln abgehandelt.

Während die **Diagnose** der typischen Gelenkgicht mit den charakteristischen Anfällen und Tophusbildungen, der Hyperurikämie und den eigentümlichen Ausscheidungsverhältnissen für Harnsäure und Purine keine Schwierigkeiten macht, gibt es Formen, bei denen akute Anfälle fehlen. Eine solche schleichende oder torpide Gicht verläuft mit chronisch deformierenden Gelenkveränderungen und kann sehr wohl mit der Osteoarthropathia deformans verwechselt werden. Hier entscheidet die Untersuchung von Blut und Harn, am besten bei mehrtägiger klinischer Beobachtung und purinfreier Einstellung, auf Harnsäure darüber, ob das Gelenkleiden der Stoffwechselgicht zuzurechnen ist oder nicht. Es scheint mir wichtig zu betonen, daß die sog. HEBERDENschen Knoten — das sind Exostosen an den Gelenkenden der Finger — zwar bei der Gicht häufig vorkommen, aber nicht für dieselbe charakteristisch sind.

Die **Therapie** der Gicht hat zwei Aufgaben: Erstens die diätetische Umstellung und Schulung des Kranken, zweitens die Bekämpfung des einzelnen Anfalls. Die Kost des Gichtikers soll möglichst purinarm sein. Vor allem sind die inneren Organe der Schlachttiere zu meiden (Kalbsmilch, Leber, Milz, Nieren, Lunge). Auch Hering, Ölsardinen, Sprotten sind verboten, das Fleisch auf ein Minimum einzuschränken. Es ist also eine laktovegetabilische Kostform zu bevorzugen und die Diät im ganzen knapp zu halten. Alkohol und Kaffee sind zu verbieten. Für eine regelmäßige Stuhlentleerung ist Sorge zu tragen. Beim akuten Gichtanfall ist strengste Bettruhe zu bewahren, das erkrankte Glied soll in Watte gehüllt und ruhiggestellt werden. Wenn zur Bekämpfung der Schmerzen Salycilate nicht ausreichen, ist man gezwungen, zu Morphium zu greifen. Altbekannt ist das Colchicum, das in Pillen- oder Komprettenform zu 1 mg stündlich bis zweistündlich verabreicht wird bis zum Auftreten von Diarrhöen. Wir fürchten die leichte Intoxikation nicht, sondern haben oft gesehen, daß erst nach dem Auftreten der Durchfälle eine merkliche Erleichterung der Beschwerden einsetzt. Als spezifisches Mittel, welches die Ausschwemmung der Harnsäure aus dem Körper durch die Nieren beschleunigt, gilt das Atophan und Novatophan, welches man 3—5mal täglich in Tabletten zu 0,5—1 g verabreicht. Das Atophanyl kann auch intravenös verabfolgt werden.

2. Arthropathia alcaptonurica

Die Alkaptonurie ist eine Stoffwechselstörung, welche deswegen so genannt wurde, weil der Harn bei Gegenwart von Alkali begierig Sauerstoff an sich reißt, was sich durch eine langsame Braun-Schwarzfärbung des an der Luft stehenden Harns zunächst an den oberen Schichten bemerkbar macht.

Aus solchem Harn hat man Hydrochinonessigsäure kristallinisch gewonnen. Dieselbe läßt sich mit Gentisinaldehyd als Ausgangsmaterial synthetisch darstellen und wurde daher **Homogentisinsäure** genannt. Dank der Anwesenheit dieses Körpers reduziert der Harn alkalische Kupferlösung, gibt also eine positive TROMMERsche Reaktion, während eine alkalische Wismutlösung nicht reduziert wird. Durch Reduktion einer ammoniakalischen Silberlösung wird die Homogentisinsäure quantitativ bestimmt. Mit einer stark verdünnten Eisenchloridlösung gibt der Alkaptonharn eine rasch wieder verschwindende Blau- bzw. Grünfärbung.

Unter Kranken, welche Träger einer solchen Stoffwechselanomalie sind, gibt es eine nicht kleine Gruppe, die im Laufe der Jahre über Gelenkbeschwerden klagen. Bei ihnen findet sich das Bild der **Ochronose.** Darunter versteht man eine eigentümliche braunschwarze Verfärbung der Knorpel des Kehlkopfs und der Luftwege, der Nase und besonders des Ohres. **Klinisch** zeigte sich die Ochronose in den Fällen unserer Beobachtung durch ein im auffallenden Licht dunkelblaues Durchschimmern der Ohrknorpel, besonders intensiv an dem oberen Abschnitt des Anthelix, am Crus Helicis sowie im Cavum conchae. Weiterhin wurde eine eigentümlich fleckweise bräunliche Verfärbung beiderseits lateral von der Cornea beobachtet. In den Achselhöhlen fiel eine sonderbar grünbraune Verfärbung auf, die sich zum Teil mit dem äthergetränkten Wattebausch wegwischen ließ. Legt man überlebendes Knorpelgewebe in Homogentisinsäure, so färbt sich der Knorpel schwarz.

Anatomisch zeigen sich bei den Alkaptonurikern die gleichen Schwarzfärbungen an fast allen Knorpeln des Körpers, besonders an den Rippenknorpeln und Zwischenwirbelscheiben. Auch die großen Gefäße, speziell die Aorta, lassen diese ochronotische Schwarzfärbung erkennen. In einer gemeinsam mit UMBER beobachteten Alkaptonurikerfamilie waren in vier Generationen alle Kranken, welche eine Alkaptonurie aufwiesen, auch ochronotisch, und umgekehrt fanden sich bei keinem der Nichtalkaptonuriker Anzeichen der Ochronose. Sämtliche Alkaptonuriker waren gleichzeitig gelenkkrank. Bei **röntgenologischer** Untersuchung zeigten sich die für Osteoarthropathia deformans typischen Veränderungen. Der Zusammenhang zwischen Ochronose und Arthropathia deformans wird durch die Einlagerung des Farbstoffs in den degenerierten Knorpel verständlich. Diese ochronotischen Knorpelveränderungen führen nun schließlich zu Umbauvorgängen an den Gelenken und rechtfertigen den Ausdruck Arthropathia alcaptonurica.

Es sind auch Fälle beschrieben worden mit Kreuz- und Rückenschmerzen, zunehmender Steifigkeit der Wirbelsäule, Beschwerden in den Beinen, die unter verschiedenen Diagnosen: „Rückenverkrümmung", „Ischias", „Coxitis" behandelt wurden. Röntgenologisch wurde ein solcher Fall als **Calcinosis intervertebralis** bezeichnet. In der Vorgeschichte dieses Falles war zwar mehrfach „Zucker" gefunden worden, der bei späteren Nachuntersuchungen fehlte. Die Tatsache, daß aber diesem Leiden eine Alkaptonurie mit Ochronose zugrunde lag, wurde erst bei einer späteren Begutachtung durch meinen Mitarbeiter SCHLOMKA festgestellt. Da die Stoffwechselanomalie der Alkaptonurie unheilbar ist, wird man auch nicht auf die bereits eingetretenen Veränderungen an den Gelenken Einfluß gewinnen.

Die **therapeutischen** Bemühungen müssen sich darauf beschränken, die Homogentisinsäurebildung möglichst herabzudrücken. Dieselbe ist von der Eiweißzufuhr abhängig. Unter den Eiweißbausteinen sind wieder die aromatischen Aminosäuren Tyrosin und Phenylalanin die Muttersubstanzen der Homogentisinsäure. Bei der Arthropathia alcaptonurica wird daher eine möglichst eiweißarme Diät die zweckmäßigste sein. Im übrigen sind die Gelenkbeschwerden mit den gleichen Mitteln zu bekämpfen, wie sie für die Behandlung der Arthropathia deformans beschrieben wurden.

3. Die Arthropathien bei Lipoidstoffwechselstörungen

Unter den seltenen Lipoidosen, der SCHÜLLER-CHRISTIAN-HANDschen Erkrankung und der GAUCHERschen Erkrankung und der von mir so genannten Lipoidgicht (Xanthoma tuberosum), kommen ossuäre Formen vor, welche wegen der rheumatischen Beschwerden wohl zu differentialdiagnostischen Erörterungen gegenüber der Arthropathia deformans Anlaß geben können.

Das **SCHÜLLER-CHRISTIAN-HANDsche** Syndrom ist gekennzeichnet durch Skelettveränderungen an den Extremitäten, den sog. Landkartenschädel, häufig mit Exophthalmus verbunden, und Diabetes insipidus. Es handelt sich dabei um eine primäre Lipoidstoffwechselstörung, welche zu einer Durchsetzung des Schädels und der peripheren Knochen mit lipoidgranulomatösem Gewebe führt. Die Veränderungen in den peripheren Knochen bedingen häufig heftige, als rheumatisch beschriebene Schmerzen, welche durch die lipoidgranulomatösen Einlagerungen in die Knochensubstanz bedingt sind. Der Schädel zeigt tumorartige Vorwölbungen aus den gleichen Gründen. Eine sorgfältige **röntgenologische** Untersuchung des Schädels und des peripheren Skeletts wird die Zugehörigkeit der Affektion zu dem SCHÜLLER-CHRISTIAN-HANDschen Symptomenkomplex sofort aufdecken.

Unter Lipoidgicht verstehe ich Fälle von tuberösen Xanthomen, welche sich einerseits als Hauttumoren, andererseits als Verdickungen der Sehnenscheiden und Gelenkkapseln darstellen. Die gelenknahen tuberösen Xanthome können gelegentlich zu rheumatischen Beschwerden und Verwechslungen mit der echten Uratgicht Anlaß geben. Die allmähliche Entwicklung der xanthomatösen Knötchen und Infiltrationen der Haut und periartikulären Gewebe zeigt eine deutliche Abhängigkeit von Art und Menge der Nahrungslipoide. Die Anordnung der Lipoidtophi zeigt eine große Ähnlichkeit mit der echten Harnsäuregicht. Die Lipoidtophi finden sich am Ohr, an den Zehen, Ellenbogen, Hand- und Fingergelenken. Das Blutserum ist in vielen Fällen stark lipämisch getrübt und zeigt eine Vermehrung der Gesamtlipoide mit besonderer Beteiligung des Cholesterins. Durch eine lipoid- und cholesterinarme Kost können die Serumlipoide fast bis zur Norm vermindert und die Lipoidtophi zum Rückgang gebracht werden.

Die **GAUCHERsche Erkrankung** ist eine zerebrosidzellige Lipoidose mit oft riesenhaft vergrößerter Milz. Bei der ossuären Form dieser Erkrankung kommt es zur Einlagerung von GAUCHER-Zellen in das Skelettsystem, sie können im Mark des Femurs, der Spongiosa, des Keilbeins und an den Wirbelkörpern gefunden werden. Die Knochen werden aufgetrieben, es kommt zu Spontanfrakturen und Kompressionsbrüchen von Wirbeln. Wenn die Knochen in der Nähe von Gelenken befallen werden, kann eine sekundäre chronische Arthropathia deformans das klinische Bild verschleiern. Die **Diagnose** muß sich vor allem an der stark vergrößerten Milz und Leber, an dem bronzefarbenen Kolorit der Haut orientieren. Charakteristische GAUCHER-Zellen im Blute sind bisher nicht gefunden worden. Auch chemische Analysen des Blutserums haben bisher sichere diagnostische Anhaltspunkte vermissen lassen.

Jahrelange chemische und histologische Studien haben meinen Mitarbeiter GRÜTZ und mich zu der Auffassung gebracht, daß auch die Psoriasis zu den Lipoidstoffwechselstörungen zu rechnen ist. Es wird in diesem Zusammenhange daher verständlich, daß — wenn auch selten — auch bei der Psoriasis Gelenkstörungen beobachtet werden, die als Arthropathia psoriatica beschrieben werden.

VII. Die Arthropathien bei Erkrankungen des Nervensystems

Die Arthropathien bei Erkrankungen des Nervensystems werden wohl selten falsch gedeutet. Die Veränderungen der Gelenke der Tabiker nehmen sicher so groteske Formen an, weil der mahnende Schmerz bei diesen Kranken fortfällt und die schon beginnende Inkongruenz der Gelenkflächen bei weitergehender Belastung und Inanspruchnahme zu rasch fortschreitender Deformierung führt.

Krankheitsbild. Der Beginn ist oft sehr akut, um das Gelenk herum entwickeln sich harte Ödeme ohne Rötung und Temperaturerhöhung und Schmerzen. Besonders auffällig ist die rasche Entwicklung des Gelenkergusses, der gelegentlich zur Zerreißung der Kapsel führen kann. Diese plötzliche Exsudatbildung führt zu einer Dehnung der Kapsel und Bänder und begünstigt damit die Bildung der Schlottergelenke.

Bemerkenswerterweise sind bei der Tabes in vier Fünftel der Fälle die unteren Extremitäten, bei der Syringomyelie dagegen ebenso häufig die oberen Extremitäten betroffen, bei der Tabes ist das Kniegelenk, bei der Syringomyelie das Schultergelenk am häufigsten befallen. Wichtig ist, daß die Gelenkbeschwerden als Frühsymptom auftreten können, welches zur Diagnose des Grundleidens überhaupt erst hinführt.

Therapie: Bei frühzeitiger Erkennung der Arthropathie als Folge einer zugrundeliegenden Tabes wird man versuchen, auf diese mit den bekannten Mitteln einzuwirken. Das Gelenk selbst ist möglichst zu schonen und eventuell durch entsprechende Bandagen vor weiterer falscher Belastung zu bewahren.

VIII. Die endokrinen Arthropathien

Häufigkeit und Bedeutung der endokrinen Arthropathien werden sehr verschieden beurteilt. Die Ursache ist darin zu sehen, daß sie in reiner Form, d. h. ohne Hinzutreten sekundär entzündlicher Vorgänge, fast nie beobachtet werden.

Ursache. Am häufigsten sieht man die reinen Formen der endokrinen Arthropathien nach operativer Entfernung der Ovarien (**Arthropathia ovaripriva**). Die chronische **Periarthritis destruens** kommt vor allem beim weiblichen Geschlecht vor, tritt besonders gern in der Menarche und in der Menopause auf. Am Zusammenhang mit endokrinen Vorgängen kann nicht gezweifelt werden. Knorpel und Knochen bleiben bei dieser Erkrankung anfänglich verschont, besonders befallen sind die periartikulären Gewebe. Hinzu treten Veränderungen der **Haut,** die blaß atrophisch und auffallend dünn erscheint. Gelegentlich beginnt die Veränderung mit sklerodermieähnlichen Erscheinungen, die Haut erscheint wildlederartig. Die Nägel werden brüchig und rissig. Am frühesten werden die Gelenke der Hände und Finger befallen. Das Leiden ist chronisch und erstreckt sich auf viele Jahrzehnte. In den Endzuständen wird es immer schwieriger, eine sichere Differentialdiagnose zu stellen. Haben die Kapselschrumpfungen längere Zeit bestanden, so führen sie sekundär zu Knorpelschädigungen, welche ihrerseits die ganze Reihe der arthropathischen Zustände auslösen können. **Klinisch** ist in den früheren Stadien wichtig, daß die Finger passiv schmerzlos in den befallenen Gelenken bewegt werden können, während der Druck auf die polsterartigen Verdickungen der entzündeten periartikulären Gewebe heftigen Schmerz auslöst. Später verfällt das periartikuläre Gewebe der Schrumpfung. Die Fingerachsen werden in den Grundgelenken in charakteristischer Weise nach der ulnaren Seite verzogen.

Wenn auch die Stellung der endokrinen Periarthritis destruens nicht unangefochten geblieben ist, so halte ich es praktisch für zweckmäßig, diese Formen der Gelenkerkrankung von den übrigen chronischen deformierenden Gelenkerkrankungen abzugrenzen. Der letzte Grund für diese Differentialdiagnose ist die **Therapie.** Die Behandlung wird eingeleitet mit einer Hormonstoßtherapie, es werden 3mal 50000 Einheiten Progynon in 6 Tagen gegeben, weiterhin 10000 Einheiten täglich, dieses kann 2—3 Monate hindurch fortgesetzt werden. Die befallenen Gelenke werden regelmäßig mit Analgit eingerieben. Sobald eine Rötung der Haut eingetreten ist, lassen wir eine Bienengiftsalbe nachträglich in die vorbereitete und gerötete Haut einreiben (Forapin forte). Außerdem wird eine energische Wärmekur mit den zur Verfügung stehenden Mitteln eingeleitet — wobei sich Fangopackungen besonders bewährt haben — wie sie oben für die Behandlung der Arthropathia deformans beschrieben wurde. Außer der Periarthritis destruens gibt es noch eine kleine Sondergruppe endokriner Affektionen des Bewegungsapparates. Diese zeigt bei monatelanger Beobachtung fieberfreien Verlauf. Die rheumatischen Beschwerden beginnen häufig in den Zehen- und Fingergelenken. Die Haut über den aufgetriebenen Gelenken ist gespannt, läßt sich schlecht in Falten abheben, ist trocken, leicht livide verfärbt, wenig rauh und wildlederartig. **Röntgenologisch** zeigt sich ein Kalkverlust an den distalen Enden der Grundphalangen, während die röntgenologischen Veränderungen an den großen Gelenken wenig ausgesprochen sind. Es kommen bei dieser Erkrankung erhebliche Steigerungen des Grundumsatzes bis zu 50% vor. Gleichzeitig zeigt sich eine Beschleunigung der Blutkörperchensenkung; die Zahl der Leukozyten und unter ihnen die Eosinophilen sind stark vermehrt. Diese eigentlichen Formen des „eosinophilen Rheumatismus" stehen dem Krankheitsbild der Sklerodermie sehr nahe. Neben den Veränderungen der Haut spielen sich atrophierende Prozesse an den Muskeln und Knochen ab (Myoosteodermatosklerose). Für die Steigerung des Grundumsatzes sind in diesen Fällen endokriner Gelenkveränderungen die mit der Atrophie verbundenen Zerfallsvorgänge in den Geweben verantwortlich zu machen.

Abschließend kann über die **Diagnose** und **Therapie** der Arthropathien gesagt werden, daß die Behandlung um so aussichtsreicher ist, je frühzeitiger das Leiden erkannt wird. Es wird noch vieler wissenschaftlicher Bemühungen bedürfen, um in der großen Gruppe der nicht entzündlichen Gelenkerkrankungen weiter und besser unterscheiden zu lernen, als es bisher möglich ist. Es wird Aufgabe der Klinik sein, durch einen feineren Ausbau der physikalisch-chemischen Blutdiagnostik, der Untersuchungen des Gesamt- und Mineralstoffwechsels die Symptomatologie der nicht fieberhaften Gelenkerkrankungen zu erweitern und damit eine bessere Differentialdiagnose und eine zielsichere Therapie zu ermöglichen.

IX. Die Gelenkerkrankungen bei Hämophilie

Krankheitsbild. Die Arthropathien der Hämophilen treten nicht selten als erstes und einzigstes Symptom der Diathese auf. Besonders häufig wird das Knie befallen, das nach einer besonderen Anstrengung oder nach einem Fehltritt plötzlich oder auch allmählich unter starken Schmerzen und erhöhten Temperaturen anschwillt. Wird das befallene Gelenk nicht sofort ruhiggestellt, so kommt es offenbar zu neuen Blutungen und zu schubweiser Vergrößerung der Schwellung. Das weitere Schicksal des Gelenks hängt davon ab, ob die Blutung vollständig resorbiert wird oder nicht. Kommt es zur Resorption, so kann Heilung ohne Defekt eintreten, selbst dann, wenn das erste befallene Gelenk mehrfach betroffen ist. In den Fällen meiner Beobachtung blieben meist dauernde Veränderungen zurück. Es kommt zu schweren Deformitäten durch die Knochenwucherungen und schließlich zu völliger Versteifung. Die Veränderungen sind oft so grotesk, daß das **Röntgenbild** an tabische Osteoarthropathien denken läßt. Mehrfach haben die Blutergelenke, wenn die Gelenkerscheinungen als erstes Symptom der Diathese sich entwickelten, zu operativen Eingriffen Anlaß gegeben. Die Hämophilie wurde erst erkannt, als man statt auf ein seröses Exsudat oder die erwartete Gelenktuberkulose auf einen Hämarthros stieß.

Die Kniegelenke sind bei Blutern am häufigsten befallen. Von 10 Fällen meiner Erfahrung hatten allein 9 unter anderen Manifestationen Blutungen ins Kniegelenk mit sekundären Arthropathien.

Therapie. Die Wiederholung der Blutungen haben wir bei mehreren einschlägigen Fällen durch regelmäßige, ununterbrochene Einnahme eines Gemisches von Histidin 0,4 g, Kalzium 0,04 g und Askorbinsäure 0,7 g erreicht. Selbstverständlich müssen diese Kranken vor allen Traumen sorgfältig bewahrt werden.

Die Erkrankungen des Stoffwechsels und der Ernährung

I. Physiologische Vorbemerkungen

Die Nährstoffe haben im allgemeinen drei Aufgaben zu erfüllen: Sie haben erstens das Material für den Aufbau des Organismus zu liefern. Sie haben zweitens Ersatz zu schaffen für die im Betriebsstoffwechsel zugrunde gegangenen und ausgeschiedenen Substanzen. Sie haben drittens dynamische bzw. energetische Aufgaben zu erfüllen.

Es ist ohne weiteres verständlich, daß der Baustoffwechsel des wachsenden Organismus an die Ernährung sowohl in quantitativer als in qualitativer Hinsicht andere Anforderungen stellt als der Betriebsstoffwechsel des ausgewachsenen Individuums. Der Baustoffwechsel hat nicht nur zur Zeit des Wachstums, sondern auch in der Schwangerschaft seine Bedeutung. Neben Bau- und Betriebsstoffwechsel unterscheiden wir noch den für die Klinik sehr wichtigen Regenerationsstoffwechsel. Dieser Regenerationsstoffwechsel tritt in der Rekonvaleszenz, nach konsumierenden Erkrankungen, nach länger dauernder Unterernährung und bei falsch behandelten und abgemagerten Diabetikern in Kraft. Der Regenerationsstoffwechsel der Kranken stellt an die Ernährung natürlich andere Anforderungen als der Baustoffwechsel beim Gesunden.

Daß im Betriebe des lebendigen Organismus dauernd Verluste entstehen, die ersetzt werden müssen, ist bekannt. Hierher gehören nicht nur die Verluste an Haut, Haaren und Nägeln, sondern auch die nicht unbeträchtlichen Substanzeinbußen durch Mauserung der Darmepithelien und durch die Abgabe der Sekrete der großen Verdauungsdrüsen, Speichel, Magen- und Darmsäfte, Pankreassaft und Galle. Auch durch den Schweiß entstehen Verluste.

Die dynamische Bedeutung der Nährstoffe erhellt daraus, daß die Stoffwechselvorgänge Verbrennungen darstellen, bei denen Energie für die Zwecke des Organismus verfügbar wird. Unter Verbrennungen werden Oxydationen, d. h. Eintritt von Sauerstoff in die einzelnen im intermediären Stoffwechsel auftretenden Verbindungen, verstanden. Die Verbrennungen liefern Energie für die Wärmebildung und die motorischen und sekretorischen Leistungen des Organismus. Große Wärmeverluste, z. B. im kalten Bade oder im nordischen Klima, und gesteigerte Arbeitsleistung erfordern entsprechend größere Nahrungsmengen.

1. Der Nahrungs- und Energiebedarf

Von Rubner ist in Bestätigung der These von Robert Mayer der rechnerische Nachweis erbracht worden, daß das Gesetz von der Erhaltung der Energie auch für den menschlichen Körper Geltung hat. Der Nahrungsbedarf des Menschen wird, um solche Rechnungen durchführen zu können, zweckmäßigerweise in Wärmeeinheiten angegeben. Als Maß dient die Kilogrammkalorie. Das ist diejenige Wärmemenge, welche nötig ist, um 1 l Wasser von $14\frac{1}{2}^0$ auf $15\frac{1}{2}^0$ zu erwärmen. Das mechanische Wärmeäquivalent für eine Kalorie sind 427 mkg (Meterkilogramm). Im menschlichen Körper werden durchschnittlich nur 25% der zugeführten Wärmemengen in äußere Arbeit umgesetzt. Dieser Wirkungsgrad schwankt in den verschiedenen Altersstufen. Mit zunehmendem Alter nimmt der Wirkungsgrad regelmäßig ab. Der Nahrungsbedarf ist also nicht allein von der zu leistenden Muskelarbeit, sondern auch von dem Lebensalter des Arbeiters abhängig. Er schwankt zwischen 50 Kalorien pro Körperkilo bei schwerer körperlicher Arbeit und etwa 25 Kalorien bei Bettruhe. Er sinkt im Schlaf unter Ausschluß körperlicher Bewegungen auf noch niedrigere Werte herunter. Auch bei langdauernder Unterernährung hat man eine gewisse Anpassung des Organismus im Sinne der Herabsetzung des Energiebedarfs beobachtet. Für Angehörige verschiedener Berufe wurden für einen 8stündigen Arbeitstag folgende Kalorien berechnet:

Tabelle 3

Berufsart	Gesamtumsatz in Kalorien
Schneider	2400—2700
Buchbinder	2700
Schuhmacher	2800
Metallarbeiter	3100—3200
Maler	3200—3300
Schreiner	3200—3300
Steinhauer	4300—4700
Holzhauer	5000—5400

Daraus leitet sich für den leicht arbeitenden Menschen ein täglicher Kalorienbedarf von rund 2400 Kalorien ab. Daß auch bei gleicher Arbeit und gleicher Nahrungszufuhr die Kalorienbedürfnisse für verschieden alte Menschen nicht die gleichen sind, lehren unsere Studien über die Arbeitsökonomie in den verschiedenen Altersstufen. Untenstehende Tabelle zeigt, daß die Ökonomie zwischen dem 30. und 39. Lebensjahr ihr Optimum hat und mit zunehmendem Alter von 27% auf etwa 23% absinkt. Das heißt: Der ältere Mensch hat für die gleiche

Tabelle 4. Arbeitsökonomie in verschiedenen Altersstufen

Sauerstoffverbrauch für 10minütliche Dreharbeit im Stehen (Arbeitsleistung = 4590 mkg) Für jedes Dezennium 10 Fälle

Alter in Jahren	Liter O_2 (Maximum)	Liter O_2 (Minimum)	Liter O_2 (Durchschnitt)	Ökonomie %
10—19	9,63	8,11	9,26	24,3
20—29	9,64	8,20	8,96	24,8
30—39	8,63	7,28	7,89	27,3
40—49	8,92	8,02	8,43	25,7
50—59	9,34	7,27	8,22	25,2
60—69	9,52	7,70	8,91	24,9
70			9,27	23,1

äußere Leistung wegen des geringen Wirkungsgrades seiner Muskelmaschine ein höheres kalorisches Bedürfnis. Diese Tatsache wird auch durch klinische Untersuchungen bestätigt. In Zeiten verringerter Nahrungszufuhr sind die älteren Menschen, welche äußere Arbeit leisten müssen, im allgemeinen stärker abgemagert als die jüngeren.

2. Der Grundumsatz

Alle Berechnungen und Überlegungen hinsichtlich des Nahrungsbedarfs haben ihren Ausgangspunkt im sog. Grundumsatz. Darunter wird der Energiebedarf eines vollständig nüchternen, ruhenden Organismus verstanden. Der Grundumsatz, auch Ruheumsatz oder Erhaltungsumsatz genannt, ist von der Körpergröße, dem Gewicht und dem Geschlecht des Individuums abhängig. Auch die voraufgegangene Ernährung, besonders unzureichende Ernährung, hat Einfluß auf den Grundumsatz. Das zeigt nachstehende Kurve, in welcher die Ergebnisse der gesamten Grundumsatzanalysen der Medizinischen Klinik Leipzig von 1934 bis 1950

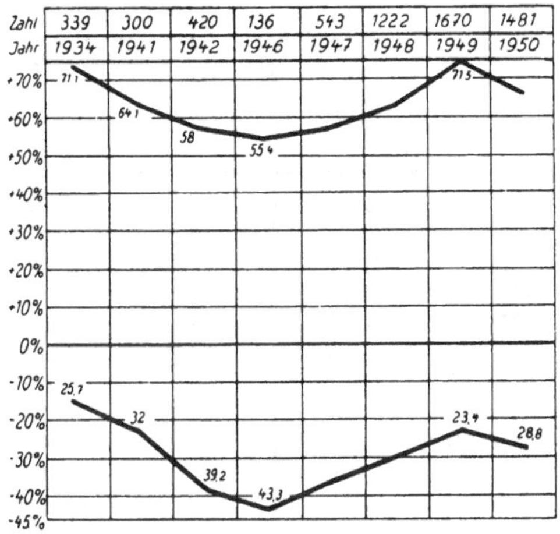

Abb. 37. Prozentzahl der Grundumsatzsteigerungen (obere Kurve) und Grundumsatzsenkungen (untere Kurve) in den Jahren 1934—1950 (nach BÖHLAU)

eingetragen sind. Die schlechteste alimentäre Versorgung fiel in die Zeit nach dem Zusammenbruch 1945. Mit diesem Zeitpunkt fällt der Tiefpunkt der Grundumsatzkurve zusammen. Derselbe ist also eine konventionelle Größe. Da die Verbrennungen im wesentlichen in der Muskulatur und den großen Drüsen, nicht aber im Knochensystem, den Fettdepots oder den Lungen sich abspielen, hängt die Größe des Ruheumsatzes weniger vom Körpergewicht als von der Menge der „plastischen Bestandteile" des Organismus ab. Die Relation der großen Körpergewichtskonstituenten — Muskel-, Fett- und Knochenmasse — ist für das Ausmaß der Verbrennungsprozesse des ruhenden Menschen bestimmend. Der muskelstarke Mann hat daher unter sonst gleichen Verhältnissen einen höheren Ruheumsatz als die fettreichere Frau. Auf der Höhe seiner Muskelentwicklung, im Alter von 20 bis 40 Jahren, ist der Ruheumsatz des Mannes höher als der des „knochigen" Greises. Man hat daher, statt den Umsatz auf das Körpergewicht zu beziehen, als bessere Berechnungsgrundlage die Körperoberfläche gewählt, nachdem RUBNER als erster gezeigt hatte, daß beim Säugetier und Menschen die Wärmeproduktion unter den Bedingungen der Grundumsatzbestimmung nur wenig von 1000 Kalorien je qm (Quadratmeter) pro Tag abweicht. Fraglos spielt auch die Korrelation der endokrinen Drüsen für den Grundumsatz eine bestimmte Rolle. Störungen dieser Korrelationen haben bedeutende Schwankungen des Grundumsatzes zur Folge, wie wir das vor allem von Erkrankungen der Schilddrüse wissen.

Boothby, Berkson und Dunn haben die Sollwerte für die Wärmebildung je qm und Stunde bestimmt und in untenstehender Tabelle wiedergegeben. Man erkennt daraus, daß diese Werte bereits vom 20. Lebensjahr ab allmählich fallen und daß die Männer durchweg einen höheren Umsatz haben als die Frauen. Bemerkenswerterweise sind diese Unterschiede schon vor der Pubertät deutlich.

Der Energiebedarf kann ermittelt werden:

1. durch die direkte Kalorimetrie, welche die von einem Organismus abgegebene Wärmemenge in dazu geeigneten großen Kalorimetern bestimmt.

Tabelle 5. Sollwerte für die Wärmeproduktion pro qm und Stunde in Abhängigkeit von Geschlecht und Alter

Männer				Frauen			
Alter in Jahren	Kal./qm/ Std.	Alter in Jahren	Kal./qm/ Std.	Alter in Jahren	Kal./qm/ Std.	Alter in Jahren	Kal./qm/ Std.
6	53,00	18½	42,70	6	50,62	15	40,10
7	52,45	19	42,32	6½	50,23	15½	39,40
8	51,78	19½	42,00	7	49,12	16	38,85
8½	51,20	20—21	41,43	7½	47,84	16½	38,30
9	50,54	22—23	40,82	8	47,00	17	37,82
9½	49,42	24—27	40,24	8½	46,50	17½	37,40
10	48,50	28—29	39,81	9—10	45,90	18—19	36,74
10½	47,71	30—34	39,34	11	45,26	20—24	36,10
11	47,18	35—39	38,68	11½	44,80	25—44	35,70
12	46,75	40—44	38,00	12	44,28	45—49	34,94
13—15	46,35	45—49	37,37	12½	43,58	50—54	33,96
16	45,72	50—54	36,73	13	42,90	55—59	33,18
16½	45,30	55—59	36,10	13½	42,10	60—64	32,61
17	44,80	60—64	35,48	14	41,45	65—69	32,30
17½	44,03	65—69	34,80	14½	40,74		
18	43,25						

Gleichzeitig wird der Brennwert der Nahrung in der Berthelotschen Bombe unter Abzug des Brennwertes von Harn und Kot festgelegt.

Neben dem Ruheumsatz wird die Erhaltungskost festgestellt, worunter man diejenige Kalorienmenge versteht, die in einer Nahrung, deren Verbrennung sämtliche Ausgaben an Wärme und Arbeit bei gleichbleibendem Körpergewicht deckt, enthalten ist.

2. Der Energieumsatz kann aus der Menge des Sauerstoffs, die bei den Verbrennungen verbraucht wird, und aus der Menge des Kohlendioxyds, die bei ihnen entsteht, berechnet werden. Hierauf beruht die Methode der Feststellung des Energiebedarfs, welche als indirekte Kalorimetrie bezeichnet wird. Die Tatsache, daß Sauerstoff im intermediären Stoffwechsel verbraucht wird, läßt sich schon daraus folgern, daß die mit 20% Sauerstoff in die Lungen eintretende Luft dieselben mit rund 16% Sauerstoff wieder verläßt. Unter physiologischen Ver-

hältnissen schreiten die Oxydationen bis zur Bildung von Kohlensäure und Wasser vorwärts, was aus der Zunahme der Kohlensäure von 0,03% in der Einatmungsluft auf 4,3% in der Ausatmungsluft erkenntlich ist. Für die Berechnung des Energiebedarfs mit der indirekten Kalorimetrie ist der sog. respiratorische Quotient von großer Bedeutung. Darunter versteht man das Verhältnis von Kohlensäureausscheidung zu Sauerstoffaufnahme. Dieses Verhältnis ändert sich je nach der Art der in die Verbrennung eintretenden Substanzen. Es läßt sich durch direkte Bestimmung oder Berechnung leicht nachweisen, wieviel Sauerstoff eine jede Substanz, die als Nahrungsmittel dient, verbraucht, um zu Kohlensäure und Wasser verbrannt zu werden.

Natürlich kann der kalorische Gehalt eines Nährstoffes nur dann vollkommen ausgenutzt werden, wenn er nach seiner Resorption im Organismus ganz verbrennt. Bei Fetten und Kohlenhydraten geht die Verbrennung bis zu Kohlensäure und Wasser. Die Stoffwechselprodukte des Eiweißes dagegen haben selbst einen geringen Brennwert, den man von dem in der kalorimetrischen Bombe ermittelten abziehen muß, um den physiologischen Nutzeffekt zu errechnen. Folgende kleine Tabelle ermöglicht den Vergleich zwischen physikalischer Verbrennungswärme und dem physiologischen Nutzwert der Fette, Kohlenhydrate und des Eiweißes.

Tabelle 6

1 g	Physikalische Verbrennungswärme in Kalorien	„Nutzwert“
Fette	9,5	9,4
Kohlenhydrate	4,2	4,1
Eiweiß	5,7	4,1

3. Die isodynamische Vertretung der Nahrungsstoffe

Die einzelnen Nahrungsstoffe, also Eiweiß, Fett und Kohlenhydrate, können sich nach Maßgabe ihres Brennwertes vertreten. Danach wäre 1 g Fett etwa 2,3 g Eiweiß oder Kohlenhydrat hinsichtlich des Energiegehaltes gleichwertig. Dieses von Rubner gefundene Gesetz der isodynamen Vertretung der Nahrungsstoffe hat aber nur mit gewissen Einschränkungen Gültigkeit. Erstens weiß man, daß bei reiner Kohlenhydratfettnahrung im Harn dauernd Stickstoff verlorengeht, der aus dem sich im Körper zersetzenden Eiweiß stammt. Dieses Minimum von Eiweiß muß in der Nahrung vorhanden sein, um die Abnutzungsquote zu decken. Zweitens weiß man, daß bei extrem fettreicher Ernährung und maximaler körperlicher Beanspruchung die Leistungsfähigkeit zwei- bis dreimal geringer ist als bei einseitiger Kohlenhydratkost. Die Ursache für die Minderleistung bei einseitiger Fetternährung liegt wahrscheinlich in dem Auftreten sehr niedriger Blutzuckerwerte und in der Bildung von Azetonkörpern. Der isodynamen Vertretung der Nahrungsstoffe sind also durch die Notwendigkeit der Einhaltung der physiologischen Korrelation der Grundnahrungsstoffe und des Eiweißminimums Grenzen gesetzt.

4. Die spezifisch-dynamische Wirkung der Nahrung

Hat man bei einem ruhenden, nüchternen Menschen den Grundumsatz festgestellt und wiederholt diese Feststellung nach Nahrungsaufnahme, so zeigt sich sofort eine Steigerung des Stoffumsatzes. Das Ausmaß dieser Steigerung ist je nach der Art der Nahrung sehr verschieden. Sie beträgt bei der Zufuhr von Fett 2½% der Verbrennungswärme desselben, bei Zufuhr von Stärke etwa 9% und nach Zufuhr von Eiweißkörpern 17%. RUBNER bezeichnete diesen Einfluß der Nährstoffe auf den Stoffwechsel als spezifisch-dynamische Wirkung derselben. Man hat verschiedene Ursachen für die Steigerung des Umsatzes nach Nahrungszufuhr diskutiert: Die gesteigerte Verdauungsarbeit, das Freiwerden von Spaltungswärme und die oxydative Reizwirkung der im intermediären Stoffwechsel freiwerdenden NH_2-Gruppen. Ich glaube mit anderen Autoren, daß die hohe spezifisch-dynamische Wirkung der verschiedenen Eiweißkörper durch die summierte spezifisch-dynamische Wirkung ihrer Aminosäurenbausteine erklärt wird. Offenbar wirken das Eiweiß und seine Abbauprodukte reaktionsbeschleunigend auf die Oxydationen ein. Es ist gewiß kein Zufall, daß die Sportleute bei Wettkämpfen eine eiweißreiche Kost bevorzugen.

Die klinische Bestimmung der spezifisch-dynamischen Eiweißwirkung gibt aus methodischen Gründen sehr wechselnde Resultate. Gewöhnlich wird eine Standardkost von 200 g Rindfleisch, 50 g Butter und 100 g Weißbrot verabreicht und die spezifisch-dynamische Wirkung nach Aufnahme dieser Kost geprüft. Es zeigt sich, daß schon das Lebensalter die Größe der spezifisch-dynamischen Wirkung wesentlich mitbestimmt. Der respiratorische Gaswechsel wird bei Greisen durch Zufuhr der Eiweißstandardkost wesentlich weniger beeinflußt als bei Personen mittleren Alters. Bei Erkrankungen der Hypophyse soll die spezifisch-dynamische Wirkung herabgesetzt sein. Das Gleiche ist bei Kranken mit konstitutioneller Fettsucht gefunden worden. Da bei der üblichen Darreichung einer Fleischprobemahlzeit die Länge der Verdauungszeit bei den verschiedenen Versuchspersonen sehr verschieden ist, kann dadurch allein schon ein wechselnder Ausfall der Untersuchung der spezifisch-dynamischen Wirkung bedingt sein. Aus diesem Grunde habe ich mit meinen Mitarbeitern den Glykokolltest zur Prüfung der spezifisch-dynamischen Wirkung eingeführt. Von systematischen Abweichungen der Größe der spezifisch-dynamischen Wirkung bei bestimmten Erkrankungen sehen wir bisher folgende als gesichert an:

Je mehr der Körper infolge langdauernder konsumierender Erkrankungen oder Unterernährung vor allem an tierischem Eiweiß verarmt ist, je niedriger der Eiweißgehalt des Blutes infolgedessen geworden ist, um so geringer ist die spezifisch-dynamische Wirkung der eiweißhaltigen Nahrung. Da wir außerdem wissen, daß bei Eiweißmangelzuständen der Grundumsatz wesentlich erniedrigt ist, glaube ich nach unseren bisherigen Erfahrungen sagen zu dürfen, daß die spezifisch-dynamische Wirkung in gewissen Beziehungen zum Grundumsatz steht: Je erniedrigter derselbe, um so geringer die spezifisch-dynamische Wirkung und umgekehrt. Bei pathologischer Steigerung des Grundumsatzes liegen die Verhältnisse hinsichtlich der spezifisch-dynamischen Wirkung der Eiweißkörper komplizierter.

5. Die Nahrungsausnutzung

Die Nahrungsausnutzung kann nicht allein vom energetischen Standpunkt aus betrachtet werden, sondern man muß auch den biologischen Nutzwert der Nahrungsstoffe berücksichtigen. Daß unter pathologischen Verhältnissen dem Körper viel nutzbare Energie durch Erkrankungen des Darmes verloren gehen kann, haben wir bereits gezeigt. Aber schon unter physiologischen Verhältnissen geht die Ausnutzung der Nahrungsbrennwerte durchaus nicht ihrem tatsächlichen Brennwertgehalt parallel. Die der Nahrung beigemischten unverdaulichen Bestandteile, besonders die schwer oder nicht angreifbare Zellulose, können gewissermaßen als Abführmittel für an sich resorbierbare Nahrungsbestandteile wirken und dadurch die Gesamtausnutzung herabsetzen. Ausnutzungsversuche, die sich nur auf einzelne Nährstoffe beschränken, geben für die Gesamtausnutzung der Nahrung ein falsches Bild. Wichtig für die Ausnutzung der Nahrungsmittel ist ihre Zubereitung, durch welche sie weitgehenden Umwandlungen unterliegen. Die Backprozesse machen die Kohlenhydrate leichter aufschließbar und leiten die Hydrolyse ein. Durch Koch-, Back- und Röstprozesse wird die Nahrung schmackhafter gemacht, wodurch sie den Appetit und dadurch die Sekretionen anregt. Durch die hydrolytische Spaltung und die vermehrte fermentative Aufarbeitung wird die Resorption der Speisen begünstigt. Auf der anderen Seite ist bekannt, daß durch Koch-, Back- und Röstprozesse viele akzessorische Bestandteile der Nahrung teilweise oder ganz vernichtet werden. Vor allem wird das Vitamin C beim Kochen teilweise oder ganz zerstört. Das Gemüse verliert auf 100 g Frischgewicht etwa 16 Kalorien dadurch, daß das Eiweiß in das Kochwasser übergeht. Im einzelnen spielen sich bei der Zubereitung unserer Nahrung an den Lebensmitteln sehr komplizierte Veränderungen ab. Sie sind in dem Buche von ZIEGELMAYR ausführlich dargestellt.

Ein weiteres Prinzip, welches bei der Ausnutzung der Speisen mitwirkt, ist die Gewöhnung. Auch hier wirken verschiedene Faktoren zusammen. Auf der einen Seite kann wie jede Leistung des Körpers auch ihre sekretorische und fermentative Leistung geübt und gesteigert werden. Auf der anderen Seite ändert sich durch bestimmte einseitige Kostformen die Bakterienflora des Darmes. Durch einseitige Kohlenhydratkost wird das Aufkommen einer azidophilen Darmflora begünstigt. Wie in dem Kapitel über Gärungsenterokolitis erörtert wurde, bedingt die reichliche Zufuhr schwer aufschließbarer Kohlenhydrate durch die Mitwirkung der Bakterien eine starke Säuerung des Stuhls mit erheblichen Gärungsstörungen, welche schließlich zur Gärungsenterokolitis führen. Diese bedingt wieder eine verschlechterte Ausnutzung der Nahrung. Will man ein zuverlässiges Bild über die Gesamtnahrungsausnutzung gewinnen, so ist es nicht angängig, einzelne Nahrungsmittel isoliert auf ihre Ausnutzbarkeit zu untersuchen, sondern ihr Schicksal muß im Rahmen der gesamten gemischten Kost verfolgt werden. Die Kost des Jahres 1939 wurde zu 96% ausgenutzt, ein Wert, der mit zunehmender Verschlechterung der Ernährung bei sonst gesunden Menschen auf 90% und darunter absank.

6. Die Deckung des Eiweißbedarfs und das Eiweißminimum

Nach der alten Lehre von VOIT ist in einem gutgenährten Organismus das Eiweiß in zwei biologisch ungleichartigen Formen vorhanden. Ein Teil des resorbierten Eiweißes soll in den Säften als zirkulierendes Eiweiß zurückbleiben. Dieses zirkulierende Eiweiß wird von anderen Autoren als labiles Eiweiß oder Zelleinschlußeiweiß bezeichnet. Ihm wird eine wesentlich höhere Zersetzlichkeit als dem sog. Organeiweiß zugesprochen. Sein Betrag ist sicher gering. Es besteht zum großen Teil aus resorbierten Aminosäuren, welche beim Menschen höchstens etwa 70 g N ausmachen. Der größte Teil des Nahrungseiweißes wird verbrannt. Der Umsatz wird dadurch infolge der spezifisch-dynamischen Wirkung des Eiweißes entsprechend dem Eiweißgehalt der Nahrung gesteigert. Vom Darmkanal des Menschen können nach RUBNER 880 g gebratenes Fleisch oder 950 g Eier in 24 Stunden ausgenutzt werden.

Die Frage, wie weit man mit der Eiweißzufuhr heruntergehen kann, ohne daß körperliche Schädigungen eintreten, ist viel diskutiert worden. Bei einem ausreichend mit Kohlenhydraten und Fetten ernährten Menschen geht die Stickstoffausscheidung pro Tag und Kilogramm Körpergewicht auf etwa 50 mg zurück. Diese geringe Zahl entspricht den aus dem endogenen Eiweißstoffwechsel herrührenden N-haltigen Bestandteilen des Gewebsstoffwechsels. Die den 50 mg entsprechende Menge Eiweiß — also bei 60 kg Körpergewicht etwa 20 g — wird als Abnutzungsquote bezeichnet. Gibt man bei einer sonst eiweißfreien Ernährung einem Menschen bei ausreichender Kohlenhydrat- und Fettkost die der Abnutzungsquote entsprechende Menge von 20 g Eiweiß, so bleibt in den meisten Fällen die N-Bilanz negativ, d. h., es wird mehr Stickstoff ausgeschieden, als der Abnutzungsquote entspricht. Erst durch langsame Steigerung gelingt es, das Stickstoffgleichgewicht zu erreichen. Diejenige minimale Eiweißmenge, mit welcher eben das Stickstoffgleichgewicht erreicht wird, nennt man das physiologische Eiweißminimum. Die Tatsache, daß die Eiweißmenge, mit welcher eben das minimale N-Gleichgewicht erreicht wird, mit der Abnutzungsquote, d. h. mit der minimalen N-Ausscheidung bei eiweißfreier Kost, nicht identisch ist, beruht auf der verschiedenen biologischen Wertigkeit der Eiweißkörper. Diese verschiedene biologische Wertigkeit der Eiweißkörper hat ihre Ursache darin, daß einzelne Aminosäuren, zu deren Synthese der menschliche und tierische Körper nicht imstande sind, einzelnen eiweißhaltigen Nahrungsmitteln fehlen. Die Tabelle zeigt die unentbehrlichen und die entbehrlichen Aminosäuren. Der Streit um das Eiweißminimum hat sich in eine Diskussion um das Minimum an den einzelnen für das Leben wichtigen Aminosäuren gewandelt.

Tabelle 7

Aminosäuren

Unentbehrliche	Entbehrliche
Valin	Glykokoll
Leucin	Alanin
Isoleucin	Norleucin
Lysin	Serin
(Arginin)	Asparaginsäure
Methionin	Glutaminsäure
Tryptophan	Tyrosin
Histidin	Prolin
Threonin	Oxyprolin
Phenylalanin	
Cystin (durch Methionin ersetzbar)	

Als praktisches Richtmaß dürfen wir für den Erwachsenen 1 g Eiweiß pro Körperkilo fordern, das biologisch vollwertig sein muß. Mit dieser Eiweißmenge kann der gesunde Mensch leistungsfähig und widerstandskräftig bleiben. Steht in der Ernährung nur wenig Fleisch zur Verfügung, so gewinnen als Eiweißträger die Milch, vor allem auch die Magermilch, und das Vollkornbrot erhöhte Bedeutung. Dem Vollkornbrot wird nachgerühmt, daß in ihm vor allem die hochwertige Randschicht und die Keimeiweißstoffe des Korns der menschlichen Ernährung erhalten bleiben.

Während für den Betriebsstoffwechsel des Erwachsenen 1 g Eiweiß pro Körperkilo als ausreichend angesehen werden kann, sind für Kinder bis zum 3. Lebensjahr etwa die dreifache, für ältere Kinder bis zum Abschluß des Wachstums etwa die doppelte Menge (also 2—2,5 g Eiweiß pro Körperkilo) nötig, da bei ihnen der Baustoffwechsel mit zu berücksichtigen ist. Für den Regenerationsstoffwechsel sind 2—3 g Eiweiß je Körperkilogramm zu fordern.

7. Die Deckung des Kohlenhydratbedarfs

Der wesentliche Energieträger der menschlichen Nahrung sind die Kohlenhydrate, von welchen unter normalen Bedingungen etwa 500 g täglich aufgenommen werden. Unter den Kohlenhydraten steht das Brot an erster Stelle. Ihm gegenüber treten Gemüse, Früchte und Zucker als kohlenhydrathaltige Nahrungsmittel weit zurück. Vom Brot lebt etwa ein Viertel der Menschheit. Die Zubereitung des Brotes ist eine uralte Kulturerrungenschaft. Die Bevorzugung des Brotgetreides für die menschliche Ernährung beruht auf seinen wertvollen biologischen Eigenschaften, die unter anderem in einem besonders harmonischen Verhältnis von Kohlenhydrat, Eiweiß und Fett gegeben sind. Das Eiweiß des Brotes wird ausgenutzt, bei gröberem Brot allerdings die Sekretmenge des Darmes gesteigert. Die einzelnen Getreidesorten haben anscheinend eine differente biologische Wertigkeit. Diese Tatsache läßt sich aus der verschiedenen Geschwindigkeit des fermentativen Abbaus derselben bis zum Verschwinden der Jodstärkereaktion — dem sogenannten achroischen Punkt — schließen.

Neben dem Eiweißproblem spielen die Vitamine in der Brotfrage eine beachtliche Rolle. Das wichtigste Vitamin in den Brotgetreidearten ist das Vitamin B_1. Im Keimling der Getreidekörner sind außerdem die Vorstufe des Vitamins A und ferner das Fortpflanzungsvitamin E vorhanden. Die Verteilung der Vitamine ist im Getreidekorn ungleichmäßig. Die vitaminreichsten Anteile des Korns sind neben dem Keim die äußeren Schichten, Frucht- und Samenschale und die Aleuronschicht. Der weiße Mehlkörper ist vitaminarm. Je weißer das Mehl ist, um so geringer ist sein Vitamingehalt.

Neben dem Vitamingehalt sind die Mineralien des Getreidekorns für die menschliche Ernährung von Bedeutung. Auch sie nehmen bei geringerer Ausmahlung erheblich ab.

Nach unseren heutigen Kenntnissen ist sowohl vom ernährungsphysiologischen als auch vom ärztlichen und zahnärztlichen Standpunkt aus der erhöhte Verzehr von Vollkornbrot durchaus zu begünstigen.

Neben dem Brot ist unter den Kohlenhydratträgern die Kartoffel am weitesten verbreitet. In Friedenszeiten kommen auf unsere Bevölkerung pro Kopf im Jahre rund 100 kg Kartoffeln. Die Kohlenhydrate derselben werden fast quantitativ, das Eiweiß zu $^4/_5$ ausgenutzt. Ernährungsphysiologisch wichtig ist der hohe Gehalt an Vitamin C und an Mineralien.

8. Die Fette in der Nahrung

Die wesentlichen Fettträger unserer Nahrung sind Milch und Milchderivate: Rahm, Butter und Käse; daneben spielt die Margarine eine große Rolle. Die Zusammensetzung der Margarine ist eine sehr ungleichmäßige, was mit dem wechselnden Angebot an Rohmaterial (Kokosöl, Walfett) zusammenhängt. Neuerdings ist es gelungen, Fettsäuren durch Oxydation aliphatischer Kohlenwasserstoffe herzustellen und daraus durch Verbesserung mit Glyzerin Fette zu machen. Das Fett ist geschmacklich einwandfrei und wird bei mittleren Mengen von 50—100 g je Tag von gesunden und kranken Menschen vertragen.

Da nach dem Gesetz der isodynamen Vertretung der Nährstoffe die Fette durch Kohlenhydrate und Eiweiß vertreten werden können, ist die Frage aufgetaucht, ob der Mensch vollkommen fettfrei leben könne? Die Frage ist dahin zu beantworten, daß ein Minimum von Fett, etwa 5—10 g je Tag, in der Nahrung enthalten sein muß, weil die Fette und Öle als wichtige Träger und Transportmittel der Lipovitamine zu wirken haben. Wenn kein Fett in der Nahrung enthalten ist oder das Fett nicht genügend ausgenutzt werden kann, macht sich der Mangel an fettlöslichen Vitaminen (den Lipovitaminen A, D und K) durch Erscheinen der Hypovitaminosen geltend. Auch Linol- und Linolensäure müssen in der Nahrung enthalten sein.

Der tägliche Mineralbedarf des erwachsenen gesunden Menschen wird von RUBNER folgendermaßen angegeben: Phosphorsäure 4,47 g, Kalium 4,4 g, Magnesium 0,57 g, Kalk 1,22 g, Eisen 0,15 g. Diese Mineralien sind in etwa ½ l Milch und dem normalen Tagesbedarf an Kartoffeln, Gemüse und Früchten enthalten. Stehen Milch und Kartoffeln nicht zur Verfügung, kann es zu Mangelerscheinungen auf dem Gebiet des Mineralhaushaltes kommen.

II. Ernährungsstörungen

Störungen der Ernährung können sowohl in quantitativer als auch in qualitativer Hinsicht eintreten. Quantitative Ernährungsstörungen werden einerseits bei übermäßig reichlicher Ernährung, andererseits als Folgen unzureichender Nahrungszufuhr beobachtet. Eine überreichliche Ernährung ist in vielen Fällen auf eine Störung des Nahrungstriebes zurückzuführen. Die Folgen sind die verschiedenen Formen der Fettsucht. Der gesunde Nahrungstrieb stellt einen ungemein fein spielenden Regulator dar, der bei den sehr wechselnden Bedürfnissen des Organismus durch klimatische Einflüsse oder infolge großer körperlicher Anstrengungen für die Konstanterhaltung des Körpergewichtes und für die physiologische Zusammensetzung des Organismus Sorge trägt. Mit bewundernswerter Genauigkeit wird beim ausgewachsenen gesunden Menschen durch Jahre und Jahrzehnte hindurch das Körpergewicht konstant gehalten. Wir wissen, daß bei hohen Außentemperaturen die Nahrungszufuhr infolge Appetitmangels geringer, bei niedrigen Temperaturen dagegen größer wird. Die Regulationen für die Nahrungszufuhr sind sicher sehr komplizierte. Die Annahme, daß der Nahrungstrieb von zentraler Stelle geregelt wird, ist eine Denknotwendigkeit. Die Lokalisation eines sog. „Hungerzentrums" ist bis heute nicht gelungen. Auch die Wege der Befehlsübermittlung — humorale oder neurale — sind unbekannt. Sicher kommt es bei Störungen der Korrelation der innersekretorischen Drüsen zu Fehlleitungen des Nahrungstriebes.

A. Quantitativ unzureichende Ernährung

Weit besser als die Bedingungen, welche zu einer Zunahme des Körpergewichts führen, kennen wir die Ursachen der Abmagerung. Am klarsten liegen die Verhältnisse beim Zustande des absoluten Hungers, welcher von physiologischer Seite sehr genau und häufig untersucht wurde. Beim akut einsetzenden Hunger fällt der Energieverbrauch zunächst dem Körpergewicht proportional ab. Darüber hinaus fällt der Erhaltungsumsatz, dessen Höhe durch die für das Leben unentbehrlichen Leistungen der Wärmeregulation, der Zirkulation, Respiration, Sekretion und der Tätigkeit der lebenden Zellen in ihrer Gesamtheit bedingt wird, bei sehr lange fortgesetztem Hunger langsam noch stärker als das Körpergewicht ab. Der Organismus stellt sich gewissermaßen auf einen sparsameren Betrieb ein.

1. Der absolute Hunger

Der Körpergewichtsverlust des Menschen beträgt beim absoluten Hunger am ersten Hungertag im Durchschnitt 1,05 kg, am 2. 1,0 kg, am 3. etwa 800 g. Nach 14 Hungertagen gehen 12,6%, nach 20 15,6%, nach 30 20,6% und nach 40 25,3%

des Körpergewichts zu Verlust. Wie lange der Mensch den Hungerzustand ertragen kann, ist generell nicht zu beantworten, da die Zeitspanne abhängig ist von dem Ernährungszustand, in welchem die Person in den Hungerversuch eingetreten ist.

Der Eiweißumsatz im Hunger, welcher an der Stickstoffausscheidungskurve bequem verfolgt werden kann, ist Gegenstand vieler Untersuchungen gewesen. Der tägliche Stickstoffverlust wird für die ersten 1½ Wochen auf 10—13 g angegeben. Es ist klar, daß ganz einheitliche Werte nicht gefunden werden, da die Größe des Eiweißumsatzes von der Größe der vorhergehenden Eiweißzufuhr, vom Körpergewicht und Geschlecht und von den Vorräten des Körpers an Kohlenhydraten, Eiweiß und Fettsubstanzen abhängt. Bei länger dauerndem Hunger fällt die Kurve der täglichen N-Ausscheidung rasch auf 2—3 g je Tag ab, um unmittelbar vor dem Tode wieder anzusteigen. Diese prämortale Hyperazoturie ist ein Zeichen dafür, daß nun die letzten Fettreserven aufgezehrt sind und das Körpereiweiß in steigendem Maße für die Energieproduktion herangezogen werden muß. Außerdem spielen kurz vor dem Tode Vorgänge der Selbstvergiftung bei der vermehrten Stickstoffausscheidung mit.

In Hungerzeiten strömt das Fett aus den Depots in das Blut zurück, um die Bedarfsorgane zu versorgen. Es kommt zu einer Hungerhyperlipämie. Die Leber reichert sich im Hunger stark mit Fett an. Bis zu 70% ihrer Trockensubstanz sollen unter diesen Umständen aus Fett bestehen können, während sie an Glykogen und Eiweiß verarmt. Das Organ als Ganzes nimmt an Masse stark ab.

Bei länger dauerndem Hunger treten Änderungen des Fettstoffwechsels ein, welche sich durch Auftreten von Azetonkörpern zeigen. Da die Kohlenhydratvorräte des hungernden Organismus schnell aufgezehrt sind, ist er im wesentlichen auf die Fettzersetzung angewiesen. Die Oxydation der Fette wird nicht zu Ende geführt. Die Folgen sind das Auftreten von Azeton, Azetessigsäure und β-Oxybuttersäure im Harn des Hungernden. Bemerkenswerterweise kann diese Azetonurie, wenn nur 100 g Zucker am Tage gegeben werden, völlig zum Verschwinden kommen.

2. Die chronische Unterernährung

Für die praktische Heilkunde ist die zweite Form des Hungerns, die chronische Unterernährung, von wesentlich größerer Bedeutung als die Physiologie des absoluten Hungers. Es gibt wohl kein chronisches Leiden, bei dem nicht in irgendeinem Stadium die Bedingungen der chronischen Unterernährung gegeben sind. Bald ist es die Inappetenz, welche eine zu geringe Nahrungsaufnahme verursacht, bald sind es, wie im Fieber, die gesteigerten kalorischen Bedürfnisse des Organismus, welche nicht voll gedeckt werden können und so zu einer Unterernährung führen. Manche Störungen des Stoffwechsels, die zu Lasten der Krankheit gebucht werden, sind in Wirklichkeit Folgen der chronischen Unterernährung. Die Nichtberücksichtigung dieser Tatsache hat zu zahlreichen Irrtümern und Mißdeutungen an sich richtiger Resultate geführt.

B. Quantitativ und qualitativ unzureichende Ernährung

1. Die Ödemkrankheit

Ein klassisches Beispiel für die Folgen chronischer Unterernährung ist die Ödemkrankheit. In größerem Umfange wurde dieses Leiden in Europa im Kriege 1914 bis 1918 beobachtet, wenn man von den wenig sicher verbürgten Nachrichten über die Häufigkeit der Wassersucht unter den napoleonischen Soldaten absieht. Die als Gefängniskachexie beschriebenen hydropischen Zustände sind mit dem Bild der Ödemkrankheit nahezu identisch. Ob die auf Segelschiffen früher beobachtete Wassersucht eine Ödemkrankheit darstellt oder, wie vermutet wird, mit der hydropischen Form der Beriberi identisch ist, bleibt eine offene Frage. Die dritte große hierher gehörige Gruppe ist die „epidemische Wassersucht" (epidemic dropsy), wie sie in Kalkutta und auf Mauritius beobachtet wurde.

a) Die Ätiologie der Ödemkrankheit

Die Frage, ob die Ödemkrankheit ausschließlich als Folge einer quantitativ unzureichenden Ernährung anzusehen ist oder ob nicht auch eine qualitative Unzulänglichkeit der Kost ätiologisch in Frage kommt, ist heute dahin entschieden, daß langdauernder Eiweißmangel in der Kost für die Ödemkrankheit die entscheidende Rolle spielt. Sicher ist, daß eine quantitative Unterernährung, welche sich über Wochen und Monate hinzieht, weitgehende Störungen in bezug auf Fermentbildung, Verdauung und Resorption zur Folge hat.

b) Die Symptomatologie der Ödemkrankheit

Das Aussehen vieler Ödemkranker erinnert an den Aspekt schwer Nierenleidender oder Herzkranker im Stadium der Dekompensation. Dem Arzt fällt sofort eine gewisse Inkongruenz zwischen der Schwere der Wassersucht und dem Verhalten der Kranken auf. Während Herz- und Nierenkranke mit so hochgradigen Ödemen kaum die Unbequemlichkeiten eines Transports ertragen können, suchen viele Ödemkranke den Arzt zu Fuß auf. Bei mäßigen körperlichen Bemühungen sind sie wenig oder gar nicht dyspnoisch. In ganz schweren Fällen tritt allerdings neben den universellen Ödemen eine hochgradige motorische Schwäche in den Vordergrund. Die Kranken können sich nicht ohne Hilfe ihrer Hände aus der Rückenlage oder aus gebückter Stellung aufrichten. Ihr Händedruck ist matt und kraftlos. Die zunehmend große körperliche Schwäche ist oft das Zeichen, durch das sich das Leiden dem Kranken bemerkbar macht. Die Leute sind dauernd gedrückter Stimmung, haben einen stumpfen, müden Gesichtsausdruck, vermeiden jede körperliche Tätigkeit und werden schließlich ganz arbeitsunfähig. Die Ödeme weisen alle Grade der Intensität und Extensität auf. Weitaus am häufigsten werden Fuß- und Unterschenkelödeme gefunden; oft schwellen die Unterschenkel zu unförmigen Walzen an und gewinnen dadurch ein elephantiasisähnliches Aussehen. Die Kranken gehen mit solchen Schwellungen umher. Ihr Gang bekommt etwas Charakteristisches insofern, als sie sich fortbewegen wie Leute, die schwere Gewichte an den Füßen tragen. Die Ödeme der Unterschenkel können so erheblich werden, daß sich breite Striae bilden; oft kontrastieren die hydropischen unteren Extremitäten in eigenartiger Weise mit der hochgradigen Abmagerung, die an der ödemfreien Brust und den oberen Extremitäten sichtbar wird. Man sieht am Thorax solcher Patienten sämtliche Rippen unter der Haut scharf abgezeichnet und Schlüsselbeine und Schulterblätter stark hervorspringen. In schweren Fällen finden sich Wasseransammlungen über dem Kreuzbein, Ödeme des Skrotums, der Labien und der Bauchhaut. Erhebliche Schwellungen an den oberen Extremitäten sind besonders bei Kranken, die sich noch außerhalb des Bettes befinden, seltener. Am ehesten findet man ein leichtes Ödem des Handrückens; häufiger sind Lidödeme. Die Lidspalte wird schmal, was dem Kranken das charakteristische, gedunsene Aussehen verleiht. Die Lidödeme können so hochgradig sein, daß auch das passive Öffnen der Augenlider unmöglich wird. Sehr charakteristisch ist das Verhalten der Ödeme. Sie können bei Bettruhe ohne alle diätetischen Maßnahmen oft in 1 bis

2 Tagen fast vollständig verschwinden, rezidivieren aber trotz Schonung und Kostverbesserung noch nach Tagen und Wochen, wenn die Kranken vorzeitig wieder an die Arbeit gehen.

Nicht selten werden bei Massenuntersuchungen Kranke gefunden, die, wie die Ödemkranken, über zunehmende Mattigkeit und Müdigkeit klagen und die zu körperlicher Arbeit untauglich sind. Sie sind hochgradig abgemagert, zeigen eine welke, blasse Haut und eine atonische und atrophische Muskulatur; Ödeme fehlen aber ganz. Werden sie bei ihrer Tätigkeit und unzulänglicher Kost belassen, so erkranken nicht wenige von ihnen später mit typischen Ödemen.

Die Haut ist bei schon entwässerten Kranken dünn, trocken und schilfert ab. Sie ist schlaff und läßt sich in großen Falten abheben. Die Fettschicht des Unterhautzellgewebes fehlt anscheinend. An den Ellbogen, an den Hand- und Kniegelenken fühlt sich die Haut rauh und hart an. Hautblutungen fehlen auch im RUMPEL-LEEDEschen Stauungsversuch. Gelegentlich kommt es, besonders an den Unterschenkeln, wenn die Haut durch das Ödem aufs äußerste gespannt ist, zu Entzündungen im Unterhautzellgewebe. Sie nehmen von Furunkeln und Rhagaden ihren Ausgang und sind als Sekundärinfektionen aufzufassen.

In schwereren Fällen kommt es zu Ergüssen in die großen Körperhöhlen. Am häufigsten findet man Aszites, seltener einen Hydrothorax; ein Hydroperikard habe ich nur ausnahmsweise gesehen. Bei ausgedehnter Hautwassersucht sind kleinere Ergüsse perkutorisch schwer nachweisbar. Diese Erfahrung stimmt mit den Sektionsbefunden überein, bei denen geringe Höhlenergüsse fast nie fehlen. Die Ergüsse sind stets eiweißarm, besonders an Albumin.

Wesentliche, vielleicht führende Symptome der Ödemkrankheit sind die Hydrämie und Hypalbuminämie. Der Brechungsindex des Serums ist herabgesetzt, ebenso der Trockenrückstand und das spezifische Gewicht. Berechnet man nach dem Brechungsindex den Serumeiweißgehalt, so ergeben sich nicht selten Werte unter 4%. Die Albumine sind dabei meist stärker vermindert als die Globuline, wodurch eine Verschiebung des Albumin-Globulinquotienten zugunsten der Globuline eintritt. Während normalerweise im Serum etwa 4 g Albumin und 2—3 g Globulin gefunden werden, was einem Albumin-Globulinquotienten von 2 entspricht, finden sich als Eiweißdurchschnittswerte bei den verschiedenen Ödemgraden folgende Werte:

Tabelle 8. Eiweißdurchschnittswerte bei den verschiedenen Ödemgraden

Ödemgrad	Gesamteiweiß	Albumin	Globulin	Albumin / Globulin
Höchstgradig	4,16	1,70	2,46	0,69
Hochgradig	4,48	2,04	2,44	0,84
Deutlich	5,39	2,85	2,54	1,09
Beginnend	5,64	2,87	2,77	1,04

Die Folgen dieser Verarmung an Eiweiß, besonders an demjenigen, welches reich ist an schwefelhaltigen Aminosäuren, sind Störungen der Wundheilung, der Blutregeneration, des Wachstums von Haaren und Nägeln. Die Störungen der Blutregeneration werden dadurch verständlich, daß 95% des Blutfarbstoffmoleküls aus Eiweiß bestehen. Auch die Herabsetzung der allgemeinen Infektionsresistenz wird auf die Hypoproteinämie bezogen. Wir sehen an Ödemkranken, daß an sich harmlose Infektionen, z. B. Furunkulose, sehr viel schwerer und verzögerter abheilen als unter normalen Ernährungsbedingungen. Auch der Widerstand gegen Intoxikationen, z. B. Chloroform und Alkohol, ist bei Eiweißverarmung des Organismus wesentlich geringer.

Außer der hypochromen Anämie, welche ein fast regelmäßiges Begleitsymptom einer länger bestehenden Ödemkrankheit ist, findet sich auf der Höhe der Ödemkrankheit eine Herabsetzung der zirkulierenden Blutmenge. Eine Erhöhung der Werte für rote Blutkörperchen ist nur ausnahmsweise, offenbar im Stadium der Ausschwemmung der Ödeme, festgestellt worden, wahrscheinlich im Zusammenhang mit großen Wasserverlusten durch die begleitenden Darmerkrankungen. Diese Hyperglobulie gehört sicher nicht zum typischen Erscheinungsbild der Ödemkrankheit, sondern stellt eine Komplikation dar. Bei der Einschmelzung der Muskulatur soll es nicht nur zu einem Abbau der Strukturproteine, sondern auch des Myoglobins kommen. Bei dessen Verfall werden so große Mengen von Eisen frei, daß die Serumeisenwerte auf mehr als das Doppelte der Norm ansteigen.

Die Leukozytenzahlen entsprechen in der Regel der Norm. Leukozytosen werden in unkomplizierten Fällen vermißt. Dagegen wird häufiger von einer Leukopenie berichtet. Die relativen Verhältnisse der weißen Blutkörperchen weichen nicht von denen unter gleichen Ernährungsverhältnissen lebender, gesunder Menschen ab. Die mehrfach betonte Erhöhung der Lymphozytenwerte auf Kosten der Neutrophilen ist für die Ödemkrankheit nicht charakteristisch.

Die Blutplättchenzahl ist unverändert; ebenso die Resistenz der roten Blutkörperchen.

Die chemischen Blutbefunde bei der Ödemkrankheit werden alle durch die begleitende Hydrämie kompliziert. Weit über die Blutverdünnung hinaus geht die Verminderung des Blutzuckers, welcher unter 40 mg % absinken kann.

Das Gesamtfett ist nach länger bestehendem Hungerzustand im Plasma vermindert, ebenso der Lipoidphosphor. Wichtig ist, daß bei länger bestehender eiweißarmer Ernährung auch Störungen des Mineralstoffwechsels eintreten, welche sich in einer veränderten Knochenstruktur und Verminderung des Kalziumgehaltes des Blutes — nicht selten auf 8 mg% — ausdrücken.

Es ist verständlich, daß bei ausgeprägter Hydrämie der Gesamttrockenrückstand abnimmt. Für das defibrinierte Blut sind Werte von 10,81%, für das Serum Werte von 5,46% Trockenrückstand sichergestellt. Kryoskopische Bestimmungen ergaben kein eindeutiges Resultat und zeigen im allgemeinen normale Werte.

c) Kreislauf

Nach längerem Bestehen der Ödemkrankheit überwiegen die schlaffen Herzen (Pfannkuchenherzen). Diese sog. hypotonen Herzen sind offenbar der Ausdruck der allgemeinen, auch die periphere Muskulatur treffenden Gewebsschädigungen; auf der anderen Seite werden aber auch Fälle beobachtet, bei denen, bezogen auf die Gesamtkörpergröße, das Herz klein erscheint. Bei diesen Beobachtungen ist aber zu bedenken, daß die Herzgröße im wesentlichen eine Funktion seines Füllungszustandes ist. Die Befunde über die erheblichen Schwankungen der zirkulierenden Blutmenge werden sich naturgemäß auf die Herzgröße auswirken müssen, d. h., das Herz wird zur Zeit der gesteigerten Ödemausschwemmung infolge Vermehrung der zirkulierenden Blutmenge ceteris paribus größer erscheinen als zur Zeit der Ödembildung. Zu dieser Zeit ist die zirkulierende Blutmenge verkleinert und damit notwendigerweise die Füllung des Herzens vermindert. Ein schlechter Füllungszustand des Herzens bedingt aber eine Verkleinerung der Herzsilhouette.

Ein weiteres für die Ödemkrankheit charakteristisches Symptom ist die Bradykardie. Die Angaben schwanken zwischen 30 und 36 Schlägen im Minimum. Eine Frequenz von 60 Schlägen wird in manchen Epidemien nur selten überschritten. Bei den weiblichen Patienten ist die Bradykardie nicht so stark ausgeprägt wie bei den männlichen. Die Bradykardie ist meist nur in der Ruhe festzustellen. Sobald man die Patienten aufstehen läßt oder sie geringen Anstrengungen aussetzt, kann die Pulsverlangsamung in eine ausgesprochene Tachykardie umschlagen. Nach einigen Kniebeugen, welche für den Schwerkranken schon eine Anstrengung bedeuten, wird neben der Pulsbeschleunigung Irregularität, Dyspnoe und Zyanose beobachtet. Die Bradykardie überdauert das Schwinden der Ödeme oft viele Monate. Sie ist als eine sinusoidale aufzufassen. Diese Sinusbradykardie wird als Teilerscheinung der Verlangsamung sämtlicher Stoffwechselvorgänge gedeutet. Der Vagusdruckversuch ist negativ. Auch fehlen alle Zeichen für eine Steigerung des Hirndruckes, welcher die Bradykardie bedingen könnte.

Neben der Pulsverlangsamung ist die Herabsetzung des Blutdruckes in den schweren Fällen ein konstantes Symptom. Der systolische Druck sinkt bei vielen Kranken auf Werte von 60 bis 65 mm Hg ab. Die Ursache für die Hypotonie sehe ich in einer peripheren Gefäßschädigung. Eine primäre Herzschwäche ist auszuschließen. Der Venendruck zeigt keine charakteristischen Abweichungen, die Werte liegen in der Regel zwischen 35 und 85 mm Wassersäule. In Ausnahmefällen sind geringe Steigerungen bis zu 120 mm Wasser gefunden worden.

Der Puls ist „kriechend" und „wurmförmig". Das Arterienrohr fühlt sich entsprechend der verminderten Spannung weich an. Gelegentlich ist der Puls deutlich dikrot.

Ein weiteres Kardinalsymptom der Ödemkrankheit ist neben der Wassersucht die Polyurie. Sie wird nur in wenigen typischen Fällen vermißt und in allen Stadien der Erkrankung beobachtet. Harnmengen von 3 bis 4 l in 24 Stunden sind nicht ungewöhnlich; auch noch größere Harnmengen werden beobachtet. In Fällen, in denen gleichzeitig Darmkatarrhe vorliegen, tritt die Polyurie zurück. Begreiflicherweise schwanken die Harnmengen erheblich, je nach der Zeit, in welcher man die Kranken zur Beobachtung bekommt, und dem Stadium der Erkrankung. Am größten sind sie naturgemäß zur Zeit der Ödemausschwemmung, aber auch zur Zeit der Wasseransammlung im Organismus und nach dem Anschwellen der Ödeme ist die Polyurie beobachtet worden. Sicher ist die Polyurie keine primäre, sondern eine sekundäre Erscheinung, welche auf die übermäßig große Wasseraufnahme mit der Nahrung zurückzuführen ist.

Bei manchen Kranken werden Untertemperaturen zwischen 35° und 36° im After gemessen. Solche Untertemperaturen finden sich vor allem bei Fällen mit Darmkomplikationen. Die Neigung zu fieberhaften Reaktionen ist bei den Ödemkranken fraglos herabgesetzt. Diese Tatsache steht in guter Übereinstimmung mit Beobachtungen, nach denen im Hungerzustand durch pyrogene Substanzen kein aseptisches Fieber erzeugt werden kann. Es liegt also bei den Ödemkranken offenbar eine Störung der chemischen Wärmeregulation vor.

Krankhafte Erscheinungen von seiten des Magen-Darmkanals sind bei Ödemkranken häufig. In den leichten und mittelschweren Fällen wird über mangelndes Sättigungsgefühl, oft über Heißhunger geklagt. In den schweren Fällen kann der Appetit vollkommen darniederliegen. Die Kranken haben einen Widerwillen gegen die monotone Kost, vor allem gegen Mehlspeisen. Es entwickelt sich ein Zustand, der den Gefängnisärzten längst als „Abgegessensein" bekannt ist.

Die Zunge ist oft belegt. In den unkomplizierten Fällen fehlen jedoch sonstige Veränderungen, vor allem skorbutische Krankheitszeichen, an der Mundschleimhaut. Die Magensekretionsverhältnisse sind gestört, oft fehlt die freie Salzsäure, die Gesamtazidität ist erniedrigt. Lab und Pepsin können fehlen. Auch die Darmfermente werden in verminderter Menge oder gar nicht abgesondert. Diese Hypo- oder Afermentie ist von wesentlicher Bedeutung für die gastrointestinalen Erscheinungen bei den Ödemkranken, von denen fast alle Autoren berichten. Häufig ist die intestinale Gärungsdyspepsie. Die bei vielen Ödemkranken vorhandene Auftreibung des Leibes, die mit der Abmagerung am Oberkörper in Kontrast steht, ist durch die reichliche Gasbildung in den Därmen verursacht. Die Stühle reagieren sauer, oft werden blasendurchsetzte Schaumstühle abgesetzt; die reichlich gebildeten Säuren führen zu katarrhalischen Erscheinungen, die auf den Dickdarm übergreifen und zur Absonderung von schleimigen, gelegentlich sogar blutig tingierten Stühlen Anlaß geben.

d) Die spezielle Pathogenese der Ödemkrankheit

Die wesentliche Bedingung für die Entstehung des Ernährungsödems ist die Armut oder der Mangel an biologisch vollwertigem Eiweiß in der Kost. Die Analysen der zum Ernährungsödem führenden Kostformen haben übereinstimmend gezeigt, daß dieselben sehr eiweißarm sind und daß unter den Eiweißarten das pflanzliche Eiweiß überwiegt. Die Kalorienarmut ist an sich keine notwendige Bedingung für die Entstehung der alimentären Wassersucht. Die dauernde Minderzufuhr von lebenswichtigen Aminosäuren bzw. biologisch vollwertigem Eiweiß führt zu einer Verarmung des Plasmas an Serumalbumin. Diese Tatsache hat für die Ödementstehung entscheidende Bedeutung. Der sog. kolloid-osmotische Druck des Blutes ist vom Eiweißgehalt des Plasmas abhängig. Die Hypoproteinämie ist mit einer Verminderung des kolloid-osmotischen Druckes verbunden, welcher das Wasser im Blute gewissermaßen fixiert. Unter den Eiweißkörpern des Plasmas ist das Serumalbumin für den kolloid-osmotischen oder onkotischen Druck fast allein verantwortlich, wie nachstehende Tabelle zeigt:

Tabelle 9

Onkotischer Druck einer 1%igen Lösung von	Beträgt cm H_2O
Serumalbumin	7,9
Serumglobulin	1,3
Fibrinogen	0

Durch die Verarmung an Serumalbumin wird derselbe so weit herabgesetzt, daß es zum Abfließen des sonst im Plasma gebundenen Wassers aus den Kapillaren in das Unterhautzellgewebe und die großen Körperhöhlen kommt.

e) Die Therapie der Ödemkrankheit

Nach dem Gesagten muß die Behandlung der Ödemkrankheit vor allem bestrebt sein, die großen Eiweißverluste des Organismus, welche alle wesentlichen Symptome der Ödemkrankheit bedingen, auszugleichen. 1920 wurde schon die Wirkung von Fleischzulagen auf die Entwässerung der Ödemkranken gezeigt. Schon die Zulage von 400 g Fleisch für 6 Tage hat in vielen Fällen zu einer vollständigen Entwässerung der Kranken geführt.

Wenn Fleischeiweiß nicht in genügender Menge zur Verfügung steht, kann man auch getrocknetes Fischeiweiß als Heilnahrung verwenden. Das desodorierte Fischmehl enthält 54% Eiweiß und wird vom Darmkanal gut ausgenutzt. Auch Trockenmilchpulver (Alete) oder ein Gemisch von Milch und Honig in trockener Form (Ho-Mi) haben sich für den Regenerationsstoffwechsel der Ödemkranken als wertvoll erwiesen. Das gleiche gilt für die Trockenhefe, von der man täglich bis zu 100 g geben kann.

2. Mehlnährschaden

Werden Säuglinge längere Zeit mit wenig oder ohne Milch, z. B. dauernd nur mit Mehlsuppe, ernährt, so nehmen sie zwar zunächst an Gewicht stark zu und täuschen dadurch einen guten Ernährungszustand vor, die Gewichtszunahme ist aber keine echte, sondern durch Wassereinlage in die Gewebe bedingt. Zunächst braucht diese Wassereinlagerung nicht zu sichtbaren Ödemen oder Höhlenhydrops zu führen. Später aber bilden sich an Augenlidern, Hand- und Fußrücken Ödeme aus, wodurch die Kinder ein blasses, gedunsenes, pastöses Aussehen gewinnen. Wie bei der Hungerwassersucht neigen die kleinen Kranken zu Untertemperaturen und Bradykardie. Wie bei vielen Ödemkranken treten auch bei Kindern nach einseitiger Kohlenhydraternährung abnorme Gärungen und gesteigerte Säurebildung im Darm auf, welche zu Durchfällen Anlaß geben. Wird die Nahrungszusammensetzung geändert und eiweißreicher gestaltet, so kommt es rasch zu erheblichem Gewichtssturz, da jetzt die gespeicherten Wassermengen vom Körper in kurzer Zeit wieder abgegeben werden. Dieser eigentümliche Zustand wird als Mehlnährschaden beschrieben. Das Leiden ist im wesentlichen durch die einseitige Ernährung mit eiweißarmen Mehlpräparaten bedingt. Wie vorstehend ausgeführt, ist das im Mehl vorhandene Eiweiß arm an exogenen Aminosäuren. Hafer, Gerste, Roggen und Weizen enthalten davon nur etwa 35%. Es werden sich also infolge der einseitigen Kohlenhydratkost ähnliche Folgezustände ausbilden müssen, wie wir sie bei der Ödemkrankheit geschildert haben. In allen sorgfältig untersuchten Fällen von Mehlnährschaden wird die Stickstoffbilanz negativ. Wir wissen vor allem vom Leucin, Isoleucin und Threonin, daß sie zum Aufbau des Plasma- und Gewebseiweißes und zur Verwertung von Nahrungsaminosäuren notwendig sind. Fehlen diese Aminosäuren in der Kost, so kommt es leicht zur Ausscheidung des gesamten exogenen Stickstoffs, wodurch die N-Bilanz notwendigerweise negativ wird. Wie bei den Hungerödemkranken kommt es auch bei Kindern mit Mehlnährschaden zu einer Hydrämie und Hypalbuminämie. Diese kurze Darstellung zeigt also, daß der Mehlnährschaden der Kinder mit der alimentären Wassersucht der Erwachsenen viele gemeinsame Züge hat. In beiden Fällen ist die einseitige, eiweißarme und kohlenhydratreiche Kost der wesentliche ätiologische Faktor.

Die Therapie des Mehlnährschadens ist daher die gleiche wie die der Ödemkrankheit. In beiden Fällen handelt es sich darum, die Kohlenhydrate einzuschränken und die Nahrung mit biologisch vollwertigem Eiweiß, mit Fetten und Vitaminen anzureichern. Natürlich werden die Wege im einzelnen beim Kleinkind und beim Erwachsenen verschiedene sein. Das Prinzip aber ist in beiden Fällen das gleiche und hat sowohl bei der Ödemkrankheit der Erwachsenen als auch beim Mehlnährschaden der Kinder zu vollem Erfolge geführt.

3. Ernährungsschaden infolge unzureichender Resorption

Während beim Hunger und bei der Ödemkrankheit die Bedingungen für die unzureichende Ernährung und ihre Folgen klar liegen, gibt es eine Reihe von Zuständen, die gleichfalls zu einer chronischen Unterernährung führen, ohne daß die zugeführte Nahrung quantitativ oder qualitativ unzureichend wäre. Hierher gehören die Ausschaltung oder der Verlust wichtiger Abschnitte des Magen-Darmkanals, wie sie als Folgen von Magen- und Darmresektionen bekannt sind, ferner die Fistelbildung zwischen Magen und Darm (Gastrokolonfistel nach Ulkusperforation in den Dickdarm) und schließlich die Ernährung durch eine künstlich angelegte Magen- oder Darmfistel.

Im großen gesehen haben Ausnutzungsversuche nach totaler Magenresektion gezeigt, daß eine ausreichende Ernährung bei einer Zufuhr von täglich etwa 2200 Kalorien durchaus möglich ist.

Größere Resektionen von Dünndarmabschnitten führen zu Stickstoff- und Fettverlusten, deren Ausmaß, abgesehen von dem Grundleiden, das die Resektion veranlaßte, abhängig ist von der Länge des resezierten Darmstücks. Bei sorgfältiger Ernährung kann mehr als ein Drittel des Dünndarmes ohne Schaden entfernt werden. Wird der halbe Dünndarm entfernt (3—3,5 m), so können bis zu 30% N und 23% Fett verlorengehen.

Bei Fisteln zwischen dem Magen und dem Kolon wird praktisch der ganze Dünndarm ausgeschaltet Es kommt zu einer Scheinfütterung und zu rascher, mit dem Leben nicht verträglicher Inanition. Solche Fälle sind nur durch eine Operation, welche die Fistel schließt, zu retten.

Neben dem peptischen Ferment des Magens kennen wir Fermente des Darmkanals, welche für einen regelrechten Ablauf der Verdauung unentbehrlich sind. Die intravenöse Injektion eines neutralisierten Salzsäureauszugs der Zwölffingerdarmschleimhaut bewirkt eine sehr kräftige Pankreassekretion. Diese aus der Schleimhaut des Zwölffingerdarms extrahierte Substanz — Sekretin genannt — ist alkohollöslich und hitzebeständig, aber leicht zerstörbar durch den Pankreassaft. Die tryptischen Fermente des Pankreas werden ihrerseits durch die Enterokinase des Dünndarms aktiviert und wirksam gemacht. Es spielen sich also zwischen Magen- und Darmverdauung eine Reihe komplizierter, chemischer, vom Nervensystem unabhängiger Vorgänge ab. Es ist daher verständlich, daß jede chronische Schädigung der Magen- oder Darmschleimhaut in dieses Wechselspiel der fermentativen Vorgänge störend eingreifen muß, mit dem Endeffekt eines schlechteren Aufschlusses der Nahrung. Es kommt hinzu, daß durch chronisch entzündliche Zustände die resorptive Leistung des Darmes erheblich beeinflußt wird. Fieberhafte Zustände erhöhen naturgemäß den Kalorienbedarf des Körpers; auf der anderen Seite schädigen sie den Appetit. Es treffen also bei allen chronisch fieberhaften Erkrankungen des Magen-Darmkanals eine Reihe von Faktoren zusammen, welche den Ernährungszustand aufs schwerste gefährden. Es kommt hinzu, daß manche Infektionen zu einer beschleunigten Motorik des Darmes Anlaß geben, welche ihrerseits die aufgenommene und schlecht aufgeschlossene Nahrung den Darm schneller passieren läßt und damit zu größeren Verlusten Anlaß gibt. Das ist z. B. bei flächenhaften Erkrankungen der Dünndarmschleimhaut, wie bei der Cholera, der Fall. Auch exogene (z. B. Quecksilber) und endogene Intoxikationen (z. B. Urämie) wirken in dem gleichen Sinne. Ist die Schleimhaut aber nur stellenweise erkrankt, wie z. B. beim Typhus oder anderen geschwürigen Prozessen, so kann die Nahrungsausnutzung vollkommen normal bleiben. Bei einem diffusen Darmamyloid leidet sowohl die Stickstoff- als auch die Fettausnutzung erheblich. Es sind Stickstoffverluste von 14—27% und Fettverluste von 31—37% in solchen Fällen beobachtet worden. Einseitige Störungen der Fettausnutzung werden bei der Sprue und bei Abschluß der Galle oder des Bauchspeichels vom Darm gefunden.

C. Qualitativ unzureichende Ernährung — Avitaminosen

1. Allgemeines

Eine Nahrung, welche an Eiweiß, Kohlenhydraten und Fetten kalorisch ausreichend ist, also eine quantitativ zureichende Ernährung möglich macht, die ferner auch genügend Mineralstoffe enthält, um den Aufbau und Betrieb des Organismus in Gang zu halten, führt doch über kurz oder lang zu Wachstumsstillstand, Krankheit und Tod, wenn ihr nicht bestimmte akzessorische Nährstoffe beigemischt sind. Diese werden auch Vitamine genannt. Krankheiten, welche aus dem Mangel an solchen akzessorischen Nährstoffen sich herleiten, nennt man Insuffizienzkrankheiten oder Avitaminosen.

Unter den Vitaminen unterscheiden wir fettlösliche und wasserlösliche.

Tabelle 10. Fettlösliche Vitamine

Buchstabenbezeichnung des Vitamins	Chemischer Trivialname des Vitamins	Bezeichnung des Vitamins nach der Funktion
Vitamin A	Axerophthol	Antixerophthalmisches Vitamin, antiinfektiöses Vitamin, Epithelschutzvitamin
Vitamin D	Calciferol	Antirachitisches Vitamin
Vitamin E	Tokopherol	Antisterilitätsvitamin
Vitamin K		Antihämorrhagisches Vitamin

Es ist verständlich, daß ein vollständiger Mangel an diesen Vitaminen in der Nahrung praktisch nur selten vorkommt; es ist aber bedeutungsvoll, daß in Hungerzeiten eine Reihe unbekannter oder wenig beachteter Symptome auftreten, welche vielleicht auf die, wenn auch nicht fehlende, so doch unzureichende Zufuhr bestimmter Vitamine zurückgeführt werden müssen. Bei den fettlöslichen Vitaminen ist die Resorption an die Anwesenheit von geringen Fettmengen gebunden. Auch führen alle Erkrankungen, welche die Fettresorption stören, zur Erschwerung der Aufnahme der fettlöslichen Vitamine. Der Ikterus, die Sprue und gewisse Pankreasaffektionen sind hier in erster Linie zu nennen.

2. Fettlösliche Vitamine

a) Das Vitamin A

Das Vitamin A leitet sich von im Pflanzenreiche weit verbreiteten gelben Farbstoffen, den Karotinen, ab. Die Umwandlung dieser Karotine, die man auch als Provitamine bezeichnet, geht in der Leber mit Hilfe eines Fermentes, der Karotinase, vor sich. Die im Pflanzenreiche vorkommenden Provitamine A gehören zu der großen Stoffklasse der Polyene.

Das Vitamin A (Axerophthol) $C_{20}H_{29}OH$ entsteht durch Spaltung des β-Karotins in zwei gleiche Hälften. Es hat einen Schmelzpunkt von 7,5 bis 8^0. Die besten

Quellen des Vitamins A sind die Leberöle des Heilbutts und der Makrele. Unter den menschlichen Nahrungsmitteln ist das Vitamin A besonders reichlich in der Butter, im Salat, in Karotten, Spinat, Eigelb enthalten. In den Leberölen liegt das Vitamin A als Ester vor. Durch Behandlung mit Alkali erhält man das Unverseifbare des Öls, aus welchem die Sterine mit Hilfe des Digitonins gefällt werden. Aus dem gereinigten Konzentrat wird das Vitamin durch Hochvakuumdestillation oder chromatographische Adsorption rein gewonnen.

Vitamin A ist bei gewöhnlicher Temperatur ein schwach gelbliches Öl, das in reinstem Zustand durch Unterkühlen kristallinisch gewonnen wird. Es wird durch Luftsauerstoff oxydiert und durch ultraviolettes Licht leicht zerstört. Mit Hilfe der CARR-PRICE-Reaktion mit Antimontrichlorid gibt es eine Blaufärbung, welche mit geeigneten optischen Instrumenten nach ihrer Intensität gemessen werden kann. Es ist wichtig, zu wissen, daß die Antimonchloridreaktion nicht für Vitamin A spezifisch ist.

Falls das fertige Vitamin A, welches nur in tierischer Nahrung enthalten ist (Milchderivate, Eier, Leber), in der Nahrung fehlt, muß der Körper das Vitamin A aus pflanzlichen Karotinoiden bilden. Aus frischen Gemüsen werden bis zu 10%, aus Trockengemüsen dagegen nur 5% der zugeführten Karotinmengen aufgenommen. Der Tagesbedarf wird mit etwa 800 γ Vitamin A angegeben.

Klinik der A-Hypovitaminosen

Unter den klinischen Erscheinungen des Vitamin-A-Mangels ist die Hemeralopie eine der ersten. Diese Mangelhemeralopie befällt meist Männer im 2. und 3. Lebensjahrzehnt, während Frauen viel seltener erkranken. Der Vitamin-A-Bedarf der Männer im geschlechtsreifen Alter ist deshalb so außerordentlich groß, weil durch die Abgabe des Samens größere Verluste eintreten. Frauen dagegen speichern das Vitamin A. Sie erkranken nicht selten gegen Ende der Schwangerschaft, besonders wenn diese ins Frühjahr fällt, an Hemeralopie.

Die Nachtblindheit bei Vitamin-A-Mangel wird durch körperliche Arbeit (Kriegshemeralopie), durch schwere Erkrankungen, wie akute Lungenentzündungen, fieberhafte Lungentuberkulose, und durch Darmerkrankungen begünstigt. Auch die reichliche Anwesenheit von Askariden und Ankylostomen soll zur Hemeralopie disponieren.

Das zweite Symptom des Vitamin-A-Mangels ist die Xerosis epithelialis. Hierunter wird ein eigenartiges Trockenwerden der Bulbusbindehaut mit anschließender Auflagerung weißlicher Massen verstanden. Zuerst erkrankt die Bindehaut des Lidspaltenbereiches. Eine entzündliche Rötung fehlt dabei.

Die Xerosis epithelialis corneae kann auf die peripheren Hornhautteile beschränkt bleiben und braucht mit der Bindehautxerose nicht in Zusammenhang zu stehen. Xerotische Inseln der Hornahutmitte kommen in verschiedener Zahl und Ausdehnung vor. In anderen Fällen können große Flächen der Hornhaut befallen sein. Die Sensibilität der Hornhaut und Bindehaut ist immer stark herabgesetzt. Längere Dauer der Xerose führt schließlich zum Zerfall des Epithels und zur Keratomalazie.

Die Keratomalazie befällt vorwiegend Kleinkinder vom 2. bis 4. Monat nach der Geburt bis zum 2. bis 4. Lebensjahr. Die Erkrankung verläuft beim Kinde sehr viel schneller als beim Erwachsenen; die Zerstörung der Hornhaut kann oft in wenigen Tagen vor sich gehen. Charakteristisch für die Keratomalazie ist die vollständige Reizlosigkeit des Auges mit Herabsetzung der Hornhautsensibilität, die Blässe der Bindehaut und das Fehlen jeder Entzündung bis zu dem Zeitpunkt, in welchem die tiefere Geschwürsbildung der Hornhaut beginnt. Die Krankheit geht in ein- oder doppelseitige Blindheit aus und vollzieht sich unter Entwicklung eines Leucoma adhaerens, eines Staphyloma corneae oder einer Atrophia bulbi. Daß sich der Vitamin-A-Mangel in Gestalt der Keratomalazie bei den Kleinkindern schwerer auswirkt als bei größeren Kindern und Erwachsenen, liegt an dem größeren Vitamin-A-Bedarf der stark wachsenden Kleinkinder. Der erhöhte Verbrauch kann außer durch das Wachstum noch durch schwere Krankheiten gesteigert werden. Auch ist stets daran zu denken, daß bei geringem Angebot von Karotinoiden Darmstörungen zu Vitamin-A-Mangel führen können.

Auch am Augenhintergrund sind verschiedene Veränderungen als Folge eines lang andauernden Vitamin-A-Mangels beschrieben worden. Die ganze Fundusperipherie kann mit weißen, kleinen Stippchen übersät sein. In anderen Fällen werden größere weiße Herde in der Zentralnetzhaut beschrieben oder auch graue Ringtrübungen, die um die Papille herum angeordnet sind.

Auch die Tränenorgane können bei Vitamin-A-Mangel erkranken. Die Tränenflüssigkeit ist vermindert, weil die Hornhaut- und Bindehautsensibilität herabgesetzt, der Lidschlag seltener geworden ist und damit der normale reflektorische Anreiz für die Tränenbildung wegfällt.

Neben den Augenveränderungen zeigt die Haut charakteristische Veränderungen als Folgen des Vitamin-A-Mangels. Das Epithel verdickt sich und wird durch Vermehrung der Zellagen undurchsichtig. Es neigt zu gesteigerter Verhornung und Wasserverarmung. Die Haut kann so trocken werden, daß sie sich wie mit Mehl bestaubt anfühlt. Sie neigt zu stärkerer Schuppenbildung infolge der Hyper- und Parakeratose. Die Tätigkeit der Talg- und Schweißdrüsen ist eingeschränkt. Das subkutane Fett schwindet, wodurch die Haut schlaff und gefältet erscheint und der Kranke ein frühzeitig gealtertes Aussehen bekommt. An den Streckseiten der Extremitäten kommt es bei Vitamin-A-Mangel leicht zur Keratosis pilaris, bei welcher sich enorme Hornmassen im Haarfollikel ansammeln. An Gesicht-, Stirn- und Wangenhaut treten zahlreiche Komedonen auf, die sekundär zu Akne und furunkelartigen Effloreszenzen Anlaß geben.

Daß alle diese Hautveränderungen tatsächlich auf den Vitamin-A-Mangel zurückzuführen sind, geht aus der Tatsache hervor, daß sie sich durch Lebertran oder Vogan in kurzer Zeit bessern oder vollständig heilen lassen.

Beim Menschen fällt vor allem die Trockenheit der Mundschleimhaut, die nicht selten mit einer Mundwinkelstomatitis gepaart ist, auf. Die Speichelabsonderung liegt darnieder, ebenso wie die des Magensaftes. Manche Kranke klagen über Magenbeschwerden und Durchfall, die sich nach Verabreichung von Vogan bessern. Vitamin-A-Zufuhr soll auch auf die Achylie günstigen Einfluß haben, insofern der Salzsäuregehalt des Magens nach Vogan wieder normalisiert wird.

Wenn auch bei Sektionsbefunden keratomalazischer Kinder keine gröberen strukturellen Veränderungen an der Leber gefunden wurden, so ist doch sicher, daß es bei chronischen Lebererkrankungen zum Auftreten von Keratomalazie kommen kann. Untersucht man zirrhotische Lebern auf Vitamin A, so werden sehr niedrige Werte gefunden; gelegentlich wird Vitamin A in solchen Lebern überhaupt vermißt. Das ist ein wichtiger Befund, denn wir sehen die Leber als Speicherorgan von Karotin und Vitamin A an.

Das gleiche gilt auch für Pankreaserkrankungen, besonders solche, die mit Ikterus und Abschluß der Galle einhergehen. Bei ihnen hat Wendt stark erniedrigte Werte für Karotin bzw. Vitamin A im Serum gefunden.

Viel diskutiert werden die Beziehungen zwischen Erkrankungen der Schilddrüse und dem Vitamin-A-Stoffwechsel. Nach Jodbehandlung bzw. Operation der überfunktionierenden Schilddrüse hat sich der erniedrigte Vitamin-A-Spiegel entsprechend der klinischen Besserung wieder gehoben. Die therapeutische Konsequenz aus diesen Befunden ist die Behandlung der Hyperthyreosen mit Vitamin A bzw. Vogan. Die Erfolge äußern sich in Gewichtszunahme und Normalisierung des Grundumsatzes, sind aber durchaus nicht regelmäßig und nicht immer überzeugend.

Auch Veränderungen der Niere kommen als Folge des Vitamin-A-Mangels vor. Sie werden als Resistenzverminderung der Epithelzellen gegen bakterielle Infektionen und Neigung zur Konkrementbildung geschildert. In China sollen auffallend viel Menschen, selbst Kinder, an Blasen- und Nierensteinen leiden, eine Tatsache, die mit der Umwandlung und Abschilferung von Epithelzellen — besonders des Nierenbeckens — in Zusammenhang gebracht wird.

Die Behandlung mit Vitamin A. Wenn auch das voll ausgeprägte Bild der Xerose und Keratomalazie in Europa zu den Seltenheiten gehört, so kommen doch sekundäre Vitamin-A-Mangelzustände als Begleitsymptome von Darm- und Lebererkrankungen auch in europäischen Ländern häufiger vor, so daß es nötig ist, sich mit der diätetischen Behandlung dieser Zustände vertraut zu machen. Zunächst ist noch einmal zu betonen, daß das Vitamin A als solches im Pflanzenreich nicht vorkommt, sondern daß es immer erst aus den karotinreichen Nahrungsmitteln (Karotten, grüne Erbsen, Bohnen, grüner Kohl, Spinat, Salat, Tomaten, Aprikosen, Orangen und Pfirsichen) gebildet werden muß. Unter den tierischen Vitamin-A-Trägern steht der Lebertran an erster Stelle. Ein einziger Löffel Lebertran soll die Keratomalazie innerhalb von 8 Tagen zur Abheilung bringen können.

Das reine Vitamin A wird als Vogan, aus hochwertigen Fischleberölen hergestellt, von MERCK in Darmstadt in den Handel gebracht; es enthält kein Karotin. Die Tagesdosis beträgt etwa 5—10 Tropfen, welche Nachtblindheit, Xerose und Keratomalazie rasch zur Abheilung bringen. Liegen Darmerkrankungen vor, welche die Resorption in Frage stellen, kann das Präparat auch subkutan oder intramuskulär (1 ccm je Tag) injiziert werden. Bei BASEDOWscher Krankheit werden wesentlich höhere Dosen Vogan (50 Tropfen je Tag) empfohlen.

b) Das Vitamin D. Die Rachitis

Die Rachitis kommt nur in gemäßigten Zonen vor, in tropischen und subtropischen Gegenden soll sie zu den größten Seltenheiten gehören und wird hier nur während der Regenzeit beobachtet. In den Rachitisländern werden vor allem Kinder befallen, die wenig der Luft und der Sonne ausgesetzt und meist in dunklen Zimmern gehalten werden. Im Hochgebirge ist die Rachitis so gut wie unbekannt. Die Krankheit hat insofern einen Saisoncharakter, als ihr Häufigkeitsgipfel in das Ende der Winterzeit fällt, während sie im Hochsommer seltener wird. Nachdem es im Jahre 1919 HULTSCHINSKY gelang, rachitische Kinder durch Bestrahlung mit ultraviolettem Licht zu heilen, wurde es bald verständlich, daß die Krankheit in den Tropen nicht vorkommt. Die spezifische Strahlenwirkung ist an den ultravioletten Teil des Sonnenlichtes gebunden. Das Ultraviolettspektrum der Sonne ist in den tropischen Ländern wesentlich breiter und gleichmäßiger über die Jahreszeiten verteilt als in unseren Gegenden, in welchen bis zu 99% des Sonnenultravioletts — besonders im Winter — durch Nebel, Rauch, Staub und Ruß absorbiert werden. Der Ultraviolettgehalt des Tageslichts ist in Großstädten und Industriegegenden aus den angeführten Gründen besonders gering, wodurch es verständlich wird, daß die Krankheit auf dem Lande weniger häufig gesehen wird als in den

Großstädten. Die Lichttheorie allein kann aber manche Tatsachen in der Rachitisätiologie nicht erklären. Wir wissen seit langem, daß künstlich ernährte Säuglinge viel schwerer an Rachitis erkranken als Brustkinder; auch ist bekannt, daß in der sonnenarmen arktischen Zone die Rachitis zu den Seltenheiten gehört. Es muß also neben der Lichtwirkung noch ein anderer Faktor die Rachitis verhüten können. Dieser Faktor wird in der fisch- und tranreichen Ernährung der arktischen Völker gesehen. Von HESS ist dann gezeigt worden, daß sich zwischen der Ernährungs- und der Lichttheorie eine Brücke schlagen läßt. Es gelang ihm, tierische und pflanzliche Nahrungsstoffe durch Bestrahlung mit ultraviolettem Licht antirachitisch wirksam zu machen. Er konnte ferner zeigen, daß ein in der Haut vorhandenes Provitamin durch Ultraviolettbestrahlung in ein antirachitisch wirksames Vitamin umgewandelt wird, indem es ihm gelang, durch Verfütterung bestrahlter Haut Ratten bei rachitogener Kost rachitisfrei zu halten. Es gelingt nämlich, durch Verfütterung besonders zusammengesetzter Kost an Ratten Knochenveränderungen zu erzeugen, die anatomisch den Veränderungen bei der menschlichen Rachitis weitgehend gleichen.

Über die Einzelheiten der Ernährungsfaktoren, welche zur menschlichen Rachitis führen, besteht heute noch keine Einigkeit. Wir wissen unter anderem, daß leichte Formen der Säuglingsrachitis durch Ersatz der Kuhmilch durch Frauenmilch ohne weitere Vitaminzufuhr geheilt werden können. Wir wissen ferner, daß der Gehalt des rachitischen Knochens an Phosphor und Kalk im Vergleich zum normalen Knochen erheblich herabgesetzt ist. Auch das Blut verarmt bei rachitischen Säuglingen an anorganischen Phosphaten, indem die Werte von 4,5 bis 5,5 mg% der Norm auf 2—3 mg % bei der floriden Rachitis herabsinken. Der Serumkalziumgehalt dagegen bewegt sich an der unteren Grenze der Norm und sinkt erst bei längerer Krankheitsdauer auf etwa 8 mg % ab. Immer scheinen die Störungen des Phosphatstoffwechsels denen des Kalkstoffwechsels vorauszugehen. Die Wirkung des antirachitischen Vitamins D soll nach neueren Untersuchungen darin bestehen, daß es die Bildung eines noch unbekannten Phosphor-Kalkkomplexes im Serum begünstigt, welcher seinerseits die Voraussetzung für die Verkalkung des Epiphysenknorpels darstellt.

Im Vordergrund des **Krankheitsbildes** stehen die Entwicklungsstörungen, die durch enchondrale Knorpelwucherung hervorgerufenen Epiphysenschwellungen an den Röhrenknochen der Extremitäten, vor allem am distalen Radius- und Ulnaende. Durch Wucherungen an den platten Knochen des Schädels, besonders an den Parietalia und Frontalia, kommt es zur Ausbildung des rachitischen Caput quadratum. Der Schädel wird, wie die mechanisch besonders in Anspruch genommenen Teile des Brustkorbes, deformiert, ebenso die Extremitäten (Coxa vara, O-Beine). Die Kinder bleiben im Wachstum zurück, die Zahnbildung ist verzögert, indem der Durchbruch des Milchgebisses durch die floride Rachitis gehemmt wird. Mit großer Sicherheit können die spezifisch-rachitischen Knochenveränderungen im Röntgenbilde erkannt werden. Infolge der avitaminotischen Stoffwechselstörungen kommt es zu einer abnormen Proliferation des Wachstumsknorpels. Während die Diaphyse des gesunden, wachsenden Röhrenknochens sich gegen die röntgenologisch nicht in Erscheinung tretende Epiphyse durch einen feinen, gleichmäßigen und glatten Schattenstreifen, welcher der präparatorischen Verkalkungszone entspricht, scharf abgrenzt, ist die rachitische Störung durch eine Unterbrechung der präparatorischen Verkalkungen gekennzeichnet. Der Knorpel wächst ungeordnet weiter, die Verkalkungslinie wird durch Lücken unterbrochen und dadurch ungleichmäßig. Die vorhandenen Spongiosabälkchen ragen unregelmäßig in das wuchernde osteoide Gewebe hinein. Das Schaftende erscheint ausgefranst, manchmal wie ausgewischt. Bei älteren Säuglingen fängt der Knorpel in den Randteilen des Schaftendes stärker an zu wuchern. Es sind Kalkrestchen eingelagert, und es entsteht die für die rachitischen Epiphysen charakteristische Becherform. Schreitet die Erkrankung fort, so wird die physiologische Resorption fertigen Knochengewebes nicht mehr durch neue Knochenbildung ausgeglichen, sondern es wuchert ein osteoides Gewebe, das sich im Röntgenbild durch unregelmäßige, ungleich dichte, maschige Struktur auszeichnet. An den konkaven Seiten der gekrümmten Knochen bilden sich periostale Osteophyten, die sich am äußeren Rande der verdünnten Kortikalis als zarte, manchmal ziemlich breite Schattensäume kennzeichnen.

Die Behandlung der Rachitis geschieht heute ebenso wie ihre Prophylaxe durch Zufuhr von Vitamin D_2 in Gestalt des Vigantol. Vigantol ist eine ölige Lösung, welche in 1 ccm 0,3 mg kristallisiertes Vitamin enthält. Zur Behandlung der Säuglingsrachitis werden dreimal täglich 5 Tropfen Vigantol verabreicht. Der Erfolg der Behandlung ist im Röntgenbild spätestens nach 14 Tagen deutlich erkennbar. Bei der „Vitamin-Stoßtherapie“ werden 10 oder 15 mg Vitamin D_2 auf einmal verabreicht. Neben dem Vitamin D_2, welches der Phytosterinreihe angehört, wird neuerdings auch ein Vitamin D_3, der Zoosterinreihe zugehörig, empfohlen, welches dem Vitamin D_2 überlegen sein soll. Daneben muß die allgemeine diätetische Behandlung geregelt werden. Die Kuhmilchernährung muß möglichst durch natürliche Ernährung ersetzt werden. Die Notwendigkeit der Zufuhr von Kalkpräparaten wird von Kinderärzten bestritten.

Bei rachitisgefährdeten Frühgeborenen und Zwillingen soll eine Rachitisprophylaxe durch eine tägliche Vigantolgabe von etwa 5 bis 7 Tropfen betrieben werden.

c) Das Vitamin K

Das Koagulationsvitamin K ist in der Natur weitverbreitet und in beträchtlichen Mengen im Spinat, in Karottenspitzen, Tomaten sowie pflanzlichen Ölen enthalten. Es soll auch durch Bakterien im Darmtraktus gebildet werden und findet sich daher in den menschlichen Fäzes. Das Vitamin K wird zur Bildung des Prothrombins in der Leber benötigt. Ein Mangel an Prothrombin im Organismus kann auf dem Fehlen von Vitamin K im Körper beruhen und dadurch hervorgerufen werden, daß entweder eine unzureichende Zufuhr oder eine mangelhafte Resorption im Dünndarm erfolgt. Wenn das Prothrombin allein in der Leber unter dem stimulierenden Einfluß des Vitamin K gebildet werden kann, wird es verständlich, daß bei schweren Schädigungen des Leberparenchyms die Prothrombinbildung trotz Vorhandenseins genügender Mengen von Vitamin K ungenügend wird. Hierdurch sollen sich die hämorrhagische Diathese und die Gerinnungsstörungen bei Leberkranken erklären. Injizierbare Vitamin-K-Präparate sind bei Darmerkrankungen, vor allem bei der Sprue und dem HERTERschen Infantilismus, zur Anwendung gekommen, ferner bei mechanischem Ikterus und bei Gallenfisteln. In all diesen Fällen handelt es sich um Resorptions-K-Avitaminosen. Auch nach chirurgischen Eingriffen am Magen-Darmkanal hat es sich bewährt.

Als Vitamin-K-Präparat ist das „Karan“ bekannt. Eine Ampulle „Karan“ zu 1 ccm enthält 7,5 mg 2-Methyl-1,4-naphthohydrochinondibutyrat in öliger Lösung. Die Wirksamkeit einer Ampulle entspricht etwa 200000 Vitamin-K-Einheiten nach DAM.

Von weiteren Vitamin-K-Präparaten seien hier noch genannt das „Synkavit“, chemisch das Disuccinat des 2-Methyl-1,4-naphthohydrochinons, das „Soluchinon“, ein Na-2-Methyl-1,4-naphthohydrochinondisulfat, und das „Kavitasol", das chemisch mit Synkavit identisch ist.

3. Wasserlösliche Vitamine

a) Das Vitamin B

α) Störungen infolge des Fehlens des Vitamins B_1 (die Beriberi)

Die Geschichte der akzessorischen Nährstoffe ist eng verknüpft mit der Geschichte der Beriberi und der Auffindung des antineuritischen Vitamins B_1. Schon im Jahre 1882 konnte TAKAKI durch Abschaffung der vorwiegenden Reiskost und ihren Ersatz durch Fleisch, Brot, Obst und Gemüse die Beriberi in der japanischen Marine praktisch zum Verschwinden bringen. Damit war zum ersten Male der Hinweis gegeben, daß ein Ernährungsfaktor für die Beriberi verantwortlich zu machen war, und weiterhin, daß dieser Faktor mit Wahrscheinlichkeit im Reis zu suchen war.

Tabelle 11. Wasserlösliche Vitamine

Buchstabenbezeichnung des Vitamins	Chemischer Trivialname des Vitamins	Bezeichnung des Vitamins nach der Funktion
Vitamin B_1	Aneurin Thiamin	Antineuritisches Vitamin
Vitamin B_2	a) Lactoflavin Riboflavin	Thermostabiler Wachstumsfaktor
	b) Nikotinsäure (P.P.-Faktor)	Pellagraschutzstoff des Menschen. Mangel bewirkt Pellagra, Dermatitis, Stomatitis, Gastroenteritis, Porphyrinurie
Vitamin B_6	a) Adermin	Pellagraschutzstoff der Ratte, vielleicht auch für den Menschen bedeutsam
	b) Hämogen	Verhütet Knochenmarkssperre (Perniciosa)
	c) Reifungsfaktor d) Folinsäure	Verhütet Panmyelophtise und Agranulocytose
Vitamin B_{12}		Kobalthaltiger Antiperniciosastoff
Vitamin C	Askorbinsäure	Antiskorbutisches Vitamin
Vitamin H		Hautfaktor, antiseborrhoisches Vitamin
Vitamin P	Zitrin	Permeabilitätsvitamin

Das Vitamin B_1 steht in inniger Beziehung zum Kohlenhydratstoffwechsel. Sowohl der Zuckerumsatz in der Leber als auch derjenige im Zentralnervensystem wird durch Vitamin B_1 gesteuert. Nach Vitamin-B_1-freier Ernährung steigt der Glykogengehalt der Leber an, das Blut wird reicher an Milchsäure ebenso wie das Gehirn. Zufuhr von Vitamin-B_1-reicher Hefe bewirkt ein Absinken der Milchsäure in Blut und Gehirn zur Norm.

In der Klinik der Beriberi werden vier verschiedene Formen unterschieden: 1. Die leichte, sensibel-motorische Form, die am häufigsten vorkommt. 2. Die trockene, atrophische Form, welche unter zunehmender Muskelatrophie zur allmählichen Lähmung der Ober- und Unterschenkel, Arme und Hände führt. 3. Die hydropische Form der Beriberi, auch „epidemic dropsy" genannt, welche zum Unterschied von der Ödemkrankheit immer mit mehr oder weniger ausgeprägten nervösen Symptomen einhergeht. 4. Die perniziöse oder kardiovaskuläre Form, von den Japanern „Shoshin" genannt. Eine strenge Trennung dieser verschiedenen Formen läßt sich nicht durchführen, da es sich vielfach nur um verschiedene Stadien im Krankheitsverlauf handelt.

Das erste Zeichen der beginnenden Erkrankung ist die leichte Ermüdbarkeit bei körperlicher Arbeit. Die Kranken sind nicht mehr in der Lage, sich schnell und elastisch aus der Kniebeuge zu erheben, Schwerfälligkeit bei dieser Bewegung muß in Beriberiländern unmittelbar den Verdacht auf das Vorliegen dieser Erkrankung erwecken. Der Schwäche in den Beinen folgt rasch eine solche der Arme und Hände, die schließlich in Lähmungen übergeht. Der aufsteigende Charakter dieser Lähmungen hat eine gewisse Ähnlichkeit mit der LANDRYschen Paralyse.

Gleichzeitig klagen die Kranken über ein Vertaubungsgefühl und Kribbeln wie Ameisenlaufen in Füßen und Händen. Diese Herabsetzung des Gefühls breitet sich zentripetal aus, geht aber selten in vollkommene Anästhesie über. Gleichzeitig treten Ödeme auf, die häufig an den Unterschenkeln beginnen. Dabei können zunächst die Wadenmuskeln so stark anschwellen, als ob sie sich im Zustande der Kontraktion befänden. Die Haut über den Wadenmuskeln ist gespannt. Probeexzisionen lassen beim Einschneiden weder Blut noch Flüssigkeit aus der Wunde austreten. Dagegen treten die Muskelbündel aus dem Spalt der Faszie stark hervor. Bei mikroskopischer Untersuchung zeigen sich die Fasern durch Vermehrung des intrafibrillären, gebundenen Bestandswassers gequollen und dicker als normal. Der Gang solcher Kranken fällt durch seine besondere Steifheit auf. Bei richtiger Therapie schwellen die Waden rasch wieder ab. Dieses intrazelluläre und intrafibrilläre Ödem, das auch den Herzmuskel befallen kann, scheint für den Prozeß der Beriberi charakteristisch zu sein. Später treten prätibiale Ödeme hinzu, die als Folge einer besonderen Zirkulationsstörung aufzufassen sind. Die Kranken werden schon nach geringer Anstregung kurzluftig, die Herzfrequenz steigt schnell an. Bei sorgfältiger Untersuchung zeigt sich eine Dilatation besonders des rechten Herzens. Die übrigen Organe bleiben im Anfangsstadium unbeeinträchtigt. Die Temperatur ist normal; Lungen und Bronchien bleiben frei. Die Harnausscheidung ist unverändert, der Harn ist frei von krankhaften Bestandteilen. Meist besteht eine Neigung zur Verstopfung. Die Sehnenreflexe können nach anfänglicher Steigerung erlöschen. Wenn jetzt keine Änderung der Diät eingeleitet wird, breiten sich die sensiblen und motorischen Störungen rasch nach oben aus. Die zunehmende Muskellähmung macht den Kranken hilflos und bettlägerig. Der Lähmung der Extremitäten folgt die der Rumpfmuskulatur. Auch die kleinen Muskeln des Kehlkopfes, der Stimmbänder und die vom Fazialis versorgte Muskulatur werden befallen. Die Stimme wird heiser, krächzend oder tonlos. Wenn keine Behandlung einsetzt, greift die Lähmung auf das Zwerchfell und die Interkostalmuskulatur über. So geht der Kranke an Atemlähmung zugrunde. Aber auch im Stadium der hochgradigsten Lähmung kann eine zweckmäßige, intensive Behandlung noch rasch Besserung und vollkommene Heilung bringen. Zuerst lassen die Ödeme nach. Unter starker Vermehrung der Harnmenge fältelt sich die vorher gespannte Haut; das Gesicht schwillt ab. Jetzt erkennt man, wie weitgehend der gelähmte Körper an Muskulatur verarmt ist. Rumpf und Extremitäten zeigen ein skelettartiges Aussehen. Die gelähmten Füße zeigen Spitzfußstellung; die Hände eine Lage, wie wir sie von der Radialislähmung her kennen. Hat die Krankheit schon länger bestanden, können trotz sorgfältiger Behandlung Kontrakturen an Händen, Armen und Füßen zurückbleiben. Diese sog. trockene, atrophische Form der Beriberi wird als eigene Erscheinungsform am meisten beschrieben, doch wird von guten Kennern der Krankheit betont, daß der aktive Prozeß in irgendeinem Stadium des Leidens wohl stets mit Ödemen einhergeht. Fehlt jede Spur von Wassersucht bei den gelähmten Patienten, so soll dies als ein Zeichen dafür gelten, daß der Verlauf der Erkrankung zum Stehen gekommen ist.

Die Therapie der Beriberi führt um so schneller zum Ziel, je früher sie einsetzt. Bei beginnender Lähmung und Ödemen kann sich das Bild schon durch Wechsel der Diät schlagartig ändern. Pellkartoffeln, Leguminosen und frisches Gemüse, auch Sojabohnen, führen auch ohne Verordnung von Aneurinpräparaten rasche Besserung herbei. Bei der akuten, kardiovaskulären Form soll die Behandlung mit einem kräftigen Aderlaß eingeleitet werden, der das rechte Herz entlastet und den diastolischen Druck wieder normalisiert. Gleichzeitig müssen Aneurintabletten zu $\frac{1}{4}$ mg laufend zugeführt werden in Gestalt des Betabion, Betaxin u. a. In lebensbedrohlichen Fällen müssen die Präparate intravenös zugeführt werden. Man hat bis zu 20—50 mg Aneurin je Tag gegeben. Nebenwirkungen sind nicht zu erwarten, da der Überschuß mit dem Harn wieder ausgeschieden wird.

β) Die Klinik der Pellagra

Vier Symptomenkomplexe charakterisieren das klinische Bild der Pellagra:
1. Veränderungen der Haut.
2. Magendarmsymptome.
3. Symptome von seiten des Nervensystems.
4. Störungen der Psyche.

Am wichtigsten sind vielleicht die Störungen von seiten des Verdauungstraktus. Sie kommen dem Kranken nicht immer zum Bewußtsein. Die Kranken verlieren ihren Appetit, klagen über Schwere in der Magengegend und Spannung im Leib; auch Flatulenz und Bauchschmerzen werden angegeben. Sodbrennen, Aufstoßen, Übelkeit und Brechreiz sind häufig, Erbrechen dagegen selten. Die Kranken klagen über Brennen an der Zunge, dieselbe rötet sich und schwillt so stark an, daß man seitlich deutlich die Zahneindrücke erkennt. Später wird die Zunge blaß und glatt, die Papillen atrophieren. Beim Essen stark gewürzter Nahrung wird über stechende Schmerzen in der Zunge geklagt und über zunehmenden Speichelfluß.

Später treten Darmerscheinungen auf. Unter spastischen Beschwerden werden flüssige, mit Schleim vermengte Stühle entleert, die häufig dysenterieähnliche Beschaffenheit haben. Auch gastrogene Diarrhöen mit unverdauten Nahrungsresten werden beobachtet. Selten sind Fettstühle, die an Sprue erinnern. In vielen Fällen besteht eine ausgesprochene, histaminresistente Achylie. Doch ist diese kein obligates Symptom. Auch Hyp- und Normazidität werden gefunden.

Die ersten Erscheinungen an der Haut treten an den dem Sonnenlicht ausgesetzten Teilen ein. Die Haut schwillt an, gelegentlich bilden sich Blasen, welche sich sekundär eitrig infizieren können. Der Handrücken wird stärker befallen als die Finger. Immer sind die Veränderungen am Hemdabschluß scharf gegen die Umgebung abgesetzt. Im Gesicht sind vor allem Stirn, Wangen, Nasenrücken und das Kinn befallen. Die Oberlider, die Haut unter der Nase und die Unterlippe, welche weniger dem Licht ausgesetzt sind, sind schwächer oder gar nicht erkrankt. Wurde das Hemd offen getragen, so erscheint am Halse ein breites Band, der sog. CASALsche Kragen. Sofern die Kranken barfuß gehen, wird auch die Haut am Fußrücken in gleicher Weise verändert. Neben den dem Licht ausgesetzten Hautbezirken werden auch solche, die mechanischen Reizen unterliegen, betroffen. An der äußeren Ellenbogenseite, über den Knien und Schultern ist die Haut verändert. Nach 1 bis

2 Wochen nehmen die Rötung und Schwellung ab, die Haut wird braun und schuppt, häufig in großen Lamellen. Nach Abstoßen der Hautschuppen bleibt eine leicht gerötete Hautoberfläche zurück, die sich nach einigen Wochen pigmentiert. Wenn sich dieser Prozeß der Rötung, Schuppung und Pigmentation einige Male wiederholt hat, wird die Haut dicker und rauher, und es kommt zur typisch lokalisierten Hyperkeratose. Sie zeigt sich an Kinn, Stirn und Hals besonders ausgeprägt. An der Nasolabialfalte führt die Hyperkeratose zur Bildung sog. Hornkegel, welche sich gut tasten lassen. Diese Pigmentierungen und Hyperkeratosen können ohne therapeutische Heilkräfte abheilen und nach Jahren neu auftreten.

Auch die Fingernägel zeigen trophische Veränderungen. Sie werden dünner und brüchiger und zeigen das Bild der Koilonychie, wie wir es für die Chloranämie beschrieben haben.

Die Veränderungen am Nervensystem betreffen das pyramidale und extrapyramidale motorische System. Man unterscheidet das spastisch-ataktische Syndrom von den motorisch-sensiblen Erscheinungen vom peripheren Typus. Auch bulbäre und pallido-striäre Symptome werden beobachtet. Man sieht choreatische Bewegungsstörungen mit tickartigen Zuckungen in den Extremitäten und im Gesicht. Daneben kommen spastische Paresen mit Pyramidenzeichen und mit ataktischen Erscheinungen vor. Auch epileptiforme Anfälle, Pupillenstörungen, retrobulbäre und Flimmerskotome sind beschrieben worden. Die anatomische Untersuchung deckt degenerative Veränderungen in der grauen Substanz des Gehirns und Rückenmarks auf.

Das Blut zeigt meist das Bild einer sekundären Anämie, gelegentlich auch das einer hypochromen Anämie vom Charakter der Chloranämie. Mit dieser Krankheit kann die Pellagraanämie besonders dann verwechselt werden, wenn Achylie und Nagelveränderungen vorliegen und die Hauterscheinungen wenig ausgeprägt sind oder ganz fehlen. Auch eine hyperchrome Anämie mit Anisozytose, Poikilozytose und Polychromasie ist beschrieben worden. Das weiße Blutbild zeigt eine Neigung zur Leukopenie mit relativer Lymphozytose.

Bei der Pathogenese der Hauterscheinungen spielt die Einwirkung des Lichtes zweifellos eine Rolle. Vielleicht kreisen lichtsensibilisierende Substanzen — man hat an Hämatoporphyrin gedacht — im Blute. Diese Annahme liegt deshalb nahe, weil man bei Kranken mit Hydroa aestivalis und anderen Kranken mit Lichtempfindlichkeit, z. B. bei dem Lupus erythematodes, Porphyrinvermehrung im Harn und eine gute Beeinflußbarkeit durch Nikotinsäuredarreichung gefunden hat. Es darf auch nicht vergessen werden, daß auch im lichtarmen Winter bei einseitiger Ernährung, z. B. mit Hafergrütze, Pellagrazustände beobachtet werden, ohne daß die charakteristischen Hauterscheinungen, die mit Lichteinwirkung in Beziehung stehen, hier festgestellt werden.

Die Behandlung der Pellagra muß auf die Ernährung das Hauptgewicht legen. Maisnahrung ist bei endemischer Pellagra zu untersagen. Der leichtverdaulichen Kost, die Rücksicht zu nehmen hat auf die Achylie und die Durchfälle, sind 1—2 Teelöffel Trockenhefe zuzufügen, welche meist genügen, Pellagraerscheinungen rasch zurückzubringen. Bei Kranken mit Anämie sollen Leberextrakte, am besten parenteral, gegeben werden. Die Leber ist sehr reich an Vitamin B. Bewährt hat sich in der Behandlung die Nikotinsäure, welche in Tablettenform als Nikotinsäureamid Merck (0,25 g je Tag) oder in Gestalt von intramuskulären „Bayer“-Injektionen (0,1 g) gegeben wird. Die Haut- und die Magen-Darmerscheinungen können schon innerhalb einer Woche zurückgehen und der Allgemeinzustand sich rasch bessern.

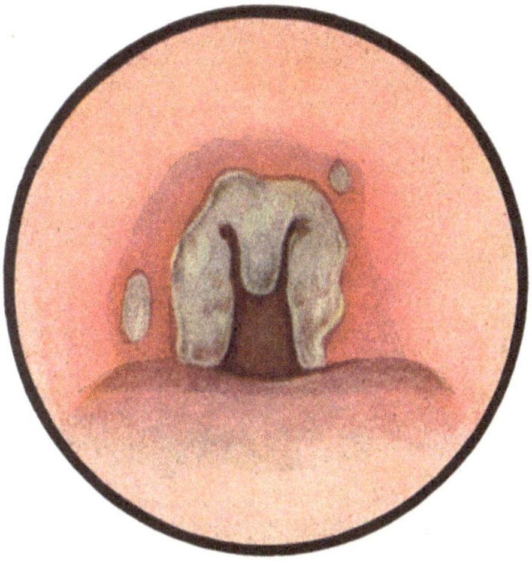

a

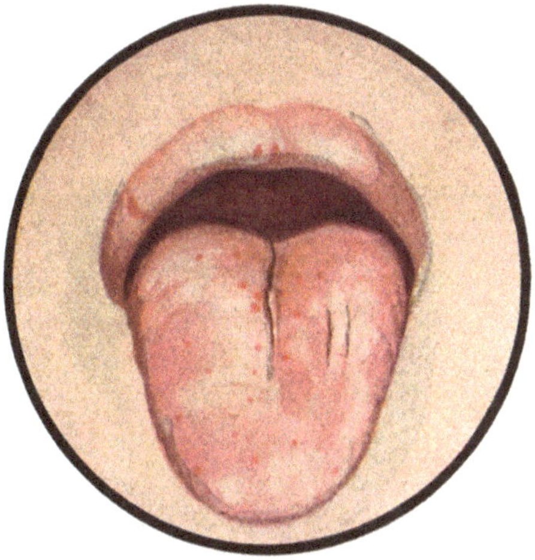

b

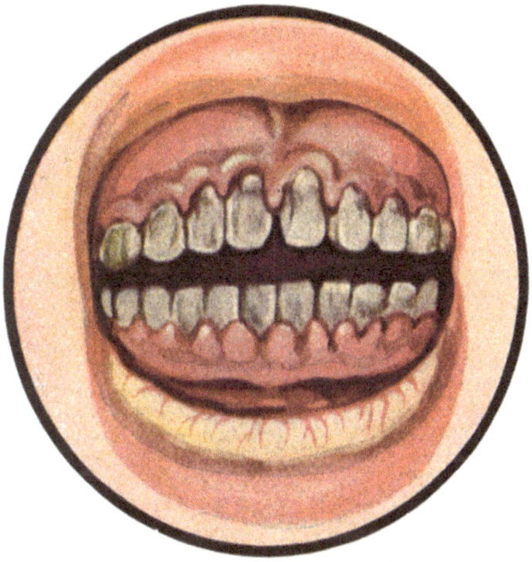

c

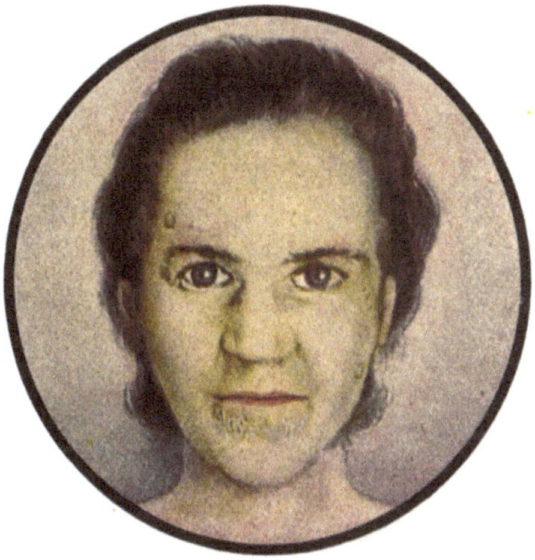

d

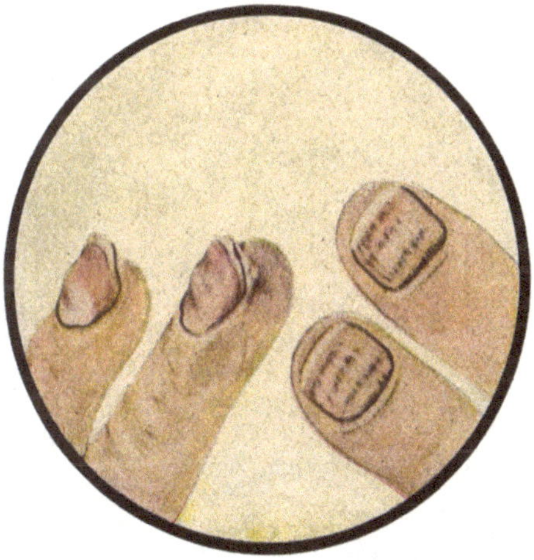

e

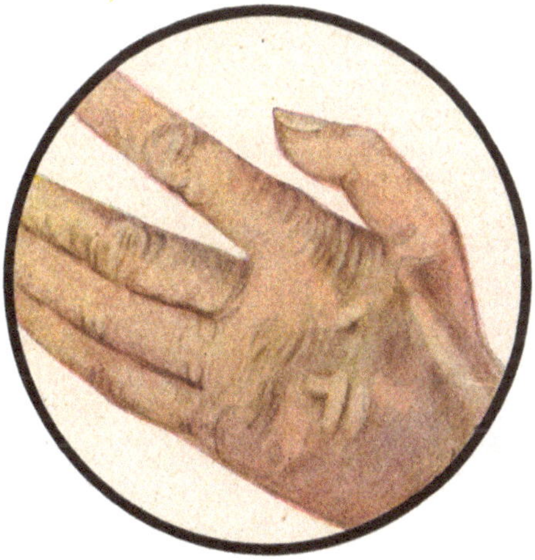

f

a) Rachendiphtherie — b) Teleangiektasien bei Morbus Osler — c) Mundschleimhautnekrosen bei akuter Leukämie — d) Hyperkeratose und Pigmentation bei Pellagra — e) Alimentäre Onychodystrophie (Wellen- und Querfurchenbildung) — f) Braunpigmentierte Hyperkeratosen bei sekundärer Pellagra

 Walter de Gruyter & Co. / Berlin

γ) *Die Faktoren der Vitamin-B_6-Gruppe*
(Adermin, Hämogen, Reifungsfaktor)

Unter den lebenswichtigen akzessorischen Nährstoffen der B_6-Gruppe hat der von CASTLE entdeckte Anämiefaktor die größte praktische Bedeutung. Bekanntlich entwickelt der Anämiefaktor, auch Extrinsikfaktor oder Hämogen genannt, seine Wirkung erst nach einer Reaktion mit der im Magen gebildeten Hämogenase oder dem Intrinsikfaktor. Fehlt der Anämiefaktor in der Nahrung bei erhaltener Produktion des Intrinsikfaktors, so sollen megalozytäre, hyperchrome Anämien, welche durch Hefe beeinflußbar sind, entstehen. Außer in Hefe ist das Hämogen in Weizen, Gerste und Reiskleie vorhanden, ferner findet sich Hämogen in der Muskulatur, in der Leber, der Niere und im Gehirn. Der durch Kuppelung von Intrinsik- und Extrinsikfaktor entstandene Antiperniziosastoff dagegen wird nur in der Leber gestapelt, in den Geweben aber wieder in Hämogen zurückverwandelt und als solches gespeichert. Nach dieser Vorstellung ist nur die Leber in der Lage, das in den Organen gestapelte Hämogen in dem zur Aufrechterhaltung der Hämatopoese erforderlichen Ausmaß in den Antiperniziosastoff zu verwandeln. Der Antiperniziosastoff — das Anahämin — sorgt für die rechtzeitige Abgabe reifer Erythrozyten durch das Knochenmark. Sein Fehlen bedingt die „Knochenmarkssperre“. Wahrscheinlich bedarf der Antiperniziosastoff zum Wirksamwerden noch der Mithilfe eines dem Tyrosin nahestehenden Produkts und eines Purinkörpers. Dieser ist vielleicht ein Farbstoff, der dem Xanthopterin nahesteht.

Ein weiterer, zur Aufrechterhaltung der gesamten Knochenmarksfunktion notwendiger Faktor ist der sog. Reifungsfaktor, dessen Fehlen eine Abnahme der gesamten Zellelemente des Knochenmarks bedingt. Es kommt zur Panmyelophthise, Aleukie oder zur Agranulozytose. Das erste Symptom des Mangels an diesem „Reifungsfaktor“ ist eine Abnahme der Granulozyten. Eine solche Granulopenie kommt beim Menschen als Folge ungenügender Resorption des Vitamins bei Gastroenteritiden und auch bei Pellagra und Sprue vor.

Neuerdings hat man der Folinsäure (Folic acid) große Aufmerksamkeit geschenkt. Dieser Wirkstoff hat sich mit dem Vitamin M als identisch erwiesen. Er vermag die Aleukie, den Schwund der Granulozyten und Thrombozyten zu verhüten, eine spezifische Wirksamkeit, welche ihn von anderen antianämischen Wirkstoffen unterscheidet. Die Folinsäure ist nachgewiesen worden in der Hefe, in der Leber, in der Milch, in Wildgewächsen, grünen Gemüsen, vor allem im Spinat. Sie ist löslich in Wasser und unlöslich in den üblichen organischen Lösungsmitteln. Sie ist sehr empfindlich gegen hohe Temperaturen und kann durch Behandlung im Autoklaven vollständig zerstört werden. Die physiologische Bedeutung der Folinsäure ist noch nicht abzusehen. Das Wachstum normaler Zellen soll durch Folinsäure günstig beeinflußt werden, während der Wirkstoff bei einer täglichen Injektion von 5 γ einen ausgesprochenen Hemmstoff des Tumorwachstums bei Mäusen darstellen soll. Klinisch hat sich die Folinsäure bereits in der Behandlung der makrozytären Anämie, der Pellagra und der Sprue in Dosen von 15 bis 20 mg per os oder 50 bis 100 mg intravenös bestens bewährt.

b) Das Vitamin C
(Antiskorbutisches Vitamin; Askorbinsäure)

Die Klinik des Skorbut. Skorbutkranke machen einen niedergeschlagenen, müden, willenlosen Eindruck. Ihre Haut ist blaß oder blaßgelb, trocken, schuppt leicht. Die Haarbälge treten stark hervor. Man spricht von Keratosis pilaris. Um die Haarbälge herum kommt es zum Auftreten leichter Blutungen und livider Flecken. Das Zahnfleisch ist dunkelrot, weich und besonders in der Umgebung kariöser Zähne geschwollen. Die Zähne tauchen gewissermaßen in dem blaurot geschwollenen Zahnfleisch unter. Es kommt beim Kauen zu Blutungen und Schmerzen. Diese Veränderungen sind aber für den Skorbut nicht charakteristisch. Wir sehen sie in ganz gleicher Weise z. B. bei akuten Leukämien und Agranulozytose auftreten. Im weiteren Verlauf kommt es zu Blutungen in die Muskulatur, wobei die besonders angestrengten Muskeln bevorzugt werden. Später kommt es zu Blutungen in die Gelenke und unter das Periost. Die Muskeln, besonders der Waden, sind druckschmerzhaft. Die Schmerzen in der Muskulatur der unteren Extremitäten zwingen die Kranken, eine besondere Haltung, die Seiltänzerstellung, einzunehmen. Die Hautblutungen können größere Flecke bilden oder die Form ausgedehnter Sugillationen annehmen, deren Farbe vom tiefen Blaurot in der Mitte nach außen hin mehr ins Gelbliche und Grünliche hinüberspielt. Werden die Blutungen resorbiert, so kommt es, besonders im Bereich der Muskelblutungen, zu bindegewebiger Induration, zu Zirkulationsstörungen und chronischen Ödemen. Blutungen in die inneren Organe sind beim Erwachsenen selten, jedoch gelingt der Nachweis von okkultem Blut im Stuhl häufiger, was aber nicht immer auf Magen- oder Darmblutungen hinzuweisen braucht, sondern durch die Zahnfleischblutungen erklärt werden kann.

Das Blut zeigt häufig die Zeichen einer sekundären Anämie, die sich auf Vitaminbehandlung rasch bessern kann. Das weiße Blutbild zeigt keine charakteristischen Veränderungen. Ebenso wird eine Verminderung der Thrombozytenzahl vermißt. Die Blutgerinnungszeit zeigt keine Abweichung von der Norm. Das RUMPEL-LEEDEsche Phänomen ist infolge einer Kapillarwandschädigung in der Regel positiv.

Mit der Resorption der großen Blutergüsse ist vielleicht das häufig auftretende skorbutische Fieber zu erklären.

Im weiteren Verlauf der Erkrankung treten Kreislaufsymptome in den Vordergrund. Die Kranken klagen jetzt häufiger über Ohnmacht, Herzklopfen und Dyspnoe. Atmung und Puls sind — besonders beim Säuglingsskorbut — beschleunigt. Auch Veränderungen im Elektrokardiogramm sind beschrieben worden, welche man mit Blutungen in das Reizleitungssystem erklären wollte. Neuralgien — besonders in den unteren Extremitäten — werden mit Blutungen in die Nervenstämme erklärt.

Im letzten Stadium ist das Herz vergrößert. Zu den Hautveränderungen gesellen sich blutig-seröse Ergüsse in die Pleura und das Perikard; schließlich treten enteritische Symptome mit blutig-schleimigen Entleerungen hinzu. Das Schicksal der Kranken wird meist durch die terminalen infektiösen Komplikationen entschieden. Der Tod ist wohl in der Regel auf das Versagen des Kreislaufs zurückzuführen. Der klassische Skorbut des 18. Jahrhunderts hatte eine Sterblichkeit von 50 bis 70%. Nach neueren Zusammenstellungen beträgt die Letalität 3,6—9%.

Es ist erklärlich, daß die einseitige Ernährung, die zum Skorbut führt, nicht nur einen Mangel an Vitamin C, sondern auch an anderen Vitaminen verursacht; wenn noch ein Mangel an hochwertigem Eiweiß hinzutritt, wird das Bild des reinen Skorbuts durch manche Züge verwischt, die ihm fremd sind.

Therapie: Die Zufuhr von frischem Obst und Gemüse sowie von Kartoffeln bringt den Skorbut rasch zur Abheilung. Hagebutten, Zitronen und Apfelsinen sollen besonders wirksam sein. Wichtig ist, zu wissen, daß die reine Vitamintherapie, welche besonders beim Skorbut der Säuglinge und Kinder in der Tagesdosis von 30 bis 50 mg schlagartige Erfolge hat, gelegentlich — besonders beim Erwachsenen — auch versagt; selbst größere Dosen von 300 bis 500 mg je Tag können bei peroraler Darreichung wirkungslos bleiben. Bei anderen Kranken, bei welchen die perorale Vitamin-C-Zufuhr keinen Erfolg hatte, wirkt die intravenöse Darreichung schlagartig. Der Grund ist darin zu sehen, daß chemische und bakterielle Einflüsse von seiten des häufig miterkrankten Magen-Darmkanals das Vitamin C schädigen oder zerstören. Auf jeden Fall ist es rationell, neben frischer Nahrung in Form von Obst und Gemüsen täglich 300—500 mg Vitamin C zuzuführen und davon die Hälfte intravenös oder als Natriumsalz der Askorbinsäure intramuskulär zur Anwendung zu bringen. Die Erfolge einer solchen kombinierten Vitamin-C- und Frischobstkur sind schlagend. Man kann die Wirkung der Kur am besten an der schnell eintretenden Straffung und Festigung des vorher schwammigen Zahnfleisches verfolgen. Die Blutungen des Zahnfleisches hören auf, die Schmerzen in der Muskulatur lassen nach, die Kranken gewinnen wieder neuen Lebensmut, bekommen Appetit und erholen sich schnell. Bei Kindern kann man schon nach 2—3 Wochen die Ausheilung der Knochenerkrankung im Röntgenbild verfolgen. Sind die Zahnfleischveränderungen mit einer Stomatitis nach Art der PLAUT-VINCENTschen Erkrankung kombiniert, so ist für gute Mundpflege und Pinselung mit Myrrhentinktur und Tinctura Ratanhiae zu sorgen. Es hat sich in solchen Fällen ein Mundwasser mit folgender Zusammensetzung bewährt.:

Tct. Ratanh.	20,0
Extr. Hamamel.	30,0
Spir. Menth. pip.	30,0
Spir. dilut.	20,0

Die gleichzeitige Beigabe von Frischnahrung zum Vitamin C ist aus dem Grunde wichtig, weil dieselbe die Vitaminoxydasen enthält, welche für den Umsatz der Vitamine zu sorgen haben.

III. Stoffwechselerkrankungen infolge von Korrelationsstörungen der endokrinen Drüsen

1. Die Magersucht

Nach Zerstörungsprozessen im Hypophysenvorderlappen oder im benachbarten Hypophysenstiel und am Boden des 3. Ventrikels entwickelt sich ein klinisches Syndrom, das aus folgenden Symptomen sich zusammensetzt: Magersucht, herabgesetzte Sexualfunktion, Haarausfall, Erschöpfung und leichte Ermüdbarkeit, herabgesetzter Grundumsatz und niedrige Körpertemperaturen, Appetitlosigkeit, niedriger Blutzucker, tiefer Blutdruck, flächenhafte Zyanose der Hände, Obstipation und Oberbauchbeschwerden. Das ausgeprägte Bild dieser SIMMONDschen Krankheit oder Kachexie ist außerordentlich selten und wohl als Terminalstadium aufzufassen; dagegen sind leichtere und symptomarme Formen der SIMMONDschen Krankheit relativ häufig. Man hat an eine primäre Tätigkeitsschwäche des Hypophysenvorderlappens gedacht, welche ein den Anfängen der SIMMONDschen Krankheit ähnliches, oft gleichartiges Krankheitsbild hervorruft. Hierher gehören manche Fälle von hypotonischem Symptomenkomplex, ferner leistungsschwache, blasse Frauen, bei denen die genaue Nachfrage die inkretorisch-vegetativen Störungen aufdeckt; ferner gehören in diese Gruppe die Kranken mit spätpubertärer und postpartualer Magersucht. Diese Krankheit wird auf eine primäre Störung der inkretorischen Korrelationen zurückgeführt; sie kommt nur beim weiblichen Geschlecht vor. Die Überfunktion des weiblichen Sexualapparates führt in einigen Fällen zur Hemmung der Hypophysenfunktion. In anderen Fällen weist die bestehende Amenorrhoe auf eine Unterfunktion des Sexualapparates hin. Im Einzelfall läßt sich aber schwer entscheiden, ob die Abmagerung mit der schweren Appetitlosigkeit das Primäre ist und die Menstruation erst sekundär aufhört oder umgekehrt. Ich kenne aber, wie andere Autoren, auch junge Mädchen mit bedrohlicher Magersucht, welche nie regelmäßig menstruiert haben und bei denen die Menarche nicht zur Entwicklung kam. Unter den subjektiven Symptomen der spätpubertären Magersucht stehen das hochgradige Erschöpfungsgefühl, die leichte Ermüdbarkeit und Schlaflosigkeit im Vordergrund. Häufig wird auch über zunehmende Gedächtnisschwäche und verminderte Schulleistung geklagt. Unter den psychischen Symptomen fällt die Launenhaftigkeit auf, die oft mit hysterischen Zügen verknüpft ist. Die Kranken sind schwer dazu zu bringen, überhaupt Nahrung zu sich zu nehmen. Sie verstehen es, ihre Umgebung hinsichtlich der Nahrungsaufnahme zu täuschen. Objektiv findet sich bei ihnen eine hochgradige Abmagerung, die Kranken sehen aus wie wandelnde Skelette, man wundert sich, daß sie überhaupt umhergehen können. Das Körpergewicht kann bis auf 25 kg bei Erwachsenen absinken, der Grundumsatz um 50% und mehr herabgesetzt werden. Der erste Eindruck ist der einer sterbenden Phthisikerin. Der Blutdruck ist stark herabgesetzt, die Blutzuckerwerte sind niedrig, die Haut ist trocken, oft faltig und glanzlos, oft bestehen Untertemperaturen.

Die Behandlung der Magersucht ist eine schwierige Aufgabe. In einigen unserer schweren Fälle, die sorgsam mit allen erreichbaren Hypophysenpräparaten, Progynon und Pancortex, sorgfältiger Regelung und Kontrolle der Ernährung vergeblich behandelt worden waren, brachte ein Milieuwechsel schnelle und überraschende Besserung, so daß man den Eindruck gewinnen mußte, daß die endokrinen Korrelationen hier von der Psyche her gestört waren. In zunehmendem Maße wird über Erfolge mit Hypophysentransplantationen berichtet.

2. Die Fettsucht

Die Ursache der Fettsucht wird in einem länger dauernden Mißverhältnis zwischen Nahrungszufuhr und Energieverbrauch des Körpers gesucht. Man hat zwei Formen der Fettsucht, die exogene, durch Überernährung oder Trägheit bedingte und die endogene oder konstitutionelle, unterschieden. Der gesunde Mensch hält viele Jahre hindurch, auch unter sehr wechselnden äußeren Bedingungen, sein Körpergewicht konstant, solange es ihm möglich ist, seine Eßlust ausreichend zu befriedigen. Der Appetit ist ein sehr feiner Regulator für den wahren Nahrungsbedarf. Tatsächlich ißt der gesunde Mensch nur so viel, wie er zur Deckung seines Kalorienbedarfs nötig hat. Die Regulation durch die physiologische Eßlust kann durch krankhafte Störungen des Appetits, die sog. Dysorexie, in Unordnung kommen.

Die reine exogene Form der Fettsucht ist sicher eine seltene Erkrankung; in der Regel finden wir eine konstitutionelle Disposition zu diesem Leiden. In vielen Fällen belehrt uns die Anamnese über das Vorliegen einer erblichen Belastung oder einer erworbenen innersekretorischen Störung. Die Überernährungsfettsucht wird bei einigen Fällen auch mit Recht als Faulheitsfettsucht bezeichnet, weil die Größe des Bedarfs infolge eines trägen Temperaments durch weitgehende Einschränkung jeder körperlichen Tätigkeit erheblich herabgesetzt ist. Kleine tägliche Überschüsse an Nahrung können bei solchen Personen, die angeblich nicht mehr essen als ihre Tischgenossen, auf die Dauer schon zu recht erheblichen Gewichtszunahmen führen.

Die endogene Fettsucht beruht in den meisten Fällen auf Fehlleistungen der endokrinen Drüsen oder auf einem gestörten Zusammenspiel derselben. Bei Erkrankungen oder Fehlen der Schilddrüse kommt es zum Myxödem, beim Fehlen der Keimdrüsen zur Kastrationsfettsucht, bei Erkrankungen der Hypophyse zur FRÖHLICHschen Krankheit bzw. Dystrophia adiposogenitalis. Man unterscheidet daher eine thyreogene, eine dysgenitale, eine hypophysäre und eine pankreatogene Fettsucht. Andere Autoren glauben, daß bei jeder Form der Fettsucht die Schilddrüse im Vordergrund der Störungen stehe. Wie schon früher bemerkt, ist es weder experimentell noch klinisch möglich, den Ausfall einer einzelnen inkretorischen Drüse für sich allein zu studieren und zu beobachten, da nach Erkrankung oder Zerstörung eines inkretorischen Organs die übrigen sofort kompensatorisch einspringen. Sicher ist aber, daß die Schilddrüse bei der Genese der Fettsucht die Führung hat. Ihr Inkret ist das Hauptstimulans für die Zelltätigkeit; bei mangelhafter oder fehlender Absonderung desselben kommt es auf die Dauer wohl immer zur Entwicklung einer Fettsucht. Auch das Myxödem ist von Erscheinungen der Fettsucht regelmäßig begleitet.

Das Fettwerden vieler Frauen nach der Menopause, die Fettsucht der Eunuchen, die Erfahrungen der Schweinezüchter mit der Kastration sprechen dafür, daß der Ausfall der Keimdrüsen das Entstehen einer Fettsucht begünstigt.

Bei der Dystrophia adiposogenitalis liegen Zerstörungen und Abklemmungen des Hypophysenstieles vor, der die Sekrete von der Hypophyse zu den Zentren der Regio hypothalamica überleitet. Die Fettsucht vom FRÖHLICHschen Typus, welche nach Hypophysenschädigungen durch Tumoren, Gummen, Tuberkeln und Verletzungen eintritt, kennzeichnet sich durch Fettansammlungen besonders an den Hüften, Nates, Brüsten und am Mons veneris, besonders auffällig bei männlichen Kranken. Der Sexualapparat und die sekundären Geschlechtsmerkmale sind unterentwickelt; Penis, Hoden und Skrotum bleiben klein. Beim Weib sind die Labien, Klitoris, Uterus und Ovarien in der Entwicklung zurückgeblieben.

Bei der insulären oder pankreatogenen Fettsucht liegt eine Überproduktion von Insulin vor. Diese hat wieder eine Neigung zu Hypoglykämie und gesteigerter Appetenz zur Folge. Die Fehlsteuerung des Nahrungstriebes — die Dysorexie — führt zu einer unmäßigen Nahrungsaufnahme und damit zur Fettsucht. Auch die Erfolge der Insulinmastkuren geben einer solchen Vorstellung Raum.

Unter den Symptomen der Fettsucht dominiert die Erschwerung der Wärmeregulation durch das Fettpolster, welche besonders bei Steigerung der Luftfeuchtigkeit hervortritt. Der Fette gerät schon bei 30° Wärme in feuchter Luft unter Vermeidung aller Körperbewegungen in starkes Schwitzen. Wird gleichzeitig noch Arbeit geleistet, so kommt er leicht in die Gefahr der Hyperthermie.

Die Neigung zur Dyspnoe ist einmal dadurch erklärt, daß der Fette einen großen Ballast an totem Gewicht mitzutragen hat; ferner werden durch die im Thorax und im Abdomen angehäuften Fettmassen Zwerchfellatmung und Herztätigkeit stark behindert. Bei höheren Graden von Fettsucht resultiert daraus ein für die Kranken außerordentlich quälender Zustand.

Die Gefahr der sog. Herzverfettung wird überschätzt. Die peripheren Stauungserscheinungen sind wahrscheinlich auf die gewaltigen Fettansammlungen im

Bauchraum, besonders im Mesenterium und Netz, zurückzuführen. Sie behindern die Atemexkursionen des Zwerchfells, welche für den gesamten Kreislauf von so großer Bedeutung sind. Die Herzbeschwerden bei Fettleibigen sind also nicht auf eine direkte Schädigung des Muskels zu beziehen, und die Gefahren, welche durch das Eindringen von subperikardialem Fett in die Muskulatur der Kammerwände der „Mastfettherzen" beschrieben wurden, sind sicher überschätzt. Natürlich kann eine kardiale Insuffizienz bei Fettsüchtigen sich auf dem Boden einer relativen Anämie, einer Arteriosklerose oder Koronarsklerose ebenso entwickeln wie bei anderen Kranken. Diese Erscheinungen sind aber als Komplikationen der Fettsucht aufzufassen und gehören nicht zum Wesen der Erkrankung.

Die Behandlung der Fettsucht sollte immer die ätiologischen Faktoren berücksichtigen. Häufig kann man durch strikte Flüssigkeitsbeschränkung auf etwa 1 l je Tag — unter Anrechnung des in den Nahrungsmitteln enthaltenen Wassers — Gewichtsabnahmen erzwingen. Das gleiche Prinzip der Entwässerung liegt auch den Milchkuren zugrunde. Die Kranken sollen fünfmal am Tage 200 g Milch und sonst nichts zu sich nehmen. Diese sog. KARELLsche Milchkur ist vor allem bei solchen Fettsüchtigen angezeigt, welche an Zirkulationsstörungen leiden. Besonders empfehlenswert ist die Durchführung der Kur mit der fast kochsalzfreien Aletemilch, welche eine besonders rasche Entwässerung des Kranken erzwingt. Die initiale Entwässerung der Fettsüchtigen ist sicherlich nicht nur ein Scheinerfolg, sondern wirkt sich insofern günstig aus, als die Kranken sich durch den Gewichtsverlust wesentlich erleichtert fühlen und zu körperlichen Bewegungen eher genelgt sind. Die Erziehung zur körperlichen Tätigkeit ist ein wesentliches Erfordernis in der Behandlung der Fettleibigen. Wie im einzelnen die körperlichen Übungen durchgeführt werden, muß man vom Alter und den Lebensgewohnheiten des Kranken abhängig machen. Jugendlichen wird man einen regelmäßig zu übenden Sport, älteren Kranken Terrainkuren empfehlen. Durch vorsichtige Dosierung der zunehmenden Steigarbeit kann man diese Terrainkuren auch bei Kranken mit leichten Zirkulationsstörungen durchführen. Viel Gutes kann auch die Heilgymnastik leisten, wenn gut geschulte Hilfskräfte zur Verfügung stehen.

Neben der Flüssigkeitsbeschränkung und einer geregelten körperlichen Tätigkeit in Gestalt einer Übungstherapie steht die Kalorienbeschränkung an erster Stelle. Wenn es sich durchführen läßt, soll die eiweißhaltige Nahrung wegen ihrer hohen spezifisch-dynamischen Wirkung und dem nicht zu unterschätzenden Sättigungswert an erster Stelle stehen. Das Fett ist auf 10 g zu beschränken, unter den Kohlenhydraten sind Obst und Gemüse zu bevorzugen. Im ganzen sind etwa 10—15 Kalorien je Körperkilo zu bewilligen. Im einzelnen muß individuell und unter Berücksichtigung der gegebenen Möglichkeiten vorgegangen werden. Am sichersten werden Entfettungskuren in diätetisch gut geleiteten Anstalten in Bädern wie Homburg, Mergentheim, Neuenahr, Kissingen, Wiesbaden unter Unterstützung durch glaubersalzhaltige Mineralquellen durchgeführt.

In Fällen, in denen inkretorische Störungen im Vordergrund stehen, tritt die organtherapeutische Behandlung in ihre Rechte. Die Behandlung mit Schilddrüsentabletten oder Thyroxin muß unter dauernder Kontrolle der Herztätigkeit durchgeführt werden. Von Schilddrüsentabletten kann man dreimal täglich 0,1 g geben und die Dosis allmählich steigern. Wenn eine Pulsbeschleunigung eintritt, ist die Dosis zu reduzieren oder das Präparat zeitweilig ganz abzusetzen. Gute Erfolge habe ich auch mit Präparaten gehabt, die aus verschiedenen Inkreten zusammengesetzt sind. Von diesen nenne ich das Inkretan und das Lipolysin. Das wirksamste Prinzip in ihnen ist das Schilddrüsenhormon. Bei gleichzeitiger Keimdrüseninsuffizienz ist zu empfehlen, das Schilddrüsenhormon mit dem Keimdrüsenhormon zu kombinieren. Bei der Dystrophia adiposogenitalis hat man Präparate gonadotroper Wirkung, z. B. Prähormon, Präloban oder Pregnyl, gegeben. Im allgemeinen ist die Injektionsbehandlung mit Hormonen wirksamer als ihre enterale Anwendung.

3. Der Morbus Basedow

Unter allen inkretorischen Drüsen ist die Schilddrüse in ihren Funktionen von der Umwelt am stärksten beeinflußbar. Das gilt sowohl für die Ernährung als auch für psychische Einflüsse. Der typische Morbus Basedow ist offenbar infolge der eiweiß- bzw. fleischarmen Ernährung der Nachkriegszeit eine seltene Erkrankung geworden. Dagegen hat man seit 1945 eine starke Zunahme der Strumen in sonst kropffreien Gegenden beobachtet.

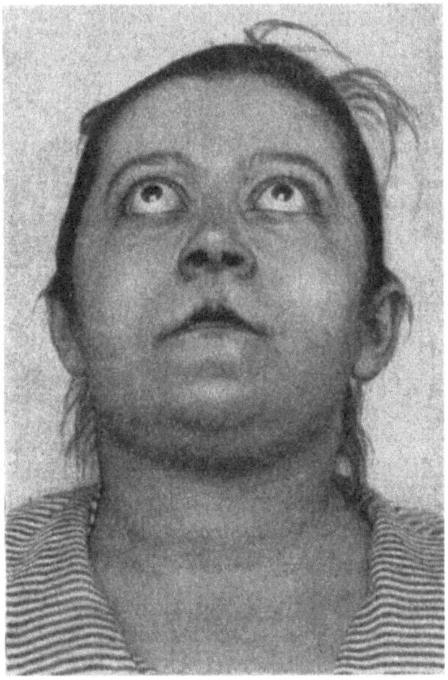

Abb. 38. Morbus Basedow

Das Krankheitsbild des Morbus Basedow kann durch verschiedene Faktoren ausgelöst werden. Bekannt ist, daß häufig große Erregungen und psychische Traumen als „Ursache" der BASEDOWschen Erkrankung angesprochen werden, doch kommen solche Ereignisse wohl nur als auslösende Momente in Frage. Wenn es anders wäre, müßte der große Krieg mit seinen Schrekken — vor allem durch die Luftangriffe, welche auch Frauen und Kinder nicht verschonten — eine erhebliche Vermehrung der BASEDOWschen Erkrankungen gebracht haben. Das ist tatsächlich nicht der Fall. Wohl aber hat man das Basedowsyndrom nach Schädeltraumen häufiger beobachtet. Zusammenhänge zwischen Hypophyse, Stammhirn und Schilddrüse sind sichergestellt. Das thyreotrope Hypophysenvorderlappenhormon bewirkt eine Stimulierung der Schilddrüse, welche sich auch im histologischen Bild durch eine Erhöhung des spezifischen Epithels und eine Kolloidabnahme erkennen läßt. Auch bei den Hirnverletzten sind beginnende Epithelveränderungen an der Schilddrüse gefunden worden. Durch das thyreotrope Hormon der Hypophyse wird die Funktion der Schilddrüse gesteigert; es kommt zu einer vermehrten Bildung und Ausschüttung von Thyroxin; der Sauerstoffverbrauch steigt an, der Jodgehalt der Schilddrüse nimmt ab und derjenige des Blutes zu; die Leber verarmt an Glykogen. Unter den Erkrankungen der Hypophyse kann vor allem die Akromegalie mit einem Vollbasedow einhergehen, aber auch der gegenteilige Befund — ein dem Myxödem ähnlicher Zustand — ist dabei gelegentlich beobachtet worden, wie auche die Kombination mit Kropfbildung (A. JORES). Wir sehen also bei Erkrankungen der Hypophyse und Verletzungen des Stammhirns alle Symptome der klassischen BASEDOWschen Krankheit auftreten: die Tachykardie, die Struma und den Exophthalmus (Merseburger Trias). Unter den Kreislaufsymptomen fallen die abnorme und dauernde Erweiterung der kleinen Arterien und das im Verhältnis zum Widerstande mit relativ großer Kraft arbeitende Herz auf. Die Pulswelle ist rasch und kräftig, die oberflächlichen Arterien und Karotiden zeigen eine sichtbare Pulsation. Die Frequenz des Pulses kann auf 140—160 in der Minute erhöht sein. Der arterielle Druck am Ende der Diastole ist erniedrigt, was auf die Erweiterung der Arteriolen und Kapillaren zurückzuführen ist. Die Kreislaufverhältnisse beim Morbus Basedow ähneln also denen bei einigen Formen von akutem Fieber, bei denen das Herz kräftig schlägt und die Arterien erschlafft sind. Die Erschlaffung der Arterien äußert sich subjektiv in einem dauernden Wärmegefühl, objektiv in einer auffallend geringen Differenz zwischen der Temperatur der Haut, z. B. in der geschlossenen Faust, und der des Rektums. Der elektrische Widerstand der Haut ist fast immer herabgesetzt, was nicht allein auf einer stärkeren Durchfeuchtung der Haut, sondern auch auf ihrem erhöhten Gehalt an Elektrolyten beruht, was wieder durch ihre stärkere Durchblutung zu erklären ist. Die erhöhte Durchblutung der Haut bedingt naturgemäß gesteigerte Wärmeverluste, welche durch erhöhte Verbrennungen ausgeglichen werden müssen. Es ist mir nicht unwahrscheinlich, daß die starken Steigerungen des Grundumsatzes ihre Ursache außer in der großen motorischen Unruhe vor allem auch in den Störungen der physikalischen Wärmeregulation durch die vermehrte Hautdurchblutung haben.

Die hochgradige Pulsbeschleunigung besteht auch während des Schlafes fort. Sie ist von quälenden subjektiven Empfindungen, wie Herzpalpitationen, Beklemmungsgefühlen und starkem Klopfen in den großen Gefäßen, begleitet. Die verstärkte Herzaktion geht mit einer Erschütterung der gesamten Herzgegend einher. Der Spitzenstoß ist verstärkt, die Herztöne sind paukend. Oft hört man über der Pulmonalis ein systolisches Geräusch. Die Herzarbeit ist gegenüber der Norm erheblich gesteigert. Im Elektrokardiogramm fällt in vielen Fällen — besonders in denen mit hoher Frequenz — eine hohe Nachschwankung auf, wie man sie bei jeder Akzeleransreizung und nach Injektion von Adrenalin beobachtet. Es gibt aber auch Basedowfälle, bei denen die Nachschwankung normal oder sogar klein ist. Ein für den Basedow typisches Elektrokardiogramm gibt es nicht.

Unter den Augensymptomen ist das GRAEFEsche Zeichen ein häufiges Frühsymptom, während die Insuffizienz der Konvergenz (MÖBIUS) und die Seltenheit des Lidschlages (STELLWAG) keine konstanten Symptome darstellen. Für die Steigerung des Stoffwechsels ist das charakteristische feinschlägige Zittern — namentlich der Hände, aber auch der Augenlider, der Zunge und der Beinmuskulatur — von Bedeutung. Trotz der Klagen über große Muskelschwäche befinden sich die Kranken dauernd in einem Zustande hochgradiger Unruhe. Dadurch wird der Erhaltungsumsatz auch des bettlägerigen Basedowikers weit mehr über den an sich schon gesteigerten Grundumsatz erhöht als der eines Normalen, wenn man unter Erhaltungsumsatz die in 24 Stunden umgesetzten Kalorien versteht, die sich aus dem Grundumsatz, den unvermeidlichen Bewegungen und der Umsatzsteigerung durch Nahrungsaufnahme und Verdauungstätigkeit zusammensetzen. Die Steigerung der Oxydationen in der Ruhe ist meist mit einer Hyperjodämie verbunden.

Die Hyperjodämie ist allerdings ebenso wie die Steigerung des Grundumsatzes nach neueren Untersuchungen kein regelmäßiger Befund. Auch der Arbeitsstoffwechsel ist schwer gestört, insofern für jede Arbeit ein ungewöhnlich großer Aufwand an Sauerstoff benötigt wird. Dieser erhöhte Sauerstoffbedarf bei geringen Arbeitsleistungen bedingt seinerseits ein erhöhtes Minutenvolumen und damit vermehrte Arbeit des Herzens. Es ist sicher nicht abwegig, für die hochgradige Abmagerung, der viele Basedowkranke in kurzer Zeit verfallen, nicht allein die Steigerung des Grundumsatzes, sondern auch die schwere Störung der Arbeitsökonomie verantwortlich zu machen.

Ob es allerdings berechtigt ist, die primäre Störung beim Morbus Basedow in den Muskel zu verlegen, der im Zustand der Ruhe und der Arbeit infolge einer „konstitutionellen Anomalie" einen abnorm gesteigerten Sauerstoffbedarf hat, müssen wir dahingestellt sein lassen.

Neben der Steigerung des Grundumsatzes und der verschlechterten Arbeitsökonomie hat man in manchen Fällen auch noch intestinale Störungen für die oft rapide Abmagerung der Basedowkranken verantwortlich gemacht. Die Nahrungsausnutzung ist aber bei unkomplizierten Basedowfällen aller Schweregrade — selbst solchen mit tödlichem Verlauf — normal. Die vielfach beschriebenen Fettausnutzungsstörungen sind kein obligates Symptom des Morbus Basedow, sondern offenbar die Zeichen einer Komplikation durch gleichzeitige Erkrankung des Pankreas.

Bei vielen Basedowkranken kommen offenbar infolge der Oxydationssteigerungen Störungen der Wärmeregulation vor, die sich in leichten Temperaturerhöhungen äußern. Die Haut zeigt öfter stärkere Pigmentierung. Die bekannten trophischen Störungen äußern sich in starkem Haarausfall und gelegentlich im Brüchigwerden der Nägel. Die inkretorischen Korrelationsstörungen äußern sich im Nachlassen der Sexualfunktionen, beim Manne kommt es zum Nachlassen der Potenz, beim Weibe gelegentlich zu Steigerungen der sexuellen Erregbarkeit, häufiger aber zur Abnahme und zum Aufhören der Menstrualblutungen.

Auch der Kohlenhydratstoffwechsel kann gestört sein. Nach peroraler Zufuhr von 100 g Dextrose wird häufig eine alimentäre Glykosurie beobachtet. Auch der Nüchternblutzucker kann erhöht sein.

Die Behandlung des Morbus Basedow ist abhängig von dem Stadium des Leidens, in welchem sich die Kranken befinden. Die leichten oder rudimentären Formen der Erkrankung, die auch als Formes frustes oder basedowoide Formen bezeichnet werden, spielen zahlenmäßig die weitaus größte Rolle. Zwischen den leichten Formen der Hyperthyreosen und den Kranken mit hochgradiger Abmagerung, extremem Kräfteverfall, schwerer Herzinsuffizienz mit Arrhythmia absoluta gibt es alle möglichen Übergangsformen und Zwischenstadien, welche diagnostisch nicht immer leicht zu beurteilen sind. Es ist wichtig, zu wissen, daß viele Kranke mit Hypertonie erhöhte Blutjodwerte und häufig auch einen gesteigerten Grundumsatz haben. Wir glauben, daß die Grundumsatzsteigerung und Hyperjodämie für einen ursächlichen Zusammenhang zwischen gesteigerter Schilddrüsentätigkeit und essentieller Hypertonie auf der Basis einer Korrelationsstörung der innersekretorischen Organe spricht.

Solche Korrelationsstörungen sind es, die die Kranken in vielen Fällen ärztliche Hilfe in Anspruch nehmen lassen, weil ihnen das Herzklopfen, die starke nervöse Erregbarkeit, der schlechte Schlaf bei abnormer Ermüdbarkeit und eine große Reihe weiterer subjektiver Beschwerden zu schaffen machen. Bei solchen Kranken braucht die Schilddrüse überhaupt nicht oder nur sehr wenig vergrößert zu sein. Auch die Augensymptome des typischen Basedow können fehlen, während der Blutdruck unter Vergrößerung der Amplitude häufig gesteigert ist. In solchen Fällen von leichter Hyperthyreose ist die systematische Anwendung der Beruhigungstherapie von oft beglückendem Erfolg. Die Kranken müssen darüber unterrichtet werden, daß sie „keinen Basedow hätten". Oft macht sie die Angst vor einer angedrohten Operation erst richtig krank. In solchen Fällen gelingt es durch Hovaletten (sechsmal 3 am Tage) oder Luminaletten in gleicher Dosierung, eine wesentliche Besserung aller Erscheinungen herbeizuführen. Wenn die Kranken besonders schlecht schlafen, ist es angebracht, die Beruhigungsmittel in gestaffelter Form anzuwenden, z. B. Luminaletten: morgens 2, nach der Mittagsmahlzeit 4, nach dem Abendessen 6 zu geben. Falls diese Mittel nicht zur Verfügung stehen, kann man sich mit 4%iger Luminallösung helfen, von der man am Tage fünfmal 20 bis fünfmal 30 Tropfen verordnet. Manche Kranken klagen über besonders starke Beschwerden nach den Mahlzeiten. Bei ihnen ist es angebracht, nach dem Essen eine Eiskrawatte auf die Schilddrüse für die Dauer von 1 bis 2 Stunden zu legen. Die Kranken werden dadurch gezwungen, nach den Mahlzeiten zu ruhen, und die Steigerung der Herztätigkeit, welche naturgemäß auch mit einer stärkeren Durchblutung der Schilddrüse einhergeht, wird nach den Mahlzeiten auf diese Weise gedrosselt. Durch diese Beruhigungstherapie werden nicht nur subjektive, sondern auch objektive Besserungen erzielt, insofern der leicht gesteigerte Grundumsatz zur Norm zurückgeführt und der erhöhte Blutjodgehalt gesenkt wird.

Neben dieser Beruhigungstherapie spielt die neue Behandlung des Morbus Basedow sowie der Hyperthyreosen mit Thiouracilderivaten heute eine große Rolle. Durch das Thiouracil wird die Thyroxinsynthese gedrosselt und damit die Bildung von Schilddrüsenwirkstoffen auf normale Mengen heruntergedrückt. Das Medikament muß monatelang gegeben werden. Vom Methylthiouracil gibt man je nach der Schwere des Falles eine Woche lang täglich 0,2 g, eine weitere Woche täglich 0,1 g und schließlich jeden 2. Tag 0,1 g. Der Grundumsatz kehrt allmählich zur Norm zurück, ebenso die Pulsfrequenz und die Blutdruckamplitude. Unter langsamer Gewichtszunahme verschwinden die nervösen Erscheinungen, und es tritt rasch die volle Arbeitsfähigkeit wieder ein. Die Gefahr der toxischen Nebenerscheinungen ist bei der angegebenen Dosierung gering. Bei Überdosierung hat man Leukopenie, Exantheme, Drüsenschwellungen, Magen-Darmstörungen und Arthritis beobachtet. Auf jeden Fall hat die Behandlung des Morbus Basedow mit thyreostatischen Substanzen eine Zukunft.

Unter Berücksichtigung der sozialen Verhältnisse und immer dann, wenn der Krankheitsverlauf für eine langdauernde Therapie genügend Zeit läßt, hat man sowohl hinsichtlich der Hyperjodämie als auch der Steigerung des Grundumsatzes mit der Röntgenbestrahlung sichere Erfolge. Es kommt offenbar durch die Bestrahlung der Schilddrüse zur verminderten Abgabe ihres wirksamen Prinzips. Eine generelle Entscheidung darüber, ob man der Röntgenbehandlung oder der Operation den Vorzug geben soll, kann nicht gefällt werden; immer muß man sich nach der Lage des Einzelfalles unter Berücksichtigung der Gesamtsituation richten.

Die Jodbehandlung des Morbus Basedow ist abzulehnen. Die Jodempfindlichkeit ist von Fall zu Fall so verschieden, daß man nie vorher entscheiden kann, ob der Schaden größer ist als der Nutzen.

4. Das Myxödem

Das Myxödem ist sowohl in funktioneller als auch in klinischer Hinsicht das Gegenstück des Morbus Basedow. Interessanterweise treten bei Behandlung des Morbus Basedow mit thyreostatischen Substanzen Schwellungen des Gesichts und der Extremitäten auf, wie wir sie beim Myxödem beobachten. Es ist damit gezeigt, daß man allein durch medikamentöse Einwirkung den Basedow gewissermaßen in ein Myxödem umwandeln kann und daß das Myxödem auf einer Schilddrüseninsuffizienz beruht. Am häufigsten wird das Myxödem nach operativer Entfernung der ganzen Drüse wegen krebsiger Entartung derselben oder auch nach ausgedehnten

Kropfoperationen beobachtet, bei welchen zu wenig funktionstüchtiges Drüsenmaterial zurückgelassen wurde, welches nachträglich noch degeneriert. Auch Infektionskrankheiten können die Schilddrüse so schädigen, daß es zum Myxödem kommt. Die Krankheit befällt vorwiegend Frauen; sie ist durch eine eigenartige Beschaffenheit der Haut der ganzen Körperoberfläche charakterisiert. Gesicht und Hände erscheinen geschwollen. Die Konsistenz dieser Schwellungen weicht deutlich von der der gewöhnlichen Hautwassersucht ab, indem bei Fingerdruck keine Dellenbildung zurückbleibt. Die Lidspalten werden enger, das Mienenspiel wird träger. Die Gesichtsfarbe ist oft blaßgelb, bisweilen etwas zyanotisch. Die Haut ist trocken, spröde und wegen der herabgesetzten Durchblutung kühl, die Nägel werden brüchig und rissig, die Haare borstig, die Schweißsekretion ist herabgesetzt oder kann ganz fehlen, die Zunge ist dick und findet im Mund keinen Platz mehr; sie ragt bei schweren Fällen dauernd zwischen den Zähnen hervor. Der Gesichtsausdruck ist blöde und stumpf; das ist außer durch die Abnahme der geistigen Regsamkeit durch die derbe Konsistenz der Gesichtshaut bedingt. Von seiten des Nerven- und Muskelsystems fällt die Bewegungsarmut auf. Trotz kräftig entwickelter Muskulatur ist deren Leistungsfähigkeit bedeutend eingeschränkt. Der Puls ist verlangsamt, das Herz erscheint vergrößert. Das wichtigste objektive Symptom ist die Herabsetzung des Grundumsatzes, der gelegentlich um mehr als die Hälfte gesenkt sein kann. Diese Drosselung der Oxydationen drückt sich auch in einer Erniedrigung der Körpertemperatur aus. Im Gegensatz zur Basedowschen Erkrankung ist die Toleranz für Traubenzucker abnorm erhöht. Es können weit über 100 g Dextrose gegeben werden, ohne daß Zucker in den Harn übergeht. Neben den ausgeprägten Formen entwickeln sich gelegentlich in der Gravidität oder im Klimakterium abgeschwächte oder rudimentäre Typen des Myxödems. Die Kranken klagen über Schlafstörungen, Herabsetzung der körperlichen und geistigen Leistungsfähigkeit, die sich in einem stumpfen, willensschwachen Gebaren ausdrücken. Die Sprache wird einförmig und ausdruckslos, die Bewegungen langsam und träge. Gerade diese rudimentären Formen sind praktisch von großer Bedeutung, da sie diagnostisch leicht übersehen werden, therapeutisch aber gut ansprechen.

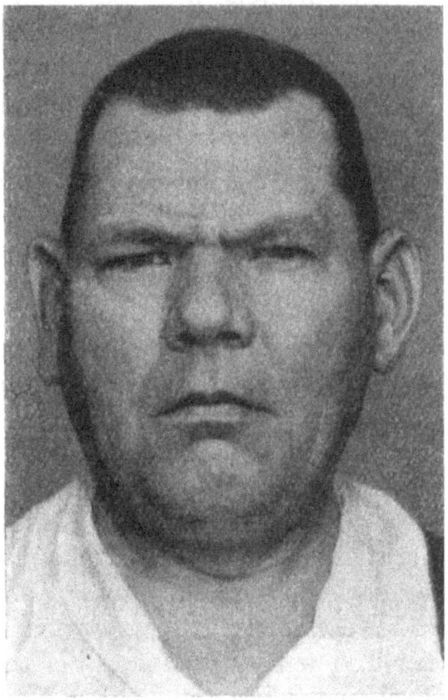

Abb. 39. Myxödem

Die Behandlung des Myxödems ist eine dankbare Aufgabe. Sie besteht in der Zufuhr von Schilddrüseninkret, z. B. in Gestalt von „Thyreoidin Merck“, in Tabletten zu 0,1 g. Auch verwandte Präparate, wie Thyraden oder Elityran, sind wirksam. Man beginnt mit 1 Tablette dieser Präparate je Tag und steigert die Menge langsam unter ständiger Berücksichtigung des Gesamtbefindens, des Herzens und des Grundumsatzes. Eine raschere Wirkung erzielt man oft durch „Thyroxin Schering“ in Tabletten zu 1 mg. Das Präparat kann in der Menge von 1 bis 2 mg auch intravenös verabreicht werden. Der Erfolg äußert sich in einer psychischen Belebung der vorher stumpfen Kranken, in einer Besserung der zirkulatorischen

Verhältnisse und Zunahme der Pulsfrequenz, welche einen guten Maßstab für die Wirkung der Präparate abgibt. Mit zunehmender Herzfrequenz geht die Herzvergrößerung zurück, der vorher erniedrigte Blutjodgehalt steigt auf normale Werte an. Die myxödematösen Schwellungen gehen unter Abnahme des Gewichts und Zunahme der Diurese zurück. Die Schilddrüsenbehandlung soll durch eine eiweiß- und fleischreiche Kost unterstützt werden. Sie muß, wenn ein einigermaßen normaler Zustand erreicht ist, unter Herabsetzung der Dosierung allmählich in eine Dauerbehandlung übergehen. Die Neigung zum Myxödem ist in Zeiten fleischloser Kost und bei allgemeiner Unterernährung größer als in Zeiten normaler Ernährung.

Die Erfolge der Schilddrüsenbehandlung sind oft geradezu verblüffend; hilflose, willensschwache und stumpfsinnige Kreaturen, die völlig berufsuntüchtig geworden waren, werden nach der Schilddrüsenmedikation wieder zu lebhaften, interessierten und berufstüchtigen Menschen, die auch in Berufen, die eine große Anforderung an die geistige Leistungsfähigkeit stellen, wieder voll ihren Mann stehen können. Wichtig ist für die Dauerbehandlung die richtige Dosierung, die sich bei ambulanten Kranken außer an dem allgemeinen Befinden am besten an der Pulsfrequenz orientiert. Die Dosierung der Schilddrüsenpräparate soll so niedrig gehalten werden, daß die Pulsfrequenz nicht über 80 ansteigt.

5. Der Morbus Addison

Die Nebennieren sondern mindestens zwei verschiedene Hormone ab, welche synergetisch wirken. Strenggenommen lassen sich daher die Erkrankungen der Nebennieren nicht nach dem Schema der Hypo- und Hyperfunktion darstellen. Die Klinik hat es bisher nicht gelernt, Zustände, welche allein auf einer Markinsuffizienz beruhen, von solchen, bei welchen lediglich die Rindenfunktion beeinträchtigt ist, zu unterscheiden. Im allgemeinen wird angenommen, daß das Mark entbehrlich sei, die Rinde aber unbedingt lebensnotwendig. Die ADDISONsche Krankheit wird auf eine Zerstörung des Rindengewebes bezogen. Große Teile des Nebennierenrindengewebes können durch Blutungen zerstört werden, wobei der Tod entweder durch Verbluten in das Peritoneum sofort eintritt oder erst nach Verlauf von einigen Tagen. Dieser rasche tödliche Verlauf erfolgt unter Beschleunigung der Atmung und des Pulses, Erhöhung der Körpertemperatur, tiefem Abfall des Blutzuckers und weitgehender Erschöpfung.

Die chronische Nebenniereninsuffizienz, welche Männer häufiger als Frauen befällt, wird als ADDISONsche Krankheit bezeichnet. Im Vordergrund des Krankheitsbildes steht eine außergewöhnliche Müdigkeit und hochgradige Muskelschwäche. Die Kranken sind appetitlos, erbrechen häufig und leiden abwechselnd an Diarrhöe und Obstipation; außerdem besteht zunehmende Schlaflosigkeit und hochgradige Abmagerung. Neben der muskulären Schwäche steht die braune Pigmentierung der Haut und der Schleimhäute im Vordergrund des Krankheitsbildes. Die Pigmentablagerung zeigt sich besonders am Handrücken, an Gesicht und Hals und den schon normalerweise stärker pigmentierten Hautstellen. Auffallend ist vor allem die fleckigbraune Pigmentation der Schleimhaut der Mundhöhle und des Kehlkopfes. Der Farbstoff besteht aus Melaninkörnchen, welche in den unteren Schichten der Epidermis abgelagert werden. Unter den Kreislaufsymptomen ist besonders das Absinken des Blutdruckes auf 90—100 mm Hg und weniger bemerkenswert. Unter den Stoffwechselsymptomen dominieren die Hypoglykämie und die Erniedrigung des Grundumsatzes.

Die Eiweiß- und Kohlenhydratresorption ist bei Addisonkranken ungestört.

Eine schwere Störung dagegen zeigen die Funktionen der Muskulatur. Das kommt besonders bei der Bestimmung der Arbeitsökonomie der Addisonkranken zur Geltung. Die Arbeitsökonomie ist, wie wir mehrfach betonten, keine konstante Größe, sondern schwankt in den einzelnen Altersstufen zwischen 27% im 4. Lebensdezennium und 23% im 8. Lebensdezennium. Eine sehr schlechte Ökonomie haben wir bei Addisonkranken gefunden, bei welchen der Wirkungsgrad bis auf 16,4% erniedrigt sein kann. Durch laufende Cortironmedikation gelang es, gleichzeitig mit der klinischen Besserung die Ökonomie vollständig zu normalisieren.

Die schlechte Arbeitsökonomie der Addisonkranken zeigt die Bedeutung der Muskulatur als Stoffwechselorgan. Durch den Ausfall der Nebennieren ist offenbar eine zentrale Störung im gesamten Stoffwechselgeschehen eingetreten, welche in der Adynamie der Muskulatur, in den Abweichungen des Kohlenhydratstoffwechsels und in der Unökonomie der Arbeit ihren Ausdruck findet. Wie bei Insulinmangel, so kann offenbar auch bei Mangel von Nebennierenrindensubstanz der Stoffwechsel in der Muskulatur nicht in geordneter Weise ablaufen. Wird aber Insulin oder Cortiron zugeführt, so wird der Stoffwechsel der Muskulatur wieder in normale Bahnen gelenkt, die Adynamie verschwindet, und die Arbeitsökonomie bessert sich.

Die Behandlung der Addisonkranken besteht in der Zufuhr von Nebennierenrindenhormon in Gestalt des Cortiron in der Menge von 20 bis 40 mg je Tag oder als Cortironimplantation. Die Erfolge dieser Behandlung sind überzeugend. Man gewinnt in schweren Fällen oft den Eindruck, daß nur die Zufuhr von Cortiron den Tod verhindern kann. Die Kranken erholen sich rasch und gewinnen die Kraft, ihren Beruf wieder aufzunehmen. Bei den akut einsetzenden Addisonkrisen sind größere Mengen Cortiron — etwa 50—100 mg am Tage — nötig, um das plötzliche Versagen der Rindenfunktion zu verhindern. Im übrigen ist die Verringerung der Müdigkeit, die Besserung des Allgemeinzustandes, das Nachlassen von Erbrechen und Durchfällen, die Zunahme des Körpergewichtes und die Steigerung des Appetits maßgebend für die Größe der Hormondosierung. Da bei der ADDISONschen Krankheit die Glykogendepots in Leber und Muskulatur erschöpft sind, ist neben der Hormontherapie eine kohlenhydratreiche Diät von Nutzen. Der hochgradigen Austrocknung und Bluteindickung ist mit reichlicher Flüssigkeitszufuhr zu begegnen; ferner wird die Zufuhr von Alkali zur Auffüllung der verminderten Alkalireserve des Blutes empfohlen. Wegen der Verarmung an Chlor- und Natriumionen soll die Kochsalzzufuhr mindestens 5—8 g NaCl täglich betragen. Schließlich wirkt auch die Vitamin-C-Zufuhr beim Morbus Addison günstig. Vitamin C ist in der gesunden Nebenniere in großen Mengen vorhanden und schützt das Adrenalin vor zu rascher Oxydation. Aus diesem Grunde hat sich die Vitamin-C-Zufuhr beim Morbus Addison bewährt.

6. Die Zuckermangelkrankheit

Unter Zuckermangelkrankheit werden die Störungen der Kohlenhydratregulation in der Richtung der Glykopenie verstanden. Solche Störungen treten auf beim Fasten, bei chronischer Unterernährung, die zum Hungerödem führt, bei Abmagerungskuren, besonders wenn gleichzeitig Sport betrieben wird, als Begleiterscheinung von gastro-intestinalen Erkrankungen, besonders wenn Ernährungsschwierigkeiten auftreten, wenn sie mit Erbrechen einhergehen. So findet sich bei der Hyperemesis gravidarum und beim azetonämischen Erbrechen der Kinder häufig eine Glykopenie. Nach wiederholter Zufuhr von Kohlenhydraten — wie wir sie beim STAUBschen Versuch durchführen — kann der Blutzucker weit unter den Ausgangswert absinken. Auch auf das Absinken des Blutzuckers nach körperlichen Anstrengungen habe ich 1916 zum erstenmal nachdrücklich hingewiesen. Die

Spontanhypoglykämie bei stoffwechselgesunden, aber hungerempfindlichen Personen ist keine seltene Erscheinung. Als Ursache für diese offenbar nicht so seltenen und in den allermeisten Fällen nicht als eigentlich krankhaft zu bezeichnenden Senkungen des Nüchternblutzuckers bei einer zweifellos noch physiologischen Nahrungskarenz wird ein mangelhafter Glykogenbestand der Leber angeschuldigt. Die Erschöpfung der Kohlenhydratbestände der Leber kann aber nicht immer den entscheidenden oder alleinigen Grund für die Neigung zum Absinken des Nüchternblutzuckers abgeben, denn in vielen Fällen, darunter mehrfach auch bei solchen mit Beschwerden, steigt im Laufe der ersten Vormittagsstunden der schon beträchtlich abgesunkene Blutzuckergehalt spontan wieder an. Daraus ist zu schließen, daß der Glykogenvorrat der Leber tatsächlich nicht erschöpft war und nur die Zuckerabgabe aus demselben an das Blut gestört ist. Oder aber die Leber war trotz entleerter Vorräte in der Lage, Glykogen neu zu bilden und der Peripherie in Form von Dextrose zur Verfügung zu stellen. Jedenfalls scheint der jeweilige Glykogenbestand der Leber als solcher für die geschilderte Form von Spontanhypoglykämie nicht allein entscheidend zu sein. Es handelt sich bei vielen solcher Kranken um eine Störung des regulatorischen Anpassungsvermögens der Lebertätigkeit in Form und Ausmaß an die Bedürfnisse des Betriebsstoffwechsels der Gewebe. Die Fehlsteuerungen in der Insulinabgabe können an verschiedenen inkretorischen Apparaten angreifen. Durch vermehrte Ausschüttung von Adrenalin greifen die Nebennieren in den Zuckerstoffwechsel ein; durch vermehrte Abgabe von Glukagon regt das Pankreas die Glykogenmobilisation in der Leber an.

Neben diesen noch in das Bereich der physiologischen Schwankungen fallenden Fehlsteuerungen der Blutzuckerregulation kennen wir Reizzustände des inkretorischen Apparates. Sie können durch Entzündungen, Tumoren, Pankreassteine u. a. m. hervorgerufen werden. Auch nach Gastroenterostomien sind Hypoglykämien beobachtet worden. Es ist aber zu betonen, daß auch bei vollständig intaktem Pankreas und Fehlen aller krankhaften Veränderungen in seiner Umgebung schwere, sogar tödliche Hypoglykämien beobachtet worden sind, bei denen die Sektion Störungen in der Hypophyse oder in den Nebennieren oder auch in mehreren endokrinen Organen gleichzeitig aufdeckte.

Bei der leichteren Form der Hypoglykämie bestehen die geklagten Symptome in „Kopfschmerzen", in ständig bestehenden oder doch häufig auftretenden „Schwächezuständen" und schneller Erschöpfbarkeit. Auch „migränöse" Erscheinungen mit psychischer Gereiztheit werden nicht selten beobachtet. Es ist für den Arzt sehr wichtig, diese Ausdrucksformen der Spontanhypoglykämie zu kennen, weil solche Kranken leicht als „neurasthenisch" oder gar hysterisch falsch beurteilt werden. Stehen bei ihnen die Symptome des Kreislaufs (Tachykardie und Herzklopfen) im Vordergrunde, so wird mancher Arzt zur Annahme eines organischen Herzleidens gedrängt. Schwere hypoglykämische Krämpfe haben auch zur Fehldiagnose einer Epilepsie Anlaß gegeben.

Eine besondere Form der Hypoglykämie findet sich beim Pankreasadenom oder Insulom. Die Kenntnis solcher Fälle ist aus dem Grunde besonders wichtig, weil sie durch einen rechtzeitigen chirurgischen Eingriff vollständig geheilt werden können.

Die Fälle von Spontanhypoglykämie, welche lediglich durch Regulationsstörungen zustande kommen, bieten dem Arzt ein dankbares Feld für seine therapeutischen Bemühungen. Wenn man es sich zur Regel macht, alle Kranken mit sog. plötzlich auftretenden „Schwächezuständen", auffällig schneller Erschöpfbarkeit und Ermüdbarkeit und mit Kopfschmerzen, psychischer Gereiztheit nach geringen körperlichen Anstrengungen auf die Regulation des Blutzuckers zu untersuchen, so wird es möglich sein, viele solcher Beschwerden durch eine entsprechende Regelung des ganzen Lebens und der Ernährungsweise zu beheben. Manche Kranke dieser Art verlieren ihre Kopfschmerzen nach dem Genuß eines Stückchen Zuckers oder nach Trinken von Zuckerwasser momentan. Das Wesentliche ist, die Kranken über das Zustandekommen ihrer Kopfschmerzen aufzuklären und sie zu einer entsprechenden Lebensführung, welche eine übermäßige Beanspruchung des Stoffwechsels vermeidet, zu veranlassen.

7. Die Zuckerkrankheit

Die Pathophysiologie des Kohlenhydratstoffwechsels gründet sich auf die Entdeckung von Minkowski und Mering. Ihnen gelang es im Jahre 1889, durch Totalexstirpation des Pankreas bei Hunden eine Zuckerkrankheit zu erzielen, die in vielen wesentlichen Symptomen dem menschlichen Diabetes gleicht. Ihre Ergebnisse wurden an vielen anderen Tieren bestätigt. Wird etwa ein Zehntel des Pankreas zurückgelassen, bleibt die Zuckerkrankheit aus oder es entsteht ein leichter Diabetes, der auch Sandmeyerscher Diabetes genannt wird und der nach vorübergehender Hyperglykämie und Glykosurie offenbar durch Regeneration des Drüsenrestes wieder zur Abheilung kommen kann. Die Totalentfernung des Pankreas führt zu raschem Anstieg des Blutzuckers und hochgradiger Glykosurie auch bei kohlenhydratfreier Ernährung. Der Glykogenbestand der Leber schwindet bis auf geringe Spuren; der ausgeschiedene Zucker entsteht z. T. durch Umbildung großer Mengen von Körpereiweiß. Die Tiere zeigen großen Durst und gehen trotz gesteigerter Freßlust unter ständiger Körpergewichtsabnahme schließlich in einem komaähnlichen Zustand zugrunde. Neben dem Auftreten von Azetonkörpern zeigt sich eine Lipämie, welche eine weitgehende Verfettung der Leber begünstigt. Im Jahre 1921 gelang es Banting und Best, aus dem Pankreas das wirksame Inkret, das sie Insulin nannten, zu isolieren. Das Insulin wird in den Inselzellen gebildet. Diese Tatsache ist dadurch bewiesen, daß bei verschiedenen Fischen die Inselzellen in den Staniusschen Körpern isoliert liegen, aus welchen große Insulinmengen gewonnen werden können. Wird der Ausführungsgang des Pankreas unterbunden, so atrophieren die azinösen Teile, während die Inselzellen erhalten bleiben, aus welchen dann Insulin in großen Mengen gewonnen werden kann. Auch die oben erwähnte Tatsache, daß bei Ausbildung von Inseladenomen oder Insulomen ein gefährlicher Hyperinsulinismus mit hypoglykämischen Krämpfen resultiert, spricht dafür, daß die Langerhansschen Inseln die Quelle des wirksamen Inkrets darstellen.

Neben dem blutzuckersenkenden Insulin kommt noch ein zweites Hormon, das ich nach dem Vorgange von Murlin als Glukagon bezeichnet habe, präformiert im Pankreas vor. Dieses Glukagon läßt sich, wie ich mit Brandt zeigen konnte, vom Insulin trennen. Es bewirkt in kleinsten Mengen bei intravenöser Applikation eine erhebliche Steigerung des Blutzuckers.

Die Analysen der bestgereinigten Glukagonpräparate stimmen mit denen des nach Abel kristallisierten Insulins weitgehend überein.

Die Zusammensetzung des Glukagons:
52,03% C, 6,42% H, 14,38% N, 2,71% S.
Das kristallisierte Insulin Abel:
49,91% C, 7,16% H, 14,41% N, 2,94% S.
Kristall. Insulin Bonn „S" Bruch:
48,64% C, 7,03% H, 14,02% N, 3,08% S, 0,49% Rückstand.
Kristall. Insulin Bonn Stallmann:
51,99% C, 6,63% H, 15,13% N, 3,4% S, 0,23% Rückstand.

Das Glukagon ist wie das Insulin eine Substanz von eiweißartigem Charakter. Es unterscheidet sich vom Insulin durch sein vermindertes Reduktionsvermögen für $K_3Fe(CN)_6$:

1 g kristallinisches Insulin Best	2,095 g
1 g Glukagon (Bürger und Brandt)	1,287 g

Die Aufgabe des Glukagons besteht in der Mobilisation des Leberglykogens, während das Insulin den mobilisierten Zucker in der Peripherie zum rascheren oxydativen Abbau bringt.

Der wesentliche Angriffspunkt des Insulins ist die Muskulatur. Wie ich mit KRAMER zeigen konnte, bleibt die blutzuckersenkende Wirkung des Insulins aus, wenn bei Tieren die Durchblutung der Extremitätenmuskulatur aufgehoben wird. Auf der anderen Seite tritt eine starke Senkung des Blutzuckers, wie MANN und MAGATH zeigten, auch bei entleberten Tieren auf. Auch der Zuckerverbrauch eines isolierten Herzens wird durch Insulinzusatz um das Dreifache gesteigert. Ferner liegen Untersuchungen darüber vor, daß nach Einspritzung von Insulin in eine periphere Arterie beim gesunden wie beim pankreasdiabetischen Tier das aus der zugehörigen Vene entnommene Blut viel stärker und früher eine Abnahme des Zuckergehalts erkennen läßt als das arterielle Herzblut.

Die Ökonomie der Muskelarbeit ist, wie folgende Tabellen zeigen, bei Diabetikern herabgesetzt; sie kann durch Insulin wieder normalisiert werden. Auch diese Tatsache spricht eindeutig für einen muskulären Angriffspunkt des Insulins.

Tabelle 12. **Nettoökonomie der Muskelarbeit bei Gesunden und Diabetikern (Reiner Wirkungsgrad der Muskelarbeit bei einer Leistung von 4590 mkg Dreharbeit in 10 Minuten).** Nach BÜRGER und HAUSS

Fall Nr.	Alter in Jahren	Ökonomie in %	Ökonomie beim Gesunden der entsprechenden Altersstufe in %	Fall Nr.	Alter in Jahren	Ökonomie in %	Ökonomie beim Gesunden der entsprechenden Altersstufe in %
1	47	21,5	25,7	6	23	24,5	24,8
2	60	16,5	24,9	7	47	23,6	25,7
3	28	23,9	24,8	8	57	22,4	25,2
4	58	20,4	25,2	9	51	18,9	25,2
5	57	17,7	25,2	10	45	17,4	25,7

Die mit HAUSS durchgeführten Untersuchungen zeigen, daß der Aufwand an Sauerstoff für eine gemessene Arbeit beim Zuckerkranken größer ist als beim gleichaltrigen Gesunden. Daraus ist zu schließen, daß die Arbeitsökonomie des Diabetikers, gemessen am O_2-Verbrauch, erheblich schlechter ist als in der Norm. Die Arbeitsökonomie wird beim Zuckerkranken durch Zuckerinjektionen allein nicht, wohl aber durch gleichzeitige Injektion von Insulin und Zucker verbessert, meist normalisiert. Die unökonomische Arbeitsweise des Muskels der Zuckerkranken findet ihren Ausdruck auch in dem Auftreten einer diabetischen Kreatinurie. Diese ist vielleicht die Folge einer mangelhaften Resynthese des Phosphagens in der Muskulatur des Zuckerkranken.

In einem beim Kongreß der Deutschen Gesellschaft für Innere Medizin 1937 gehaltenen Referat „Über die Ernährungsbehandlung der Zuckerkrankheit" habe ich betont, daß nicht für alle Fälle des menschlichen Diabetes der Mangel an wirksamem Insulin allein zurückzuführen ist auf eine verminderte Bildung desselben. Wir glauben gesicherte Tatsachen zu kennen, welche für eine beschleunigte Zerstörung a priori in ausreichender Menge gebildeten Insulins durch das

Tabelle 13 zeigt die Arbeitsökonomie bei Diabetikern bei reiner Dreharbeit vor und nach Insulin unter gleichzeitiger Angabe von Alter, Insulingabe und Blutzucker. Nach BÜRGER und HAUSS

1	2	3	4	5	6	7	8	9	10	11
Fall Nr.	O_2-Mehrverbrauch für reine Dreharbeit	O_2-Mehrverbrauch in Erholung	Gesamt-O_2-Mehrverbrauch für reine Dreharbeit ohne Insulin (Arbeit u. Erholung)	Gesamt-O_2-Mehrverbrauch für reine Dreharbeit mit Insulin (Arbeit u. Erholung)	Insulin-Differenz	Ökonomie ohne Insulineinwirkung in%	Ökonomie unter Insulineinwirkung in%	Blutzucker in mg%	Insulineinheiten i. v.	Alter
1	7,83	1,52	9,70	8,04	1,66	22,0	26,5	184	30	47
2	9,68	1,99	13,00	11,82	0,75	16,6	19,7	173	15	60
3	6,77	1,32	7,82	6,88	0,94	28,5	31,8	173	15	28
4	7,00	1,40	8,23	6,62	1,61	26,9	33,7	180	20	58
5	9,16	1,23	10,30	9,49	0,81	21,7	23,6	225	15	57
6	5,90	0,58	7,14	6,41	0,73	31,3	34,8	173	30	23
7	7,52	1,47	8,09	7,83	0,26	27,1	27,9	220	40	47
8	6,64	1,16	8,19	7,36	0,83	27,0	30,0	169	20	57
9	9,99	1,94	10,97	8,12	2,85	20,5	27,5	169	20	61
10	6,98	0,75	7,73	6,90	0,83	82,9	32,2	313	35	45

Blut des zuckerkranken Menschen sprechen. Vielleicht liegt im Blut diabetischer Menschen eine Noxe vor, welche sich im Sinne einer gesteigerten Insulinzerstörung auswirkt. Diese Noxe hat fermentativen Charakter. Die insulinzerstörenden Fermente stammen z. T. aus den Leukozyten, woraus sich der erhöhte Insulinbedarf der Diabetiker, welche an Sekundärinfektionen leiden, erklärt.

Durch Übertragungen von Blut, welches in den verschiedenen Stadien der alimentären Hyperglykämie entnommen wurde, werden die zuckerregelnden Hormone vermehrt ins Blut ausgeschüttet. Blutproben im Anstieg und auf der Höhe der alimentären Hyperglykämie haben eine blutzuckersteigernde Wirkung (Glukagoneffekt); Blutproben zur Zeit des Abfalls der alimentären Hyperglykämie haben eine blutzuckersenkende Wirkung (Insulineffekt) (BÜRGER und KLOTZBÜCHER).

Neben dem Inselapparat des Pankreas greifen auch die übrigen inkretorischen Drüsen in bisher noch schwer übersehbarer Weise in die Regulation des Kohlenhydratstoffwechsels ein. An erster Stelle ist hier die Hypophyse zu nennen, welche mit Recht als Zentralorgan des ganzen endokrinen Systems angesehen wird. Sie steht in Wechselwirkung mit dem Pankreas, der Schilddrüse, den Nebennieren und den Keimdrüsen. Durch HOUSSAY und seine Schule sind folgende Tatsachen über das Eingreifen der Hypophyse in den Kohlenhydratstoffwechsel festgestellt worden:

1. Beim Hund ist nach Entfernung der Hypophyse die Empfindlichkeit gegen Insulin erhöht.
2. Werden dem Tier gleichzeitig das Pankreas und die Hypophyse entfernt, so ist die Stärke des resultierenden Diabetes erheblich vermindert.
3. Hypophysenvorderlappenpräparate setzen beim normalen oder hypophysektomierten Tier die Empfindlichkeit gegen Insulin herab. Sind Pankreas und Hypophyse gleichzeitig entfernt, so bewirken die Präparate wieder einen schweren diabetischen Zustand.
4. Hypophysenvorderlappenpräparate bewirken auch beim Normaltier einen Diabetes.

Unter den auf den Kohlenhydratstoffwechsel wirkenden Faktoren des Hypophysenvorderlappens werden drei verschiedene unterschieden:

1. Der glykotrope Faktor (Antiinsulinfaktor). Der glykotrope Faktor wirkt nicht diabetogen, sondern bewirkt eine abnorm hohe Glykogenspeicherung in Leber und Muskel. Der Blutzuckerspiegel bleibt unbeeinflußt.
2. Das ketogene Prinzip des Hypophysenvorderlappens, welches vielleicht mit dem folgenden und dem Wachstumsprinzip identisch ist.
3. Das diabetogene Prinzip. Dieses drosselt im Pankreas die Insulinausschüttung und vermindert im extrapankreatischen Gewebe die Kohlenhydratoxydation.

Die wesentlichen Wirkungen der Hypophyse auf die Regulation des Kohlenhydratstoffwechsels bestehen also in einer Hemmung der Insulinwirkung, in einer Steigerung der Glykogenspeicherung in Leber und Muskulatur und in einer Verminderung der Kohlenhydratoxydation.

Außer Pankreas und Hypophyse greifen auch die Nebennieren in den Kohlenhydratstoffwechsel ein. Bekanntlich bedingen Adrenalininjektionen eine starke Hyperglykämie, die gelegentlich von einer Glykosurie begleitet ist. Bei entleberten Tieren bleibt die Adrenalinhyperglykämie aus. Adrenalin steuert also die hepatische Glykogenolyse. Wiederholte Adrenalininjektionen mindern zwar den Glykogengehalt der Leber, lassen ihn aber niemals ganz zum Verschwinden kommen. Der starke Reiz zur Glykogenausschüttung regt gleichzeitig die Glykogenneubildung an. Auch die Nebennierenrinde steht in Beziehung zum Kohlenhydratstoffwechsel. Ihr Hormon soll die Bildung von Glykogen aus Milchsäure in der Leber vermindern. Man hat direkt von einem Antagonismus zwischen Insulin und Nebennieren als Ganzem gesprochen. Die Hypophyse wirkt durch das kortikotrope Hormon auf die Nebennierenrinde ein, die sich unter seinem Einfluß verbreitern soll, während die Entfernung der Hypophyse zu einer Atrophie der Rinde führt.

Auch die Schilddrüse ist in das System der den Kohlenhydratstoffwechsel regulierenden Hormone eingebaut. Sowohl klinische als auch experimentelle Formen der Hyperthyreosen führen zur Hyperglykämie und Glykosurie, wobei es zu einer Verarmung an Leberglykogen kommt, während das Muskelglykogen nicht vermindert wird. Bei jeder Form von Hyperthyreose ist das Bedürfnis an Brennmaterial sowohl für Fett als auch für Kohlenhydrate erheblich gesteigert. Infolgedessen kann es trotz Neubildung von Glykogen nicht zur Stapelung von Vorräten kommen. Die bei Hyperthyreosen beobachtete Hyperglykämie wird durch eine synergistische Anregung des Nebennierenmarks zur vermehrten Adrenalinproduktion erklärt. Die Hauptwirkung der Schilddrüse auf den Kohlenhydratstoffwechsel besteht somit in einer Steigerung der Glykogenolyse und einer dadurch indirekt bewirkten vermehrten Glukoneogenie. Durch die Verarmung an Kohlenhydraten sind die Hyperthyreotiker gegen Insulin besonders empfindlich.

Der gesamte inkretorische Apparat steht unter der Herrschaft des Nervensystems. Seit CLAUDE BERNARD wissen wir, daß am Boden des 4. Ventrikels sich eine Stelle findet, deren Stichreizung Zucker in den Harn übertreten läßt. Die vorübergehende Glykosurie tritt aber nur dann ein, wenn eine bestimmte Menge Glykogen in der Leber vorhanden ist. Auch wenn das Halsmark in der Höhe des 5. Segments oder die Nervi splanchnici oder die Nebenniere entfernt werden, bleibt die Piqûre wirkungslos. An der GRAFEschen Klinik gelang es STRIECK, durch Silbernitratätzung im Gebiet des Tuber cinereums und des zentralen Höhlengraus einen zentralen Dauerdiabetes experimentell zu erzeugen. Das Tier ging 2 Monate nach dem Eingriff unter fortdauernder Glykosurie von 3% zugrunde. Beim Menschen hat man nach Schädelschußverletzungen eine Glykosurie auftreten sehen. In der Klinik des Diabetes ist bekannt, wie empfindlich jeder Zuckerkranke auf seelische Erregungen reagiert und wie erheblich die Kohlenhydrattoleranz sich danach verschlechtern kann.

Die Ursache der menschlichen Zuckerkrankheit liegt in den meisten Fällen in einer gestörten Funktion des Inselapparates. Demgegenüber spielen alle anderen Formen des Diabetes, die man als extrainsuläre „Reizglykosurien" bezeichnet, eine untergeordnete Rolle. Die Häufigkeit dieser extrainsulären Diabetesformen wird mit etwa 3% berechnet. Unter den prädisponierenden Faktoren der Zuckerkrankheit spielt die Erblichkeit eine bedeutsame Rolle. In 97 Diabetikersippen fanden wir eine erbliche Belastung von 35,1%. Bei anderen Autoren bewegen sich die Zahlen zwischen 25 und 30%. Auf Grund von Untersuchungen an diabetischen Zwillingspaaren hat sich die überwiegende Bedeutung des Erbgutes bei der Entstehung des Diabetes erwiesen. Die insuläre Form des Diabetes ist für die überwiegende Mehrzahl der Fälle demnach eine reine Erbkrankheit. Physische und psychische Traumen haben in der Ätiologie der Zuckerkrankheit keine ursächliche Bedeutung. Das zeigen auch die Erfahrungen der letzten beiden großen Weltkriege. Als auslösende Ursachen spielen in manchen Fällen Infektionen eine Rolle. Besonders sind es die Infektionen der Gallenwege, welche in der Anamnese der Diabetiker sich so häufig finden. Vorübergehende Infektionen, wie Grippe, Angina, können einen latenten Diabetes für einige Zeit manifest werden lassen. Ist die Infektion abgeklungen, wird auch der Diabetes wieder latent.

a) Klinische Symptomatologie

Jugendliche Diabetiker zeichnen sich häufig durch ein eigentümliches Hautkolorit aus. Auf einer leicht gelb getönten Haut tritt durch Erweiterung der peripheren Hautkapillaren eine eigentümliche Rötung zu Tage, die als Rubeosis diabetica bezeichnet wird. Hauterkrankungen sind bei Diabetikern ganz besonders häufig. Ihre Entstehung ist vielleicht durch den vermehrten Zuckergehalt der Haut, durch Zersetzung zuckerhaltiger Sekrete und Exkrete bedingt. Durch Reiben und Kratzen und andere mechanische Insulte kommt es zu sekundären Infektionen, welche erst, wenn die Stoffwechsellage gebessert ist, zur Abheilung gebracht werden können. Besonders eindrucksvoll wirkt die Insulinbehandlung bei dem lästigen Pruritus, der bei Frauen meist an der Vulva und in ihrer Nachbarschaft lokalisiert ist. Der sehr quälende Juckreiz hört häufig nach Einsetzen der Insulinbehandlung schlagartig auf.

Bekannt ist, daß Diabetiker besonders leicht an Furunkeln, Karbunkeln und Phlegmonen erkranken. Wie der Pruritus so ist auch die Furunkulose nicht selten das erste Zeichen einer Zuckerkrankheit. Es gelingt in manchen Fällen, die noch nicht manifest diabetisch erkrankt sind, durch Belastung des Kohlenhydratstoffwechsels die latente diabetische Anlage aufzudecken.

Bei manchen Zuckerkranken tritt eine eigentümliche Gelbfärbung der Haut an den Handinnenflächen, Fußsohlen, der Stirn und den Nasolabialfalten auf, die als Xanthosis diabetica bezeichnet wird. Diese Verfärbung ist alimentären Ursprungs. Die Xanthosis kommt besonders leicht nach reichlichem Genuß von Karotten und grünen Gemüsen zustande. Das Karotin und Xantophyll, das in allen Pflanzen weit verbreitet ist, tritt in vermehrter Menge in das Rete Malpighi und in die verhornten Schichten der Haut über. Diese Pigmentanomalie kann man auch bei Nichtdiabetikern durch reichliche Gemüsezufuhr künstlich hervorrufen. Die Xanthomatose, die ich auch als Lipoidgicht beschrieben habe, ist eine sehr seltene Komplikation des Diabetes. Sie manifestiert sich durch Auftreten von Lipoidknötchen an den Ohren, an den Streckseiten der Arme, Ellbogen und Knie und auch an der großen Zehe. Die Knötchen habe ich als Lipoidtophi bezeichnet. Sie bestehen aus einem sehr cholesterinreichen Gewebe. Das Serum solcher Fälle zeigt eine Hyperlipoidämie. Unter den Lipoiden dominiert in solchen Fällen das Cholesterin. Diese Xanthomatose hat zum Diabetes wohl keine ursächlichen Beziehungen, sondern ist als eine zweite Krankheit oder Stoffwechselanomalie, die den Diabetes kompliziert, anzusehen.

Die Organe der Mundhöhle bedürfen beim Diabetiker besonders sorgfältiger Aufmerksamkeit. Die Kranken klagen über abnorme Trockenheit, vermehrten Durst und gelegentlich über süßen Geschmack im Munde. Bei mangelnder Pflege entwickelt sich Soor. Die Zähne lockern sich frühzeitig, es kommt zu Alveolarpyorrhöe, Zahnfleischatrophien, Paradentose und zum vorzeitigen Ausfallen der Zähne. Eine rasch fortschreitende Zahnkaries wird mit dem erhöhten Zuckergehalt, der vermehrten Säurebildung und der verminderten Resistenz der diabetischen Gewebe in Zusammenhang gebracht. Die Lockerung der Zähne kann bei rechtzeitigem Einsetzen der Therapie noch rückgängig gemacht werden.

Die Zunge der Zuckerkranken fällt häufig durch ihre dunkelrote Farbe und voluminöse Beschaffenheit mit seitlichen Zahneindrücken auf. Nicht selten ist sie rissig und trocken.

Gastrointestinale Störungen bedürfen bei Diabetikern ganz besonderer Beachtung. Sie sind nicht selten die Vorboten eines drohenden Komas.

Die Trockenheit der Mundhöhle ist gelegentlich mit einer Pharyngo- und Laryngoxerosis diabetica kombiniert. Infolge mangelhafter Sekretion der Schleimhäute erscheinen dieselben trocken und glänzend und wie lackiert aussehend. Es kommt zu einer Pharyngitis und Laryngitis sicca diabetica.

Die Frage, ob die diabetische Stoffwechselstörung zu besonderen Gefäßveränderungen prädisponiert, wird verschieden beantwortet. 90% aller Diabetiker, deren Krankheit länger als 5 Jahre besteht, sollen gefäßkrank sein. Ob es eine besondere Form der „diabetischen Arteriitis" gibt, die sich durch ihre Häufigkeit und Vorzeitigkeit charakterisiert, ist strittig. Dagegen muß zugegeben werden, daß sich etwa bei einem Drittel aller Zuckerkranken eine Hypertonie findet, und da wir wissen, daß eine essentielle Hypertonie in eine organische Gefäßerkrankung ausmünden kann, wird es verständlich, daß bei vorhandener erblicher Anlage eine Arteriosklerose der Pankreasgefäße den diabetischen Erkrankungsprozeß frühzeitiger auftreten läßt und infolge sekundärer Schädigungen des Inselapparates auch verschlimmern kann. In etwa 3% aller Fälle kommt es bei Diabetikern zu der gefürchteten Gangrän an den Zehen, den Fingern und gelegentlich auch an der Nasenspitze. Sie ist die Folge einer Mediasklerose mit sekundärer Intimawucherung. Die mangelhaft durchbluteten Extremitäten sind kalt und zeigen eine bläulich blasse Verfärbung. Häufig sind die Veränderungen mit Sensibilitätsstörungen und heftigen Schmerzen im pulslosen Gefäßgebiet kombiniert.

Die beginnenden Durchblutungsstörungen können durch eine konsequente Insulin-Kohlenhydrattherapie weitgehend gebessert werden. Da durch das Insulin bei gleichzeitigem Angebot von Kohlenhydraten die Umsetzungen in den Geweben gesteigert werden, wird mit der Steigerung des Stoffwechsels auch die Durchblutungsgröße gebessert. Die vermehrte Kapillarisierung bringt die Gangrän zum Stehen und schließlich zur Abheilung. Wenn die Besserung der Gewebsdurchblutung nicht in allen Fällen dieses Ziel erreicht, so kann man doch eine Heilung mit Defekt insofern erreichen, als sich eine trockene Mumifikation des Endgliedes, d. h. eine trockene Gangrän mit Abstoßung von Gewebsteilen, einstellt. Der Prozeß demarkiert sich und ermöglicht dadurch eine Heilung ohne chirurgischen Eingriff. Die Behandlung muß eine absolut trockene sein. Durch Einstreuen von Marfanilpuder muß eine sekundäre Infektion hintangehalten werden. Die notwendig werdende Säuberung und Reinigung soll mit Alkoholumschlägen geschehen, welche die Austrocknung der mumifizierten Teile begünstigen.

Die feuchte Gangrän ist immer das Produkt einer sekundären Infektion, welche sich im Anschluß an Hautverletzungen einstellt. Hier können schon kleinste Verletzungen oder Quetschungen oder Einrisse bei der Pediküre gefährlich werden, insofern als die Infektionsbereitschaft der diabetischen Gewebe dem Eindringen von

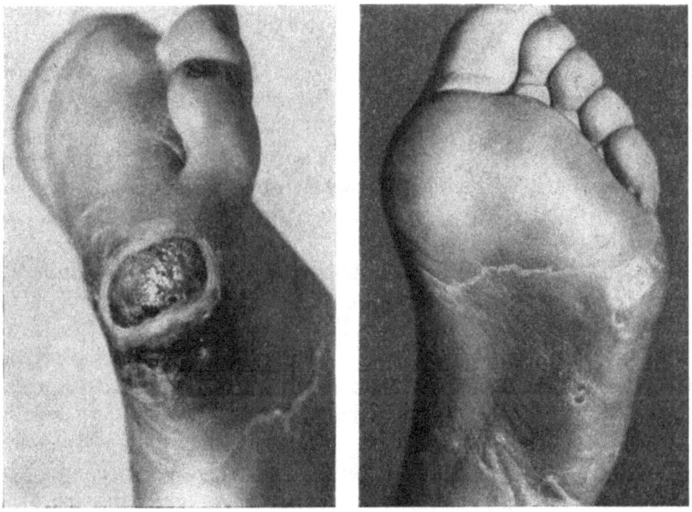

Abb. 40. Diabetische Gangrän vor und nach Insulin-Kohlenhydratbehandlung

Keimen Vorschub leistet. Auch die feuchte Gangrän kann unter konsequenter Insulin-Kohlenhydrattherapie und trockener Wundbehandlung mit Marfanilpuder konservativ behandelt werden.

Unter den Augenveränderungen der Zuckerkranken spielen die Retinaveränderungen, die durchschnittlich bei 13% der Erkrankten gesehen werden, die bedeutsamste Rolle. Es werden drei Typen der Retinitis diabetica unterschieden: Typus I: Retinitis centralis punctata, mit kleinen, gelben, z. T. konfluierenden Herden und Pigmentverschiebungen in tieferen Netzhautschichten bei hohem Blutzucker, mittlerer Azidose, ohne allgemeine Hypertonie; Typus II: Retinitis haemorrhagica, mit Blutungen und weißlichen Herden verschiedenster Größe, die gegenüber der Retinitis albuminurica klarere Zeichnung und Fehlen typischer Spritzfiguren aufweisen soll, bei chronischem Diabetes mit allgemeiner Hypertonie. Typus III: mit Blutungen und weißlichen Degenerationsherden, ausgesprochenen Gefäßveränderungen und Übergang in die echte Retinitis albuminurica bei stärkerer allgemeiner Hypertonie und Nierenschädigung. Die Schwere der Retinaveränderungen geht ungefähr parallel mit der Dauer des Grundleidens. Untersuchen wir Patienten, bei denen der Diabetes länger als 15 Jahre besteht, so finden sich ungefähr bei zwei Drittel aller dieser Kranken Retinablutungen. Das Sehvermögen ist bei der Retinitis diabetica, je nach Sitz und Ausbreitung der Veränderungen, mehr oder weniger stark beeinträchtigt. Kombinierte Insulin- und Diättherapie hat eine oft auffallend gute Besserung zur Folge. Die jetzt selten gewordene schwere Lipämie läßt sich in seltenen Fällen an den Gefäßen des Augenhintergrundes erkennen. Sehstörungen durch Insulin sind in vorübergehender Form nach Anwendung von Depotinsulinpräparaten beobachtet worden. Dieselben sind jedoch sicher nicht durch Retinaschädigungen, sondern wahrscheinlich durch osmotische Änderungen in der Linse, welche als Folge der schnellen Normalisierung des Kohlenhydratstoffwechsels angesehen werden, zu erklären.

Die Häufigkeit der diabetischen Linsenerkrankungen wird sehr verschieden angegeben, je nach der Feinheit der Untersuchungsmethoden. Geringe Trübungen werden durch Cholesterinablagerungen hervorgerufen. Ob ein ausgesprochener Katarakt bei Diabetikern häufiger ist als bei gleichaltrigen Nichtzuckerkranken, ist nicht entschieden. Sicher scheint nur zu sein, daß der diabetische Star wesentlich früher auftritt als der senile. Man hat von einer vorzeitigen Alterung der diabetischen Linse gesprochen. Der rasch einsetzende und schnell reifende diabetische Katarakt kommt nur unter 45 Jahren vor und ist sehr selten. Auf jeden Fall sollte man bei beginnenden Linsenveränderungen stets versuchen, durch eine energische Insulin-Kohlenhydrattherapie den Prozeß zum Stehen zu bringen, was nicht selten gelingt.

Eine geringe Albuminurie wird bei Zuckerkranken häufig gefunden. Dagegen sind ernstere Nierenschädigungen, soweit sie nicht Teilerscheinungen allgemeiner Herz- und Gefäßschädigungen sind, selten. Nach JOSLIN gehen 3,7% aller Diabetiker an Nierenleiden zugrunde, unter denen die Schrumpfniere dominiert. Die Nephrosklerose scheint bei Diabetikern häufiger zu sein als bei gleichaltrigen Nichtdiabetikern. Durch die schweren Nierenveränderungen kann auch die Zuckerausscheidung Not leiden. Ja, es kann sogar zur Aglykosurie bei sehr hohen Blutzuckerwerten kommen. Es ist verständlich, daß bei Zuckerkranken infolge der allgemeinen Neigung zu Infektionen Entzündungen der Harnwege häufiger sind als bei stoffwechselgesunden Menschen. Vor allem die Frauen werden oft von der Pyelitis und Zystopyelitis betroffen. Da der zuckerreiche Harn einen guten Nährboden für die Bakterien abgibt, muß die Therapie solcher Fälle, abgesehen von der Sulfonamidbehandlung, auf eine rasche und dauernde Entzuckerung abgestellt sein.

Im Coma diabeticum treten eigentümliche, stark lichtbrechende Zylinder auf, die als Komazylinder beschrieben werden.

Polyneuritische Schädigungen können bei Zuckerkranken zu einem tabesähnlichen Bilde führen. Man beobachtet Störungen der Pupillenreaktion, Unsicherheit beim Gehen, große motorische Schwäche, Parästhesien, heftige, nicht selten lanzinierende Schmerzen mit Erlöschen der Sehnenreflexe, der Libido und der Potenz. Man spricht daher von einer Pseudotabes diabetica. Veränderungen am Rückenmark fehlen dabei. Die neuralgischen Beschwerden vieler Zuckerkranker sind durch eine konsequente Insulin-Kohlenhydrattherapie rasch zur Abheilung zu bringen. Augenmuskellähmungen, besonders des N. abducens, sind sehr selten, Blasen- und Mastdarmstörungen so gut wie nie beobachtet worden.

Unter den Erkrankungen der Lunge spielt die Tuberkulose bei Zuckerkranken eine gefährliche Rolle. Wenn bei einem Zuckerkranken die Toleranz rasch sinkt, sollte man sorgfältig, unter Hinzuziehung des Röntgenverfahrens, nach einer komplizierenden Tuberkulose suchen. Die Tuberkulose hat bei Zuckerkranken die Neigung zum schnellen Fortschreiten und zum Übergang aus der relativ gutartigen, produktiven

Form in die exsudative. Daß Mischinfekte die Zerfallsprozesse noch beschleunigen können, ist bekannt. Die Lungengangrän ist eine weitere gefürchtete Komplikation der chronischen Zuckerkrankheit. Die beginnende Lungentuberkulose kann durch eine kombinierte Insulin-Kohlenhydratbehandlung mit Aglykosurie und Normoglykämie wesentlich gebessert, in vielen Fällen ausgeheilt werden. Die erhöhten Temperaturen klingen ab; Auswurf wird nicht mehr entleert. Unter konsequenter antidiabetischer Therapie, welche gegebenenfalls mit einer Pneumothoraxbehandlung verbunden ist, kommt der Prozeß zur Vernarbung.

Bei allen entzündlichen und fieberhaften Erkrankungen der Diabetiker hat man mit einer raschen Toleranzsenkung zu rechnen. Alle Infektionen steigern die insulinzerstörenden Kräfte des Organismus. Es ist also verständlich, daß jeder noch so banale Infekt beim insulinisierten Diabetiker einen erhöhten Insulinbedarf zur Folge hat. Das gilt auch für die Lungenentzündung. Eine mehr theoretische Bedeutung haben die wohl von allen Klinikern gemachten Erfahrungen, daß ausnahmsweise fieberhafte Infektionen zu einer vorübergehenden Toleranzsteigerung führen können.

Obwohl die Leber im Mittelpunkt des Kohlenhydratstoffwechsels steht, ist ihre Miterkrankung bei Diabetikern nicht häufiger als bei Nichtdiabetikern. Speziell gilt das von der Leberzirrhose. Bei länger bestehendem Diabetes, besonders bei Fettleibigen, ist die Leber in der Regel wenig vergrößert, wahrscheinlich wegen ihres erhöhten Fettgehaltes, der aber noch keine eigentliche Lebererkrankung darzustellen braucht.

Kommt es zu einer bronzeartigen Verfärbung der Haut und Schleimhäute der Zuckerkranken, so sprechen wir von einem Bronzediabetes, bei welchem eine Pankreaszirrhose sich mit einer Leberzirrhose kombiniert. Wie oben beschrieben, liegt bei dieser Störung eine allgemeine Hämochromatose vor. In einigen solchen Fällen ist eine oft weit zurückliegende gewerbliche Bleischädigung als Ursache der Hämochromatose angeschuldigt worden.

Parenchymschädigungen der Leber sind häufig die Folge chronischer, enterogener cholangitischer oder hämatogener Infekte. Cholezystitis und Cholelithiasis werden bei Sektionen annähernd doppelt so häufig gefunden wie bei Nichtdiabetikern. Ob die Infektion der Gallenwege primär oder sekundär zustande gekommen ist, ist nicht immer zu entscheiden. Es ist wichtig, zu wissen, daß bei erblicher Minderwertigkeit des Pankreas Gallensteinattacken Glykosurien auslösen können, die nach Abklingen des Anfalls wieder verschwinden. So viel scheint mir sicher, daß ätiologisch die Erkrankung des Zentralorgans des Kohlenhydratstoffwechsels, als welche man die Leber früher angesehen hat, für das Auftreten der Zuckerkrankheit keine Rolle spielt.

b) Spezielle Stoffwechselstörungen des Diabetes

Seit jeher gelten die zwei Störungen, die eine Folge der mangelhaften Inselfunktion sind, als wesentlich für den Diabetes. Die erste ist die mangelhafte Fähigkeit, die Dextrose in Form des Glykogens festzuhalten, welche von NAUNYN als Dyszooamylie bezeichnet wurde. Die zweite Störung, welche als Folge der ersten angesehen wird, ist die Überschwemmung des Blutes und der Gewebe mit Zucker, die Hyperglykämie. Die Zuckerausscheidung im Harn — die Glykosurie — ist die Folge der Hyperglykämie. Die Dyszooamylie gilt sowohl für die Leber wie für die Muskeln. Bei Insulinmangel, der entweder infolge verminderter Produktion oder verstärkter und beschleunigter Zerstörung eintritt, kann die Zelle, vor allem die Muskelzelle, den Zucker nur unvollständig umsetzen; trotz reichlichen

Angebots bleibt sie zuckerhungrig. Wie den wassersüchtigen Herzkranken dürstet, weil er das Wasser nicht geordnet verwenden kann, so hungert den Zuckersüchtigen nach Kohlenhydraten, weil er wegen des relativen Insulinmangels von den angebotenen Kohlenhydraten einen unökonomischen Gebrauch macht. Dieser dauernde paradoxe Zuckerhunger der Gewebe läßt den zuckerliefernden Apparat der Leber nicht zur Ruhe kommen. Die Glykogenarmut der Leber, ihre Dyszooamylie, ist also vielleicht zum Teil auch sekundärer Natur und dadurch bedingt, daß die Kohlenhydrate von den Geweben, welche sie nur unökonomisch verwenden können, laufend wieder abgerufen werden. Vielleicht verhindert auch eine gesteigerte Produktion von Glukagon, einem zweiten, von mir beschriebenen, zuckermobilisierenden Hormon des Pankreas, die Leberreserven zu speichern. Die gestörte Fähigkeit der Leber, das ihr vom Darm her zuströmende Kohlenhydratmaterial als Glykogen zu fixieren, führt nach jeder Aufnahme von Kohlenhydraten mit der Nahrung zu einer Überschwemmung des Blutes mit Zucker. Diese Erhöhung des Blutzuckerniveaus ist die wichtigste Vorbedingung der Glykosurie. Die Grenze, bis zu welcher der Zucker im Blute ansteigen kann, ehe es zur Ausschwemmung von Harnzucker kommt, ist keine feststehende. Der Blutzuckergehalt ist am besten morgens nüchtern festzustellen. Er ist bei unbehandelten Diabetikern stets erhöht und kann bis auf das Zehnfache der Norm, also bis auf 1% ansteigen. Eine feste Beziehung zwischen der Höhe des Blutzuckernüchternwerts und der Schwere der Erkrankung besteht nicht. Bei Gesunden können nach Kohlenhydratzufuhr Blutzuckerwerte auftreten, die das Doppelte der Norm und mehr betragen, ohne daß Glykosurie einsetzt. Auch nach Kohlenoxydvergiftungen kommen beträchtliche Hyperglykämien vor, ohne daß es zur Glykosurie zu kommen braucht. Bei Diabetikern scheinen sich die Nieren mit zunehmender Dauer der Zuckerkrankheit auf einen höheren Schwellenwert einzustellen, dessen Überschreitung zur Glykosurie führt. Die Höhe der Hyperglykämie ist beim Diabetiker nicht allein durch die Kohlenhydratzufuhr vom Darm bedingt, sondern hängt von anderen Faktoren wesentlich ab. So ist sichergestellt, daß bei schweren, diätetisch ungeordneten Diabetesfällen körperliche Arbeit zu einer Vermehrung des Blutzuckers führen kann, auch dann, wenn jede interkurrente Nahrungszufuhr vermieden wurde. Wichtig ist, daß diätetisch geordnete Diabetiker auf körperliche Arbeit wie Gesunde nach einem vorübergehenden Anstieg auch mit einem deutlichen Blutzuckerabfall reagieren können. Wird gleichzeitig Insulin gegeben, so wird der blutzuckersenkende Effekt desselben durch Muskelarbeit wesentlich vergrößert. Diese Tatsache muß bei Festsetzung der Insulindosis nach der Entlassung aus dem Krankenhaus ernste Berücksichtigung finden.

Latente Störungen des Kohlenhydratstoffwechsels können durch sog. Zuckerbelastungen mit gleichzeitiger Feststellung der Blutzuckerkurve erkannt werden. Die Einnahme einer größeren Zuckermenge setzt, wie jede Nahrungsaufnahme, eine Reihe hormonaler Reaktionen in Gang, deren geordnetes Zusammenspiel wir bisher nur teilweise durchschauen. In dieses komplizierte Wechselspiel greifen zudem noch „psychische und nervöse“ Regulationen ein, die der sinnvollen Steuerung des Ganzen dienen. Alle Zuckerbelastungen, welche mit dem Ziele angestellt sind, eine Insuffizienz der Insulinproduktion nachzuweisen, müssen unter Berücksichtigung des Alters der Probanden angestellt werden. Die Altersabhängigkeit der Insulinproduktion durch das Pankreas ist eine physiologische Tatsache.

Die Harnmengen steigen beim insulären Diabetes mit zunehmendem Zuckergehalt an, eine Erscheinung, die als diabetische Polyurie bekannt ist. Daß der hohe Zuckergehalt die Polyurie allein bedingt, wird mit Recht bezweifelt. Sicher hat das Insulin auf die Regulation des Wasserwechsels einen bedeutenden Einfluß. Durch Insulin wird bei polyurischen Diabetikern die normale Wasserretention in den Geweben wiederhergestellt. Sie kann bis zur Ödembildung überkompensiert werden. Gleichzeitig wird die Diurese gebremst. Die abnormen Wasserverluste in den Geweben sind die Ursache für die großen Gewichtsschwankungen der diätetisch ungeordneten Diabetiker.

Die Folge der diabetischen Polyurie ist, wenn auch nicht für alle Fälle, das gesteigerte Durstgefühl und die vermehrte Flüssigkeitszufuhr, die Polydipsie.

Mit sinkender Glykosurie gehen Polydipsie und Polyurie zurück. Nicht selten können die Wasserverluste größer sein als die Wasserzufuhr. Die Folge sind dann Austrocknungserscheinungen.

Der paradoxe Zuckerhunger der Gewebe, speziell der Muskulatur, welche wegen des Insulinmangels unökonomisch arbeitet, läßt die Leber als das den Blutzucker regulierende Organ nicht zur Ruhe kommen und führt zu ihrer Glykogenverarmung. Nach Erschöpfung der Kohlenhydratvorräte werden andere Reserven angegriffen. Es kommt zum Ausschwemmen von Fett aus den Fettdepots des Körpers. Die an Glykogen verarmte Leber ist nicht in der Lage, die großen Mengen ihr zuströmenden Fettes rechtzeitig und vollständig zu oxydieren. Es kommt zu einer unvollständigen Verbrennung der Fette und zur Bildung der sog. Azetonkörper (β-Oxybuttersäure, Azetessigsäure und Azeton).

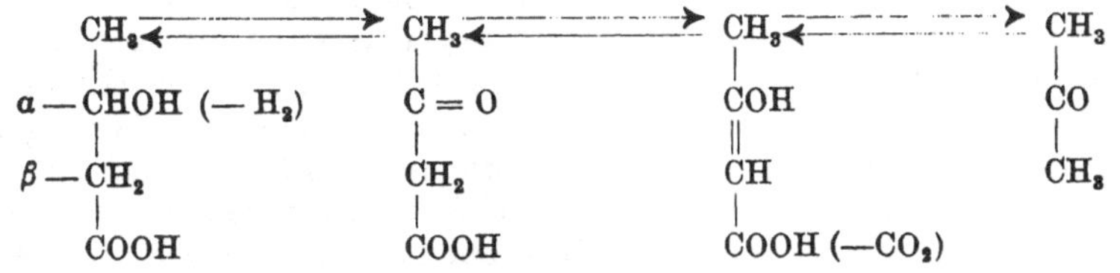

β-Oxybuttersäure | Ketoform der Azetessigsäure | Enolform (Diazetsäure) | Azeton

Die Pfeile bedeuten, daß die 3 Substanzen in beiden Richtungen ineinander übergehen können

Diese Ketonkörper sind normale intermediäre Abbauprodukte sowohl der Fette wie der Eiweißkörper. Sie treten auch bei gesundem Stoffwechsel auf, z. B. im Hungerstoffwechsel. Auch bei jeder anderen Form der Kohlenhydratverarmung können sie beobachtet werden. Bei ausschließlicher Eiweißfettkost treten auch bei Gesunden größere Mengen von Azetonkörpern im Harn und in der Atemluft auf. Diese physiologische Ketonurie kann durch relativ kleine Mengen von Kohlenhydraten zum Verschwinden gebracht werden. Beim unbehandelten Diabetiker tritt das Gegenteil ein: Zulagen von Kohlenhydraten vermehren die Ketonkörper. Beim Diabetiker treten die Azetonkörper meist dann auf, wenn die Nahrungskohlenhydrate infolge des Insulinmangels keine geordnete Verwendung finden und die Leber zur Glykogenbildung und Fixation keine Gelegenheit hat. Über die Menge der gebildeten Azetonkörper sind wir schlecht unterrichtet, da das im Harn leicht quantitativ zu bestimmende Azeton nur einen geringen Bruchteil der gesamten im Körper gebildeten Menge darstellt. Der größere Teil der leicht flüchtigen Substanz verläßt den Organismus durch die Lungen. In schweren Fällen hat man bis 70 g β-Oxybuttersäure und bis 8 g Azeton und Azetessigsäure im Harn bestimmt und man hat mehrere hundert Gramm dieser Substanz aus Blut und Geweben von im Koma verstorbenen Individuen extrahiert. Da β-Oxybuttersäure und Azetessigsäure, wie der Name sagt, Säurecharakter haben, führt die Anhäufung dieser Substanzen im Körper zur Azidosis. Um dieser chronischen Übersäuerung entgegenzuwirken, muß der Organismus dauernd von seinen Alkalibeständen Gebrauch machen, um damit die aktuelle Reaktion des Blutes konstant zu halten. Die Alkalireserve, d. h. diejenige Menge Alkali, die dem Körper für Neutralisationszwecke zur Verfügung steht, nimmt ab. Ein Maß für die Alkalireserve ist die CO_2-Spannung in der Atemluft. Normalerweise liegt die CO_2-Spannung zwischen 55 und 75 mm Hg. Sie sinkt mit zunehmender Azidose; auf der Höhe der Säureintoxikation, also im tiefen Koma, sind Werte unter 20 mm CO_2-Spannung gefunden worden. Eine andere Methode zur Bestimmung der Alkalireserve des Blutes ist die Messung seines Kohlensäurebindungsvermögens. Der Betrag, den das Blut an Kohlensäure zu binden vermag, ist um so geringer, je mehr andere Säuren bereits vom Blute aufgenommen und neutralisiert sind. Man findet mit diesem Verfahren die Mengen des im Plasma gelösten und des als Bikarbonat in ihm enthaltenen CO_2. Je größer die Menge der Azidosekörper ist, um so mehr Kohlensäure wird durch sie ausgetrieben und um so niedriger ist der Wert der als Karbonat gebundenen Menge CO_2. Beim gesunden Menschen beträgt das CO_2-Bindungsvermögen des Blutes 50—70 Vol. %. Mit zunehmender Stärke der Azidose können die Werte im tiefen Koma bis auf 10 Vol.% absinken. Durch zunehmende Alkaliverarmung kommt der Körper in die Gefahr, die Regulationen schließlich nicht mehr aufrechterhalten zu können. Die aktuelle Reaktion des Blutes verschiebt sich von p_H 7,3 bis 7,0 und darunter.

Es kommt zu schweren Vergiftungserscheinungen, die wohl nicht allein auf den Säurecharakter der Substanzen, sondern auch auf ihre spezifischen Giftwirkungen zu beziehen sind. Um die Gefahr der Azidosis zu vermeiden, ist der Organismus gezwungen, große Mengen von Säuren außer durch seine Alkalibestände auch durch das beim Eiweißaufbau freiwerdende Ammoniak abzusättigen. Es ist daher eine für jeden schweren Diabetes konstante Erscheinung, daß zugleich mit dem Auftreten der Azetonkörper die Ammoniakmengen im Harn auf Kosten des ausgeschiedenen Harnstoffes vermehrt werden. Bei schweren Fällen von Azidose kann es auch zu Steigerungen des Eiweißumsatzes kommen.

Die diabetische Lipämie. Sicher weit häufiger, als früher angenommen wurde, findet sich in Fällen von schwerem Diabetes eine Vermehrung der Fette im Blut (diabetische Lipämie). Bei hochgradiger Ausbildung kann das Blut so reich werden an fein verteiltem Fett, daß beim Aderlaß oder beim Augenspiegeln die eigentümliche Farbe des Blutes ohne weiteres erkennbar ist. Das im Glase aufgefangene Blut zeigt nach dem Zentrifugieren eine dichte gelbweiße Schicht, deren Stärke von dem Fettgehalt abhängt. Die Rahmschicht besteht aus sehr fein emulgiertem Fett; die einzelnen Fett-Tröpfchen sind mit dem gewöhnlichen Mikroskop nicht, wohl aber mit dem Ultramikroskop als feinste Partikel (Hämokonien) erkennbar. Die Zusammensetzung des Fettes ist kompliziert. Es handelt sich nicht allein um eine Vermehrung der Neutralfette, sondern auch um eine solche des Cholesterins und der Phosphatide, so daß dieser Zustand besser als Lipoidämie bezeichnet wird. An der Vermehrung der Fette sind die Blutkörperchen unbeteiligt. Während man im normalen Serum 5—6 g Ätherextrakt für 1000 g Serum findet, erreichen die höchsten für die diabetische Lipämie sichergestellten Zahlen 150 bis 180 pro mille. Das sind aber extreme Werte; die gewöhnlich bei schweren Diabetikern gefundenen schwanken zwischen 20 und 40 g je Liter Serum. Die Werte für das Cholesterin erreichen ebenfalls ein Vielfaches der Norm, und zwar sind das freie Cholesterin wie die Ester dabei beteiligt. Die Bestimmungen der Phosphatide wurden gewöhnlich summarisch, nach dem ätherlöslichen Phosphor als Lezithin berechnet, durchgeführt und auch hier wurden beträchtliche Vermehrungen sichergestellt. In den meisten Fällen wird die diabetische Lipämie mit einer Azidosis kombiniert beobachtet, und die Schwankungen der Intensität der Lipämie werden den Mengen der ausgeschiedenen Azetonkörper entsprechend gefunden. Daß von dieser Regel sichere Ausnahmen vorkommen, konnten wir durch eigene Untersuchungen sicherstellen, bei welchen ein mittelschwerer Diabetes ohne eine Spur Azidosis, aber mit sicher vermehrtem Fettgehalt des Blutes gefunden wurde. Es gelingt auch gelegentlich, die Azetonkörper im Harn durch entsprechende diätetische Maßnahmen zum Verschwinden zu bringen und gleichzeitig noch eine schwere Lipämie im Blut festzustellen.

Die Erklärung für das Auftreten der diabetischen Lipämie ist in verschiedenen Richtungen gesucht worden. Man kann in der Lipämie einerseits den Ausdruck eines rückläufigen Fett-Transportes aus den Fettdepots zu den Verbrennungsstätten des Körpers sehen, wobei allerdings die starke Vermehrung der Lipoidsubstanzen, besonders des Cholesterins, nicht recht geklärt erscheint. Andererseits wird aber der bei schwerkranken Diabetikern eintretende Zellzerfall Material an Lipoiden hergeben. Eine dritte Auffassung geht dahin, daß die diabetische Lipämie der Narkoselipämie gleichzusetzen sei und gewissermaßen durch eine Herauslösung von Fett und fettartigen Bestandteilen aus den Zellen und den Depots des Organismus zustande käme. Die Meinung, daß es sich einfach um Nahrungsfette handele, suchte man durch die Feststellung zu stützen, daß Jodzahl, Verseifungszahl und Schmelzpunkt des Blutfettes mit dem des Chylusfettes übereinstimmen. Es läßt sich aber in schweren Fällen leicht durch Fortlassung des Fettes aus der Nahrung zeigen, daß auch unter diesen Bedingungen die Lipämie — wenn auch in vermindertem Maße — fortbesteht. Als wesentliches Moment bleibt wohl die Tatsache der Vermehrung der Blutfette durch verstärkte Mobilisation aus den Depots bei gleichzeitig gehemmtem Abbau in der Leber bestehen. Bei rechtzeitig einsetzender Insulintherapie verschwindet mit der Azidose auch die Lipämie. Auch bei pankreaslosen Hunden wird unter Insulin sowohl die Fetteinwanderung in die Leber als auch die Lipämie geringer.

Störungen des Eiweißstoffwechsels beim Diabetes. Bei schwerem Diabetes bleiben die intermediären Stoffwechselstörungen nicht auf das Gebiet der Kohlenhydrate und Fette beschränkt, sondern greifen auch auf das des Eiweißes über. In engem Zusammenhang mit der raschen Reduktion der Muskelbestände, welche bei jedem schweren Diabetes sich feststellen läßt, steht die Vermehrung des Kreatins und Kreatinins im Harn. Schwere Diabetesfälle scheiden auch bei fleischfreier Nahrung, bei welcher der Erwachsene normalerweise kein Kreatin im Harn aufweist, dauernd Kreatin aus; leichte verhalten sich in dieser Beziehung wie Gesunde. Mittelschwere Fälle mit mäßiger Azetonkörperausscheidung zeigen deutlich eine alimentäre Kreatinurie. Die diabetische Kreatinurie ist eine starke Stütze für meine Auffassung, daß Störungen des Muskelstoffwechsels beim Zuckerkranken eine wesentliche Rolle spielen. Im Muskel werden aus Kreatin und Adenylsäure mit Hilfe der Phosphorsäure Phosphagen und Adenosintriphosphorsäure aufgebaut. Es liegt nahe, anzunehmen, daß bei Insulinmangel diese Synthese Not leidet und bei Insulinzufuhr die Kreatinurie dadurch zum Verschwinden gebracht wird, daß das bisher zur Synthese verwendete Kreatin wieder zu Phosphagen aufgebaut wird.

Nach Erschöpfung der Kohlenhydrat- und Fettdepots werden auch die Eiweißbestände beim schweren Diabetes angegriffen. Die Folge ist eine negative Stickstoffbilanz. Neben dieser im wesentlichen durch Unterernährung bedingten Azoturie ist ein weiterer Eiweißverlust dadurch möglich, daß die im intermediären

Stoffwechsel gebildeten toxischen Substanzen, zu denen Oxybuttersäure und Azetessigsäure zu rechnen sind, deletär auf die Zellbestände des Körpers einwirken und zu einem toxogenen Eiweißzerfall führen. Das tritt aber erst in den Endstadien, speziell beim beginnenden Koma, ein. In solchen Fällen findet man auch eine Änderung der qualitativen Zusammensetzung der stickstoffhaltigen Harnbestandteile. Es wurde eine Vermehrung der formoltitrierbaren Aminosäuren und eine Erhöhung des sog. kolloidalen Stickstoffs gefunden. Gelegentlich hat man auch nicht unerhebliche Mengen von Tyrosin aus dem Diabetikerharn isoliert.

c) Einteilung der klinischen Verlaufsformen des Diabetes

Die Bemühungen, die verschiedenen klinischen Verlaufsformen des Diabetes einer systematischen Ordnung zu unterwerfen, sind schon sehr alt. Man hat magere und fette Diabetiker unterschieden, ferner den Diabetes der Jugendlichen und die Zuckerkrankheit der Alten differenziert. Auch das Verhalten des Blutdrucks hat man als Einteilungsprinzip verwendet. Der hypertonische Diabetes, welcher meist im höheren Alter vorkommt, hat fraglos eine günstigere Prognose als der hypotonische Diabetes der Kindheit, welcher sicher eine schlechte Prognose hat. Alle diese Einteilungsprinzipien befriedigen in der Praxis wenig. Jeder erfahrene Arzt weiß, daß der Diabetes mit zunehmendem Alter harmloser wird. Vielleicht gibt es außer dem eigentlichen erbgebundenen Diabetes eine zweite Altersform, welche auf einer Arteriosklerose des Pankreas beruht, die sekundär zu einer Atrophie des Inselapparates führt. Nach den Feststellungen der GRAFEschen Klinik sind Hypertonien bei Diabetikern nicht häufiger und nicht früher zu beobachten, als bei gleichaltrigen Nichtdiabetikern. Ich habe 1937 dem Wiesbadener Kongreß folgende Einteilung vorgeschlagen, welche sich auf die Insulinbedürftigkeit stützt; ein Vorschlag, den in ähnlicher Weise GRAFE macht:

A. Als leichte Diabetesformen bezeichne ich solche mit normalem Körpergewicht und einer Toleranz von 100 g Kohlenhydraten. Sie sind unter normalen Bedingungen nicht insulinbedürftig. Nur wenn komplizierende Erkrankungen, Tuberkulose, Furunkulose, Gangrän und andere Infekte hinzutreten, ist bei diesen Fällen Insulin zu geben.

B. Als mittelschwere Form des Diabetes gilt die, bei welcher nur ein quälendes Diätschema die Aglykosurie erreicht. Diese Kranken sollten stets einer kombinierten Diät- und Insulintherapie unterworfen werden. Streng indiziert ist bei dieser Form des Diabetes das Insulin erstens, wenn Untergewichtigkeit vorliegt, zweitens bei eintretender Azetonurie und drittens bei Absinken der Kohlenhydrattoleranz unter 100 g.

C. Als schwerste Formen des Diabetes sind solche mit dauernder Ketonurie anzusehen. Sie erfordern eine dauernde Insulinierung.

Hinsichtlich der diätetischen Behandlung der Zuckerkranken habe ich drei Grundformen der Diät unterschieden:

1. Aufbaukost. 2. Erhaltungskost. 3. Reduktionskost.

Die **Aufbaukost** besteht etwa aus 1 g Eiweiß je kg Körpergewicht, 2—3 g Kohlenhydrat je kg, 3 g Fett je kg und 500 g Gemüse und mehr bis zur vollständigen Sättigung. Damit werden rund 40 Kalorien je kg bewilligt. Diese Aufbaukost kommt vor allem für untergewichtige Diabetiker und Kinder in Frage.

Bei jeder Aufstellung eines Kostregimes für die Zuckerkranken hat man sich die Frage vorzulegen, ob neben dem Betriebsstoffwechsel auch noch für den Baustoffwechsel bzw. Regenerationsstoffwechsel Sorge zu tragen ist. Bei Kindern und hochgradig abgemagerten Diabetikern ist die Berücksichtigung des

Baustoffwechsels bei Aufstellung des Kostschemas mindestens so wichtig wie die Ordnung des Betriebsstoffwechsels. Das Ziel jeder Diabetesbehandlung muß sein: 1. Die Wiederherstellung der Leistungsfähigkeit, 2. die Aglykosurie und 3. die Normoglykämie. Dieses Ziel wird durch die gleichzeitige Anwendung von Insulin, diätetischen Maßnahmen und Bewegungsbehandlung am sichersten erreicht. Für die Bewegungstherapie bin ich auf Grund sorgfältiger Studien bereits vor 25 Jahren eingetreten. Es ist bei dieser Therapie zu berücksichtigen, daß bei Zuckerkranken, wie neuere Untersuchungen zeigen, die Ökonomie der Muskelarbeit eine gegenüber der Norm verschlechterte ist. Auch wissen wir, daß Muskelarbeit die Wirkung des Insulins gewaltig steigert. Wir können also weder zweckmäßige diätetische Vorschriften noch eine richtige Dosierung des Insulins ohne Berücksichtigung der körperlichen Leistungen machen. Man hat den Kindern, je nach Alter und Größe, mit gutem Erfolg 180—300 g Kohlenhydrate gegeben. Die Angaben über das rationellste Verhältnis von Eiweiß : Fett : Kohlenhydraten schwanken zwischen 1 : 4 : 7 und 2 : 4 : 8. Ich sehe den wesentlichen Fortschritt der kohlenhydratreicheren Ernährung zuckerkranker Kinder in einer besseren Ausnutzung der Kohlenhydrate unter dem Schutz des Insulins für den Aufbau des Organismus. Ich halte dabei eine möglichst große Abwechslung in den nicht denaturierten Kohlenhydratträgern mit ihren lebenswichtigen Begleitstoffen für erforderlich. Eine geringe Restglykosurie halte ich zur Vermeidung hypoglykämischer Zustände für zweckmäßig und unbedenklich.

Wie der wachsende Organismus soll auch jeder untergewichtige Diabetiker bis zur Erreichung des Normgewichtes unter dem Schutz des Insulins eine **Aufbau-** resp. **Regenerationskost** erhalten. Auch die Rekonvaleszenz nach schweren fieberhaften Erkrankungen und großen Operationen erfordert eine Aufbaukost. Als Plan für eine solche Aufbaudiät habe ich 1937 folgenden empfohlen: 1 g Eiweiß je Körperkilogramm, 2—3 g Kohlenhydrate je Körperkilogramm, 3 g Fett und 500 g Gemüse bis zur Sättigung; das sind rund 40 Kalorien je kg Körpergewicht. Diese Aufbaudiät muß unter dem Schutz des Insulins verabreicht werden, das, je nach Lage des Falles, dreimal am Tage ½ Stunde vor der Mahlzeit in Gestalt des Altinsulins oder, bei bekannter Stoffwechsellage, auch in Gestalt von Depotinsulin verabreicht werden kann. Wir haben im allgemeinen mit 2 Injektionen von Depotinsulin unser Auskommen gefunden. Die Insulinmenge, die morgens eine halbe Stunde vor dem Frühstück und abends eine halbe Stunde vor dem Abendessen zu geben ist, muß unter Berücksichtigung der Berufsarbeit sorgfältig bemessen werden. Über 60 Einheiten pro Injektion sollen nicht gegeben werden. Diese Aufbaukost wird nur so lange verabreicht, bis der Diabetiker sein normales Gewicht wieder erreicht hat. Dann wird unter Steigerung der muskulären Leistung und vorsichtiger Reduktion der Kohlenhydrate die Insulinmenge allmählich reduziert. In einzelnen mittelschweren Fällen ist es gelungen, die Toleranz so weit zu heben, daß man später ohne Insulin auskommt.

Das kohlenhydratreiche Ernährungsregime ist schon in der Vorinsulinära für die Behandlung der schweren Ketosen empfohlen worden. Heute können wir dasselbe unter dem Schutz des Insulins freizügiger handhaben. Je rascher die Azidose zum Verschwinden gebracht wird, um so schneller erwacht — bildlich gesprochen — der Inselapparat aus seiner Narkose und greift wieder selbsttätig in die Regulation ein. Ich glaube, daß manche bei azidotischen Diabetikern durch Kohlenhydratkuren herbeigeführte Toleranzbesserung ihre eigentliche Ursache in der Entgiftung des Inselapparates hat. Jedes Regime, das die Erreichung der Azetonfreiheit verzögert, ist falsch. Bei den Ketosen müssen die Kohlenhydrate unter dem Schutz des Insulins zum Hauptkalorienträger gemacht werden. Fett und Eiweiß sind auf 1 g pro kg zu beschränken. Schwere körperliche Arbeit ist bis zum Verschwinden der Ketonurie zu vermeiden. Die Kost soll den Umsatz reichlich decken, wobei zu bedenken ist, daß auch die Herz- und Atemarbeit beim Diabetiker unökonomisch geleistet wird. Der Harnzucker ist bis auf Spuren zum Verschwinden zu bringen.

Die **Erhaltungskost** soll unter Berücksichtigung der geforderten Körperleistung gerade den Bedarf decken und nicht mehr. An diesem Grundsatz der alten Schule soll nicht gerüttelt werden. Wichtig ist die körperliche Tätigkeit, die wir gerade als Behandlungsmittel der Zuckerkranken empfehlen und von welcher heute die meisten erfahrenen Therapeuten Gebrauch machen. Bemerkenswerterweise ist die Disposition der geistigen Arbeiter für den Diabetes 2⅓mal größer als die der körperlich Arbeitenden. Nach meinen Erfahrungen am arbeitenden, ohne Insulin behandelten Zuckerkranken kommen wir mit einer Grundkost, welche aus 1 g Eiweiß je Körperkilogramm, 1—1,5 g Kohlenhydraten und 2 g Fett je Körperkilogramm besteht, aus.

Die **Reduktionskost**. Die Reduktionskost soll bei fetten Diabetikern Anwendung finden. Hier ist das Ziel, das Körpergewicht zur Norm zurückzuführen und gewissermaßen dem funktionierenden Inselrest anzupassen. Dieses Ziel wird durch eine eiweißreiche, fett- und kohlenhydratarme Kost am ehesten erreicht; die Diät ist kalorienarm zu gestalten. Eine allzu brüske Reduktion des Körpergewichtes ist wegen der Gefahr der Azidose zu vermeiden. Unter den Diabetikern der verschiedenen Autoren sind rund 50% fettsüchtig. Bei der Reduktionskost werden etwa 2 g Eiweiß, ½ g Fett und 1—2 g Kohlenhydrate je Kilogramm Körpergewicht gegeben. Die Kalorienmenge soll etwa 16 Kalorien je kg Körpergewicht betragen.

d) Das Coma diabeticum und seine Behandlung

Die Vergiftung des zuckerkranken Organismus mit Azetonkörpern kann ausgelöst werden durch infektiöse Erkrankungen, wie Grippe, Pneumonie, Gangrän mit Lymphangitis, durch plötzlich einsetzende Traumen, vielleicht auch durch seelische Erschütterungen. Nicht selten werden die Kranken auch durch leichte Indigestionen, welche mit Appetitlosigkeit einhergehen, verführt, das Insulin wegzulassen, „weil sie weniger essen". Es kommt auch vor, daß die Indigestionen bereits das erste Symptom des drohenden Komas sind, welches durch einen übersehenen oder banalisierten Erkältungsinfekt eingeleitet wird. Hat sich das Koma zur vollen Höhe entwickelt, so ist es vor allem durch eine eigentümliche, von KUSSMAUL zuerst beschriebene Dyspnoe ausgezeichnet. Von den gewöhnlichen Formen der Dyspnoe ist die „große Atmung" dadurch unterschieden, daß die Luftwege vollkommen frei sind und jede Blutstauung und jede Zyanose fehlen. Die vertieften Atemzüge und die Herztätigkeit sind beschleunigt. Diese Änderung der Atemführung wird weder durch O_2-Verarmung noch durch CO_2-Überladung hervorgerufen, sondern ist offenbar die Folge der Säurevergiftung mit β-Oxybuttersäure und Azetessigsäure. Die ersten Anzeichen des schweren Vergiftungszustandes sind allgemeines Unlustgefühl, Kopfschmerzen und Magen-Darmerscheinungen. Der Appetit verschwindet, es kommt zu Druck- und Völlegefühlen im Magen, zu Übelkeit und Durchfällen.

Neben der großen Atmung spielen die Symptome des schwer gestörten Kreislaufes eine wesentliche Rolle. Im Vordergrund steht das Erlahmen des peripheren Gefäßtonus, welches sich durch das Absinken des Blutdrucks auf sehr niedrige Werte kennzeichnet. Daran ist sicher im wesentlichen die toxische Schädigung des Vasomotorenzentrums schuld, während eine Myokardschädigung erst in zweiter

Linie in Frage kommt. Das Blut ist an Wasser verarmt, die Viskosität des Blutes hierdurch und durch die Vermehrung der Serumlipoide erhöht. Diese Viskositätserhöhung beeinträchtigt den Kreislauf gleichfalls in ungünstigem Sinne. Mit diesen Kreislaufveränderungen gekoppelt, vielleicht auch ursächlich mit ihnen verknüpft, ist die Hypotonie des Bulbus. Der Augapfel ist bei geschlossenen Lidern leicht eindrückbar, weich und schlaff und fühlt sich an wie ein „halb mit Wasser gefüllter Sack". Die β-Oxybuttersäureausscheidung kann bis zu 160 g pro Tag ansteigen. Natürlich erscheint nur die geringere Menge im Harn, die größere Menge wird wohl in den Organen des Komatösen zurückgehalten. Durch die Säurevergiftung werden die fermentativen Vorgänge, welche für die Aufrechterhaltung des Stoffwechsels, vor allem in der Muskulatur, entscheidend sind, in ihrem physiologischen Ablauf gehemmt. Es tritt eine Fermentvergiftung ein. Diese Tatsache läßt sich auch durch eine Verminderung der Glykolyse des Blutes komatöser Kranker nachweisen. Wie alle Zellen des Körpers, so leiden auch die Nierenepithelien, besonders der Tubuli contorti und der HENLEschen Schleifen, unter der Säurevergiftung. Es kommt zu Degenerationen und zur Abscheidung von Zylindern. Diese Komazylinder sind eine fast regelmäßige Begleiterscheinung des Komas.

Ein weiteres Zeichen des Komas ist die Hyperlipoidämie. Bei dieser Hyperlipoidämie sind sowohl die Phosphatide wie auch das Cholesterin und die Neutralfette vermehrt. In schweren Fällen kommt es zu einer Rahmschicht auf dem Serum nach dem Aderlaß. Es ist dann auch möglich, die rahmartige Beschaffenheit des Blutes beim Augenspiegeln zu erkennen (Fundus lipaemicus).

Während wir in der Vorinsulinära dem schon ausgebrochenen Koma ziemlich machtlos gegenüberstanden, können heute mit Hilfe des Insulins die meisten Komakranken gerettet werden, wenn die Gefahr rechtzeitig erkannt wird. Hat das Coma länger als 8—12 Stunden bestanden, so sind die Kranken trotz der Insulinbehandlung meist verloren. Die wichtigsten Gesichtspunkte für die Komabehandlung sind:

1. Die Entgiftung des Körpers durch Magen-Darmspülungen und hohe Einläufe und evtl. durch Bluttransfusion.
2. Die durch die Azidose gestörten Stoffwechselvorgänge mit Hilfe von Insulin und Traubenzucker wieder zu normalisieren.
3. Den Kreislauf durch entsprechende Mittel unter dauernder Blutdruckkontrolle zu stützen und zu bessern.

Die Kohlenhydratzufuhr geschieht am besten auf intravenösem Wege durch Tropfinfusion, welche gleichzeitig Insulin und Kreislaufmittel enthält. Man verwendet zweckmäßig 500 ccm physiologische Kochsalzlösung, die 25 g Natriumbicarbonat und 100 g Lävulose enthält und mit CO_2 gesättigt in zugeschmolzenen Kolben jederzeit injektionsfertig bereitsteht. Als Insulin verwenden wir stets das Altinsulin, dessen Wirkung bei Überdosierung durch Kohlenhydrate sicherer neutralisiert werden kann als die des Depotinsulins Das Insulin muß in schweren Fällen halbstündlich gegeben werden. Die Dosierung richtet sich nach dem Verhalten des Blutzuckers und dem Befinden des Patienten. Die Erfolge der Komabehandlung haben sich in den letzten Jahren, seitdem man zu immer größeren Dosen übergegangen ist, gegen früher erheblich gebessert. Nicht selten braucht man 1000 Einheiten und mehr, um die Kranken aus dem Koma herauszuziehen.

Sehr wichtig ist die gleichzeitige Kreislauftherapie. Bleibt der Kreislauf schlecht, so können die den Stoffwechsel anregenden Mittel nicht genügend an die Leber und Muskulatur herangebracht werden. Wir verwenden außer Strophantin (mehrfach 0,25 mg intravenös) Cardiazol, Sympatol, Coffein, Coramin und Strychninum nitricum. Die Insulininjektionen müssen unter gleichzeitiger Verabfolgung der genannten Kreislaufmittel stündlich wiederholt werden. Hat man keine anderen Anhaltspunkte, so kann das Verhältnis von Insulin zu Kohlenhydrat auf 6—10 Einheiten Insulin auf 1 g intravenös verabfolgte Lävulose zunächst festgelegt werden. Steht Lävulose nicht zur Verfügung, können auch Calorose und Dextrose Verwendung finden. Bei völlig darniederliegendem Kreislauf kann oft noch die sternale Infusion von Kohlenhydraten und Insulin lebensrettend wirken.

Ist der Kranke erwacht, so sind ihm laufend Kohlenhydrate per os (in Gestalt von Apfelsaft und Haferbrei) unter Insulinschutz zuzuführen. Die Bemühungen müssen Tag und Nacht fortgesetzt werden. Die Insulinmengen sind erst dann zu reduzieren, wenn der Blutzucker wieder annähernd normale Werte erreicht hat.

Die Differentialdiagnose zwischen hyperglykämischem und hypoglykämischem Koma ist nicht immer leicht zu stellen. In Zweifelsfällen hat die Behandlung immer mit einer intravenösen Zuckerinjektion zu beginnen. Für die Differentialdiagnose zwischen diabetischem Koma und hypoglykämischen Schock hatte JOSLIN folgendes Merkschema aufgestellt:

Differentialdiagnostische Momente zwischen diabetischem Koma und hypoglykämischem Schock

	Coma diabeticum	Hypoglykämischer Schock
Entwicklung	langsam, Tage	plötzlich, Minuten
Nahrungszufuhr	zuviel	zuwenig
Insulin	zuwenig	zuviel
Bestehen einer Infektion	in der Regel	keine
Durst	hochgradig	fehlend
Hunger	fehlend	häufig und hochgradig
Erbrechen	allgemein	selten
Schmerzen im Abdomen	häufig	fehlend
Fieber	häufig	fehlend
Haut	trocken	feucht
Tremor	fehlend	häufig
Sehvermögen	undeutlich	Doppelbilder
Aspekt	gerötet, schwerkrank	blaß, schwach, ohnmächtig
Atmung	gesteigert, Lufthunger, Azetongeruch	normal
Psychischer Zustand	unruhig und bekümmert, allmählich zunehmender Bewußtseinsverlust	apathisch, reizbar, hysterisch, allmählich zunehmende Bewußtlosigkeit
Harnzucker	vorhanden	fehlend bzw. immer fehlend in der 2. Harnportion
Reaktion auf Behandlung	nach Insulin allmähliche Besserung innerhalb einiger Stunden	plötzliche Besserung innerhalb weniger Minuten nach peroraler, rektaler, intravenöser oder subkutaner Kohlenhydratzufuhr
Hypotonie der Bulbi	vorhanden	nicht vorhanden
Blutdruck	gesenkt	häufig gesteigert

Trotz dieser Unterscheidungsmerkmale sind Verwechslungen zwischen hyper- und hypoglykämischem Koma immer wieder vorgekommen und haben dadurch, daß man im hypoglykämischen Schock noch weiter Insulin spritzte, tödliche Folgen gehabt.

8. Diabetes insipidus und andere Störungen des Wasserstoffwechsels

Diabetes insipidus, wörtlich: „nicht schmeckende" Wasserharnruhr, wird eine Störung des Wasserhaushaltes bei anatomisch gesunden Nieren genannt. Der Zwang zur vermehrten Harnbereitung wird auch durch Wasserentziehung nicht völlig beseitigt. Es werden in 24 Stunden 10—20, ja selbst bis zu 40 l Harn entleert, wenn die Kranken unbehandelt bleiben. Wird die Wasser- und Salzzufuhr diszipliniert, so läßt sich die Harnmenge unschwer auf 4—6 l herabdrücken. Der unbezwingliche Durst wird als Folge der Wasserverarmung der Gewebe aufgefaßt. Im Mittelpunkt des Geschehens steht die verminderte Konzentrationsfähigkeit der Nieren, besonders für Kochsalz. Der reichlich entleerte Harn ist kaum gefärbt, sein spezifisches Gewicht liegt zwischen 1001 und 1005. Der Gefrierpunkt liegt wesentlich niedriger als der Gefrierpunkt des Blutes; ebenso ist die Kochsalzkonzentration im Harn geringer als im Blut. Der prozentuale Gehalt an Harnstoff liegt im Harn dagegen immer höher als im Blute. Es handelt sich also um eine funktionelle Teilstörung der Nieren für die Konzentrierung der Chlorionen, des Bikarbonats und der Basenäquivalente. Läßt man einen Diabetes-insipidus-Kranken dursten, wird das Allgemeinbefinden sofort schwer gestört; ein länger fortgesetzter Durstversuch ist lebensgefährlich. Da die Wasserausscheidung trotz mangelnder Zufuhr weitergeht, muß das Körpergewicht schnell sinken. Blut und Gewebe werden eingedickt, die Zahl der roten Blutkörperchen und der Hämoglobingehalt steigen ebenso wie der Gehalt des Plasmas an Trockensubstanz, Eiweiß und Rest-N. Trotz des Wasserentzugs bleibt die Kochsalzkonzentration des Harns niedrig. Blutdruck, Herzgröße und zirkulierende Plasmamengen sind unverändert.

Die Gesamtausscheidung harnfähiger Substanzen zeigt bei der Wasserharnruhr keine wesentliche Abweichung vom normalen Stoffwechsel. Zwar liegt der Konzentrationsgrad der einzelnen Salze in derartigen polyurischen Harnen bei schwerem Grad der Erkrankung unter demjenigen des Blutes, aber die Konzentration des Harnstoffs bleibt im Harn höher als im Blute. Es handelt sich also nicht allein um eine mangelhafte Eindickung des Glomerulusfiltrats durch Fehlen der Rückresorption in den Harnkanälchen.

Nierengesunde Menschen zeigen bei freigewählter Kost und Flüssigkeitszufuhr Schwankungen der Harnmenge und der Gesamtkonzentration des Harns. Wenn man ihnen eine bezüglich Stickstoff und Salzen gleichmäßig zusammengesetzte Standardkost mehrere Tage hindurch verabreicht, so zeigt sich bald eine Konstanz der Menge und der Gesamtkonzentration des Harns. Legt man zu einer derartigen Standardkost stickstoffhaltige Substanzen und Kochsalz zu, so entledigt er sich der Zulagen unter Anstrebung eines Gleichgewichts mehr oder weniger schnell. Es variiert aber beim Nierengesunden immer bei der Ausscheidung der genannten Zulagen die Harnkonzentration, in geringerem Maße die Harnmenge. Das Kochsalz wirkt beim Gesunden in der Regel nicht diuretisch. Anders verhält sich der Kranke mit Wasserharnruhr. Eine Kochsalzzulage steigert in der Regel die Wasserdiurese, ohne die Gesamtkonzentration des Urins zu steigern. Die Ausscheidung der stickstoffhaltigen Substanzen und des Kochsalzes geschieht also im wesentlichen durch vermehrte Wasserausscheidung. Die Herabminderung der Harnkonzentration hat man auf eine Konzentrationsschwäche der Niere bzw. auf eine Schädigung der Partialfunktion für die Kochsalzkonzentrierung bezogen. Man hat versucht, zwei Erscheinungsformen des Diabetes insipidus zu unterscheiden: Nämlich die hyperchlorämisch-hypochlorurische und die hypochlorämisch-hyperchlorurische Form. Gibt man einem Gesunden 10—20 g Kochsalz, so resultiert eine

Hydrämie durch Wassereinstrom aus den Geweben ins Blut. Der hyperchlorämisch-hypochlorurische Wasserruhrkranke zeigt bei diesem Versuch dagegen eine Wasserverarmung des Blutes. Hier zeigt sich also eine mangelhafte Regulierung des gesamten Wasser- und Salzaustausches zwischen Blut und Geweben im Sinne einer Störung des normalen Wassereinstroms. Vielleicht liegen Veränderungen der Bindung von Wasser und Kochsalz in den Geweben vor, welche die Hydrurie und die Erhöhung der molekularen Konzentration und Kochsalzanreicherung im Blute bedingen. Durch laufende Hypophysininjektion kann der Blutkochsalzspiegel normalisiert werden, während die übrigen Krankheitssymptome unverändert fortbestehen. Daraus wird geschlossen, daß die Hyperchlorämie nur ein sekundäres Symptom darstellt. Als hypochlorämisch-hyperchlorurische Form des Diabetes insipidus werden diejenigen Fälle abgegrenzt, die sich auf Kochsalz- und Harnstoffzulagen wie Gesunde verhalten. Sie reagieren auch nicht auf kochsalzfreie Diät und Hypophysenextrakt. Der Durstversuch hat bei diesen Kranken keine wesentliche Wasserverarmung des Blutes und entsprechende Zunahme des Eiweißgehaltes zur Folge. Auch fehlen bei ihnen die Steigerung der molekularen Konzentration und die Kochsalzzunahme im Blute sowie die Gewichtsabnahme. Bei dieser Gruppe soll der Wasserwechsel in den Geweben ungestört sein. Es soll lediglich eine sekretorische Nierenfunktionsstörung gegenüber dem Kochsalz vorliegen. Ob

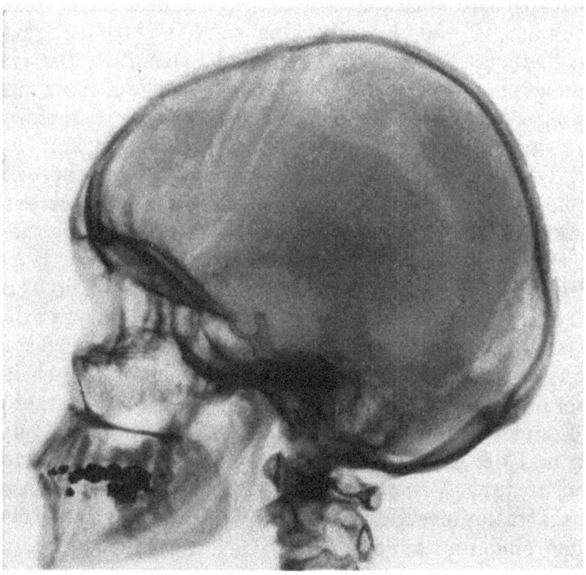

Abb. 41 a (normal)

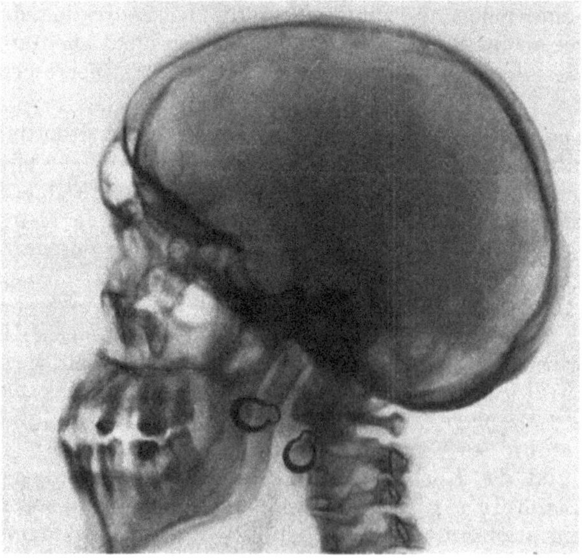

Abb. 41 b (vergrößert)

Abb. 41. Röntgenaufnahme des Schädels bei normaler und vergrößerter Hypophyse

sich alle Kranken mit Wasserharnruhr diesem einfachen Schema fügen, erscheint zweifelhaft.

Die Ursachen der Wasserharnruhr werden in hormonalen Störungen gesucht, welche in der Neurohypophysenzwischenhirnregion lokalisiert sein sollen. Dafür sprechen die klinischen Beobachtungen von Verletzungen durch Geschosse, Basisfrakturen, Tumorbildung.

Auch klinische Erfahrungen sprechen dafür, daß, wenn man überhaupt ein osmoregulatorisches Zentrum annehmen will, dasselbe in das Zwischenhirn, nicht aber in die Hypophyse lokalisiert werden muß. Für die klinische Praxis bleibt die Forderung bestehen, daß man in jedem Fall von Diabetes insipidus seine besondere Aufmerksamkeit auf die Hypophysen- und Zwischenhirngegend richten muß. Neben Röntgenaufnahmen der Schädelbasis müssen sorgsame neurologische und ophthalmologische Untersuchungen mit besonderer Berücksichtigung von Erkrankungen der Sella turcica stattfinden. In vielen Fällen von Diabetes insipidus lassen sich organische oder anatomische Veränderungen nicht nachweisen. Die Tatsache der Erblichkeit dieser Erkrankung spricht für eine konstitutionelle Anlage. Die Krankheit bzw. ihr Auftreten kann, außer durch Traumen des Schädels, durch die verschiedensten Infektionskrankheiten, durch infektiöse Darmerkrankungen, durch Parotitis und Gelenkrheumatismus, vor allem aber durch die Lues ausgelöst werden. Die Meningitis syphilitica kann die Hypophysenzwischenhirngegend in Mitleidenschaft ziehen und den Symptomenkomplex der Wasserharnruhr zur Auslösung bringen. Solche Fälle sind durch eine antiluetische Kur günstig zu beeinflussen bzw. vollständig zur Heilung zu bringen.

Die Behandlung der Wasserharnruhr hat vor allem eine zweckmäßige Diät zu berücksichtigen. Dieselbe soll einen an Schlacken möglichst armen Harn liefern, also salz- und eiweißarm sein. Durch eine solche fleischarme und vegetabilienreiche Kost wird das Bedürfnis nach Flüssigkeitsaufnahme herabgesetzt und die Polyurie eingeschränkt. Wesentlich wirksamer ist die medikamentöse Therapie. Wir kennen zur Zeit zwei auf den Wasserstoffwechsel einwirkende Hormone, welche in der Hypophyse nachgewiesen wurden:

1. Ein die Diurese hemmendes Prinzip aus dem Hinterlappen, Adiuretin genannt, welches eine Zunahme der Harnkonzentration bewirkt. Seine Wirkung bleibt auch nach Durchtrennung der Hirnnerven erhalten.
2. Ein diuresefördemdes, vielleicht über die Nebennieren wirkendes, diuretisches Prinzip.

Ein Diabetes insipidus könnte sich also entweder durch Fortfall des hemmenden Hormons des Hypophysenhinterlappens oder durch vermehrte Produktion des kortikotropen Hormons des Vorderlappens entwickeln. Für die Praxis der Behandlung des Diabetes insipidus hat sich bisher lediglich die Anwendung von Hinterlappenextrakten erfolgreich erwiesen. Durch Injektion von Pituitrin, Hypophysin oder Pituglandol gelingt es, die quälende Polyurie einzudämmen und die schlafstörende Nykturie aufzuheben. Auch das Kochsalzkonzentrationsvermögen der Nieren wird durch solche Mittel normalisiert. Neuerdings ist ein diuresehemmendes Hormon unter dem Namen Tonephin von den Höchster Farbwerken in den Handel gebracht worden, welches in Dosen von ½—1 ccm injiziert wird. Eine wesentlich angenehmere Anwendungsform ist die als Schnupfpulver. Mit einem solchen Tonephin- oder Pituigan-Schnupfpulver läßt sich eine bequeme Dauertherapie durchführen. Die Diurese wird gehemmt, schädigende Nebenwirkungen sind nicht beobachtet worden.

IV. Die Gicht

Die Gicht ist ein chronisches, konstitutionelles Leiden, welches durch anfallsweise auftretende, schmerzhafte Gelenkerscheinungen unter anfänglicher Bevorzugung distaler Gelenke charakterisiert ist. Typisch für die echte Stoffwechselgicht ist die Ablagerung harnsaurer Salze in den befallenen Gelenken, im Knorpel und in Faszien, welche zur Ausbildung charakteristischer Röntgenbilder führt. Die Ausscheidung harnsaurer Salze erfolgt auch in das subkutane Gewebe, in die Nieren und in andere Organe. Die Absonderung „eigenartiger Tropfen" (guttae) aus den Körperflüssigkeiten in die Gelenke hat der Krankheit in vielen Sprachen den Namen gegeben. Die nach dem Anfall sich einstellenden Gichtknoten oder Tophi arthritici sind pathognomonisch für die Gicht. Diese Tophi bestehen aus kristallinischen Uraten. Ihre Bildung, besonders in der Umgebung der Gelenke, führt zu Dauerveränderungen derselben. Sie sind offenbar die Folgen von Störungen des Nuklein- und Harnsäurestoffwechsels, deren greifbarstes Symptom die Hyperurikämie bildet. Neben den charakteristischen Gelenkerscheinungen treten Störungen fast in allen Organen ein; ein Symptomenkomplex, welcher als viszerale Gicht bezeichnet wird. Diese Allgemeinerscheinungen der Gicht sind oft wenig charakteristisch und nur deswegen als der eigentlichen Gicht zugehörig angesprochen worden, weil ihnen die typischen Gichtanfälle vorausgehen oder sie begleiten. Der Gichtanfall ist ein so charakteristisches Krankheitsgeschehen, daß das Leiden schon frühzeitig als etwas Besonderes erkannt und beschrieben wurde. Über das Wesen der Gicht besteht unter den Autoren keine Einigkeit. Man hat versucht, eine primäre, konstitutionelle und eine sekundäre Gicht zu unterscheiden. Die sekundäre Gicht wird als Folge einer schweren Nierenerkrankung aufgefaßt, bei der die Ausscheidung aller harnfähigen Bestandteile, speziell der Harnsäure und ihrer Salze, gestört ist. Diese Form ist sicher selten; sonst müßten wir sie bei chronischen Urämien häufiger antreffen, was nicht der Fall ist. Die konstitutionelle Gicht muß als Stoffwechselstörung auf dem Gebiete des Purinstoffwechels aufgefaßt werden. Doch sind andere Autoren dafür eingetreten, daß auch die echte Gicht eine besondere Form der Nierenerkrankungen darstelle, die mit einer partiellen Funktionsschädigung, nämlich einer Ausscheidungsstörung für Harnsäure, einhergeht. Gleichzeitig mit der Ansammlung von harnsauren Salzen im Körper kommt es zur Hyperurikämie von 6 bis 12 mg% Harnsäure statt, wie normal, 3 mg %. Als Quelle der Harnsäure sind die Purinkörper anzusehen. Sie entstammen den Kerneiweißen der Zellen, den Nukleinen und Nukleoproteiden.

Von der Harnsäure sind primäre, saure Salze und sekundäre, neutrale Salze bekannt. Ein saures Salz der Harnsäure ist das Mononatriumurat. Um 1 g Harnsäure zu lösen, sind mindestens 10 l Wasser von 20 bis 37° erforderlich. Durch Alkali und Bakterien wird sie relativ leicht zersetzt. Durch Kochen mit Basen gelingt es, die Harnsäure in kolloidale Lösung zu bringen. Im Harn und in den Körperflüssigkeiten liegen wegen der anwesenden Kolloide besondere Lösungsbedingungen für die Harnsäure und ihre Salze vor.

Die Harnsäure im Blut steht im Austausch und Gleichgewicht mit derjenigen der interstitiellen Gewebsflüssigkeit. Die Gicht ist also durch eine Harnsäureretention im Blut und Gewebe gekennzeichnet. Zwischen den Anfällen werden im Harn der Gichtiker unternormale tägliche Harnsäuremengen gefunden. Im Anschluß an einen Gichtanfall kommt es zur „Harnsäureflut", woraus geschlossen werden muß, daß die Fähigkeit der Nieren, Harnsäure auszuscheiden und zu konzentrieren, bei der unkomplizierten Gicht ungestört ist. Die Entstehung der Hyperurikämie kann 1. durch vermehrte Bildung, 2. durch verminderten Abbau und 3. durch ungenügende Ausscheidung der Harnsäure erklärt werden. Die Tatsache, daß die endogene Harnsäure mindestens zu einem Drittel bis zur Hälfte von der Erythropoese stammt und man bei Gichtanfällen nicht selten eine Polycythämie gefunden hat, spricht vielleicht für eine Mehrbildung. Auch durch eine hinzutretende Leukämie oder Akromegalie sind Gichtanfälle ausgelöst worden. Soviel scheint sicher, daß eine vermehrte Harnsäureproduktion das Manifestwerden der Gicht begünstigt.

Das Zustandekommen des akuten Gichtanfalles ist bis heute ein ungeklärtes Phänomen. Sicher spielen nervöse Erregungen beim Ausbruch des Gichtanfalls eine wichtige Rolle. Neuerdings hat man daran gedacht, daß allergische Reaktionen dabei mitwirken.

In der überwiegenden Mehrzahl der Fälle setzt der erste Anfall im Metatarsophalangealgelenk der Großzehe ein. Dieses Gelenk ist bei Kranken mit Polyarthritis rheumatica nur in den allerseltensten Fällen als einziges erkrankt. Diese Tatsache hat große diagnostische Bedeutung. Später erkranken die Finger- und Sprunggelenke mit fallender Häufigkeit. Im weiteren Verlauf wird die Gicht in der überwiegenden Mehrzahl der Fälle polyartikulär. Dabei sind die distalen Gelenke augenfällig bevorzugt. Wirbel- und Hüftgelenke sind so selten befallen, daß man bei Erkrankung dieser Gelenke mit der Diagnose „Gicht" zurückhaltend sein muß. Am häufigsten wird der erste Anfall, nach großen Statistiken, im 4. Lebensdezennium beobachtet. Er ist von heftigsten Schmerzen begleitet, aber gegenüber den späteren Anfällen von relativ kurzer Dauer, schon 2 Wochen nach Einsetzen des Anfalls kann sich der Patient wieder vollkommen beschwerdefrei fühlen. Die meisten Attacken setzen im Frühjahr ein und rezidivieren im Herbst. Das Intervall zwischen zwei Anfällen kann anfänglich jahrelang dauern; die späteren Anfälle folgen rascher aufeinander.

Die Haut über dem befallenen Gelenk ist intensiv gerötet. Die Rötung ist viel ausgesprochener als bei rheumatischen Affektionen. Sie nimmt gegen die Umgebung allmählich ab, ist anfänglich karminrot und wird später violett. Lymphangitische Streifen, die zu den regionären Lymphdrüsen ziehen, sind selten und verschwinden in einigen Tagen wieder. Das kranke Gelenk ist stark geschwollen. Es kommt zu einem Erguß und zu seröser Durchtränkung der periartikulären Weichteile. Dadurch wird die gerötete Haut stark gespannt, so daß man in die Versuchung kommen kann, einen eitrigen Prozeß anzunehmen, besonders dann, wenn die weißlichen Uratmassen durch die Haut durchbrechen. Die mikroskopische Untersuchung zeigt aber nur wenig Leukozyten, dafür massenhaft feine Uratnadeln, deren chemische Natur durch die Murexidprobe gesichert werden kann. Die Haut über dem entzündeten Gelenk fühlt sich heißer an als die Umgebung. Tatsächlich hat man Temperaturdifferenzen von 0,6 bis $1{,}6^0$ gegenüber normalen Hautstellen gemessen. Die Schmerzen sind äußerst qualvoll, die Kranken suchen nach immer neuen Ausdrücken, um die Intensität derselben dem Arzt zu schildern. Das Gelenk erscheint dem Kranken wie in einem Schraubenstock eingeklemmt oder wie mit siedendem Wasser oder geschmolzenem Blei übergossen. Die leiseste Erschütterung der Umgebung steigert die Qualen, welche sich meistens in der Nacht verschlimmern, um bei Tagesanbruch nachzulassen.

Wichtig ist, daß der Gichtanfall mit, wenn auch geringen, Temperatursteigerungen und entsprechender Zunahme der Pulsfrequenz einhergeht. Gelegentlich findet sich auch eine mäßige Leukozytose, die aber selten über 15000 Zellen hinausgeht, wobei meist eine mäßige Linksverschiebung beobachtet wird. Auch die Blutkörperchensenkungsgeschwindigkeit ist beschleunigt; sie hinkt aber dem Gichtanfall nach. Die Senkungsbeschleunigung kann ebenso stark werden wie beim akuten Gelenkrheumatismus, so daß sie keine Bedeutung für die Differentialdiagnose gegenüber dieser Krankheit hat. Mit der Zeit nimmt die Heftigkeit der einzelnen Anfälle ab; der Kranke ist auch in den Intervallen nicht vollkommen beschwerdefrei, was darin seine Ursache hat, daß sich in den Gelenken allmählich bleibende Veränderungen anatomischer und funktioneller Art ausbilden. Ist der Kranke bei diesem Zustand angekommen, sprechen wir von chronischer Gicht. Daß die Krankheit sofort in dieser chronischen, polyartikulären Form einsetzt, gehört zu den seltenen Ereignissen. Allerdings haben einzelne Autoren geglaubt, daß es eine sog. „atypische Gicht" gäbe, die außerordentlich häufig sei und in den mannigfachsten Abstufungen vorkäme.

Hat die Erkrankung zu Dauerveränderungen an den Gelenken geführt, so ist die Funktionsbeeinträchtigung derselben bei den verschiedenen Kranken sehr wechselnd ausgeprägt. Einzelne Kranke behalten noch lange ihre Beweglichkeit, während bei anderen die Gelenke durch knollenartige Auftreibungen so weitgehend deformiert sind, daß ihre Träger zu hilflosen Krüppeln werden. Hand- und Fingergelenke sind am meisten betroffen. Die starken Schwellungen sind vorwiegend durch Ablagerungen von Mononatriumurat bedingt, die sich vor allem in der Nähe der Gelenke finden. Die Gelenke selbst können dabei unbeteiligt bleiben und damit auch die Beweglichkeit lange Zeit erhalten sein.

Die Bedeutung des Röntgenverfahrens für die Diagnose der Gicht wird in neuester Zeit weniger hoch angeschlagen als früher. Der akute Gichtanfall macht keine charakteristischen Röntgenbilder. Die leichte Verschleierung des Strukturbildes durch die akute entzündliche Schwellung der Weichteile und das seröse Exsudat kann man ebenso bei der akuten Polyarthritis finden. Wichtig ist, daß die Uratablagerungen als solche, solange keine Kalkbeimischungen vorhanden sind, keinen Röntgenschatten geben.

Die Krankheit ist in den verschiedenen Ländern sehr verschieden stark verbreitet. In den Mittelmeerländern, in Frankreich und Deutschland ist sie relativ selten, während sie am häufigsten in England und in den Niederlanden gefunden wird.

Neben den erblichen Faktoren spielen die Berufstätigkeit, die Ernährung und bestimmte Gifte, wie Alkohol und Blei, als auslösende Momente eine bedeutsame Rolle. Unter den verschiedenen Berufen sind die Vertreter der Alkoholgewerbe besonders häufig von der Gicht befallen. Wirte und Kellner stehen an vierter Stelle. Daß die Ernährung einen wichtigen Einfluß ausübt, erläutert die Tatsache des häufigen Vorkommens der Gicht bei Metzgern. Überernährung und ungenügende körperliche Betätigung disponieren besonders zur Gicht. Umgekehrt scheint mir und anderen, welche ein großes Krankengut übersehen, die Gicht in Zeiten der Unterernährung und des Hungers immer seltener zu werden. Unter den alkoholischen Getränken scheinen starke Biere sowie gewisse Weinsorten (Burgunder, Madeira, Portwein) besonders leicht die Gicht zur Manifestation zu bringen.

Erwähnt sei, daß auch durch gesteigerte Bildung der Harnsäure bei Leukämie, malignen Tumoren, Röntgenbestrahlung von Geschwulstgewebe, Pneumonien im Stadium der Lösung, bei der Regeneration der perniziösen Anämie unter dem Einfluß der Lebertherapie erhöhte Bluthamsäurewerte gefunden werden, welche bei Disponierten Gichtanfälle auslösen können.

Die Therapie der Gicht. Die Therapie des akuten Gichtanfalles muß vor allem auf die absolute Ruhigstellung der befallenen Gelenke Wert legen. Die Gelenke sind vor Druck durch die Bettdecke zu schützen; der Entzündungsprozeß selbst ist durch heiße Umschläge, welche stark schmerzlindernd wirken, zu behandeln. Für die Umschläge kann man essigsaure Tonerde, Fangopackungen und anderes verwenden. Gichtmittel, welche die Löslichkeit der Harnsäure erhöhen sollen (Piperazin, Lithiumsalze, Uricedin u.a.m.), beruhen auf falschen Voraussetzungen und sind zwecklos. Häufig wirken Watteverbände nach vorsichtigem Aufgießen oder Aufpinseln von heißem Öl oder Ichthyolvaseline schmerzlindernd. Eine hervorragende Wirkung hat seit altersher das Colchicum, welches in Gestalt von Colchicin milligrammweise stündlich bis zum Auftreten von Durchfällen verabreicht werden soll; man kann am Tage bis zu 10 mg Colchicin geben. Beim Auftreten von Durchfällen hat die Therapie einen Tag auszusetzen und am nächsten Tag mit kleineren Dosen wieder zu beginnen. Durch diese Colchicumtherapie gelingt es fast immer, die Heftigkeit des Anfalls zu mildern. Eine Dauerverordnung von Colchicumpräparaten ist zu widerraten; das Colchicum gilt als Spezifikum des akuten Gichtanfalls. Es wirkt am stärksten auf den Zellkern, nicht dagegen auf das Zytoplasma. Die Wirkung besteht in einer Blockierung der Mitosen in der Metaphase; seine therapeutische Wirkung wird also durch den Einfluß auf den Zellkernstoffwechsel bedingt. Neben dem Colchicin haben sich das Atophan und Novatophan eine beachtliche Stellung in der Therapie erworben. Die Präparate werden in Tabletten zu 0,5 g, welche in Dosen von täglich 2—4 mal eine Tablette verabreicht werden, gegeben. Die Schmerzen werden durch Atophan günstig beeinflußt, die Harnsäureausfuhr stark gesteigert, das Fieber herabgesetzt, die örtlichen Entzündungserscheinungen gemildert. Alle Atophanpräparate sind mit Vorsicht zu verwenden, besonders bei Kranken, deren Leberparenchym nicht intakt ist. Sowie die Schmerzen abgeklungen sind, sollen vorsichtige Bewegungsübungen einsetzen. Im Intervall werden Leibesübungen jeglicher Art empfohlen.

Die chronische Gicht ist diätetisch zu behandeln; je knapper die Kost, um so besser. Die exogene Purinzufuhr ist möglichst einzuschränken. Völlig ausschalten läßt sie sich nicht, da ja auch vegetabilische Nahrungsmittel, wie Spinat, Schnittbohnen, Hülsenfrüchte, Vollkornbrot, nicht völlig purinfrei sind. Die kernreichen inneren Organe (Thymus, Kalbsmilch, Leber, Niere, Gehirn) sind von dem Speisezettel des Gichtikers zu streichen; das Muskelfleisch soll beschränkt werden, mehr als 1 g Eiweiß je Körperkilo je Tag soll auf keinen Fall gegeben werden. Gebratenes Fleisch ist schädlicher als gekochtes, denn die Hälfte der im Fleisch enthaltenen Purinbasen geht in die Fleischbrühe. Das Eiweiß wird am besten in Gestalt von Eiern und Milchderivaten gegeben, welche purinarm sind. Kaffee und Tee sind möglichst einzuschränken, dagegen wird ein reichlicher Genuß von Früchten empfohlen. Reichliche Flüssigkeitszufuhr begünstigt die Purinausfuhr. Die theoretische Wirkung alkalischer Mineralwässer (Bilin, Fachingen, Gießhübl, Vichy) ist noch nicht genügend begründet. Karlsbader Mühlbrunnen und Wiesbadener Kochbrunnen sollen eine Vergrößerung der Purinausfuhr zur Folge haben. Die Durchführung von Gichtkuren, in den bekannten Bädern Karlsbad, Marienbad, Mergentheim, Bertrich, Taraspe Wiesbaden, Homburg, Kissingen und anderen ist zu empfehlen. Die gichtige Stoffwechsellage wird durch sie günstig beeinflußt; die Kranken spüren eine fühlbare Erleichterung nach solchen Kuren. Neben den Trink- und Badekuren ist die körperliche Betätigung in den anfallsfreien Zeiten ein wichtiger Faktor in der Behandlung der Gichtkranken.

V. Zystinurie und Zystinspeicherkrankheit

Die schwefelhaltigen Eiweißbausteine sind in den Proteinen aller Gewebe und in wichtigen Wirkstoffen enthalten. Sie beteiligen sich am Aufbau von Insulin, von Hormonen der Hypophyse und von Glutathion. Bekannt ist, daß die Haut, die Haare und Nägel die schwefelreichsten Eiweißstoffe enthalten. Schwefelhaltige

Aminosäuren gehören also zu den wichtigsten Baustoffen des Organismus. Beim Wiederaufbau nach schweren Operationen, in der Rekonvaleszenz und nach Zeiten langer Unterernährung besteht ein erhöhter Bedarf an schwefelhaltigen Aminosäuren. Auch in dem täglichen „Stirb-und-Werde-Prozeß", also bei der Mauserung der Gewebe, kann der Wiederersatz nicht stattfinden, wenn die schwefelhaltigen Aminosäuren Zystin und Methionin fehlen. Zystinarme Ernährung führt bei Tieren zu vermindertem Haarwachstum und anatomischen Anomalien im Bau des einzelnen Haares. Das Zystin in der Nahrung kann durch Methionin ersetzt werden, während umgekehrt das in der Nahrung fehlende Methionin nur z. T. durch Zystin oder Zystein ersetzt werden kann. Das Methionin scheint also die lebenswichtigere schwefelhaltige Aminosäure zu sein.

Sowohl Zystin wie Methionin werden vom gesunden Erwachsenen unter Bildung von Sulfaten und Thiosulfaten verbrannt.

Bei der Zystindiathese handelt es sich um eine partielle Abbauunfähigkeit. Der Grad derselben entscheidet, inwieweit Krankheitsfolgen daraus entstehen. Man hat verschiedene Erscheinungsformen der Zystindiathese unterschieden, und zwar:

Als 1. Grad eine einfache, jahrzehntelang beschwerdefrei verlaufende Zystinurie.

Als 2. Grad die Bildung von Zystinsteinen, die zu weitgehender Zerstörung der Nieren führen können.

Als 3. Grad das Ausfallen und die Ablagerung von Zystinkristallen in fast allen Organen. Diese Form stellt die Zystinkrankheit der ersten Lebensjahre dar, welche mit schweren Störungen verbunden ist und meist in einigen Jahren tödlich verläuft. Diese sog. Zystinspeicherkrankheit ist als Retentionserscheinung aufgefaßt worden, welche durch massiven Ausfall von Schlackenzystin durch Blockade der durch das Zystin geschädigten Nieren zustande kommt. Bei dem 3. Grad der Zystindiathese handelt es sich also um eine Nierenstörung, welche den Gesamtorganismus in Mitleidenschaft zieht und bei Kindern zu „renalem Zwergwuchs" führt. Bei verschiedenen Formen der Zystinkrankheit führt die Verfütterung von schwefelhaltigen Aminosäuren zur Zystinämie. Bei der einen Gruppe ist der Abbau des Zystins ganz oder fast ganz intakt. Bei ihr kommt es nur deswegen zur Zystindiathese, weil sie Zystin in Zystein überführen und dieses nicht abbauen können. Bei einer anderen Gruppe wird die Störung auf dem Gebiete der Desaminierung gesucht. Sie zeichnen sich durch eine geringe Sulfatausscheidung nach Verfütterung von Zystin aus. Wird den Kranken dieser Gruppe längere Zeit hindurch Zystein, Homozystein oder Methionin mit der Nahrung verabreicht, so kommt es zur Zystinämie und schließlich zur Ausscheidung von Extrazystin. Auch große Mengen von Glutathion steigern bei der Zystindiathese den Umfang der Zystinurie. Bei der Zystinkrankheit ist offenbar die vollständige Oxydation zu Sulfat und die Desulfurierung zu schwefelfreien Verbindungen gehemmt. Nicht gestört dagegen ist die Taurinbildung. Neben dem Zystin hat man bei der Zystinkrankheit auch Leucin, Tyrosin und Lysin im Harn gefunden. Es handelt sich daher vielleicht um eine Schwäche im System der desaminierenden Fermente.

Die Zystinkrankheit tritt in einzelnen Fällen bei mehreren Mitgliedern derselben Familie auf und erscheint erblich. Die Mengen des ausgeschiedenen Zystins schwanken je nach der Ernährung zwischen 0,5 und 1,0 g je Tag. Man muß zwischen einem exogenen und endogenen Anteil des ausgeschiedenen Zystins unterscheiden. Die Zystinausscheidung ist eine lebenslängliche Anomalie des intermediären Schwefelstoffwechsels. Nur ausnahmsweise kommt es, besonders bei der akuten, gelben Leberatrophie, zum Auftreten von Zystin im Harn von Kranken, welche nicht an Zystinurie leiden. Nach längerem Bestehen der Zystindiathese kommt es zum 2. Grad der

Erkrankung, zur Bildung von Konkrementen im Nierenbecken und in der Blase. Es entwickelt sich das Bild der Nephrolithiasis mit heftigen, kolikartigen Schmerzanfällen. Später kommt es zu Komplikationen durch entzündliche Prozesse im Nierenbecken und in den ableitenden Harnwegen. Sind Steine abgegangen oder durch Operation entfernt worden, so ist damit natürlich die Diathese nicht behoben, und es kommt zur rezidivierenden Steinbildung. Auch Gelenkerscheinungen, die offenbar mit der Zystinretention in ursächlichem Zusammenhang stehen, sind beobachtet worden.

Die Therapie der Zystinkrankheit ist vor allem eine diätetische. Wie wir bei der Gicht durch eine purinarme Kost die Stoffwechsellage günstig zu beeinflussen suchen, müssen wir bei den Zystinurikern eine möglichst eiweißarme Kost vorschreiben und damit wenigstens die exogene Zystinurie herabzumindern versuchen. Bei der Zystinnephrolithiasis, bei welcher Steine vom Gewicht von 200 g beobachtet wurden, ist man auf chirurgisches Vorgehen angewiesen.

VI. Die Alkaptonurie

Zu den Abbauinsuffizienzen des intermediären Stoffwechsels gehört neben der Zystinurie die Alkaptonurie. Die Alkaptonurie ist eine familiäre Anomalie, die relativ selten beobachtet wird. Das Wesen der Alkaptonurie ist darin zu sehen, daß das l-Tyrosin und l-Phenylalanin nicht oder nicht vollständig verbrannt werden können. Während normalerweise das Tyrosin über p-Oxyphenylbrenztraubensäure abgebaut wird, kommt es beim Alkaptonuriker zur Bildung von Dioxyphenylessigsäure oder Homogentisinsäure. Legt man beim Alkaptonuriker zu einer gleichbleibenden Kost Phenylalanin oder Tyrosin zu, so wird dadurch die Ausscheidung der Homogentisinsäure erhöht, wodurch bewiesen ist, daß sie ein Abkömmling der homozyklischen Eiweißbausteine ist.

Der Alkaptonuriker sondert einen Harn ab, der sich beim Stehen an der Luft von der Oberfläche her allmählich schwärzt. Beim Schütteln mit Natronlauge tritt sofort Schwärzung ein, alkalische Kupferlösung wird bei gelindem Erwärmen, ammoniakalische Silberlösung in der Kälte reduziert; alkalische Wismutlösung wird nicht reduziert. Mit MILLONS Reagens tritt ein gelber bis gelbroter Niederschlag auf. Mit verdünnter Eisenchloridlösung tritt eine rasch wieder verschwindende Blau- bzw. Blaugrünfärbung ein.

Man war lange der Ansicht, daß die Alkaptonurie eine zwar höchst interessante, aber harmlose Stoffwechselstörung sei und daß, abgesehen von den Eigentümlichkeiten des Harns, keinerlei objektive Erscheinungen bei dem Alkaptonuriker zu verzeichnen wären. Bei typischer, familiärer Alkaptonurie beobachtet man jedoch das ausgesprochene klinische Bild der Ochronose. Darunter versteht man eine eigentümliche, braunschwarze Verfärbung der Knorpel des Larynx und der Luftwege, der Gelenke, der Nase und des Ohres. Klinisch zeigt sich die Ochronose durch ein im auffallenden Licht dunkelblaues Durchschimmern des Ohrknorpels, besonders intensiv an dem oberen Abschnitt des Anthelix, am Crus helicis sowie im Cavum conchae. Weiterhin wurde eine eigentümliche, fleckweise, bräunliche Verfärbung beiderseits an den Skleren lateral von der Kornea beobachtet. In den Achselhöhlen fällt eine sonderbare, braungrüne Verfärbung auf, die sich z. T. mit dem äthergetränkten Wattebausch wegwischen läßt. Das ochronotische Pigment hat Säurecharakter, läßt sich mit NH_3 ausziehen, verhält sich allerdings auch in gewissem Sinne amphoter, enthält Schwefel, wird in H_2O_2 gebleicht, ist in neutralen Lösungsmitteln nicht löslich, reagiert mit Osmium und Sudan nicht, auf Fe schwach und steht dem Melanin nahe. Diese Ochronose ist etwa in der Hälfte der Fälle mit

Alkaptonurie verbunden. Die beschriebene Ochronose ist in eine genetische Beziehung zur Alkaptonurie gebracht worden. Durch Einlegen von überlebendem Knorpelgewebe in Homogentisinsäure läßt sich eine typische Schwarzfärbung des Knorpels erzielen, ganz wie bei der Leiche entnommenen Knorpelstücken von Ochronosekranken. Die Alkaptonuriker sind oft gleichzeitig gelenkkrank. Sie zeigen bei röntgenologischer Untersuchung die für Osteoarthropathia deformans typischen Veränderungen. Dieser Zusammenhang zwischen Ochronose und Arthropathie wird durch die Einlagerung des Farbstoffs in den Knorpel, verbunden mit sekundären Knorpelveränderungen, verständlich, so daß man von einer Arthropathia alkaptonurica zu sprechen berechtigt ist.

Die Therapie der Alkaptonurie muß sich auf diätetische Maßnahmen beschränken. Man wird eine eiweißarme Kost bevorzugen, um die Bildung des ochronotischen Pigments hintanzuhalten. Die Therapie der Arthropathia alkaptonurica ist dieselbe wie die der Arthropathia deformans.

VII. Anomalien des Pigmentstoffwechsels

1. Die Porphyrien

Unter den Anomalien des Pigmentstoffwechsels hat die Alkaptonurie, wie wir schilderten, eine relativ harmlose Bedeutung.

Beim Abbau des Blutfarbstoffs lassen sich verschiedene Porphyrine gewinnen:

Das Mesoporphyrin wird durch gelinde Reduktion mit Jodwasserstoff aus Hämin gebildet.

Das Hämatoporphyrin läßt sich durch Einwirkung von Eisessig-Bromwasserstoff auf das Hämin gewinnen.

Das Ätioporphyrin wird durch Dekarboxylierung sowohl aus Meso- als auch aus Kopro- und Uroporphyrin gewonnen. Das Ätioporphyrin besitzt folgende Formel: $C_{32}H_{38}N_4$. Es ist sauerstofffrei und weist als Seitenketten 4 Methyl- und 4 Äthylgruppen auf. Das Einsetzen dieser 8 Gruppen an verschiedene Stellen des Pyrrolskeletts führt zu 4 verschiedenen Isomeren des Ätioporphyrins. Auf die gleiche Weise lassen sich auch bei den anderen Porphyrinen verschiedene Isomere unterscheiden, die für die Biologie und die Klinik von besonderer Bedeutung sind.

Das Koproporphyrin kommt normalerweise in kleinen Mengen im menschlichen Harn und Stuhl vor. Es wird unter anderem auch im Blutserum und in der Milch nachgewiesen. Ferner führt die Fäulnis von Fleisch mit menschlichem und tierischem Blut zu Koproporphyrinbildung. Neben dem Koproporphyrin I wird auch sein Isomeres, das Koproporphyrin III, in seltenen Fällen im Harn gefunden.

Das Uroporphyrin, $C_{40}H_{38}N_4O_{16}$, kann durch Dekarboxylierung in Koproporphyrin übergeführt werden. Dieses ist leicht in Essigäther löslich, während Uroporphyrin sich nicht darin löst.

Als sog. Kämmererporphyrin wird das Protoporphyrin, $C_{34}H_{34}N_4O_4$, beschrieben. Dieses Porphyrin wird durch die Wirkung bestimmter Bakteriensynergismen aus dem Blutfarbstoff durch Abspaltung des Eisens aus dem Hämin freigemacht. Durch Wiedereinführung des Eisens in das Protoporphyrin läßt sich Hämin zurückgewinnen.

Das Deuteroporphyrin entsteht im Darmtraktus des Menschen aus dem Blut- und Muskelfarbstoff.

In der Natur kommen nach den bisherigen Untersuchungen nur 2 Porphyrinisomere vor, nämlich Porphyrin Typ I und Typ III.

Vermehrte Porphyrinausscheidung kann im Verlaufe verschiedener Krankheiten als Folge der Störung eines bestimmten Organes oder Organsystems, also als sekundäres Symptom, auftreten. Sie beruht entweder auf einer Steigerung des normalen Pigmentumsatzes oder auf einer Bildungsstörung der Körperpigmente. Ist die vermehrte Porphyrinausscheidung im Harn und Stuhl ein Begleitsymptom bestimmter Erkrankungen, so spricht man von einer sekundären Porphyrinurie. In einer kleineren Gruppe von Erkrankungen steht die Porphyrinurie im Vordergrund des Krankheitsbildes und führt selbst wieder zu einer Reihe davon abhängiger Symptome. Auch die Bleiintoxikation hat man in die Gruppe der echten Porphyrinkrankheiten eingereiht, da bei dieser, nämlich bei der Bleiintoxikation, gewaltige Mengen von Porphyrin gebildet und durch den Darm ausgeschieden werden.

Die Bemühungen um ein nosologisches System der Porphyrien sind noch nicht abgeschlossen. Die neueste Einteilung dieser Erkrankungen ist folgende:

1. Primäre Porphyrien (Ausscheidung von Porphyrin I):
   a) Kongenitale Porphyrie;
   b) akzidentelle Porphyrie.
2. Sekundäre Porphyrien (Ausscheidung von Porphyrin III):
   a) Kongenitale Porphyrie;
   b) akzidentelle Porphyrie. Blutzerfall (enteral und intravasal). Toxische Porphyrie (Blei usw.). Lebererkrankungen.

Diese Einteilung in Porphyrin-I- und Porphyrin-III-Formen wird den modernen Bestrebungen nach einer gründlichen Analyse der Pigmentstoffwechselstörungen gerecht. Es darf aber nicht vergessen werden, daß bei den schweren klinischen Porphyrien beide Isomeren vorkommen können. Die physiologische Porphyrinausscheidung geschieht im wesentlichen in der Gestalt des Porphyrin I, das als ein synthetisches Produkt des Organismus gilt. Während das Porphyrin III, das im strömenden Blut seltener gefunden wird, als ein Zeichen eines ungenügenden Abbaues gewertet wird.

Bei der sog. kongenitalen Form der Porphyrie ist familiäres Auftreten beobachtet worden. Bei den schweren Porphyrinerkrankungen handelt es sich offenbar um eine abnorme Funktion des Pigmentstoffwechsels.

a) Die kongenitale Porphyrie

Alle Porphyrine haben photosensibilisierende Eigenschaften. Diese führen dazu, daß bei der kongenitalen Porphyrie infolge von Lichtschädigungen schwere Blasenbildungen im Gesicht und an den unbedeckten Körperteilen auftreten. Außerdem Hauterscheinungen, die der Hydroa aestivalis gleichen. Diese kutanen Schädigungen führen zu tiefgreifenden Gewebszerstörungen mit braun pigmentierten Hautnarben. Der Harn ist rot gefärbt, was auf das Vorhandensein von Porphyrin hinweist. Im frühesten Kindesalter entwickeln sich bei dieser kutanen Form der Porphyrie, besonders gern im Frühling und im Anschluß an Sonnenbestrahlung, kleine und mittelgroße Blasen auf der Haut, die allmählich trocknen und dann unter Narbenbildung verschwinden. Die Blasen können sich infizieren und vereitern. Die Hauterscheinungen sind unter den verschiedensten Bezeichnungen beschrieben worden (Pemphigus leprosus, Xeroderma pigmentosum, Hydroa vacciniformis, Epidermolysis bullosa und Melanosis circumscripta atrophicans). Alle diese Formen zeichnen sich durch eine diffuse, gelegentlich auch durch eine zirkumskripte braune Hautverfärbung aus. Im Kindesalter zeigen die Hauteffloreszenzen weitgehende und langdauernde Remissionen. Das Auftreten der Hydroa im Frühling ist das Gewöhnliche; gelegentlich bleiben die Patienten jahrelang verschont. Später können die Hautbeschwerden wieder auftreten und dabei größere Intensität und entzündlichen Charakter zeigen. Nasenspitze, Nasenflügel und Ohrmuschel sind diesen Veränderungen besonders ausgesetzt. Später treten Atrophien, Gewebsverluste und schwere Destruktionen auf. An den Fingern führt die gespannte Haut zu Gelenkfixationen und starker Osteoporose. Auch Gewebsverluste an den Knochen sind beschrieben worden. Alle diese Veränderungen sollen die Folgen einer abnormen Ablagerung von Porphyrinstoffwechselschlacken sein. In den meisten Fällen läßt sich sowohl im Blutserum als auch in der Galle vermehrtes Porphyrin nachweisen, eine Tatsache, die gegen die Auffassung spricht, daß die Leukobasen des Pigments erst in der Niere in Porphyrin umgewandelt werden. Das in der Haut abgelagerte braune Pigment gewährt den Kranken einen relativen Lichtschutz.

b) Die abdominelle Form der Porphyrie

Das klassische Bild der Porphyrinkrankheit ist durch das abdominelle Syndrom der Porphyrie charakterisiert. Die Krankheit verläuft mit Anfällen von heftigen Leibschmerzen, die meist in die Magengegend lokalisiert werden. Die Kranken klagen über Krämpfe und Koliken, die gelegentlich auch dicht oberhalb der Symphyse oder in der Leber- und Nierengegend auftreten. Die Schmerzen strahlen bis in die Lenden- und Schultergegend aus. Auch ischiasähnliche Anfälle sind beschrieben worden. Es kommt zu Erbrechen und zu Stuhlverhaltung mit Meteorismus. Bei Röntgenuntersuchungen zeigen sich Magen und Duodenum gewöhnlich hochgradig erweitert und atonisch, das Ileum dagegen spastisch kontrahiert. Die Erscheinungen am Magen-Darmkanal werden als direkte Folgen einer lokalen Porphyrineinwirkung aufgefaßt. Häufig gehen den abdominellen Anfällen Schlaflosigkeit, Müdigkeit und Depressionen, manchmal auch Fieber voraus. Die Anfälle haben eine sehr verschieden lange Dauer, von 1 Tag bis zu 7 Monaten. Während des Anfalles wird ein brauner Harn in geringen Mengen ausgeschieden, welcher reichlich Uro- und Koproporphyrin enthält.

c) Die nervöse (neuritische) Form der Porphyrie

Die Miterkrankung des Nervensystems ist die gefürchtetste Komplikation der Porphyrie, welche in etwa einem Drittel aller Fälle beobachtet wird. Sie führt unter dem Bilde der aszendierenden und bulbären Paralyse zum Tode. Vorwiegend sind die motorischen Nerven beteiligt. Meist symmetrisch werden zunächst die unteren Extremitäten, später die Muskulatur des Rückens, der Arme, des Gesichtes befallen. Schließlich greift die Erkrankung auf die Muskulatur des Zwerchfells, des Schlundes und der Stimmbänder über. Sensibilitätsstörungen und Schmerzen können fehlen. In anderen Fällen sind aber die Lähmungen von schweren Schmerzattacken in den Gliedern und Parästhesien begleitet. Die neuritischen Erscheinungen sind von Knochen- und Muskelschmerzen zu trennen, welche auf entzündliche Veränderungen in diesen Organen zurückgeführt werden. Auch Störungen der elektrischen Erregbarkeit der erkrankten Muskulatur sind beobachtet worden. Als Erklärung für diese neuritische Form der Porphyrie möchte VANNOTTI an eine besondere Affinität der Porphyrine zum Nervensystem glauben.

d) Die Myoporphyrie

Als Myoporphyrie beschreibt Vannotti den Fall einer 31jährigen Patientin, bei welcher abdominelle Zeichen der Porphyrie mit den Menses zusammen auftraten. Am selben Tag zeigte der Urin, der einige Tage vorher hell und klar war, eine merkwürdig dunkle Farbe. Die Kranke war wegen Polyneuritis in die Klinik eingewiesen worden. Es fanden sich in ihrem Harn vermehrte Mengen von Uro- und Koproporphyrin. Die normalen Bewegungen der Oberschenkel, das Strecken der Unterschenkel waren beeinträchtigt, die Oberarmbewegungen stark gehemmt, am Vorderarm nur Pro- und Supination möglich. Dabei bestanden starke Schmerzen und Krämpfe im Bauch, große Druckschmerzhaftigkeit der Skelettmuskulatur und deutliche Entartungsreaktion der Muskulatur auf elektrische Reizung. Die Krankheit nahm unter Auftreten von Angstzuständen und Wahnideen, unerträglichen Muskelschmerzen, Blasenlähmung und totaler Lähmung der Extremitäten in 70 Tagen einen tödlichen Verlauf. An der Haut zeigten sich keine Erscheinungen von Lichtüberempfindlichkeit.

2. Steinbildung in den Harnwegen

Von den äußeren Faktoren, welche für die Steingenese verantwortlich gemacht werden, sind geographische, geologische, hydrographische, klimatische und alimentäre zu nennen.

Die größte Häufigkeit des Nierensteinleidens ist im dritten Lebensdezennium zu finden. Die Ursache für diese merkwürdige Altersverteilung ist ungeklärt. Die Tatsache, daß die Oxalatsteine nach dem Kriege 1914/1918 zu-, die Harnsäuresteine dagegen abgenommen haben, spricht für eine Mitbeteiligung alimentärer Faktoren bei der Nephrolithogenese.

Häufigkeit und Schwere der Nierensteinkoliken stehen in einem umgekehrten Verhältnis zur Größe des Steines. Je größer die Steine sind, um so geringer ist ihre Neigung zum Wandern. Nur der wandernde Stein macht einen Urolithiasisanfall. Faustgroße Ausgußsteine beider Nierenbecken können ohne Schmerzattacken jahrelang bestehen, bis sie durch die schließlich einsetzende Sekundärinfektion zu einer Pyelitis oder Pyelonephritis führen. Andererseits können kleinste, spitzige Konkremente die schmerzhaftesten Steinkoliken hervorrufen, welche neben den tabischen Krisen und den Beschwerden beim Myokardinfarkt wohl zu den quälendsten Erscheinungen auf dem Gebiete der inneren Medizin gehören. Die typische Nierenkolik setzt mit Schmerzen im Rücken ein, welche nach der Blase und bei Männern in den gleichseitigen Hoden und in die Glans penis, beim Weibe in die große Schamlippe ausstrahlen. Auch die vorderen Partien des Oberschenkels sind häufig mit vom Schmerz befallen. Oft ist ein umschriebenes Gebiet der Lendengegend empfindlich oder die bimanuelle Nierenpalpation schmerzhaft. Bei mageren Patienten kann ein nach unten verlagerter Gallenblasentumor bei der palpatorischen Untersuchung zu Fehldeutungen Anlaß geben; nicht selten besteht reflektorische Bauchdeckenspannung. Bei Männern ist ein Zug am Hoden der befallenen Seite häufig besonders schmerzhaft, ein Zeichen, welches mir als Hinweissymptom oft wertvolle Dienste geleistet hat. Kommt ein Ureterstein zur Einklemmung, so kann es zu Nekrosen des Harnleiters und Abszeßbildung mit peritonitischen Folgen kommen. Wichtig ist, daß die Nierenkolik häufig nach körperlichen Anstrengungen, längeren Ritten oder auch Motorradfahren einsetzt. Der Anfall wird meist durch reflektorisches Erbrechen und Schüttelfröste eingeleitet. Wenn auch nach einem Nierenkolikanfall die Schleimhäute der Harnwege intakt bleiben können, so ist das doch die Ausnahme.

In der Regel finden wir infolge der mechanischen Schleimhautschädigung durch das wandernde Konkrement im Harn Blutkörperchen und Epithelzellen. Die Beimengung von Blutspuren kann noch längere Zeit nach überstandener Kolik anhalten. Auch intermittierende Blutungen aus den Harnwegen können ohne Schmerzanfälle das alleinige Symptom von Nierensteinen darstellen. Die Blutungen sind selten so profus, daß der Urin eine dunkelrote Farbe annimmt. Bei reichlicheren Blutungen treten natürlich auch weiße Blutkörperchen in den Harn über. Zylindrurie gehört nicht zum Bilde der unkomplizierten Nephrolithiasis. Mit Hilfe der Zystoskopie läßt sich der Harn beider Nieren gesondert auffangen und damit feststellen, von welcher Seite die Hämaturie stammt. Schließlich wird uns — wenn auch nicht in allen Fällen — eine sorgfältige Röntgenuntersuchung über Ort, Größe und Wanderungsgeschwindigkeit eines Nierensteines unterrichten.

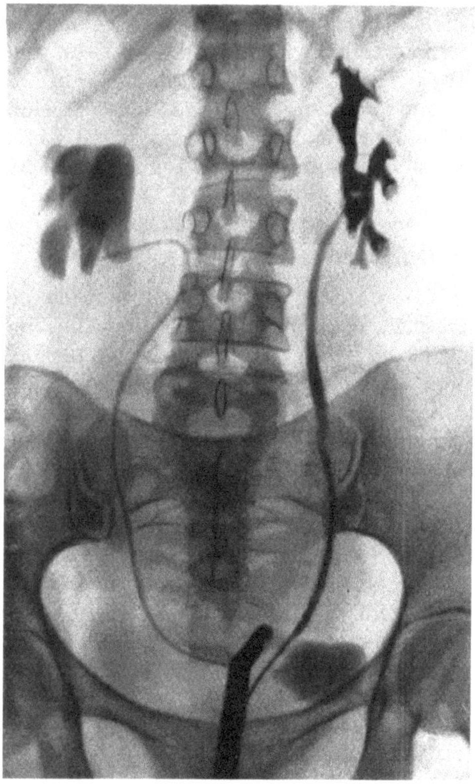

Abb. 42. Nierenbeckenausgußstein

Während einer Nierenkolik kann die Harnsekretion vollkommen versiegen, da eine reflektorische Anurie auch auf der gesunden Seite einsetzt. Im Blutserum fand ich häufig die sog. „gelbe Diazoreaktion“ positiv. Ein Befund, den wir sonst nur bei Urämien erheben und auf die Anwesenheit blutfremder Stoffe beziehen. Die reflektorische Änderung der Nierendurchblutung führt zum Auftreten von Substanzen im Serum, die wir sonst nur bei mangelnder Nierendurchblutung oder bei Urämien beobachten.

Von den Theorien der Harnsteinbildung sei nur der wichtigste Punkt hervorgehoben, welcher die Steinkernbildung betrifft. Man hat versucht, die nichtentzündliche Steinbildung von der entzündlichen zu trennen. Sicher ist, daß die Infektion keine notwendige Bedingung der Nephrolithogenese darstellt. Das schönste Beispiel für die nichtentzündliche Kernbildung ist der Harnsäureinfarkt der Neugeborenen, welcher aus größeren und kleineren Kügelchen zusammengesetzt ist, an denen man bei stärkerer Vergrößerung eine radiäre Streifung mit konzentrischer Schichtung erkennen kann. Diese Sphärolithen haben alle ein feines Eiweißgerüst. Bekanntlich enthält auch der normale Harn geringe Eiweißmengen, deren Fällungsprodukt z. B. in der Nubekula zu sehen ist. In diese Nubekula können sich Kristalle einlagern. Auch Bilharziaeier und Bakterien und andere körperfremde Substanzen können dem Harn eine fremde Oberfläche bieten, die nun als Bildungszentrum der Steine wirkt. Hat sich um einen Kern ein zartes Oberflächenhäutchen gebildet, so wird dieses sofort mit kristallinem Material inkrustiert, ein Vorgang, der bei häufiger Wiederholung zur Steinbildung führt. Die Steinbildung ist also ein Vorgang, welcher sich durch die Aufeinanderfolge von Kolloidfällung und Inkrustierung verständlich machen läßt; denn auch der Harn ist eine kolloidale Lösung. Das Kolloid wird durch die Nierenzellen sezerniert und gewährleistet durch seine Oberflächenwirkung die Stabilität der in übersättigter Lösung vorhandenen Harnsalze. 1 g freie Harnsäure benötigt bei 37° 25 l Wasser zu seiner Lösung. Danach ist also die freie Harnsäure im Harn in höherer Konzentration in Lösung als ihrer Löslichkeit in Wasser entspricht. Die Stoffe, welche eine solche übersättigte Lösung ermöglichen, sind die Harnkolloide. Vom Zustand dieser Sekretionskolloide hängt es ab, ob ein Sediment von freier Harnsäure auftritt. Dessen primäre Ursache liegt niemals in einer übermäßigen Zufuhr von Harnsäurebildnern, sondern nur in einem Versagen des Kolloidschutzes. Die einmal gebildeten Harnsteine sind auch im chemischen Sinne unlöslich, da die Bildung ihrer Gerüstsubstanzen auf einer irreversiblen Kolloidfällung beruht.

Die Therapie der Harnsteine hat sich während des akuten Anfalls mit der möglichst schnellen Beseitigung des Konkrements zu befassen. Empfohlen werden vollständige Bettruhe, reichliches Trinken warmer oder heißer Getränke, Bärentraubenblättertee, Lindenblütentee, unter Beigabe von Uvalysat, 5mal 20 Tropfen je Tag. Auch die Zufuhr geeigneter Brunnen kann die Diurese anregen und die Ausspülung der Konkremente fördern. Ferner wird das Glyzerin empfohlen (100 g Glyzerin auf 1 l Limonade gelöst je Tag, mehrere Tage wiederholt). Auch direkte Glyzerininjektionen durch den Ureterenkatheter haben gelegentlich zum Erfolg geführt. Außerdem können heiße Sitzbäder, kombiniert mit heißen Darmeinläufen, Kataplasmierung der Nieren-, Ureteren- oder Blasengegend zur Austreibung des Steines führen. Die Schmerzen müssen durch Opium- bzw. Belladonna-, Morphium- oder Atropininjektionen oder durch entsprechende Suppositorien bekämpft werden. Die heftigen Schmerzen müssen meist durch subkutane Morphiumgaben gestillt werden. Sind Anzeichen für eine Einkeilung des Steins im Ureter und für sekundäre Infektionen mit Eiterungen und Peritonitisgefahr oder Erscheinungen von Nierenabszessen und Pyämie vorhanden, so muß operiert werden. Auf die nicht immer einfache Differentialdiagnose der Nierenblutungen soll hier nicht näher eingegangen werden. Auf keinen Fall ist es gerechtfertigt, bei jedem Anfall von Nierenkolik bei aseptischen Steinen chirurgisch zu intervenieren, denn man muß sich immer vor Augen halten, daß der chirurgische Eingriff nur ein rein symptomatischer ist. Er entfernt das Produkt einer Diathese, die Diathese selber bleibt dabei aber unberührt.

Die eigentliche Uratdiathese hat mit der gichtischen Diathese nichts zu tun, denn bei der Gicht ist die Harnsäureausscheidung, im Gegensatz zu der Uratdiathese, vermindert. Dabei soll nicht bestritten werden, daß, wie oben schon bemerkt, Harnsteine bei beiden vorkommen. EBSTEIN fand unter 194 Gichtkranken 20 Fälle von Urolithiasis, davon 18 mit Urat- und 2 mit Oxalatsteinen. Bei Kranken mit Neigung zu Uratsteinbildung wird man natürlich die Purinkörper in der Nahrung, welche als Muttersubstanzen der exogenen Harnsäure anzusehen sind, möglichst vermindern. Verboten sind vor allem die nukleoproteidreichen Organe (Thymus, Leber, Nieren, Gehirn) und das Fleisch. Das Eiweiß steigert allgemein wegen seines Schwefelgehaltes die Harnazidität und begünstigt das Ausfallen der schwer löslichen freien Harnsäure. Man wird Kranken mit Neigung zur Uratsteinbildung daher reichlicheres Trinken von alkalischen Brunnen (Fachingen, Vichy) empfehlen, außerdem Natriumbikarbonat verordnen, welches günstige Lösungsbedingungen für die Urinharnsäure herbeiführt. Auch zitronensaure Salze sind für diese Zwecke verordnet worden. Reichlicher Obstgenuß gehört ebenso zur diätetischen Therapie der Uratdiathese, da die pflanzensauren Salze des Obstes zu kohlensauren Salzen verbrennen, welche die Alkaleszens des Harns erhöhen.

VIII. Erkrankungen des Skeletts in ihren Beziehungen zu Stoffwechselstörungen

Die Erkrankungen des Skeletts sind häufiger als in der Praxis angenommen wird auf Stoffwechselstörungen zurückzuführen. Wir wissen das von verschiedenen Formen unzureichender Ernährung, von den Speicherkrankheiten, von hormonal bedingten Erkrankungen, von der Rachitis, dem Skorbut, der Osteomalazie und der Sprue. Die Kenntnis der Zusammenhänge zwischen Stoffwechselerkrankungen und solchen des Skelettsystems ist für den Arzt aus dem Grund so wichtig, weil viele Kranke dieser Kategorie den Arzt wegen „rheumatischer Beschwerden“ aufsuchen. Die Erfolglosigkeit der eingeschlagenen antirheumatischen Behandlung führt nicht selten erst zu einer gründlichen Untersuchung des Knochensystems und damit auf die richtige Diagnose. Unter den Erkrankungen des Skelettsystems bzw. den mit solchen einhergehenden Krankheiten kann man fünf große Gruppen unterscheiden: Erbkrankheiten, hormonal bedingte Krankheiten, Mangelkrankheiten, blastomatöse und entzündliche Knochenerkrankungen. In je der dieser großen Gruppen finden sich Knochenerkrankungen, die zu Verwechslungen mit Rheumatismus Anlaß geben. Unter den Erbkrankheiten sind die hereditären Anämien, die Marmorknochenkrankheit und die Speicherkrankheiten oder Thesaurismosen, unter den hormonal bedingten Krankheiten die Akromegalie, der Morbus Cushing und der Kretinismus zu nennen, unter den Mangelkrankheiten vor allem die Osteomalazie, der Skorbut, die Hungerosteopathie und die Sprue.

Eine wenig beachtete Tatsache ist das antagonistische Verhalten des Knochenmarkes als Organ zum Knochen. Es muß heute wohl anerkannt werden, daß eine primäre Hyperaktivität des Knochenmarkes zu schweren, sekundären Erscheinungen am Knochen führen kann. Schon unter physiologischen Verhältnissen, z. B. in der Schwangerschaft, kann eine gesteigerte Tätigkeit des Knochenmarkes nachgewiesen werden. Diese kann allmählich unter anfänglichen Steigerungen des Hämoglobins und der Erythrozytenwerte in eine Osteomalazie übergehen. Die Erweichung des Knochens erscheint somit als ein Symptom und nicht als das Wesen der Erkrankung. In ähnlicher Weise hat man besonders bei Jugendlichen die Skelettveränderungen beim hämolytischen Ikterus, der Chlorose, der Sichelzellenanämie, der COOLEY-Anämie und der Polyzythämie als Sekundärerscheinung einer primären Hyperaktivität des Knochenmarkes aufgefaßt. Man kann also mit Recht von einer myelogenen Osteopathie (MARKOFF) sprechen. Beweisend für eine solche Auffassung scheinen mir Versuche zu sein, die durch experimentelle Reizung des Knochenmarkes, z. B. mit Histamin oder Thyroxin, eine allgemeine Markhyperplasie erzwingen, die schließlich zu einer ausgesprochenen Osteoporose führt. Man darf also mit Recht von einer Knochenmark-Knochenrelation sprechen. Diese Relation wirkt sich so aus, daß es bei einer allgemeinen oder partiellen Markhyperplasie zunächst zu einer Erhöhung der morphologischen Blutwerte kommt, daran anschließend zu einer Osteopathie, meist in Form der Osteoporose, und daß in der Endphase sich die Knochenmarkserschöpfung zeigt, die in eine

Panmyelopathie ausmünden kann. Diese ist nicht selten mit einer Vermehrung der Retikulumzellen verbunden.

Auch das Myelom läßt sich unter dem Gesichtspunkt der Beziehungen von Knochenmarks- zu Knochenveränderungen betrachten. Der Hyperplasie des Marksystems folgt die Porose des Knochens. Unter dem Gesichtspunkt der Stoffwechselpathologie hat das Myelom ein besonderes Interesse. Wenn es als multiples, plasmazelluläres Myelom auftritt, ist neben den klinischen Zeichen, die sich häufig unter fehlgedeuteten rheumatischen Beschwerden verbergen, die Hyperproteinämie ein Frühsymptom. Diese Hyperproteinämie kann den ersten Knochensymptomen des Myeloms um viele Monate vorausgehen. Es kommt dabei nicht nur zu einer

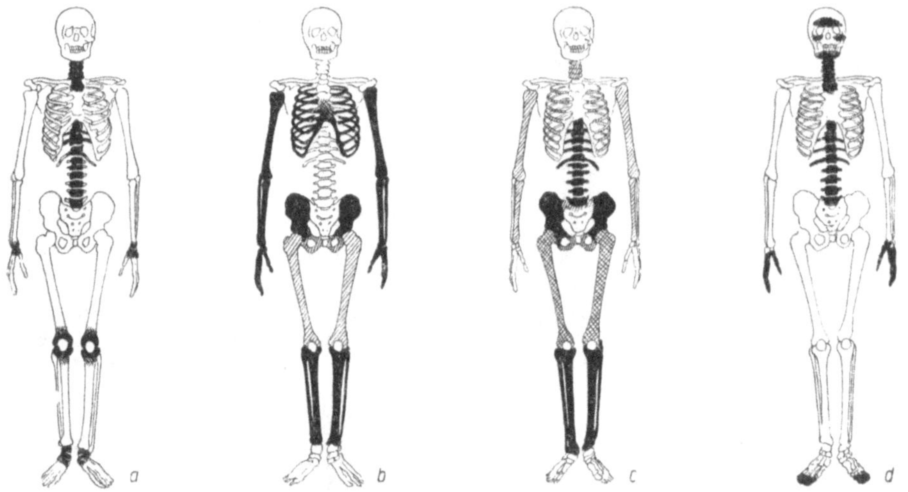

Spätrachitis — Osteomalazie (Rachitis der Erwachsenen) — Alimentäre Osteopathie — Akromegalie

Abb. 43

Vermehrung der Bluteiweißkörper, sondern auch zu einer fehlerhaften Bildung derselben (Paraproteinämie), die sich gelegentlich, durchaus nicht immer, durch das Auftreten des BENCE-JONESschen Eiweißkörpers kennzeichnet. Diese blutfremden Eiweißkörper führen zu sekundären Schädigungen der Organe, welche wir am ehesten an der Störung der Nierenfunktion erkennen. Es ist in manchen Fällen durch die Paraproteinämie zu einer echten Nephrose gekommen. Bei der Paraproteinämie darf nicht vergessen werden, daß eine solche auch durch das Eindringen von Parasiten in den Körper (Bakterien, Echinokokkus) hervorgerufen wird und die gleichen Schädigungen zur Folge hat.

Die von ALBERS-SCHÖNBERG 1905 beschriebene Marmorknochenkrankheit führt zu einer diffusen, das ganze Skelettsystem durchsetzenden Osteosklerose mit Verdichtung des Knochens. Das Knochengewebe verliert seine Struktur und wird zu einer homogenen, strukturlosen Masse. Bei Erwachsenen sind fast alle Knochen mehr oder weniger gleichmäßig von diesem Prozeß betroffen. Bei Jugendlichen werden die Knochenkerne zuerst befallen. Die so veränderten Knochen haben einen gesteigerten Kalziumgehalt und zeigen dementsprechend im Röntgenbilde wesentlich dichtere Schatten. Die Elastizität des Knochens ist herabgesetzt, woraus sich die große Neigung zu Frakturen erklärt. Der lokale Verdichtungsprozeß am Knochen führt zur weitgehenden Einengung des Markraumes bis zu dessen vollständiger Beseitigung. Infolge der Verdrängung des Knochenmarkes durch die fortschreitende

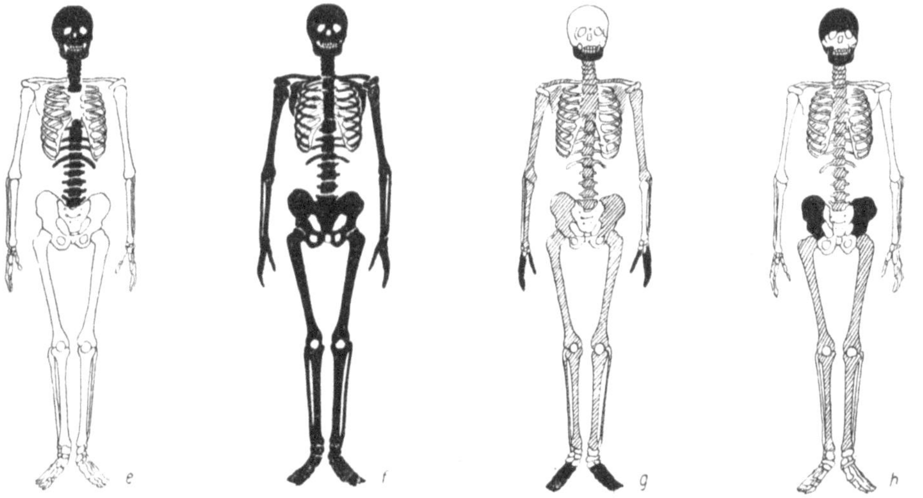

Morbus Cushing | Osteopathia fibrosa generalisata Recklinghausen | Ossuäre Form des Morbus Gaucher | SCHÜLLER-CHRISTIAN-HANDsche Krankheit

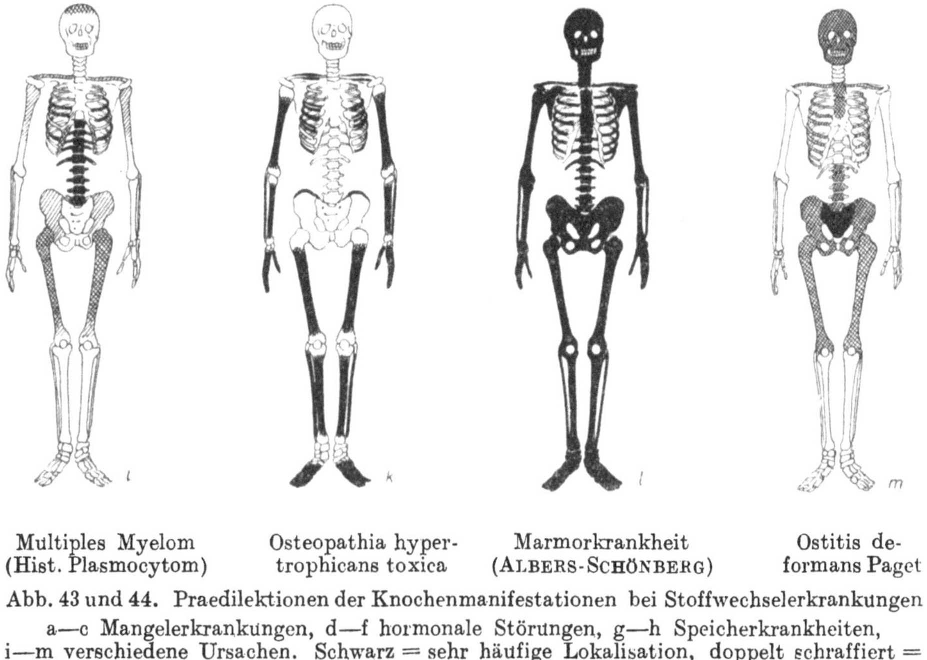

Multiples Myelom (Hist. Plasmocytom) | Osteopathia hypertrophicans toxica | Marmorkrankheit (ALBERS-SCHÖNBERG) | Ostitis deformans Paget

Abb. 43 und 44. Praedilektionen der Knochenmanifestationen bei Stoffwechselerkrankungen a—c Mangelerkrankungen, d—f hormonale Störungen, g—h Speicherkrankheiten, i—m verschiedene Ursachen. Schwarz = sehr häufige Lokalisation, doppelt schraffiert = häufige Lokalisation, schraffiert = nicht seltene Lokalisation, weiß = seltene Lokalisation.

Sklerose tritt eine weitgehende Anämie auf. In Milz, Leber und Lymphknoten werden myeloische Herde gefunden. Außer an den häufigen Frakturen leiden solche Kranke nicht selten an osteolytischen Prozessen. Die krankhaften Verkalkungsprozesse können auch auf andere Organe übergreifen. An den Zähnen finden sich Schmelzdefekte. Die familiäre Häufung dieser an sich seltenen Erkrankung überwiegt ihr sporadisches Vorkommen bei weitem. Soweit Untersuchungen bis heute vorliegen, wird bei der familiären Form der Erkrankung ein erhöhter Kalziumspiegel des Blutserums von 14 bis 17 mg % statt, wie normal, 10 mg % festgestellt.

1. Die Hunger- oder Kriegsosteoporose

Die klinischen Erscheinungen der alimentären Osteopathie sind charakterisiert durch heftige Schmerzen im Rücken und Kreuz mit stark behinderter Beweglichkeit. Die Schmerzen werden gesteigert durch Kompression des Thorax und der Beckenschaufeln. Häufig sind die Kranken unfähig zu gehen. Die schweren Veränderungen des Skeletts, welche häufig zu multiplen Frakturen führen, dokumentieren sich am besten im Röntgenbild. Die Knochen zeigen eine erhöhte Transparenz, die Wirbelkörper sinken zusammen, sind sanduhrförmig eingeschnürt; oft kommt es zur typischen Fischwirbelbildung. Nicht selten sind die spontanen Knochenbrüche durch relativ geringe Schmerzhaftigkeit ausgezeichnet. Sie weisen eine verzögerte Kallusbildung auf und können lange Zeit das einzige Symptom der Hungerosteopathie sein. Daß die Hungerosteopathie im wesentlichen auf eine phosphorsäure- und kalkarme Ernährung zurückzuführen ist, läßt sich aus den Erfahrungen und den experimentellen Ergebnissen der veterinären Medizin ableiten. Die große Bedeutung des alimentären Faktors ist auch daraus zu erschließen, daß mit der Besserung der Ernährungsverhältnisse ein deutlicher Rückgang der Zahl von Erkrankungsfällen einsetzt.

Die Therapie der alimentären Osteopathie ist ein sehr dankbares Gebiet, besonders dann, wenn die Erkrankung mit ihren diffusen, rheumatischen Beschwerden rechtzeitig erkannt wird. Dabei ist zu berücksichtigen, daß die zur Hungerosteopathie führende Ernährung nicht nur arm ist an Mineralstoffen und Eiweiß, sondern auch an Lipovitaminen. Unter ihnen ist vor allem das Vitamin D zu nennen. Die sehr geringen Fettmengen, welche in der Kriegs- und Nachkriegskost enthalten sind, enthalten entsprechend wenig Lipovitamine, und man kann ohne weiteres annehmen, daß eine auf die Dauer fettarme Ernährung zu den Folgen verminderter Zufuhr von Vitamin D und A führen muß. Die diätetische Behandlung muß daher auf eine reichliche Zufuhr von Eiern, Butter, Sahne, Vollmilch, Fleisch, Fisch, frischem Gemüse und Obst abgestellt sein. Läßt sich diese Forderung nicht realisieren, so kann man mit Lebertran und Vitamin D in Gestalt von Vigantol überraschende Erfolge erzielen. Auch die Kombination von Phosphor mit Lebertran ist von zweifelloser Wirkung. Stehen auch die Vitamine nicht zur Verfügung, so kann man den Phosphor allein in Pillenform oder in Verbindung mit Mandel- oder Olivenöl verabreichen. Der elementare Phosphor bewirkt eine starke Sklerosierung des Knochens. Auf jeden Fall gelingt es, Kranke, welche wegen ihrer starken Schmerzen nicht mehr gehfähig sind und das Bett hüten müssen, durch eine Vigantolstoßbehandlung, am besten in Verbindnug mit Lebertran, allein rasch wieder auf die Beine zu bringen und wieder gehfähig zu machen.

2. Morbus Cushing

Unter den hormonalbedingten Erkrankungen des Skelettsystems, welche mit Stoffwechselstörungen einhergehen, seien die Akromegalie und der Morbus CUSHING erwähnt. Während die Knochen bei der Akromegalie außerordentlich kräftig gebaut sind und Abnormitäten im Ca- und P-Stoffwechsel meist fehlen, verläuft die CUSHINGsche Krankheit mit Osteoporose und negativer Kalkbilanz. Es kommt bei dieser Erkrankung zu eigentümlichen Fettansammlungen im Gesicht und am Stamm, während die Extremitäten frei bleiben. Der starke, lokalisierte Fettansatz am Abdomen führt zur Bildung von Striae cutis distensae purpureae. Im Gegensatz zur Dystrophia adiposogenitalis bleiben die Hüften frei, der Bauch wölbt sich stark vor, was nicht nur eine Folge der Fettansammlung, sondern auch durch Meteorismus bedingt ist. Die Verunstaltung des Gesichtes wird durch eine Rötung und eine leicht zyanotische Färbung noch unterstrichen, was dem Kranken ein charakteristisches Aussehen verleiht: „Puppengesicht". Die Fettsucht kann sich auch nur auf das Gesicht beschränken und sehr rasch entwickeln. Die Haut ist trocken und neigt zur Schuppenbildung, sie ist dabei gut durchblutet. Im Gesicht finden sich zahlreich erweiterte Hautkapillaren. Gelegentlich kommt es zu flächenhaften Marmorierungen, in deren Bereich sich später unregelmäßige Pigmentierungen ausbilden. Diese Hyperpigmentation erreicht aber niemals einen so hohen Grad wie beim Morbus ADDISON. Die charakteristischen Striae finden sich nicht nur am Abdomen, sondern auch an Schultern und Hals, also auch an Stellen, an denen die Fettansammlung als solche nicht übermäßig stark ist. Sie sind sehr breit und bläulichrot verfärbt. Die Behaarung nimmt bei den weiblichen Kranken meist zu, bei den männlichen dagegen nicht.

Der Kohlenhydratstoffwechsel ist in der Regel gestört. Am häufigsten wird eine Glykosurie beobachtet, die mit leicht erhöhten Blutzuckerwerten einhergeht. Ein echter Diabetes wird nur in 15% aller Fälle gefunden. Dabei ist die Empfindlichkeit gegenüber Insulin und Adrenalin erhöht. Störungen des Wasserhaushaltes sind selten. In einzelnen Fällen wird eine Polydipsie und Polyurie erwähnt. Grundumsatz und spezifisch-dynamische Wirkung sind fast immer normal, ebenso in der Regel auch die Stickstoffbilanz.

Die häufig vorhandene Osteoporose bevorzugt die Wirbelsäule und die Rippen. Die Wirbelkörper sind verschmälert. Es kommt zur Fischwirbelbildung. Hierdurch und durch eine verstärkte Kyphose der Brust- und Lordose der Lendenwirbelsäule kommt es zu einem Kleinerwerden. Die erheblichen Knochenschmerzen führen in schweren Fällen zu Bettlägerigkeit. Die Angaben über den Kalk- und Phosphorstoffwechsel sind verschieden. Im Stadium fortschreitender Entkalkung sind erhöhte Serumkalziumwerte und extrem erhöhte Phosphorwerte gefunden worden. In solchen Perioden können die Kalziumbilanzen negativ werden, wobei der Kalk überwiegend durch den Darm und nicht durch den Harn ausgeschieden wird.

Viel diskutiert werden die Beziehungen des Morbus CUSHING zu einer Hyperfunktion der Nebennierenrinde. Auf sie werden die Hypertrichose, die Striae, der Hochdruck und der Hypogenitalismus bezogen. Mehrfach ist eine Vermehrung des kortikotropen Hormons gefunden worden (JORES). Der Blutdruck kann bis zu 200 mm Hg betragen. Diese Hypertonie ist ein sehr regelmäßiger Befund. Der Hochdruck ist nicht fixiert, sondern Schwankungen unterworfen. Er kann zu einer Herzerweiterung und kardialen Insuffizienz führen. Auch apoplektische Insulte im jugendlichen Alter sind nicht selten gefunden worden. In anderen Fällen entwickelt sich eine Nephrosklerose mit anschließender tödlicher Urämie. Die Hautgefäße zeigen vermehrte Brüchigkeit. An den peripheren Arterien kann es zu schwerster Verkalkung kommen. Die Veränderungen der Hautgefäße äußern sich in Blutungen (Nasenbluten, Hämaturie, Retina- und Genitalblutungen). Im Blutbild finden sich meist leicht erhöhte Erythrozytenwerte. Eine echte Polyglobulie ist selten. Die Gerinnungszeit ist normal, die Blutungszeit häufig verlängert.

In 60% der Fälle liegt dem Morbus CUSHING ein basophiles Hypophysenadenom zugrunde. In einer kleineren Reihe von Beobachtungen wurde als „Ursache" des CUSHINGschen Symptomenkomplexes ein Nebennierenrindenadenom gefunden. Ob wirklich die basophilen Adenome der Hypophyse allein für die Krankheitsentstehung verantwortlich zu machen sind, ist bis heute strittig. Man hat auch von einem sekundären Interrenalismus gesprochen. Für die Entwicklung des Symptomenkomplexes ist es gleichgültig, ob die Hyperfunktion der Nebennierenrinde primär entsteht oder sekundär durch die Hypophyse ausgelöst wird (JORES).

Therapie: Die Röntgenbestrahlung der Hypophyse führt gelegentlich zu einem überraschenden Erfolg. Da die basophilen Adenome im allgemeinen nicht groß werden, kommt eine chirurgische Behandlung nicht in Frage. Man sollte sich aber bemühen, einen Morbus CUSHING von einem CUSHING-Syndrom zu differenzieren. Beim CUSHING-Syndrom ist, wie gesagt, öfters ein Nebennierenrindenadenom vorhanden, das dann zweckmäßigerweise operativ entfernt werden sollte. Auch Spontanheilungen kommen vor.

3. Morbus Recklinghausen

Zu Verwechslungen mit den Symptomen der Hungerosteopathie kann die Osteopathia fibrosa generalisata RECKLINGHAUSEN führen. Dieses Leiden entwickelt sich vorwiegend bei Frauen im 2.—4. Lebensdezennium. Wie die alimentäre Osteopathie beginnt es mit Unsicherheit der Bewegungen und rheumatischen Beschwerden, Mattigkeit und leichter Ermüdbarkeit. Die Knochen zeigen eine starke Druckempfindlichkeit, in vielen Fällen kommt es zu Frakturen oder Infraktionen. Im Röntgenbild zeigen sich zystische Aufhellungen im Bereich der atrophischen Knochen. Die Verunstaltung der langen Röhrenknochen ist durch Riesenzellgeschwülste bedingt, welche teils in der Markhöhle, teils in der Spongiosa liegen. Die Kranken gehen infolge Zusammenbruchs der Wirbelsäule oder infolge einer Urämie bei der sehr häufigen Nephrolithiasis zugrunde. Die Krankheit wird zurückgeführt auf eine Überfunktion der Epithelkörperchen, in welchen sich Adenome entwickelt haben. Die gesteigerte Epithelkörperchenfunktion führt zu schweren Störungen des Kalkstoffwechsels. Die Blutkalziumwerte steigen auf 14—17 mg% an. Es sind bis zu 23,6 mg % beobachtet worden. Gleichzeitig besteht eine Hypophosphatämie. Die Werte können bis auf 1—2 mg % anorganischen Phosphors absinken. Infolge der schweren Knochenveränderungen kommt es zu einer Mineralverarmung des ganzen Organismus mit gesteigerter Kalk- und Phosphatausfuhr in Harn und Stuhl.

Therapie: Bei rechtzeitiger Diagnose kann die operative Entfernung der Tumoren den Knochenprozeß günstig beeinflussen und den Kalk- und Phosphatstoffwechsel wieder normalisieren. Die Operationen müssen sehr vorsichtig vorgenommen werden, damit nicht bei zu weitgehender Reduktion des Nebenschilddrüsengewebes eine parathyreoprive Tetanie resultiert. Die Entfernung der Epithelkörperchen führt zu einer Abnahme der Serumkalkwerte, während das fertige Skelett nicht an Kalk verarmt. Die tetanische Hypokalzämie wird als Folge einer Verteilungsstörung, jedoch nicht als Zeichen einer allgemeinen Kalkverarmung des Organismus angesehen. Gleichzeitig mit der Hypokalzämie kommt es bei der parathyreopriven Tetanie zu einer Hyperphosphatämie und verminderter Phosphatausscheidung im Harn. Die Hyperphosphatämie wird als Ausdruck einer „inneren Phosphatstauung" angesehen.

4. Akromegalie

Das charakteristische Symptom der Akromegalie ist die Vergrößerung und Vergröberung der gipfelnden Teile. Hände, Füße, Nase, Kiefer und Zunge nehmen infolge einer starken Bindegewebsvermehrung an dieser Vergrößerung teil. Hände und Füße gehen mehr in die Breite, nur bei Kombination mit Riesenwuchs in die Länge. Ein fast regelmäßiges Symptom ist die Vergrößerung der Zunge, deren Papillen verdickt sind und deren Schleimhaut vergröbert ist. Auch die äußere Haut zeigt Veränderungen. Sie wird derb und fest und läßt eine vermehrte Hornbildung erkennen. An der Haut des Kopfes kann es zur Ausbildung der Cutis verticis gyrata kommen. Die Frauen zeigen häufig einen männlichen Behaarungstyp. Die Kranken klagen über Kribbeln in den Händen und Füßen und andere Akroparästhesien. An dem häufig faßförmigen Thorax kommt es zu einer starken Verbreiterung der Rippen. Auch die Wirbelsäule zeigt Veränderungen: Im Bereich der Brust eine Lordose, im Bereich der Lenden eine Kyphose. Es kommt zur Anlagerung von Knochen an den Wirbelkörpern und zu einer Wucherung der knorpeligen Bandscheiben. Die Vergröberung der Gesichtszüge ist bedingt durch eine Verdickung der Jochbeine, der Unter- und Oberkiefer. Die Vergrößerung der Kiefer bedingt ein Auseinandertreten der Zähne, so daß sich weite Zahnlücken zeigen. Am Knochen kommt es bei längerer Krankheitsdauer zu verstärkter Resorption mit Verschmälerung der Kortikalis und Verbreiterung der Spongiosa, woraus schließlich eine Osteoporose resultieren kann. Auch die Schilddrüse wird sekundär in Mitleidenschaft gezogen. Die Art der Veränderung läßt keine Regel erkennen, sowohl Myxödem wie Vollbasedow sind als Komplikationen beschrieben worden. Die Unterfunktion scheint aber die häufigere zu sein. Je nach dem Zustand der Schilddrüse ist der Grundumsatz bald erhöht, bald herabgesetzt.

Unter den Stoffwechselstörungen bei der Akromegalie ist der Diabetes die häufigste. Der akromegale Diabetes, der fast in der Hälfte aller Fälle gefunden werden soll, zeichnet sich durch schlechte Ansprechbarkeit auf Insulin aus. Hyperglykämie und Glykosurie haben einen launischen Charakter.

Störungen des Wasserhaushaltes sind selten. Nykturie, Polyurie und Oligurie werden gelegentlich beobachtet. Echter Diabetes insipidus gehört zu den Ausnahmen. Auch Kombinationen von Akromegalie mit Dystrophia adiposogenitalis sind beschrieben worden. Nach Störungen des Mineralstoffwechsels ist häufig gesucht worden. Die Werte von Kalzium und Phosphor sind nach den gemachten Erfahrungen fast immer normal. Bei niedrigem Angebot an diesen Mineralien sind, besonders zu Zeiten der Entwicklung der Osteoporose, negative Bilanzen gefunden worden.

Die gelegentlich beschriebenen Veränderungen des Blutbildes im Sinne einer Anämie oder Polyglobulie stehen in keinem ursächlichen Zusammenhang mit der Akromegalie.

Die muskuläre Kraft nimmt nach anfänglicher Steigerung bald ab, so daß die Muskelschwäche und Hinfälligkeit in einem auffälligen Gegensatz zu dem abnorm kräftigen Körperbau steht. Die Muskelschwäche wird auf histologische Veränderungen der Muskulatur zurückgeführt.

Durch die Vergrößerung der Hypophyse sind Veränderungen des Gesichtsfeldes häufig festgestellt worden. Fast ein Drittel der Fälle leidet an Hemianopsie. Die bitemporale Form ist dabei viel häufiger als die homonyme. Auch Optikusatrophien sind beobachtet worden. Das psychische Verhalten der Kranken ist stumpf, träge und langsam. Die Betroffenen, deren Intelligenz meistens nicht beeinflußt ist, werden durch die Änderung ihres Aussehens und ihres Wesens seelisch stark beeinflußt. Auch die Änderungen der Sexualfunktionen beunruhigen sie. Bei Frauen kommt es zur Oligo- bis Amenorrhoe. Auch Libido und Potenz nehmen ab bis zum vollständigen Schwund.

Röntgenologisch sind Veränderungen an der Sella in der Mehrzahl der Fälle, aber durchaus nicht immer nachzuweisen.

Anatomisch findet sich fast in der Hälfte der Fälle ein gutartiges eosinophiles Adenom. Es sind aber auch Fälle beobachtet worden, bei denen die Hypophyse keine anatomischen Veränderungen erkennen ließ.

Therapie: Unter den therapeutischen Maßnahmen hat die Röntgenbestrahlung den besten und regelmäßigsten Erfolg. Versagt dieselbe und treten die Tumorsymptome in den Vordergrund des Krankheitsbildes, besonders in Form der Beeinträchtigung des Sehvermögens, so muß man sich zur Operation entschließen. Auch die Verabreichung großer Mengen von Keimdrüsenhormonen erscheint gerechtfertigt.

IX. Die Lipoidosen

Unter Lipoidosen werden Krankheitsbilder verstanden, bei welchen eine Lipoidstoffwechselstörung zur Ablagerung bzw. Speicherung von Lipoiden in den inneren Organen, dem Knochensystem und der Haut führt.

Nach unseren bisherigen Kenntnissen können wir folgende Krankheitsgruppen als Lipoidosen beschreiben:

1. Zerebrosidzellige Lipoidose (Morbus Gaucher).
2. Phosphatidzellige Lipoidose (Niemann-Pickschen Erkrankung).
3. Primäre, essentielle Xanthomatose mit vorwiegender Beteiligung des Cholesterins und seiner Ester:
   A. Primäre, essentielle Xanthomatosen mit vorwiegend ossuärer Lokalisation (Typus Schüller-Christian-Hand).
   B. Primäre, essentielle Xanthomatosen mit vorwiegend kutaner Lokalisation:
      a) Lipoidgicht (Xanthoma tuberosum),
      b) atypische Formen (Xanthosis und Xanthomatose),
      c) die Psoriasis als Lipoidose.
   C. Primäre, essentielle Xanthomatosen mit vorwiegend viskeraler Lokalisation:
      a) Hepatische Xanthomatosen (hepatosplenomegale Lipoidose),
      b) Xanthomatosen mit vorwiegend laryngealer und pulmonaler Lokalisation,
      c) Xanthomatosen mit vorwiegender Beteiligung des Endokards und der großen Gefäße.

1. Die Gaucherische Krankheit

Zerebrosidzellige Lipoidose

Unter den Lipoidosen ist die Gauchersche Krankheit am längsten bekannt. Gaucher beschrieb im Jahre 1882 ein Krankheitsbild: „Epitheliome primitif de la rate. Hypertrophie idiopathique de la rate sans leucémie.“ Im Vordergrund seiner Darstellung stand die langsam fortschreitende Milzvergrößerung mit Leberhypertrophie ohne Aszites bei einem Blutbefund, welcher das Vorliegen einer Leukämie ausschließt.

Die enorm und gleichmäßig vergrößerte Milz zeigt nach GAUCHER einen fast vollständigen Ersatz der Milzbestandteile durch große „epithelartige Zellen" bei „totaler Destruktion der MALPHIGIschen Körperchen mit partiellem Schwund der Gefäße". Die Erkenntnis, daß es sich bei dieser Erkrankung nicht um eine isolierte Milzaffektion, sondern offenbar um eine Lipoidstoffwechselstörung mit sekundärer Einlagerung von Lipoiden in die Retikuloendothelien handelt, setzte sich erst langsam durch.

1924 gelang es LIEB, aus alkoholischen Extrakten des GAUCHER-Milzpulvers einen Stoff zu isolieren, der sich mit dem zu den Zerebrosiden gehörenden Kerasin identifizieren ließ.

Der riesige Milztumor steht im Mittelpunkt des klinischen Bildes der GAUCHERschen Krankheit. Man hat als Durchschnittsgewicht bei Erwachsenen einen Wert von 2700 g errechnet. Für die kindlichen Fälle beträgt der Mittelwert 1800 g. Die große Milz ist derb und hart. Gelegentlich kommt es zur Entzündung ihrer Kapsel und zu perisplenitischem Reiben. Der Milztumor ist anfänglich in der Regel weder auf Druck noch spontan schmerzhaft. Wie alle Milztumoren ist auch der GAUCHERsche mit der Atmung verschieblich. Bei längerer Beobachtung dieser sehr chronischen Erkrankung kann man ein allmähliches Wachsen des Milztumors feststellen. Die Milz kann ein Gewicht von 14 kg erreichen. Von der ersten Feststellung des Leidens bis zum Tode verlaufen im Mittel 19 Jahre. Die längste, bisher beobachtete Dauer wird mit 36 Jahren angegeben. Da die Krankheit aber wenig Beschwerden macht. ist über ihren Beginn meistens nichts Sicheres zu erfahren. Man nimmt an, daß die Krankheit angeboren ist und schon der Säugling Veränderungen darbieten müßte. Gelegentlich geben die Eltern an, daß ihnen bei den Kindern schon bald nach der Geburt der große, unförmige Bauch aufgefallen sei.

Die Leber kann bis aufs Doppelte vergrößert sein, doch ist das nicht die Regel. Bei jugendlichen Individuen kann man an dem festen, derben Organ knollige Vorsprünge tasten. Die Kapsel ist infolge chronischer Entzündungsvorgänge narbig verdickt. Auf dem Querschnitt erscheint das Parenchym der Leber weißlichgrau geädert, wodurch ein zirrhoseähnliches Bild entstehen kann. Diese eigentümliche Zeichnung entsteht durch Zellansammlungen, die auch zu größeren Inseln zusammenfließen können. Sie bestehen aus den sog. GAUCHER-Zellen und können unter Auftreten feinster Blutungen nekrotisieren. Die klinischen Zeichen einer echten Leberzirrhose fehlen. Aszites, Ösophagusvarizen und Caput medusae wurden nie beobachtet.

Die gewaltige Vergrößerung von Milz und Leber führt schließlich zu einer Reihe von Beschwerden, die im Vordergrunde der Klagen der Kranken stehen. Die Splenohepatomegalie behindert den Kranken bei Bewegungen, führt zu Übelkeit, zu Erbrechen und zu Magen-Darmstörungen. Die starke zunehmende Kapselspannung an Milz und Leber bereitet später nicht unerhebliche Schmerzen. Gelegentlich kommt es zu Entzündungen der Leber- und Milzkapsel (Perisplenitis und -hepatitis). Es ist verständlich, daß die gewaltigen Milztumoren schließlich auch Störungen von seiten des Kreislaufes und der Atmungsorgane herbeiführen. Auch Ureterknickungen mit Hydronephrose und Atrophie besonders der linken Niere sind beschrieben worden. Während der übrige Körper bis zum Skelett abmagert, wird das Abdomen immer mehr tonnenförmig aufgetrieben.

Die Lunge ist in einigen Fällen gleichfalls beteiligt gewesen. Die Röntgenuntersuchung zeigt eine kleinfleckige, gekörnelte und netzförmige Lungenzeichnung. Wenn gleichzeitig eine Bronchitis oder pneumonische Affektionen bestehen, können diese Röntgenbefunde, besonders bei vorhandenen Lymphdrüsenschwellungen, zu der Fehldiagnose einer Miliartuberkulose verführen.

Die Lymphdrüsen erscheinen im Verhältnis zu den gewaltigen Vergrößerungen von Milz und Leber weniger geschwollen. Die Lymphknoten sind weich, die glatten Schnittflächen von sehr verschiedener Farbe. Sie werden als gelb, ockerfarben, rötlich, rostbraun und bräunlichschwarz beschrieben. Der Querschnitt läßt auch bei ihnen grauweiße Flecken und Streifen, gelegentlich Blutungen erkennen.

Sehr wesentlich im Hinblick auf die Befunde bei der SCHÜLLER-CHRISTIAN-HANDschen Erkrankung erscheint mir das Vorkommen von GAUCHER-Zellen-Einlagerungen in das Skelettsystem. In einer großen Reihe von Fällen sind die feinen, weißen Herdchen erst mikroskopisch als solche Einlagerungen erkennbar. Sie können im Mark des Femur, in der Spongiosa des Keilbeines und der Wirbelkörper gefunden werden. Klinisch wurden solche Erkrankungen mehrfach als Systemerkrankungen des Skeletts gedeutet, ohne daß intra vitam ihre Zugehörigkeit zum Morbus GAUCHER erkannt wurde. Die Herde sind nicht selten aber auch so groß, die Knochenzerstörung so ausgedehnt, daß sie auch röntgenologisch erkannt werden. Gelegentlich kommt es zur Spontanfraktur bzw. zum Zusammenbruch von Hüft- und Wirbelknochen. Werden die Veränderungen an Leber und Milz übersehen, so laufen diese Fälle klinisch als Lues, Tuberkulose oder Osteomyelitis. Die Disposition für die ossuäre Form des Morbus Gaucher ist eine familiäre. Wenn die Knochen in der Nähe von Gelenken befallen werden, kann eine sekundäre chronische Arthropathie das klinische Bild verschleiern.

Die Veränderungen des Blutes sind für den Morbus GAUCHER nicht charakteristisch. Je länger die Krankheit besteht, um so ausgeprägter sind die Zeichen einer sekundären Anämie, welche aber durchaus keinen spezifischen Charakter trägt. Auch die häufig beobachtete Leukopenie ist nicht für Morbus GAUCHER charakteristisch. Wir sehen dieselbe auch sehr häufig bei den Splenomegalien der Leberzirrhose. GAUCHER-Zellen im Blut sind bisher fast nie angetroffen worden, ebensowenig wie myeloische Elemente. Auch die geringe Zahl der Thrombozyten, auf die mehrfach hingewiesen wurde, finden wir häufig bei Splenomegalien anderer Ätiologie. So sind also die hypochrome Anämie, die Leukopenie und Thrombopenie zwar häufige, aber durchaus nicht charakteristische Begleiterscheinungen des Morbus GAUCHER. In den späteren Stadien kann es zu ausgesprochener Blutungsneigung im Gebiete des Respirations- und Digestionstraktus kommen.

Kommt es mit Verschlechterung des roten Blutbildes (weit unter 35% Hämoglobin) zu einer Verarmung an Thrombozyten, so stellt sich eine schwere hämorrhagische Diathese ein. Die Kranken leiden an Nasen- und Zahnfleischblutungen, die schwer zu stillen sind und gelegentlich das Leben bedrohen. Ferner kommen vor Hämatemesis, Hämoptysen, Metrorrhagien, Blutungen in Muskel und Bindehaut und in die Gelenke.

Die Haut zeigt bei Erwachsenen, häufiger als bei Kindern, eine gelblich-bräunliche, ockerfarbene, gelegentlich auch bronzefarbene Tönung, besonders an den dem Licht ausgesetzten Partien. An den Augenbindehäuten tritt in der Gegend der Pinguekula eine gelblich-bräunliche Verdickung hervor. Die Schleimhäute sind frei von Verfärbungen. Ikterus fehlt. Der Bilirubingehalt des Serums ist normal. Die Hautpigmentation wird als Ausdruck einer allgemeinen Hämochromatose aufgefaßt, welche sich mit zunehmender Dauer der Erkrankung verstärkt.

Bei dem ungemein chronischen Verlauf des Leidens und den durchaus uncharakteristischen Blutbefunden ist die Diagnose der Erkrankung während des Lebens schwierig. Man ist daher in zweifelhaften Fällen zur Punktion der Milz oder des Knochenmarkes geschritten. Man findet dabei vereinzelte oder in Haufen zusammenliegende, große sog. GAUCHER-Zellen, welche sich, je nach der Fixation und der Methode der Färbung, dem Forscher in immer neuer Gestalt darstellen. Der Durchmesser dieser Zellen schwankt um 40 $m\mu$, ihr charakteristischer Inhalt besteht in unregelmäßigen Tropfen der eingelagerten Fremdsubstanz. Sie soll in schwacher Hämalaun- oder Mallory-Färbung gut darstellbar sein. Ein feines Retikulum wird zwar häufig gesehen, aber durchaus nicht in allen GAUCHER-Zellen angetroffen.

Der Querschnitt läßt auch bei ihnen grau-weiße Flecken und Streifen, gelegentlich Blutungen erkennen. Diese feine, bisweilen netzförmige Zeichnung entspricht den eingelagerten GAUCHER-Zellnestern.

Therapie: Wenn man von der Vorstellung, daß die GAUCHERsche Erkrankung eine konstitutionell bedingte Störung des Lipoidstoffwechsels ist, ausgeht, so kann eine wirksame Therapie nur in einer entsprechend geleiteten Diätetik liegen. Eine solche kann aber erst zureichend begründet werden, wenn wir über den Zerebrosidstoffwechsel besser unterrichtet sind, als das bis heute der Fall ist. Eine Splenektomie kann im Stoffwechsel nichts Entscheidendes bessern. Der Lipoidgehalt im Blute soll nach Milzexstirpation ansteigen, ebenso das Cholesterin. Eine eindeutige Wirkung auf den Stoffwechsel der Zerebroside hat man weder beobachtet, noch kann man eine solche erwarten.

Wie jede Milzexstirpation wirkt auch die Entfernung der GAUCHER-Milz sich günstig auf die Hämatopoese aus. Die Anämie wird in kurzer Zeit erheblich gebessert. Auch das weiße Blutbild erfährt eine Veränderung, die Verarmung an weißen Zellen schlägt in eine deutliche Leukozytose um. Auch die Thrombozytenzahl steigt wie nach jeder Splenektomie an.

Es ist verständlich, daß die gewaltige Vergrößerung der Milz an sich dem Patienten erhebliche Beschwerden bereitet. Es kommt zur Verdrängung und Kompression des Magen-Darmkanals, die Kranken fürchten sich vor jeder größeren Nahrungsaufnahme, weil sie ihnen Unbehagen bereitet.

Mit der Besserung der Anämie und der vermehrten Nahrungsaufnahme werden der Ernährungszustand und das Gesamtbefinden des Patienten günstig beeinflußt. Es ist klar, daß die plötzliche Entfernung großer Tumoren eine erhebliche Belastung des Kreislaufs bedeutet, da die Druckentlastung zu einer bedeutenden Hyperämie des Splanchnikusgebietes führt. Diese Tatsache ist besonders bei älteren Leuten zu berücksichtigen.

2. Die NIEMANN-PICKsche Krankheit

Phosphatidzellige Lipoidose

NIEMANN beschrieb 1914 die Geschichte der Krankheit eines 17 Monate alten Mädchens, das offenbar seit dem 2. Lebensmonat einen großen, auf die Milz zu beziehenden Abdominaltumor aufwies. Das Kind war schwierig zu ernähren und deshalb oft ohne sichtbaren Erfolg in ärztlicher Behandlung. Es wurde immer elender, der Leibesumfang wuchs; in diesem Zustand kam es zur Aufnahme in der Kinderklinik in Berlin. Man fand eine im ganzen zurückgebliebene Entwicklung, eine offene Fontanelle und das Fehlen jeder statischen Funktion; die Haut war schlaff und, besonders im Gesicht, von blaßbräunlicher Färbung. Am Rücken, vom 12. Brustwirbel abwärts, zeigten sich bläuliche Flecke. Das kolossal aufgetriebene Abdomen hatte einen Umfang von 50 cm. In ihm reichte die Milz bis unter den Nabel, die Leber bis auf eine Fingerbreite an die rechte Spina ilica ventralis heran. In der Leibeshöhle fand sich freie Flüssigkeit, die Bauchhautvenen waren stark erweitert, an Füßen und Augenlidern bestanden deutliche Ödeme. Die Schrägstellung der Augen erinnerte stark an den Typ der Mongoloiden. Die Untersuchung des Blutes ergab außer dem positiven Ausfall der WASSERMANNschen Reaktion „ein in jeder Beziehung normales Verhalten sowohl der korpuskulären Elemente wie des Hämoglobingehaltes". Eine antiluische Kur blieb ohne Erfolg. Die Stauungserscheinungen nahmen zu, und unter raschem Verfall, dem Auftreten von Temperaturen, gelegentlich bis 39°, starb das Kind nach vierwöchigem klinischen Aufenthalt.

Auch die später beschriebenen Fälle betreffen sämtlich Kinder. Das weibliche Geschlecht und die jüdische Rasse sind bevorzugt. Während in den meisten Fällen der Tod zwischen dem 17. und 18. Lebensmonat unter Erschöpfungs- und zunehmenden Stauungserscheinungen eintritt, sollen sich in anderen Fällen die Kinder wenigstens im ersten halben Jahr normal entwickeln können.

Aber auch hier kommt das Wachstum bald zum Stehen. Die zunehmende Vergrößerung der Milz läßt das Abdomen immer unförmiger erscheinen. Gelegentlich ist ein geringer Aszites beobachtet worden. Das subkutane Fettpolster schwindet immer mehr. Die äußeren Lymphknoten sind oft stark vergrößert. Das Blutserum ist gelegentlich stark lipämisch getrübt und weist einen erhöhten Cholesteringehalt auf (0,31%). In anderen, einschlägigen, untersuchten Fällen wurden sowohl geringe Erhöhungen als auch Erniedrigungen der Lipoidwerte gefunden. Eindrucksvolle Steigerungen der Phosphatidwerte sind aber bisher nicht bekanntgeworden. Bei einigen Fällen wurden starke Pigmentierungen und Knochenbeteiligung beobachtet. Als Ausdruck der starken Miterkrankung des Gehirns zeigt sich wechselnd ein spastisch-akinetischer Symptomenkomplex. Die Krankheit kann auch mit echter infantiler, amaurotischer Idiotie verbunden sein.

PICK untersuchte das Milzpunktat eines Falles und fand „fast in jedem Gesichtsfeld 5—6 auffallend große Zellen, deren rundliche, helle Kerne zuweilen sichtbar, meist aber durch kleine runde Tröpfchen verdeckt waren, die einen mäßigen Glanz hatten und den Zellkörper dichtgedrängt ausfüllten". Die gefärbten Präparate ließen Lipoide und Neutralfett in den Zellen erkennen. Der Harn ist in allen Fällen frei von Eiweiß und Zucker, zeigt gelegentlich eine eigentümlich dunkelbräunliche Farbe.

Das Blutbild bei NIEMANN-PICKscher Erkrankung ist uneinheitlich. Es sind sowohl Vermehrungen wie Verminderungen der weißen Blutkörperchen beschrieben worden. Wahrscheinlich sind die beobachteten Leukozytosen auf Komplikationen zu beziehen. Die schweren Veränderungen im Knochenmark lassen es verständlich erscheinen, daß die weißen Elemente im strömenden Blute immer spärlicher werden und schließlich eine ausgesprochene Leukopenie mit relativer Lymphozytose resultiert. Diese Leukopenie ist aber vielen splenomegalen Krankheitsbildern gemeinsam. Gelegentlich sind im Blute auch stark gequollene Retikulumzellen gefunden worden, welche eine schaumig vakuolige Degeneration erkennen ließen.

Therapie: Eine wirksame Therapie der NIEMANN-PICKschen Krankheit ist bisher nicht bekanntgeworden. Die bisher in der klinischen Literatur beschriebenen Fälle endeten alle tödlich.

3. Die SCHÜLLER-CHRISTIAN-HANDsche Erkrankung

Die Stellung des sog. SCHÜLLER-CHRISTIAN-HANDschen Symptomenkomplexes im System der Lipoidosen ist umstritten. Während ich mit anderen der Meinung bin, daß es sich auch bei diesem Syndrom ebenso wie bei der GAUCHER- und NIEMANN-PICKschen Erkrankung um eine primäre Stoffwechselstörung handelt, welche zur Granulomatose führt, sind manche Pathologen der Ansicht, daß die Cholesterinverfettung keineswegs die Ursache der Granulombildung ist, sondern lediglich den Wert einer charakteristischen Begleiterscheinung bei dieser Granulomatose hat.

Die Krankheit wird am häufigsten im kindlichen Lebensalter (2.—5. Lebensjahr) beobachtet. Schon im 7.—9. Lebensjahr sind die Fälle spärlicher. Nur ausnahmsweise befällt die Krankheit Erwachsene.

Exophthalmus, Diabetes insipidus und Landkartenschädel stellen ein Syndrom dar, das nicht als Krankheit sui generis zu bezeichnen ist, sondern als eine spezielle Form der allgemeinen Lipoidgranulomatose aufgefaßt werden muß.

Wenn man das SCHÜLLER-CHRISTIAN-HANDsche Syndrom als eine Stoffwechselstörung, nämlich eine Lipoidspeicherkrankheit des retikuloendothelialen Apparates auffaßt, so sind die Skelettveränderungen als Kardinalsymptom leicht verständlich. Die weichen Vorwölbungen des Kopfes, die herdförmige Zerstörung des Schädeldaches sind der Ausdruck der Lipoidspeicherung im Knochenmark als einer der Hauptprovinzen des histiozytären Systems. Hierbei erfährt das lipoidspeichernde Gewebe eine eigenartige, granulomatöse Umwandlung. Diese Veränderungen befallen sowohl große als auch kleine Knochen. Besonders häufig sind die Veränderungen am Schädel, welche unter den klinischen Symptomen am frühesten auffallen.

Nicht selten suchen die Patienten zuerst einen Augen-, Ohren- oder Zahnarzt auf. Veränderungen im Mund und an den Zähnen sind als erste Erscheinung einer SCHÜLLER-CHRISTIAN-HANDschen Krankheit selbst bei gut gepflegten Kindern beobachtet worden. Besonders die initiale Stomatitis wird gewöhnlich als sehr langwierig und rezidivierend beschrieben. Sie kann mit und ohne Schmerzen verlaufen. Sie wird ihre Ursache in xanthomatösen Ablagerungen der Kiefer haben, die zunächst übersehen wurden. Dringen die lipoiden Massen von den Kieferknochen aus in die Alveolarfortsätze vor, so werden die Zähne ihrer Stütze beraubt und fallen schmerzlos aus. Dieser schmerzlose Zahnausfall beginnt meist im Gebiet der Molaren, woraus gefolgert werden kann, daß die hinteren Partien des horizontalen Kieferastes zuerst befallen werden. Die Röntgenbilder zeigen deutliche Aufhellungen in dieser Gegend, so daß bei zahnärztlichen Eingriffen die größte Vorsicht geboten ist. Häufig erwähnt wird in der Anamnese der Foetor ex ore. Durch Sekundärinfektionen kann es zu nomaartigen Erkrankungen kommen.

Die Veränderungen am knöchernen Schädel gehen meistens ohne begleitende Schmerzen einher, seltener wird über Kopfschmerzen geklagt, welche wohl auf intrakranielle Drucksteigerung zurückzuführen sind. Die Schädelveränderungen imponieren zunächst als multiple Tumoren oder knotenförmig sich vorwölbende Erweichungen. Die Defekte im knöchernen Schädeldach geben bei der Röntgenuntersuchung das sehr charakteristische Bild des „Landkartenschädels“. In anderen Fällen fehlen Vorwölbungen; man findet weiche Eindellungen mit scharfen Rändern.

Besondere Aufmerksamkeit hat man den Veränderungen der Sella turcica geschenkt. In vielen Fällen, wo die klinischen Symptome es erwarten lassen, sind röntgenologische Veränderungen der Sella auch da, oft sind sie wenig ausgeprägt oder fehlen ganz.

Im Gegensatz zu der genauen Beschreibung der Schädelveränderungen sind die Veränderungen am übrigen Knochensystem weniger systematisch untersucht. Es ist sicher, daß lipoid-granulomatöse Veränderungen im Mark schon eine ziemliche Ausdehnung erfahren können, bevor sie der Röntgenuntersuchung zugänglich werden. Becken und Oberschenkel scheinen besonders häufig befallen zu werden, seltener die Rippen, die Armknochen und die Wirbel. Interessant ist die von mehreren Seiten mitgeteilte, fortschreitende, bindegewebige oder auch knöcherne Ausheilung größerer Defekte in zwei Drittel der Fälle.

Der Exophthalmus ist meist vorhanden. Gelegentlich wird er als Initialsymptom beschrieben. Das Symptom ist meist zuerst einseitig entwickelt, nicht immer tritt die Veränderung später auch an dem anderen Auge auf. Bei doppelseitigem Exophthalmus ist immer aufgefallen, daß das eine Auge stärker als das andere vorgewölbt war. Als Erklärung für die Erscheinung sind die lipoidgranulomatösen Wucherungen der knöchernen Orbitalwand bzw. ihrer periostalen Auskleidung anzusehen. Auch das orbitale Fettgewebe nimmt an den Lipoidspeicherungsvorgängen teil und wirkt dadurch an der Protrusio bulborum mit.

Augenhintergrundsveränderungen sind selten, z. B. die Stauungspapille und eine doppelseitige Neuritis N. optici. Auch einseitige Erblindung mit amaurotischer Pupillenstarre ist beobachtet worden.

Weitere Veränderungen sind Wachstumsstörungen, Dystrophia adiposogenitalis und Hemmungen der geistigen Entwicklung. Mehrfach werden die Kinder direkt als Zwerge bezeichnet. In einem Falle wird von Hypogenitalismus, in einem anderen von Nachlassen des Geschlechtstriebes gesprochen.

Die Haut ist häufig mitbeteiligt. Ihre Veränderungen werden verschieden beschrieben. In manchen Fällen wird von skabiesähnlichem Ekzem oder von trockenem, schuppendem Ausschlag am Kopf und papulösem Ausschlag an Brust und Bauch gesprochen. Wieder andere Fälle zeigen über den ganzen Körper verstreute, gelbliche Knötchen.

Von den inneren Organen sind vor allem Lunge, Leber und Milz an den lipoidgranulomatösen Veränderungen beteiligt. Klinisch verdienen die Veränderungen der Lungen ganz besonderes Interesse. Fast in einem Drittel der Fälle ist von ihnen die Rede. Die klinischen Erscheinungen werden sehr wechselnd beschrieben. Die Röntgenuntersuchung der Lungen zeigt manchmal kleine, bis hanfkorngroße Verschattungsherde, die einer miliaren Aussaat von Geschwulstknoten oder auch einer Miliartuberkulose ähneln. Solche eindrucksvollen Röntgenbilder können auf eine Lipoidgranulomatose der Lunge zu beziehen sein.

Vergrößerungen von Leber und Milz sind in fast einem Drittel der in der Literatur niedergelegten Fälle erwähnt. Wo keine Sektionen vorliegen, ist nicht sicher zu entscheiden, ob diese Vergrößerungen durch Stauung oder durch Anhäufung von Lipoiden in den Organen bedingt sind.

Für das Wesen der Erkrankung sind vor allem die chemischen, weniger die morphologischen Blutveränderungen von erheblicher Bedeutung.

Die starken Schwankungen in den Nüchternwerten des Cholesterins scheinen ebenso wie der paradoxe Ausfall von Belastungsversuchen für eine Regulationsstörung im Bereiche der Lipoide zu sprechen. Die Granulommassen bestehen, auf die Trockensubstanz bezogen, nach einer Untersuchung von Epstein und Lorenz zu einem Drittel aus ätherlöslichen Lipoiden. Die Hälfte der Lipoide bestand aus Cholesterin.

Therapie: Unter den therapeutischen Maßnahmen stehen an erster Stelle die diätetischen. Folgt man unserer Auffassung, daß das Wesen der Krankheit in einer Störung des Lipoidstoffwechsels zu suchen ist, so ist der Versuch naheliegend, durch Fettentzug mit besonderer Einschränkung des Cholesterins und der Phosphatide der Überschwemmung des Körpers mit Lipoiden entgegenzuwirken und ihre Speicherung im retikuloendothelialen Apparat zu bremsen. Erfolge mit einem lipoidarmen Nahrungsregime sind seither beobachtet worden. Gleichzeitig mit dem Rückgang der Hyperlipoidämie treten eine Besserung des Allgemeinzustandes und normales Wachstum ein. Die Polyurie und Polydipsie vermindern sich. Die destruktiven Knochenprozesse zeigen unter röntgenologischer Kontrolle eine bedeutende Besserung. Bei der Beurteilung solcher therapeutischen Maßnahmen muß auch mit Spontanheilungen gerechnet werden. Unter den erfolgreichen Behandlungsmethoden wird mehrfach auch die Röntgentherapie erwähnt.

Die Erkrankungen des Magen-Darmkanals

I. Die Erkrankungen der Mundhöhle und der Speiseröhre

1. Die Erkrankungen der Mundhöhle

Ein wichtiger — vielleicht der wichtigste — ohne äußere Hilfsmittel der direkten Besichtigung zugängliche Teil des Verdauungsschlauches ist die Mundhöhle. Mit vollem Recht hat der gute, alte Hausarzt sich bei jeder Erkrankung die Zunge zeigen lassen. Aus ihrem Aussehen hat er viele diagnostisch und auch prognostisch wichtige Schlüsse gezogen.

Bei der Betrachtung der Zunge achten wir auf ihre Form, Farbe, Größe, ihren Belag und ihre Beweglichkeit.

Bei der Makroglossie der Akromegalen kann die Zunge so groß werden, daß sie in der Mundhöhle nicht mehr Raum findet und zu schwerer Behinderung der Atmung führt. Bei Pellagra ist die Zunge vergrößert und gerötet, an den Seitenrändern sieht man deutlich die Zahneindrücke. Mit längerer Dauer der Erkrankung nehmen Rötung und Schwellung ab. Die Zunge wird dann blaß und glatt, die Papillen atrophieren. Es erscheinen kleine, manchmal tiefere Furchen.

In ganz anderer Weise ist die Zunge bei der Sprue verändert. An der Spitze und an den Seiten erscheinen kleine, kirschrote, im Anfang punktförmig erhabene Stellen. Dieselben führen im weiteren Verlauf zur Blasenbildung. Es entwickeln sich kleine Geschwüre, sog. Aphthen. Diese Aphthen können ebensoschnell, wie sie entstanden sind, wieder verschwinden und an anderen Stellen neu auftreten. Bei längerem Bestehen der chronischen Sprue kommt es zur sekundären Atrophie der Zunge. Die Papillen schwinden. Die Zungenoberfläche zeigt eine spiegelnde Glätte, als wenn sie mit Firnis überzogen sei. Sie wird trocken, erscheint kleiner als in der Norm und wird auffallend spitz. Die Spruezunge zeigt Längs- und Querfurchen, woraus schließlich ein schachbrettähnliches Aussehen resultiert.

Die Zungenveränderungen bei der Sprue können anfänglich große Ähnlichkeit zeigen mit der HUNTERschen Glossitis. Diese ist ein Frühsymptom der perniziösen Anämie, welches den Blutveränderungen jahrelang — vielleicht jahrzehntelang — vorausgehen kann. Die Kranken können ohne Schmerzen keine heißen oder stark gewürzten Speisen zu sich nehmen. Auch die HUNTERsche Glossitis ist durch feinste Rötungen an den Papillenspitzen oder aphthenähnliche Effloreszenzen gekennzeichnet. Auch bei der Polyzythämie sind Zungenveränderungen bekannt. Auffällig ist bei diesem Leiden häufig die große, braunrote Stauungszunge bei allgemein dunkelblauroter Verfärbung der Mundschleimhaut. Bei manchen Formen von hämorrhagischen Diathesen sieht man hellrote, stecknadelkopfgroße Blutaustritte im Bereich der Mundschleimhaut, nicht selten zuerst unter der Zunge.

Beim Diabetes ist die Zunge gelegentlich auffallend rot und sieht wie lackiert aus.

Große Bedeutung hat der Zungenbelag. Über sein Zustandekommen wissen wir wenig Zuverlässiges. Ich glaube, daß die graue, belegte Zunge ihr Aussehen einer verminderten Durchblutung des Organs verdankt. Mit der verminderten Durchblutung ist häufig eine geringere Speichelsekretion verbunden. Wenn die Nasenatmung nicht frei ist, kann die Mundatmung zur Austrocknung der Zunge Anlaß geben. Die geringe Einspeichelung und verminderte mechanische Säuberung der Zunge führen zur Vermehrung der nicht entfernten Zungenepithelien und zur Verdichtung des Bakterienrasens. Vielleicht spielt auch eine geringere Abstoßung der Zungenepithelien, also eine verzögerte Mauserung des Epithelbelags eine Rolle.

Bei allen schweren Sepsisformen und vielen Infektionskrankheiten (Typhus, Peritonitis) ist die Zunge auffallend trocken. Das hat bei den akuten Formen eine direkte prognostische Bedeutung. Eine feuchte Zunge läßt bei der Sepsis die Prognose weniger ungünstig erscheinen.

Auch die Scharlachzunge (s. Tafel) ist anfänglich belegt, reinigt sich aber dann schnell von ihrem dicken, grauweißen Belage. Dabei verliert sie durch Abschilferung ihre oberflächlichste Epithelschicht, so daß die geschwollenen Papillen auf hochrotem Untergrunde zum Vorschein kommen. Dieser Vorgang verleiht der Scharlachzunge ihr charakteristisches, himbeerartiges Aussehen. Es muß besonders betont werden, daß die Himbeerzunge (s. Tafel) kein Initialsymptom darstellt, sondern erst am 3. bis 5. Krankheitstage ihr charakteristisches Gepräge erhält. Die Rötung verliert sich im Laufe von 14 Tagen wieder, und ebenso langsam schwellen die Papillen wieder ab.

Bei chronischen Magen-Darmaffektionen kommt einer sorgfältigen Mund- und Zahnpflege eine große praktische Bedeutung zu. Oft läßt sich der darniederliegende Appetit durch die Mundpflege allein schon bessern, weil der Kranke vorübergehend wenigstens nach der Säuberung des Mundes und der Zunge den üblen Geschmack verliert und sich zur Nahrungsaufnahme bereitfinden läßt. Auch der dem Kranken oft selbst lästige Mundgeruch läßt sich durch eine sorgfältige Mundpflege bessern.

Kranke, die an schweren, mit langdauerndem Fieber einhergehenden Krankheiten, besonders des Magen-Darmkanals, leiden, neigen zur Soorbildung im Munde. Im Beginne der Affektion entwickeln sich auf der Mundschleimhaut und auf der Zunge weiße, punktförmige oder auch größere Flecke, die das Niveau der Schleimhaut überragen und welche sich nicht ganz leicht abschaben oder fortwischen lassen.

Die phlegmonösen Prozesse und die Dekubitalgeschwüre der Zunge haben hier nur insofern Interesse, als sie die Nahrungsaufnahme erheblich erschweren oder unmöglich machen.

Die spezifisch-entzündlichen Erkrankungen des Mundes (Ulcus molle, Syphilis, Tuberkulose, Rotz, Lepra, Sklerom und Aktinomykose) seien hier erwähnt, weil sie für die Diagnose einer Allgemeinkrankheit von Bedeutung werden können.

Von großer, allgemeiner Bedeutung ist die Mundwinkelstomatitis. Bei der essentiellen hypochromen Anämie und bei anderen Eisenmangelerkrankungen kommt es zur Rhagadenbildung in den Mundwinkeln, welche nach Eisenbehandlung abheilen (PLUMMER-VINSON).

Schwerste Veränderungen in der Mundhöhle als Ausdruck von Allgemeinerkrankungen beobachten wir bei den Leukämien, besonders ihren akuten Formen. Nicht selten beginnt die Leukämie mit einer Angina, die sich rasch ausbreitet. Die Mund- und Rachenschleimhaut zeigt nekrotische Veränderungen mit starker Blutungsneigung. Die Nekrose des Zahnfleisches führt zum Zahnausfall, die der Wangenschleimhaut kann zu nomaähnlichen Veränderungen führen. Auf demselben Boden wie die Mundnekrose entstehen auch ausgedehnte Darmgeschwüre, welche heftige Durchfälle, Darmblutungen, ja selbst durch Perforation Peritonitis zur Folge haben können. Jede nekrotisierende Angina sollte daher zu einer sorgfältigen Analyse des Blutbildes Anlaß geben.

Das bisher Gesagte zeigt, daß eine sorgfältige Inspektion der Mundschleimhaut für viele Erkrankungen frühdiagnostische Anhaltspunkte bietet. Erinnert sei auch an die sehr charakteristischen Veränderungen der Mundschleimhaut bei der Grippe. Wir sehen hier am weichen Gaumen und am Zäpfchen stecknadelkopfgroße, wasserhelle Bläschen auf rotem Grund, die Uvula zeigt entzündliche Veränderungen. Wenn sie gehoben wird, rafft sich die Schleimhaut zu weißen, gardinenartigen Falten. Häufig sind diese Veränderungen des Grippegaumens für die Diagnose wegleitend.

Erinnert sei ferner an die KOPLIKschen Flecke bei Masern. Sie pflegen im Initialstadium fast in 90% der Fälle als multiple, gruppierte, nicht wegwischbare, kaum stecknadelkopfgroße, gelblichweiße Flecken mit hyperämischem Hof aufzutreten. Besonders gern ist die Wangenschleimhaut in der Höhe der Backenzähne, seltener die Schleimhaut an der Innenfläche der Lippen befallen.

Erinnert sei auch daran, daß die Maul- und Klauenseuche auf den Menschen übertragen werden kann (Stomatitis epidemica), wenn sie auch im Gegensatz zum seuchenhaften Auftreten beim Tier beim Menschen selten ist. Sie zeichnet sich aus als eine vesikulöse bis ulzeröse Stomatitis mit starkem Speichelfluß. Bemerkt sei, daß die Maul- und Klauenseuche sehr gut auf Sulfonamide reagieren soll.

Auch bei Nieren- und Lebererkrankungen hat man Veränderungen im Bereich der Mundhöhle beobachtet. Bei der akuten Hepatitis epidemica ist mir mehrfach ein Klaffen der Papille des Ductus parotidicus (stenonianus) mit Rötung und Schwellung der Umgebung derselben aufgefallen. Das Symptom ist nicht regelmäßig, aber in frischen Fällen von uns doch häufig beobachtet worden, so daß ihm vielleicht die Bedeutung eines initialen Hinweiszeichens zukommt. Bei der Kriegsnephritis sieht man als Frühsymptom Ödeme des Gaumens und der Uvula. Auch am Zahnfleisch kann der Primärsitz dieser Ödeme sein. Bei mit Ikterus einhergehenden Leberkrankheiten ist der weiche Gaumen häufig durch seine gelbe Farbe vom harten Gaumen, der schlechter durchblutet ist, abgesetzt.

Schließlich muß noch auf die chronischen, schweren Metallvergiftungen hingewiesen werden, welche sich häufig durch frühzeitiges Auftreten von Metalleinlagerungen am Zahnfleisch und an der Wangenschleimhaut, die aus Sulfidsalzen bestehen, gut kennzeichnen. Diese Sulfideinlagerungen treten mit Vorliebe bei schlechter Mundpflege meist an den unteren Schneidezähnen auf. Der Bleisaum ist mehr schiefergrau, der Quecksilbersaum mehr graublau, die Metalleinlagerung bei der Wismut-Therapie mehr schwärzlich. Der Bleisaum beweist noch nicht das Vorliegen einer sicheren Bleivergiftung, sondern kann auch bei Bleiträgern, die keine Vergiftungserscheinungen aufweisen, beobachtet werden.

Bei der chronischen Quecksilbervergiftung ist die Tatsache wesentlich, daß Quecksilbersaum und Quecksilberstomatitis so gut wie nie gleichzeitig bei denselben Individuen vorkommen. Bei der sich rasch einstellenden Quecksilberstomatitis lassen sich keine metallischen Einlagerungen nachweisen, während der Quecksilbersaum eigentlich nur bei nichtentzündetem, festen Zahnfleisch und bei nicht vermehrter Salivation eintritt.

Beim Morbus Osler (s. Tafel) kann es zu besonderen Formen von systematisierter Angiomatosis kommen, die sich durch multiple, punktförmige bis erbsengroße Teleangiektasien an der Schleimhaut des Mundes kennzeichnen.

Wichtig und viel zu wenig differentialdiagnostisch beachtet ist der Foetor ex ore, der die verschiedensten Ursachen haben kann. Am auffallendsten ist der stinkende Foetor bei jauchigen Zerfallsprozessen im Bereich der Mundhöhle, z. B. bei

Agranulozytose, Angina leucaemica, Stomatitis ulcerosa, bei Quecksilbervergiftungen und anderen Stomatitiden. Der Foetor ex ore hat seine Quelle aber durchaus nicht immer im Munde, sondern ist oft das Zeichen von pathologischen Stoffwechselvorgängen, deren flüchtige Produkte sich der Atemluft beimischen, z. B. Azetongeruch bei Diabetikern, Foetor uraemicus, Foetor hepaticus, oder er entsteht durch jauchende Prozesse im Magen.

2. Die Erkrankungen der Speiseröhre

Das führende Symptom der Erkrankungen der Speiseröhre sind Schluckstörungen. Schluckbeschwerden sind ein vieldeutiges Symptom, denn sie können sowohl durch Erkrankungen der Speiseröhre selbst als auch durch Druckwirkungen auf den Ösophagus oder Zerrungen desselben ausgelöst werden.

Die Druckwirkungen haben ihre Ursache in Aortenaneurysmen, Perikarditis exsudativa, mediastinalen Tumoren, substernalen Strumen, Mediastinalentzündungen oder -abszessen und schließlich in intrathorakalen Prozessen, welche raumbeengend wirken. Zerrungen oder Knickungen der Speiseröhre können durch Verdrängungen oder Verlagerungen der intrathorakalen Organe hervorgerufen werden, wie sie als Begleiterscheinungen einer Hernia diaphragmatica oder Relaxatio diaphragmatica auftreten. Ferner können Vernarbungsprozesse, die sich in der Umgebung der Speiseröhre abspielen, die Speiseröhre aus ihrer Lage verziehen.

Immer wieder muß betont werden, daß jeder Sondierung der Speiseröhre eine sorgfältige klinische und röntgenologische Untersuchung der Thoraxorgane vorauszugehen hat. Denn Sondierungen bei einem Aortenaneurysma können, wenn dasselbe die Wand des Ösophagus bereits arrodiert hat, zur Perforation und tödlichen Blutung führen.

Die Schmerzen im Verlauf der Speiseröhre sind allen Erkrankungen derselben gemeinsam. Sie können spontan oder auch erst beim Schlucken in Erscheinung treten. Die Behinderung des Schluckens führt zum Speichelfluß, zum Würgen, zum Erbrechen der eben erst genossenen Speisen und bei längerem Bestehen der Erkrankung zu Hunger und Durst und schließlich zu einer weitgehenden Abmagerung des Kranken.

a) Verätzungen der Speiseröhre

Verätzungen und Verbrennungen der Speiseröhre führen zur Oesophagitis erosiva und toxica. Eigentliche Verbrühungen der Speiseröhre durch Aufnahme heißer Flüssigkeiten habe ich nie beobachtet. Sie gelten auch in der Literatur als große Seltenheit. Nach Aufnahme heißer Getränke werden sofort Würgbewegungen ausgelöst, durch welche das Schlucken vermieden wird. Verätzungen durch „Laugenessenz“, wie der Volksmund die Kali- oder Natronlauge nennt, geschehen meist durch Verwechslungen, seltener in selbstmörderischer Absicht. Das Gleiche gilt für Verätzungen durch Säuren. Die Vergiftungen mit konzentrierter Lauge oder mit Schwefel- und Salpetersäure enden meist tödlich. Im Krankheitsbilde spielen die Verätzungen der Speiseröhre gegenüber denen des Magens die größere Rolle. Unmittelbar nach Aufnahme der Laugen oder Säuren treten heftige Schmerzen mit ausgedehnten Epithelverschorfungen an Lippen, Mund- und Rachenschleimhaut ein. Der Larynxeingang ist ödematös verschwollen. Oft genügt schon ein Schluck, um eine weitgehende Verätzung der Speiseröhre herbeizuführen. Ist die Verätzung derselben nur oberflächlich, so wird die Schleimhaut nekrotisch, es kommt zu einer demarkierenden Entzündung und schließlich zur Abstoßung des Epithelschorfes in kleinen Fetzen oder großen, röhrenförmigen Stücken. Das Aussehen des Schorfes ist bei Säuren- und Laugenverätzungen etwas verschieden. Nach Schwefelsäureverätzungen ist die Speiseröhrenschleimhaut gleichmäßig grauweiß, stark längsgefaltet, starr und brüchig. Die Submukosa ist infiltriert, die Gefäße sind mit zerfallenen Blutkörperchen gefüllt und später kommt es zur Geschwürs- und Narbenbildung. Ähnlich sehen die Veränderungen nach Salzsäurevergiftungen aus, während die Salpetersäure mehr gelbe oder gelbbraune bis grünliche Verschorfungen verursacht. Die Alkalien bedingen eine **Kolliquationsnekrose** der Ösophagusschleimhaut, die Schorfe sind anfänglich weiß und weich und werden erst später derber und trockener. Sofort nachdem die ätzende Flüssigkeit getrunken ist, tritt ein heftiger, brennender Schmerz im Munde und Rachen und hinter dem Brustbein auf, der oft bis in den Rücken ausstrahlt. Die Kranken quält ein heftiger Durst, sie können aber nicht trinken. Später kommt es zum Erbrechen schleimigblutiger Massen und Schleimhautfetzen. Sind Gefäße der Speiseröhre arrodiert, so kann auch rein blutiges Erbrechen eintreten. Schwere Verätzungen erzeugen hohes Fieber. Die Kranken werden somnolent und bewußtlos und werden rasch durch den Tod von ihren Qualen erlöst.

Die Therapie der Verätzungen des Ösophagus muß sich auf die Erkennung der ätzenden Substanz stützen und ihre Neutralisierung versuchen. Bei Säuren gibt man Magnesia usta, bei Alkalien Zitronensaft oder Zitronensäure in Eiswasser. Es kann sich dabei immer nur darum handeln, die Reste der ätzenden Flüssigkeit unschädlich zu machen. Wegen der Gefahr der Perforation muß die Nahrungsaufnahme per os vollständig eingestellt werden. Gegen die Schmerzen sind Narkotika zu geben, gleichzeitig ist auf den Zustand des Kreislaufes zu achten, und gegebenenfalls sind Herzmittel zu verabreichen. Bei sehr schlechtem Ernährungszustand muß für einige Tage eine rektale Ernährung durchgeführt werden. Können auch Flüssigkeiten nicht aufgenommen werden, so ist durch Tropfklysmen und Kochsalzinfusionen für genügende Flüssigkeitszufuhr zu sorgen.

Die früher empfohlene sofortige Magenspülung hat man wieder aufgegeben, da bei der Einführung des Schlauches die geschädigte Ösophagusschleimhaut weiteren Verletzungen ausgesetzt ist und die Gefahr einer Perforation sich nie sicher vermeiden läßt. Sind größere Teile der Speiseröhre von der Verätzung betroffen, so ist es nötig, eine Gastrostomie anzulegen.

Nach jeder Verätzung bildet sich eine ringförmige Narbe, welche zu einer Verengerung des Lumens führt und schließlich den Ösophagus ganz zu verschließen droht. Sind schon Strikturen eingetreten, so muß man versuchen, dieselben durch systematische Bougierung zu dehnen. Bei Kindern hat man, um die Striktur zu vermeiden, die Frühbougierung empfohlen, welche unmittelbar nach dem Abklingen der schweren Anfangserscheinungen der Verätzung einzusetzen hat. Mit dieser Methode hat Salzer 226 Fälle von Speiseröhrenverätzung behandelt, von denen 214 geheilt entlassen werden konnten. Leider ist diese Frühbougierung in der Regel nur bei Kindern durchführbar. Die kindliche Speiseröhre ist nachgiebiger und regenerationsfähiger als die der Erwachsenen. Bei Kindern handelt es sich meist um leichtere Verätzungen, da sie das Gift aus Unachtsamkeit zu sich nehmen und sofort nach dem Bemerken des Irrtums mit der weiteren Zufuhr aufhören. Von Erwachsenen wird das Gift häufig in suizidaler Absicht genommen, sie versuchen möglichst viel von der ätzenden Flüssigkeit hinunterzuschlucken. Dementsprechend sind die Zerstörungen der Speiseröhrenschleimhaut viel weitgehendere, und die Gefahr der Perforation ist eine größere. Bei leichteren Fällen kann aber auch bei Erwachsenen die Frühbougierung mit Erfolg durchgeführt werden.

b) Das peptische Geschwür des Ösophagus

Das Vorkommen eines Ulcus pepticum im Ösophagus ist zwar ein seltenes, aber sicher beobachtetes Ereignis. Die Geschwüre kommen als leichteste, oberflächliche Erosionen, aber auch als tiefe, sämtliche Schichten der Speiseröhre treppenförmig durchsetzende Ulzerationen vor. Sie können die ösophagealen Blutgefäße arrodieren und perforieren. Die Perforationen geschehen meist oberhalb des Zwerchfelles in das Mediastinum, den Herzbeutel und die Pleurahöhle. Es kommt dann zu sekundären Infektionen wie Pyopneumothorax und Lungengangrän. Ausnahmsweise geschieht die Perforation auch unterhalb des Zwerchfells in die freie Bauchhöhle. Es ist klar, daß dieses Ereignis zu Verwechslungen mit dem perforierten Ulcus ventriculi et duodeni führen kann. Wie das Ulcus ventriculi, kann auch das Speiseröhrengeschwür in allen Stadien vernarben und heilen. Die Narben führen zur Fältelung der Schleimhaut und schließlich durch Verengerung des Lumens zu Stenosen. Die Erscheinungen des ösophagealen Ulkus sind vieldeutig. Schmerzen, Schluckbeschwerden, das Regurgitieren der Nahrung, Erbrechen und Blutung sind häufig. Die Schmerzen werden in die Oberbauchgegend, gelegentlich hinter das Brustbein lokalisiert. Sie strahlen oft zwischen die Schultern und in die Gegend der Brustwarzen aus. Auch ausgesprochener Rückenschmerz, gelegentlich in der Höhe des 9. Brustwirbeldorns, wird angegeben. Das Erbrechen und Regurgitieren der Nahrung beruht auf Spasmen der Magenwand. Wird Blut erbrochen, so deutet das auf eine Arrosion von Blutgefäßen der Speiseröhre hin. Das Blut ist meist flüssig und hellrot. Sind aber kleinere Mengen Blut in den Magen geflossen, so kann das Blut eine schwärzliche, kaffeesatzartige Farbe wie beim Ulcus ventriculi annehmen.

Die Diagnose des Ulcus pepticum oesophagi geschieht am sichersten durch eine sorgfältige Röntgenuntersuchung, welche Verengerungen der Speiseröhre oder Ulkusnischen in derselben aufdeckt. Die Ösophagoskopie ist in diesen Fällen gefährlich und besser zu unterlassen. Die Behandlung des Speiseröhrengeschwürs hat nach den gleichen Grundsätzen zu erfolgen, wie sie für die Behandlung der Magengeschwüre gelten.

Durch Rhagadenbildung im Pharynx kann es zu einem reflektorischen Spasmus des Ösophagus kommen, welcher differentialdiagnostisch gegenüber anderen, organischen Veränderungen von großer Bedeutung werden kann. Diese Störungen im Ösophagus sind als **Plummer-Vinson-Syndrom** vor allem bei der essentiellen hypochromen Anämie bekannt geworden. Es ist wichtig, zu wissen, daß bei den Eisenmangelanämien sich die Folgen des Eisenmangels an allen germinativen Geweben äußern können. Für jede Zellerneuerung ist offenbar Eisen notwendig. Aus diesem Grunde finden sich bei Eisenmangelzuständen Haut-, Schleimhaut- und Nagelveränderungen, welche alle durch große Eisengaben heilbar sind. Es ist bekannt, daß diese Eisenmangelsymptome an den germinativen Geweben schon dann auftreten können, wenn eine Anämie noch nicht besteht.

c) Die Neubildungen des Ösophagus

Das Plummer-Vinson-Syndrom hat aus dem Grunde so große diagnostische Bedeutung, weil es oft mit beginnenden Neubildungen verwechselt wird und auch bei Eisenmangelzuständen vorkommt, welche noch nicht zur Anämie geführt haben.

Die gutartigen Neubildungen des Ösophagus bestehen im wesentlichen aus den seltenen **Polypenbildungen** des Ösophagus. Bei einzelnen, in der Literatur angeführten Fällen wurde die Geschwulst in die Mundhöhle heraufgewürgt, wobei sie entweder abriß oder aber vom Patienten abgebissen wurde. Wenn durch einen

Brechakt der Polyp im Munde zum Vorschein kommt, kann er mit der Zange gefaßt, am Stiel unterbunden und mit der Schere abgetragen werden. Es sind verschiedene Methoden angegeben worden, um auch tiefer sitzende Polypen gefahrlos zu entfernen. Das sicherste Verfahren ist wohl das galvanokaustische, wobei der Polyp mit Hilfe des Ösophagoskops unter der Leitung des Auges abgetragen werden kann.

Eine wesentlich größere Rolle spielen die **malignen Tumoren,** die Sarkome und Karzinome, des Ösophagus.

Unter den **Sarkomen** kommen polypenartige Geschwülste vor, die ähnlich wie die gutartigen Polypen behandelt werden können. Andere zirkumskripte Formen werden an der vorderen Wand der Speiseröhre beobachtet, offenbar weil an dieser Stelle am leichtesten embryonale Einschlüsse zustande kommen. Auch diffuse sarkomatöse Infiltrationen größerer Bezirke des Ösophagus (6—17 cm) werden beobachtet. Die Symptome hängen naturgemäß von der Größe des Tumors ab und sind prinzipiell die gleichen wie beim Ösophaguskarzinom.

Ungefähr die Hälfte aller Ösophaguserkrankungen stellt der **Speiseröhrenkrebs** dar, welcher hauptsächlich Männer befällt. Im Alter unter 40 Jahren ist er ein sehr seltenes Ereignis. Fast 65% aller Kranken mit Ösophaguskarzinom sind über 65 Jahre alt.

Der Speiseröhrenkrebs kann an jeder Stelle des Ösophagus vorkommen. Doch scheinen der untere Abschnitt und das mittlere Drittel bevorzugt zu sein. Die Ätiologie des Speiseröhrenkrebses ist wie die des Krebses überhaupt unbekannt. Häufig wird der Mißbrauch geistiger Getränke, welcher eine Prädisposition schaffen soll, als Ursache für die Entstehung des Speiseröhrenkrebses angeschuldigt. Auch aus alten Schleimhautnarben und Verätzungen sollen Krebse entstehen können. In der Symptomatologie des Ösophaguskarzinoms spielen die Schluckbeschwerden die führende Rolle. Die Patienten geben an, daß sie beim Verschlucken größerer Bissen an einer bestimmten Stelle ein Passagehindernis verspürten. Doch entspricht die angegebene Höhe nicht immer der tatsächlichen Lokalisation der Neubildung. Diese fehlerhaften Angaben sind vielleicht durch reflektorische Spasmen bedingt, welche durch die Neubildung ausgelöst werden. Die anfänglich nur selten auftretenden Beschwerden werden bald immer häufiger, und schließlich klagen die Kranken, daß der Bissen immer an derselben Stelle stecken bleibe und dort ein Druckgefühl auslöse. Häufig gelingt es den Kranken in diesem Stadium noch, den Bissen mit kleineren oder größeren Mengen Flüssigkeit hinunterzuspülen. Schließlich vermögen sie auch das nicht mehr, und die Speisen können nur noch in Breiform genossen werden. Das letzte Stadium ist durch dauernden Brechreiz gekennzeichnet. Die Speisen kommen entweder sofort durch Mund und Nase wieder zurück oder — wenn der Krebs nahe der Kardia sitzt — nach längerem Verweilen in der meist oberhalb der Stenose erweiterten Speiseröhre. Die starke Schleimabsonderung belästigt den Patienten besonders dann, wenn der Schleim mit Eiter und Blut untermischt ist und sich zersetzt. Jetzt tritt ein häßlicher Foetor ex ore auf, der sich beim Hinzutreten einer Gangrän zu jauchigem Gestank steigern kann. Wenn der Tumor zerfällt, werden gelegentlich abgelöste Geschwulstteile erbrochen. Es ist wichtig, zu wissen, daß die Dysphagie, wenn noch ein schmaler Streifen des Ösophagusringes von der Tumorinfiltration verschont bleibt, auch fehlen kann.

Der Schmerz tritt in der Symptomatologie des Speiseröhrenkrebses zurück. Meist tritt er erst auf, wenn die Schluckbeschwerden schon lange vorhanden sind. Die Schmerzen sind vom Schluckakt unabhängig. Sie strahlen in das Brustbein, ins Epigastrium und zwischen die Schulterblätter aus. Sehr intensiv scheinen die Schmerzen im allgemeinen nicht zu sein. Häufig wird angegeben, daß das Schneiden oder Brennen in der Nacht quälender sei als am Tage. Können die Speisen nicht mehr in den Magen hinein gelangen, so tritt ein quälendes Hunger- und Durstgefühl ein.

Werden die Nervi recurrentes durch das Neoplasma zerstört oder werden sie in Schrumpfungsprozesse, welche sich um die Speiseröhre herum ausbilden, einbezogen, so kommt es zur Stimmbandlähmung und zwar zuerst zur Schädigung der Glottiserweiterer (Abduktoren) und später der Glottisschließer (Adductoren). Der linke Rekurrens wird, weil er eine viel längere Strecke den Ösophagus begleitet, wesentlich häufiger betroffen als der rechte.

Wenn der Krebs in die Luftwege einbricht, kommt es zu starken Hustenanfällen und Atemnot. Bei den Hustenstößen wird außer dem Bronchialsekret ein Teil der retinierten Nahrung ausgeworfen. Sieht man den Kranken zuerst in diesem Stadium, so wird man aus dem gleichzeitigen Auftreten von Schleim, Eiter und Speiseresten im Sputum rasch auf die Diagnose einer Ösophagotrachealfistel, resp. Ösophagobronchialfistel hingewiesen.

Die Diagnose des Speiseröhrenkrebses läßt sich in den allermeisten Fällen auf Grund einer guten Röntgenuntersuchung stellen.

Die Behandlung der Ösophaguskarzinome ist leider eine sehr undankbare. Die symptomatische Therapie verfolgt allein den Zweck, die Speiseröhre unempfindlich zu machen und das Schlucken zu erleichtern. Am zweckmäßigsten läßt man etwa 5 Minuten vor der Mahlzeit einen Kaffeelöffel einer ½%igen Lösung von Anaesthesinum hydrochloricum trinken. Spülungen des Ösophagus mit angewärmter physiologischer Kochsalzlösung haben nur zweifelhaften Wert. Andere haben empfohlen, anästhesierende Tabletten schlucken zu lassen (Formamint-, Menthol-, Euphagin-Tabletten).

Die Röntgenbestrahlung des Speiseröhrenkrebses hat im großen und ganzen auf die Dauer versagt.

d) Die Blutungen in der Speiseröhre

Große differentialdiagnostische Bedeutung kommt den Blutungen im Ösophagus zu. Abgesehen von dem seltenen Durchbruch eines Aneurysmas in die Speiseröhre, können kleinere Gefäße durch Karzinome, Ulcera peptica, Tuberkulose, Lues und andere eitrige Prozesse des Ösophagus arrodiert werden und zu Blutungen führen. Auch Blutungen durch kleinere Erosionen, wie sie bei der perniziösen Anämie beobachtet werden, können zu differentialdiagnostischen Erwägungen Anlaß geben. Mechanische Verletzungen nach Verschlucken von Nadeln, Zahnprothesen, Knochenstücken, Gräten können zu Blutungen führen, doch brauchen diese Blutungen nicht sofort einzutreten, sondern erst in den nächsten Tagen, nachdem Drucknekrosen oder Entzündungsprozesse an der Ösophaguswand entstanden sind.

In der inneren Klinik spielen die Blutungen aus Ösophagusvarizen die Hauptrolle. Sie können nach dem Verschlucken eines harten Bissens, beim Würgen, beim Brechakt oder bei Anstrengungen, welche unter den Bedingungen des VALSALVAschen Versuchs durchgeführt werden, auftreten. Beim Preßdruck, wie er bei Hustenstößen oder bei der Defäkation oder den Austreibungswehen zur Anwendung kommt, kann der Venendruck über 1 m Wasser ansteigen. Unter dieser Blutdrucksteigerung können die Varizen des Ösophagus platzen und zu diffusen Blutungen Anlaß geben. Diese Varizenblutungen sind ein häufiges Symptom der Leberzirrhose.

Auch bei jugendlichen Kranken, welche mit einer großen Ösophagusblutung in die Beobachtung kommen, muß die Diagnose einer Leberzirrhose oder mindestens das Vorliegen einer Pfortaderstauung angenommen werden. Bei diesen Jugendlichen ist häufig neben der überraschend einsetzenden Blutung die starke Vergrößerung der Milz das einzige klinisch greifbare Symptom. Die große Blutung aus dem Ösophagus ist in solchen Fällen ein Frühsymptom der Splenomegalie oder des sog. BANTIschen Symptomenkomplexes. Oft treten diese Blutungen bei Jugendlichen mit starker Milzvergrößerung schon zu einer Zeit auf, in welcher Veränderungen an der Leber mit klinischen Methoden noch nicht faßbar sind. Die große initiale Blutung aus den Ösophagusvenen ist ein wertvoller klinischer Hinweis darauf, daß Drosselungsvorgänge im Pfortadergebiet im Spiele sind, welche zur Umleitung des Pfortaderblutes über die Venen des Ösophagus und Magens Anlaß gaben.

Die Therapie der Varizenblutungen im Ösophagus hat vor allem weitere Schädigungen der Varizen zu vermeiden. Ösophagoskopische Untersuchungen sind zu unterlassen. Die Ernährung hat für die ersten 8 Tage rektal zu geschehen. Mit Erfolg habe ich große Bluttransfusionen durchführen lassen. Die Blutübertragung ersetzt in solchen Fällen nicht nur das verlorengegangene Blut, sondern wirkt gleichzeitig auch als Hämostyptikum, da mit dem Spenderblut auch gerinnungsbeschleunigende Substanzen übertragen werden. Im übrigen habe ich versucht, mit den üblichen Blutstillungsmitteln (Infusion hochprozentiger Kochsalzlösungen, Clauden-, Kalzium- und Seruminjektionen) die Blutung zu beherrschen, ohne allerdings in allen Fällen damit einen überzeugenden Erfolg erreicht zu haben.

e) Erweiterungen der Speiseröhre

Unter den Erweiterungen der Speiseröhre kann man diffuse und zirkumskripte unterscheiden.

Die umschriebenen Erweiterungen werden als **Divertikel** des Ösophagus bezeichnet. Man unterscheidet Pulsions- und Traktionsdivertikel.

Die Traktionsdivertikel sitzen meistens im Brustabschnitt an der Vorder- und Seitenwand der Speiseröhre. Am häufigsten werden sie in der Höhe der Bifurkation angetroffen. Man hat diese Divertikel auf einen von außen auf die Wand des Ösophagus wirkenden Zug zurückgeführt. Sie machen anfänglich kaum Beschwerden. Bei längerem Bestehen können sich an ihrer Spitze Ausbuchtungen entwickeln. Es bildet sich also in dem Traktionsdivertikel ein Pulsionsdivertikel. Verfangen sich jetzt größere Mengen von Speisebrei in dem Divertikel, so kommt es zu Schluckstörungen mit allen ihren Folgen. Der im Divertikel sich ansammelnde Speisebrei kann sich zersetzen. Es kommt zur Entzündung und Abszeßbildung und schließlich zur Perforation ins Mediastinum mit ihren meist tödlichen Folgen.

Die sog. ZENKERschen Pulsionsdivertikel sind Ausbuchtungen des oberen Abschnittes der Speiseröhre. Die Schleimhaut mit ihrer Submukosa buchtet sich durch eine Lücke der Muskulatur nach hinten aus. Die Schluckbeschwerden stören den Kranken anfangs nur wenig. Erst wenn die Ausstülpung sich immer mehr vergrößert, bleiben zunächst große und harte Bissen stecken. Schließlich können auch breiige und flüssige Speisen in solcher Menge in das Divertikel gelangen, daß der gefüllte Sack die Speiseröhre von außen zusammendrückt. Der Kranke lernt es bald, den Sackinhalt durch Pressen, Würgen und Lagewechsel zu entleeren und dadurch die Passage durch den Ösophagus wieder freizumachen. Da das Divertikel sich aber meist nur teilweise entleert, kommt es zur Zersetzung des Divertikelinhaltes und sekundären Entzündung der Schleimhaut. Als erstes Anzeichen des Pulsionsdivertikels tritt eine vermehrte Speichelabsonderung mit Würgreiz, dem Gefühl eines im Halse steckengebliebenen Fremdkörpers und Reizhusten auf. Der

Kranke wird durch dieses Gefühl des Steckenbleibens der Bissen im Halse geängstigt.

Die diffuse Erweiterung der Speiseröhre — **die idiopathische Dilatation** — ist meist mit einem Spasmus im kardialen Gebiet kombiniert. Dieser idiopathische Kardiospasmus soll durch Reizung der in der Ösophagusschleimhaut gelegenen Ganglienzellen über den Weg des Sympathikus zustande kommen. Der Vagus enthält die der Kontraktion entgegenwirkenden Nervenfasern. Wird der Vagus durchschnitten, so fällt dieser Hemmungsimpuls fort und die Antagonisten führen den Krampf an der Kardia herbei. Einige Autoren führen Kardiospasmus und Ösophagusdilatation auf eine Vagusschädigung zurück.

Die Symptome der diffusen Dilatation der Speiseröhre kombinieren sich in der Regel mit denen des Kardiospasmus. Die Kranken empfinden ein merkwürdiges Druckgefühl hinter dem Sternum. Anfänglich können sie Flüssigkeiten noch gut schlucken. Wenn sie aber feste, nicht gut gekaute Speisen schlucken, empfinden sie ein Drücken oberhalb des Magens. Oft bestehen diese Beschwerden schon jahrelang. Viele Kranke lernen, den Widerstand im spastischen Gebiet zu überwinden. Sie trinken reichlich Wasser nach, machen nach tiefer Inspiration bei geschlossener Glottis eine Art VALSALVAschen Preßversuch und können auf diese Weise den Speisebrei in den Magen befördern.

Die Diagnose kann sowohl durch die Ösophagoskopie als auch durch die schonendere Röntgenuntersuchung gestellt werden. Die chemische Untersuchung zeigt in den ausgeheberten Massen, welche bis zu 2 l betragen können, Speichelfermente und Milchsäure, nicht aber freie Salzsäure. Es gibt aber auch hiervon Ausnahmen, in welchen man in den aus dem Ösophagus ausgeheberten Massen Salzsäure gefunden hat, welche aus versprengten Magenschleimhautinseln stammte.

Die Behandlung des Ösophagospasmus führt auf verschiedenen Wegen zum Erfolg. Mit der Dilatationssonde sind bleibende Besserungen erzielt worden. In anderen Fällen führt die konsequente medikamentöse Therapie mit Atropin und Papaverin zum Erfolg. Wieder andere Fälle reagieren auf Hypnose und Suggestivbehandlung. Schließlich sei auch die operative Behandlung erwähnt, welche auf einer Durchschneidung der spastisch kontrahierten Ringfasern der Kardia beruht.

f) Die Kompressionsstenosen des Ösophagus

Da die Speiseröhre beweglich ist und leicht aus ihrer Lage verdrängt werden kann, so weicht sie in der Regel jedem von außen auf sie einwirkenden Druck aus. Daher brauchen selbst hochgradige Verlagerungen nicht zu Schluckbeschwerden zu führen. Am ehesten werden solche Beschwerden dann auftreten, wenn der Ösophagus mit dem verdrängenden Tumor verwächst. Klinisch besonders wichtig sind die Verdrängungen und Kompressionen der Speiseröhre durch das Aneurysma des Aortenbogens resp. der Aorta descendens. Dieses Ereignis muß durch sorgfältige klinische Untersuchung unter Heranziehung des Röntgenverfahrens in jedem Falle von Schlingbeschwerden ausgeschlossen werden, damit nicht durch eine unvorsichtige Sondierung eine Perforation der Aorta mit ihrem tödlichen Ausgang ausgelöst wird.

Auch perikarditische und pleuritische Ergüsse können Hindernisse für die Ösophaguspassage abgeben. Niemals darf vergessen werden, daß bei schweren Herzfehlern die Vorhöfe bis über 1 l Blut fassen können und auch solche Herzerweiterungen den Ösophagus in Mitleidenschaft ziehen können.

Die Symptome der Kompression der Speiseröhre sind wechselnde. Selten ist die Stenose so vollständig, daß Flüssigkeiten nicht mehr geschluckt werden können. Die Beschwerden werden erst dann unerträglich, wenn der Tumor in den Ösophagus einwuchert oder sich narbige Stenosen ausbilden.

II. Erkrankungen des Magens

Der Mageninhalt wird durch die motorischen Kräfte der Magenmuskulatur gemischt und ausgetrieben. Die Geschwindigkeit der Entleerung steht in keiner direkten Beziehung zur muskulären Leistungsfähigkeit. Als Maß für die **Entleerungsgeschwindigkeit** dient die Zeit, die zwischen der Füllung des Magens und seiner völligen Entleerung verstreicht. Diese **Entleerungszeit** ist abhängig von der Menge, der Konsistenz und der chemischen Beschaffenheit des Mageninhaltes. Wir wissen, daß fettreiche Nahrung am längsten, Kohlenhydrate dagegen die kürzeste Zeit im Magen verweilen. Die motorischen Leistungen des Magens beruhen auf einem reflektorisch fein abgestimmten Zusammenspiel von **Magentonus, Peristaltik** und **Sphinkterreflexen.** Der Magentonus ist abhängig von der Füllung, resp. von der Dehnungsbelastung der Magenmuskulatur und von ihrer Innervation. Die gleichen Faktoren beherrschen auch die Peristaltik. Letztere ist aber außerdem noch von der Geschwindigkeit der Magendehnung abhängig. Je rascher der Magen gefüllt wird, desto früher setzt die Peristaltik ein. Die Magenperistaltik wird auch von **extragastralen** Faktoren gelenkt. So hat man beobachtet, daß Kälte- und Wärmeapplikation auf die Bauchwand einen deutlichen Einfluß auf die Peristaltik haben. Aus der Stärke der Peristaltik kann man keinen Schluß auf die Entleerungszeit ziehen. Die Entleerungszeit wird vielmehr von dem Verhältnis zwischen dem Tonus des Gesamtmagenmuskels und dem Tonus des Sphinkter pylori bestimmt. Röntgenologisch beurteilen wir den Tonus des Magenmuskels nach dem Widerstand, welchen er der Kontrastmahlzeit entgegensetzt. Von einem **hypotonischen** Magen sprechen wir, wenn das Füllungsbild etwa dem eines mit Flüssigkeit gefüllten, elastischen Gummisackes entspricht. Ein solcher hypotonischer Magen zeigt noch Peristaltik und kann seinen Inhalt noch ins Duodenum entleeren. Ein **atonischer** Magen ist weder zur Peristaltik noch zur Entleerung fähig. Unter pathologischen Verhältnissen sehen wir die **Magenatonie** bei Ohnmachten, in Narkose und beim Bilde der akuten Magendilatation. Der Tonus des Magens ist stark von psychischen Einflüssen abhängig. Neurastheniker und Hysteriker neigen zu einem wechselnden Tonus. Die Depressiven zur Hypotonie. Der **Pylorospasmus** ist gleichfalls stark von nervösen Einflüssen abhängig, deren Ursachen sehr verschiedene sein können.

Der **Brechakt** wird mit seinen sämtlichen Erscheinungen von einem in der Medulla oblongata gelegenen Zentrum gesteuert. Es kommt zunächst zu einer spastischen Konstriktion der Hautgefäße. Die Haut wird blaß und bedeckt sich mit Schweiß. Atmung und Puls werden beschleunigt. Der Puls wird kleiner, die Atmung flach. Nach einer tiefen Inspiration kommt es bei geschlossener Glottis zu einem Preßakt, bei welchem die Bauchmuskulatur stark angespannt wird. Während des Pressens, das sich rhythmisch wiederholt, wird der Mageninhalt durch die geöffnete Kardia in die Speiseröhre und nach außen befördert. Die Nausea ist begleitet von einer starken Sekretion von Speichel und von Schleim in der Trachea und den Bronchien. Auch die Tränensekretion ist vermehrt. Das Erbrechen kann durch Reize ausgelöst werden, welche über den **Blutweg** direkt am Zentrum angreifen oder diesem auf dem Wege der Nerven zugeleitet werden. Die Pathologie kennt viele Ursachen, welche zum Erbrechen führen. Unter ihnen stehen an erster Stelle Magen- und Darmerkrankungen, z. B. Ileus. Durch unmittelbare Einwirkung auf das Zentralnervensystem führen exogene und endogene Vergiftungen, zu denen auch die Folgen der Infektionskrankheiten zu rechnen sind, zum Erbrechen. Mehr **mechanische** Einwirkungen führen bei gesteigertem Hirndruck und bei Hirnanämie vielleicht über den Weg zerebraler Zirkulationsstörungen zum Erbrechen. Die Nausea ist ferner eine bekannte Begleiterscheinung von Vestibularaffektionen, Migräne, Psychoneurosen und gastrischen Krisen. Während das Erbrechen für die meisten Kranken ein sehr quälendes Symptom ist, geschieht es bei Hysterischen fast mühelos. Unter den zentral angreifenden Giften, die als Brechmittel bekannt sind, spielen die Morphinderivate die erste Rolle. Aber auch Natrium salicylicum kann Erbrechen auslösen. Reflektorisch wirken Kupfersulfat, Ipecacuanha, Tartarus stibiatus, Sublimat, Lobelin, Digitalis und Strophantin; auch Pilokarpin und Nikotin können zum Erbrechen führen. Die efferenten Bahnen des Brechreflexes verlaufen über die peripheren Nerven des zerebrospinalen und vegetativen Systems, also z. B. über den Phrenikus, die Spinalnerven und die vegetativen Nerven für Magen und Darm. Die afferenten Nerven für den Brechreflex sind Vagus und Splanchnikus.

Der **nüchterne** Magen wird niemals leer gefunden. Der Mageninhalt schwankt bei gesunden Menschen zwischen 10 und etwa 100 ccm. Die Anregung zu dieser Leersekretion wird durch den verschluckten Speichel, vielleicht auch durch den aus dem Duodenum zurückströmenden Pankreassaft und die Galle gegeben.

Durch die Einführung der **Verweilsonde** in den Magen ist man in der Lage, die Säureverhältnisse im Magen laufend zu kontrollieren. Dabei ist folgendes festgestellt worden: Die verschiedene Azidität des reinen Magensaftes beruht erstens auf der mehr oder weniger reichlichen Schleimabsonderung der Haupt- und Schleimzellen. Zweitens liefert die Salzsäureproduktion durch die Belegzellen einen Saft von verschiedener Azidität. Bei der Salzsäureproduktion muß man zwischen der Chlorspeicherung und der Säureabspaltung unterscheiden. Letztere soll von der Intensität des Sekretionsreizes abhängig sein. Bei starken Reizen soll die gesamte Menge des aufgespeicherten Chlors in Form von Salzsäure in den Magen abgeschieden werden, bei geringeren Reizen sezernieren die Drüsen einen Saft von geringerem Säuregehalt und entsprechend vermehrtem Gehalt an unzerlegten Chloriden.

1. Gastritis

Die Vorstellungen über die Häufigkeit der Gastritis und des Magen- und Duodenalgeschwürs haben in den letzten Dezennien erheblichen Schwankungen unterlegen. Wir verdanken es den röntgenologischen Untersuchungsmethoden, daß wir immer häufiger da ein organisches Magen- oder Duodenalleiden feststellen können, wo wir früher eine „Gastritis“ oder eine „Magenneurose“ anzunehmen geneigt waren. Seit der Einführung der Verweilsonde ist es möglich geworden, die Sekretion des Magens laufend zu kontrollieren. Man hat unendlich viel Mühe darauf verwendet, aus diesen Befunden einen Anhalt für die Differentialdiagnose zwischen Gastritis und Ulcus ventriculi zu gewinnen. Im großen gesehen können wir heute wohl sagen, daß wir eine sichere Differentialdiagnose auf die Prüfung der Sekretionsverhältnisse des Magens allein nicht gründen können. Auch bei dem Magen- und dem Duodenalgeschwür werden hyperazide, subazide und anazide Magensäfte beobachtet. Selbst im einzelnen Fall können die Sekretionsverhältnisse starken Schwankungen unterliegen, was wir mit dem Ausdruck **„Heterochylie“** bezeichnen.

Wir wissen außerdem, daß bei der Gastritis schwere Blutungen vorkommen können, ja, daß es zu Teerstühlen kommt.

Prinzipiell möchte ich unter den verschiedenen Formen, welche die **Klinik der Gastritiden** unterscheidet, die **hämatogene Gastritis** hervorheben. Wir wissen, daß der Magen in der Lage ist, eine große Reihe von Stoffen, welche ihm auf dem Blutwege zufließen, auszuscheiden. Nach Höhensonnenbestrahlungen oder nach übertriebener Besonnung, z. B. an der See, sind Erscheinungen von seiten des Magen-Darmkanals bekannt, die als Ausdruck einer hämatogenen Gastritis aufgefaßt werden dürfen. Vielleicht sind diese von der Haut ausgelösten Magen-Darmerscheinungen, die auch bei Verbrennungen bekannt sind, durch Freiwerden übergroßer Mengen von Histamin in der Haut zu erklären. Es ist klar, daß die Behandlung dieser hämatogenen Gastritis keine lokale sein kann. Sie wird so lange fortbestehen, wie der Nachschub toxischer Substanzen anhält. Eine zweite besonders bedeutsame Form ist die **atrophierende** Gastritis. Jede Gastritis kann eine langdauernde und **vollständige Achylie** verursachen, auch wenn die Magendrüsen zu einem Teil noch vorhanden sind. In der Regel aber deutet eine länger bestehende Achylie auf eine chronische, atrophierende Gastritis. Umgekehrt wissen wir heute, daß Entzündungen des Magens auch gesteigerte sekretorische Leistungen zur Folge haben können. Die Gastritis mit Hypersekretion, die **Gastritis acida,** zeigt akute und subakute Schleimhautveränderungen im wesentlichen im Antrumgebiet. Selten ist der Prozeß über die gesamte Magenschleimhaut ausgedehnt und als **hypersekretorische Gastritis** anatomisch nicht besonders charakterisiert. Jede **gewöhnliche** Gastritis beginnt im Pylorusdrüsenabschnitt und führt auf hormonalem oder reflektorischem Wege zu einer Reizung und Mehrleistung des bis dahin entzündlich nicht betroffenen Fundusdrüsenabschnitts. Später kann aus einer hypersekretorischen Gastritis durch Übergreifen auf den Fundus eine **Gastritis anacida** werden.

Ätiologie der akuten Gastritis. Bei allen Infektionskrankheiten tritt die akute Gastritis als Symptom auf. Die Magenschleimhaut wird durch die Ausscheidung toxischer Bakterienprodukte geschädigt, wodurch es zur **hämatogenen** Gastritis kommt. Wirken die Schädigungen **direkt** auf den Magen ein, so richten sich die Symptome nach dem Grade der Schädigung. Für die Vergiftungen mit **ätzenden Substanzen** (Säuren, Laugen, Karbol, Sublimat, Phosphor) gilt das gleiche, was für die Verätzungen der Speiseröhre bereits gesagt wurde. Nie darf vergessen werden, daß auch große Mengen von **Medikamenten** (z. B. Salizyl, Sulfonamide) Schädigungen der Magenschleimhaut bewirken können. Sie sollen daher stets auf gefüllten Magen verabfolgt werden. Auch **thermische** Schädigungen des Magens kommen bei bestimmten Berufen (Köchinnen, Kellner) nicht selten vor. Durch das Probieren zu heißer oder zu kalter Speisen, durch überhastete Nahrungsaufnahme kommt es, besonders bei schlechtem Gebiß, zu „Magenverstimmungen" und schließlich zur Gastritis. Übermäßiger Gebrauch von Genußgiften (**Tabak, Alkohol** und **Kaffee**) kann ebenso wie die Überlastung des Magens mit schwer verdaulichen Speisen zur akuten Gastritis Anlaß geben.

Sehr große Verantwortung ruht auf dem Arzt, der nach den ätiologischen Faktoren der **chronischen** Gastritis fahndet. Häufig führen unbestimmte Magenbeschwerden den Herzkranken, der von seinem Herzleiden bis dahin nichts weiß, zum Arzt. Die **Stauungszustände** am Magen und Darm machen ihm die meisten Beschwerden und ihretwegen sucht er ärztliche Hilfe. Er geht als Magenkranker zum Arzt und verläßt ihn als Herzkranker. Bei richtig geleiteter Kreislauftherapie verlieren diese scheinbar Magenkranken bald ihre Beschwerden.

Fast immer kündigt sich der Magenkrebs durch unbestimmte Beschwerden an. Er entwickelt sich niemals auf dem Boden einer gesunden Schleimhaut, sondern stets auf dem Boden gastritischer Veränderungen. Vielleicht darf die chronische Gastritis geradezu als präkanzeröse Erkrankung gelten.

Diagnose der Gastritis. Für die Diagnose der Gastritis stehen uns chemische, röntgenologische und gastroskopische Untersuchungsmethoden zur Verfügung. Mit dem Gastroskop können wir immer nur umschriebene Provinzen der Magenschleimhaut übersehen. Auch in der Hand des Geübten steht die erhebliche Belästigung des Patienten, unter welcher die Ergebnisse mit dieser Methode gewonnen werden, in keinem Verhältnis zu dem sich daraus herleitenden therapeutischen Gewinn. Das Röntgenverfahren bringt die meisten und sichersten Befunde bei der Ulkusgastritis. Bei hypaziden und anaziden Gastritiden versagt allerdings das Röntgenverfahren in der Mehrzahl der Fälle. Bei der **chemischen** Untersuchung sollte die Analyse des Magenschleims nicht vergessen werden. Auch das Zellbild des Nüchternmagensaftes kann die Diagnose unterstützen. Wichtig ist die Blutungsbereitschaft der Magenschleimhaut.

Die **allgemeinen** Entzündungszeichen fehlen bei der Gastritis. Wir vermissen das Fieber, die Leukozytose und die beschleunigte Blutkörperchensenkung, die bei der Entzündung des kleinen Blinddarms so wichtig sind. Nur die Gastritis phlegmonosa macht hiervon eine Ausnahme.

Therapie: Die Therapie der Gastritis hat die Fernhaltung aller magenschädigenden Momente in den Vordergrund zu stellen, zu denen auch das Nikotin und der Alkohol zu rechnen sind. Wichtig ist die diätetische Disziplinierung des Patienten hinsichtlich der Menge, Qualität und Temperierung der Speisen. Die Nahrung soll auf 5 Mahlzeiten über den Tag verteilt werden und **ohne** Hast, gut gekaut genommen. Das Gebiß ist, wenn nötig, zu sanieren. Bei den aus leicht resorbierbaren Kohlenhydraten zusammengesetzten **Schonkosten** ist der Vitaminmangel zu vermeiden. Ich gebe regelmäßig, um das entzündungshemmende Vitamin A zuzuführen, den Saft roher Möhren oder, wenn das nicht durchführbar ist, geschabte, rohe Möhren zur Breikost. Kleine Mengen bis zu 100 g geschabten Fleisches schaden nicht. Das Brot wird am besten geröstet, fette Speisen gemieden. Die Diät muß individuell gestaltet, auch an anaphylaktische Vorgänge dabei gedacht werden. Viele chronisch Magenkranke wissen besser als ihr Arzt, was sie „vertragen" können und was nicht. Man soll auf diese subjektiven Angaben der Patienten bei Gestaltung des Kostgerüstes Rücksicht nehmen.

Wichtig ist, die Kranken nach den Mahlzeiten eine Stunde ruhen und dabei Wärme in Gestalt von Leinsamen oder Breikataplasmen auf den Leib applizieren zu lassen.

Mit der **medikamentösen** Therapie der entzündeten Magenschleimhaut ist wenig zu erreichen. Bei der anaziden und subaziden Gastritis wird man versuchen, durch Amara den Torpor der Drüsen zu brechen, oder man verordnet z. B. Vin. Condurango teelöffelweise oder Extr. Condurango fluid. 3mal täglich ½ Teelöffel oder ähnliches. Bei mangelnder Salzsäure gibt man Acid. hydrochlor. 3mal täglich 20 bis 30 Tropfen in einem Glas Himbeerwasser zum Essen oder Acidol-Pepsintabletten. Auch Kochsalzquellen, wie Homburg, Kissingen, Wiesbaden, 250 ccm **vor** dem Essen, werden empfohlen. Bei gesteigerten Salzsäurewerten werden alkalische Quellen (Neuenahr) gegeben. **Kuren in Badeorten** haben den Vorteil der besseren diätetischen Disziplinierung und der Fernhaltung störender psychischer Einflüsse.

2. Das Ulcus ventriculi et duodeni

Das runde Magen- und Zwölffingerdarmgeschwür (Ulcus rotundum pepticum) ist ein sehr häufiges Leiden. Wir glaubten früher, daß dasselbe im wesentlichen das jugendliche und mittlere Lebensalter befiele und daß Frauen häufiger als Männer betroffen würden. Der Krieg und seine Folgen haben uns in dieser Beziehung eines anderen belehrt. Das runde Magengeschwür ist keine **lokale** Erkrankung der Magenschleimhaut, sondern ein Leiden, das auf einer bestimmten konstitutionellen Basis sich entwickelt und für welches meist eine gewisse familiär-hereditäre Disposition vorliegt. Wir sprechen deswegen heute von einem Ulkusleiden oder von der Geschwürskrankheit des Magens und Zwölffingerdarms, die einen ungemein chronischen Verlauf nehmen kann. Dieses Ulkusleiden hat in zunehmendem Maße den Charakter eines **sozialen Problems** angenommen. Übereinstimmend wurde festgestellt, daß das Ulkusleiden in dem letzten Dezennium wesentlich häufiger geworden ist als früher. Es ist in der Ulkushäufigkeit bei Frauen und Männern in den letzten Jahrzehnten ein **vollständiger Wandel** eingetreten. Während unter den älteren Angaben und in vielen Lehrbüchern noch die Meinung vertreten ist, daß die Frauen unter den Ulkuskranken dominieren, sind sie jetzt in der Minderzahl. Die Ursache für diesen merkwürdigen Wandel wird in der hygienisch bedeutend verbesserten Frauenkleidung gesucht.

a) Anatomischer Befund und Theorien der Ulkusentstehung

Frische Geschwüre zeigen nur einen oberflächlichen Schleimhautdefekt. Ältere Geschwüre zerstören die Muscularis und dringen bis zur Serosa vor. In diesem Stadium können die Geschwüre in die Bauchhöhle oder in benachbarte Organe durchbrechen **(Ulcus penetrans)**. Die Geschwüre haben häufig die Gestalt eines schrägverlaufenden Trichters. Wenn sie längere Zeit bestanden haben, verdicken sich ihre Ränder durch narbige Vorgänge **(Ulcus callosum)**. Diese Form der chronischen Geschwüre gibt besonders röntgenologisch Anlaß zu differentialdiagnostischen Erwägungen gegenüber den **schüsselförmigen Karzinomen,** die frühzeitig einen Krater machen, welcher wie eine Ulkusnische imponiert. Große Geschwüre hinterlassen bei der Ausheilung schrumpfende Narben, welche den Magen ringförmig in zwei Abschnitte teilen können und so eine **Sanduhrform** des Magens in Erscheinung treten lassen. Sitzen solche Ringnarben am Pylorus, so kommt es zu einer Verengerung desselben und gelegentlich zu einer so weitgehenden Stenosierung, daß die Ernährung in Frage gestellt wird. Wie die Zirkulationsstörungen am Herzmuskel zu Ernährungsstörungen mit dem Endausgang des Myokardinfarktes führen, so begünstigen Durchblutungsstörungen der Magenschleimhaut die Entstehung des Ulcus ventriculi et duodeni. Die Neigung zu solchen Zirkulationsstörungen ist häufig familiär. Eine sorgfältige klinische Untersuchung unserer Ulkuskranken zeigt immer wieder, daß dieselben eine besonders reizbare Einstellung der Haut- und Schleimhautkapillaren haben. Ihr Blutdruck ist meist gegenüber der Altersnorm erniedrigt. Dermographismus ist in den meisten Fällen nachweisbar. Die Hauptlokalisation der Magengeschwüre wird im Bereich der **Magenstraße** gefunden. Gerade die kleine Kurvatur aber und der obere Rand des Duodenums — die Lieblingssitze des chronischen Geschwürs — sind äußerst gefäßarm. Die geringe alkalische Reaktion des in den Gefäßen der Magenwand kreisenden Blutes genügt, um eine hinreichende Neutralisation der vom Magenlumen aus eindiffundierenden Salzsäure zu bewirken. Nach LIESEGANG wird auf diese Weise unter physiologischen Verhältnissen die Pepsinverdauung der Magenwand verhindert. Alle Ereignisse, welche den Blutstrom hemmen, begünstigen daher die Andauung der Magenwand und damit die Entstehung des Geschwürs. Die **Rolle** der **Salzsäure** bei der Entstehung des Magengeschwürs ist verschieden beurteilt worden. Man hat darauf hingewiesen, daß auch Fälle ohne Salzsäure an Ulcus ventriculi erkranken können. Es ist dabei aber nicht festgestellt worden, ob nicht doch auch in diesen Fällen Salzsäure produziert wurde, welche durch die Entzündungsprodukte der fast regelmäßig gefundenen Begleitgastritis neutralisiert wurde. Die Salzsäure in statu nascendi kann ihre proteolytische Wirkung in der Magenwand schon ausgeübt haben, bevor sie durch unsere Untersuchungsmethoden faßbar wird.

Klinisch steht man sicher unter dem Eindruck, daß psychische, „nervöse" Einflüsse für die Entstehung und Fortdauer der Ulkusbeschwerden von großer Bedeutung sind. Wie wir die Angina pectoris mit harmlosen Beruhigungsmitteln (Luminal, Hovaletten, Paverysat) in vielen Fällen erfolgreich bekämpfen, so sehen wir auf die gleichen Mittel hin die Beschwerden des Ulkuskranken verschwinden. Ruhe, geistige und seelische Entspannung sind für beide Leiden die wesentliche Vorbedingung der Heilung.

Ob neben dem geschilderten Faktor der durch Durchblutungsstörungen verminderten Gewebsresistenz gegen peptische Andauung noch andere ätiologische Faktoren eine wesentliche Rolle spielen, ist bis heute nicht entschieden.

Ich glaube, daß die Tatsache der veränderten Erscheinungsform des Magen- und Zwölffingerdarmgeschwürs im Kriege und in der Nachkriegszeit ein Beweis dafür ist, daß dasselbe auch durch **äußere** Faktoren beeinflußt werden kann.

b) Krankheitsbild

Fraglos kann das Magengeschwür lange Zeit völlig **symptomenlos** bleiben. Sein erstes Zeichen können in solchen Fällen eine heftige, große Blutung oder die Perforationsperitonitis sein. Diese **große Blutung** als **erstes** Symptom wird sowohl bei jungen wie bei älteren Geschwürskranken beobachtet. Die **Beschwerden** der Kranken sind im übrigen je nach der Lokalisation des Geschwürs sehr verschieden. Der **Schmerz** wird in wechselnder zeitlicher Abhängigkeit von der Nahrungsaufnahme angegeben. Häufig ist er unmittelbar nach der Mahlzeit am heftigsten, in anderen Fällen erst im Verlaufe der nächsten Stunden. Wieder andere Kranke klagen über **nächtliche** Schmerzattacken, besonders Patienten mit einem Ulcus duodeni. Die Schmerzen zeigen beim chronischen Ulkus eine bestimmte Periodizität. Es kommen ohne irgendwelche therapeutischen Maßnahmen lange schmerzfreie Intervalle vor. Frühjahr und Herbst begünstigen offenbar die Ulkusbeschwerden, wofür alimentäre Faktoren verantwortlich gemacht werden. Der nächtlich auftretende **„Hungerschmerz"** ist von dem **„Spätschmerz"** wohl zu unterscheiden. Für diesen Spätschmerz wird eine gesteigerte Motilitätsleistung des Magens zusammen mit krampfhaften Vorgängen am Pylorus verantwortlich gemacht. Auch bei Ulkuskranken mit Achylie sind solche heftigen Schmerzen beobachtet worden, so daß also die Salzsäure für ihre Auslösung nicht oder nicht immer verantwortlich gemacht werden kann.

Sicher ist auch, daß jedes Ulkus von entzündlichen Vorgängen an der Magenwand begleitet wird. Daß diese Begleitgastritis oder Perigastritis Beschwerden auslösen kann, wird niemand bestreiten. Der nächtliche „Hungerschmerz" kann durch Nahrungsaufnahme gedämpft werden. Ob hier die Neutralisation des sauren Magensaftes oder die Umstellung der Motorik, welche auf die Nahrungsaufnahme folgt, den Schmerz mildern, bleibt dahingestellt. Der sog. **„Frühschmerz"**, über den etwa $1/4$ Stunde bis zu einer Stunde nach der Nahrungsaufnahme geklagt wird, tritt meist bei dem Geschwür des Magenkörpers auf und kann so heftig werden, daß er den Kranken jede Nahrungsaufnahme vermeiden läßt. Neben den Schmerzen können lange Zeit hindurch uncharakteristische Magenbeschwerden, Druck und Völlegefühl nach dem Essen, saures Aufstoßen, Übelkeit und Erbrechen bestehen. Die **Häufigkeit** des **Erbrechens** wird fraglos überschätzt. Meist tritt es erst dann als regelmäßiges Symptom auf, wenn es zu großen Retentionen im Magen gekommen ist, also beim **Sanduhrmagen** oder bei der Pylorusstenose, wobei zu bedenken ist, daß es auch funktionelle Stenosen gibt. Kommt es bei offenem Pylorus zu duodenalem Rückfluß und Galleerbrechen, so deutet dieses Symptom mehr auf eine Erkrankung der Gallenwege hin. Trotz vielfältiger Magenbeschwerden leidet der Ulkuskranke **nicht** an Appetitlosigkeit, sondern häufig eher am Gegenteil, an Heißhunger. Durch häufiges Essen lindern manche Kranke, besonders solche mit Ulcus duodeni, ihre Schmerzen. Bei vielen Kranken besteht hartnäckige Obstipation.

c) Objektiver Befund

Die Ulkuskranken gehören in der großen Mehrzahl dem Typus der sog. vegetativ stigmatisierten Personen an. Sie sind häufig, aber durchaus nicht immer mager. Ihre Zunge ist meist nicht belegt, sondern oft auffallend sauber und gerötet. Eine sorgfältige Untersuchung bei entspannten Bauchdecken läßt häufig einen scharf **lokalisierten Druckschmerz** meist **rechts** der Mittellinie und oberhalb des Nabels feststellen. Diese umschriebene Schmerzhaftigkeit, die auch bei vorsichtigem Klopfen angegeben wird, ist diagnostisch wertvoll. Auch hinten, links neben der Wirbelsäule in der Höhe des 10.—12. Brustwirbels findet sich nicht selten der sog. BOASsche Druckpunkt. Die Betastung der Magengegend deckt bei manchen Patienten, die über Magenbeschwerden klagen, in der Mittellinie eine kleine präperitoneale Hernie oder ein präperitoneales Lipom auf, beide sind stark druckempfindlich und auch „spontan" sehr schmerzhaft. Durch einen kleinen, ungefährlichen Eingriff sind manche dieser Patienten von ihren quälenden Schmerzen leicht zu befreien. Häufig besteht aber gleichzeitig ein Ulcus ventriculi et duodeni. Es ist fraglich, ob hier ein zufälliges Zusammentreffen oder ein kausaler Zusammenhang besteht in dem Sinne, daß der Zerrungsschmerz an der Hernie die „spasmogene" Entwicklung eines Ulkus begünstigt.

d) Sekretionsverhältnisse

Die Untersuchung des Magensaftes nach einem Probefrühstück oder einer Probemahlzeit oder mit Hilfe der fraktionierten Ausheberung nach einem Alkohol- oder Koffeinprobetrunk ergibt nicht immer charakteristische Befunde. Bei Prüfung der Magensaftsekretion mit Hilfe der Dauersonde findet man nach einem Koffeinprobetrunk bei hochsitzendem Ulkus sog. „Kletterkurven". Die Säurewerte steigen dabei nicht kontinuierlich, sondern treppenförmig an, wobei die Endwerte superazide sind, also über dem normalen Höchstwert liegen. Das pylorusnahe Geschwür zeichnet sich durch eine starke Sekretion mit Superazidität und Entleerungsverzögerung aus. Beim Duodenalulkus geht die Sekretion des Magens noch weiter, wenn der Probetrunk den Magen schon wieder verlassen hat. Ein starker **Schleimgehalt** des Mageninhaltes wird als Ausdruck einer bestehenden Begleitgastritis gedeutet. Er bewirkt in vielen Fällen eine große Differenz zwischen Gesamtazidität und freier Salzsäure, die normalerweise nicht mehr als jeweils 10 beträgt. Bei der Beurteilung des Säure- und Saftgehaltes des Magens ist zu unterscheiden zwischen Zuständen, bei denen schon in nüchternem Zustande erhebliche Mengen salzsäurehaltigen Magensekrets gefunden werden, und solchen, in denen nur nach Applikation eines adäquaten Reizes (Probemahlzeit) übernormale Salzsäurewerte festgestellt werden. Normalerweise enthält im nüchternen Zustande der Magen keine oder wenige Kubikzentimeter säurehaltigen Sekrets von dünner, nicht schleimiger Beschaffenheit und einem spezifischen Gewicht von 1004. Gemessen am **Rhodangehalt** sind dem Magensaft regelmäßig mehr oder minder große Speichelmengen beigemischt. Der reine Magensaft ist frei von Rhodan. Gelegentlich finden sich im nüchternen Magen bei der Ausheberung geringe Mengen alkalischer, **gallenhaltiger** Flüssigkeit. Der Befund ist in den meisten Fällen als ein Kunstprodukt anzusehen, bedingt durch den Übertritt von Duodenalsaft bei den Brechbewegungen während des Sondierens. Wird unter Vermeidung von Brechbewegungen konstant gallenhaltiger Mageninhalt gewonnen, so ist der Verdacht auf eine Gallenwegsaffektion oder auf eine unterhalb der VATERschen Papille gelegene Duodenalstenose gerechtfertigt. Bei der Feststellung der Gesamtazidität werden freie und gebundene Salzsäure, organische Säuren und saure Salze, vor allem saure Phosphate gemessen. Während der Verdauung des EWALDschen Probefrühstückes (Semmel, Tee) treten organische Säuren nicht auf. **Milchsäure** speziell kann, selbst wenn milchsäurebildende Organismen mit dem Semmelfrühstück eingeführt wurden, deshalb nicht gebildet werden, weil die freie Salzsäure die Entwicklung der Milchsäurebildner hemmt. Für das Auftreten nachweisbarer Mengen Milchsäure ist die Verminderung resp. das Fehlen freier Salzsäure Voraussetzung. Fehlen gleichzeitig Säure und Fermente, so spricht man von **Achylia gastrica.** Die Folgen dieses Zustandes können lange unbemerkt bleiben und kommen erst bei besonderen Belastungen des Magen-Darmtraktes zur Geltung. Die Achylia gastrica ist ein klinischer Funktionsbegriff, d. h. die Nahrungsaufnahme als adäquater Reiz führt nicht zur Sekretion eines wirksamen Magensaftes. Es ist daher nicht berechtigt, nur dann eine Achylie anzuerkennen, wenn auf **Histamininjektion** keine HCl-Sekretion erfolgt. Fehlt der wirksame Magensaft, so können sich im Magen reichlich Bakterien entwickeln, ein Zustand, welcher zu aszendierenden Gallenwegsaffektionen disponiert. Die Bedeutung der Achylie besteht auch darin, daß bei den Kranken der in der Norm durch den Eintritt von salzsaurem Mageninhalt in das Duodenum ausgelöste Pylorusreflex fehlt. Die eingeführten Speisen gelangen daher verhältnismäßig rasch in den Darm. Sekundär können durch diese Überlastung des Intestinums Schädigungen desselben eintreten und zu Diarrhöen, sog. gastrogenen Diarrhöen, Anlaß geben. Die Bedeutung der Achylie für die Diagnose des Magenkarzinoms und der perniziösen Anämie ist bekannt.

e) Die Röntgenuntersuchung des Magens und Zwölffingerdarms

Die Ergebnisse der Magensaftuntersuchungen haben seit dem Ausbau der Röntgendiagnostik erheblich an Wert für die Diagnose des Ulcus ventriculi et duodeni verloren. Wir wissen, daß sowohl beim Magen- als auch beim Duodenalgeschwür Superazidität, Normazidität, Subazidität und Anazidität vorkommen. Das Gleiche gilt, wenn auch in wesentlich verändertem Häufigkeitsverhältnis, für das Magenkarzinom. Es wird sich heute kein Arzt mehr auf die Diagnose eines Ulkus oder seine Ablehnung **allein auf Grund der Magensaftverhältnisse** einlassen. Entscheidend bleibt das Ergebnis einer sorgfältigen **Röntgenuntersuchung** durch einen in dieser Kunst bewanderten und erfahrenen Arzt. Jede **Röntgenuntersuchung** sollte die Kombination von Durchleuchtung und Aufnahme darstellen. Einen weitgehenden Fortschritt der röntgenologischen Diagnostik bedeutet das Studium des Schleimhautreliefs des Magens bis ins feinste Detail. Die großen Ulzera führen zu den sog. **HAUDEKschen Nischen** mit Spiegelbildung und Luftblase darüber. Man darf nicht vergessen, daß große **Blutungen** diese Nischen gelegentlich ausfüllen, so daß der Röntgenbrei nicht mehr in sie eindringen kann. Bei der Darstellung von vorn sieht man die Nische als schattenintensiven runden Fleck, auf den die Schleimhautfalten zustrahlen. Häufig sind die Schleimhautfalten verbreitert und unscharf. Durch ihren gewundenen und geschlängelten Verlauf entsteht ein „irritiertes" Relief. Stets sollen der Magen und besonders der Zwölffingerdarm in **verschiedenen Durchmessern** untersucht werden. Nach bindegewebiger Abheilung der Geschwüre bleiben Deformierungen zurück, die besonders im Bulbus duodeni zu Taschen- und Divertikelbildungen führen oder denselben ganz zusammenschrumpfen lassen (Schrumpfbulbus). Zu den auf ein Ulkus hinweisenden, indirekten Zeichen gehört eine schnelle Ablauffolge der Wellen, welche schon oben an der Kardia beginnen. Diese sog. „duodenale Motilität" findet sich vor allem beim pylorusnahen und Zwölffingerdarmgeschwür. Häufig bleibt die Peristaltik in den Abschnitten, denen das Geschwür angehört, stehen. Eine Tatsache, die als „Riegelsymptom" beschrieben wird. Die große Kurvatur ist gegenüber dem Geschwür häufig so eingezogen, daß sie wie ein Finger auf das Ulkus hinweist. Einzelheiten der röntgenologischen Feindiagnostik müssen in den speziellen Lehrbüchern der Röntgenologie nachgelesen werden.

f) Die Behandlung des Ulkus

Für jede wirksame Ulkustherapie gilt der Satz: „Je früher die Behandlung einsetzt, um so vollständiger heilt das Geschwür mit glatter Narbe aus." Das Ziel jeder Ulkusbehandlung ist die **Frühheilung**. Je später die Diagnose gestellt wird, um so tiefer dringt das Geschwür und bricht schließlich in die umgebenden Organe (Pankreas und Leber) ein. Hierbei kann es zur Anätzung größerer Gefäße kommen, welche zu großen, unter Umständen lebensgefährlichen Blutungen führt. Aber auch frische Ulzera können schwere Magenblutungen hervorrufen, welche sogar als erstes Symptom beobachtet wurden. Jede Ulkusbehandlung hat mit der Beseitigung oder Ausschaltung der auslösenden Ursachen zu beginnen. Das Gebiß muß revidiert, die eingeschränkte Kaufläche wieder hergestellt werden. Wurzelreste und Zahngranulome sind zu entfernen, da von ihnen aus eine hämatogene, toxische Gastritis ausgelöst werden kann. Der Magen muß motorisch und sekretorisch geschont werden. Es sind mehrere, am besten fünf, nicht zu voluminöse Mahlzeiten über den Tag zu verteilen. Häufig gelingt es, die psychischen Spannungen und nervösen Erregungen durch kleine über den Tag verteilte Gaben von Luminal, in Gestalt von Luminaletten (5 × 3) oder 4%iger Luminallösung (5 × 20 Tropfen), in schweren Fällen unter gleichzeitiger Verordnung von Paverysat (5 × 20 Tropfen) zu lösen. Die Kranken sind anzuhalten, nach den Mahlzeiten ½ Stunde zu ruhen. Bei diesem Regime verlieren viele Kranke sofort ihre Schmerzen. Die Mahlzeiten sollen aus leicht verdaulichen Kohlenhydraten bestehen. **Mehlbreie**, am besten mit Milch und wenig Butter zubereitet, eignen sich hierzu am besten. Ist nichts anderes vorhanden, so kann man auch mit Kartoffelbrei Gutes erreichen. Die Saftlocker (Kaffee, Alkohol, Gewürze, grobe Zellulose) sind ebenso wie das Nikotin zu verbieten. Bei dieser monotonen Kost dürfen die **Vitamine** nicht vergessen werden. Ich gebe seit Jahren Möhrenpreßsaft oder, wenn das nicht möglich ist, frisch geschabte Möhren als Beikost zu jeder Breinahrung. Wesentlich ist, daß die Kranken bei der Nahrungsaufnahme sich Zeit gönnen. Es erübrigt sich, die verschiedenen Diätschemata hier anzuführen. Mir erscheint wesentlich, immer daran zu denken, daß der Körper Wunden zur Verheilung bringen soll, wozu ihm auch **Baumaterial** zur Verfügung gestellt werden muß. Ich halte es daher für richtig, wenn irgend möglich, rohes geschabtes Fleisch und reichlich Milch der Kost beizugeben und möglichst schnell einen hohen Kalorienwert der Ulkusnahrung anzustreben.

Zur Durchführung einer regelrechten Ulkuskur muß der Kranke 4 Wochen Bettruhe einhalten. Während der Bettruhe sollen heiße Kataplasmen, am besten mit Leinsamenbrei oder anderen wärmehaltenden Breien, durchgeführt werden. Durch diese heißen Kataplasmen soll eine Dauerhyperämie der Haut und der Muskelschichten bewirkt werden. Durch die Hyperämie des Segments, auf reflektorisch-vasomotorischem Wege also auch der Eingeweide, wird die Abheilung des Geschwürs fraglos begünstigt. Die Kataplasmen müssen so heiß aufgelegt werden, daß es zu leichten Verbrennungen ersten Grades kommt. Dieses Regime ist durch Atropinmedikation zu unterstützen. Ich erreiche das am bequemsten durch die Verordnung von Belladonnysat 5mal 10 bis 5mal 20 Tropfen am Tage. Selbstverständlich kann auch Atropin in anderer Form, z. B. Atropinum sulfuricum 0,02, Aq. dest. ad 20,0, 5mal täglich 8—10 Tropfen, oder Atropintabletten zu 1 mg, 5mal täglich ½ Tablette, gereicht werden. Auch Belladonnasuppositorien (Extr. Belladonn. 0,03, f. suppos.) haben sich bewährt. Trotz vieler gegenteiliger Meinungen habe ich bei vielen Patienten durch die Verordnung des Leubepulvers rasche Beseitigung der Beschwerden beobachtet (Na. bicarbon., Ca carbon. aa 20,0, Extr. Rhei compos. 5,0, Extr. Belladonn. 0,1, Magn. usta 20,0). Bei hartnäckiger Verstopfung kann dem Pulver Natrium sulfuricum 20,0 zugefügt werden. Von diesem Pulver wird ein gestrichener Teelöffel zu den Mahlzeiten verordnet.

3. Die große Blutung bei Magen- und Darmerkrankungen und ihre Einwirkung auf den Stoffwechsel

Die großen Blutungen beim Ulcus ventriculi et duodeni und anderen Erkrankungen, die zu Massenblutungen führen, haben neben den Folgeerscheinungen des akuten Blutverlustes eine Reihe indirekter Wirkungen auf den Stoffwechsel, welche für den Verlauf des Leidens nicht gleichgültig sein können.

Bei jeder klinischen Beobachtung einer Magen- oder Darmblutung fallen die hohen spezifischen Harngewichte auf, die bei mittleren Harnmengen von etwa einem Liter zwischen 1020 und 1025 sich bewegen, obwohl der Kranke kaum Nahrung zu sich nimmt. Diese „Hochstellung" des Harns in den ersten Tagen und Wochen nach Massenblutungen ist durch die **„posthämorrhagische Azoturie"** bedingt. Unter posthämorrhagischer Azoturie versteht man den nach großen Blutungen auftretenden Stickstoffverlust im Harn, der in 24 Stunden 30 g und mehr betragen kann, obwohl bei nahezu vollständiger Nahrungskarenz nur etwa 1 g Stickstoff (mit den Gelatinespeisen) zugeführt wird. Diese Harnstickstoffverluste können in 3 Wochen 200 g und mehr betragen, was etwa 6½ l Blut entsprechen würde. Hinzu kommen die mit den Teerstühlen zu Verlust gehenden Blutmengen.

Die Quelle der posthämorrhagischen Azoturie ist nicht in dem aus dem Darm zurückresorbierten Stickstoff zu suchen.

Mit der Vermehrung des Harnstickstoffes geht eine solche des Reststickstoffes im Serum einher, die als **posthämorrhagische Azotämie** bezeichnet wird. Die Reststickstoffwerte nach Magenoperationen können 100 mg und mehr betragen. Auch die posthämorrhagische Azotämie hat ihre Quelle nicht in den im Magen-Darmkanal angehäuften Blutmengen.

Die Behandlung der großen Blutung. Die große Magenblutung ist in der Kriegs- und Nachkriegszeit fraglos häufiger geworden. Das hängt offenbar mit der Größenzunahme der Geschwüre überhaupt zusammen. Ich bin überzeugt, daß die **eiweißarme** Ernährung die Resistenz des Gewebes gegen die peptischen Einwirkungen des Magensaftes herabgesetzt hat. Wenn es weder zum Bluterbrechen noch zur Beobachtung von Teerstühlen kommt, müssen uns die Symptome des Blutverlustes: Schwarzwerden vor den Augen, akute Blässe, Schwindel, Schwäche, Schweißausbruch, kleiner und beschleunigter Puls, Ohnmacht und Kollaps auf den Eintritt einer großen Blutung aufmerksam machen. Die Therapie der großen Blutung fordert die sofortige Ruhigstellung des Patienten. Der Kranke hat strengste Bettruhe einzuhalten. Eine schwebende **Eisblase** auf den Magen begünstigt das Stilliegen. Die Nahrungszufuhr ist für einige Tage vollständig einzustellen. Bei starkem Durstgefühl sollen subkutan RINGERlösung oder Normosallösung infundiert werden. Rektal wird eine 5%ige Traubenzuckerlösung als Tropfklistier verabreicht. Zur Beruhigung werden Luminal, Prominal oder Hovaletten gegeben. Die Blutstillung wird am sichersten durch wiederholte **Bluttransfusionen** erreicht.

Die Injektion von Kombinationen von Askorbinsäure, Histidin und Kalzium (Finestal) hat als ein gerinnungsbeschleunigendes Mittel gute Dienste geleistet. Weniger sicher wirken Gelatineinjektionen, Sangostop und Manetol.

4. Der Magenkrebs

Der Anteil der Todesfälle an Magenkrebs an den Gesamttodesfällen an Krebs beträgt etwa 30%. Die meisten Todesfälle an Magenkarzinom werden in den standesamtlichen Statistiken im siebenten Lebensdezennium gefunden. Nach klinischen Statistiken fällt der Gipfelpunkt der Erkrankungshäufigkeit in das 50. bis 60. Lebensjahr. Das mittlere Alter der Magenkrebskranken ist 54 Jahre. Vor dem 30. Lebensjahr ist der Magenkrebs selten; es sind aber sichere Fälle schon im zweiten und dritten Dezennium beobachtet worden. Männer erkranken häufiger an Magenkrebs als Frauen. Das Verhältnis ist etwa 70% Männer zu 30% Frauen.

a) Ätiologie und anatomische Einteilung

Der Krebs wird als solcher nicht vererbt; die ätiologische Bedeutung eines Erbfaktors für die Krebsentstehung wird zwar immer wieder behauptet, ist aber statistisch nicht erwiesen.

Eine große Rolle für die Entstehung des Magenkrebses spielen die **äußeren** Lebensbedingungen, vor allem besondere Gewohnheiten der Ernährung, ohne daß bestimmte Nahrungsbestandteile bis heute als Ursache des Magenkrebses angeschuldigt werden können. Heiße, scharf gewürzte und schlecht gekaute Speisen werden am häufigsten beschuldigt. Der Magenkrebs soll sich niemals in gesunder Schleimhaut entwickeln, sondern stets auf der Grundlage von krankhaften Gewebsvorgängen und chronischem Magengeschwür. Dabei ist besonders wesentlich der Umbau, Fehlbau und der Schwund der durch die Entzündung geschädigten Schleimhaut. Durch immer neue Entzündungsschübe können fehlerhafte Überschußregenerationen ausgelöst werden. Wie bei vielen Experimenten **exogene** Schäden zur Gastritis und schließlich zum Karzinom führen, können auf hämatogenem Wege auch endogen entstandene karzinogene Stoffwechselprodukte eine Ausscheidungsgastritis bedingen, die in ähnlicher Weise zur Krebsbildung führt, wenn die „inneren Bedingungen" durch den „Alternsfaktor" geschaffen sind.

Anatomisch können folgende Krebsformen unterschieden werden:

1. Die ausgesprochen pilzförmigen, polypösen, vorwiegend endogastrisch entwickelten Karzinome.

2. Die ulzerierten „schüsselförmigen“ Karzinome mit deutlich aufgeworfenem, wallartigem, gut zu begrenzendem Rand.
3. Die geschwürigen Karzinome ohne ausgesprochenen Wall und ohne scharfe Grenze, vielmehr mit Infiltration der Magenwand über den Geschwürsrand hinaus.
4. Die ausgesprochen diffusen Karzinome mit allmählich vom Pylorus kardialwärts abnehmender Verdickung der Magenwand, deren Grenzen durch Abtasten nicht zu bestimmen sind, oder mit Verdickung der ganzen Magenwand.

Unter diesen 4 Gruppen haben die **„schüsselförmigen“ Karzinome** besonderes diagnostisches Interesse, da diese Krebsform häufig im Beginn die Symptome eines Magengeschwürs macht. Auch das Röntgenbild des „Schüsselkarzinoms“ wird nicht selten mit einem Ulkus verwechselt. Wie die Geschwürskranken klagen die Träger dieser Krebsform nicht selten über Hungerschmerz, der in die Mitte des Oberbauches lokalisiert wird. Auch Widerwillen gegen fette Speisen wird angegeben. Da die Beschwerden relativ frühzeitig einsetzen, können Allgemeinsymptome des Krebses wie Kachexie, Gewichtsabnahme, Senkungsbeschleunigung, Blutveränderungen fehlen. Auch das sonst selten vermißte „okkulte Blut“ kann häufig nicht nachgewiesen werden. Im Röntgenbild schneidet die „Karzinomnische“ mit der Kontur der Magenwand ab, während die HAUDEKsche Nische des Ulkus die Magenwand überragt. Der ringförmige Schwellungswall des Ulkus verliert sich allmählich in der Schleimhautzeichnung, während der Aufhellungshalbring des Karzinoms den Ballonreifeneffekt gibt. Die radiäre Faltenkonvergenz des Ulkus fehlt dem „schüsselförmigen“ Karzinom fast stets. Eine sorgfältige Analyse des Schleimhautreliefs gestattet dem erfahrenen Röntgenologen auf Grund dieser und anderer Unterscheidungsmerkmale fast stets, die Differentialdiagnose richtig zu stellen.

Die 4. Gruppe, die ausgesprochen diffusen Karzinome, machen, wie mich eigene systematische Erhebungen lehrten, diagnostisch die größten Schwierigkeiten. Oft ist es nicht einmal dem Chirurgen während der Operation möglich, die Entscheidung zu fällen, ob es sich bei der Wandverdickung um Schrumpfung des ganzen Magens, um eine gutartige sog. „Linitis plastica“ mit mächtiger Verbreiterung der Submukosa durch schwieliges Bindegewebe oder um ein Karzinom handelt. Mit internistischen und röntgenologischen Methoden wird die Diagnose häufig verfehlt und selten rechtzeitig gestellt.

b) Vorgeschichte

Bei der Vorgeschichte des Magenkrebses muß die Tatsache berücksichtigt werden, daß derselbe sich niemals in gesunder Schleimhaut entwickelt. Das lehrbuchmäßige Schema, nach welchem eine **lange** Anamnese ein Ulkus, eine **kurze** Magenanamnese aber einen Krebs bedeutet, trifft bei sorgfältiger Analyse selten in dieser Einfachheit zu. Das Unbehagen, die belegte Zunge, die Abnahme des Appetits, das Aufstoßen, der Druck im Epigastrium können Zeichen eines einfachen chronischen Magenkatarrhs sein. Ebenso gut können sie aber die Alarmsignale einer beginnenden **Krebsentwicklung** bedeuten. Je intensiver man den Kranken befragt, um so länger wird die Vorgeschichte, auch ohne daß man ihm ein Magenleiden gewissermaßen suggeriert. Wegen der Unbestimmtheit der Beschwerden hat man den Vorschlag gemacht, nicht von einer eigentlichen Magenkrebsanamnese zu sprechen, sondern von der **Anamnese der mit Krebs endenden Magenkrankheit.** Auf jeden Fall sollte man es sich zur Regel machen, Kranke mit mehr oder weniger chronischen Magenbeschwerden, vor allem solche mit einer diffusen oder lokalisierten Schmerzhaftigkeit in der Magengegend als **krebsverdächtig** anzusehen und bei ihnen alle differentialdiagnostisch in Frage kommenden Untersuchungsmethoden zur Anwendung zu bringen.

c) Krankheitsbild

Das Krankheitsbild wird um so prägnanter, je weiter sich der Tumor entwickelt hat. Die große Zahl der diagnostischen Methoden steht in keinem Verhältnis zu ihrem praktischen Werte. Viele dieser Methoden geben erst positive Resultate, wenn der Krebs den Drüsenapparat zerstört hat oder in Zerfall geraten ist, also zu einer Zeit, in welcher wir den Kranken mit einem chirurgischen Eingriff nicht mehr retten können. Die lehrbuchmäßigen Symptome beziehen sich meistens auf den schon fortgeschrittenen Magenkrebs. Die Gewichtsabnahme, die Störung des Allgemeinbefindens, das kachektische Aussehen, das Schwindelgefühl, die infolge der herabgesetzten Leistungsfähigkeit eintretende seelische Verstimmung deuten auf eine schon weit entwickelte Geschwulst hin. Auch die hypochrome Anämie mit Verminderung der weißen Blutkörperchen ist ein sekundäres Spätsymptom. Nach der Häufigkeit der Symptome geordnet, hat man folgende Skala aufgestellt:

Abmagerung	95,0%	
Okkultes Blut	91,7%	
Anazidität	90,6%	
Schmerzen	62,0%	
Druckgefühl	62,0%	
Milchsäure	56,6%	
Lange Bazillen	55,2%	
Erbrechen	55,0%	
Palpabler Tumor	46,0%	60%
Resistenz oder unsicherer Tumor	14,0%	

Unter den hier aufgeführten Symptomen ist sicher der Nachweis von okkultem Blut am bedeutungsvollsten. Dreimalige, in Abständen von je 3 Tagen erhobene negative Befunde sprechen gegen ein Karzinom. Positive Blutbefunde im Stuhl sind dagegen vieldeutig. Schon eine Gastritis kann zu diffusen Blutungen führen.

Die **Anazidität** ist in fortgeschrittenen Fällen, wie auch obenstehende Aufstellung zeigt, ein häufiger Befund, aber durchaus nicht die Regel. Bei Prüfung mit Hilfe der fraktionierten Ausheberung sind die Zahlen noch wesentlich niedriger. Bei fraktionierter Ausheberung werden etwa in 52% der Fälle Achylie, in 16% Hyperchlorhydrie, in 26% Normazidität, in 6% Hypochlorhydrie gefunden. Karzinome mit salzsäurehaltigem Magensaft können sich auf dem Boden eines Ulkus entwickelt haben. Zum größten Teil aber handelt es sich um Karzinome, welche bei noch leistungsfähigem Fundusdrüsenabschnitt im Bereich einer im wesentlichen im Antrumteil entwickelten chronischen Gastritis entstanden sind. Ist die titrierbare Azidität des Magens für freie Salzsäure herabgesetzt oder aufgehoben, so kann die Ursache in einer karzinomatösen Entartung oder in einer neben dem Karzinom herlaufenden diffusen Erkrankung der Schleimhaut liegen, welche den Magen zur Produktion von Säure, oft auch von Fermenten unfähig machen. Von den eiweißhaltigen Zerfallsprodukten des Karzinoms sind manche imstande, die Säure zu binden und dadurch den Nachweis freier Salzsäure zu verhindern. Auch der Befund eines sog. Salzsäuredefizits beruht auf solchen Vorgängen.

Bezüglich der **Milchsäurebildung** im karzinomatös veränderten Magen muß daran erinnert werden, daß das **Krebsgewebe selbst** durch anaerobe Gärung erhebliche Milchsäuremengen zu bilden imstande ist. Aber auch entzündliche Veränderungen am Magen können, offenbar infolge der reichlichen Anwesenheit von Leukozyten, aus Traubenzucker Milchsäure bilden in ähnlicher Weise, wie es bei der Hämoglykolyse des Blutes in vitro der Fall ist. Nach dem gegenwärtigen Stande unseres Wissens läßt sich auf den Milchsäurebefund des Magens keine Karzinomdiagnostik gründen. Das Gleiche gilt für die SALOMONsche Probe, mit deren Hilfe Eiweißzerfallsprodukte des Karzinoms, aber auch das Eiweiß entzündlicher Ausschwitzungen nachgewiesen werden können. Die verschiedenen sich auf die polypeptidspaltenden Eigenschaften' des Krebses gründenden Fermentdiagnostika geben erst bei größeren Tumoren sichere Ausschläge.

Die **Beschleunigung der Blutkörperchensenkung** ist bestenfalls ein Hinweissymptom, welches bei kleinen Karzinomen fehlen kann. Außerdem kann es besonders bei großen Ulzera zur Beschleunigung der Blutkörperchensenkung kommen, wie uns die Erfahrungen der Kriegs- und Nachkriegszeit gelehrt haben. Im allgemeinen wird die Senkung um so mehr beschleunigt, je mehr Material von dem zerfallenen Krebs in die Blutbahn hineingerät und umgekehrt.

Bei ausgedehnten Karzinomen des Magens finden wir auch eine **Steigerung des Grundumsatzes.** Dieser Befund hat insofern eine Bedeutung, als der Grundumsatz nach geglückter Operation zur Norm zurückkehrt.

Da die einzige wirksame Hilfe gegen das Magenkarzinom die chirurgische Behandlung im Frühstadium der Erkrankung darstellt, müssen wir alles daran setzen, zu einer möglichst frühen Diagnose zu kommen. Die beste Methode für eine möglichst **frühzeitige Erkennung** des Magenkarzinoms ist fraglos die **Röntgenuntersuchung.** Wichtig ist dabei die **Nichtbeteiligung** einzelner Abschnitte der Magenwand an der Peristaltik. Eine starre Kontur muß in jedem Falle den Verdacht auf das Vorliegen eines beginnenden Karzinoms nahelegen. Bei der Beobachtung des Reliefs weist uns der **lokale Faltenschwund** oder der akute Faltenabbruch auf eine maligne Infiltration hin. Ist das Karzinom bereits in den Magen expansiv hineingewachsen, so zeigt uns der **Füllungsdefekt** diese Tatsache an. Nach unseren Erfahrungen wird am häufigsten der Skirrhus des Magens übersehen. Die derben Wandinfiltrationen führen zu einer weitgehenden Verkleinerung und Schrumpfung des Magens. Häufig steht der Pylorus dabei offen. Auch mit Hilfe der Gastroskopie hat man schon sehr kleine Kardia- und Funduskarzinome festgestellt.

d) Die Behandlung des Magenkrebses

Die einzige wirksame Behandlung des Magenkrebses ist die chirurgische. Ist die Diagnose eines kleinen Karzinoms nicht sicher, so ist die Probelaparotomie vorzuschlagen. Ist eine Radikaloperation nicht mehr möglich, so erwachsen dem Arzt, der nunmehr die Behandlung zu führen und zu leiten hat, besonders verantwortliche Aufgaben.

Die Zusammensetzung der Kost des an einem **inoperablen** Magenkrebs Leidenden muß auf den Ausfall der chemischen und motorischen Leistungen des Magens Rücksicht nehmen. Solange der Kranke noch Appetit hat, wird man seine Wünsche weitgehend berücksichtigen und bei ihrer Erfüllung sich der Lage küchentechnisch anpassen. Im allgemeinen wird eine breiige oder flüssige Kost am Platze sein. Die fehlende Salzsäure wird durch Acidolpepsin-Tabletten oder durch Salzsäure (Acidum hydrochlor. dilutum 3mal täglich bis 20 Tropfen in Himbeerwasser) ersetzt. Dem fehlenden Appetit kann man durch Kondurango-Präparate aufhelfen. Bei der

Schmerzbekämpfung muß man versuchen, zunächst mit den mildesten und harmlosesten Mitteln auszukommen. Oft genügt Luminal in kleinen Dosen über den Tag verteilt, z. B. 5mal 3 Luminaletten oder 5mal 20 Tropfen Paverysat oder 5mal 0,5 g Anaesthesin per os. Werden die Schmerzen heftiger, muß man zu Dolantin, Morphium und Pantopon seine Zuflucht nehmen (subkutan oder als Suppositorien). Kommt es im Verlaufe des Leidens zur Stenosierung des Pylorus, wird man eine Gastroenterostomie vorschlagen. Ist diese nicht mehr möglich, muß dem Kranken durch wiederholte Magenwaschungen geholfen werden.

Auch die **Behandlung des operierten Magens** erfordert eine große diätetische Erfahrung. Häufig glauben die Kranken, ohne Magen nicht leben zu können. Die Konsequenz aus eigenen Stoffwechseluntersuchungen am **magenlosen** Menschen ist folgende: Ein Mensch ohne Magen ist mit kleinen Einzelportionen gemischter Kost zu ernähren. Das Fett soll in geringer Menge und in emulgierter Form zugeführt werden. Der Kranke muß sich bei der Nahrungsaufnahme viel Zeit lassen. Durch die fraktionierte Nahrungsaufnahme sollen gewissermaßen die motorischen Funktionen des Magens, vor allem seine „Verteilerfunktion" ersetzt werden. Bei schweren Störungen der Fettresorption ist die Beigabe von Pankreaspräparaten (Pankreon) oder von **frischem,** gehacktem Pankreas in verschiedener Zubereitung erwünscht.

5. Pylorusstenose

Einen Zustand, welcher uns immer zwingt, chirurgische Hilfe zu suchen, stellt die **Pylorusstenose** dar. Am häufigsten führt das pylorusnahe Ulcus ventriculi im Verlauf seiner Vernarbung zur Pylorusstenose. In zweiter Linie ist das im Antrum sich entwickelnde Magenkarzinom die Ursache, seltener schon ein vernarbendes Ulcus duodeni, schließlich perigastrische Verwachsungen, Entzündungen in der Umgebung der Gallenblase, welche auf das Duodenum übergreifen. Auch von außen auf den Pylorus drückende Tumoren können die Symptomatologie der Pylorusstenose auslösen. Schließlich kennen wir den Begriff der funktionellen Pylorusstenose, welche z. B. durch ein Magengeschwür über den Weg des Pylorusspasmus ausgelöst wird. Die organische und in geringem Grade auch die funktionelle Pylorusstenose führen allmählich zu einer Magenerweiterung. Diese mechanisch bedingte **Gastrektasie** kann enorme Ausdehnungen annehmen. Die Symptome dieses Zustandes sind Schwere und Völle im Leib nach dem Essen, dauernde Übelkeit, Aufstoßen und schließlich Erbrechen gewaltiger Massen von Mageninhalt. Das Erbrochene zeigt unverdaute Nahrungsreste von Speisen, die vor Tagen genommen wurden. Bei gutartiger Stenose sind die Inhaltsmassen des Magens salzsauer und zeigen bei mikroskopischer Untersuchung neben den Nahrungsresten viel Sarcinepilze und Hefe. Ist die Stenose durch einen Krebs bedingt, so fehlt meistens die Salzsäure, die saure Reaktion beruht dann häufig auf Milchsäure oder anderen organischen Säuren. Der Inhalt des Magens bei karzinomatöser Stenose kann infolge fauliger Zersetzung der Krebsmassen sehr übel riechen. Ein mechanisch erweiterter Magen kann bis zu 10 l Inhalt fassen. Es ist verständlich, daß die Pylorusstenose zu einer schweren Beeinträchtigung des Allgemeinbefindens führt. Infolge der Unterernährung kommt es zu einer starken Abmagerung des Kranken, die in einem gewissen Kontrast zu der Auftreibung des Abdomens steht. Die Unterernährung führt zu einer Verminderung der Leistungsfähigkeit und mit Schwindelanfällen verbundenen Schwächezuständen. Das dauernde Erbrechen großer Mengen Flüssigkeit hat eine Reihe sekundärer Symptome zur Folge. Unter diesen ist die **Tetanie** das eindrucksvollste. Wahrscheinlich entsteht diese Form der Tetanie durch das dauernde

Erbrechen großer Mengen von Salzsäure, welches zu einer Alkalose führt. Die Eindickung des Blutes bedingt eine **Polyglobulie.** Die Harnmenge ist erheblich vermindert, starker Durst quält den an Wasser schwer verarmten Organismus. Die Schleimhaut der Mundhöhle und der Zunge ist ausgetrocknet. Läßt man den Kranken in Rückenlage entspannen und klopft vorsichtig auf die Magengegend, so sieht man durch die dünnen Bauchdecken hindurch eine lebhafte, auf den Pylorus zulaufende Peristaltik. Nicht selten ist diese Stenosenperistaltik auch ohne besondere mechanische Reizung zu erkennen.

Die Behandlung der Pylorusstenose, die man seit der verbesserten Diagnostik der Magenerkrankungen in voller Ausprägung immer seltener zu Gesicht bekommt, ist eine **chirurgische**. Ist ein sofortiger chirurgischer Eingriff nicht möglich, so muß der Magen regelmäßig gespült werden. Die Diät soll aus leicht resorbierbaren Kohlenhydraten bestehen. Es muß alles vermieden werden, was zur Gärung oder Fäulnis in dem erweiterten Magen führen kann. Bei starker Wasser- und Chlorverarmung müssen Einläufe mit physiologischer Kochsalzlösung gemacht werden. Da nicht selten ein pylorusnahes Ulkus durch hinzutretenden Spasmus eine organische Stenose vortäuscht, versuche man, den Krampf durch Atropin oder atropinhaltige Präparate zu lösen.

III. Darmerkrankungen

1. Allgemeines

Der Darm ist lebenswichtiger als der Magen. Ohne Magen kann der Mensch lange leben, ohne Darm dagegen nicht. Schon eine kurzdauernde toxische oder mechanische Lähmung des Darmes gefährdet das Leben aufs ernsteste, wie wir aus den Erscheinungen und dem Verlauf des Ileus wissen. Dagegen werden weitgehende Dünndarmresektionen jahrelang gut ertragen.

Im Dünndarm wird die Eiweiß- und Fettverdauung und -resorption praktisch durchgeführt und abgeschlossen. Auch diejenige der leicht verdaulichen Kohlenhydrate wird im Dünndarm durchgeführt. Dagegen fehlen dem Dünndarm Fermente, welche spezifisch auf die Hemizellulosen und Pektine eingestellt sind. Der Abbau dieser Stoffe geht im Dickdarm vor sich. Die Hemizellulosen und Pektine unterliegen im Dickdarm einer Nachverdauung durch die fermentative Tätigkeit der Bakterien. Auch eine gewisse Menge Stärke aus schwer verdaulichen Nahrungsmitteln wird im Dickdarm zerlegt und aufgesogen.

Erkrankungen des unteren Duodenums und des Dünndarms führen zu Störungen der Resorption. Diese Resorptionsstörungen sind Folgen der Änderung der Schleimhautbeschaffenheit, der abnormen Beschaffenheit des Dünndarminhaltes und der damit häufig verbundenen Beschleunigung der Peristaltik. Der Dünndarminhalt ist in seiner Zusammensetzung weitgehend abhängig von der chemischen und motorischen Tätigkeit des Magens. Wenn die Funktionen des Pylorus gestört sind, kann es zum Übertritt mangelhaft vorverdauten Mageninhaltes in das Duodenum und den Dünndarm kommen. Der Pylorus hat die eminent wichtige Aufgabe, jeweils nur so große Mengen von Mageninhalt auf die Rieselfläche des Dünndarms treten zu lassen, wie dieser verarbeiten kann.

Die häufigste Darmerkrankung ist die **Diarrhöe**. Unter dem Begriff der Diarrhöe werden abnorm wasserreiche, weiche oder flüssige Entleerungen verstanden. Die Zahl derselben ist vermehrt. Es kommt vor, daß abwechselnd normale Kotballen und flüssige Stühle oder beides gleichzeitig abgesetzt werden. Besonders bei **karzi-**

nomatösen Erkrankungen des Rektums werden unter quälenden Tenesmen häufig kleine Mengen blutigen Schleims oder mit Gewebsfetzen untermischten Eiters abgesetzt, daneben aber richtig geformte Kotballen. Die Kranken klagen dem Arzt gegenüber ihre quälenden Durchfälle. Auch der mechanische Reiz eingedickter, harter Skybala bei Obstipierten kann periodenweise zu Diarrhöen mit umschriebenem Katarrh führen.

Durchfall ist also an sich keine Krankheit, sondern nur ein Symptom, ein Hinweis auf primäre oder sekundäre Erkrankungen des Darms; es ist daher unrichtig, den **„Durchfall"** mit dem **Darmkatarrh** zu identifizieren.

Ätiologie der Diarrhöe. Der erhöhte Wassergehalt der Fäzes kann in beschleunigter Peristaltik, verminderter Aufsaugung oder vermehrter Absonderung seine Ursache haben. Unter diesen Möglichkeiten spielt die vermehrte Absonderung von Flüssigkeit durch die Darmschleimhaut die erste Rolle. Je stärker der Reiz, um so eiweißreicher ist die Flüssigkeit, die in den Darm sezerniert wird. Bei Ruhrkranken hat man Eiweißverluste bis zu 40 g in 24 Stunden allein durch die Darmentleerungen festgestellt. Die Reize, welche zur Diarrhöe führen, können erstens von der **Darmwand,** zweitens vom **Darminhalt,** drittens vom **Nervensystem** und viertens vom **Blut** ausgehen.

Zu den **anatomischen Veränderungen** des Darmes, welche zur Diarrhöe führen, gehören neben den Neubildungen vor allem die geschwürigen Prozesse. Dieselben haben sehr verschiedene Ursachen, bei denen wir folgende unterscheiden können:

Geschwürsformen infolge nekrobiotischer Vorgänge, zu denen embolische und thrombotische Geschwüre, die peptischen Magen- und Duodenalgeschwüre und solche im Anschluß an Gastroenterostomien zu rechnen sind. Auch die Geschwüre nach Verbrennungen gehören zu dieser Gruppe.

Die zweite Gruppe umfaßt die Geschwürsbildungen bei akuten Infektionskrankheiten: Typhus, Ruhr, Milzbrand, Sepsis, Erysipel und Variola.

Die dritte Gruppe umfaßt Geschwürsbildungen bei chronischen Infektionskrankheiten: chronische Ruhr, Tuberkulose, Syphilis, Gonorrhöe, Aktinomykose und Bilharzia.

Zur vierten Gruppe rechnen wir die Geschwüre bei hämorrhagischen Diathesen und Blutkrankheiten. Hierher gehören die verschiedenen Formen der Leukämie, der Skorbut, die Agranulozytose und Lymphogranulomatose.

In einer letzten Gruppe lassen sich die toxischen Geschwürsformen zusammenfassen. Hier sind vor allem die Geschwüre nach Quecksilber-, Arsen- und Phosphorvergiftung zu nennen und die Geschwüre bei chronischer Urämie.

Die Allgemeinsymptome geschwüriger Prozesse im Darm sind natürlich von der **Zahl,** der **Ausdehnung** und dem **Sitz** der Geschwüre abhängig, und es ist verständlich, daß bei einzelnen Geschwüren das Fieber und die Beeinträchtigung des Ernährungszustandes vollständig fehlen können, während in anderen Fällen die geschwürigen Prozesse zu schwerer Kachexie und Anämie führen. Auf jeden Fall müssen chronische Durchfälle sofort den ganzen differentialdiagnostischen Apparat in Bewegung setzen, weil von der Differentialdiagnose die rechtzeitige Seuchenbekämpfung und eine wirksame Therapie abhängen.

Wichtig ist, daß toxische Beeinflussung des Darms von außen durch in der Nachbarschaft gelegene Abszesse zur eitrigen Entzündung des Darmes Anlaß geben kann. In jedem Falle muß bei dem Befund von Eiter, Schleim und Blut im Stuhl auch die Differentialdiagnose gegenüber ulzerierten Karzinomen in Betracht gezogen werden. Unter den anatomischen Veränderungen, welche besonders hartnäckige, wäßrige Diarrhöen bewirken, steht das Darmamyloid an erster Stelle.

Es wird bekanntlich besonders oft bei fortgeschrittenen Tuberkulosen gefunden. Die Stühle können sich durch hohen Fettgehalt bei entsprechender Zufuhr auszeichnen.

2. Diarrhöen, welche vom Darminhalt ausgehen

a) Die bazilläre Ruhr

Die Bazillenruhr wird als leicht übertragbare menschliche Infektionskrankheit in dem Kapitel über Infektionen abgehandelt. Die Dysenterie stellt eine im Dickdarm mit Geschwürsbildungen ablaufende Entzündung dar, die zu häufigen blutig-schleimigen Entleerungen führt. Die Erreger sind die Ruhrbazillen, kurze, unbewegliche, gramnegative, sporenlose Stäbchen, welche oral durch Kotinfektionen oder indirekt durch infizierte Nahrungsmittel oder Gebrauchsgegenstände übertragen werden. Auch die Fliegen spielen bei der Keimverschleppung eine Rolle. Unter den Giftstoffen der Ruhrbazillen werden Ekto- und Endotoxine unterschieden. Die Kruse-Shiga-Keime bilden sowohl Ekto- als auch Endotoxine, die Kruse-Flexner-Gruppe nur Endotoxine, während der Kruse-Sonne-Bazillus neben Endotoxinen nur geringe Mengen Ektotoxine zu bilden scheint. Die Erreger haften vor allem in der Dickdarmschleimhaut. Sie sind säureempfindlich und werden vom normalen Magensaft in 15—20 Minuten abgetötet.

Anatomisch werden bei der Ruhr 3 Stadien unterschieden:

1. Die katarrhalische Entzündung mit einfacher Hyperämie und beginnender Infiltration. In diesem Stadium werden dünnbreiige bis flüssige, übelriechende Stühle abgesondert.

Im 2. Stadium schwellen die Lymphfollikel an. Es kommt zur Epithelnekrose und zur Entleerung schleimig-blutiger Stühle.

Im 3. Stadium bilden sich Geschwüre mit diphtherischen Auflagerungen. Die Stühle enthalten neben Blut und Schleim auch Eiter und Epithelfetzen.

Die Erkrankung setzt mit mehr oder weniger erhöhter Körpertemperatur, Appetitlosigkeit, Mattigkeit, Übelkeit und Erbrechen ein. Bald treten heftige Leibschmerzen mit intensiven Tenesmen hinzu. Infolge des Blutflüssigkeits- und Eiweißverlustes magern die Patienten rasch ab, werden blaß und anämisch. Die **Milz** ist nicht palpabel.

Wichtig sind die Komplikationen, unter welchen Arthritiden, Neuritiden, Zystitiden und Urethritiden besonders hervorzuheben sind. Der Ruhrrheumatismus ist oft die Folge relativ leichter Darmerkrankungen.

Therapie. Die Bakterienruhr ist — wie ich schon 1942 zeigte — durch energische Sulfonamidbehandlung mit Sicherheit zu bekämpfen. Man gibt pro Tag 10 g Globucid oder Eleudron und sieht schon am 3.—4. Behandlungstage die Durchfälle sistieren und den Darm keimfrei werden.

b) Die Amöbenruhr

Unter den Diarrhöen, welche vom Darminhalt ausgehen, spielen die **Protozoendiarrhöen** eine besonders wichtige Rolle. Die **Amöbenruhr**, hervorgerufen durch die Entamoeba histolytica und tetragena, kann ein exquisit chronisches Darmleiden von jahrelanger Dauer und schleichendem Verlauf sein. Es kommt zu Geschwürsbildungen, welche von vornherein tief in die Schleimhaut, besonders der Ileozökalgegend eindringen. Die Amoeba dysenteriae führt bekanntlich auch zu den sog. tropischen Abszessen der Leber. Diese Abszesse können bei gleichzeitig bestehender Dysenterie solitär auftreten. Die Dysenterie kann abheilen und der Abszeß zurückbleiben, ohne daß das übrige Lebergewebe in Mitleidenschaft gezogen wird. Kommt es zur Abkapselung des Abszesses, so kann er, ohne klinische Erscheinungen zu machen, noch lange Jahre bestehen und wird dann zufällig bei der Obduktion gefunden.

Therapeutisch hat sich gegen die Amöbenruhr das spezifisch wirkende Emetinum hydrochloricum 0,05—0,1 als günstig erwiesen. Man injiziert zweckmäßigerweise an 6 aufeinanderfolgenden Tagen 0,06 g und wiederholt die Kur nach 2—3 Wochen. Auch das Yatren in Form von Pillen zu 0,25 4—5mal täglich hat bei chronischer Amöbenruhr seine Wirksamkeit erwiesen.

Ein anderer gefährlicher Darmschmarotzer, welcher sich an seiner Beweglichkeit in körperwarm untersuchten Stühlen leicht nachweisen läßt, ist das elliptische, mit Flimmerhaaren versehene **Balantidium Coli**. Im Schweinedarm lebt es als harmloser Parasit, beim Menschen kann es schwere, ruhrartige Krankheitsbilder verursachen.

Therapeutisch haben sich mir neben Chinineinläufen 1 : 1000 und Emetin besonders Antimonpräparate bewährt.

Wie weit die **Lamblia intestinalis** (Cercomonas intestinalis, Megastoma entericum) pathogen wirken kann, ist noch unklar. Die Lamblien werden in besonders großer Zahl bei Ödemkranken beobachtet. Sie werden beschuldigt, hartnäckige Diarrhöen zu veranlassen. Man kann die Lamblien durch Atebrin rasch vertreiben. Bei den Ödemkranken sind die Diarrhöen danach aber nur in vereinzelten Fällen verschwunden.

Auch der Reiz von Eingeweidewürmern kann gelegentlich, wahrscheinlich infolge der Wirkung giftiger Absonderungsprodukte, Diarrhöen verursachen.

c) Gärungsdyspepsie
(Gärungsenterokolitis, gastrogene Diarrhöe)

Die Gärungsdyspepsie wird in Zeiten, in denen die Nahrung hauptsächlich aus Kohlenhydraten besteht, besonders häufig beobachtet. Die als Gärungsdyspepsie definierte Verdauungsstörung tritt dann ein, wenn häufig große Mengen schwer aufschließbaren, gärungsfähigen Nahrungsmaterials in den oberen Dünndarmabschnitten nur teilweise resorbiert werden und in den Gärkessel des Zökums gelangen. Hier und im gesamten Dickdarm kommt es unter Wandlung der Darmflora zur sauren Gärung. Für diese Störung werden folgende Momente ursächlich beschuldigt: Einseitige, überreichliche Kohlenhydratkost, reichlicher Gehalt derselben an Zellulosen und Hemizellulosen, besonders langdauernde, überreichliche **Verabreichung schwer angreifbarer Leguminosen** (Bohnen, Erbsen, geschroteter Mais, Dörrgemüse und Brot aus hochausgemahlenem Korn), beschleunigte Dünndarmperistaltik, Fermentmangel oder Fermentschwäche und schließlich ein Hinaufwandern der azidophilen Flora in den Dünndarm. Die Nahrungsmittel gelangen schlecht verdaut in den unteren Dünndarm. Hier kommt es dann zu einer nachträglichen, fermentativen Andauung der Zellulosehüllen durch Bakterien und Herauslösung von Kohlenhydraten. Diese verfallen der Gärung, wobei nicht unbeträchtliche Säuremengen gebildet werden. Die Säuerung des Chymus ist nun ihrerseits wieder imstande, die Wirkung des diastatischen Ferments zu hemmen. Allmählich setzt unter den Bedingungen der sauren Gärung eine Wandlung der Bakterienflora ein. Die azidophilen Arten (Bacillus bifidus, Bacillus acidophilus, einige Hefen, lange Milchsäurebazillen und vor allem die Buttersäurebazillen) gewinnen die Oberhand. Wenn normalerweise Fäulniserreger die dominanten Bakterienarten im Dickdarm darstellen, so gedeihen nunmehr in erster Linie die Erreger der „sauren Gärung". Schon das nach Gram gefärbte Bakterienbild zeigt ein Überwiegen der grampositiven Arten (Buttersäure-, Azidophilus- und Milchsäurebazillen) gegenüber den gramnegativen der Koligruppe. Der wirksamste Säurebildner ist ein zu den fakultativen Anaerobiern gehöriger Bazillus, nämlich der **Bacillus saccharobutyricus immobilis.**

Die Entleerungen der Kranken mit Gärungsdyspepsie fallen durch ihren säuerlichen, stechenden Geruch auf, der auf flüchtige Fettsäuren zurückzuführen ist und sich durch Erhitzen z. T. vertreiben läßt.

Nicht alle Menschen, bei denen vorübergehend saure Gärungsstühle gefunden werden, sind als Kranke anzusehen. Erst dann, wenn die Darmgärungen zu Beschwerden führen und die gebildeten Säuren **sekundär enteritische oder kolitische Erscheinungen** hervorrufen, darf man von „Gärungsdyspepsie" sprechen. Bei dieser Erkrankung klagen manche Patienten über Drücken, Ziehen und Kollern im Leibe. Bei einigen steigern sich die Beschwerden zu heftigen Koliken. Die schaumigen Gärungsstühle werden in größerer Zahl abgesetzt. Besonders nach gewissen Leguminosen (Bohnen, Erbsen, Dörrgemüse), nach gequetschtem Weizen und geschroteter Gerste treten diese Beschwerden hervor; Kartoffeln und Kartoffelflocken machen seltener, Reis, Weißbrot und Nudeln fast nie Beschwerden. Häufig wird über „Geschwollensein" nach dem Essen, Auftreibung des Leibes und Darmgurren geklagt. In fast allen Fällen wird eine erheblich gesteigerte Flatulenz angegeben. Fragt man, seit wann die Stühle ihre feste Konsistenz verloren haben, so hört man, daß meist schon seit Monaten ein breiiger, massiger Stuhl mehrfach am Tage entleert wurde. Die Kranken sind meist bei gutem Appetit. Trotz ausreichender Kost und geringer oder mäßiger körperlicher Beanspruchung sind sie *untergewichtig*. Das Unterhautfettgewebe ist geschwunden. Häufig findet man ein sehr mangelhaftes Gebiß. Die Zunge ist nicht eigentlich belegt, häufig aber, besonders bei Vorliegen zahlreicher Durchfälle sehr trocken. Der Leib ist aufgetrieben, aber niemals prall gespannt. Die Betastung des Leibes ist nicht schmerzhaft. Spastische Kontraktionen einzelner Darmschlingen findet man in den *reinen* Fällen nicht. Die Magenuntersuchung ergibt nur in seltenen Fällen ganz normale Werte. Meist findet man niedrige Zahlen für die freie Säure und die Gesamtazidität. Oft fehlt die freie Säure ganz. Damit ist dann der Übergang zur *gastrogenen Dyspepsie* gegeben, die sich überhaupt von der Gärungsdyspepsie nicht in allen Fällen abgrenzen läßt. Die Stühle sind auch hier dick- und dünnbreiig, von Schaumblasen durchsetzt. Die Gasentwicklung ist bei beiden Krankheiten verschieden stark ausgebildet. Im Gärungsröhrchen werden von 10 ccm frischer Fäzes in 14 Stunden bei 37^0 zwischen 10—40 ccm Gas gebildet, oft auch mehr. Hat die Dyspepsie längere Zeit bestanden, so findet man in fast allen Fällen Schleim in feinen, etwa sagokorngroßen Klümpchen, selten in größeren Fetzen dem Stuhl beigemischt. Blut fehlt. An Nahrungsstückchen findet man größere Bruchstücke von Bohnen, Erbsen und Kartoffelstückchen. Bei schneller Darmpassage und Störungen der Magensaftproduktion sind auch Bindegewebsfäden und Reste unverdauten Fleisches erkennbar. Das mikroskopische Präparat des Stuhls läßt zahlreiche Zellulosereste erkennen. Leukozyten und Darmepithelien werden nur ausnahmsweise gesehen, meist in der Umgebung von Schleimflocken. Ein charakteristisches Bild liefert das *Jodpräparat*. Man findet im Gärungsstuhl immer zahlreiche durch Jod blau- resp. rotgefärbte Partikel, die als Stärkereste oder Erythrodextrin anzusehen sind. Daneben finden sich zahlreiche mit Jod sich bläuende Bakterien oder Bakteriensporen. Am auffallendsten sind die aus groben, ovalen, hefeartigen Gebilden zusammengesetzten Clostridienhaufen. Lange Ketten von kurzen, dicken Stäbchen und lange, feine Stäbe, die die jodfärbbare Substanz in Gestalt feinster schwarzblauer Körnchen im Bakterienleib eingeschlossen enthalten (Granulosebazillen), beherrschen das Bild. Fett oder Seifenreste findet man nie, was sich aus der sehr geringen Fettaufnahme mit der Nahrung leicht erklärt.

Als Ursache der Gärungsdyspepsie wird — wie schon gesagt — die eiweißarme, einseitige Kohlenhydratkost angeschuldigt, welche infolge Minderung des adäquaten Reizes die Salzsäureproduktion im Magen herabsetzt. Im gleichen Sinne wirkt das Fehlen der Gewürze.

An den inneren Organen sind klinisch keine Veränderungen nachweisbar. Haben die Gärungserscheinungen längere Zeit hindurch bestanden, so treten die Zeichen eines chronischen Darmkatarrhs mehr in den Vordergrund, was sich durch gelegentliche Temperatursteigerungen (nicht über 38,5^0), die sonst fehlen, und besonders durch Vermehrung der Schleimbeimengungen und gelegentliches Flüssigwerden der Entleerungen kund tut. Es entwickelt sich langsam das Bild des sekundären Gärungskatarrhs. Treten Infektionen hinzu, so wird das Bild der Gärungsdyspepsie verschleiert. Bemerkenswert ist, daß die Komplikation mit einer Ruhrinfektion, besonders mit dem giftarmen Typus der Ruhrbazillen, den bakteriologischen Nachweis derselben oft vermissen läßt. Die großen Säuremengen, die neben den schleimigen Entleerungen der Ruhr ausgeschieden werden, hemmen die Entwicklung des Ruhrkeimes besonders dann, wenn infolge der Nachgärung die Ruhrkeime längere Zeit den Säuren ausgesetzt werden.

Die **Behandlung** der Gärungsdyspepsie allein mit medikamentösen Mitteln, die auf eine Darmdesinfektion abzielen (Salizylmilch, Benzolderivate), ist undankbar, wenn nicht unmöglich. Am raschesten kommt man mit diätetischen Maßnahmen zum Ziele. Vermeidung einseitiger, übermäßiger Kohlenhydratkost, vor allem aber zellulosereicher Gemüse. Bevorzugung von Weißbrot, Nudeln, geschältem Reis unter Vermeidung aller zellulosehaltigen Schlacken. Wenn möglich, Einschaltung einiger „reiner Fleischtage". Wegen der möglichen Komplikation mit Ruhrkeimen ist eine 10tägige Behandlung mit Sulfonamiden auf jeden Fall gerechtfertigt.

d) Fäulnisdyspepsie

Die Fäulnisdyspepsie ist eine wesentlich seltenere Erkrankung. Beim gesunden Erwachsenen spielen sich im Dünndarm keine Fäulnisvorgänge ab. Die Fäulnis soll unter physiologischen Verhältnissen an der Ileozökalklappe ihre Grenze finden. Eine gesteigerte Fäulnis kommt unter krankhaften Verhältnissen besonders dann vor, wenn von der Darmwand reichlich eiweißhaltige Flüssigkeit abgesondert wird. Schon ein einfacher Dickdarmkatarrh kann dazu Anlaß geben. Besonders stark werden die Fäulnisvorgänge, wenn von großen Geschwürsflächen oder zerfallenden Neubildungen seröse, blutige oder eitrige Flüssigkeitsmassen abgesondert und durch die Mitwirkung der Bakterien faulig zersetzt werden. Die besonders übelriechenden Entleerungen der Kranken mit Darmkrebs weisen auf solche gesteigerten Fäulnisvorgänge hin. Neben Methan, Kohlensäure und Wasserstoff werden vor allem die stinkenden Gase Methylmerkaptan und Schwefelwasserstoff gebildet. Wenn der Inhalt im Dickdarm durch Stenosen gestaut wird, so führt diese Stauung nur dann zu erhöhter Fäulnis, wenn der Inhalt dünnbreiige oder flüssige Konsistenz hat. Bei der Obstipation kommt es dagegen nicht zu gesteigerter Fäulnis.

Die **Beschwerden** bei der Fäulnisdyspepsie ähneln denen der Gärungsdyspepsie. Die Hauptklagen sind diarrhoische Entleerungen, welche mit Verstopfung wechseln können. Leibschmerzen spielen eine untergeordnete Rolle und fehlen häufig ganz. Nicht selten wird über gesteigerte Flatulenz, Unruhe und vermehrte Darmtätigkeit geklagt. Bei der unkomplizierten Fäulnisdyspepsie fehlt Blut immer im Stuhl, der Schleim wenigstens anfänglich. Bei der Brutschrankprobe stellt sich auch Gasbildung ein.

Die **Behandlung** der Fäulnisdyspepsie sollte, wenn die Erscheinungen quälend werden, im Krankenhaus erfolgen. Hier müssen nach Verabreichung einer Probekost die Art der Verdauungsstörungen und ihre Ursachen genau eruiert werden. Vor allem ist auf den Zustand des Gebisses und die Verhältnisse der Magensekretion zu achten. Es ist klar, daß bei der Fäulnisdyspepsie vor allem faulfähige Substanzen in der Nahrung zu meiden sind, besonders solche Nahrungsmittel, welche, wie roher Schinken und Schabefleisch, viel Bindegewebe enthalten. Die Fleischnahrung, ebenso wie andere Eiweißträger in der Nahrung (Käse) sind möglichst einzuschränken. Auch sollen alle schlackenreichen Nahrungsmittel, welche unverdauliche Zellulose enthalten (Gemüse, Kohlsorten, grobes Brot), eingeschränkt werden, weil durch sie eine vermehrte Absonderung eiweißhaltigen Darmsaftes bedingt wird. Milch wird in der Regel gut vertragen, auch emulgierte pflanzliche und tierische Fette schaden nicht. Bei der Umstellung auf eine kohlenhydratreiche Kost muß man an die Möglichkeit eines Umschwunges von Fäulnisdyspepsie zu Gärungsdyspepsie denken. Planlose Anwendung von Abführmitteln ist streng zu meiden. Medikamentös bewähren sich in manchen Fällen Tanninpräparate (Tannigen oder Tannalbin, 3mal täglich 0,5—1 g). Auch Heidelbeerwein und guter, alter Rotwein werden empfohlen. Bei Neigung zu Darmspasmen sind Atropin und seine Derivate am Platze. Kuren in gut geleiteten Anstalten, z. B. in Kissingen, Mergentheim, Marienbad, Homburg, haben gute und dauernde Erfolge.

3. Einheimische Sprue

Krankheitsbild. An erster Stelle in der Vorgeschichte der Krankheit stehen jahrelange Beschwerden von seiten des Magen-Darmkanals, die, anfänglich nicht ernst genommen, schließlich zu einer so weitgehenden Verschlechterung des Allgemeinbefindens und zu so hochgradigem Kräfteverfall führen, daß ärztliche Hilfe gesucht wird. Klagen über lästigen Meteorismus, anfallsweise auftretende Durchfälle, Magenbeschwerden, Appetitlosigkeit und schließlich Erbrechen stehen im Vordergrunde. Gelegentlich bekommen die Kranken einen wahren Heißhunger, den sie durch Aufnahme großer Nahrungsmengen zu befriedigen suchen. Meist führen dann solche Diätfehler zu einer akuten Verschlimmerung des Krankheitsbildes. Viele Patienten sind frühzeitig gealtert, weitgehend entkräftet und hochgradig abgemagert. Das Skelettsystem zeigt eine mehr oder weniger ausgesprochene Osteoporose des Beckens, der Wirbelsäule und der Extremitätenknochen. Die Wirbel sind häufig zusammengesintert. Dadurch kommt es zu einer Verringerung der Körpergröße um mehrere Zentimeter. Die Muskulatur ist hochgradig atrophisch. Im Gegensatz zu dieser weitgehenden Abmagerung steht der meteoristisch aufgetriebene Leib. Die Haut ist trocken. Manchmal zeigt sich ein eigenartig graubräunliches Kolorit. In den Endstadien werden gelegentlich Schleimhautblutungen beobachtet. Die Haare sind strähnig, die Nägel oft brüchig und aufgesplittert. Die Symptome an Haaren und Nägeln sind aber für die Sprue nicht charakteristisch. Ähnliche Veränderungen werden auch bei eiweißarmer Kost häufiger beobachtet.

Die Verdauungsorgane. An der Zunge findet sich gelegentlich eine atrophische Glossitis. Die Funktionen des Magens sind häufig gestört. Eine Achylie mit Fehlen der freien Salzsäure ist mehrfach gefunden worden. Die sekretorische Funktion des Magens kann, selbst wenn eine histaminrefraktäre Achylie vorgelegen hat, mit vorübergehender Besserung der Krankheit wieder verstärkt einsetzen, und die Salzsäureproduktion kann wieder in Gang kommen. In diesem Tatbestand liegt ein sehr wesentlicher Unterschied gegenüber den Befunden bei perniziöser Anämie.

Der **Grundumsatz** entspricht, bezogen auf das verminderte Körpergewicht, im allgemeinen dem Sollwert.

Bei vielen Fällen von Sprue treten Veränderungen des Blutes und der blutbildenden Organe auf. Das wesentliche ist eine fortschreitende Anämie, welche sowohl hypo- als auch hyperchromen Charakter zeigen kann. Die **hyperchrome Anämie** ist die häufigere Form der Blutarmut der Spruekranken. Hämatologisch findet man Megalozytose und im Knochenmark eine deutliche Vermehrung der Megaloblasten. Eine strenge Unterscheidung von der echten, kryptogenetischen perniziösen Anämie ist nach den hämatologischen Bildern allein nicht möglich. Klinisch fehlen häufig die histaminrefraktäre Achylie, die Zeichen der gesteigerten Hämolyse und die sog. Leukomyelose. Die Perniziosa der Spruekranken weist im Gegensatz zur echten von Biermerschen Erkrankung stets normale Blutbilirubinwerte auf. Die Blutkörperchensenkungsgeschwindigkeit verhält sich verschieden.

Die **Eiweißresorption** ist bei Spruekranken wenig oder gar nicht gestört. Die hohen Stickstoffmengen des Stuhls sind nicht der Ausdruck verminderter Resorption, sondern pathologisch gesteigerter Sekretion, weil die N-Verluste mehr von der Menge des Stuhls als von der Größe der Eiweißzufuhr abhängig sind.

Im Gegensatz zur Fettausnutzung ist die **Fettspaltung** bei Spruekranken nicht gestört. Man findet im Maximum 58% Neutralfett im Stuhl. Meist ist der Anteil des nichtgespaltenen Fettes wesentlich geringer. Diese Tatsache ist wichtig für die Differentialdiagnose gegenüber den Fettausnutzungsstörungen bei Pankreasaffektionen, bei welchen bekanntlich die Fettspaltung erheblich vermindert ist. Das wesentlichste hinsichtlich der Stuhlbefunde bei der Sprue ist demnach die **schwere Störung der Fettresorption bei normaler Spaltung der Nahrungsfette.** Diese Tatsache steht in guter Übereinstimmung mit den Ergebnissen der Blutuntersuchungen nach Fettzufuhr. Während unter normalen Bedingungen jede reichlichere Fettzufuhr zu einer alimentären Hyperlipämie führt, bleibt die Trübung des Serums durch vermehrten Fettgehalt des Blutes z. B. nach Ölbelastung bei Spruekranken aus. Über die Ursachen der Fettresorptionsstörung bei der Sprue kann bisher nichts Sicheres ausgesagt werden.

Therapie. Die therapeutischen Konsequenzen aus den Resorptionsstudien bei Spruekranken sind folgende: Man muß ein Kostregime aufstellen, das sich aus möglichst leicht aufschließbaren Kohlenhydraten als Hauptkalorienträger zusammensetzt. Die Fettmengen sind möglichst gering zu halten. Eine einseitige Eiweißkost hat sich nicht bewährt. Es soll aber so viel Eiweiß zugeführt werden, daß das Minimum reichlich gedeckt ist, vor allem auch bei Berücksichtigung der erhöhten Exkretion. Bei fortgeschrittener Krankheit ist an die sekundären Komplikationen durch Kalk- und Vitaminverluste zu denken. Bei manchen Kranken kommt es zu echten tetanischen Anfällen, deren Ursache die Hypokalzämie ist. Die Anfälle lassen sich nur durch **intravenöse** Kalziuminjektionen beseitigen. Die Medikation von AT. 10 und die enterale Zufuhr von Kalkpräparaten haben keinerlei Wirkung, weil das Kalzium vom Darm in fortgeschrittenen Fällen nicht genügend resorbiert wird. Das gleiche gilt für das Vitamin C. In einer Reihe von Fällen von fortgeschrittener Sprue ist das Auftreten von Haut- und Schleimhautblutungen beobachtet worden, welches am wirksamsten durch parenterale Zufuhr von Askorbinsäure bekämpft wird.

Die **symptomatische Form der Sprue** sieht man bei Gastrokolonfisteln, bei Mesenterialdrüsentuberkulose, bei Lymphangitis carcinomatosa der mesenterialen Lymphgefäße und bei Lymphogranulomatose. Die Fettstühle bei Pankreasinsuffizienz dagegen kommen durch verminderte Absonderung des Steapsins und Trypsins mit ihren Folgen, vor allem einer geringeren Fettspaltung der Stuhlfette, zustande und lassen sich dadurch von den Stühlen bei der echten Sprue unterscheiden. Auch nach großen Dünndarmresektionen kommt es begreiflicherweise zu erhöhten Fettverlusten mit dem Stuhl.

Unter **Gee-Herter-Heubnerscher Erkrankung** oder intestinalem Infantilismus oder Zöliakie wird ein Krankheitsbild verstanden, das man am besten als Sprue der Kinder bezeichnet. Die wesentlichen Symptome dieses Krankheitsbildes gleichen vollkommen denen der Sprue der Erwachsenen.

Im Vordergrund stehen die lehmartigen, weißlichgelb aussehenden, oft stark stinkenden, ungeformten, breiigen Entleerungen. Die Masse der Stühle kann besonders zu Zeiten großer Gewichtsabnahme die Menge der eingenommenen Nahrung weit überschreiten. Die Zahl der einzelnen Entleerungen beträgt zwei bis vier am Tage. Es kommen jedoch Tage vor, an denen überhaupt kein Stuhl entleert wird. In den Stühlen finden sich neben Fleischfasern und Speiseresten besonders große Mengen von Fett, Fettsäurenadeln und Seifen, wobei nur ein kleiner Anteil, etwa 10—20%, auf das Neutralfett entfällt.

Auch die Ätiologie und Pathogenese der kindlichen Sprue liegt vollkommen im Dunkeln. Die Kinderärzte weisen auf neuropathische Züge bei ihren Patienten und deren Eltern hin und glauben an anlagemäßig bedingte Faktoren als Ursache dieser Erkrankung.

Die an Sprue erkrankten Kinder zeigen häufig eine sehr erhöhte Ausscheidung organischer Säuren, also eine erhebliche Azidose. Die Alkalireserven sind deutlich herabgesetzt. Die Säuren entstehen durch bakterielle Zersetzung der Nahrung, insbesondere der Kohlenhydrate und der Fette. Diese großen Säuremengen lösen einen alkalischen Saftstrom aus, welcher zu einer Demineralisation des Organismus führt. Die Demineralisation wieder führt zur Osteoporose und zu mangelndem Wachstum. Die starke Senkung des Kalziumspiegels hat tetanische Krämpfe mit „Pfötchenstellung der Hände", Trousseauschem und Chvostekschem Symptom zur Folge. In schweren Fällen lassen sich diese Kalkmangelsymptome nur durch intravenöse, nicht aber perorale Kalziumzufuhr bekämpfen. Bei Kindern sollen die Tetanieanfälle gerade dann einsetzen, wenn es ihnen besser geht und wenn Gewichtszunahmen das Krankheitsbild hoffnungsvoll erscheinen lassen.

Ebenso wie bei der Sprue der Erwachsenen sind auch bei der kindlichen Sprue **Erhöhungen des Grundumsatzes** beobachtet worden, welche wohl durch die starke Sekretion und Exkretion in den Darm, die eine große innere Arbeit darstellen, bedingt sind.

Die Therapie der kindlichen Sprue muß auf die Bekämpfung der Azidose und der Tetanie abgestellt sein. Besonders empfohlen wird, auch bei Kindern von zwei, drei oder mehr Jahren, die Frauenmilch. Obwohl die Frauenmilch das fettreichste Nahrungsmittel ist, gelingt es doch, durch diese Kost auch schwere Fälle zur Heilung zu bringen.

4. Colitis ulcerosa

Zu den schwersten Erkrankungen des Darms gehört die Colitis ulcerosa, auch Colitis gravis, chronica, suppurativa genannt. Die Krankheit ist aus dem Grunde so bösartig, weil eine völlige, auch anatomische Ausheilung selten beobachtet wird, mit Rückfällen stets gerechnet werden muß und Komplikationen verschiedenster Art drohen. Ihrem Erscheinungsbild und Verlauf nach steht die Colitis ulcerosa der Dysenterie sehr nahe. Es ist nicht immer leicht, besonders, wenn in der Anamnese eine Ruhr bekannt ist, die Colitis ulcerosa von der chronischen Dysenterie zu trennen. Daß es sich tatsächlich um ein eigenes Krankheitsbild handelt, wird daraus geschlossen, daß auch bei sorgfältigster Untersuchung keiner der bekannten Ruhrerreger und keines der anderen als pathogen bekannten Bakterien oder Protozoen bei den Kranken mit Colitis ulcerosa gefunden werden konnte.

Die pathologisch-anatomischen Befunde erstrecken sich auf den ganzen Dickdarm und können bis zum Zökum reichen. Sie bestehen im wesentlichen in einer geschwürigen Entzündung der Schleimhaut, welche stark hyperämisch und verdickt und mit Leukozyten infiltriert ist. Die Schleimhaut ist mit Eiter, Blut und Schleim bedeckt. Die Geschwüre sind in großen Mengen vorhanden, in allen Abstufungen von geringfügigen, oberflächlichen Defekten bis zu markstückgroßen, tiefen Substanzverlusten. In schwersten Fällen bleiben nur kleine intakte Schleimhautinseln übrig.

Ätiologie. Über die Ätiologie ist wenig Sicheres bekannt. Die bakteriologische Diagnostik hat versagt. Auch Protozoen, Balantidien sind nicht gefunden worden. Man hat virulente Abarten des Bacterium Coli, Bazillen der Gärtnergruppe und Streptokokken besonderer Art angeschuldigt, ohne daß solche Behauptungen sich durchsetzen konnten. Agglutinationsversuche mit Dysenterie-FLEXNER-Bazillen fielen negativ aus. In einer Reihe von Fällen wird eine Bluteosinophilie gefunden, die auf allergische Vorgänge hinweist.

Klinisches Bild. Die Krankheit beginnt allmählich und wenig charakteristisch. Sie kann sich an chronische Diarrhöen, die gelegentlich die Folge einer Gärungsenterokolitis sind, anschließen. Wie bei der Sprue wechseln Zeiten leidlichen Wohlseins mit solchen akuter Verschlimmerung ab. Der Krankheitsprozeß kann sich über Jahre hinziehen. Nur ausnahmsweise führt das Leiden ohne wesentliche Unterbrechungen unter ausgedehnter Zerstörung der Schleimhaut zum Tode. Die ersten akuten Stadien verlaufen unter dem Bilde einer schweren Infektion mit remittierendem Fieber und anderen allgemeinen Begleiterscheinungen.

Die **Entleerungen** sind dünnflüssig, enthalten Schleim, Eiter und Blut. Auch bei sorgfältigster Diät kann es zu Koliken kommen, so daß der Kranke jede Nahrungsaufnahme scheut. Der **Leib** ist im akuten Stadium leicht aufgetrieben. Im Unterbauch, der besonders links druckempfindlich ist, fühlt man bei sorgfältiger Betastung in der linken Fossa ilica einen walzenförmig kontrahierten Darmabschnitt, welcher gelegentlich als tumorartige Resistenz imponiert. Dieser Befund ist aber durchaus nicht charakteristisch. Man kann ihn in gleicher Weise auch bei der chronischen Ruhr erheben. Jeder kleine Infekt, stärkere Abkühlungen oder Diätfehler führen zu mehr oder weniger heftigen Rezidiven. Je rascher diese aufeinanderfolgen, um so mehr kommen die Kranken herunter, magern ab und werden anämisch. Die Abmagerung ist vielleicht außer auf die verminderte Nahrungsaufnahme auch auf Störungen der Nahrungsausnutzung zurückzuführen, welche auf eine Mitbeteiligung des Dünndarms hinweisen.

Rektoskopische Untersuchungen dürfen nur mit äußerster Vorsicht durchgeführt werden. Die Schleimhaut ist sehr verletzlich und empfindlich. **Röntgenologische** Untersuchungen zeigen eine Marmorierung, welche durch Niederschläge der schattengebenden Substanz auf der ungleichmäßig erkrankten Schleimhaut zurückzuführen ist. Die normale Haustrierung fehlt immer dann, wenn die Darmwand durch entzündliche Infiltrationen erstarrt ist.

Als **Komplikationen** werden Blutungen, die unter Umständen lebensgefährlich sein können, beobachtet. Die Blutungen stammen aus den Geschwüren, welche gelegentlich auch perforieren. Auch Entzündungen in der Umgebung des Rektums mit Bildung von Exsudaten in der Fossa ilica sinistra kommen vor. Sie sind die ersten Symptome einer Durchwanderungsperitonitis. Zum Unterschied von der Ruhr ist die Krankheit nicht übertragbar und fast immer chronisch.

Prognose. Die Prognose der Colitis ulcerosa ist in jedem Falle ungewiß. Oft kann auch die sorgfältigste klinische Behandlung, selbst wenn die Krankheit frühzeitig erkannt wird, den tödlichen Ausgang nicht aufhalten. Bei der Seltenheit des Leidens sind statistische Angaben über Behandlungserfolge mit Zurückhaltung zu bewerten.

Therapie. Da die Abgrenzung der Colitis ulcerosa gegen die chronische Ruhr in jedem Falle schwierig ist und man mit der Sulfonamidbehandlung bei der Bazillenruhr schlagende Erfolge hat, sollte man in jedem Falle von ulzeröser Kolitis die Sulfonamidtherapie einleiten. Man gibt 10 Tage lang etwa je 10 g Globucid oder Eleudron oder Resulfon, ein Sulfaguanidinpräparat. Bei fortgeschrittener Anämie kann man den Krankheitsprozeß durch große Bluttransfusionen günstig beeinflussen. Diese Blutübertragungen müssen solange fortgesetzt werden, bis der Blutbefund wieder normalisiert ist. Von anderen Autoren werden wiederholte intramuskuläre Injektionen von 20 bis 30 ccm Pferdeserum empfohlen, wobei leichte anaphylaktische Erscheinungen die Heilungswirkung begünstigen sollen. Auch die Fiebertherapie, z. B. mit Pyrifer, hat in einigen Fällen zum Erfolge geführt. Man injiziert 20 Einheiten dieses Bakterienstoffe enthaltenden Präparates intravenös. Nach einigen Stunden tritt meist unter Schüttelfrost Fieber bis 39° und mehr auf. Je nach dem Zustande des Patienten läßt man die nächste Injektion nach 2—4 Tagen folgen, wobei die Dosis etwa um $\frac{1}{3}$ gesteigert wird. Die Steigerung hängt ab vom Grade der Reaktion. Wenn eine Besserung nach 8—10 Fieberanfällen ausbleibt, ist die Behandlung abzubrechen.

Diätetisch muß vor allem für eine schlackenarme Kost gesorgt werden. Es ist anzunehmen, daß an dem Zustandekommen des geheimnisvollen Krankheitsbildes eine anaphylaktische Komponente beteiligt ist. Ob dabei das Histamin eine Rolle spielt, vermag man bisher nicht zu entscheiden. Man hat versucht, mit Torantil das Histamin zu entgiften. Man gibt 3 mal täglich 2 Dragées Torantil zum Essen und kann diese Therapie durch intramuskuläre Injektionen von Torantil unterstützen. Eine desensibilisierende Wirkung hat man sich auch von der Einnahme von 0,5 g Pepton-Witte versprochen. Auch Einläufe von Pferdeserum sollen gelegentlich von guter Wirkung sein. Zur direkten Beeinflussung der Geschwüre sind Einläufe mit Bismut. subgallic. 5,0, Ol. sesami ad 100,0 gemacht worden. Gegen die Anämie werden außer den Transfusionen große Eisendosen (Ferrum reductum 3—6 g am Tage) empfohlen, ferner Vitamin C, täglich 100 mg intravenös in Form von Cebion und Redoxon. Die Beurteilung aller therapeutischen Maßnahmen wird durch die unberechenbaren Schwankungen der klinischen Manifestationen erschwert. Nach klinischen Pseudoheilungen kommt es noch nach langjährigem Intervall zu tödlichen Rückfällen, welche durch eine banale Gastroenteritis, eine Angina oder auch nur Abkühlung ausgelöst werden können. Hat die Krankheit länger als ein Jahr gedauert, ist mit einer vollständigen klinischen Ausheilung kaum noch zu rechnen.

5. Ileus

Der Ileus gehört zu den akut bedrohlichen Erkrankungen des Magen-Darmkanals. Das Symptomenbild desselben ist der Ausdruck der völligen Aufhebung der Darmpassage. Nach der Entstehungsweise des Ileus werden 2 Hauptformen unterschieden:

1. Der **mechanische Ileus,** hervorgebracht durch ein mechanisches Hindernis, welches das Darmlumen an umschriebener Stelle verschließt;
2. der **dynamische Ileus,** welcher entweder auf einer Lähmung im Bereich der Triebkräfte des Darms beruht und dann als paralytischer Ileus bezeichnet wird, oder auf krampfhafte Kontraktionen des Darms zurückzuführen ist, welche den spastischen Ileus zur Folge haben.

Selbstverständlich können sich mechanischer und dynamischer Ileus miteinander kombinieren. Meist tritt in den späteren Stadien des mechanischen Ileus eine sekundäre Lähmung des Darms, also ein sekundärer dynamischer Ileus hinzu. Verlauf, Prognose und Behandlung des mechanischen Ileus richten sich danach, ob ein einfacher Verschluß des Lumens, ein Okklusionsileus, vorliegt oder ob neben dem Verschluß des Lumens eine Schädigung der Blutzirkulation mit schmerzhafter Reizung der Nerven im betroffenen Darmabschnitt und zugehörigen Mesenterium eingetreten ist. Dieser zweite, weitaus gefährlichere Zustand wird als **Strangulationsileus** bezeichnet.

Ein Darmverschluß entwickelt sich häufig aus einer schon lange bestehenden und langsam zunehmenden Verengerung des Darms. Er ist gewissermaßen die letzte Entwicklungsstufe dieses Zustandes. Die **Ursachen** für die Verengerung der Darmlichtung können innerhalb und außerhalb der Darmwand gelegen sein. Die im Darmlumen sitzenden Stenosen können sich aus Narbenkontraktionen nach Geschwüren (Tuberkulose, Ulcus duodeni, Dysenterie, Colitis ulcerosa) entwickeln oder durch Neubildungen hervorgerufen werden. Nach Operationen können ebenfalls solche Strikturen zurückbleiben. Auch durch massenhaftes Vorkommen von Askariden, die häufig zu dicken Knäueln gewunden die Darmpassage verhindern, kann es zu Ileus kommen. Wichtig und wenig beachtet ist die Tatsache, daß auch die Nahrungsmittel selbst, besonders bei schon geschädigtem Darm, zu einem Darmverschluß führen können. Man spricht dann von einem Nahrungsmittelileus. Der Nahrungsmittelileus entsteht meist nach Aufnahme von pflanzlicher Nahrung, die für den menschlichen Darm schwer oder gar nicht aufschließbar ist, z. B. Pilze, Bohnen, Obst und Gurken, auch Obstkerne können besonders nach reichlicher Zufuhr im Darme so stark quellen, daß es zu einer Obturation kommt. Man hat bei einem 71jährigen Patienten 2300 Kirschkerne, die etwa 20 Pfund Kirschen entsprechen, mechanisch entfernt. Die Ampulle war durch diese Steine förmlich ausgemauert. Man tastete im linken Unter- und Oberbauch einen wurstförmigen Tumor, der sich wie ein mit Körnern gefüllter Hühnerkropf anfühlte und dem mit Kirschkernen gefüllten Dickdarm entsprach.

In **Hungerzeiten** werden manche Menschen dazu verführt, Getreidekörner mit Wasser zu vermengen und quellen zu lassen. Diese Mahlzeiten führen dann zum sog. „Körnerileus". Eine Folge chronischer Unterernährung ist oft auch der Volvulus, der mit besonderer Häufigkeit das Sigma befällt. Die Entstehung des Sigmavolvulus wird bekanntlich durch die anatomischen Verhältnisse, nämlich die Annäherung der Fußpunkte der Flexur, begünstigt. Je größer das Mißverhältnis zwischen Länge der Schlinge und Schmalheit der Wurzel ist, desto leichter entwickelt sich eine Achsendrehung. Besonders vom Ileus bedroht sind alte Leute, die nach wochenlangem Fasten reichlich faserreiche Pflanzenkost aufnehmen. Es ist verständlich, daß solche Verlegungen des Darms durch Nahrungsmittel besonders leicht in einem schon in mechanischer Hinsicht abnormen Darm vor sich gehen. Man kennt Einklemmungen von Pilzen, Obststücken oberhalb von Darmanastomosen oder Adhäsionen sowie von tuberkulösen und karzinomatösen Darmstenosen. Oft ist der Nahrungsmittelileus nicht allein durch das mechanische Moment der Darmverlegung gefährlich, sondern auch durch die direkten toxischen Wirkungen, welche die Gärungsprodukte der Ingesta auf die Darmwand ausüben. Es kommt dadurch zu einer Lähmung der Darmkapillaren, zu einer Störung der Darmwandernährung und so zu einer Kombination von mechanischem und paralytischem Ileus. Oberhalb der Verlegung des Darms kommt es schnell zu einem Gärungskatarrh; die Gase können eine Überdehnung des Darmes herbeiführen, welche im Verein mit resorptiven Wirkungen der Gärungsprodukte zu einer Hemmung der Motilität und schließlich zur vollständigen Lähmung des Darms führt.

Neuerdings wird von den Chirurgen ein bisher seltenes Krankheitsbild, der **Blähungsileus,** häufiger als früher beobachtet. Die Kranken haben seit Tagen Schmerzen im Leib mit Stuhl- und Windverhaltung, Brechreiz, gelegentlich auch Erbrechen. Der Leibesumfang nimmt täglich zu. Zuweilen treten auch Temperaturen bis 39^0 auf. Der stark aufgetriebene Leib wird druckschmerzhaft und gibt lauten tympanitischen Klopfschall. Die Darmgeräusche sind spärlich oder fehlen ganz. Häufig zeichnen sich das stark aufgeblähte Colon transversum oder die meteoristisch aufgetriebene und nach medial verlagerte Sigmaschlinge als große wurstförmige Tumoren auf der Bauchdecke ab. Bei längerem Bestehen der Erkrankung kommt es zur Darmwandatrophie. Da die Prognose des operativen Eingriffs besonders bei alten, abgemagerten Leuten schlecht ist, sollte man je nach Lage des Falles den Versuch einer konservativen Behandlung mit Kochsalzinfusionen, hohen Einläufen, Prostigmin und Herz- und Kreislaufmitteln machen.

Die Ursachen, welche zu einer Verengerung des Darms führen, liegen in vielen Fällen außerhalb desselben. Tumoren, Exsudate, Verwachsungen der Darmschlingen miteinander oder mit Nachbarorganen, Umschnürungen des Darms durch Stränge, die Knickungen, Verlagerungen oder Verzerrungen der Därme bewirken, können die Wegsamkeit des Darms immer mehr beeinträchtigen und schließlich ganz aufheben. Sehr wichtig ist auch die Tatsache, daß unvollständige Abknickungen durch Hinzutreten eines banalen Darmkatarrhs zu einem ileusähnlichen Bilde führen können, das mit Abklingen des Darmkatarrhs sich rasch wieder bessert. Ein solcher intermittierender Ileus ist durch interne Maßnahmen meist besser zu beeinflussen als durch die gefahrvolle Operation. Das gilt vor allem für den Ileus durch chronische Veränderungen der oberen Darmabschnitte. Sitzt die Stenose im Mastdarm oder in der Flexura sigmoidea, so entwickeln sich die subjektiven Beschwerden langsamer unter zunehmender Stuhlverhaltung. Die Entleerung ist zu wenig ausgiebig. Der Leib ist stärker gefüllt und meteoristisch gebläht. Die Form des Stuhls ist durch die Stenosen bedingt. Man spricht von Bleistift- oder Schafkot. Bei malignen Tumoren, welche zu Stenosen führen, können Durchfall und Verstopfung miteinander abwechseln. Häufig ist der Stuhl in solchen Fällen mit Blut und Eiter bedeckt. Wichtig für die Diagnose sind die anfallsweise auftretenden Schmerzen und Koliken. Der Schmerz ist von großer Intensität, schwillt an und ab und ist offenbar durch die krampfhafte Peristaltik oberhalb der Stenose bedingt. Druck auf die kranke Stelle vermindert gelegentlich den Schmerz. Bei der Palpation fühlt man die intensiv gespannten Darmschlingen, der Darm bäumt sich auf, man spricht von Steifung des Darms oder von Hartwerden. Häufig fühlt und hört man laute, gurrende Geräusche, besonders am Ende der einzelnen Attacken. Drucksteigerung und Dehnung der Darmwand lösen die krampfhafte Peristaltik des Darms aus, ohne daß der Inhalt durch die Stenose weiter befördert wird. Sind zur Zeit der Untersuchung keine Darmsteifungen fühlbar, so können dieselben durch leichtes Beklopfen der Bauchwand ausgelöst werden.

Der **Allgemeinzustand** der Kranken mit Darmstenose, welche zum Ileus führt, ist meist durch den raschen Verfall gekennzeichnet. Insbesondere beim Strangulationsileus können die Anzeichen schwersten Schocks, der kleine, weiche, frequente Puls, die kalten, blaßblau verfärbten Gliedmaßen, die eingesunkenen Augen, der kalte Schweiß und die Facies hippocratica auf den Ernst der Lage hinweisen. Im Gegensatz zum Verschlußileus können beim Strangulationsileus im Beginn häufig übelriechende und blutig verfärbte Stühle auftreten. Ist der Verschluß vollständig, so hört der

Abgang von Stuhl und Winden bald auf. Es werden große Flüssigkeitsmengen aus dem Magen erbrochen, offenbar kommt es zu einer Exkretion toxischer Produkte in den Magen hinein; später nimmt der Mageninhalt fäkulenten Geruch an und es kommt zum Erbrechen von Massen, die aus dem Darm selbst stammen, dem Koterbrechen. Der starke Flüssigkeitsverlust bedingt die Oligurie, die Austrocknung der Haut, das Auftreten idiomuskulärer Wülste und schließlich Wadenkrämpfe. Ist die Nahrungszufuhr längere Zeit unterbrochen, kommt es zum Auftreten von Azeton im Harn und in der Atemluft.

Der paralytische Ileus ist nicht selten die Folge schwerer Intoxikationszustände, z. B. bei akuter Peritonitis, bei Urämie oder bei Ruhr und schwerer Kolitis. Auch nach Rückenmarksaffektionen, Wirbelfrakturen, Bauchtraumen, Apoplexien, Gallen- und Nierensteinkoliken wird ein funktioneller, dynamischer Ileus beobachtet.

Die **Behandlung der verschiedenen Formen des Ileus** muß in jedem Falle möglichst frühzeitig einsetzen. Für den akuten Strangulationsileus gibt es nur chirurgische Hilfe, während der intermittierende und vor allem der Nahrungsmittelileus mit gutem Erfolge konservativ behandelt werden können. Die interne Behandlung hat als erstes Ziel die Entfernung der toxischen Produkte, welche sich schon beim beginnenden Ileus bilden. Reichliche Magen- und Darmspülungen begünstigen die Entgiftung des Organismus. Gleichzeitig muß der Chlorverarmung, welche durch die Magenspülungen und das Erbrechen hervorgerufen wird, durch die Gabe hochprozentiger Kochsalzlösungen entgegen gearbeitet werden. Es müssen in 4—6 stündigen Abständen je 50—60 ccm einer 10%igen Kochsalzlösung intravenös gegeben werden, so daß die Kochsalzzufuhr am Tage 20—30 g beträgt.

Schwer ist im Einzelfall zu entscheiden, ob man durch hormonale Anregung der Peristaltik durch Hypophysinpräparate, Esmodil, Doryl oder besser durch Spasmolytika (Atropin) in großen Dosen die Darmtätigkeit wieder zur Norm zurückbringen soll. Es hängt alles davon ab, ob Atonie oder Spasmen überwiegen und wie lange die Darmmuskulatur schon gegen das Hindernis angekämpft hat. Muß man mit einer schon einsetzenden toxischen Lähmung derselben rechnen, ist Atropin sicher nicht am Platze. Von chirurgischer Seite wird die paravertebrale und lumbale Anästhesie empfohlen. Hat man sich zur konservativen Therapie entschlossen, so ist bei Ausbleiben raschen Erfolgs wichtig, nicht durch starres Festhalten an derselben den günstigen Augenblick für den rettenden chirurgischen Eingriff zu versäumen. Die Entlastung des überdehnten Darms durch eine Ileozökalfistel kann nur dann Rettung bringen, wenn der Darm nicht durch Überdehnung und Intoxikation soweit geschädigt ist, daß er auch nach Wiederherstellung freier Passage auf Peristaltikmittel und die sonstige Nachbehandlung nicht mehr anspricht.

6. Obstipation

In manchen Lehrbüchern wird die chronische Stuhlträgheit als eine der häufigsten Krankheiten geschildert. Die durch den Krieg und seine Folgen bedingte Umstellung der Ernährung auf eine kohlenhydrat- und schlackenreiche Kost hat die Obstipation zu einer seltenen Erscheinung gemacht. Diese Erfahrung gibt der alten Lehre von SCHMIDT und STRASSBURGER in gewissem Umfange recht, nach welcher die besonders gute Ausnutzung einer Nahrung, welche arm an Schlacken ist, auch zu sehr flüssigkeitsarmen und schlackenarmen Fäzes führen soll. Infolge des geringen Fäzesvolumens und der Wasserarmut derselben werden dem Kottransport Schwierigkeiten bereitet und der Obstipation Vorschub geleistet. Andere Autoren legen dagegen auf die Störung der normalen Koordination der verschiedenen großen und kleinen Darmbewegungen und der atonischen Zustände des Darmes besonderen Nachdruck und glauben, in der Dyskinesie der Darmmuskulatur die wesentliche Ursache für die Obstipation gefunden zu haben. Darnach wird die habituelle Obstipation als Domestikationsfolge aufgefaßt. Man hat die habituelle Obstipation nach den verschiedenen Formen zu gliedern versucht: Die spastische und atonische Form, den Aszendens- und Deszendenstyp nach den verschiedenen röntgenologischen Bildern und schließlich die proktogene Obstipation oder Dyschezie. Unter diesen Formen ist die früher als atonische, jetzt als hypokinetische abgegrenzte Form der Obstipation wohl die häufigste. Im Röntgenbilde ist die mangelhafte oder fehlende haustrale Segmentierung des Transversum charakteristisch. Das Aszendens soll dabei normales Verhalten zeigen, während der Kottransport durch das Deszendens häufig verlangsamt ist. Bei der dyskinetisch spastischen Form wird eine auffallend tief einschneidende Haustrenzeichnung beobachtet. Stellenweise kann der Spasmus den Kontrastbrei zu einem Faden zusammenschnüren. Atropin und Papaverin sollen die Spasmen lösen. Bei der Dyschezie bleibt der Röntgenbrei oft tagelang im Rektum liegen, ein Zustand, der als Globus pelvicus beschrieben wird. Die Dyschezie wird besonders bei Erschlaffung der Bauchpresse sowie bei organischen Nervenleiden, wie Tabes, multiple Sklerose, Querschnittsmyelitis beobachtet.

Krankheitsbild. Das Krankheitsbild der chronischen Verstopfung ist ein sehr vielseitiges. In Fällen, in welchen schon geringe Kotmengen Stuhldrang veranlassen oder Schmerzen bei den Entleerungen geklagt werden, sollte man stets sorgfältig nach Hämorrhoiden suchen. In anderen Fällen bestehen Rhagaden oder kleine Ulzerationen in den Schleimhautfalten des Afters. Sie können sich auf dem Boden einer chronischen Proktitis entwickeln. Infolge der Schmerzen bei der Stuhlentleerung kommt es zur Obstipation, und umgekehrt können verhärtete Kotballen das Entstehen von Schleimhautdefekten begünstigen. Häufig handelt es sich gar nicht um eigentlich Kranke, sondern um Menschen, die krank zu sein glauben, wenn sie nicht täglich mehrere Darmentleerungen produzieren können. Diese Obstipationshypochonder klagen über Völlegefühl und Schwere im Leib, Eingenommensein des Kopfes und Kongestionen. Sie führen alle diese Beschwerden auf eine verzögerte Kotentleerung zurück. In den meisten Fällen von chronischer Verstopfung stehen die geklagten Beschwerden in keinem Verhältnis zum objektiven Befund. Das Körpergewicht, das Aussehen der Kranken, der Appetit sind meist nicht in Mitleidenschaft gezogen. Bei vielen dieser „Leidenden" ist die Vorstellung von einer zu seltenen oder zu wenig ausgiebigen Stuhlentleerung zu einer überwertigen Idee geworden.

Man soll sich aber durch diesen Eindruck niemals von einer **gründlichen** Untersuchung des Mastdarms abhalten lassen und vor allem organische Ursachen der Obstipation, also besonders beginnende Neubildungen, Strikturen, Hämorrhoiden, Oxyuren ausschließen, bevor man eine rein funktionelle Dyskinesie des unteren Darmabschnittes annimmt.

Therapie. Bei der Therapie der chronischen Obstipation ist in den meisten Fällen eine Unterteilung nach den verschiedenen Formen der Verstopfung unnötig. Wichtig ist, die Nahrungsgewohnheiten des Kranken zu kennen. Seitdem wir die schlackenarme, aus Fleisch, Eiern, feinsten Mehlen bestehende Kost, die einen zu geringen physiologischen Reiz für die Dickdarmperistaltik bildet, nicht mehr genießen, ist die chronische Verstopfung seltener geworden. Wir beobachten sie noch als Begleitsymptom mancher organischer Leiden, vor allem bei dem jetzt häufiger gewordenen Ulcus ventriculi et duodeni. Auch bei chronischer Cholezystitis und Appendizitis und bei Affektionen im kleinen Becken wird sie beobachtet. In unkomplizierten Fällen von chronischer Obstipation wird man versuchen, die Kost schlackenreicher zu gestalten. Man gibt morgens getrocknete Pflaumen oder nüchtern Apfelmus, läßt mehrfach am Tage Leguminosensuppen (aus Linsen, Bohnen oder Erbsen) nehmen und verordnet rohes Obst. Führt diese Schlackenkost nicht zum Ziele, so bedient man sich pflanzlicher Abführmittel, z. B. Rheum-, Senna- oder Frangulapräparate oder Leopillen oder Scheerpillen (Dom-Apotheke Würzburg). Es ist wichtig, diese Drogen regelmäßig abends nehmen zu lassen und die nötige Dosis für den Einzelfall herauszufinden. Die Kur ist auch nach Eintreten des Erfolges fortzusetzen, eine Gewöhnung an pflanzliche Abführmittel, die gewissermaßen nur ein Konzentrat einer schlackenreichen Pflanzenkost darstellen, ist nicht zu fürchten. Stark reizende Abführmittel, wie Ricinus, Kalomel, Phenolphthalein, vermeide ich.

Der chronische Gebrauch von Klistieren ist zu verbieten. Es kommt alles darauf an, den Kranken zu einer geregelten Stuhlentleerung unter Zuhilfenahme pflanzlicher Drogen zu erziehen und ihn von den Sorgen um seinen Stuhl zu befreien. Bei Erschlaffung der Bauchdecken werden eine Übungstherapie, welche die Muskulatur erstarken läßt, und eine Massage des Leibes die medikamentöse und diätetische Behandlung wirksam unterstützen. Kranke, die nervös, überreizt oder überarbeitet sind, finden durch Kuren in Kissingen, Homburg, Marienbad, Mergentheim unter der Leitung eines verständnisvollen Arztes rasche Befreiung von ihrem Leiden.

Bei der Dyschezie der Kranken mit organischem Nervenleiden wird man die großen Kotansammlungen im Enddarm häufig nicht ohne Zuhilfenahme von Klistieren, Glyzerinspritzen oder Öleinläufen beseitigen können. Jedoch soll eine chronische Anwendung dieser mechanischen Maßnahmen möglichst vermieden werden.

7. Divertikulosis

Divertikel können sich an jeder Stelle des Magen-Darmkanals finden. Wir haben sie am Ösophagus beschrieben und kennen sie besonders seit der Röntgenära auch am Duodenum, wo sie erhebliche Größe annehmen und zur Verhaltung und sekundären Zersetzung der Ingesta Anlaß geben können. Die Kolondivertikel werden selten größer als eine Erbse und zeigen nach den Röntgenbildern 1—2 cm lange Stiele. Ihre Wandungen bestehen aus dünnen Schichten der Mukosa, Submukosa und Serosa. Die Divertikel entstehen an schwachen Stellen der Darmwand, wenn auf die Innenwand des Darms besondere Druckkräfte wirken. Häufig treten sie daher als Begleiterscheinung stenosierender Vorgänge auf. Hat man im Röntgenbilde einige Divertikel entdeckt, so sollte man sich nicht damit zufrieden geben, sie als Ursache der Beschwerden des Kranken anzusehen, sondern sie sind gewissermaßen nur ein Symptom abnormer Druckverhältnisse, welche vom Inneren der Darmwand her eine Ausstülpung derselben veranlaßt haben. Man sieht solche Pulsionsdivertikel bei zirkulär wachsenden Dickdarmkarzinomen, bei chronischer Obstipation und bei anderen Reizzuständen im Dickdarm. Gelegentlich sollen die Divertikel sich auch wieder zurückbilden können. Das gehäufte Auftreten kleiner Kolondivertikel wird als Divertikulosis bezeichnet. Diese Divertikulosis ist an sich noch keine Krankheit, sondern nur ein Symptom einer veränderten Darmfunktion mit abnorm gesteigertem Innendruck und wandschwachen Stellen. Wenn die Divertikel längere Zeit bestehen und ihr Inhalt sich zersetzt, kommt es zu Entzündungen der Divertikelschleimhaut. Diese führen zu Funktionsstörungen des ganzen Darmabschnitts mit heftigen Schmerzen. Dem Stuhl können Blut und Schleim beigemengt sein, und der Darm kann an umschriebener Stelle spastisch kontrahiert werden. Die Differentialdiagnose dieser **Divertikulitis** ist nicht leicht zu stellen. Die Kranken klagen häufig über ein Gefühl unvollständiger Darmentleerung, selbst wenn reichliche Stuhlmengen vorhanden sind. Die Diagnose der Divertikulitis kann nur mit Hilfe der Röntgenuntersuchung gestellt werden. Die Tatsache, daß der Kontrastbrei sich nach Spülung und Säuberung des Darmrohrs aus den Divertikeln nicht entfernen läßt, ist als Zeichen sicher bestehender Divertikulitis anzusehen. Die Entzündungen greifen sekundär auf die Darmwand über, so kann es zur Kolitis und Sigmoiditis kommen, die ihrerseits wieder Anlaß für eine erschwerte Stuhlentleerung und schließlich für schwere Obstipation werden können. Die **Behandlung** muß anstreben, die Divertikulitis wieder in die Divertikulosis zurückzuführen, d. h. also, die entzündlichen Zustände zum Abklingen zu bringen. Die erste Aufgabe ist, für eine genügende Entleerung des Darms Sorge zu tragen. Paraffineinläufe, Spülungen mit Tanninlösung und Camillosan lassen die entzündlichen Erscheinungen oft rasch abklingen. Ob eine schlackenreiche oder schlackenarme Kost zu bevorzugen ist, muß von der Reaktion des einzelnen Kranken abhängig gemacht werden. Bei chronisch entzündlichen Zuständen empfehle ich eine antiphlogistische Ernährung, bei welcher Obst und Gemüsepreßsäfte von besonderer Bedeutung sind.

8. Darmbrand (Enteritis necroticans)

Unter Darmbrand wird eine akute Erkrankung des Darmrohrs verstanden. Das Krankheitsbild wird beherrscht von einer die oberen Dünndarmabschnitte bevorzugenden, die Darmwand abschnittsweise oder diffus befallenden Nekrose. Diese setzt in der Schleimhaut ein, schreitet in die Tiefe fort und verläuft nicht selten in Schüben. Örtliche Störungen des Blutumlaufs führen zum Austritt von Blutbestandteilen in die Gewebe. Dem akuten Stadium folgt häufig Geschwürsbildung mit Perforation und Vernarbung. Die Krankheit ist daher auch unter der Bezeichnung Enteritis necroticans ulcerosa beschrieben worden. Sie ist im norddeutschen Küstengebiet epidemieartig aufgetreten und wird als Krankheit sui generis betrachtet.

Klinisches Bild. Das Leiden beginnt akut mit Schmerzen im Leib und einem meist in der Gegend des Jejunums palpablen Tumor mit mehr oder weniger hochgradigem Fieber, Leukozytose und Linksverschiebung im weißen Blutbild. In 5—10 Tagen gehen die lokalen Symptome zurück, die Temperatur fällt auf 37° ab, um noch 2—4 Wochen lang geringe Nachschwankungen zu zeigen. Anfangs findet sich, aus den Darmbrandherden herrührend, reichlich Blut im Stuhl. Auch die toxisch geschädigten Kapillaren oder Darmabschnitte lassen Blut in den Darminhalt austreten. In der zweiten Woche gehen nekrotisierende Schleimhautstückchen des Jejunums oder Ileums mit dem Stuhl ab. In dieser Zeit ist noch okkultes Blut im Stuhl nachzuweisen. Unter der vierten Woche etwa wird der Stuhl meist blutfrei. Das Blutbild und die Körpertemperatur haben sich normalisiert. Auch die Kotentleerung ist dann wieder geregelt, so daß die Patienten meist in der sechsten oder siebenten Woche nach Beginn der Erkrankung aus der stationären Behandlung entlassen werden können. Gelegentlich treten in der Zeit der Rekonvaleszenz — besonders nach psychischen Belastungen — schmerzhafte Darmspasmen auf. Das Krankheitsbild kann sich in ähnlicher Weise in den nächsten Wochen wiederholen.

Außer solchen Rezidiven sind **Komplikationen häufig.** Unter ihnen sind folgende zu erwähnen:

1. Die **Frühperforation,** bei der es leicht zu einer gedeckten Peritonitis kommt.
2. Ein hochgradiges Darmwandödem führt zur **Frühstenose.** Hierbei findet sich fast immer eine fibrinöse Peritonitis.

3. Ist die Darmlähmung sehr ausgebreitet, so kommt es zum paralytischen Ileus.

4. Bilden sich bindegewebige Narben aus, so können diese das Darmlumen nahezu vollständig verschließen. Die Folgen sind die **Spätstenose** und eventuell ein **Obturationsileus.**

5. Infolge peritonitischer Stränge kann es im späteren Verlauf des Leidens zu Abknickung, Volvulus oder Strangulation des Darmes kommen.

6. Ist der Darm unwegsam geworden und steht sein Inhalt unter höherem Druck, so kann es zur **Spätperforation** bei Stenosen kommen.

7. Manche besonders toxischen Fälle führen zur Kapillartoxikose und können, wenn sie zu größeren Blutungen Anlaß geben, einen tödlichen Verlauf nehmen.

Die geschilderten nekrotisierenden Veränderungen können sich ausnahmsweise auch in der Schleimhaut des Ösophagus und des Magens finden. In der überwiegenden Zahl der Fälle hat man im Magen eine völlige Anazidität gefunden, in anderen Fällen hypazide Werte. Wird bei der Operation von der erkrankten Schleimhaut durch Abtupfen Material gewonnen, so zeigen die bakteriologischen Präparate eine reiche Flora, unter der ganz besonders grampositiv färbbare, große, bisweilen sogar recht lange Stäbchen auffallen. Diese teils schlanken, teils plumpen Stäbchen beherrschen das bakteriologische Bild gelegentlich so vollkommen, daß andere Bakterien überhaupt nicht zu sehen sind. Es wird angenommen, daß diese Anaerobier in ursächlichem Zusammenhange mit der Entstehung des Darmbrandes stehen.

Als wirksamste **Therapie** hat sich die mehrtägige Verabreichung von Marbadal erwiesen. Es werden große Mengen, bis 20 g je Tag, gegeben, wenn nicht anders möglich mit der Magen- und Duodenalsonde. Diese Behandlung soll 4—7 Tage fortgesetzt werden. Die Letalität ist durch das Marbadal von 40 auf 16% gesenkt worden. Mit der Ernährung des Kranken soll in der ersten Woche ausgesetzt werden. Der Fastenwoche folgt eine Woche mit Tee und Haferschleim. In der dritten Woche wird Breidiät, von der fünften Woche ab eine Schonkost verabreicht.

Stellen sich die Erscheinungen eines hohen Dünndarmverschlusses, einer manifesten oder drohenden Peritonitis oder Darmblutungen ein, so muß der Chirurg zugezogen werden. Bestimmend für das chirurgische Vorgehen ist die Tatsache, daß Darmwandperforationen selten im Frühstadium des Darmbrandes stattfinden und niemals das Initialsymptom des Darmbrandes darstellen. Aus diesen Gründen wird von erfahrenen Kennern der Krankheit die Frühoperation abgelehnt. Jeder Fall von Darmbrand muß gemeinsam von Internisten und Chirurgen behandelt werden, damit nicht der günstigste Zeitpunkt der Operation versäumt wird.

In diesem Zusammenhang muß noch auf die **Ileitis terminalis** hingewiesen werden. Unter Ileitis terminalis, welche nach ihrem ersten Beschreiber in Amerika auch CROHNsche Krankheit genannt wird, wird eine lokalisierte Form des akuten Darmbrandes verstanden. Es wird ein mit leichtem Fieber einhergehendes beginnendes Stadium von einem zweiten mit ulzerativen Veränderungen des befallenen Ileumendes unterschieden. Schon in diesem zweiten Abschnitt kann es zur Gangrän und Perforation kommen. Im dritten Abschnitt kommt es zur Stenosierung durch das Ödem und schließlich zu peritonitischen Abszessen und Fisteln, die in den Dickdarm durchbrechen oder nach außen verlaufen können. Bei der chronischen Erkrankung wechseln Durchfälle mit normalen Entleerungen. Die schweren entzündlichen Erscheinungen können schließlich zum Dünndarmileus führen.

Im **Röntgenbild** erkennt man eine Verlagerung der ödematösen Dünndarmschlinge nach oben. Durch Geschwürsbildungen und Wandverdickungen wird der befallene Dünndarm in ein starres, verengtes Rohr verwandelt. Durch die ödematöse Durchtränkung ihrer Wand wird das Schattenband der Ileumschlinge verschmälert und der oralwärts davon gelegene Ileumabschnitt erscheint angestaut und verbreitert. Die Ileitis terminalis kann in jedem Lebensalter auftreten; das bevorzugte Alter liegt zwischen 30 und 40 Jahren.

Über die **Ätiologie** der Erkrankung ist nichts Sicheres bekannt. Angeschuldigt werden Askariden, Oxyuren und Trichozephalen. Andere Autoren schuldigen mechanische Momente als Ursachen an. **Differentialdiagnostisch** kommt in erster Linie die Appendizitis in Frage, in zweiter Hinsicht die Invagination, besonders wegen des fühlbaren, walzenartigen Tumors. Natürlich muß auch die Differentialdiagnose gegenüber Tuberkulose und Krebs gestellt werden. In einzelnen Fällen ist eine Heilung durch konservative Maßnahmen, Ruhigstellung und Schonung des Darms sowie Röntgenbestrahlung mit kleinen Dosen, erzielt worden.

9. Darmkrebs

Es ist eine alte ärztliche Erfahrung, daß die bösartigen Neubildungen sehr ungleichmäßig auf die verschiedenen Darmabschnitte verteilt sind. In einer Statistik von LUBARSCH entfallen auf das Duodenum 69, auf den Dünndarm 22, den Wurmfortsatz 7, den Dickdarm 664 und den Mastdarm 846 Krebse. Das Dickdarm- und Mastdarmkarzinom überwiegt also an Zahl bei weitem die spärlichen malignen Tumoren des Dünndarms. Eine Erklärung für diese Tatsache ist bis heute nicht gefunden. Dickdarm und Mastdarm sind exkretorische Organe für Lipoide, speziell Sterine und ihre Derivate. Es ist daher naheliegend, anzunehmen, daß bei Entgleisungen des Sterinstoffwechsels in der Zeit, in welcher das Rohmaterial für den Aufbau von Sexualhormonen weniger in Anspruch genommen wird, krebserzeugende, intermediär entstehende Produkte vom Körper an den Ausscheidungsorganen konzentriert werden und hier zur Bildung von Krebs Anlaß geben. Auf diese Weise wäre die bevorzugte Lokalisation des Krebses im Dickdarm und Mastdarm gegenüber den anderen Stellen des Darmes verständlich gemacht.

Für die Klinik ist wesentlich, daß kleine Dickdarmkarzinome, besonders dann, wenn sie ulzerieren, leicht die Symptome einer Colitis suppurativa mit Abgang von Schleim und Blut und Gewebsfetzen vortäuschen. Eine sorgfältige histologische Untersuchung solcher Gewebspartikel bringt häufig rasch die diagnostische Klärung des Falles. Man sollte in jedem Falle von Kolitis der Ursache nachgehen und immer daran denken, daß diese „Ruhrsymptome" das erste Zeichen eines Dickdarmkrebses sein können. Es kommt zu Störungen der Stuhlentleerung mit Durchfällen und hartnäckiger Obstipation im Wechsel, auch zu spritzerartigen Entleerungen. Wie bei der Ruhr sind den Entleerungen oft Blut und Schleim beigemengt. Greift der Tumor weiter um sich, so kommen Blasenbeschwerden wie bei Zystitis vor. Die Schmerzen können bis in die Genitalien ausstrahlen und auf den Ischias übergreifen.

Man darf sich in solchen Fällen auch nicht mit dem Befund einer Polyposis beruhigen, denn es ist bekannt, daß stenosierende Darmkarzinome die Bildung und Vergrößerung von Darmpolypen begünstigen, eine Tatsache, die schon häufig übersehen worden ist und damit von der rechten Diagnose abgelenkt hat.

Die allgemeine **Symptomatologie** des Tumorträgertums soll hier nur gestreift werden. Hingewiesen sei auf die Kachexie, auf die Steigerung des Grundumsatzes, auf die Veränderungen der Eiweißzusammensetzung des Serums mit ihren physikalisch-chemischen Folgen hinsichtlich der Senkungsbeschleunigung des Blutes und evtl. Paraproteinosen. Von 200 Fällen an der Medizinischen Klinik Leipzig hatten 106 Kranke bereits bei der Einlieferung Metastasen. Hingewiesen sei ferner auf die toxischen Schädigungen des Knochenmarks, die auch ohne Knochenmarksmetastasen zu schweren sekundären Anämien führen können, ferner auf die Steigerung des sog. „antitryptischen Serumtiters". Auch die Vermehrung des kolloidalen Stickstoffs und des Neutralschwefels im Harn und die Veränderungen des C : N-Quotienten im Harn (dysoxydative Karbonurie) sind von Bedeutung. Dieser Kohlenstoff-Stickstoffquotient im Harn beträgt bei Gesunden 0,6—0,9, bei Krebskranken 1,6. Die Verschiebung dieses Quotienten weist auf eine vermehrte Ausscheidung von Kohlenstoff durch den Harn hin und soll der Ausdruck für eine Oxydationsherabsetzung im intermediären Stoffwechsel sein. Auch negative Stickstoffbilanzen sind von Bedeutung, welche auf eine proteinogene Kachexie, also auf eine Vergiftung des Körpers durch pathologische Zerfallsprodukte des Krebses hinweisen.

Alle diese Symptome sind für den Krebs nicht charakteristisch. Jedes einzelne derselben kommt auch bei anderen chronischen, konsumierenden Krankheiten vor. Bemerkenswerterweise kann gerade bei den Dickdarm- und Mastdarmkarzinomen der Ernährungszustand lange Zeit gut sein und die Kachexie ausbleiben, offenbar aus dem Grunde, weil die Zerfallsprodukte zum großen Teil nach außen ausgeschieden und nicht in den Körper aufgenommen werden. Aus dem gleichen Grunde ist nach unseren Feststellungen bei einem Viertel aller inoperablen Dickdarmkarzinome die Senkung normal oder leicht beschleunigt. Jedenfalls muß eine digitale Untersuchung durchgeführt werden. Sitzt der Tumor höher als 10 cm vom After entfernt, so kann nur eine rektoskopische Untersuchung die Lage klären.

Die **Differentialdiagnose** kann unter Umständen schwierig werden, da gutartige Geschwüre, Tuberkulose und Lues ähnliche Bilder machen. Auch Hämorrhoiden können das Grundleiden verschleiern. Eine Frühdiagnose des Krebses, welche sich auf Veränderungen des Stoffwechsels aufbaut, ist bis heute nicht gefunden. All die vielen angegebenen Krebsreaktionen geben um so sicherere Resultate, je weiter der maligne Prozeß im Körper fortgeschritten ist. Je früher die Diagnose gestellt wird, desto günstiger sind die operativen Heilungsaussichten.

Die Kranken, welche nicht mehr operabel sind, hatten bei einem Krankengut von 178 Fällen meiner Klinik eine durchschnittliche Lebensdauer von 11 Monaten. Es gibt wenige Kranke, die länger als 2 oder 3 Jahre das erste Auftreten ihrer Beschwerden überleben. Nach unserem Eindruck kann weder die Anlage eines Anus praeter, noch Röntgen- oder Radiumbestrahlung das Leben dieser unglücklichen Kranken wesentlich verlängern.

Für die Praxis ist vielleicht eines wichtig: Ist die Radikalentfernung des Krebses operativ gelungen, so gehen die allgemeinen Symptome, vor allem die Steigerung des Stoffwechsels, die Beschleunigung der Senkung, die Anämie und auch die erwähnten Symptome, welche sich in einer Veränderung der Harnzusammensetzung äußern, zurück.

Die seltenen **Dünndarmkrebse** sind meist in der Papilla Vateri lokalisiert und führen durch Kompression zum Ikterus oder zu Pylorus- und Duodenalstenose. Sie können natürlich auch auf das Pankreas übergreifen und zu Glykosurie führen. Die einzig wirksame Therapie auch dieser Karzinome ist die **Frühoperation.**

10. Darmsarkom

Sarkome des Darmes sind selten. Sie wachsen schneller als die Karzinome und führen im Gegensatz zu diesen rasch zu Kachexie, Anämie und Ödemen. Sarkome bilden sich eigentlich nur im Mastdarm. Im übrigen Darm kommen sie kaum vor. Auch führen die Sarkome seltener zu Ulzerationen.

11. Darmtuberkulose

Die Tuberkulose des Darmes hat heute aus dem Grunde an Bedeutung erheblich abgenommen, weil wir sie mit den neuen chemotherapeutischen Mitteln PAS und Conteben bzw. Tebethion günstig zu beeinflussen gelernt haben. Auch dann, wenn die Tuberkulose des Darmes als Erscheinung der Endstadien schwerer Lungentuberkulosen aufzufassen ist, sollte man einen chemotherapeutischen Versuch der Beeinflussung dieses schweren Leidens nicht unterlassen. Durch Abheilung der Darmtuberkulose heilen naturgemäß auch tuberkulöse Lungenprozesse leichter ab, weil die Ernährungsverhältnisse sich bessern. Bemerkenswerterweise kommt es selbst nach Verschlucken großer Mengen tuberkelhaltigen Sputums bei den meisten an Lungentuberkulose Leidenden weder zur Kehlkopf-, noch zur Darmtuberkulose. Erst wenn die Lungenkranken stark geschwächt sind, manifestiert sich die Darmtuberkulose in nachweisbarer Form. Die Beschwerden der Kranken können lange Zeit unbedeutend bleiben. Wichtig bei Verdacht auf Darmtuberkulose ist immer der Nachweis von okkultem Blut im Stuhl. Auch eine plötzliche Verminderung des Hämoglobins stellt ein starkes Verdachtsmoment für das Entstehen einer Darmtuberkulose dar. Ein Hinweis auf dieses Leiden sind reichliche dünne und fade riechende Durchfälle. Es muß aber erwähnt werden, daß bei Darmtuberkulose häufiger Verstopfungen als Durchfälle vorkommen.

Klinisch unterscheidet man die gewöhnliche, ulzeröse Darmtuberkulose, welche sich im unteren Ileum lokalisiert, den tuberkulösen Ileozökaltumor und die Tuberkulose des Rektums.

Wenn hartnäckige Diarrhöen das Krankheitsbild beherrschen, sind Unterernährung und Verfall der Kräfte die rasche Folge. Der Appetit braucht anfangs nicht vermindert zu sein. Das Harnindikan ist meist vermehrt. Darmperforationen sind selten; dagegen können die Geschwüre bei Eiterausscheidung zu narbigen Strikturen führen.

Wenn sich in der rechten Unterbauchgegend ein längswachsender, derber Tumor entwickelt, welcher druckempfindlich ist, zu Abmagerung, zu Appetitmangel und mit Diarrhöen abwechselnder Obstipation führt, sollte man an die Ileozökaltuberkulose denken, die röntgenologisch schwer vom Karzinom zu unterscheiden ist. Ist die Tuberkulose im Mastdarm lokalisiert, so entwickeln sich heftige Tenesmen, und es wird ein schleimig-eitriger Stuhl entleert. Mastdarmfisteln sind die nicht seltenen Folgen.

Erkrankungen aus physikalischen Ursachen

Unter den Erkrankungen aus physikalischen Ursachen stehen diejenigen durch thermische Einwirkungen an erster Stelle. Die Erkrankungen durch elektrische Energie, durch Röntgen- und Radiumstrahlen werden in einem besonderen Kapitel erörtert. Internistische Bedeutung können die Wirkungen der Lichtstrahlen gewinnen. Schließlich sind von praktischer Bedeutung die Luftdruckerkrankungen. Hier sind zu nennen: Die Bergkrankheit, die Erkrankung der Ballonfahrer, die Fliegerkrankheit und die Preßluftkrankheiten. Auch die Seekrankheit gehört in das Kapitel der Erkrankungen aus physikalischen Ursachen.

Der Mensch ist in der Lage, unter der glühenden Sonne des Äquators sowohl als in der eisigen Nacht der Pole die Temperatur seines Körpers auf gleicher Höhe zu halten. Es sind einzelne Temperaturen von -63^0 und $+56^0$ — natürlich mit den entsprechenden Schutzmitteln — vertragen worden. Der unbekleidete Mensch kann seine Körpertemperatur nur in dem relativ kleinen Bereich zwischen 22^0 und 40^0 konstant erhalten. Thermische Schädigungen, wie Erfrieren und Hitzschlag, stellen sich dann ein, wenn die normale Körpertemperatur nicht mehr aufrecht erhalten werden kann, d. h., wenn die Wärmeregulation versagt.

Gegen Abkühlung sowohl wie gegen Überwärmung treten physikalische und chemische Regulationen in Tätigkeit. Wir beobachten am Menschen, daß die abgekühlte Haut blaß, blutleer und kühl wird, und sehen erst bei stärkerem Frost besonders an Nase und Ohren eine Rötung, später eine mehr blaue Farbe auftreten; das sind aber bereits pathologische Erscheinungen. Das bei Abkühlung eintretende Kältegefühl lehrt, daß auch das Nervensystem beansprucht wird.

Die vasokonstriktorische Wirkung der Kälte bleibt nicht auf die betreffende Hautpartie beschränkt: Bei Abkühlung eines Armes sinkt auch die Temperatur des anderen, und der Plethysmograph zeigt uns eine durch die Gefäßverengerung bedingte Volumenabnahme der nicht direkt betroffenen Extremität an. An einer solchen lokalen Abkühlung haben letzten Endes die Kapillaren der ganzen Oberfläche der Haut und sogar der Muskulatur teil. Durch diesen Mechanismus wird das Blut in das Innere des Körpers, besonders in das weite Gebiet des Splanchnikus hinein verschoben und hier vor der Entwärmung geschützt. Das Rot- und schließlich Blauwerden besonders ausgesetzter Körperteile bei scharfem Frost ist Folge eines oft schmerzhaften Kältereizes, bei dem es zu einer Lähmung der Kapillaren und zu Stagnation und Venöswerden des Blutes in ihnen kommen kann. Außer durch diese Vorgänge suchen Mensch und Tier dem Wärmeverlust instinktiv durch Verringerung der Oberflächenausdehnung entgegenzuwirken, indem sie sich bei kühler Witterung zusammenkauern. Neben diesem physikalischen Vorgang läßt sich ein zweiter, chemischer Regulationsmechanismus besonders gut durch Wärmeentziehung im kalten Bade nachweisen: Die Verbrennungen werden gesteigert, Sauerstoffverbrauch und Kohlensäureabgabe steigen beim Menschen bei Temperaturen von 15⁰ abwärts deutlich an. Der frierende Mensch beginnt zu zittern. Ihn „überläuft ein Frostschauer“, er bekommt eine Gänsehaut, weil sich die feinsten Hautmuskeln kontrahieren. Die muskuläre Aktivität der sich in kalter Umgebung befindenden Individuen wird gesteigert, daneben aber läßt sich eine höhere Einstellung des Muskeltonus nachweisen.

1. Die Erfrierung

Bei längerer Einwirkung kalter Umgebungstemperaturen, besonders wenn gleichzeitig stärkere Luftbewegung stattfindet, werden dem Körper erhebliche Wärmemengen entzogen. Die Wirkung des Frostes auf den Gesamtkörper ist eine wechselnde. Sie ist abhängig von Ruhe und Bewegung, Alter, Ernährungszustand und Konstitution. Alte, schlechtgenährte, kranke Individuen sind Erfrierungen leichter ausgesetzt als kräftige, gesunde und wohlgenährte Menschen. Die tiefsten Temperaturen, welche vom Menschen ertragen wurden, sind wohl von NANSEN in seinem Werke „Nacht und Eis“ vermerkt. Es sind mehrfach Temperaturen von 50⁰ unter Null registriert worden, ohne daß die Expeditionsteilnehmer darunter gelitten haben. Von den Geweben sind besonders diejenigen der Erfrierung ausgesetzt, in denen das Blut langsamer strömt; beengende Kleidung, Stiefel, Handschuhe,

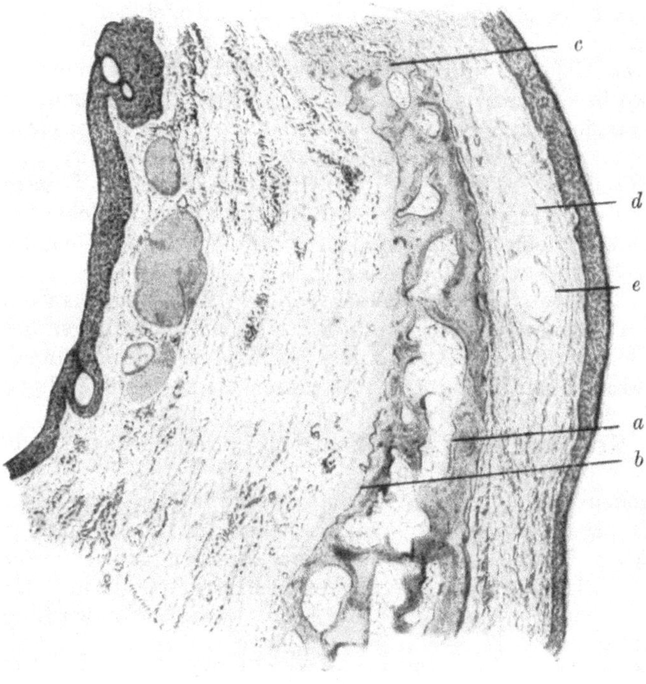

Abb. 45 a

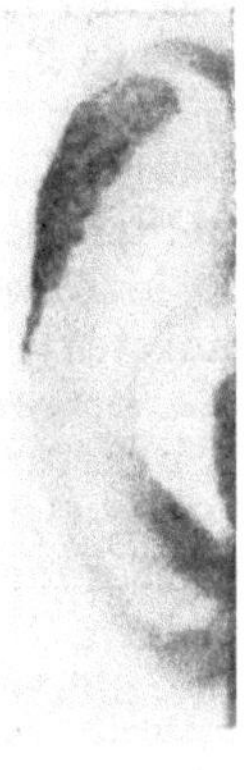

Abb. 45 b

Abb. 45a. Zeiß Lupe A. 2, Oc. 4. Knochenbildung im Ohrknorpel mit in ihrer Entwicklung abgeschlossenen Markräumen (*a*). *b* an der Oberfläche der tiefroten Compacta blaßrötliches osteoides Gewebe mit Resten verkalkter Knorpelgrundsubstanz. *c* zellreiches, gefäßführendes Perichondrium mit osteoiden Halbmonden. *d* Fibrinmassen in dem kleinzellig infiltrierten Bindegewebe. *e* verdickte Gefäßwand, Kernarmut, hyaline Entartung.

Abb. 45b. Röntgenbild eines verknöcherten Ohrknorpels nach Erfrierung (nach BÜRGER und MÜLLER).

welche zirkulationshemmend wirken, begünstigen das Eintreten der Erfrierung. Da jede Körperbewegung die Durchblutung begünstigt, ist diese ein wirksamer Schutz gegen Erfrierung.

Der schädigende Einfluß der niederen Temperaturen auf die einzelnen Gewebe ist bekannt. Rote Blutkörperchen, welche man gefrieren läßt, werden aufgelöst. Bei Einwirkung der Kälte auf lebende Gewebe sieht man die Gefäße immer enger werden, so daß schließlich überhaupt keine Blutkörperchen mehr durchgehen. Wie die Nerven (Kälteanästhesie), so werden auch die Vasomotoren durch die Kälte zunächst gereizt, später aber gelähmt. Blutarme Menschen sind gegen Kälte besonders empfindlich. Bei ihnen kann schon das Waschen in kaltem Wasser zu einer weitgehenden Blutleere der Finger (sog. Totenfinger) führen. Die Hände schmerzen, die Beweglichkeit der Muskulatur ist infolge der mangelnden Durchblutung gehemmt. Chronische Kälteeinwirkung führt zu histologischen Veränderungen an den feineren Gefäßen und sekundär zu Ernährungsstörungen im Gewebe. An den der Kälte besonders ausgesetzten Teilen: Ohren, Nase kommt es zu Gewebsschädigungen. So sieht man bei Schiffern und Fischern als Folge chronischer Kälteerscheinungen an den Ohren eine weitgehende Verknöcherung der Ohrknorpel durch Metaplasie des kältegeschädigten Ohrknorpelgewebes. Diesem Zustand voraus gehen Ernährungsstörungen an der Haut der Ohren, welche besonders in der Zeit, in welcher infolge starker Sonnenbestrahlung die Gefäßregulationen beansprucht werden (Frühsommer), zu Hautreaktionen Anlaß geben, die von den betreffenden als „Sommerfrost" bezeichnet werden. Histologisch zeigen sich als Folge chronischer Kälteeinwirkungen intermediäre Intimawucherungen der mittleren und kleinsten perichondralen Gefäße zwischen Elastica interior und Lumen. Diese Veränderungen im Sinne einer Endarteriitis führen bis zur vollständigen Obliteration der Arterien.

Man hat die lokalen Erfrierungen beim Menschen in verschiedene Grade eingeteilt:

Der erste Grad ist gekennzeichnet durch Rötung, welche infolge sekundärer Erweiterung der kleinen Hautgefäße zustande kommt. Neben der Rötung besteht häufig Gefühllosigkeit. Beide Erscheinungen können nach wenigen Tagen wieder verschwinden. In anderen Fällen bleibt die Rötung infolge Dauererweiterung der kleinen Gefäße das ganze Leben bestehen. Die „rote Nase" nach Frosteinwirkung ist dafür ein Beweis.

Eine Erfrierung zweiten Grades zeigt die Haut tiefrot bis violett verfärbt und mit Blasen bedeckt. Die Blasen zeigen häufig einen wäßrig-gelben Inhalt, platzen und heilen unter Krustenbildung, ohne eine Narbe zu hinterlassen, ab (Dermatitis bullosa). In anderen Fällen entstehen, besonders bei bereits geschädigten Gefäßen (Arteriosklerose, Diabetes), oberflächliche Geschwüre, die therapeutisch schwer zu beeinflussen sind.

Die Erfrierung dritten Grades zeigt dunkelgefärbte, rauhe Krusten, nach deren Abstoßung sich eitrige Geschwüre entwickeln. Auch diese können unter Narbenbildung noch abheilen. Wirkt die Erfrierung in die Tiefe, so sterben die Gewebe ab, das erfrorene Glied ist vollkommen empfindungslos und gilt, wenn die Sensibilität nach 24 Stunden nicht wieder eintritt, als verloren.

Ich habe die Überzeugung, daß Kälteschäden an den tieferen Geweben auch schon eintreten können bei Temperaturen, die über null Grad liegen. Besonders an den Füßen und an den Knien werden, wenn Durchnässungen hinzukommen und rolche „Erkältungen" sich häufiger wiederholen, Veränderungen am Gelenkkappasat entstehen, welche wir als Arthrosen bezeichnen.

Nach kalten Bädern sind anaphylaktische Schockerscheinungen mit allgemeinem Erythem und Ohnmachtsanfällen beobachtet worden. Durch Kälteschäden sollen Wirkstoffe in den geschädigten Hautstellen entstehen, welche den Organismus so sensibilisieren, daß er dagegen allergisch reagiert. In anderen Fällen kommt es nach Abkühlung zum Auftreten von paroxysmaler Hämoglobinurie. Bei manchen Kranken lösen tiefe Außentemperaturen an den entblößten Körperstellen Quaddelbildungen aus (Kälteurtikaria). Auch der Juckreiz der Pernionen gehört vielleicht in das Gebiet allergischer Erscheinungen.

Die Symptome allgemeiner Erfrierung treten ein, wenn die Regulationen versagen und die vermehrte Wärmebildung durch reichliche Nahrungsaufnahme und körperliche Bewegung mit dem großen Wärmeverlust nicht mehr Schritt hält. Körperliche Ruhe und mangelhafte Nahrung sind also bei niederen Außentemperaturen besonders gefährlich. Es sind nach Auskühlungen sehr niedrige Körpertemperaturen beobachtet worden, ohne daß Dauerschädigungen zurückblieben. Rektaltemperaturen bis zu 24° sind verbürgt. Nicht nur bei äußerer Kälteeinwirkung, sondern auch bei Störungen der Wärmebildung werden sehr niedrige Körpertemperaturen beobachtet. So hat man bei Paralyse, Tabes, Katatonien, Hypothermien bis 28° axillar gemessen. Sehr niedrige Körpertemperaturen werden gelegentlich auch bei schwerem Diabetes (besonders im Koma), Morbus Addison, Myxödem, Kreislaufstörungen, Anämie und Kachexie gefunden. Auch bei Hungerödemkranken sind, besonders wenn Darminfektionen hinzutreten, Untertemperaturen nicht selten.

Bei beginnender allgemeiner Abkühlung kommt es zunächst zur Steigerung der Atem-, Herz- und Muskeltätigkeit. Der Blutdruck ist offenbar infolge der peripheren Gefäßkontraktion zunächst gesteigert. Diesem Erregungsstadium folgt ein Stadium der Lähmung, bei welchem alle Erscheinungen umgekehrt sind. Die Herztätigkeit ist verlangsamt, ebenso die Atmung, welche schließlich unregelmäßig wird und den Typus der CHEYNE-STOKESschen Atmung zeigt. Mit einsetzender Gefäßlähmung fällt auch der Blutdruck ab. Solange die Körpertemperatur noch nicht abgesunken ist, d. h. die Gegenregulationen noch wirksam geblieben sind, sind die Verbrennungen gesteigert, was sich durch vermehrte Sauerstoffaufnahme und vermehrte CO_2-Produktion zeigt. Bei länger dauernder Einwirkung der Kälte kommt es zu schweren Schädigungen der Muskulatur mit Zerfall der kontraktilen Substanz. Wird der Frostschaden überstanden, so können solche Muskeln narbig schrumpfen. Bemerkenswert ist auch, daß die nach Erfrierung auftretenden Gefäßerkrankungen noch nach Jahren zu operativen Eingriffen zwingen können. Diese Gefäßerkrankungen wirken sich wie die Endarteriitis obliterans aus und führen zum partiellen oder totalen Gewebstod.

2. Der Hitzschlag

Der Hitzschlag tritt leicht beim Zusammentreffen hoher Außentemperaturen und starker Luftfeuchtigkeit ein. Besonders gefährdet sind Individuen, welche gleichzeitig schwere körperliche Arbeit leisten müssen. Bekannt sind die Hitzschläge bei militärischem Marsch, bei welchem die Wärmeproduktion des in Feldausrüstung marschierenden Soldaten bis zum Vier- und Fünffachen der Norm gesteigert sein kann. Die Körpertemperatur steigt auf 40—45° an. Vorausgegangene Krankheiten, Fettsucht und Alkohol disponieren zum Hitzschlag. Die ersten Symptome der Wärmestauung sind Übelkeit, Kopfschmerzen und zunächst Schweißausbrüche. Werden diese prämonitorischen Zeichen nicht beachtet, stürzt der Kranke bewußtlos hin und bleibt zunächst mit völlig erschlafften Gliedern liegen. Die Erholung vom Hitzschlag nimmt bei einigen nur wenige Stunden, bei anderen aber Wochen in Anspruch.

Während des Hitzekomas ist der Druck des Liquor cerebrospinalis erhöht. Der Liquor zeigt nicht selten einen erhöhten Eiweiß- und Zellgehalt und auch positive Globulinreaktionen. In den ersten Tagen nach dem Koma können auch polymorphkernige Leukozyten, später auch Lymphozyten auftreten. Nach dem Koma hat man auch eine Meningitis serosa beobachtet. Die Kopfschmerzen und Bewußtseinsstörungen werden dann in den nächsten Tagen schlimmer. Die Temperatur kann wieder ansteigen. Nackenstarre und KERNIGsches Symptom können sich ausbilden. Die nach Hitzschlag auftretenden Psychosen werden sehr verschieden beurteilt. In der Regel wird es sich wohl um die zufällige Auslösung der Geisteskrankheit durch das Hitzetrauma handeln.

3. Der Sonnenstich

Während bei dem reinen Hitzschlag das Gehirn an der allgemeinen Erhöhung der Körpertemperatur teilnimmt, weil es durch das überhitzte Blut auf eine gefährliche Temperatur erwärmt wird, erhitzen beim reinen Sonnenstich die Wärmestrahlen, die den Schädel isoliert treffen, das Schädelinnere so stark, daß der Blutkreislauf die Wärme nicht genügend rasch abführen kann. Die gefahrdrohenden Symptome des Sonnenstichs können also auftreten, ohne daß die Temperatur des übrigen Körpers zu steigen braucht. Im allgemeinen gleichen die Symptome des Sonnenstichs denen des hyperpyretischen Hitzschlags.

Die **Behandlung** muß vor allem in der Abkühlung des Kopfes durch Eisblase, der Wiederbelebung der Zirkulation durch Herzmittel und evtl. in Lumbalpunktion bestehen.

4. Die Verbrennung

Die lokale Verbrennung verläuft in vier Graden, die wie folgt in Erscheinung treten: 1. Rötung, 2. Blasenbildung, 3. Verschorfung, 4. Verkohlung.

Die örtliche Hitzeschädigung des Gewebes ist nicht allein von der Temperatur, sondern auch von der Wärmeleitfähigkeit des einwirkenden Umweltkörpers und von der Intensität und Dauer der Berührung abhängig. Gute Durchblutung ist der beste Schutz gegen die Gewebsverbrennung. Vorangegangene Arterienunterbindung setzt die Widerstandsfähigkeit gegen Verbrühung und Verbrennung herab. Für die lokale Einwirkung von heißer Luft auf ein Körperglied wird eine Temperatur von etwa 114^0 als Grenze des Erträglichen angegeben. Wasser bewirkt schon bei Temperaturen von 52^0 aufwärts Blasenbildung der Haut und partielle Nekrosen.

Neben den lokalen hat die Verbrennung auch allgemeine Wirkungen zur Folge. Der außerordentlich starke Schmerz führt beim Menschen zu einem regelmäßigen Absinken des Blutdruckes bis zum Tode. Auch die Körpertemperatur fällt ab, selbst wenn der Kranke durch Watte und wollene Decken vor Abkühlung geschützt wird. Dabei sind starke Ungleichmäßigkeiten der Wärmeverteilung an der Haut und in dem After festgestellt worden. Durch die Abgabe von Wasser und eiweißhaltiger Flüssigkeit kommt es zur Bluteindickung und Vermehrung der roten und weißen Blutkörperchen. Die Gerinnungsfähigkeit des Blutes nimmt ab. Im Harn tritt neben Eiweiß und Albumosen Hämoglobin auf. Es kann zu vorübergehender Anurie kommen. Ist mehr als die Hälfte der Körperoberfläche von einer Verbrennung 3. Grades betroffen, so tritt der Tod innerhalb von 6—16 Stunden ein. Als letzte Todesursache werden allgemeiner Gefäßkollaps, anaphylaktischer Schock und Urämie diskutiert.

5. Die Lichtdermatosen

Eine wichtige Aufgabe, welche der Haut dank ihrer guten Kapillarisation zufällt, ist die der Lichtabsorption. Die Strahlung der Sonne, die zu uns gelangt, liegt zwischen den beiden Absorptionsgrenzgebieten, die auf der Seite des langwelligen Infrarot durch den Wasserdampf und die Kohlensäure gegeben sind und auf der Seite des kurzwelligen Ultraviolett durch das Ozon, das Ammoniak und den atmosphärischen Sauerstoff.

Sieht man von den künstlichen Lichtquellen ab, so empfangen unsere Gewebe bei mittlerer Durchlässigkeit der Atmosphäre nur den Spektralbereich zwischen rund 2900 Å bis 5000 Å. Von 1%igen Hämoglobinlösungen werden nahezu alle Strahlen absorbiert. Nur die in der Mitte zwischen den Spektrallinien D und E gelegenen machen davon eine Ausnahme. Diese letzteren zeigen ein breiteres rotes und ein schmaleres gelbes Strahlenband. Hier wird das Licht zurückgeworfen, oder es passiert ungehindert, ohne absorbiert zu werden. Die menschliche Haut und Schleimhaut wären nicht rosarot bzw. rot gefärbt, wenn nicht das Oxyhämoglobin in den Kapillaren alle anderen Strahlen verschluckte, die roten aber allein passieren ließe bzw. reflektierte. Konzentriertes Sonnenlicht, welches 5 Minuten lang durch ein gut durchblutetes Ohr auf ein lichtempfindliches Papier einwirkt, schwärzt dasselbe nicht, während es, durch ein blutleer gemachtes Ohr hindurchfallend, bereits nach 20 Sekunden eine deutliche Färbung des lichtempfindlichen Papiers hervorruft. Nur die gut durchblutete Haut wirkt infolgedessen als ein Lichtschirm zur Aufnahme und Abwehr der Sonnenstrahlen. Das rote Lichtfilter der Haut schützt das Innere des Organismus vor dem Einfluß der blauvioletten und ultravioletten Strahlen. Jede Änderung seiner Schutzvorrichtungen oder seiner Lebensgewohnheiten kann also beim Menschen eine Lichtentzündung hervorrufen.

Die hautentzündungserregende Wirkung hat bei einer Wellenlänge von 297 $\mu\mu$ ihr Optimum und sinkt bei kürzeren Wellenlängen rasch ab. Die Pigmentbildung ist auf denselben Spektralbezirk wie das Lichterythem beschränkt. Auch sie wird wesentlich nur von Strahlen der Wellenlänge 302 bis 297 $\mu\mu$ hervorgerufen.

Es ist sehr wohl denkbar, daß die eigentümliche Pigmentation, die manche Kranken mit anämischen Zuständen aufweisen, durch den mangelhaften Lichtschutz, den das hämoglobinarme Blut ihnen verleiht, zu erklären ist. Diese Pigmentation tritt bei normalem Hämoglobingehalt erst bei relativ intensiver Lichteinwirkung zutage. Eine interessante Ausnahme macht die Chlorose. Hier gehört die abnorm schwache Sonnenbräunung geradezu zum Krankheitsbild. Ob hier der höhere Wassergehalt der Gewebe oder nur eine veränderte Funktion des Adrenalsystems anzuschuldigen ist, muß dahingestellt bleiben.

Das Spiegelbild zu der Chlorose sind die Lichtdermatosen. Bei diesen müssen wir unterscheiden zwischen solchen, bei welchen gewissermaßen eine physikalische Allergie der Haut ähnlich der Kälteurtikaria gegeben ist, z. B. Dermatitis solaris oder Eczema solare, und solchen, denen eine Stoffwechselstörung zugrunde liegt. Unter letzteren ist die bekannteste die Hydroa vacciniformis. Von ihr werden Ohrmuscheln, Wange, Nase, Handrücken, seltener Stirn, Unterarme, Unterschenkel und noch seltener Hals, Nacken und Schultern befallen. Es sind also immer diejenigen Partien der Haut, welche dem Licht am stärksten ausgesetzt sind. Die Krankheitssymptome häufen sich in den Monaten April bis Juni. Aber auch in sonnen- und schneereichen Wintern können Schübe des Leidens auftreten. Man hat diese Gruppe von Erkrankungen als Sensibilisationsdermatosen zusammengefaßt. Bei diesen Erkrankungen wird ein sog. sensibilisierender Stoff im Blut nachgewiesen, der an sich noch nicht genügt, um eine Erkrankung der Haut hervorzurufen, unter der Einwirkung des Lichtes aber charakteristische Hauterscheinungen erzeugen kann. Solche Stoffe können im Körper selbst gebildet oder von außen mit der Nahrung eingeführt werden (endogene resp. exogene Sensibilisation). Bei der Hydroa aestivalis oder vacciniformis handelt es sich um eine endogene Sensibilisationsdermatosis, bei welcher der sensibilisierende Stoff in die Gruppe der Porphyrine gehört. Bei der Pellagra hat man einen speziell im Mais enthaltenen gelben Farbstoff als Sensibilisator verantwortlich gemacht. Doch ist zu betonen, daß auch bei dieser Erkrankung Porphyrine im Harn gefunden werden. Die Photokatalysatoren transformieren die Lichtenergie, die sie im Bereiche ihres Absorptionsspektrums aufnehmen.

6. Erkrankungen durch erhöhten Luftdruck

Unter den Luftdruckkrankheiten spielt die sog. **Caissonkrankheit** eine besondere Rolle. Die Caissons werden zum Fundieren von Brückenpfeilern und Docks und zum Bau von Schächten in wasserdurchlässigen Erdschichten und Tunnelanlagen benutzt. In diese Caissons wird die Luft mit einem Druck von solcher Höhe eingepreßt, daß das Eindringen von Wasser verhindert wird. Zum Ein- und Aussteigen sind besondere Schleusenvorrichtungen vorhanden. Wenn der Druck in den Caissons zu hoch war, treten nach der Ausschleusung Krankheitserscheinungen in zweierlei Form auf:

Bei der leichten Form klagen die Arbeiter nach der Ausschleusung über Schmerzen im Leib und in den Extremitäten. Am häufigsten und stärksten sind die Kniegelenke, weniger die Ellenbogen- und Hüftgelenke befallen. Auch über Hautjucken und neuralgiforme sowie ischiasähnliche Beschwerden wird geklagt. Ferner werden Nasenbluten und gelegentliches Erbrechen beobachtet.

Nur etwa 10% des gesamten Beobachtungsgutes zeigen die schwerere Form der Caissonkrankheit. Die Arbeiter fühlen auf dem Heimweg Schmerzen in den Beinen, die sie schließlich nicht mehr bewegen können. Es tritt Urinretention und endlich das Bild einer spastischen Paraplegie auf. Diese können sich zurückbilden, führen aber in anderen Fällen durch Infektion der Harnwege, Kachexie und Dekubitus zum Tode. Auch zerebrale Symptome, wie Schwindel, taumelnder Gang werden gesehen. Die Kranken machen den Eindruck von Betrunkenen und zeigen delirante, z. T. tobsüchtige Zustände. Auch vorübergehende partielle Erblindungen und Doppelsehen treten zuweilen auf. Das Leiden kommt dadurch zustande, daß bei hohem Druck viel mehr Stickstoff von den Flüssigkeiten und Geweben des Körpers absorbiert wird als bei niedrigem. Bei zu rascher Ausschleusung und plötzlicher Herabsetzung des Druckes wird der Stickstoff als Gas frei und dringt in Form von Blasen in Gewebsspalten und die serösen Höhlen ein. Auch die Nervenelemente können durch den Druck der Gasblasen geschädigt werden.

Prophylaxe. Die wesentliche Vorschrift zur Verhinderung der Caissonkrankheit ist die langsame Dekompression, die am besten staffelweise zu erfolgen hat.

Therapie. Ist die Krankheit ausgebrochen, so ist das wirksamste Mittel, die Patienten so rasch wie möglich wieder einem erhöhten Druck auszusetzen. Dadurch soll die Absorption des Stickstoffs gesteigert und die Bildung neuer Gasblasen verhindert werden.

Die **Taucherkrankheit** hat im wesentlichen die gleichen Ursachen wie die Caissonkrankheit. Auch bei ihr handelt es sich um eine Preßlufterkrankung. Der Taucher muß nicht selten in einer Tiefe von 50 bis 60 m und einem entsprechenden Druck von 5 bis 6 Atmosphären arbeiten. Aus diesem Grunde soll die Tauchzeit nicht länger als 10—15 Minuten dauern, da jede Überschreitung dieser Tauchzeit erhöhte Gefahren mit sich bringt.

7. Erkrankungen durch verminderten Luftdruck

a) Die Fliegerkrankheit

Die fortschreitende Eroberung der Luft hat den menschlichen Organismus vor Umweltbedingungen gestellt, die so ganz anders und ungewöhnlicher sind als die, in deren Bahnen sich das Leben der erdgebundenen Menschen seit Jahrtausenden abspielte. Solche abnormen körperlichen Beanspruchungen ergeben sich zwar nicht oder kaum beim normalen Verkehrs- und Sportflugzeug, als vielmehr beim Höhenflug und beim sog. Hochleistungsflug. Abgesehen von der tiefen Temperatur, der Trockenheit der Luft, der starken Bewegung der Luft (im offenen Flugzeug) ist es in großen Höhen vor allem die Erniedrigung der Sauerstoffspannung, die zu reaktiven Umstellungen der Atmung führt. Es kommt zu einer gesteigerten Ventilation mit starkem Abfall der alveolären CO_2-Spannung. Neben dieser „anoxämischen Hyperventilationsakapnie" spielt die noch dazukommende, reine „Unterdruckakapnie" als Folge des herabgesetzen Luftdrucks an sich eine nur untergeordnete Rolle. Weniger ins Gewicht fallen die unter Umständen durch starke Luftströmung verursachten Störungen der Atmung, wie Steigerung und Ungleichmäßigkeit der Atemfrequenz oder Atemtiefe, ebenso die durch Temperaturerniedrigung bewirkte Stoffwechselsteigerung mit konsekutiver Vergrößerung des respiratorischen Minutenvolumens. Die durch den O_2-Mangel herabgesetzte Ansprechbarkeit des Atemzentrums führt in Höhen über 4000 m zu einer Umstellung der Atmung im Sinne des CHEYNE-STOKES-Typus. Als Folge des O_2-Defizits der Gewebe kommt es ferner auch zu wesentlichen Veränderungen des Kreislaufs. Es zeigt sich eine Vermehrung der zirkulierenden Blutmenge durch Entleerung der Blutspeicher (Leber, Milz, Splanchnikusgefäße, Hautgefäße), Abnahme des Querschnitts des venösen Systems, Vergrößerung des Herzminutenvolumens, Erhöhung der Umlaufgeschwindigkeit des Blutes. Ein Ansteigen der Diffusionskonstanten durch Eröffnung alveolärer Kapillargebiete und Vergrößerung der Diffusionsfläche ist weiterhin als Ausdruck der Anpassung des Organismus an den niederen O_2-Druck zu beobachten. Im Gegensatz zu diesem dynamischen Kreislaufregulationsmechanismus des rasch in große Höhen gelangenden Fliegers steht der statische des allmählich an die Höhe angepaßten Bergsteigers, der das verminderte O_2-Angebot mit einer Vermehrung der Erythrozytenzahl beantwortet.

Bei längerem Aufenthalt des Flugzeugs in Höhen von 7000 m oder darüber kommt es unter stärkerer Beschleunigung der Pulsfrequenz und Abnahme des Minutenvolumens infolge Hypoxämie und ungenügender Gehirndurchblutung zu Bewußtlosigkeit und Kollaps. Als obere Grenze, bei der noch ohne gesundheitliche Schädigung längere Zeit geflogen werden kann, wird eine Höhe von 5000 m angesehen. Bei Höhen über 5000 m ist zur Erhaltung der körperlichen und geistigen Leistungsfähigkeit ein O_2-Atmungsgerät unumgänglich.

b) Die Bergkrankheit

ist unter den Erkrankungen durch verminderten Luftdruck am längsten bekannt. Sie wird in reinster Form bei plötzlicher, passiver Beförderung auf große Höhen beobachtet, z. B. auf der peruanischen Bergbahn, welche die Reisenden in 9 Stunden von Callao an der Küste nach Ticlio in 4750 m Höhe bringt. Einige der Reisenden werden schon bei 3000 m Höhe von Mattigkeit, Kopfschmerzen, Übelkeit, Kältegefühl in den Extremitäten, Dyspnoe und Zyanose befallen. Die Beschwerden gehen bald zurück, wenn die Reise ihren Höhepunkt überschritten hat. Die Kranken sind zunächst noch zu der geringsten Anstrengung unfähig, weil sie an Atemnot,

Schwindel und Kopfschmerzen leiden. Eine häufige Erscheinung ist das CHEYNE-STOKESsche Atmen, das die Patienten hauptsächlich im Schlafe befällt.

Viel seltener tritt die Bergkrankheit bei Bergbesteigungen auf, bei denen einige Menschen erst in Höhen von 6000 bis 7000 m kurzluftig werden. In Höhen von 7000 m befindet sich wohl jeder Mensch in einem Zustande der Bergkrankheit. Das Leiden ist, wenn es in reiner Form auftritt, und unter eindeutigen Bedingungen leicht zu erkennen. Tritt es schon in niedrigeren Höhen bei übermüdeten Menschen auf, so ist die Entscheidung, ob es sich um eine durch Höhenklima ausgelöste Ermüdung des Herzens oder Verschlimmerung eines bestehenden Herzleidens oder um die Symptome einer Bergkrankheit handelt, nicht leicht. Bei Rückkehr ins Tiefland heilt die Bergkrankheit rasch, während die Folgen einer Überlastung des Herzens erst sehr langsam oder gar nicht mehr verschwinden. Die beste **Prophylaxe** ist die langsame Akklimatisation an die Höhe. Die **Therapie** der Bergkrankheit besteht in völliger Ruhe. Bei gut ausgerüsteter Expedition wird die Zufuhr warmen Tees empfohlen.

8. Die Seekrankheit

Die Neigung zur Seekrankheit ist besonders bei sog. nervösen Individuen ausgeprägt. Diese Erkrankung tritt meistens erst nach einer gewissen Dauer der Schlingerbewegungen des Schiffes ein, besonders bei kranken, geschwächten und unterernährten Menschen. Magen- und Darmkranke sollen mehr zur Seekrankheit disponieren als andere. Das wesentliche Symptom ist die Nausea, die Übelkeit mit Brechreiz und Erbrechen, welche meist mit einem unangenehmen Gefühl in der Magengrube einsetzt, besonders wenn das stampfende Schiff plötzlich nach abwärts bewegt wird. Viele Kranke haben von vornherein einen Brechreiz mit unbestimmtem Angstgefühl. Die Empfindungen der Seekrankheit steigern sich allmählich bis zum Erbrechen. Manche Kranke fühlen sich nach dem Erbrechen erleichterter und können nun das Schaukeln des Schiffes ertragen. Bei einigen ist die Erleichterung nur vorübergehend oder tritt überhaupt nicht ein. Die Brechbewegungen steigern sich, bis der Patient vollkommen erschöpft ist. Gleichzeitig treten vermehrter Speichelfluß, Blässe, Schweißausbruch und Angstgefühl sowie Unregelmäßigkeit des Pulses auf. Neben dem Erbrechen ist der Schwindel das wichtigste und unangenehmste Symptom. Die Kranken haben das Gefühl, den Boden zu verlieren und ins Unendliche zu versinken. Manche sind so schwer betroffen, daß sie sich den Tod herbeiwünschen. In anderen Fällen stehen Kopfschmerzen und häufiges Gähnen im Vordergrunde. Die Kranken sind benommen und können sich nicht konzentrieren. Trotz großer Ermüdung ist der Schlaf schwer gestört. Ein tiefer, guter Schlaf hilft oft über die Seekrankheit hinweg. Viele werden aber bei starken Bewegungen des Schiffes durch die Seekrankheit aus dem Schlaf erweckt. Bei längerer Dauer dieser Erkrankung sind die Patienten obstipiert; die Magensaftsekretion soll vermindert sein. Der Puls ist meist verlangsamt, der Blutdruck herabgesetzt.

Prophylaxe. Prophylaktisch wird der Aufenthalt in frischer Luft am besten in Rücken- oder Seitenlage empfohlen. Andere, weniger empfindliche Personen werden durch eine leichte Beschäftigung gewissermaßen von der Seekrankheit abgelenkt. Überladung des Magens und reichlicher Alkoholgenuß sind zu vermeiden.

Therapie. Empfohlen werden viele zentral wirkende Mittel, wie Veronal, Brom und Vasano. Die reflektorischen Reizungen, welche bei der Seekrankheit vom Gleichgewichtsorgan, vielleicht auch von Mittel- und Zwischenhirnzentren ausgehen, werden am wirksamsten mit Vasano und Nautisan, welche die Vaguserregungen dämpfen, bekämpft. Luminal kann ebenfalls herangezogen werden.

Die Infektionskrankheiten

1. Allgemeine Vorbemerkungen

Die Lehre von den kontagiösen und miasmatischen Erkrankungen konnte als eine Lehre der Infektionskrankheiten erst begründet werden, nachdem durch die Entdeckungen von PASTEUR und ROBERT KOCH die Möglichkeit einer ätiologischen Diagnose geschaffen war. Nach dem heutigen Stande der Forschung können wir drei große Gruppen von pathogenen Mikroorganismen unterscheiden:

1. Die **Bakterien** im weiteren Sinne (Kokken, Bazillen, Vibrionen, Spirillen, Pilzarten). Ihr Nachweis wird durch mikroskopische und kulturelle bzw. biologische Untersuchungen geführt.
2. Die **ultravisiblen, filtrierbaren Virusarten.** Der Nachweis geschieht durch das Tierexperiment (z. B. Variola, Lyssa, Gelbfieber, Poliomyelitis, Trachom, Hepatitis epidemica, homologe Serumhepatitis).
3. Die **Protozoen** (Malariaplasmodien, Ruhramöben, Trypanosomen).

Für die meisten Infektionskrankheiten ist heute eine exakte ätiologische Diagnose durch den kulturellen bzw. mikroskopischen Nachweis des Erregers möglich.

Auch die Bakterien selbst können das Opfer von Infektionen durch die sog. **Bakteriophagen** werden. Unter Bakteriophagen versteht man ein Agens, welches Bakterien auflöst. Die Bakteriophagen finden sich im bakterienfreien Filtrat von Bouillonkulturen, in denen sie sich unter Vernichtung der Bakterien vermehren. Ob es sich bei den Bakteriophagen um von den Bakterien selbst gebildete enzymatische Substanzen oder um Virusarten handelt, ist nicht entschieden.

Die Schwierigkeiten in der Deutung vieler Vorgänge im Bereiche der Infektion und der Immunität, die in der Hochzeit der bakteriologischen Ära oft übersehen oder unterschätzt wurden, lernte man kennen, als es gelang, auch bei klinisch sicher gesunden Menschen typische Krankheitserreger mit allen ihren kulturellen und biologischen Eigentümlichkeiten aufzufinden (Bazillenträger, Dauerausscheider). **Bazillenträger** werden Individuen genannt, welche pathogene Keime beherbergen, ohne selbst krank zu sein oder gewesen zu sein. **Dauerausscheider** sind Genesene, welche nach überstandener Krankheit den Erreger im Harn und Kot noch Monate und Jahre weiter ausscheiden und damit zu einer großen Gefahr für ihre Umgebung werden.

Wir sind nicht darüber unterrichtet, wie oft der menschliche Körper infiziert wird und die Infektion überwindet, ohne daß es zu klinischen Symptomen kommt. Man spricht von latenten Infektionen, wenn Krankheitserreger in den Körper eindringen, sich vermehren und schließlich vernichtet werden, ohne daß die charakteristischen Zeichen einer Infektionskrankheit auftreten, wohl aber eine Immunität gegen den Erreger zurückbleibt. Von diesen latenten Infektionen zu ganz leichten, abortiv verlaufenden Erkrankungen bestehen fließende Übergänge. Besonders unter den Kinderkrankheiten gibt es manche, welche auf dem Wege über die „stille Feiung" eine Immunität der Erwachsenen bewirken.

Es genügt durchaus nicht die Anwesenheit eines Krankheitserregers allein, z. B. auf den Schleimhäuten eines Menschen, um denselben krank zu machen, sondern es bedarf für den Ausbruch einer Erkrankung stets noch gewisser Hilfsursachen, die wir im einzelnen noch nicht näher kennen. Unter einer Anzahl gleich exponierter Individuen bleiben auch in Zeiten ausgebreiteter Seuchen stets bestimmte Individuen gesund. Neben dem Krankheitserreger und den Hilfsursachen, die den Ausbruch der Krankheit bedingen (Kälteschädigungen, Unterernährung, Überanstrengung, Intoxikationen, Alkohol), spielen eine erhebliche Rolle alle die in der Konstitution des erkrankten Individuums gegebenen Faktoren, die man mehr ausweichend als beschreibend unter dem Begriff der „persönlichen Disposition" zusammenfaßt. Hier stehen Alter, Kräftezustand, körperliche und sicher auch psychische Beanspruchung und Überanstrengung und früher überstandene Krankheiten an erster Stelle; auch das Allergieproblem spielt hier eine beachtliche Rolle.

Der gesunde Organismus verfügt in seiner Haut und Schleimhaut über eine Reihe von natürlichen Abwehrmaßnahmen, welche verhindern, daß die Mikroorganismen in den Körper eindringen und sich ins Ungemessene vermehren. Auf der anderen Seite wird im Magen-Darmkanal und in der Scheide eine charakteristische Bakterienflora mit relativ konstanter Zusammensetzung dauernd aufrechterhalten. Tränenflüssigkeit, Speichel, Magen-Darmsaft, Scheidensekret usw. haben bakterizide Wirkungen gegen viele, aber durchaus nicht alle auf die Schleimhäute gelangenden Bakterien. Die einseitige Kohlenhydratnahrung begünstigt z. B. das Aufkommen einer bestimmten, azidophilen Flora im Darm, welche sich ein saures Milieu schafft. Dieses ist dem Eindringen anderer Keime, z. B. Typhus und Ruhr, ein Hindernis. Man kann also mit einem gewissen Recht von Bakterienantagonismen sprechen. In solchen normalen Abwehrmaßnahmen sehen wir einen Teil derjenigen Vorgänge, welche die natürliche Resistenz bedingen.

Nur z. T. bekannt sind uns die Bedingungen, unter denen die Keime durch die äußere und „innere" Oberfläche (Magen-Darmtrakt, luftführende Wege) in den Körper eindringen. Die unverletzte Haut gilt als undurchdringlich. Verletzungen von mikroskopischer Größe, wie sie beim Rasieren, bei Einreibungen, beim Scheuern von Kleidungsstücken, durch Insektenstiche und beim Geschlechtsakt entstehen, genügen, um in der Haut bzw. Schleimhaut die Tore für die Infektionserreger zu öffnen. Falls sie bei den durch das Trauma geschaffenen Bedingungen keine Möglichkeit zur Ansiedlung und Vermehrung finden, können sie auf dem Blut-, Lymph- oder Nervenwege an besser für die Ernährung geeignete Gewebe herangebracht werden. Häufiges Waschen und Baden der Hände und Füße lassen die Epidermisschichten so aufquellen, daß sie zur Ansiedlung von Hautpilzen Gelegenheit geben. Solche Pilzansiedlungen können in der Haut zu sehr lästigen Krankheitserscheinungen mit einer „Umstimmung" des gesamten Hautorgans führen. Klinische Beobachtungen sprechen dafür, daß die Tonsillen, die kranken sowohl wie anscheinend auch gesunde, häufig die Eintrittspforten für Krankheitskeime darstellen. Von hier aus sollen die ersten Immunisierungs- bzw. Allergisierungsmaßnahmen des Körpers ausgelöst werden. Der Bronchialbaum und seine Verzweigungen bis in die Alveolen hinein werden bei gesunden Menschen keimfrei gefunden. Korpuskuläre Elemente, wie Staubteilchen, können aber die Alveolarwandungen passieren. Das gleiche gilt für Bakterien. Eine Erkrankung ist nicht die notwendige Folge, läßt sich aber experimentell auf dem Inhalationswege erzeugen.

Jede Infektionskrankheit ist ein klinischer Begriff für ein komplexes, planvolles, einheitliches Geschehen. Nicht nur die **Art** des betreffen-

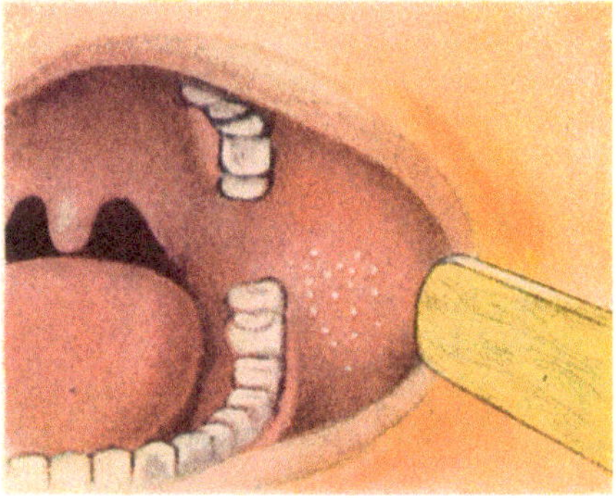

a_1

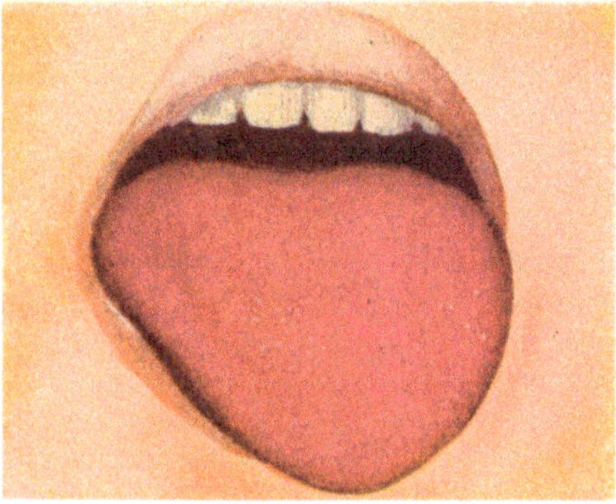

b_1

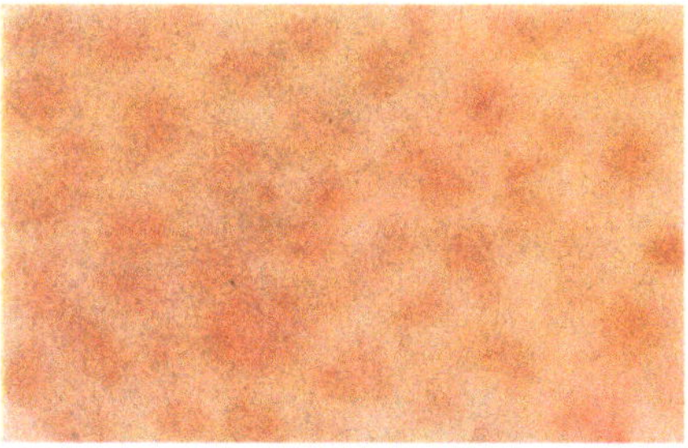

a_2

b_2

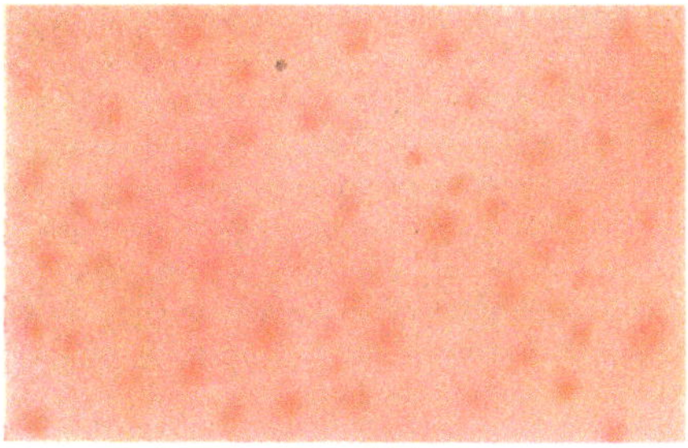

c

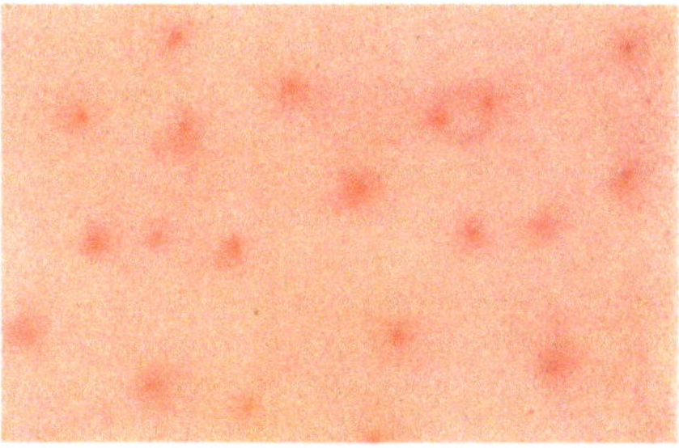

d

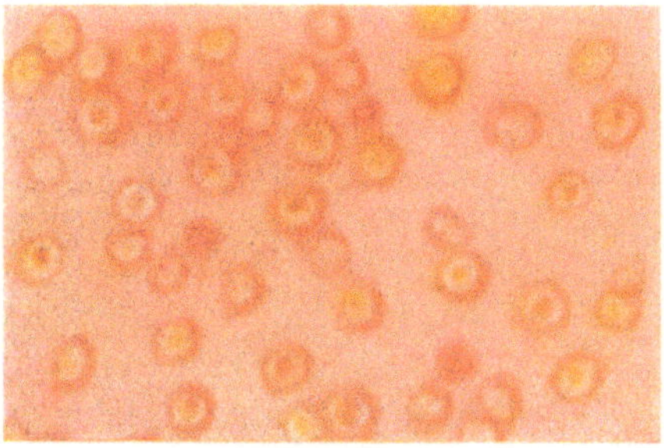

e

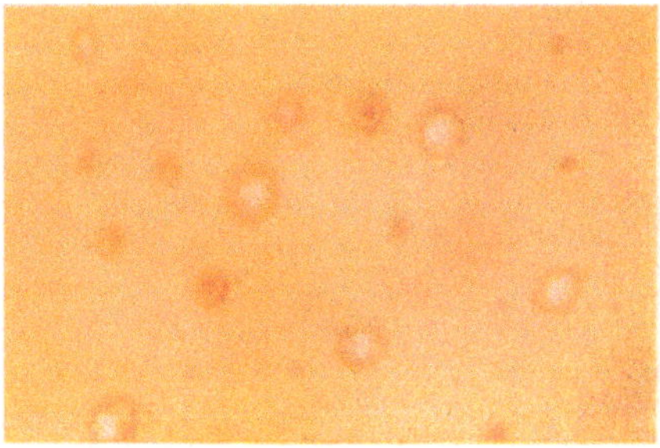

f

a_1) KOPLIKsche Flecke — a_2) Masernexanthem — b_1) Scharlach (Himbeerzunge) — b_2) Scharlachexanthem — c) Fleckfieberexanthem — d) Typhusroseolen — e) Pocken — f) Windpocken

Walter de Gruyter & Co. / Berlin

den Mikroorganismus verleiht der Krankheit die ihr als Infektionskrankheit zukommende Eigenart, sondern auch die bestimmte Art und Weise, auf die der Mensch in einer für jede Mikrobenart, für die er empfänglich ist, charakteristischen Weise erkrankt.

2. Scharlach (siehe Tafel)

Unter Scharlach versteht man eine akute exanthematische Infektionskrankheit. Sie geht mit einem charakteristischen, aus kleinsten Fleckchen zusammengesetzten, vielfach konfluierenden Ausschlag und meist mit Angina einher. Oft

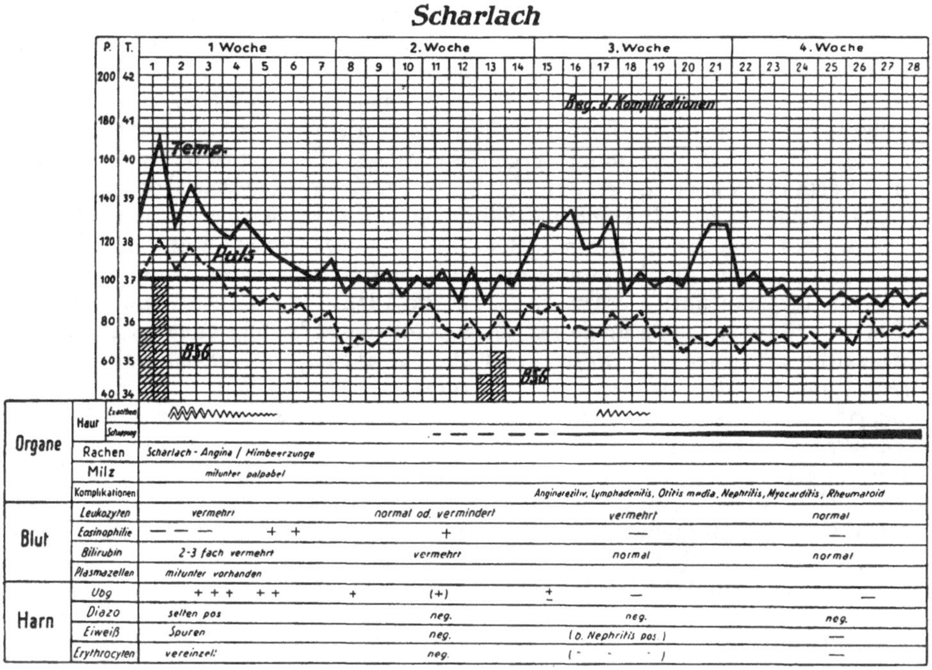

Abb. 46

setzt in der dritten Woche akut eine **zweite** Krankheitsperiode mit verschiedenartigen Nachkrankheiten ein.

Ätiologie. Von den meisten Autoren werden gegenwärtig die hämolytischen Streptokokken als Erreger des Scharlachs angesehen. Man kann bei Abimpfen mit der Platinöse auf eine Blutagarplatte fast bei allen Scharlachkranken die hämolytischen Streptokokken nachweisen. Dieselben werden aber auch bei gesunden Kindern zwischen 5 und 15 Jahren bis zu 40% der Fälle gefunden. Daher stempelt das noch so regelmäßige Vorkommen des hämolytischen Streptokokkus beim Scharlach denselben noch nicht zum Erreger dieser Krankheit. Es bleibt also eine offene Frage, ob nicht neben den Streptokokken ein Virus für den Ausbruch des Scharlachs verantwortlich zu machen ist.

Disposition. Die Empfänglichkeit für Scharlach ist weitgehend an die Konstitution des Menschen gebunden. Besonders disponiert sind exsudativ-lymphatische Kinder im Alter von 3 bis 8 Jahren. In den drei ersten Lebensmonaten sind nur vereinzelte Scharlachfälle beobachtet worden. Zusätzliche Infekte oder körperliche Überanstrengungen können die vorhandene Immunität gegen Scharlach z. B. bei Ärzten und Pflegepersonal nach monatelangem Kontakt mit Scharlachkranken brechen. Auch eine familiäre Disposition ist beobachtet worden.

Immunität. In der Regel erzeugt das Überstehen des Scharlachs im Gegensatz zu Streptokokkenerkrankungen **Immunität** für das ganze Leben. Seltene Ausnahmen kommen vor.

Die Dauer des **Inkubationsstadiums** ist nicht bekannt. Sie soll weniger als 24 Stunden betragen können.

Hilfsmaßnahmen für die Diagnose des Scharlachs. Es gelingt, von hämolytischen, von Scharlachkranken gewonnenen Streptokokken ein spezifisches Toxin zu gewinnen. Kleinste Dosen des injizierten Toxins veranlassen bei Scharlach empfänglichen eine typische Hautrötung, die bei Scharlachimmunen ausbleibt (DICK-Test). Größere Dosen des DICK-Toxins bewirken beim Menschen ein scharlachähnliches Symptomenbild. Wiederholte Injektion dieses Toxins führt unter Bildung eines Antitoxins zur Immunität gegen Scharlach. Durch intrakutane Injektion von 0,2 ccm eines nach der dritten Woche gewonnenen Scharlachrekonvaleszentenserums läßt sich innerhalb von 6 bis 18 Stunden eine etwa fünfmarkstückgroße Aussparung des Exanthems erzeugen (SCHULTZ-CHARLTON-Phänomen). Da die Auslöschung nicht nur durch Serum von DICK-Negativen, sondern auch von DICK-Positiven herbeigeführt werden kann, ist die Identität von Antitoxin und auslöschender Substanz nicht erwiesen. Dementsprechend besteht auch keine absolute Korrelation zwischen einer negativen DICK-Reaktion, der Auslöschfähigkeit des Serums und dem Schutz vor Scharlacherkrankung. Die scharlachimmunen Säuglinge geben eine negative DICK-Reaktion. Im Alter von 2 bis 4 Jahren sollen etwa Zweidrittel aller Kinder eine positive DICK-Reaktion aufweisen, die mit zunehmendem Alter immer seltener wird. Nach dem 15. Lebensjahr sollen nur noch 20% der Untersuchten eine positive DICK-Reaktion erkennen lassen.

Die **Krankheit** beginnt mit Halsschmerzen, intensivem Krankheitsgefühl, Fieber und Erbrechen. Auch Durchfall kann in den ersten Tagen auftreten. Nach dem Erbrechen setzen Schüttelfrost oder wiederholtes Frösteln ein. Die Körpertemperatur kann bis auf 40° ansteigen, wobei auch Delirien vorkommen. Die Patienten klagen über Kopfschmerzen, Gliederreißen und Kratzen im Halse.

Die Zunge ist in den ersten Tagen mit einem grauweißen Belag bedeckt, aus dem die Papillae filiformes am Rande rötlich hervorleuchten. Bald wird der dicke grauweiße Belag abgestoßen, und vom 3. Tage an zeigen sich die geschwollenen Papillen auf hochrotem Untergrunde. Dieses charakteristische Bild hat zur Bezeichnung **Himbeerzunge** (s. Tafel) geführt und zeigt etwa am 3.—5. Krankheitstage seine stärkste Ausprägung. Im Laufe der ersten beiden Krankheitswochen nehmen Rötung und Schwellung der Papillen allmählich ab.

Die **Tonsillen** sind dunkelrot geschwollen und nicht selten mit linsengroßen gelblichen Flecken bedeckt. Die Uvula und die vorderen Gaumenbögen zeigen eine dunkle Röte, welche sich in einer oberhalb des Uvulaansatzes quer verlaufenden Linie scharf gegen den blasseren weichen Gaumen absetzt. Die Drüsen am Kieferwinkel sind geschwollen.

Am 1. oder 2. Erkrankungstage oder später setzt der charakteristische **Hautausschlag** (s. Tafel) ein, der mit einer Schwellung einhergeht. Das Gesicht erscheint diffus gerötet und gedunsen. Die Haut in der Umgebung der Lippen bleibt frei von Ausschlag, so daß sich um den Mund herum ein weißer Ring gegen die umgebende Röte abhebt. Am übrigen Körper besteht das Exanthem aus mehr oder weniger blaßroten Tüpfelchen von Nadelstich- bis Hirsekorngröße. In der Entfernung imponiert das aus roten Fleckchen und Spritzerchen zusammengesetzte Exanthem als gleichmäßig rote Fläche. Der Ausschlag ergreift zunächst die Brust- und Halsgegend und wandert über den Stamm im Laufe von 48 Stunden auf die Extremitäten, und zwar zunächst auf deren Innenseite. Zuletzt greift er auf Hände und Füße über. Drückt man mit einem Glasspatel auf die Haut, dann schwindet das Exanthem. Bei Nachlassen des Druckes treten Punkte und Fleckchen wieder auf. Das anämisierte Gebiet erscheint leicht ikterisch. Dementsprechend findet sich auch eine Vermehrung des indirekt nachweisbaren Blutbilirubins und Harnurobilinogens, eine Tatsache, die zur Differentialdiagnose gegenüber scharlachähnlichen Serumexanthemen herangezogen werden kann. Der **Harn** zeigt ein hohes spezifisches Gewicht. Die Diazoreaktion ist negativ. Urobilin und Urobilinogen sind am 4.—6. Krankheitstage am stärksten vermehrt. Eine geringe febrile Albuminurie ist selten.

Streicht man mit einem Bleistift über das Exanthem, so bleibt für 15—20 Sekunden ein weißer Strich, der sich scharf von der roten Umgebung abhebt, um dann langsam wieder zu verschwinden (dermographie blanche, raie blanche). Die Hautgefäße neigen zu kleinen Hämorrhagien und Petechien, die besonders hervortreten, wenn man eine Stauungsbinde oberhalb der Ellenbeuge anlegt. Diese Erscheinung wird als Rumpel-Leedesches Phänomen beschrieben. Kleine Hautblutungen kann man auch durch das Kneifen der Haut in der unteren Schlüsselbeingrube auslösen. Das RUMPEL-LEEDEsche Zeichen ist aber nicht für Scharlach charakteristisch. Wertvoller für die Differentialdiagnose gegenüber anderen scharlachähnlichen Exanthemen ist das Auslöschphänomen von SCHULTZ-CHARLTON, welches bei der therapeutischen Anwendung von Scharlachrekonvaleszentenserum entdeckt wurde. Ein Verschwinden des Exanthems erreicht man auch durch intrakutane Injektion von sterilem, normalem Menschenserum. Wenn das Serum nicht auslöscht, so liegt beim Spender ein Scharlach vor. Gelegentlich treten auf dem Höhepunkt der Scharlachröte kleine, wasserhelle Bläschen auf (Scharlachfrieseln, Scarlatina miliaris), die in wenigen Tagen eintrocknen und Schüppchen bilden.

Die Temperatur verläuft meist in Form der abgebildeten Kurve: zwischen 39 und 40° etwa 3 Tage lang, um dann allmählich abzufallen. Die Norm wird erst am 9.—12. Tage erreicht.

Die **Herztätigkeit** ist im allgemeinen frequenter als der Temperatur entspricht. Man zählt zwischen 150 und 170 Schlägen bei einer Temperatur von etwa 39°. Man kann also von einer relativen Pulsbeschleunigung sprechen. Die **Milz** ist meist nicht tastbar, wird aber von vielen als perkutorisch vergrößert bezeichnet. Sicherer ist die häufig vorhandene Lebervergrößerung. Während des Fiebers besteht eine völlige Inappetenz, aber vermehrter Durst.

Von dieser häufigsten Verlaufsform gibt es manche Abweichungen. Das Exanthem kann weniger charakteristisch und hellrosa gefärbt sein und gelegentlich nur dort erscheinen, wo Hautflächen aufeinanderliegen: Oberschenkel, Kniekehle. Auch Angina und Fieber sind manches Mal nur angedeutet und klingen nach wenigen Tagen ab. Es sind auch Scharlachanginen ohne Exanthem bei Erwachsenen beobachtet worden, bei denen eine später auftretende Schuppung den wahren Charakter der Krankheit erkennen ließ.

Diesen leicht verlaufenden gegenüber findet man **hochtoxische Formen** von Scharlach, welche als foudroyanter Scharlach beschrieben werden. Dieses Krankheitsbild zeichnet sich aus durch das frühzeitige Einsetzen schwerer zerebraler Erscheinungen, heftigster Kopfschmerzen, Delirien und Koma. Die Patienten werden bewußtlos und werfen sich unruhig im Bett hin und her. Im Rachen sieht man nur eine Schwellung der Tonsillen mit scharf abgesetzter, dunkler Röte. Der Ausschlag breitet sich schnell über den ganzen Körper aus; er hat einen mehr bläulichen, lividen Charakter wegen der gleichzeitig einsetzenden Herz- und Kreislaufschwäche. Die Extremitäten sind kühl. Neben heftigstem Erbrechen können auch Durchfälle auftreten, gleichzeitig mit starkem Azetongeruch aus dem Munde. Die **Herzaktion** ist stark beschleunigt, häufig über die kritische Frequenz von 180 Schlägen hinaus. Auch Bradykardie ist beobachtet worden. Die Atmung ist dyspnoisch und läßt gelegentlich den Typus der „großen Atmung" der Diabetiker erkennen. Viele dieser Kranken mit hochtoxischem Scharlach sterben in den ersten achtundvierzig Stunden an Herzschwäche. Manche Fälle lassen wegen der Nackenstarre, dem nach hinten gezogenen Kopf, dem positiven KERNIGschen Symptom an Meningitis denken. Die Lumbalpunktion zeigt einen erhöhten Druck mit klarer Spinalflüssigkeit. Man kann in solchen Fällen von einem Scharlachmeningismus sprechen.

Unter den Komplikationen spielt die **Angina necroticans** eine wesentliche Rolle. 2—3 Tage nach Erkrankungsbeginn verfallen die oberen Schichten der Schleimhaut der Tonsillen und der Uvula dem Gewebstod. Die nekrotisierten Partien stoßen sich ab, und zurück bleiben graue Flecke mit unregelmäßigen Konturen. Die begleitende Lymphdrüsenschwellung und das Fieber gehen rasch zurück. Nur in schweren Fällen greift die Nekrose in die Tiefe. Es entstehen kraterförmige, mit nekrotisierenden Massen überzogene Defekte an den Tonsillen. Der Zerstörungsprozeß kann auch auf Gefäße übergreifen, wodurch es zu starken Blutungen kommt. Die bräunlichen, sich zersetzenden Massen führen zu einem üblen Geruch aus dem Munde. Die nekrotisierende Entzündung kann auch auf die Schleimhaut der Wangen und Lippen und auf die Nebenhöhlen übergreifen.

Schwellung und Vereiterung der Drüsen der hinteren Pharyngealgegend können zum **retropharyngealen Abszeß** führen. Seltener kommt es zu bretthharten Infiltrationen des periglandulären Bindegewebes, die schließlich auf den ganzen Hals übergreifen. Diese bösartige Komplikation wird als **Angina Ludovici** beschrieben. Das Blut ist mit Streptokokken überschwemmt, die septische Metastasen in den Gelenken, Abszesse in den Muskeln, eine septische Nephritis, Myo- und Perikarditis und Milzinfarkte bedingen können.

Häufig führt die Angina necroticans zur **Otitis media,** welche zeitweise 20% aller Scharlachkranken befällt. Die Otitis kann von einer peripheren Fazialislähmung begleitet sein und das Hörvermögen infolge chronischer Otorrhoe vollständig verloren gehen. Selbst bei gutem Eiterabfluß nach Perforation des Trommelfells kann es zum Übergreifen der Entzündung auf den Warzenfortsatz kommen. Die Mastoiditis kündigt sich durch Druckempfindlichkeit des Warzenfortsatzes und durch entzündliche Rötung der Haut über demselben an. Die hinter dem Ohr gelegenen Lymphdrüsen sind meistens geschwollen. Bei der Aufmeißelung des Warzenfortsatzes findet man denselben mit nekrotisierenden Massen und jauchigem Exsudat gefüllt. Sind dieselben chirurgisch ausgeräumt, so fällt das Fieber in der Regel ab. In unglücklichen Fällen aber kann die Entzündung auf den Sinus oder die Meningen übergreifen. Eine Thrombose des Sinus ist dann wahrscheinlich, wenn trotz guter Entleerung des Eiters Schüttelfröste auftreten und das Fieber einen intermittierenden Charakter annimmt.

Mit auffälliger Häufigkeit treten in der dritten Woche des Scharlachs eine Reihe von Nachkrankheiten ein, unter denen die **Nephritiden** an Häufigkeit dominieren.

Neben der Nephritis kommt es zur Lymphadenosis, gelegentlich zu Fieber ohne näher bekannte Ursachen, auch zu entzündlichen Rachenveränderungen. Man hat die Hypothese aufgestellt, daß diese Nachkrankheiten, die oftmals allein in Fieber ohne nachweisbaren Organbefund bestehen, auf einer Überempfindlichkeit beruhen, welche durch die im Körper verborgen sitzenden Scharlacherreger bewirkt wird.

Unter den verschiedenen Formen der **skarlatinösen Nierenerkrankungen** werden die herdförmige, embolische ohne Blutdrucksteigerung mit Hämaturie, die diffuse Glomerulonephritis mit Hämaturie, Blutdrucksteigerung und Ödemen, die herdförmige, leukozytäre, interstitielle Nephritis mit Leukozyteninfiltraten im Interstitium und den benachbarten Glomeruli, gelegentlich mit paranephritischem Abszeß, und schließlich die diffuse, lymphozytäre, interstitielle Nephritis unterschieden. Die letzte Form ist wahrscheinlich der Ausdruck eines hyperergischen Geschehens. Unter den verschiedenen Arten von postskarlatinösen Erkrankungen ist die **Nephritis hämorrhagica** die häufigste. Zwischen dem primären Scharlach und dem Auftreten der Nephritis liegt ein fieberfreies Intervall. Das Fieber kann plötzlich wieder auf 39° ansteigen, gleichzeitig können starke Anschwellungen der angulären Halsdrüsen und intensive Rötung der Rachenschleimhaut, Vergrößerung der mit Schleim bedeckten Tonsillen auftreten. Der **Harn** enthält Eiweiß und Zylinder und in den folgenden Tagen viele rote Blutkörperchen. Bei schweren Formen der Nephritis wird die Nierengegend spontan und auf Druck schmerzhaft. Im allgemeinen verläuft diese hämorrhagische Form der Nephritis wie die gleiche Krankheit bei anderer Ätiologie. Auch das **Herz** kann in Mitleidenschaft gezogen werden und vergrößert erscheinen. In schweren Fällen kommt es zu erhöhter Frequenz, Oppressionsgefühl auf der Brust und zur kardialen Dyspnoe. Anfälle von Angina pectoris sind zuweilen beobachtet worden. Schließlich kann der Herzmuskel bei der Zunahme der Frequenz seinen Dienst versagen. Eingeleitet wird diese hämorrhagische Nephritis häufig durch Hautblässe, Appetitmangel, Mattigkeit und Kopfschmerzen, auch durch Blutdrucksteigerungen. Ödeme treten etwa in 10% der Fälle auf.

Von den übrigen Nachkrankheiten des Scharlach ist der **Rheumatismus** zu erwähnen, der genau wie in der 1. Scharlachwoche auch in der 3. oder 4. entweder allein oder in Begleitung anderer Nachkrankheiten auftreten kann. Die postskarlatinöse Entzündung der Synovialis geht mit einem remittierenden Fieber einher. Die Entzündung kann sich auf ein Gelenk beschränken; dasselbe schwillt an und wird schmerzempfindlich. Seltener läuft nebenher eine Polyserositis mit Perikarditis, Pleuritis und Endokarditis.

Wichtig ist, daß der Scharlach auch durch das Hinzutreten anderer Infektionskrankheiten kompliziert werden kann. Besonders hervorgehoben werden muß die Komplikation mit echter **Diphtherie,** welche gelegentlich mit der Angina necroticans verwechselt wird. Bei der echten Diphtherie sitzen die Membranen fest auf der Unterlage und lassen sich nur unter gleichzeitiger Blutung ablösen, während die membranösen Beläge bei der Angina necroticans lockerer sitzen und leichter abgelöst werden können. Wenn Stenoseerscheinungen auftreten, soll man die Ergebnisse der bakteriellen Untersuchungen nicht abwarten, sondern sofort Diphtherieserum geben, gibt es doch Fälle von echter Diphtherie, bei denen im Rachen keine Bazillen nachgewiesen werden können. Die seltenen Komplikationen mit **Masern, Erysipel** und **Tuberkulose** seien hier nur erwähnt.

Die **Therapie** des Scharlachs mit Rekonvaleszentenserum hat, wenn es frühzeitig und genügend reichlich angewendet wird, fraglos gute Wirkungen. Das nach antitoxischen Prinzipien hergestellte Scharlachserum hat die Klinik und die Prognose des Scharlachs gründlich gewandelt. Manchmal sieht man im Anschluß an die Seruminjektion innerhalb weniger Stunden ein hochbedrohliches Krankheitsbild schlagartig gebessert. Voraussetzung ist die möglichst frühe und ausreichende Anwendung des Serums. Im allgemeinen genügt die intramuskuläre Injektion von 10 ccm des gereinigten und hochkonzentrierten Serums mit einer auf viele Typen übergreifenden antiinfektiösen Polyvalenz. In schweren Fällen soll die doppelte Menge gegeben und diese Injektion am folgenden Tage wiederholt werden, wenn die Temperatur noch nicht abgesunken ist. Bei intravenöser Injektion von 3—5 ccm eines hochwertigen, konzentrierten Scharlachserums ist das Exanthem häufig bereits nach 6 Stunden erloschen, was nach intramuskulären Injektionen erst nach 24 Stunden einzutreten pflegt. Anzustreben ist die Benutzung gereinigter und hochkonzentrierter Sera mit relativ niedrigem Eiweißgehalt, wobei die frühe Anwendung wesentlicher ist als die Menge.

Die Behandlung des Scharlachs mit Sulfonamiden hat nach eigenen Untersuchungen keine überragenden Erfolge. Anders steht es mit der frühzeitigen Anwendung der Penicillinbehandlung. Man sieht nach Injektion von 1,5 Millionen Einheiten innerhalb von 4 Tage neine frühzeitige Abfieberung und einen schnelleren Rückgang der Drüsenschwellungen.

Eine Verhütung der **Nephritis** durch eiweißfreie Kost oder Penicillin ist bis heute nicht gelungen. Ist die Nephritis einmal ausgebrochen, soll sie wie jede andere akute Nierenerkrankung behandelt werden. Wesentlich ist die Kochsalzarmut der Kost, welche sich hauptsächlich aus Kohlenhydraten, Obst und Mehlspeisen, Honig und ungesalzener Butter zusammensetzt.

3. Masern

Ätiologie. Die Masern (measles) sind seit der Mitte des 18. Jahrhunderts als akute, fieberhafte, epidemische Infektionskrankheit bekannt. Die Krankheit geht mit einem charakteristischen Fleckenausschlag der Haut, mit katarrhalischen Erscheinungen der oberen Luftwege und der Konjunktiven einher.

Sie wird durch Ansteckung von Mensch zu Mensch weiter verbreitet. Der Erreger der Masern ist ein ultravisibles Virus, welches durch Übertragung von Patientenblut auf einen ungemaserten Empfänger die Krankheit auslöst. Das Blut muß zu Beginn der Eruptionsperiode entnommen werden. Schon vom 3. Inkubationstage an ist das Virus im Blute vorhanden. Die Anwesenheit des Erregers ist außer im Blut im Nasen-Rachenschleim und im Kantharidenblaseninhalt über den Maserneffloreszenzen erwiesen. Außerhalb des Körpers wird das Virus schnell wirkungslos. Eine Übertragung durch Gegenstände aus der Umgebung des Kranken oder auch durch gesunde Keimträger kommt nicht vor. 4—5 Tage nach Erscheinen des Exanthems läßt die Infektiosität rasch nach und ist mit dem Abblassen des Ausschlags erloschen. Die enorme Empfänglichkeit des Menschen für die Masern läßt die Kontinuität der Durchseuchung niemals unterbrochen werden. Die Masern sind daher eine endemische Seuche, welche sich in bestimmten Zeitabständen zur Epidemie auswächst. Praktisch erkrankt jeder Mensch, welcher mit dem Maserngift in Berührung kommt, soweit er nicht durch früheres Überstehen der Krankheit einen Schutz gegen die Wiedererkrankung erworben hat. Sonst ist die Disposition zur Masernerkrankung allgemein, wie das durch die große Epidemie auf den Färöer-Inseln erwiesen ist.

Die Bevölkerung dieser Insel war seit 1781 von den Masern verschont. Im Jahre 1846 erkrankten, nachdem die Masern durch einen dänischen Tischler eingeschleppt worden waren, von 7782 Personen 6000. Verschont blieben nur die ganz alten, welche vor 65 Jahren die Krankheit überstanden hatten und dadurch immun geworden waren. Durch diese Beobachtung ist erwiesen, daß auch **Erwachsene** an Masern erkranken können, wenn sie in der Jugend der Infektion entgangen sind.

Krankheitsbild und -verlauf. Die Krankheit beginnt am 11. Tage nach erfolgter Ansteckung mit katarrhalischen Erscheinungen der oberen Luftwege, Konjunktiven und Ohren mit gleichzeitiger Temperaturerhöhung auf 38—38,5°. Am 11. bis 13. Inkubationstage erscheint gelegentlich ein klein- oder großfleckiges Vorexanthem von scharlachähnlichem, urtikariellem oder purpuraartigem Aussehen. Dieser „Rash“ hat gegenüber dem Katarrh der oberen Schleimhäute eine geringe diagnostische Bedeutung.

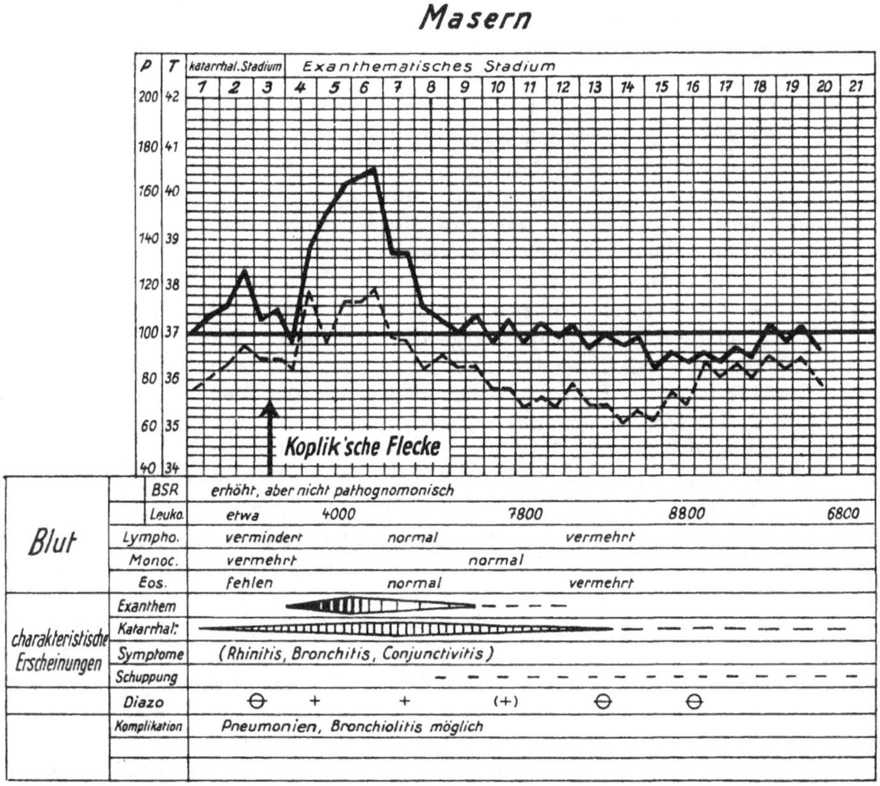

Abb. 47

Der Schnupfen, das häufige Niesen und gelegentliches Nasenbluten leiten das Prodromalstadium ein, wobei das Nasensekret zuweilen eitrige Beschaffenheit gewinnen kann. Die Kinder sind lichtscheu und halten die Augen am liebsten geschlossen. Die Bindehaut ist gerötet und samtartig geschwollen. Häufig sind die Lider am Morgen durch schleimig-eitriges Sekret verklebt und mit Borken bedeckt. Die Mitbeteiligung des Kehlkopfs und der Bronchien führt zu trockenem, kurzem und bellendem Reizhusten, der in häufigen Anfällen auftritt. Die Stimme ist belegt, manchmal heiser, Auswurf wird nicht entleert.

Wichtig und diagnostisch wertvoll sind die **Koplikschen Flecke** (s. Tafel) auf der Innenseite der Wangen und der Umschlagstelle der Gingiva. Gelegentlich erscheinen auch auf der Innenseite der Lippen kleine, bläulichweiße oder gelblichweiße, leicht erhabene Fleckchen von Stecknadelkopfgröße. Die Fleckchen sind häufig von einem schmalen roten Hof umgeben. Man sucht die KOPLIKschen Flecken am besten bei Tageslicht. Sie lassen sich nicht wegwischen. In der Regel erscheinen sie schon 3—4 Tage vor dem Exanthem. Da sie in fast 90% aller Masernfälle auftreten, kommt ihnen eine wichtige differentialdiagnostische Bedeutung zu. Gegen Ende des Prodromalstadiums zeigen sich auf der Mundschleimhaut unregelmäßige, dunkelrote Flecken von Hirsekorn- oder Linsengröße, die sich auf der wenig geröteten Schleimhaut des weichen Gaumens, der Uvula, gelegentlich auch des harten Gaumens abheben. Die fleckig oder diffus geröteten Tonsillen sind meistens geschwollen. Das Schleimhautexanthem klingt vor dem Hautausschlag wieder ab.

Der Fieberverlauf ist auf der Kurve S. 451 wiedergegeben. Sie ist bei den unkomplizierten Fällen zweigipflig. Der Beginn der katarrhalischen Erscheinungen kennzeichnet sich durch eine Temperaturerhöhung mäßigen Grades zwischen 38° und 39°. Das Fieber fällt in den nächsten 2 Tagen zur Norm ab oder hält sich zwischen 37° und 38°. Am 3. oder 4. Tage des Initialstadiums steigt es staffelförmig wieder an und erreicht mit dem Beginn des Hautausschlages seine Gipfelhöhe zwischen 39° und 40°, um am 7. oder 8. Krankheitstage wieder abzuklingen. Der Puls entspricht in seiner Frequenz der Fieberkurve.

Das exanthematische Stadium. Am 14. Tage nach der Infektion tritt unter Zunahme der katarrhalischen Erscheinungen das **Exanthem** auf. Es beginnt meist hinter den Ohren und im Gesicht, greift auf Schläfen, Wangen und Umgebung des Mundes über und befällt auch den behaarten Kopf in Gestalt kleiner, unregelmäßig geformter, zartroter Flecke. Das Exanthem wandert über den Kopf nach dem oberen Rumpf, den Oberarmen und Händen, überzieht dann den unteren Rumpf, die Oberschenkel, das Gesäß, die Unterschenkel und die Füße. Nach den ersten 2 Tagen ist der Ausschlag zur höchsten Blüte entwickelt. Er beginnt dann langsam wieder abzublassen, um etwa am 3.—5. Tage vollständig zu verschwinden. Die Maserneffloreszenz beginnt etwa stecknadelkopfgroß und wächst dann — ohne anfangs über das Hautniveau erhaben zu sein — vielgestaltig aus. Die einzelnen Flecke sind dunkelrot, mit einem Stich ins Bräunliche. Mehrere benachbarte Flecke können zusammenfließen. In dieser Zeit pflegen die Effloreszenzen über das Niveau der Haut flach erhaben zu sein. Immer bleiben — auch auf der Höhe der Entwicklung des Ausschlags — normale Bezirke frei, wodurch der Ausschlag sein fleckiges Aussehen gewinnt. Überwiegt die Konfluenz der Einzelflächen (konfluierende Masern), so kann das Exanthem an einen Scharlach erinnern.

In der Mitte einzelner Flecke entwickeln sich gelegentlich hirsekorngroße, mit wasserhellem Inhalt gefüllte Bläschen (Miliaria). Gar nicht selten werden die Gefäßwände im Gebiete der Effloreszenzen durchlässig, so daß das Exanthem hämorrhagisch wird. Das tritt mit Vorliebe an den Beinen, Armen und Wangen ein. Die Fleckchen werden dann dunkelrot. Beim Abblassen treten wie bei der Resorption von Hämatomen grüne und gelbe Farbtöne auf. Der dem typischen Masernausschlag 1—3 Tage vorausgehende Rash ist meist an Brust und Oberschenkeln lokalisiert und verschwindet in Stunden wieder. Er wird als Folge von Vasomotorenreaktionen auf den toxischen Reiz hin gedeutet. Beim Auftreten des Masernausschlags wird von einigen Patienten über Juckreiz geklagt.

Mit dem Auftreten des Exanthems schwellen die Augenlider an, und das Gesicht gewinnt einen gedunsenen Ausdruck. Auch bronchitische Geräusche können auftreten. Wie bei allen fieberhaften Erkrankungen schwindet der Appetit, während das Durstgefühl steigt. Häufig wird über Schmerzen im Kopf und in den Gliedern geklagt. Die Kranken sind matt und schläfrig. Gelegentlich treten nachts Delirien auf. Die Hals- und Nackendrüsen, ferner auch die Drüsen der Achsel- und Inguinalgegend sind vergrößert und geschwollen, während die **Milz** meist nicht zu tasten ist.

Blutbild. Im Inkubationsstadium herrscht eine neutrophile Leukozytose mit Vermehrung der Eosinophilen. Diese schlägt auf der Höhe des Exanthems um in eine Leukopenie, wobei die Eosinophilen verschwinden können. Oft findet man einzelne Myelozyten und wie bei allen Viruskrankheiten eine Vermehrung der Plasmazellen.

Der **Harn** ist hochgestellt, zeigt gelegentlich febrile Albuminurie. Eine starke Diazoreaktion ist die Regel. Sie soll bei Absinken der Leukozytenzahl am deutlichsten ausgeprägt sein und mit Vermehrung derselben negativ werden. Im Gegensatz zum Scharlach ist die Urobilin- und Urobilinogenreaktion negativ.

Mit sinkendem Fieber blaßt das Exanthem unter starker Schweißbildung ab. Das Allgemeinbefinden bessert sich; der Appetit regt sich, und der Schlaf wird ruhiger. Gleichzeitig mit dem Fieber sinkt auch die Pulszahl, nicht selten sogar unter die Norm. Gelegentlich wird der Puls für 1—2 Wochen irregulär.

Nach Abklingen der Maserneffloreszenzen kann eine leichte, bräunliche Hautschattierung zurückbleiben, welche auf den Abbau von diffundiertem Blutfarbstoff bezogen wird. Mit dem Abblassen des Hautausschlages fängt die Haut an, in kleinsten Schüppchen sich kleieförmig abzuschilfern. Dieser Prozeß ist fast stets in wenigen Tagen vollendet. Handteller und Fußsohlen sollen sich an diesem Schuppungsprozeß nicht beteiligen. Eine lamellöse Schuppung ist selten. Die katarrhalischen Erscheinungen an der Konjunktiva und dem Nasen-Rachenraum gehen zurück. Auch die Lichtscheu verschwindet. Husten und Heiserkeit können das Exanthem noch eine Woche überdauern. Gerade in dieser Zeit ist es nicht immer leicht, die Kranken im Bett zu halten. Diese Maßnahme ist aber nötig, weil die Masernrekonvaleszenten Erkältungseinflüssen gegenüber besonders empfindlich sind.

Die **Behandlung** der Masern ist eine rein symptomatische. Die Kranken sollen das Bett hüten und nach Abklingen der Erkrankung sich je nach der Jahreszeit noch längere Zeit bei gleichmäßiger Wärme in der Stube aufhalten. Die Krankenstube soll gut ventiliert, der Kranke aber vor Zugluft geschützt sein. Für eine gute Mundpflege muß gesorgt werden, weil dadurch komplizierende Erkrankungen wie Stomatitis und Parotitis verhütet werden können. Die Diät soll eine Fieberdiät mit Bevorzugung der Kohlenhydrate sein. Grieß-, Reis- und Apfelbrei, Haferschleim, Mehlsuppen und Reisschleim sind vorzuziehen. Bei komplizierender Bronchitis, Kapillarbronchitis und Bronchopneumonie kann man von Senfbädern und Senfpackungen Gebrauch machen. Bei Kapillarbronchitis und Pneumonien ist auf den Kreislauf zu achten und derselbe durch Herzmittel wie Digitalis, Kampfer und Koffein zu stützen. In Schulen und Internaten kann man zur Verhütung der Krankheit eine **Immunisierung** mit Masernrekonvaleszentenserum durchführen.

4. Pocken

Unter Pocken, Blattern oder Variola wird eine hochkontagiöse, akute, exanthematische Infektionskrankheit verstanden, die durch einen vesikulös-papulösen Ausschlag und typischen Fieberverlauf charakterisiert ist. Die Pocken sind in Deutschland dank der Schutzpockenimpfung eine unbekannte Krankheit geworden. In Berlin betrug im Jahre 1740 die Zahl der Todesfälle an Pocken 16% der Gesamttodesfälle. Im damaligen Preußen sind beim letzten Ausbruch der Krankheit im 18. Jahrhundert 25000 Menschen der Seuche zum Opfer gefallen.

Ätiologie. Als Erreger gelten die Paschenschen Elementarkörperchen, welche in infektionstüchtigen Sekreten und Exkreten in großer Zahl vorhanden sind. Die

GUARNIERIschen Körperchen sollen das dem Deckepithel eigentümliche Entwicklungsstadium der PASCHENschen Körperchen darstellen. Das Pockengift hat eine außerordentliche Haftfähigkeit. Der Eiter bleibt jahrelang infektionstüchtig. Die Kleidungsstücke von Kranken können lange Zeit Infektionsquelle bleiben. Gesunde können als Überträger der Krankheit wirken; auch Insekten sind als Verbreiter der Seuche angeschuldigt worden. Wenn die Pockenkranken auch in allen Stadien ihrer Krankheit als infektiös zu betrachten sind, so besteht fraglos die größte Gefahr während des pustulösen Ausschlags auf Schleimhäuten und Haut. Harn und Kot spielen aus dem Grunde eine untergeordnete Rolle, weil sie nur dann als Virusträger wirken können, wenn sie mit Pustelinhalt infiziert sind. Die Virulenz des Pockengiftes schwankt in breiten Grenzen. Die Erkrankungsdisposition für Pocken ist sehr verbreitet. Eine angeborene Resistenz ist selten. Unterschiede in der Empfänglichkeit der Lebensalter sind nicht festgestellt worden.

Krankheitsbild und -verlauf. Die ersten Krankheitserscheinungen bei der Variola spielen sich an der Schleimhaut des Nasen-Rachenraumes ab, wo das Variolavirus reichlich vorhanden ist. Durch Sprechen, Husten und Niesen kann das Virus durch Tröpfcheninfektion auf Gesunde übertragen werden. Es ist sehr schwer oder unmöglich, den ersten Pockenfall zu erkennen. Meist ist der sog. erste klinisch erkannte Fall nur ein Kranker aus einer längeren Reihe, die vielleicht schon Wochen hindurch unbemerkt unter der Diagnose „Windpocken" vorhanden ist.

Die Inkubationszeit der Pocken schwankt zwischen 5 und 16 Tagen. In der Regel werden 10—13 Tage angegeben. Bei Geimpften soll die Inkubationszeit kürzer sein. Dieses Stadium ist fast immer symptomlos.

Die Zeit vom Beginn der ersten Krankheitssymptome bis zum Ausbruch des Pockenausschlags wird als Initialstadium bezeichnet, das meist 3 Tage andauert. Die Krankheitserscheinungen in diesem Stadium werden sehr verschieden geschildert: von geringen Störungen des Allgemeinbefindens bis zu hochfieberhaften, mit Bewußtlosigkeit und Delirien einhergehenden Krankheitsbildern. In schweren Fällen sterben die Kranken schon im Initialstadium. Die Krankheit beginnt mit wiederholtem Frösteln unter schnell auf 39—40° ansteigender Temperatur. Am 2. oder 3. Tage kann die Temperatur 42° erreichen. Die Pulsfrequenz steigt der Körperwärme entsprechend auf 108—120 Schläge. Auch die Atmung wird erschwert, manchmal dyspnoisch. Die Haut ist heiß und meist trocken, das Gesicht gerötet, die Bindehaut stark injiziert, die Zunge trocken, dick und gelbweißlich belegt. Die Tonsillen sind geschwollen und gerötet. Auch der weiche Gaumen und der Pharynx sind entzündet, wodurch das Schlucken erschwert ist und schmerzhaft wird. Gelegentlich werden rote, zirkumskripte Flecken auf der Schleimhaut des Mundes beobachtet. Manche Kranke klagen über Lichtscheu und Tränenfluß sowie Schnupfen. Bronchitis ist selten in diesem Stadium. Die Eßlust ist geschwunden, der Durst gesteigert. Viele Kranke neigen zu Erbrechen. Auch Singultus kommt vor. Andere Kranke klagen über heftige Kopfschmerzen, die am Ende des 2. oder 3. Tages sich zu Delirien steigern. Bei Kindern kann es zum Koma kommen. Der Schlaf der Kranken ist unruhig. Als besonders charakteristisch gilt der häufige Kreuzschmerz im Initialstadium, über den fast alle Kranken ungefragt klagen. Auch Nackensteifigkeit wird angegeben, so daß Verdacht auf Meningitis besteht. An Lunge und Kreislauf wird im Initialstadium keine Veränderung festgestellt. Die Leber ist nicht, die Milz dagegen bisweilen sehr vergrößert und palpabel.

Das **Blutbild** zeigt eine Hyperleukozytose mit relativer Verminderung der Neutrophilen und Vermehrung der Mononukleären. Im Abheilungsstadium kommt es zur postinfektiösen Lymphozytose. Die Schutzimpfung soll die als typisch angesprochene Mononukleose unterdrücken können. Es ist daher fraglich, ob es ein für die Pocken charakteristisches Blutbild gibt.

Der **Harn** ist hochgestellt und spärlich. Stärkerer Eiweißgehalt gilt als prognostisch ungünstiges Zeichen. Bei septischen Komplikationen kann es zu kleinen, multiplen Abszessen in den Nieren oder zu einer diffusen Erkrankung derselben mit reichlich Albumen und vielen Zylindern kommen. Bei den schwarzen Blattern tritt Hämaturie auf. Die Diazoreaktion ist inkonstant.

Bei weiblichen Kranken treten die Menses verfrüht auf. Schon in dem Eröffnungsstadium werden initiale Exantheme entweder in erythematös-roseolös oder petechialer Form beobachtet. Der Ausschlag kann aber auch durch seine flammende Röte große Ähnlichkeit mit dem Scharlachexanthem gewinnen. In der Regel ist dieser Initialausschlag — auch Rash genannt — symmetrisch auf beiden Seiten entwickelt. Dieses Eröffnungsstadium ist am 3. Tage beendet. Es folgt eine 3tägige fieberfreie Eruptionsperiode, in welcher die Pocken sich zu voller Blüte entfalten. In der nächsten Periode vereitern die Pusteln unter Fieberanstieg und trocknen schließlich ein. Meist lassen die Blattern weiße, strahlige Narben auf der Haut zurück. Der Ausschlag beginnt normalerweise im Gesicht in Gestalt hirsekorngroßer, blaßroter, leicht erhabener Fleckchen, die sich rasch unter Brennen und Jucken vermehren und über den Rumpf und die Extremitäten in wenigen Stunden ausbreiten. Im Gesicht und am übrigen Kopf steht der Ausschlag teilweise am dichtesten. Das hirsekorngroße Stippchen und rote Fleckchen verwandelt sich schon am 4. bis 5. Tage zu einem Knötchen mit konischer Spitze, das über die Oberfläche hervorragt. Die Spitze des Knötchens soll am 6. Tage häufig die Gestalt eines perlartig schimmernden Bläschens annehmen, das mit heller, klarer Flüssigkeit gefüllt ist. Diese Bläschen können sich am Ende der 1. Woche zu erbsengroßen, halbkugeligen Blasen ausbilden. Die Bläschen zeigen in der Mitte eine Delle, den sog. Pockennabel. An den Handtellern und Fußsohlen läßt die unnachgiebige Haut keine prominenten Eruptionen, sondern nur blaßrote Fleckchen entstehen. Auch auf der Mund- und Rachenschleimhaut können feine kleine Blasen auftreten, die manchmal schon einen Tag vor dem Hautexanthem beobachtet werden. Am dichtesten sind sie auf der Schleimhaut des weichen Gaumens und der Uvula zu finden. Auch die Zunge wird am Rande und auf der Unterfläche befallen.

Oft ist die Speiseröhre beteiligt, Nasenhöhle und Konjunktiven können betroffen werden. Die Schleimhautpocken zerfallen wegen der Zartheit des Schleimhautepithels bald, und es kommt zur Bildung von Erosionen.

Der Fieberverlauf zeigt insofern eine Abweichung gegenüber anderen exanthematischen Krankheiten, als die Körpertemperatur beim Ausbruch der Pocken absinkt und die Beschwerden verschwinden. Ist das Exanthem über den ganzen Körper ausgebreitet, so ist die Körpertemperatur für 1—2 Tage normal. Die Blutbahn ist zu dieser Zeit von Infektionsträgern frei. Während der Fieberfreiheit sind die Kopf- und Kreuzschmerzen geringer, so daß der Kranke glaubt, im Stadium der Besserung zu sein. Auch der Schlaf ist wieder normal.

In dem Eiterungsstadium steigt die Körpertemperatur wieder in die Höhe, was meist am 8. Krankheitstage eintritt. Der anfangs klare Pustelinhalt ist am 9. Tage in völlige Eitertrübung übergegangen, wodurch die nunmehr undurchsichtigen Pusteln gelb gefärbt erscheinen. Die angestochenen Pusteln entleeren eine eitrige Flüssigkeit. Um ihre Basis herum bildet sich ein entzündlicher roter Saum. Wenn die Pocken sehr dicht stehen, kommt es besonders im Gesicht zu einem diffusen Ödem, welches die Kranken bis zur Unkenntlichkeit entstellt. Die Lidspalten sind so stark geschwollen, daß der Patient die Augen nicht mehr öffnen kann. Die Lippen sind wulstförmig, auch die Nasenflügel schwellen an. Die Nasenatmung wird so erschwert, daß der Kranke gezwungen ist, durch den Mund zu atmen. Die stärksten lokalen Beschwerden werden an den Händen und Fingern beobachtet, wo es wegen des großen Nervenreichtums oft zu unerträglichen Schmerzen kommt. Selbst in der Vagina und Urethra können sich Pocken bilden, die mit heftigem Brennen und mit Schmerzen einhergehen. Die fieberhafte Eiterungsperiode macht den Kranken unruhig und schlaflos. Häufig kommt es zu Aufregungszuständen. Die Patienten verlassen das Bett und drängen zum Fenster. Alkoholiker neigen zu besonders schweren Delirien. Am 11. und 12. Tage trocknen die Pusteln wieder ein, in der Regel in der gleichen Reihenfolge, wie sie aufgetreten sind. Die anfänglich schmerzhaften Stellen zeigen nun heftigen Juckreiz. Mit dem Eintrocknen der Hautpusteln pflegen auch die Schleimhauterscheinungen abzuklingen. Das Fieber fällt staffelförmig ab; das Allgemeinbefinden bessert sich; Kopfschmerzen und Unruhe verschwinden. Die Kranken fallen in einen erquickenden Schlaf.

Bei der Abtrocknung bilden sich Borken, welche sich langsam abstoßen, besonders langsam an der Innenfläche der Hände und an den Fußsohlen. Wo die Eiterung tief ins Korium gedrungen ist, bilden sich entsprechende Narben. Nach dem Abfall der Krusten zeigen sich zunächst pigmentierte, gelegentlich erhabene Flecke, die einen bräunlichen Farbton annehmen. Bleibt der Eiterungsprozeß auf die Haut beschränkt, so läßt er meist keine Spuren zurück. Erst die eitrige Affektion des Papillarkörpers führt zu einer Narbe.

Von dem hier geschilderten, am häufigsten vorkommenden Krankheitsverlauf der **Variola** gibt es vielerlei Abweichungen. Die Abweichungen können sowohl in bösartiger, als auch in gutartiger Richtung erfolgen.

Zu den bösartigen Verlaufsformen gehört die **Variola confluens** und die **hämorrhagische pustulöse Form,** zu den gutartigen die **Variolois** und die **Variola sine exanthemate.**

Unter den **bösartigen** Formen ist an erster Stelle die **Variola confluens** zu nennen. Bei dieser Erkrankung stehen die Pockeneffloreszenzen besonders dicht und gehen zur Zeit der Eiterung ineinander über, so daß der Inhalt verschiedener Eiterpusteln zusammenfließt. Das entzündliche Ödem ist besonders stark entwickelt. Die Augenlider sind so verschwollen, daß die Lidspalten nicht geöffnet werden können. Dort wo der straffe Zustand der Gewebe der Ausbildung des Ödems hinderlich im Wege ist, kommt es zu quälenden Schmerzen z. B. an den Ohrmuscheln, Händen, Füßen und am behaarten Kopf. Auch die schweren Schleimhautaffektionen sind sehr lästig. Diese Variola confluens führt zu Delirien und später zu komatösen Zuständen. Vereiterte Pusteln können zu Abszessen, Erysipelen und Phlegmonen führen und so in ein septisches Krankheitsbild von hoher Sterblichkeit ausmünden.

Wenn zur Variola eine akute hämorrhagische Diathese hinzutritt, kann es zur **Purpura variolosa** kommen, wenn die Blutungen bereits im Initialstadium eintreten, oder zur **Variola hämorrhagica pustulosa,** bei welcher die Blutungen erst im Eruptionsstadium einsetzen.

Die erste Form, die Purpura variolosa ist die schwerste aller Pockenformen und führt in wenigen Tagen zum Tode. Die Variola hämorrhagica pustulosa zeigt eine Inkubationsdauer von gleicher Länge wie die gewöhnliche Variola. Die Kreuzschmerzen sind ganz besonders ausgesprochen. Das Blut tritt in die Pusteln in ihrem Eiterungsstadium ein, wodurch die einzelnen Pusteln ein schwarzblaues Aussehen gewinnen, was zu der älteren Bezeichnung „schwarze Blattern" geführt hat. Da die Zeichen der hämorrhagischen Diathese sich auch an den Schleimhäuten entwickeln, kommt es zu sanguinolentem Auswurf, zu konjunktivalen Blutungen und zu blutigem Erbrechen und Diarrhöen sowie zur Hämaturie. Im Anschluß an die Menstruation, nach Frühgeburten oder Aborten treten Metrorrhagien auf. Im Gegensatz zur normalen Verlaufsform kommt es in der Eruptionsperiode nicht zu einem Abfall des Fiebers. Statt dessen werden remittierende Temperaturen bis zu 39^0 festgestellt. Der Puls ist anfänglich von normaler Frequenz, weich und leicht unterdrückbar. Auch die Variola hämorrhagica pustulosa ist fast immer tödlich, auch dann, wenn die ineren Organe nicht beteiligt sind.

Die gutartigen Formen der Pocken treten erstens in der abgeblaßten Form auf, welche von kürzerer Dauer ist und nur ein geringes Fieber auslöst. Auch in schweren Epidemien kommt diese Form bei Personen mit natürlicher Resistenz vor. Die abgeblaßte Form bezeichnet man als **Variolois**. Mit dem Auftreten der ersten Blattern pflegt die Temperatur bei der Variolois steil abzufallen und auch im Beginn der Suppuration normal zu bleiben. Dieser Form fehlen die schweren toxischen Erscheinungen.

Die zweite leicht verlaufende Art der Pocken ist die **Variola sine exanthemate.** Sie beginnt wie die gewöhnlichen Pocken mit initialem Fieber. Ein Fieber des zweiten Stadiums wird nicht beobachtet, da es nach einem prodromalen Exanthem (Rash), das wie bei den einfachen Pocken scharlach- und masernähnlich aussehen kann, zur Bildung eines Ausschlages nicht kommt.

Als **Komplikationen** und **Nachkrankheiten** werden phlegmonöse und abszedierende Prozesse auf der Haut, in der Muskulatur und in den Lymphdrüsen beobachtet. Auch Erysipele, schwerer Dekubitus, Gangränen werden beschrieben. Von seiten des Respirationstraktes kann es zu Bronchitis, Bronchopneumonie kommen, während echte kroupöse Pneumonien selten sind. Auch an Augen und Ohren werden eitrige Folgeerkrankungen beobachtet. Seltener ist auch das Gehirn beteiligt, wobei akute enzephalitische und enzephalo-malazische Prozesse beschrieben werden. Seröse und serös-eitrige Gelenkentzündungen, besonders der großen Gelenke, führen, wenn der Erguß eitrig ist, nicht selten zur Ankylose.

Unter den pockenähnlichen Erkrankungen ist eine mit Pusteln, in epidemischer Form, unter dem Namen **Alastrim** auftretende Krankheit zu nennen. Auch diese Krankheit hat eine 12—14tägige Inkubationszeit. Wie bei den echten Pocken kommt es zu Übelkeit, Kopf- und Kreuzschmerzen und Fieber, welches am 3. Tage zur Norm abfällt. Die jetzt auftretenden Pocken sehen aus, als wenn die Haut mit klaren Tropfen bespritzt wäre. Sekundäres Fieber fehlt. Auch die Narbenbildung ist gering.

Eine wirksame **Therapie** der Pocken gibt es nicht. Die Pocken sind seit der Einführung des Reichsimpfgesetzes im Jahre 1874 in Deutschland praktisch ausgestorben. Rund 98% der Erkrankten erwiesen sich bei der Wiederimpfung als völlig gefeit gegen das Pocken- und Kuhpockenvirus. Die Impfstoffe veranlassen auch heute noch bei dem Erstimpfling eine leichte Allgemeinerkrankung, ohne welche eine nachhaltige Immunisierung nicht zu erwarten ist.

5. Varizellen, Windpocken, Spitzpocken

Unter Windpocken verstehen wir eine akute, fieberhafte, exanthematische, kontagiöse Infektionskrankheit. Wenn sie hauptsächlich bei Kindern vorkommt, so wird sie zuweilen auch bei Erwachsenen beobachtet. Die Krankheit ist durch Bläscheneruptionen gekennzeichnet. Die Bläschen treten in Schüben auf, sie können auf frühen Entwicklungsstufen stehenbleiben oder zur vollen Blüte mit und ohne Dellenbildung gelangen.

Die Windpocken stellen ätiologisch eine selbständige Krankheit dar, denn sie können in unmittelbarem Anschluß an die Variola oder Vakzination auftreten. Die

Windpocken sind in allen Städten Deutschlands endemisch. Niemals entwickelt sich aus einem Varizellenfall eine echte Pockenkrankheit. Die Krankheit kann durch den Bläscheninhalt oder durch Tröpfchen übertragen werden. Auch durch nichterkranktes Schwesternpersonal ist die Infektion auf Kinder weitergegeben worden. Außerhalb des menschlichen Körpers ist die Lebensfähigkeit des noch unbekannten Erregers gering. Das Überstehen der Erkrankung verleiht Immunität für das ganze Leben.

Krankheitsbild: Die Inkubationszeit der Windpocken beträgt 14—21 Tage. Auch eine noch längere Inkubationsdauer ist beobachtet worden. Vor Beginn des Ausschlags treten gelegentlich Fieber, Kopfschmerzen, Appetitlosigkeit und Schlafstörungen auf. Einige Kinder klagen über Leibschmerzen und Erbrechen. Bei Er-

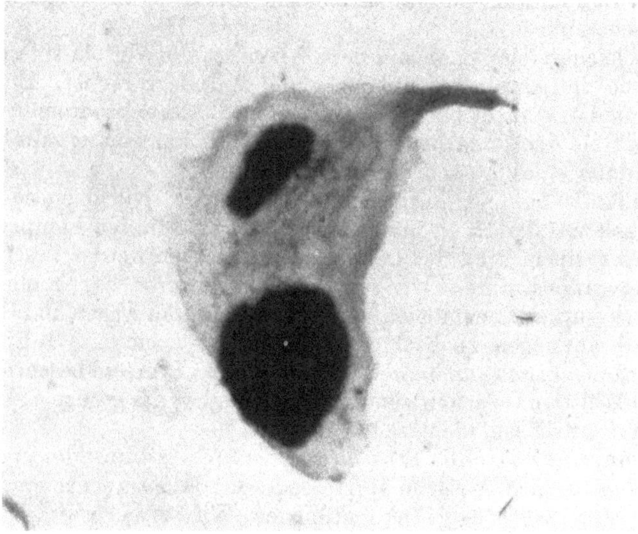

Abb. 48. Riesenzelle aus Varizellenblase

wachsenen beobachtet man auch Kreuz- und Gliederschmerzen. Das Exanthem beginnt mit kleinen runden roseolaartigen Flecken im Gesicht, am Kopf. Ähnliche Flecken können gleichzeitig am Rumpf und an den Armen erscheinen. Die kleinen linsengroßen Fleckchen wandeln sich in zugespitzte Knötchen und im Verlauf weniger Stunden in kleine wasserhelle Bläschen um. Diese können Hanfkorn- oder Erbsengröße erreichen. Sie enthalten anfangs eine klare Flüssigkeit. Bevor das Bläschen eintrocknet, trübt sich dieselbe. Die Umgebung des Bläschens zeigt einen unregelmäßigen, geröteten Hof. Andere größere Bläschen zeigen hellgelbe Farbe und dellen sich in der Mitte ein. Wenn sie eingetrocknet sind, hinterlassen sie einen braunen Schorf, welcher, ohne Narben zu hinterlassen, abgestoßen werden kann. Die hier geschilderte Entwicklung der Bläschen wird nur von einem Teil derselben durchgemacht. Sie können auf der Stufe der Flecken oder Papeln stehen bleiben und sich dann schon zurückbilden.

Gelegentlich treten die Flecken in Gestalt eines typischen Herpes zoster in Erscheinung.

Auch auf den Schleimhäuten des weichen Gaumens, an der Zunge, am Zahnfleisch und an den Tonsillen können solche Bläschen auftreten. Die Bläschenwand verfällt in der Mundhöhle schnell der Zersetzung und platzt. Man bekommt dann reiskorn- bis linsengroße gelblichweiß belegte Erosionen zu Gesicht, die wie bei der Stomatitis aphthosa von einem schmalen roten Hof umgeben sind.

Wird auch die Konjunktiva befallen, so schwillt das Augenlid stark an, das Auge kann vollständig geschlossen erscheinen. Auch im Larynx können Schleimhautpusteln auftreten und zu Heiserkeit, bellendem Husten und Schweratmigkeit führen. Selten bekommen Kinder Erstickungsanfälle wie bei der Diphtherie.

Bei einigen Kindern können die Bläschen vereitern und zu Sekundärinfektionen Anlaß geben. Es entwickeln sich dann multiple Furunkel oder subkutane Abszesse.

Bei Erwachsenen haben die Varizellen große Ähnlichkeit mit der Variolois, der abgeblaßten Form der Variola. Ein Prodromalstadium fehlt. Wichtig ist für die Differentialdiagnose, daß gleichzeitig alle Entwicklungsstufen des Exanthems vorkommen.

Als Folgezustände der Varizellen sind hämorrhagische Diathesen und bei sehr geschwächten Individuen Nekrosen, ja sogar Gangrän der Haut beobachtet worden. Selten sind Nephritiden und Gelenkerkrankungen; letztere treten meist zur Zeit der vollen Entwicklung des Exanthems auf. Diese Varizellenpolyarthritis wird auf eine Synovitis, welche durch den Varizellenerreger hervorgerufen wird, zurückgeführt.

Die **Differentialdiagnose** gegenüber der Variola und der Variolois kann mit Hilfe der Komplementbindungsmethode gestellt werden. Auch ein Ausstrichpräparat von jungen Varizellenbläschen soll die Diagnose in kurzer Zeit sichern können. Es zeigt viele Riesenzellen mit zahlreichen Kernen. Das Blutbild ist durch eine Leukopenie gekennzeichnet. Auch die Eosinophilen gehen bei Auftreten des Ausschlags zurück. Nach Abklingen desselben kommt es zu einer postinfektiösen Eosinophilie.

Therapie. Während des Hautausschlags sollen die Kranken das Bett hüten. Der lästige Juckreiz kann mit Zink- oder Vasenolpuder bekämpft werden. Auch Ichthyolsalbe ist empfohlen worden. Vor allem muß man bestrebt sein, Sekundärinfektionen zu vermeiden.

6. Fleckfieber

Ätiologie. Das Fleckfieber (Flecktyphus, Typhus exanthematicus, Hungertyphus) ist eine fieberhafte exanthematische Infektionskrankheit mit großer Sterblichkeit. Sie wird von Mensch zu Mensch durch Läuse übertragen, in denen man den Erreger, die Rickettsia Prowazeki, findet. Die meist epidemisch auftretende Erkrankung ist durch einen charakteristischen Ausschlag, typischen Fieberverlauf und schwere zerebrale Störungen ausgezeichnet.

Außer dem eigentlichen akuten Läusefieber der Alten Welt kennt man noch eine Reihe weiterer Rickettsiosen, welche nach der zoologischen Zugehörigkeit der Überträgerinsekten in 4 Gruppen eingeordnet werden, je nachdem die Übertragung vermittelt wird durch:

1. **Läuse.**
2. Durch **Rattenflöhe;** eine milder verlaufende Form des endemischen Fleckfiebers in den Südstaaten der USA.
3. Durch **Milben;** Tsutsugamushi oder Kedanikrankheit Südindiens, der ostasiatischen Inseln und Japans.
4. Durch **Zecken;** amerikanisches Felsengebirgsfieber, exanthematisches Zeckenfieber des amerikanischen Mittelgebirges.

ROCHA-LIMA hat 1915 in den Magenzellen von Fleckfieberläusen einen kleinen 0,3 μ messenden, kokkenähnlichen, gramnegativen, mandelförmigen bis elliptischen, nicht züchtbaren Mikroorganismus nachgewiesen, den er zu Ehren der beiden an Fleckfieber verstorbenen Fleckfieberforscher als Rickettsia Prowazeki bezeichnete.

Hat eine Laus sich durch Saugen am infektiösen Fleckfieberkranken infiziert, so ist sie nicht sofort weiter infektiös. Das Virus muß in ihrem Körper einen Entwicklungsgang von etwa 5 Tagen durchlaufen, um ansteckend zu wirken. Für die Epidemiologie des Fleckfiebers gilt der Satz: „Ohne Läuse kein Fleckfieber". Bei sehr hohem Fieber verläßt die Laus den menschlichen Körper. Sie läßt sich durch Erhitzen auf 60° in einer ½ Stunde, die Nisse in einer ¾ Stunde abtöten.

Krankheitsbild. Die Inkubationszeit beträgt in der Regel 11 Tage. Im 1—3tägigen Prodromalstadium wird über Kopfschmerzen, Schwindelgefühl und Abgeschlagenheit geklagt. Die Krankheit beginnt mit schon am ersten Abend auf 39° ansteigender Temperatur. Diese fällt am nächsten Morgen nur wenig ab, erreicht am Abend des zweiten Tages 40 und 41° und hält sich mehrere Tage auf dieser Höhe. In etwa der Hälfte der Fälle wird die Krankheit durch einen Schüttelfrost eingeleitet. Der Puls steigt entsprechend dem Fieber an. Der Kranke fühlt sich schlecht und klagt über Übelkeit, Erbrechen und quälende Schmerzen in Kopf, Gliedern und Kreuz. Nervenstämme und Muskeln sind druckempfindlich. Nicht selten zeigt sich eine idiomuskuläre Zuckung mit einer Wulstbildung beim Beklopfen. Der Schlaf ist schwer gestört. Im Gesicht fällt die starke Konjunktivitis mit gleichzeitiger Lichtscheu auf. Die Kranken sind appetitlos, haben aber viel Durst. Die **Zunge** ist grauweiß und trocken. Ihre Ränder sind wenig belegt. Sie sind aber nicht so rot wie beim Typhus.

Der Leib ist weich, oft eingezogen, auf Druck nicht empfindlich. Der Stuhl ist meist angehalten; Durchfälle sind selten. Die **Milz** ist vergrößert und weich, aber nicht so sicher zu tasten wie beim Typhus abdominalis. Die Atmung ist oft auffallend stark beschleunigt. Eine begleitende Bronchitis ist in den ersten Krankheitstagen die Regel.

Am 4. bis 6. Tage — selten später — beginnt das **exanthematische Stadium** mit dem charakteristischen Ausschlag. Ausdehnung und Dauer des Exanthems gehen der Schwere des Krankheitsfalles meist parallel. Das Exanthem besteht anfangs in stecknadelkopf- bis linsengroßen Roseolaflecken von blaßroter Farbe. Sie überragen das Hautniveau nicht und verschwinden auf Druck mit dem Glasspatel, um beim Nachlassen des Druckes schnell wieder aufzutauchen. Die Flecken zeigen sich zunächst am Bauch und an der Schulter, breiten sich in den nächsten Tagen über den Stamm, die Extremitäten, Hand- und Fußrücken und auch auf Handfläche und Fußsohle aus. Gesicht und Hals bleiben in der Regel frei. In schweren Fällen zeigt der Ausschlag nach 2 bis 3 Tagen eine petechiale Umwandlung. Kleine Blutaustritte im Zentrum der Eruptionen führen zu der lividen und blauroten Färbung. Die Peripherie der Fleckchen nimmt eine mehr hellbräunliche Farbe an. Diese Umwandlung betrifft immer nur einen Teil der Roseolen und läßt sich bis in das Genesungsstadium meist in Gestalt hellbräunlicher Pigmentierungen erkennen. Die unveränderten Roseolen blassen schnell ab. Sie lassen sich aber durch Anlegen einer Stauungsbinde wieder deutlich machen. Der RUMPEL-LEEDEsche Stauungsversuch ist in frischen Fällen stark positiv, stärker als beim Scharlach.

Neben den Roseolen können kleinste Hautblutungen auftreten, welche das Bild des Exanthems dann noch bunter gestalten. Der Ausbruch des Fleckfieberausschlags ist in einigen Tagen vollendet im Gegensatz zum Typhus, bei welchem immer wieder neue Roseolen aufschießen.

Nach voller Ausbildung des Exanthems gehen die Krankheitserscheinungen nicht zurück. Es treten jetzt meist die **zerebralen Symptome** in den Vordergrund und verschlechtern das Gesamtbild. Fast immer finden sich leichtere oder schwerere Veränderungen der Psyche. Schon im Anfang der Erkrankung besteht eine tiefe Verstimmung und Niedergeschlagenheit, die in der 1. Woche Aufregungszuständen und Delirien mit Wahnvorstellungen Platz macht. In diesem Zustand können die Kranken sich und andere bedrohen oder verletzen. Auch katatone Zustände mit Flexibilitas cerea werden häufig beobachtet und sind prognostisch ungünstig zu bewerten. Schwerkranke verfallen schließlich einem tiefen Koma. Es ist begreiflich, daß nach solchen zerebralen Symptomen auch Veränderungen des Charakters auftreten. Neurologisch ist die Druckempfindlichkeit der peripheren Nerven und der rigiden Muskulatur hervorzuheben. Die Reflexe sind anfangs gesteigert. Auch sensorische und trophische Störungen der Hautinnervation werden beschrieben. Am Ende der 2. Woche sind die Pupillen nicht selten verengt und reagieren träge. Als Spätsymptom tritt eine Neuritis optica mit günstiger Prognose in weit über der Hälfte der Fälle auf. Auch eine Inkontinenz von Stuhl und Harn kann sich anschließen. Infolge Störungen des Nervus acusticus tritt zuweilen Schwerhörigkeit hinzu.

Lumbalpunktion. Der Liquor ist meist klar und wird nicht selten unter höherem Druck entleert. Die Eiweißreaktionen sind negativ, die zelligen Elemente, durchweg kleine und große Lymphozyten mit einzelnen Leukozyten, sind vermehrt.

Das **Blutbild** zeigt auf der Höhe der Erkrankung bei frischem Exanthem nach Untersuchungen an meiner Klinik eine mäßige Leukozytose bis 12000, in leichteren Fällen Werte bis 7500 und 9000. Eine Leukopenie habe ich nicht beobachtet. Niedrige Leukozytenwerte wurden meist nach der Entfieberung gefunden. Im Differentialblutbild erkennt man eine erhebliche Linksverschiebung der neutrophilen Zellen. Wir haben bis zu 30% Stabkernige gesehen. Die eosinophilen Zellen sind während des Fiebers vermindert oder fehlen vollständig. Nach der Entfieberung kommt es zu einer Eosinophilie bis zu 9% und mehr. Monozyten haben wir bis zu 8% nachgewiesen. In den segmentierten Zellen finden sich toxische Granulationen. In den Neutrophilen finden sich oftmals die PROWAZEKschen Körnchen. Auch die von DÖHLE für Scharlach als charakteristisch beschriebenen Körperchen sieht man nicht selten beim Fleckfieber. Aufgefallen ist uns die Plasmazellenvermehrung, die bis zu 4% ansteigt und während des hohen Fiebers fast regelmäßig gefunden wird, nach Abklingen desselben jedoch selten ist.

Der **Sternalmarkbefund** ist bei schweren Fleckfiebererkrankungen durch das Auftreten von orthochromatischen Makroblasten gekennzeichnet. Die Zellen sind auffällig groß. Andere Zellen stellen ein Mittelding zwischen polychromatischen Makroblasten und Megaloblasten dar. Bei Schwerkranken ist von uns auch eine basophile Punktierung der Normoblasten gesehen worden.

Die Myelopoese zeigt eine erhebliche Linksverschiebung mit auffälliger Vermehrung von jugendlichen Neutrophilen, Myelo-, Promyelo- und Normoblasten. Diese Zellgruppe kann 84% der weißen Gruppe umfassen, während sie sonst nur mit 17% beteiligt ist. Die eosinophilen Zellen des Marks sind bei Schwerkranken vermindert. In der Rekonvaleszenz zeigt sich eine postinfektiöse Eosinophilie. Auffallend ist die Vermehrung der Plasmazellen bis 11%. Die Plasmozytose hält nach erfolgter Entfieberung noch einige Zeit an.

Das **Serum** gibt in etwa der Hälfte der Fälle eine positive GRUBER-WIDALsche Reaktion (Titer von 1 : 100 bis 1 : 200). Diagnostisch wichtig ist die WEILFELIXsche Reaktion, die darin besteht, daß das Serum fast aller Fleckfieberkranken den Proteusstamm X 19 in einer Verdünnung von 1 : 50 bis 1 : 100 agglutiniert. Diese für Fleckfieber charakteristische Reaktion ist vor dem 3. Tage negativ, aber bereits am 5. Tage in 45%, am 7. Tage in 86% und später in 100% aller Fälle positiv.

Der **Fieberverlauf** ist an der beigegebenen Kurve am besten abzulesen. Dieselbe zeigt, daß das Fieber bereits am 3. Tage zur vollen Höhe, bis 41°, entwickelt ist und sich auf dieser Höhe in Gestalt einer Kontinua bis zum 10. bis 12. Tage hält. In der 3. Woche fällt das Fieber staffelförmig ab. Kurz vor dem Tode kann es bis auf über 41° ansteigen. Eine plötzliche Senkung auf 37° mit ansteigender Pulszahl zeigt meistens mit Kreuzung der Kurven den baldigen Tod an. Abweichungen von diesem Fieberverlauf kommen natürlich vor.

Fleckfieber

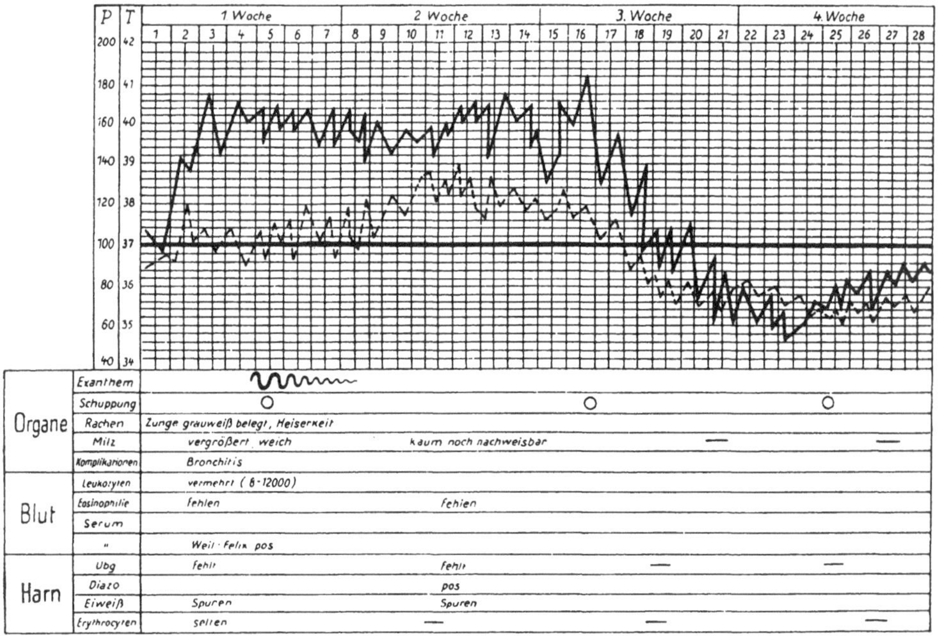

Abb. 49

Unter den **Komplikationen** ist besonders die Extremitätengangrän bedeutsam. Sie wird auf eine durch den Erreger bedingte Erkrankung der Arterienintima zurückgeführt. Der Gangrän geht eine starke Schmerzhaftigkeit und Zyanose der befallenen Extremitäten voraus. Komplikationen von seiten der Lunge, Atelektasen, Bronchopneumonien, hypostatische Pneumonien, sind in der 2. Woche nicht selten.

Die **Diagnose** des Fleckfiebers ist vor Erscheinen des Exanthems schwierig. Auf den positiven Ausfall der WEIL-FELIXschen Reaktion sollte man nicht warten, wenn es gilt, die ersten Fälle zu isolieren. Auch nach Erscheinen des Ausschlags ist es nicht immer leicht, auf der zerkratzten Haut eines verlausten Körpers die typischen Roseolen zu erkennen. Wichtig ist, daß diese Roseolen im Gegensatz zum Typhus über den ganzen Körper verbreitet sind.

Die Letalität ist schon nach der Gegend, aus welcher die Kranken stammen, verschieden. Kranke aus durchseuchten Gebieten zeigen eine geringere Letalität als solche aus fleckfieberfreien Ländern. Durchschnittlich beträgt die Letalität 15—20%.

Therapie. Die Behandlung der Fleckfieberkranken ist rein symptomatisch. Eine gegen den Erreger gerichtete Chemotherapie ist bisher nicht gefunden. Auch mit Sulfonamiden und Penicillin hat man keine überzeugenden Erfolge gesehen. Die Hauptsorge gilt dem Kreislauf. Die Digitalisbehandlung soll rechtzeitig einsetzen. Bei schnell sinkendem Blutdruck muß Strophanthin intravenös verabreicht werden. Auch Gefäßmittel sind je nach Lage des Falles heranzuziehen (Koffein, Adrenalin). Über die Anwendung von Antipyreticis sind die Meinungen geteilt. Bei hyperpyretischen Temperaturen soll man von kühlen Packungen, Eisblase und wiederholten Gaben von 0,1 bis 0,2 g Pyramidon Gebrauch machen. Bei Erregungszuständen hat sich auch das Luminal, mehrmals täglich 0,1, bewährt. Die Wirkung des Rekonvaleszentenserums ist umstritten. Das Wesentliche in der Behandlung des Fleckfieberkranken ist eine sorgfältige Pflege: Reichliche Flüssigkeitszufuhr, hydrotherapeutische Maßnahmen, Prophylaxe des Dekubitus mit Spirituosen-Abreibungen, sorgfältige Mundpflege und ausreichende, auf mehrere kleine Mahlzeiten verteilte Ernährung sind die wichtigsten Gesichtspunkte.

7. Typhus

Ätiologie. Unter Typhus verstehen wir eine durch den EBERTHschen Bacillus typhi hervorgerufene Erkrankung des **Lymphsystems** vornehmlich im Verdauungskanal. Es gelingt bei besonderer Sorgfalt in über 90% der Fälle, vom 1. Fiebertage bis wenige Tage vor der Entfieberung die **Typhusbazillen** aus dem Blute zu züchten. Bei z. T. schutzgeimpften Patienten ist es an meiner Klinik bei 300 Fällen nur 113mal, d. h. in 38%, geglückt, den positiven Bazillennachweis im Blute zu führen. Die Diagnostik des Typhus ist durch die **Schutzimpfung** wesentlich erschwert, weil alle charakteristischen Symptome gemildert sind, z. T. aber gar nicht auftreten.

Der Bacillus typhi ist ein gramnegatives, begeißeltes und deshalb bewegliches Stäbchen, das in und auf den gebräuchlichen Nährböden gut gedeiht, sich relativ leicht nachweisen und isolieren läßt. In serologischer Hinsicht trägt der Leib des Bacillus typhi ein thermostabiles, auch bei einstündiger Erhitzung auf 100° nicht zerstörbares O-Antigen und in den Geißeln ein bei Erhitzung zerstörbares H-Antigen. Unter der Einwirkung der O-Agglutinine werden die Bazillenleiber körnig miteinander verklebt, während die H-Agglutinine die Geißeln verkleben lassen, wodurch eine flockige H-Agglutination erzielt wird.

Die Infektion mit Typhuskeimen erfolgt in der Regel auf **oralem** Wege. Die Erreger gelangen — besonders bei Darniederliegen der Salzsäureproduktion des Magens — in den Darmkanal und von dort aus über die Lymphbahnen in den Blutkreislauf, wodurch sie zu einer allgemeinen Infektion führen. Sie können sich in der Blasengalle anreichern und werden von den Gallenwegen ausgeschieden. Ihre schädigende Wirkung auf die lymphatischen Apparate der Darmwand führt zu den charakteristischen Erscheinungen seitens des Darmes.

Die Inkubationszeit beträgt 10—20 Tage. Die Schwere der Erkrankung ist weniger abhängig von der Zahl der im Darm gebildeten Geschwüre, als von der Schwere der Blutinfektion.

Das **Krankheitsbild der Nichtschutzgeimpften** verläuft wesentlich anders als das der Schutzgeimpften. In den Tagen vor Beginn des Fiebers klagen die

Kranken über Mattigkeit, mangelnden Appetit, gestörten Schlaf und Schmerzen in Kopf und Gliedern. Manche Fälle beginnen mit einer Angina oder Laryngitis und leichter Bronchitis mit subfebrilen Temperaturen.

Der 1. Fiebertag läßt sich aus dem Grund schwer abgrenzen, weil die Prodromalerscheinungen ganz allmählich in die eigentliche Krankheit übergehen mit treppenförmigem Anstieg der Temperatur. Ein plötzlicher Fieberbeginn mit Schüttelfrost gehört zu den seltenen Ausnahmen. Am 5. Tage etwa erreicht das Fieber den Gipfel mit 40—41^{0} und hält sich in Form einer Kontinua mit geringen täglichen Remissionen 1—2 Wochen lang auf dieser Höhe. In der 4. Woche fällt das Fieber in Form steiler Kurven oder einer sanft absteigenden Treppe zur Norm ab. Die „steilen Kurven“ entstehen dadurch, daß die Temperatur schon bei Beginn der Entfieberung morgens bis zur Norm absinkt, um am Abend wieder anzusteigen.

In der 1. Woche schwellen die Solitärfollikel und PEYERschen Plaques. In der 2. Woche bilden sich die Geschwüre, die in der 3. Woche nekrotisieren und in der 4. Woche zur Abheilung kommen. In der 1. Woche klagen die Kranken über Schmerzen in der Stirn oder im Nacken. Frösteln und Hitzegefühl wechseln ab. Die Eßlust hat aufgehört, der Durst ist gesteigert. Die Patienten schlafen unruhig. Das Bewußtsein kann in schweren Fällen schon am Ende der 1. Woche getrübt sein. Die **Zunge** ist belegt und trocken, an Rändern und Spitze gerötet. Auch die **Tonsillen** sind häufig geschwollen und gerötet. Viele Kranke klagen über Nasenbluten. Der zunächst meist noch nicht aufgetriebene **Leib** ist auf Druck nicht empfindlich. Der Stuhl ist angehalten; Durchfälle sind selten. Die **Milz** ist meist schon in den ersten Tagen vergrößert tastbar. Ein wichtiges Symptom ist die relative Verlangsamung der Pulszahl, die trotz der Fieberhöhe etwa 90 Schläge oder weniger je Minute beträgt. Auf der Fieberhöhe während der Kontinua werden die Sinne umnebelt. Es kommt zum Status typhosus. Passiv und teilnahmslos mit leicht gerötetem oft etwas zyanotischem Gesicht liegt der Typhuskranke da, schläft am Tage viel und wird in der Nacht unruhig, gelegentlich delirant. Es kann auch zum völligen Koma kommen, währenddessen Harn und Stuhl ins Bett entleert werden. Der Leib wird jetzt durch Meteorismus aufgetrieben und an Stelle der Verstopfung treten 3—4mal erbsenbreiartige Stühle auf. Dieser typische Erbsenbreistuhl ist nach eigenen Erfahrungen aber eher die Ausnahme als die Regel.

In der 2. Woche entwickelt sich die **Milz** zu einem großen weichen Tumor, ist aber bei dem bestehenden Meteorismus nicht immer sicher zu tasten. Diagnostisch wichtig sind die **Roseolen.** Darunter werden kleine, leicht erhabene, blaßrote Fleckchen von Reiskorn- bis Linsengröße verstanden, die mit Vorliebe auf der Haut des Bauches und der Brust auftreten. Sie verschwinden auf Druck mit dem Glasspatel und verblassen in 4—5 Tagen. Nur ausnahmsweise findet man die Roseolen auch an den Extremitäten und am Rücken, was hinsichtlich der Differentialdiagnose gegenüber dem Fleckfieber von Bedeutung werden kann. Ritzt man die Roseolen vorsichtig an, so lassen sich aus ihrem Gewebssaft Typhusbazillen züchten, die im Innern der Hautlymphgefäße histologisch nachgewiesen sind. Die Roseolen stellen charakteristische entzündliche Herdchen dar. Die **Zunge** wird trocken und bei mangelnder Mundpflege mit braunen Borken bedeckt. Die Bronchitis nimmt an Intensität und Ausdehnung zu. Der Puls bleibt relativ verlangsamt und dikrot. Wenn die Herzkraft nachläßt, nimmt die Frequenz des immer kleiner werdenden Pulses zu. Die Dikrotie verschwindet. Die Extremitäten werden kalt und zyanotisch.

Die 3. Woche bringt die Gefahr der **Komplikationen.** An ihrem Ende fällt das Fieber allmählich ab. Der Kranke wird klarer, bleibt aber geistig rasch ermüdbar.

Das Schlafbedürfnis ist jetzt gesteigert. Die Roseolen verschwinden ebenso wie der Meteorismus. Die Zunge reinigt sich und wird wieder feucht. Die Darmerscheinungen klingen ab. Der Kranke neigt zu Schweißausbrüchen. An Brust und Bauch können sich kleine, wasserhelle, stecknadelkopfgroße Miliaria cristallina bilden. Die Letalität des Typhus betrug in Leipzig 1935—1939 15,4%, in den 5 Kriegsjahren 1940—1944 7,2%, 1945 bei 1060 Fällen 9,2%.

Am Ende der 4. Woche setzt die Rekonvaleszenz ein. Der Appetit wird besser und ist häufig schwer zu befriedigen. Die Haut schuppt sich kleieförmig. Nicht selten kommt es zu profusem Haarausfall; später wachsen die Haare wieder. Infolge

Typhus abdominalis

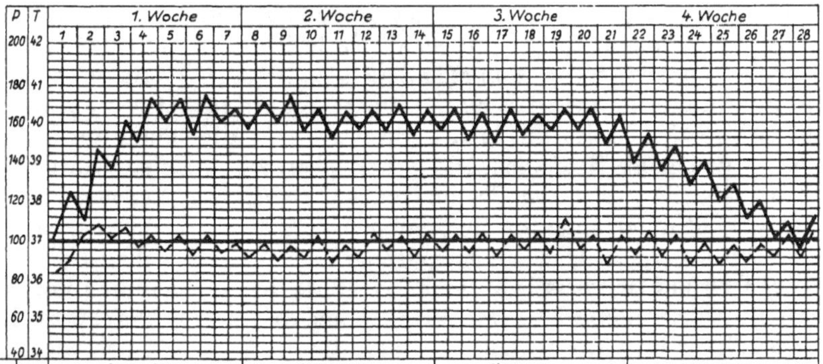

		1. Woche	2. Woche	3. Woche	4. Woche
Blut	Ausstrich Leuko	2000 - 3000	3000 - 4000	3000 - 4000	4000 - 5000
	Ausstrich Eos	⊖	⊖	(+)	+ +
	Agglutination	1:100 - 200	1:300 - 400	1:400 - 800	1:200 - 400
	Fibrinosen	vermindert	vermindert	vermindert	normal
Bazillen	Blut	+ +	+ ⊖	⊖	⊖
	Stuhl	⊖	⊖ +	+ +	+ +
	Urin	⊖	⊖	+ +	+ +
	Gallenblase	(+)	+	+ +	+ +
Haut	Roseolen	—	+	+	—
Haut	Tumor	+	+ +	+	+
Milz	Diazo	+	+ +	+ +	+
Urin	Stuhl	⊖	— = = = =—	—‾—‾—	/ /
Darm		Follikelhyperplasie	Geschwürbildung	Reinigung d. Geschwüre	Vernarbung

Abb. 50

der weitgehenden Einschmelzung der Muskulatur bleibt der Kranke schwach und leicht ermüdbar. Es dauert Wochen, bis er seine alte Leistungsfähigkeit wieder erlangt hat.

Das **Blut** erleidet bei dem klassischen Typhus schwere Schädigungen, die sich in Verminderung des Hämoglobins und der Erythrozytenzahl auswirken. Diese toxische Anämie findet sich auch dann, wenn Darmblutungen fehlen. In den allerersten Fiebertagen wird eine mäßige Leukozytose beobachtet, die aber bereits in der Mitte der 1. Woche einer ausgesprochenen Leukopenie Platz macht. Es werden meist zwischen 3000 und 4000 Leukozyten gezählt. Mit dem Fieberanstieg kommt es nach anfänglicher neutrophiler Leukozytose zu einer Verminderung derselben und der Lymphozyten. Während der Kontinua gehen die Neutrophilen immer weiter zurück, während die Lymphozyten dauernd ansteigen. Diagnostisch wichtig ist das Verschwinden der Eosinophilen zur Zeit des Fieberbeginns.

Bei einsetzender Genesung tritt eine Eosinophilie ein. Die Aneosinophilie während des Fiebers ist neben der Leukopenie das diagnostisch wichtigste Symptom des Typhus. In 38% der Fälle haben wir eine Senkungsbeschleunigung beobachtet.

Harn. Die Diazoreaktion kann nach dem Ende der 1. Wohe positiv werden. Doch ist dies seltener als früher (in 16%).

Das hier geschilderte Krankheitsbild gilt für den klassischen Typhus der Nichtschutzgeimpften. Der Typhus der Schutzgeimpften zeigt im wesentlichen einen leichteren Verlauf, sowohl hinsichtlich der Dauer als auch der Letalität und der Häufigkeit der Komplikationen. Da die Kranken oft keine Angaben über früher vorgenommene Schutzimpfungen machen können, muß man praktisch bei jedem Typhusverdacht mit solchen rechnen und darf aus diesem Grund nicht auf die klassischen Symptome warten. Schon der Fieberverlauf kann ein recht variables Bild zeigen. Unter den letzten 300 Fällen eigener Beobachtung war eine Kontinua nur in 61% vorhanden. Natürlich wird der reguläre Fieberverlauf auch dann gestört, wenn **Komplikationen,** z. B. eine Otitis media, eine Perforationsperitonitis oder eine primäre Cholecystitis typhosa einsetzen. Besonders gefährlich ist die lobäre Pneumonie, die häufig im Beginn der Erkrankung das ganze Krankheitsbild beherrschen kann. Es sind in der Regel nicht die Typhusbazillen, sondern Pneumokokken, welche die Lungenentzündung beim Pneumotyphus veranlassen. Bei schwer benommenen Kranken droht die Aspirationspneumonie, welche in Lungengangrän und Lungenabszeß übergehen kann.

Der **Kreislauf** ist vor allem durch Lähmung der Vasomotoren und Erkrankung des Herzmuskels gefährdet. Im Herzen kann es zur wachsartigen Entartung der Muskulatur und interstitieller Myokarditis kommen. Zu den wichtigsten Spätkomplikationen gehört die Spondylitis typhosa. Noch jahrelang nach Überstehen des Typhus kündigt sich die Spondylitis durch Rückenschmerzen, Hyperästhesie und Bauchdeckenspannung an. Das Röntgenbild ist uneinheitlich. Neben Veränderungen der Zwischenwirbelscheiben kommt es zur Ostitis, Periostitis und paravertebralen Abszessen. Diese späten Osteomyelitiden finden dadurch ihre Erklärung, daß Typhusbazillen sich regelmäßig im Knochenmark nachweisen lassen. Von der 1. Krankheitswoche bis in die Rekonvaleszenz hinein kann man zahlreiche kleine Krankheitsherde im Knochenmark der Wirbel und Rippen nachweisen, die in der Regel abheilen und nur unter besonderen Bedingungen zu einer klinischen Osteomyelitis führen. Diagnostisch wichtig ist diese Tatsache aus dem Grunde, weil es nicht selten gelingt, aus dem Knochenmarkspunktat Typhusbazillen schneller zu züchten als aus dem Blute.

Wichtig ist auch, daß Typhusbazillen häufig in den Harn übergehen, ohne daß sich klinisch Harnveränderungen zeigen. In seltenen Fällen führt diese Typhusbazillurie zu einer Pyelitis oder Zystitis. Ausnahmsweise kommt es zu einer akuten hämorrhagischen Nephritis mit Eiweiß, Blut und granulierten Zylindern. Wenn überhaupt, findet sich diese Komplikation auf der Höhe des Fiebers und klingt mit sinkender Temperatur wieder ab.

Schutzimpfung. Wie schon bemerkt, kann eine richtig durchgeführte Schutzimpfung das **klinische** Bild des **Typhus** bis zur **Unkenntlichkeit** ändern. Die Wirksamkeit der Typhusschutzimpfung ist nach den Kriegserfahrungen einwandfrei erwiesen. Sowohl die Morbidität als auch die Letalität sind nach der Einführung der Schutzimpfung zweifelsfrei erheblich zurückgegangen.

Immunisierung. Zur Behandlung ist sowohl die parenterale als auch die orale Immunisierung vorgeschlagen worden. Je früher die Vakzinisierung einsetzt, desto sicherer und schneller ist der Erfolg. Die orale Typhusimmunisierung mit bazillenfreien Impfstoffen (Typhoral) hat noch keine so ausgedehnte Durchprüfung erfahren, daß man dieselbe allgemein empfehlen könnte. Zu bemerken ist, daß nach Typhusschutzimpfungen selbstverständlich auch die Agglutinationsproben positiv werden, so daß im Zweifelsfalle nur ein rasch ansteigender Agglutinationstiter diagnostisch verwertbar ist. Auch auf die Behandlung mit Typhusphagen soll hingewiesen werden, besonders weil phagenbehandelte Patienten keine Bazillenausscheider zu werden pflegen.

Bei Umgebungs- und prophylaktischen Untersuchungen werden gelegentlich völlig gesunde Personen angetroffen, die dauernd Typhusbazillen ausscheiden, ohne nachweisbar typhuskrank gewesen zu sein. Solche Personen werden **Bazillenträger** genannt. Personen, welche länger als 10 Tage nach der Entfieberung noch Typhusbazillen ausscheiden, werden als **Dauerausscheider** bezeichnet, die fast stets eine chronische Infektion der Gallenblase und Gallengänge aufweisen. Es ist klar, daß das Vorkommen von gesunden Bazillenausscheidern in epidemiologischer Hinsicht von großer Bedeutung ist. Nach meiner Überzeugung wird der Typhus häufig durch Kontaktinfektion von Mensch zu Mensch übertragen, während die Trinkwasserinfektionen nach den Leipziger Erfahrungen demgegenüber weit zurücktreten.

Therapie. Eine spezifische antibakterielle Behandlung des Unterleibstyphus mit überzeugenden Wirkungen ist bisher nicht bekannt. Nach neuesten Angaben in der Literatur soll das Chlormycetin und Aureomycin mit gutem Erfolg angewandt worden sein. Über die Serumbehandlung des Typhus liegen noch keine ausgedehnten Erfahrungen vor, welche eine generelle Empfehlung rechtfertigen würden. Wichtig ist vor allem die Ernährung des Typhuskranken, welche auch während des fieberhaften Stadiums ausreichend gestaltet werden sollte. Eine eiweißarme, kohlehydratreiche flüssige Ernährung wird fast immer gut vertragen. Häufige kleine Mahlzeiten, Mehlbrei mit Zusatz von Butter, Sahne und Eiern unter Zugabe von wenig süßendem Zucker, z. B. Aletezucker, ermöglichen es, dem Kranken etwa 2000 Kalorien auch in der Fieberperiode zuzuführen. Besondere Vorsicht ist in der 3. Woche angezeigt, aber auch nach dieser Zeit soll man noch etwa 4 Wochen warten, ehe man zur normalen Ernährung zurückkehrt.

Übermäßig hohes Fieber wird nach alter ärztlicher Erfahrung am besten mit hydrotherapeutischen Maßnahmen behandelt. Wenn die Kreislaufverhältnisse es gestatten, soll einmal am Tage ein Bad von 32° gegeben werden.

Wenn Blutungen drohen oder eingetreten sind, besonders in der 3. Woche, kann man statt Bädern kühle Packungen im Bett durchführen. Auch Wasserkissen, die an die Wasserleitung angeschlossen werden, kann man zur Temperatursenkung benutzen. Das Wasserkissen hat den großen Vorteil, einem Dekubitus entgegenzuwirken. Auch auf eine sorgfältige Hautpflege durch Abreiben mit Franzbranntwein und Einpudern ist zu achten. Schwächende und gehäufte Diarrhöen können mit Tannalbin, 3mal täglich eine Tablette, behandelt werden. Gelegentlich hat man auch Erfolg mit einem Brei frischer, fein geriebener Äpfel, den man mit Aletezucker kalorisch hochwertig machen kann. Bei vielen Typhuskranken steht die Verstopfung im Vordergrund. Ihr wirkt man am schonendsten mit Paraffin 3mal täglich 1 Eßlöffel oder Agarol in entsprechenden Mengen entgegen. Auf die Bedeutung der Kreislaufbehandlung wurde bereits hingewiesen. Einer Lähmung der Darmgefäße beugt man mit Sympatol oder Koffein vor; die Herzschwäche wird mit Strophanthin oder Digitalispräparaten bekämpft. Bei eingetretenen Darmblutungen soll man den Darm mit 3mal täglich 5—10—20 Tropfen Tinctura Opii ruhig stellen. Steht die Blutung, so kann man allmählich mit der Opiumtinktur zurückgehen. Bei Zeichen einer Peritonitis muß sofort chirurgische Hilfe zugezogen werden.

8. Paratyphus

Neben dem Typhus abdominalis kommen noch Erkrankungen mit sehr ähnlichem Symptomenkomplex vor, die aber ätiologisch streng von ersterem zu trennen sind. Unter den Paratyphusbazillen unterscheidet man im wesentlichen 2 Arten: Der Typ A, der dem Thyphusbazillus näher steht. Er wächst auf Kartoffeln und bildet Säure (Bac. acidum faciens). Der Typ B steht dem Bact. Coli näher und ist identisch mit dem Bazillus Gärtner. Er erzeugt auf Kartoffeln wie Coli dicken gelbbraunen Belag und bildet Alkali (Bac. alcali faciens). Der Paratyphus-A-Bazillus ist wie der Typhusbazillus ein rein menschenpathogener Keim. Er ruft eine typhusähnliche, in der Regel aber kürzer und milder verlaufende Krankheit hervor. Der Paratyphus-B-Bazillus kann ein echt typhöses Krankheitsbild auf der einen Seite, auf der anderen Seite ein Bild mit mehr gastroenteritischem Symptomenkomplex hervorrufen. Beide Krankheitsbilder können ineinander übergehen, was offenbar von der Menge der aufgenommenen Bazillen abhängt. Große Bazillenmengen führen meist zu gastrointestinalen Symptomen. Die durch den Paratyphus-B-Bazillus hervorgerufene Erkrankung wird mit relativ wenigen Bazillen von Mensch zu Mensch übertragen. Nach überstandener Erkrankung kann es noch zu langdauerndem Träger- und Ausscheidertum kommen. Epidemiologisch verhält sich die Paratyphus-B-Infektion ähnlich dem Typhus. Übertragungen können durch Wasser-, Milch- und Kontaktinfektionen vorkommen.

Zur Gruppe der paratyphösen Erkrankungen zählt auch die Enteritis-Breslau-Infektion. Es gibt sowohl unter Tieren als auch unter Menschen Dauerausscheider von Breslau-Bazillen.

Wichtig ist, daß Fleischvergiftungen in der überwiegenden Mehrzahl der Fälle durch das Fleisch kranker Tiere verursacht werden. Die Übertragung von Mensch zu Mensch ist bei weitem nicht so häufig wie beim Typhus abdominalis. Die paratyphösen Infektionen sind meistens durch Nahrungsmittel bedingt.

Krankheitsbild des Paratyphus abdominalis A

Das Krankheitsbild des Paratyphus abdominalis A ähnelt meist dem eines mittelschweren Typhus. Nach einer Inkubationszeit von etwa 8 Tagen tritt in der Regel ohne Schüttelfrost und Kopfschmerzen, nicht selten mit einem initialen Herpes Fieber auf. Die Dauer der Fieberperiode ist oft kürzer als beim Typhus, Rezidive sind dagegen häufiger. Wie beim Typhus ist der Puls relativ verlangsamt und dikrot. Die Kranken klagen über Schmerzen im Kopf und im Rücken und finden meist keinen Schlaf. Im Beginn der Erkrankung zeigen sich katarrhalische Erscheinungen an der Rachen- und Nasenschleimhaut und der Konjunktiva, die alle entzündlich gerötet sind. Die Zunge ist meist trocken und belegt. Viele Kranke klagen über Leibschmerzen, mangelnden Appetit und gelegentliches Erbrechen. Der Leib ist aufgetrieben. An seiner **Haut** findet man schon am 2.—7. Tage Roseolen. Diese können so gehäuft auftreten, daß die Unterscheidung gegenüber Fleckfieber schwierig wird.

Die **Milz** ist meist vom Ende der 1. Woche an so vergrößert, daß man sie tasten kann. Häufiger als beim Typhus sind die Stühle wäßrig-braun, manchmal auch breiig-schleimig. Der **Harn** zeigt oft am Ende der 2. Woche eine positive Diazoreaktion. Auch eine positive Urobilinreaktion wird beobachtet.

Das **Blutbild** weicht nicht von dem eines mittelschweren Typhus ab. Auf der Fieberhöhe fehlen die Eosinophilen; man findet Leukopenie und relative Lymphozytose.

Die Mitbeteiligung des **Zerebrums** findet sich wie beim Typhus in wechselnder Ausprägung.

Die Letalität ist geringer als beim Typhus, die Behandlung die gleiche.

Krankheitsbild des Paratyphus B

Die durch die Gruppe der Paratyphus-B-Bazillen hervorgerufenen Krankheitsbilder zeigen sich in 2 Formenkreisen: Ein Formenkreis ist durch gastrointestinale Symptome gekennzeichnet. Der 2. Formenkreis gehört dem der eigentlich typhösen Krankheitsgruppen zu.

Die gastroenteritische Form setzt mit Übelkeit, kolikartigen Leibschmerzen und breiigen bis flüssigen Durchfällen ein. Die Stühle stinken aashaft, zeigen eine gelblich-grünliche Farbe, oft Schleim- und geringe Blutbeimengungen. Wenn daneben Tenesmen bestehen, ist man leicht versucht, an Ruhr zu denken. Bakteriologisch sind die Paratyphusbazillen aber unschwer nachzuweisen. Die Eßlust ist vollständig geschwunden. Die Kranken sind durch dauerndes Aufstoßen gequält und durch die häufigen Darmentleerungen in der Nachtruhe gestört. Neben Kopfschmerzen quälen sie Schwindel und rasch einsetzendes Schwächegfühl. Bei schweren Infektionen kommt es zu Erbrechen. Während in leichten Fällen Temperaturerhöhungen ausbleiben, fiebern die Schwerkranken bis 39°. Diese hohen Temperaturen werden nicht selten durch einen Schüttelfrost eingeleitet. Das Fieber kann in 1—2 Tagen rasch wieder abfallen. Im Gegensatz zum Typhus ist der Puls entsprechend der Temperaturerhöhung frequent, bis zu 160 Pulsschlägen sind gezählt worden. Bei schweren Infektionen wird der Puls klein und fadenförmig.

Die **Zunge** ist belegt und infolge der großen Wasserverluste sehr trocken. Häufiger als beim Typhus kommt es zum Herpes labialis.

Die **Haut** zeigt ein buntes, wechselndes Bild. Die Ausschläge erinnern bald an Scharlach, bald an Masern und breiten sich über den ganzen Körper aus. Auch urtikariaähnliche Veränderungen werden beobachtet. Die Hauterscheinungen werden mit den Ektotoxinen der Erreger in Beziehung gebracht. Diese können sogar multiple Blutungen in der Haut und den Schleimhäuten veranlassen, ein Symptom von sehr ungünstiger Prognose.

Die großen Wasserverluste bedingen Wadenkrämpfe und Ziehen und Reißen in den Gliedern und Gelenken. Die Intoxikation durch die Bazillengifte führt zu großer motorischer Unruhe, gelegentlich zu tonisch-klonischen Krämpfen in den Extremitätenmuskeln. Das Sensorium ist meist ungetrübt. Im Gegensatz zu den typhösen Formen ist der Leib bei der gastroenteritischen meist eingesunken. Die Betastung des Bauches kann schmerzhaft werden. Sehr früh — oft schon am 2. Tage — wird die Milz palpabel.

Die großen Wasserverluste durch den Darm bedingen eine wesentliche Einschränkung der Harnmenge. Der Harn zeigt gelegentlich eine geringe Menge Eiweiß. Stehen die Toxinwirkungen im Vordergrund des Krankheitsbildes, können im Harn Blut und Zylinder auftreten und das Bild der akuten Nephritis erzeugen.

Charakteristische Veränderungen des Blutbildes fehlen. Mit Hilfe der Gallenanreicherung lassen sich, wenn auch nicht immer, die Paratyphusbazillen aus dem Blute züchten.

Schließlich sei erwähnt, daß durch massenhaften Einbruch von Paratyphusbazillen in den Darmkanal choleraähnliche Krankheitsbilder auftreten können.

Therapie. Man wird in solchen Fällen versuchen müssen, am besten durch Rizinusöl, die toxinbildenden Keime möglichst rasch aus dem Darmkanal zu entfernen. Außer 1—2 Eßlöffeln Rizinusöl kann man auch 0,2 g Kalomel geben. Der

Leib muß durch Brei- und Prießnitzumschläge warm gehalten werden. Die großen Wasserverluste und ihre Gefahren müssen durch intravenöse Kochsalzinfusionen bis zu einem Liter bekämpft werden. Wenn der Darm gründlich von Bazillen und Toxinen gesäubert ist, kann man zu Opium- und Tanninpräparaten übergehen. Tannigen oder Tannalbin können in Mengen von 0,5 g mehrmals täglich gegeben werden. Von Opium gibt man Tct. Opii simplex, 10—15 Tr. täglich. Bei hartnäckigem Erbrechen macht man gelegentlich mit gutem Erfolg von Magenspülungen Gebrauch.

Die **typhöse Form der Paratyphus-B-Infektion** kann dem Typhus abdominalis sehr ähnlich sehen, so daß die Differentialdiagnose schwierig oder unmöglich ist. Auch der pathologisch-anatomische Befund kann dem des Typhus abdominalis vollkommen entsprechen. Die Milzschwellung pflegt geringer zu sein, während die diffuse Enteritis mehr hervortritt als beim Typhus, die Erkrankung der lymphatischen Apparate dagegen zurücktritt.

Die **Pathogenese** des Paratyphus abdominalis wird in der Weise erklärt, daß die Bazillen in das Lymphgefäßsystem von der Darmschleimhaut aus eindringen, sich im Lymphapparat des Mesenteriums vermehren und von dort aus in die feinsten Wege der Darmschleimhaut wandern, wo sie die Follikelschwellung bedingen. Aus dem Lymphapparat des Darmes sollen die Bazillen auch in die Lymphkapillaren der Haut des Abdomens gelangen und hier die Roseolen bedingen.

Häufig verläuft der Paratyphus B so leicht, daß er klinisch schwer zu erkennen ist. Die Krankheit setzt nicht selten mit gastroenteritischen Erscheinungen, Übelkeit und Erbrechen ein, und zwar plötzlicher als Typhus, um nach 3—5 Tagen erst einen eigentlich typhösen Charakter anzunehmen. Die Temperaturkurve zeigt eine Kontinua von wenigen Tagen, um dann lytisch abzufallen. Die Gesamtdauer der Erkrankung ist im wesentlichen kürzer als beim Typhus abdominalis und beträgt 3 Wochen. Es sind aber auch chronische Fälle von mehrmonatlicher Dauer beschrieben worden, deren Differentialdiagnose gegenüber der Ruhr und der Darmtuberkulose schwierig ist.

Meist schon gegen Ende der 1. Krankheitswoche tritt eine ungewöhnlich reiche Aussaat von Roseolen ein, nicht bloß am Stamm, wie es beim Typhus die Regel ist, sondern auch an den Extremitäten und im Gesicht. Handinnenflächen und Fußsohlen bleiben im Gegensatz zum Fleckfieber frei. Histologisch zeigen sich metastatische Ablagerungen von Paratyphusbazillen in den perivaskulären Lymphräumen des oberflächlichen Hautgefäßnetzes. Der H e r p e s l a b i a l i s ist wesentlich häufiger als beim Typhus. Im Beginn der Erkrankung sind die Tonsillen gelegentlich gerötet und geschwollen. Es kann auch zur spezifischen Geschwürsbildung mit gelblichen Belägen kommen, aus denen man Paratyphusbazillen züchten kann. Die **Zunge** ist je nach der Schwere des Krankheitsbildes trocken und borkig. Der Appetit ist vollständig geschwunden, Erbrechen nicht selten. Zum Unterschied vom Typhus kommen Darmblutungen beim Paratyphus kaum vor, weil sich keine tiefergehenden Geschwüre bilden. Der frühzeitig auftretende Milztumor ist oft derb. Ebenso wie beim Typhus reichern sich die Paratyphuskeime gern in der Gallenblase an und lösen dort Entzündungen und Steinkoliken aus. Noch Jahre nach dem überstandenen Paratyphus können die Paratyphusbazillen bei Gegenwart von Steinen eine eitrige Cholezystitis hervorrufen.

Auch zur relativen Pulsverlangsamung und zu Leukopenie mit relativer Lymphozytose kann der Paratyphus führen, und die Eosinophilen können zur Zeit des Fiebers aus dem Blute verschwinden. Die Diazoreaktion ist nach meiner Erfahrung noch seltener als beim Typhus positiv. Die fast in der Hälfte der Fälle bestehende

Bakteriurie führt zur Infektion der Harnwege und zu Zystitis und Zystopyelitis. Diese können die eigentlichen paratyphösen Krankheitserscheinungen noch monatelang überdauern. Wichtig ist im klinischen Bilde die eitererregende Eigenschaft der Paratyphusbazillen, welche zu Abszessen in den Lymphdrüsen, der Muskulatur, den Lungen, der Leber und in Knochen und Gelenken führen kann. Die Prognose des Paratyphus ist günstig. Die Letalität betrug in den Jahren 1935—1944 in Leipzig 0,4—0,8%. Sie stieg im Jahre 1945 auf 2% an, um dann auf die Friedenswerte zurückzukommen. Das entspricht ungefähr auch den Angaben anderer Autoren.

Die **Behandlung** des Paratyphus hat nach den gleichen Gesichtspunkten wie die des Typhus zu erfolgen. Ein endgültiges Urteil über die Beeinflussung des Paratyphus durch Sulfonamide läßt sich zur Zeit noch nicht fällen. Überzeugende Erfolge habe ich nicht gesehen. Die wichtigste Aufgabe scheint mir, den Darm durch Abführmaßnahmen von seinem giftigen Inhalt zu befreien. Auch Spülungen des Magens und Darms sind angebracht und gleichzeitig Adsorbentien zu geben, welche die Giftstoffe binden sollen. Das geschieht am zweckmäßigsten durch eßlöffelweise Eingabe von Tierkohle oder Adsorgan, 3mal täglich 1—3 Teelöffel. Empfohlen wird auch ein Brei von frisch geriebenen Äpfeln, welchen man mit wenig süßendem Aletezucker kalorisch aufbessern kann. Bei starken Wasserverlusten muß physiologische Kochsalzlösung subkutan oder intravenös infundiert werden. Ist es zur gefahrdrohenden Hypochlorämie gekommen, muß man mehrmals 20 ccm 20%iger Kochsalzlösung in die Vene injizieren. Mit der Verabfolgung einer kalorisch ausreichenden Breikost soll erst nach Aufhören der Durchfälle begonnen werden. Die Gefahren von seiten des Kreislaufs sind mit Cardiazol, Sympatol, Strychnin zu bekämpfen.

9. Ruhr (Dysenterie)

Ätiologisch ist streng zwischen der **bazillären** und der **Amöbenruhr** zu unterscheiden. Die Ruhr ist also mehr ein klinischer Begriff, da ihrer Symptomatologie verschiedene Krankheitserreger zugrunde liegen können. Auf Grund klinischer Erfahrungen unterscheidet man die toxische (Shiga-) von der Pseudoruhr. Die Pseudoruhrbazillen sind giftarme Keime. Man spricht von FLEXNER-, Y-, STRONG-, KRUSE-SONNE- und anderen Ruhrbazillen.

Differenzierung der Ruhrkeime

Nährmedien	Shiga	I Schmitz	Flexner-Y-Gruppe Flexner	 Y	 Strong	E Kruse-Sonne
Mannit-Lackmus	blau	blau	rot	rot	rot	rot
Rhamnose-Lackmus	blau	rot	blau	blau	blau	rot
Indol	—	+	+	+oder—	+oder—	—
Laktose-Lackmus	blau	blau	blau	blau	blau	rot
bzw. Milchgerinnung	—	—	—	—	—	+
Saccharose-Lackmus	rot	meist blau	vorwiegend Rötung; eine serologisch verwandte Gruppe unverändert			rot
Bezeichnung nach Shiga:	Dys.-B.	Meta-Dysenteriebazillen				Para-Dys.-B.

In allen europäischen Ländern kommt die Ruhr als endemische Krankheit vor, welche im Kriege und bei Hungersnot zu einer epidemischen Seuche werden kann. In meinem Beobachtungsbereich in Leipzig ist die Zahl der Ruhrkranken von einem Jahresdurchschnitt der Jahre 1935—1939 von 89 Fällen im Jahre 1945, in welchem die Ernährungsverhältnisse besonders ungünstige waren, auf 1412 Fälle angestiegen. Die einzelnen Ruhrkeime werden nach dem unten wiedergegebenen Schema am besten differenziert.

Die Shiga-Keime bilden ein thermostabiles, enterotropes und ein thermolabiles, neurotropes Toxin. Diese Toxine machen beim Kaninchen starke Hyperämie der Darmschleimhaut, Blutungen, subseröses und submuköses Ödem mit oberflächlichen Schleimhautnekrosen, besonders gern im Blinddarm, daneben Veränderungen im Zentralnervensystem, vorzugsweise im Lenden- und Zervikalmark. Beim Menschen kann man mit Shiga-Toxinen, welche durch Antitoxin neutralisierbar sind, Hautreaktionen auslösen.

Die Serumdiagnose der Ruhr durch Agglutination von Laboratoriumsstämmen mit dem Blutserum der Patienten hat aus verschiedenen Gründen nicht den hohen diagnostischen Wert wie bei den typhösen Erkrankungen. Die Gründe sind folgende: Die Agglutinine erscheinen im Blute nicht vor dem 5.—7. Tage. Die Agglutination von Flexner-Ruhrbazillen kommt bis zu Verdünnungen von 1 : 80 in annähernd 50% der normalen Menschensera vor. Auch die Amöbendysenterie soll besonders die Flexner-Bazillen bis zu Titern von 1 : 300 agglutinieren. Trotz evidenter klinischer Ruhrerkrankung können Agglutinine vollständig fehlen, oder sie können von **früherer** Erkrankung her noch vorhanden sein. Auch soll eine Antigengemeinschaft zwischen Coli- und Ruhrbazillen bestehen, so daß die agglutinatorischen Eigenschaften des Serums von Patienten mit chronischen Erkrankungen des Kolons mit großer Zurückhaltung zu bewerten sind.

Die Klinik der Bazillenruhr. Die **akute** Form der bazillären Ruhr hat eine Inkubationszeit von 2 bis 7 Tagen. Die Krankheit beginnt mit Mattigkeit, Appetitlosigkeit, belegter Zunge und Durchfällen. Alarmierend sind die kolikartigen Schmerzen und Tenesmen, die häufig ohne Fiebererscheinungen eintreten. Das Krankheitsgefühl ist nicht selten so wenig ausgeprägt, daß die Patienten nicht das Bedürfnis haben, sich ins Bett zu legen. Der Kranke glaubt, eine Magenerkrankung zu haben. Tatsächlich sind die Funktionen des Magens schon im Beginn gestört. Salzsäure- und Pepsinsekretion sind fast immer vermindert. Auch die Gallensekretion ist herabgesetzt. Bald aber nehmen die Beschwerden erheblich an Intensität zu. Die Leibschmerzen werden so heftig, daß die Kranken sich vor Schmerzen krümmen. Die Entleerungen werden immer häufiger und zwingen den Kranken zwanzigmal und mehr zu Stuhlentleerungen. Schließlich handelt es sich gar nicht mehr um die Entleerung von Fäzes, sondern von glasigem Schleim und Blut. Solche Entleerungen haben einen eigentümlich faden, spermaähnlichen Geruch. Die mikroskopische Untersuchung zeigt Epithelien, Eiterkörperchen, Bakterien und Detritus. Auch Schleimhautfetzen werden abgestoßen. Die Entleerungen werden schmerzhaft, wodurch es zu einem reflektorischen Verschluß des Sphinkter ani kommen kann. Bei stark abgemagerten Patienten sah ich nicht selten einen Blasenkrampf auftreten. Die starken Wasserverluste führen zu einem hochkonzentrierten Urin, welcher einen Reiz auf die Blasenschleimhaut ausübt. Der Stuhldrang wird immer quälender; die Entleerungen können sich bis zu hundert am Tage steigern. Sie rauben dem Kranken den Schlaf und schwächen ihn. Es kommt zu erheblichen Stickstoffverlusten, welche in Eiweiß umgerechnet bis zu 50 g und mehr betragen können. Da die Kranken gleichzeitig keine Nahrung mehr aufnehmen können, kommt es bald zu einem Absinken der Serumeiweißwerte, die nach eigenen Studien auf 3,8% vermindert sein können. Schließlich treten Vergiftungserscheinungen des Zentralnervensystems hinzu, welche sich besonders auf das Wärme- und Zirkulationszentrum auswirken. Die anfänglich für 1—2 Tage erhöhte Temperatur sinkt rasch ab und macht Untertemperaturen von 36⁰ und weniger Platz. Die **Haut** verliert ihren normalen Turgor und wird kühl und spröde. Die **Augen** liegen tief in den Höhlen. Der Kranke verfällt stündlich. Er stirbt weniger an den Folgen der Darmerkrankung als an der Vergiftung seines Zentralnervensystems. Infolge der hohen Wasserverluste kommt es zur Austrocknung der Schleimhaut des Mundes. Die **Zunge** wird trocken und grauweiß belegt. Gelegentlich tritt Singultus auf. Der Leib ist eingesunken und besonders in der linken Unterbauchgegend druckempfindlich. Oft fühlt man in der linken Unterbauchgegend das Kolon als wulstförmiges, druckempfindliches, pralles Gebilde. Die **Milz** ist nicht geschwollen. Der hochgestellte spärliche Harn enthält häufig Indikan. In der kurzen Fieberperiode kann es zu einer geringen Leukozytose mit Eosinopenie kommen.

Die Dauer der Krankheit hängt ab von der Massigkeit und Toxizität der Keime. Schon nach 3—4 Tagen kann nach einigen leichten Kolikanfällen mit diarrhoischen schleimigen Stühlen Heilung eintreten. Mittelschwere Fälle dauern einige Wochen. Andere gehen in ein chronisches Stadium über, das sich mit monatelangen Unterbrechungen jahrelang hinziehen kann.

Als Nachkrankheiten sind vor allem die Komplikationen von seiten des Nervensystems gefürchtet. Es kann zu Paraplegien, Monoplegien und Lähmung einzelner Muskelgruppen kommen. Auch Lähmung aller vier Extremitäten mit tödlichem Ausgang ist beobachtet worden. In einzelnen Epidemien sah man Konjunktivitis und Iridozyklitis. Leberabszesse, die nach Amöbenruhr so häufig sind, werden nach bazillärer Ruhr nicht gefunden.

Die **chronische Form der bazillären Ruhr.** Bei vielen Kranken fehlt das eben geschilderte **akute** Stadium. Es entwickelt sich von vornherein eine mehr chronische Erkrankung. Bei dieser wechselt Verstopfung mit leichten Durchfällen ab. Die Entleerungen zeigen Schleim und Blut mit massenhaft Dysenteriebazillen. Bei manchen Patienten fehlt ein intensives Krankheitsgefühl. Erst ein Diätfehler, körperliche Überanstrengung, starke Auskühlung rufen ein plötzliches Rezidiv hervor, welches den Kranken dann ins Bett zwingt. Gefährlich wird das Leiden durch die sich immer häufiger wiederholenden Attacken. Die Krankheit nach kann monate- und jahrelangem Bestehen schließlich doch noch ausheilen. Epidemiologisch ist die chronische Ruhr deshalb wichtig, weil die Kranken sich in den Zwischenpausen wenig krank fühlen und an die Übertragungsfähigkeit ihrer Krankheit nicht denken. Besteht gleichzeitig eine Gärungsenterokolitis, wie ich sie bei Ödemkranken so häufig beobachtete, so kann die stark saure Reaktion der Fäzes das Angehen der Kulturen hemmen, selbst wenn man, wie ich das getan habe, die Entleerung direkt auf Endoplatten geschehen läßt.

Neben den oben erwähnten Komplikationen tritt gelegentlich ein toxisch bedingter sog. Ruhrrheumatismus auf. Es kommt dabei zu schmerzhaften Schwellungen der großen Gelenke, besonders der Kniee.

Die **Behandlung der bazillären Ruhr.** Stets sollte man auch bei leichten Erkrankungen Bettruhe einhalten lassen. Die Kranken müssen vor Abkühlung des Leibes geschützt werden. Thermophor und feuchtwarme Packungen auf den Leib werden angenehm empfunden. Häufige kleine Mahlzeiten, bei denen Schleimkost, Kakao zu bevorzugen sind, sollen kalorisch wenigstens so ausreichend gestaltet werden, daß zum mindesten der Grundumsatz gedeckt ist. Zu Beginn der Erkrankung soll man versuchen, den Darm radikal von den giftbildenden Keimen durch Eingabe von 1 bis 2 Eßlöffel Rizinusöl zu entleeren. Diese Säuberungskur kann man 1- bis 2mal nach einigen Tagen wiederholen. Zur Giftadsorption wird Tierkohle, 4mal täglich 1 Eßlöffel, empfohlen.

Bei der Shiga-Ruhr mit ihren verheerenden Folgen auf die Dickdarmschleimhaut soll man möglichst frühzeitig von der **Serumtherapie** Gebrauch machen. Es sollen mehrfach 100—200 ccm antitoxisches Dysenterieserum subkutan injiziert werden, wovon man bei akuten Fällen sichere Erfolge hinsichtlich des Allgemein-

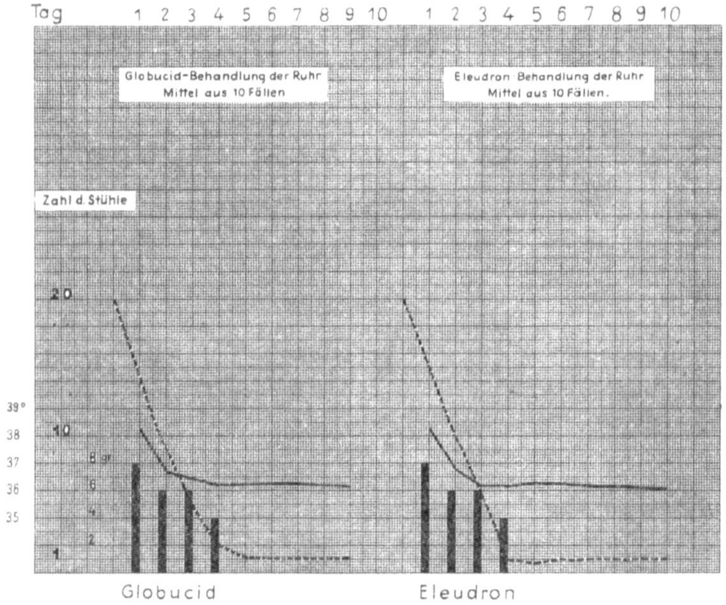

Abb. 51

befindens beobachtet. 8—15 Stunden nach der Injektion lassen die Schmerzen und Tenesmen nach, der Puls bessert sich, der Gesichtsausdruck des Kranken wird ruhiger. Wie bei der Diphtherie ist diese antitoxische Serumbehandlung nur in den frühen Stadien wirksam. Ist antitoxisches Serum nicht vorhanden, kann man in schweren Fällen auch von Bluttransfusionen mit Erfolg Gebrauch machen. Gegen die schmerzhaften Tenesmen und Kolonspasmen werden Papaverin 0,04 als Suppositorien, Atropin 3mal $\frac{1}{2}$—1 mg oder Belladonnasuppositorien 0,02 empfohlen. Bei starken Blutungen werden 15 Tropfen einer Suprareninlösung 1 : 1000 in Klysmen gegeben. Viele Autoren empfehlen Einläufe: Rp.: Dermatol 3,0, Mucilag. gumm. arab. 60,0, Tct. Opii simpl. gtt. 15, mit Darmrohr einzuführen, oder Spülung mit $\frac{1}{4}$—$\frac{1}{2}$%iger körperwarmer Tanninlösung bzw. Yatren.

Seit 1942 hat sich als wirksamste Behandlung der bazillären Ruhr die Sulfonamidtherapie derselben bewährt. Ich sah nach einer Eingabe von 8 bis 10 g Globucid oder Eleudron je Tag ein schlagartiges Aufhören der Darmerscheinungen bis zur Obstipation, wie das vorstehende Abbildung zeigt.

Schon nach 5—6 Tagen kann man in der Regel die Sulfonamidmedikation abbrechen. Durch die Sulfonamidtherapie wird nicht bloß eine wesentliche Verkürzung der Behandlungsdauer, sondern auch die wirksamste Bekämpfung der Ruhr als Seuche erreicht; denn die sulfonamidbehandelten Ruhrkranken hören auf, ansteckend zu sein.

Die Amöbenruhr. Die in den Tropen endemisch vorkommende Dysenterie wird durch die Entamoeba histolytica hervorgerufen. Das Material soll so frisch wie möglich, körperwarm, zur Untersuchung kommen. Es wird empfohlen, in fraglichen Fällen mittels des Rektoskops etwas blutigen Schleim von der Schleimhaut abzustreifen und auf Amöben auf dem geheizten Objekttisch zu untersuchen.

Die Übertragung der Amöbenruhr erfolgt wahrscheinlich durch das Wasser.

Auch die Amöbenruhr kommt in einer akuten und einer chronischen Form vor. Letztere wird am häufigsten beobachtet. Die **akute** Krankheit setzt ziemlich plötzlich mit galliggefärbten Durchfällen und kolikähnlichen Schmerzen, peinigenden Tenesmen ein. In den Entleerungen finden sich neben den Amöben Schleimflocken und Blut. Die gesamte Kolongegend ist wie bei der bazillären Ruhr druckempfindlich. Gelegentlich besteht im Anfang Erbrechen. Die Zunge ist trocken und belegt. Ein charakteristisches Fieber besteht nicht. Anfangstemperaturen über 39^{0} sind die Ausnahme. Die Zahl der durchfälligen Stühle kann 20—50 in 24 Stunden betragen. Häufig kann man einen fäkulenten, gallig gefärbten von einem blutig-schleimigen Teil unterscheiden, wie ich das übrigens auch bei der Bazillenruhr oft beobachtete. Mit dem Fortschreiten der ulzerösen Entzündung tritt der fäkulente Teil immer mehr zurück. Schließlich werden nur noch blutig tingierte, himbeergeleeartige Schleimmassen ausgestoßen. An ihnen sind Darmepithelien, rote und weiße Blutkörperchen, sehr bewegliche Amöben, Bakterien und CHARCOT-LEYDENsche Kristalle zu erkennen. Ein differentialdiagnostisch verwertbares Blutbild gibt es nicht.

Neben dieser häufigsten gibt es eine **choleraähnliche** und eine **gangränöse** Form der Amöbenruhr. Bei letzterer Form kommt es zur Gangrän ganzer Darmabschnitte, die sich nekrotisch zersetzen und aashaft stinken.

Kommt die Krankheit nicht zur Abheilung, so geht sie in eine chronische Form über. Zeiten, in denen eine Besserung und vollkommene Latenz einsetzen, wechseln mit solchen akuter Verschlimmerungen mit häufigen eitrigen, schleimig-blutigen Stühlen ab. Man schätzt, daß etwa die Hälfte aller Kranken einem solchen chronischen Stadium verfallen.

Die diätetische Behandlung der Amöbenruhr hat nach denselben Grundsätzen zu erfolgen wie die der bazillären Ruhr. Medikamentös hat sich das Emetin am besten bewährt. Man spritzt so frühzeitig wie möglich 0,05—0,1 Emetin. hydrochlor., gelöst in 2 ccm Kochsalzlösung, subkutan oder intramuskulär ein. Anfänglich sollen täglich 1—2 Injektionen gemacht werden. Nach einer halben Woche kann man mehrtägige Pausen einlegen. Insgesamt sollen 0,6 g in 2 Wochen gegeben werden.

10. Cholera asiatica

Als Heimat der Cholera wird Vorderindien angesehen. Sie ist eine endemische, äußerst gefährliche Infektionskrankheit, die gelegentlich auch nach Europa oder wenigstens in europäische Hafenstädte eingeschleppt wurde.

Man unterscheidet Kontaktepidemien und Wasserepidemien. Für die Wasserepidemien ist die Hamburger Choleraepidemie des Jahres 1892 ein trauriges Beispiel. In Hamburg erkrankten damals 18000 Personen, von denen 7000 der Seuche erlagen. Die Hamburger Epidemie zeigte ein explosionsartiges Auftreten massenhafter Erkrankungen im Anschluß an die Infektion der Wasserleitung durch unfiltriertes infiziertes Elbwasser.

Der 1884 von ROBERT KOCH entdeckte Choleravibrio ist ein leicht gekrümmtes kurzes Stäbchen, welches nur eine einzige Geißel trägt und eine lebhafte Beweglichkeit zeigt. Im hängenden Tropfen schwirren die Choleraerreger wie Mücken in einem Mückenschwarm hin und her. Der Choleravibrio ist gramnegativ und wächst auf alkalischen Nährböden unter Bildung von Oberflächenhäutchen, besonders gut auf 1%igem Peptonwasser. Er verflüssigt langsam Gelatine und bildet frisch isoliert einen durchsichtigen grünen Hof auf der Blutplatte.

Krankheitsbild. In dem berühmten Selbstversuch von PETTENKOFER und EMMERICH, welche 1 ccm Cholerabouillonkultur sich zuführten, traten die ersten Erscheinungen 60 bzw. 64 Stunden nach Aufnahme der Bazillen ein. Die klinischen Bilder richten sich nach der Schwere der Infektion und nach der Disposition des Erkrankten. Kinder und Greise und durch andere Krankheiten geschwächte Individuen erkranken besonders schwer. Nach der Schwere des Krankheitsbildes unterscheidet man die einfache Choleradiarrhöe, die Cholerine, die Cholera gravis oder asphyctica oder algida und schließlich die Cholera siderans.

Die leichten, als **Choleradiarrhöe** bezeichneten Fälle erkranken mit Kollern im Leib, Flatulenz und 4—10 gallig gefärbten, breiigen Entleerungen. Sie zeigen ein vermehrtes Durstgefühl, eine dickbelegte Zunge und schlechten Geschmack im Munde. Solche Kranke können sich in wenigen Tagen vollständig erholen.

Die Krankheit kann übergehen in eine schwerere Form, die als **Cholerine** bezeichnet wird. Hierbei verlieren die gallig gefärbten Diarrhöen rasch ihre Farbe und zeigen die für Cholera charakteristische reiswasserähnliche Beschaffenheit der Entleerungen. Bald nach dem Einsetzen der Durchfälle werden alle genossenen Speisen erbrochen. Die Körpertemperatur steigt langsam an, der Puls wird klein, frequent, die Extremitäten kalt. Es tritt schmerzhaftes Ziehen in den Waden auf. Der Kranke verfällt rasch, die Stimme wird tonlos. Diese Erscheinungen können nach einigen Tagen allmählich zurückgehen, oder es entwickelt sich daraus die **Cholera gravis** mit dem typischen Choleraanfall. Die profusen Durchfälle werden 10—20mal am Tage ausgeschieden. Diese Reiswasserstühle enthalten Schleim in kleinen Flöckchen, weiße Blutkörperchen und Darmepithelien. Letztere können auch in größeren Zusammenhängen abgestoßen werden. Ist gleichzeitig Blut vorhanden, nehmen die Stühle eine rötlichgraue Farbe an. Mit den profusen Diarrhöen gleichzeitig setzt Erbrechen ein, welches aus einem trüben Exsudat des Magen-Darmkanals besteht. Das Erbrechen wiederholt sich häufiger; die Kranken werden infolge der großen Wasserverluste von heftigem Durst gepeinigt. Nicht selten tritt Singultus hinzu, welcher meist ein Zeichen übler Vorbedeutung ist. Die Zunge ist trocken, grauweiß belegt und von bläulichroter Farbe. Der eingesunkene Leib zeigt bei der Stoßpalpation Plätschergeräusche, welche aus dem schwappend gefüllten Darm kommen. Die allgemeine, durch die Endotoxine der Choleravibrionen hervorgerufene Vergiftung führt rasch in das Stadium asphycticum oder algidum. Bei diesem schweren Zustand verfällt der Kranke schnell: Die Gesichtsfarbe und die Lippen sind bläulich, die Augen sinken zurück und zeigen tiefe, blaugraue Ränder. Das Gesicht wird schmal; die Nase tritt scharf hervor und fühlt sich wie die zyanotischen Extremitäten kalt an. Die **Haut** verliert ihren Turgor. Aufgehobene Falten bleiben stehen. Auch an den Fingern bilden sich Runzeln und Falten. Das Nagelbett ist graublau, die ganze Körperoberfläche mit klebrigem Schweiß bedeckt. Auch die Schleimhäute des Kehlkopfs nehmen an der Austrocknung teil. Die Stimme wird tonlos, matt und heiser. Manchmal gelingt es nur mit dem Katheter, Harn zu gewinnen, in welchem sich Eiweiß, Indikan, hyaline und granulierte Zylinder, gelegentlich auch rote Blutkörperchen finden. Die Differenz zwischen Kern-(After-) und Schalen-(Haut-)-Temperatur ist größer als in der Norm.

Die **Kreislaufstörungen** äußern sich in heftigem Herzklopfen und gelegentlich schmerzhaften Beklemmungsgefühlen. Der Blutdruck fällt auf niedrige Werte ab. Infolge der starken Bluteindickung kommt es zur Vermehrung der roten und weißen Blutkörperchen. Die eosinophilen Zellen fehlen, auch die Lymphozyten sind vermindert.

Die Atmung ist beschleunigt. Man hat über 60 Atemzüge in der Minute gezählt. Die Tachypnoe ist oberflächlich und meist mit Atemnot verbunden. Vor dem Tode hat man nicht selten CHEYNE-STOKESsches Atmen beobachtet.

Wie bei allen schweren Wasserverlusten kommt es besonders bei der Cholera in den Schenkel- und Wadenmuskeln zu schmerzhaften **Muskelkontraktionen,** die mehrere Sekunden anhalten können. Neben den Wasserverlusten werden die Choleratoxine für diese Krämpfe verantwortlich gemacht. Das Bewußtsein schwindet selten ganz. Meist finden die unruhigen und aufgeregten Patienten keinen Schlaf. Bei Potatoren hat man auch Erregungszustände beobachtet. Gegen Nadelstiche bei Injektionen und Infusionen sind die Kranken wenig empfindlich. Selbst aus diesem schweren Stadium algidum kann der Kranke noch gerettet werden.

Behandlung. Je früher man den Kranken in die Behandlung bekommt, um so mehr ist ein Versuch, den Darm von den giftigen Keimen durch Rizinusöl oder Calomel zu säubern, gerechtfertigt. Von den Sulfonamiden wird Sulfaguanidin empfohlen.

Wichtig ist die Zuführung von Wärme durch den Thermophor oder heiße Umschläge. Wenn der Kreislauf es noch gestattet, sind auch heiße Bäder angezeigt. Es ist auch wichtig, die großen Wasserverluste durch Infusionen von physiologischer Kochsalzlösung dauernd auszugleichen. Die Kochsalzverluste müssen durch Injektion von 20 ccm einer 20%igen Kochsalzlösung bekämpft werden. Das quälende Erbrechen soll mit Atropin- und Papaverininjektionen gestillt werden. Auch mit einigen Tropfen Chloroform oder Jodtinktur in Wasser hat man Erfolge gesehen. Zur Toxinadsorption werden Tierkohle und Adsorgan empfohlen. Die Sorge für den Kreislauf darf der Arzt niemals außer acht lassen.

Die Diät muß vorsichtig aufgebaut werden. Der Darm des Cholerakranken verlangt noch wochenlange Schonung.

Die Letalität der Cholera schwankt zwischen 30 und 50%. Eine besondere Verlaufsform der Cholera ist das **Choleratyphoid.** Sie ist durch die starke Trübung des Bewußtseins — den Status typhosus — gekennzeichnet. Während im asphyktischen Stadium die Haut blaugrau und kühl ist, ist sie im Stadium comatosum rot und warm. Nach Abklingen des Status typhosus kann es zu einem Choleraexanthem kommen, das dem Scharlach- oder Masernexanthem sehr ähnlich werden kann. Es beginnt an den Armen und breitet sich dann über den Rumpf und die Beine aus. Ganz selten treten Petechien hinzu. Nach 3—4 Tagen klingt der Ausschlag wieder ab. Die Exantheme werden auf Toxinwirkung zurückgeführt.

Die gleiche Ursache hat auch die **Choleranephrose,** bei der viel Eiweiß und Epithelien, seltener rote Blutkörperchen im Harn gefunden werden. Augenhintergrundsveränderungen fehlen. Diese Nierenerkrankung kann auch in eine Urämie übergehen.

Die **Prognose** der Cholera ist um so schlechter, je geringer die Harnsekretion ist. Am schlechtesten ist sie bei völliger Anurie. Die meisten Cholerakranken sterben in den ersten 2 Tagen.

11. Botulismus

Unter Botulismus oder Wurstvergiftung versteht man eine Erkrankung, welche durch Aufnahme des in Nahrungsmitteln durch Wachstum der Botulinusbazillen gebildeten Giftes hervorgerufen wird. Der Botulinusbazillus wächst unter Sporenbildung anaerob. Er ist in der Erde weit verbreitet, seine Sporen können mit Nahrungsmitteln in Konserven hineingelangen, dort unter anaeroben Verhältnissen auskeimen und Gift bilden, wenn sie nicht vorher durch ausreichende Sterilisierung abgetötet wurden. Es werden verschiedene Typen des Clostridium botulinum unterschieden, deren Sporen eine ungleiche Hitzeresistenz zeigen.

Klinik. Schon 12 Stunden nach der Aufnahme durch den Bacillus botulinus vergifteter Nahrungsmittel können sich die ersten Zeichen der Krankheit entwickeln, manchmal noch wesentlich früher. Die Kranken klagen über Druck in der Magengegend, Erbrechen, Schwindel und Kopfschmerzen. Bald danach stellen sich bulbäre Erscheinungen ein, die Lähmung der Augennerven führt zu Strabismus, Doppelsehen, Akkomodationsstörungen, Mydriasis, Pupillenstarre und Ptose. Infolge dieser Störungen suchen viele Kranke zuerst den Augenarzt auf. Wenn die Speichelabsonderung aufhört, klagen die Kranken über Trockenheit der Mund- und Rachenschleimhaut. Diese rötet sich und zeigt gelegentlich einen leicht abstreifbaren weißen Belag. Wie bei der Bulbärparalyse kommt es dann zur Lähmung der Schluck- und Zungenmuskulatur. Die Sprache wird matt und schwer verständlich, schließlich heiser. Es tritt Atemnot hinzu, manchmal auch Störungen des Gehörs bis zur völligen Taubheit.

Temperatursteigerungen fehlen. Die Erscheinungen von seiten des Magen-Darmkanals treten ganz zurück. Verstopfung ist häufiger als Durchfälle. Nicht selten kommt es zur Harnverhaltung. Das Bewußtsein bleibt ebenso wie die Sensibilität ungestört.

Der **Puls** kann anfangs verlangsamt, später aber beschleunigt werden. Es kommt zur Präkordialangst und starker Dyspnoe.

Wenn große Mengen des Giftes aufgenommen werden, kann der Tod an Herzlähmung und bulbären Störungen schon innerhalb der ersten 24 Stunden erfolgen. Bei geringeren Giftmengen zieht sich die Krankheit viele Wochen hin und endet häufig auch dann noch tödlich, meist durch Schluckpneumonie. Die Letalität schwankt zwischen 20 und 60%.

Therapie. Da der Botulismus eine Vergiftung mit Toxinen, welche in Wurst, Pökelfleisch und Gemüse gebildet wurden, darstellt, und das Gift sich sehr rasch an die Nerven bindet, muß unter allen Umständen der giftige Inhalt des Magen-Darmkanals so rasch wie möglich entfernt werden. Ausgiebige Spülungen des Magens und Darms leiten die Behandlung ein. Später wird mit Rizinusöl nachgeholfen. Durch Tierkohle versucht man die restlichen Giftmengen zu adsorbieren und dadurch unschädlich zu machen. Auch Aderlässe werden empfohlen. Das entzogene Blut soll durch Kochsalzinfusion und, wenn möglich, durch Bluttransfusion ersetzt werden.

Es gelingt durch Immunisierung von Pferden mit dem Botulinustoxin antitoxische Sera zu gewinnen. Sobald die Diagnose Botulismus gesichert ist, soll man schnellstens reichlich Serum geben. Auch in fortgeschrittenen Fällen sollte man noch einen Versuch mit Serumbehandlung machen. In schweren Fällen kann man 50 ccm Serum intravenös und 20 ccm intralumbal verabfolgen. In leichteren Fällen 50—100 ccm intramuskulär injizieren. Auch bei dem Botulismus ist wegen der zentralen Vasomotorenstörungen die Behandlung des Kreislaufs dringend erforderlich. Um das Vasomotorenzentrum zu reizen, wird die Injektion von Strychn. nitric. in der Dosis von 3 bis 5 mg täglich empfohlen.

12. Tollwut (Lyssa)

Die Tollwut ist im wesentlichen eine Tierkrankheit. Sie kommt bei Hunden, Rindern, Pferden, Schweinen, Katzen, Ziegen, Füchsen und Wölfen vor. Mit dem Speichel eines wutkranken Tieres kann sie auf den Menschen übertragen werden. Geschädigt werden die motorischen Ganglienzellen im Zentralnervensystem. Die Folge ist eine gesteigerte Erregbarkeit der Schling- und Atemmuskulatur, ferner der Muskulatur des Rumpfes und der Extremitäten.

Schon 1—2 Tage nach der Infektion tritt der Tod ein, nachdem ein Stadium allgemeiner Lähmung vorausging.

1903 hat NEGRI im Gehirn tollwutkranker Menschen innerhalb der Ganglienzellen eigenartige, nach ihm benannte Körperchen gefunden. Sie sind bald von runder, bald von ovaler oder birnenförmiger Gestalt und sehr wechselnder Größe. Die Bedeutung der NEGRIschen Körperchen ist umstritten. Der Entdecker selbst hält sie für die Erreger. Sehr wahrscheinlich handelt es sich um ein Virus, das im Tierexperiment leicht auf Kaninchen übertragen werden kann. Das Virus ist gegenüber äußeren Schädlichkeiten sehr widerstandsfähig. Wenig resistent jedoch gegen Austrocknung.

Klinik. Die Erkrankung setzt eine Wunde voraus, von der aus das Wutgift in den Körper eindringt, was von der unverletzten Haut oder Schleimhaut aus nicht möglich ist. Die Inkubationszeit wird auf 15—60 Tage geschätzt. Ihre Dauer ist abhängig von der Virulenz und Menge des eingedrungenen Virus und von der Art und Größe der Verletzung. Es sollen Inkubationszeiten von mehreren Monaten bis zu einem Jahr beobachtet worden sein. In solchen Fällen muß das Virus lange unschädlich im Zentralnervensystem vegetieren. Ein zusätzliches Trauma oder Zeit eine körperliche Überanstrengung, ein Kälteschaden, ein alkoholischer Exzeß läßt das Virus mobil werden und die Krankheitserscheinungen auftreten, lange nachdem die Bißverletzung abgeheilt ist.

Die Krankheit beginnt mit seelischen Verstimmungen oder Angst und Sorge vor dem Ausbruch der Krankheit. Der Kranke wird durch eine innere Unruhe umhergetrieben. Von der Bißstelle aus strahlen fremde Empfindungen in benachbarte Körperteile ein. Die Narbe kann sich röten und anschwellen ebenso wie die regionären Lymphdrüsen. Am 2. bis 3. Krankheitstage erhöht sich die Körpertemperatur. Die Speichelabsonderung nimmt zu. Das Schlingen wird krampfartig, indem sich unter einem schmerzhaften Angstgefühl die Kehle zusammenschnürt. Eine furchtbare Angst befällt den Kranken. Der Blick wird starr; schaumiger Speichel tritt aus dem Munde. Ist dieser Krampf vorüber, fürchtet sich der Kranke vor jeder Aufnahme von Speisen und Getränken, bis ihn der quälende Durst zu einem neuen Versuche treibt. Die Atmung wird seufzend und unregelmäßig, gelegentlich schnappend. Jetzt wird auch das Sensorium befallen. Die Kranken beginnen zu halluzinieren. Sie schreien und toben und sind nur durch Anwendung von starken Narkoticis im Bett zu halten. Gelingt es nicht, die Patienten zur Ruhe zu bringen, so verletzen sie sich selbst und können auch Fremde durch Bißverletzungen gefährden. Immer reichlicher fließt ihnen der Speichel aus dem Munde. Sie sind wie in Schweiß gebadet, und die Krämpfe gehen von der Schling- und Atemmuskulatur nun auch auf die des Rumpfes und der Extremitäten über. Es treten tonisch-klonische Zuckungen auf. Nach tiefer Einatmung scheint die Exspiration blockiert. Jedes leiseste Geräusch kann eine solche grauenvolle Attacke auslösen. In der Ruhe zwischen den Anfällen kann das Bewußtsein erhalten bleiben. Jetzt werden die Kranken von dauernder Furcht vor dem nächsten Anfall geplagt. Schließlich wird der Kranke auch in der anfallsfreien Zeit bewußtlos und die Pupillen reaktionslos. Ein grobes Zittern wandert über die verschiedenen Muskelgruppen hin. Die Temperatur steigt an und kann über 42° erreichen. Kurz vor dem Tode können alle Erregungserscheinungen einer Lähmung Platz machen, die sämtliche Extremitäten oder auch nur eine Seite befällt.

Neben dieser typischen Tollwut wird auch eine paralytische Form beschrieben, bei welcher nur geringe Zuckungen und leichtes Zittern in den verletzten Körperteilen auftreten. Diese Unruhe geht rasch in Lähmungen über, die fast sämtliche Körpermuskeln befallen und schließlich durch Atemlähmung den Tod herbeiführen.

Therapeutisch wird folgendes empfohlen: Ist ein Mensch von einem wutkranken Tier gebissen worden, soll sofort der Versuch gemacht werden, das Lyssavirus am Ort der Infektion zu vernichten, was durch Aussaugen der Bißwunde, künstliches Ausbrennen und durch Ätzung mit rauchender Salpetersäure geschehen kann. Sofort anzuschließen ist die aktive Immunisierung des infizierten Menschen mittels abgeschwächten Lyssavirus nach PASTEUR. Die Behandlung hat noch während des Inkubationsstadiums der Krankheit einzusetzen.

Während die Letalität der von sicher tollwütigen Tieren Gebissenen ohne Behandlung und ohne Schutzimpfung etwa 47% beträgt, sterben nach der Wutschutzbehandlung nur 1,03% der an Lyssa Erkrankten.

Die symptomatische Behandlung beschränkt sich auf die Anwendung von Narkoticis, Morphium und Chloralhydrat.

13. Tetanus

Der Wundstarrkrampf (Tetanus) ist eine akut verlaufende, sehr gefährliche Wundinfektionskrankheit. Sie wird hervorgerufen durch den anaerob wachsenden Tetanusbazillus, welcher Sporen bildet. In Bouillon erzeugt der Tetanusbazillus ein hochwirksames Gift. Es gibt auch atoxische Stämme, welche wegen fehlender Giftwirkung nicht pathogen sind. Umgekehrt sind Stämme, welche besonders hochwirksames Gift zu bilden vermögen, auch sehr pathogen.

Der Tetanusbazillus wird in Gartenerde, Straßenschmutz, Pferdemist, in den Filzpfropfen von Patronen gefunden. Aus diesem Grunde erkranken Pferdewärter, Kutscher, Gärtner bevorzugt. Auch nach kriminellem Abort sind Frauen an Tetanus erkrankt, ebenso Neugeborene durch Infektion vom Nabel her. Der Tetanusbazillus ist ein geißeltragendes Stäbchen mit äußerst widerstandsfähigen Sporen, welche sich auch in trockenen Jahreszeiten lange erhalten. Er ist grampositiv. Die Bakterien können in der Wunde liegen bleiben, während die von ihnen gebildeten Toxine entlang den Nervenbahnen zum Zentralnervensystem aufsteigen. Durch Nervenzellvergiftung wird das klinische Bild des Tetanus bewirkt. Wenn der Kranke dieser Vergiftung nicht erliegt, kann er sie durch Antitoxinbildung überwinden und schließlich die Tetanusbazillen mit Hilfe der natürlichen Abwehrkräfte des Gewebes zur Ausscheidung bringen. An Tieren kann man das Bild des Wundstarrkrampfes durch Toxininjektion allein hervorrufen. Umgekehrt kann man giftfrei gewaschene Tetanusbazillen oder deren Sporen Tieren einspritzen, ohne daß Tetanus auftritt. Noch lange Zeit nach solchen Einspritzungen konnte man in den inneren Organen der Tiere Tetanusbazillen nachweisen. Wird irgendwo in einem solchen Tier das Gewebe geschädigt, so kommt es dort zum Haften der Infektion, zum Auskeimen der Sporen und schließlich zum Starrkrampf. Wahrscheinlich dringen auch beim Menschen von der Wunde aus die begeißelten Tetanusbazillen tiefer in den Körper ein. Sie sind beim Menschen in den regionären Lymphdrüsen und in den inneren Organen nachgewiesen.

Der Hauptort der Giftbildung bleibt aber die Wunde.

Die Inkubationszeit schwankt zwischen 6 und 14 Tagen und ist von Virulenz und Menge der eingedrungenen Keime abhängig. Sind die Bedingungen zur Giftbildung günstig, so ist die Inkubationszeit kurz und die Erkrankung schwer. In vereinzelten Fällen kann der Starrkrampf noch monatelang nach der Verletzung ausbrechen. Die Sporen halten in solchen Fällen sich längere Zeit in der Wunde oder Narbe oder auch in den benachbarten Lymphdrüsen, ohne sich zu entwickeln, und ähnlich wie bei der Lyssa kann dann ein zusätzliches Trauma oder eine andere Schädigung den Anstoß zur Vermehrung der Keime und Entfaltung ihrer pathogenen Wirksamkeit geben.

Kurz vor Ausbruch der Krankheit verlieren die Patienten ihre Ruhe und ihren Schlaf. Es kommt zu schmerzhaftem Ziehen und Zucken in den der Wunde benachbarten Muskeln. Einzelne Gruppen derselben sind in tonischer Spannung. Als Frühsymptome treten Babinski, Fuß- und Patellarklonus, Ulnaris- und Fazialisphänomen auf. Der Kranke kann den Mund schlecht öffnen. Bald kommt es zum Kinnbackenkrampf (Trismus). Das Sprechen und die Nahrungsaufnahme werden erschwert. Die tonischen Krämpfe ergreifen absteigend in gesetzmäßiger Folge die Muskeln des ganzen Körpers. Durch die Krämpfe in der Gesichtsmuskulatur gewinnt der Kranke einen charakteristischen Ausdruck, den man als Risus sardonicus bezeichnet: Die Lidspalte ist verengt, die Stirn gerunzelt, die Nasolabialfalten vertieft, die Nasenflügel gehoben, der Mund zu einem schmerzlichen Lächeln in die Breite gezogen. Bald wird auch die Nackenmuskulatur von der Spannung ergriffen, der Kopf nach rückwärts gezogen. Sind auch die langen Rückenmuskeln ergriffen, so wird die Wirbelsäule wie ein Bogen gekrümmt und der Brustkorb vorgewölbt (Opisthotonus). Der Leib wird durch die bretthart gespannte Bauchmuskulatur kahnförmig eingezogen. Stuhl und Harn können nicht mehr entleert werden. Die Krämpfe in der Brustmuskulatur bremsen die Atmung, die oberflächlich wird. Es wird dem Kranken schließlich immer schwieriger, die Beine im Hüft- und Kniegelenk zu beugen. Dagegen bleiben Unterarme und Hände, Füße und Zehen meist von der Muskelstarre verschont. Die Krämpfe können durch Narkose gelöst werden. Auch im Schlaf werden sie gemildert oder hören ganz auf.

Neben dieser dauernden Starre kommt es infolge gesteigerter Reflexerregbarkeit zu kurz dauernden, sehr schmerzhaften Krampfparoxysmen. Wenn dieselben auf die Schlund- und Zungenmuskulatur, auf Glottis und Zwerchfell übergreifen, tritt die Gefahr der Erstickung ein. Solche Krampfattacken sind äußerst schmerzhaft und besonders quälend, wenn sie das Zwerchfell ergreifen. Dann werden die Schmerzen in der Herzgegend und im Epigastrium fast unerträglich. Jede einzelne solcher Attacken ist von erhöhter Schweißproduktion begleitet. Das Sensorium bleibt meist frei. Der Schlaf kann oft nur durch große Mengen Morphium oder Chloral erzwungen werden. Während die Berührungsempfindlichkeit bei den meisten Kranken ungestört ist, sind Patellar- und Achillessehnenreflexe oft bis zum Klonus gesteigert, gelegentlich auch die Hautreflexe, während sich die Bauchdeckenreflexe, besonders bei starker Spannung der Bauchmuskulatur, nicht auslösen lassen.

Die Körpertemperatur kann bis zum Tode unverändert bleiben. Bei den meisten Kranken ist dieselbe wenig gesteigert, etwa auf 38°. In Ausnahmefällen werden vor dem Tode hyperpyretische Werte bis 42° erreicht, die sogar **nach** dem Tode eine weitere Steigerung bis 43° und 44° aufweisen. Diese postmortale Hyperpyrexie wird auch bei Kranken beobachtet, deren Körpertemperatur bis zum Tode normal war.

Die **Pulsfrequenz** richtet sich nach der Zahl der Anfälle. Je häufiger dieselben auftreten, um so schneller schlägt das Herz. Pulszahlen bis zu 150 sind oft gesehen worden.

Die **Atmung** ist erschwert, weil der tonische Krampf den Brustkorb in der Einatmungsstellung festhält. Zyanose und Dyspnoe sind die Folgen, nicht selten auch Bronchitis und Bronchopneumonien. Ein Zwerchfellkrampf kann schließlich den Tod herbeiführen.

Die großen **Schweißverluste** vermindern die **Harn**menge. Der Urin enthält kleine Spuren von Eiweiß, gelegentlich auch von Zucker. Die gesteigerte Muskeltätigkeit führt nicht zu einer Erhöhung des Eiweißzerfalls. Jedenfalls ist eine solche nur ausnahmsweise gefunden worden.

Im **Blute** wird eine neutrophile Leukozytose beschrieben.

Verlauf. Ohne Serumbehandlung verlaufen die schweren Fälle von Wundstarrkrampf mit kurzer Inkubationszeit meist innerhalb weniger Tage tödlich. Von der Wunde her breitet sich die Starre rasch über den ganzen Körper aus. Die oben beschriebenen Anfälle steigern sich in ihrer Dauer, Häufigkeit und Schwere. Der Tod tritt meistens unter den Zeichen der Atemlähmung ein. Bei sachgemäßer Behandlung können auch schwere Fälle in Heilung ausgehen.

Behandlung. Im Vordergrund der Tetanusbekämpfung im großen steht die Prophylaxe. Bei jeder Wunde, die durch Straßenschmutz, Gartenerde usw. verunreinigt ist, sollen sofort intramuskulär 3000 Antitoxineinheiten Tetanusserum eingespritzt werden. Eine eingehende Würdigung der chirurgischen Behandlung kann hier nicht gegeben werden. Nach dem, was über die Toxinbildung gesagt wurde, ist eine ausgiebige Wundtoilette zu fordern, welche alles zertrümmerte und infizierte Gewebe rasch zu entfernen hat. In die gesäuberte und von zertrümmertem Gewebe befreite Wunde ist evtl. Tetanustrockenserum einzustreuen. Ist die Krankheit bereits ausgebrochen, muß man sofort große Dosen Antitoxin anwenden. Es wird empfohlen, 25000 internationale Einheiten Antitoxin subkutan, unter Umständen noch einmal die gleiche Dosis, in 2 Hälften geteilt, die eine Hälfte intravenös, die andere intralumbal, zu injizieren. Bei schweren Fällen ist diese Behandlung in den nächsten 4—6 Tagen zu wiederholen, so daß im ganzen 100000 bis 200000 Einheiten verabfolgt werden.

Wichtig ist auch die symptomatische Behandlung der Krampfanfälle. Um diese zu bekämpfen, gibt man mehrmals am Tage 2 g Chloralhydrat per os oder als Klysma, im ganzen etwa 10 g in 24 Stunden. Auch eine 25%ige Lösung mit Zusatz von 0,5% Novocain hat sich in der Menge von 10 bis 30 ccm subkutan bewährt. Auch eine intravenöse Dauertropfinfusion mit 3%iger Magnesiumsulfatlösung in der Menge von 50 bis 150 ccm wird empfohlen. Hierbei ist die Gefahr von Lähmungen, besonders von Atemlähmungen, zu berücksichtigen. Sobald solche Lähmungen drohen, kann man deren Entwicklung durch Injektion einer 10%igen Lösung von Kalziumchlorat oder Kalzium-Sandoz bekämpfen. Auch nach Einspritzungen von Lobelin und Atropin hat man Erleichterungen gesehen. In vielen Fällen muß man zu Morphium seine Zuflucht nehmen. Wenn wegen der Kieferklemme die Nahrungsaufnahme unmöglich wird, muß die Ernährung durch eine Nasendauersonde sichergestellt werden. Henning empfiehlt, eine feine, sämige Suppe aus 1200 ccm Vollmilch mit 6 schaumig geschlagenen Eiern und dem Saft einer halben Zitrone zu versetzen und dieses Gemisch auf 40° zu erwärmen, mit 2 Tabletten Acidolpepsin zu versetzen und in einer Kochkiste zur Vorverdauung über Nacht stehen zu lassen. Getrennt hiervon wird eine Mischung aus 30 g Mehl, 50 g Dextropur oder Aletezucker, 50 g Butter mit ¼ l Wasser bereitet. Das ganze wird mit der Milch-Ei-Mischung zusammengegeben und durch ein feines Haarsieb getrieben. Von dieser Tagesnahrung werden 350 bis 500 ccm aus einem Irrigator durch die Sonde einfließen gelassen.

Neuerdings hat man für die Behandlung des Tetanus eine Kombination von Penicillin und Antitoxin empfohlen, da das Penicillin auch gegen den Tetanusbazillus wirksam ist. Ein abschließendes Urteil über diese Behandlungsart läßt sich noch nicht geben.

Selbstverständlich müssen die Kreislaufverhältnisse dauernd berücksichtigt und mit Kreislaufmitteln darf nicht gespart werden.

14. Epidemische Kinderlähmung

(Poliomyelitis acuta, HEINE-MEDINsche Krankheit)

Die HEINE-MEDINsche Krankheit befällt durchaus nicht nur Kinder, sondern auch Erwachsene. Nach in Norwegen gemachten Beobachtungen breitet sich die Krankheit mit Vorliebe auf den Verkehrswegen aus und tritt besonders gern in der Nähe von Eisenbahnen und Verkehrsstraßen auf. Es läßt sich zeigen, daß zwischen fast allen von der Krankheit befallenen Personen entweder direkt oder durch gesunde Zwischenträger ein Kontakt stattgefunden hat. Die Erkrankung verbreitet sich meist radiär von einem Krankheitsherde aus. Die Einschleppung nimmt ihren Ausgang von sporadischen Fällen oder aus Gegenden, wo die Seuche epidemisch herrscht. Die Empfänglichkeit für die HEINE-MEDINsche Krankheit ist offenbar sehr verschieden. In einer Familie erkranken die Kinder durchaus nicht alle mit der gleichen Schwere und den gleichen Folgen.

Die Poliomyelitis ist eine Viruserkrankung. Man hat früher angenommen, daß das Virus vom Zentralnervensystem hauptsächlich durch die Geruchsregion der Nasenschleimhaut aufgenommen und abgesondert wird. Neuerdings wird angenommen, daß die Absonderung des Virus mit dem Kot und nicht mit dem Nasensekret erfolgt. Die Abscheidung des Virus durch den Darm sowie das ausgesprochen saisongebundene Auftreten der Krankheit haben dazu geführt, in erster Linie das Wasser als das Vehikel des Ansteckungsstoffes zu verdächtigen.

Heute liegen für die Annahme einer alimentären Infektion als eines Hauptfaktors in der Epidemiologie der Krankheit gewichtige Gründe vor. Mit Hilfe des Elektronenmikroskopes ist es gelungen, das Poliomyelitisvirus bei einer Vergrößerung von 1 : 30000 und mehr zu photographieren.

Klinik. Das Stadium, das den Lähmungen vorausgeht, läßt oft grippeähnliche Krankheitszeichen erkennen. Die Inkubation wird verschieden angegeben zwischen 1—4 und 8—10 Tagen. Die Krankheit pflegt mit Fieber, Neigung zu Schweißen, Gliederschmerzen und Überempfindlichkeit der Haut zu beginnen. Nicht selten findet man eine Angina, Rötung und Schwellung der Gaumenbögen, Schnupfen und Bronchitis. Andere Kinder erkranken mit gastroenteritischen Störungen. Bei wieder anderen stehen meningitische Symptome im Vordergrund. Je nach dem Charakter der Epidemie treten bald die Erscheinungen von seiten des Respirationstraktes, bald die von seiten des Magen-Darmkanals mehr in den Vordergrund.

Fieber ist eines der regelmäßigsten Symptome im Krankheitsbeginn. Die Temperatur steigt ziemlich plötzlich auf 38,5 bis 39,5° und hält sich einige Tage auf dieser Höhe. Oft kommt der Arzt erst nach der Entfieberung zum Kranken. Aus der Fieberhöhe kann man keinen Schluß auf die Schwere der Erkrankung ziehen. Wichtig ist es, auf die Somnolenz, die Schweißneigung und die allgemeine Berührungsempfindlichkeit zu achten. Sie ist am Rumpf und an den später gelähmten

Gliedern am meisten ausgeprägt. Aber auch ohne Berührung klagen viele der kleinen Kranken über Schmerzen im Rücken, im Nacken und in den Extremitäten, die auch noch wochenlang nach eingetretenen Lähmungen anhalten können. Die Nackenschmerzen können leicht zu einer Verwechslung mit Meningitis führen, zumal auch das KERNIGsche und das LASÈGUEsche Zeichen positiv werden können. Ebenso werden Konvulsionen und Zuckungen in den Beinen, gelegentlich epileptiforme Spasmen und Trismus gesehen, wie man sie auch bei der Meningitis cerebrospinalis beobachtet.

Die Kranken leiden meist an Appetitlosigkeit, oft an Erbrechen. Die **Zunge** ist belegt. Es können heftige und übelriechende Durchfälle auftreten, so daß man an ein primäres Darmleiden denkt.

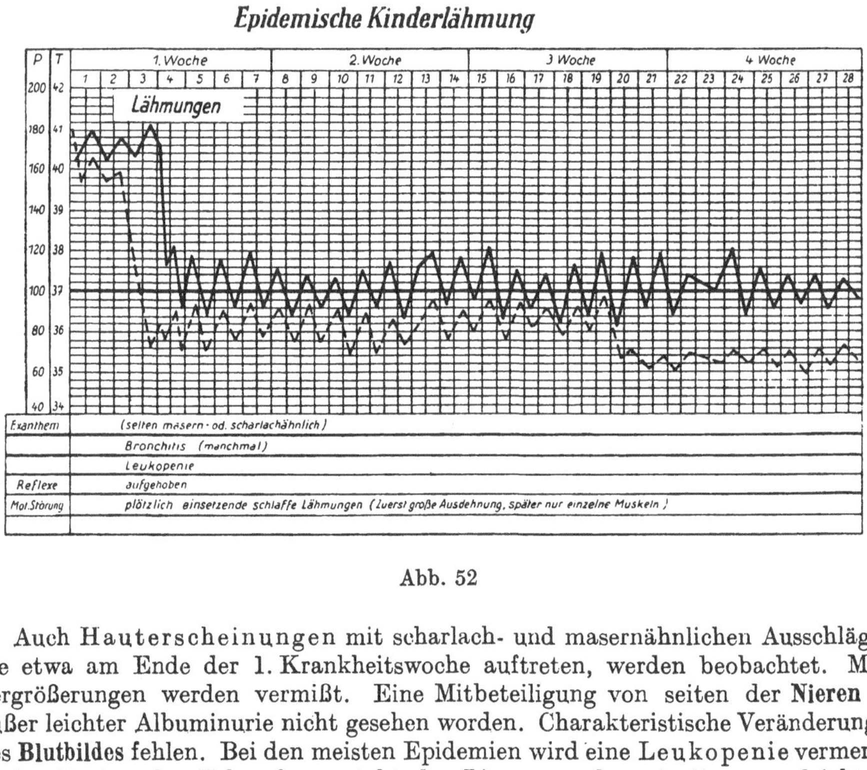

Abb. 52

Auch Hauterscheinungen mit scharlach- und masernähnlichen Ausschlägen, die etwa am Ende der 1. Krankheitswoche auftreten, werden beobachtet. Milzvergrößerungen werden vermißt. Eine Mitbeteiligung von seiten der **Nieren** ist außer leichter Albuminurie nicht gesehen worden. Charakteristische Veränderungen des **Blutbildes** fehlen. Bei den meisten Epidemien wird eine Leukopenie vermerkt.

Im Beginn der Erkrankung steht der Liquor cerebrospinalis unter leicht erhöhtem Druck. Er ist stets klar und bakterienfrei.

Die Zellvermehrung schwankt zwischen 10/3 und 1000/3 und darüber. Die Zellen bestehen ganz im Beginn mehr aus Neutrophilen. Dann aber beginnen die Lymphozyten schnell zu überwiegen. Das Gesamteiweiß beträgt nach KAFKA normalerweise 35 mg%. Es kann sich bis auf das Doppelte bis Dreifache der Norm vermehren. Das Globulin-Albuminverhältnis verschiebt sich zugunsten der Globuline. Die NONNE- und PANDYsche Reaktion werden positiv. Auch die Kolloidreaktionen zeigen pathologische Kurven. Das Bild entspricht also dem einer „serösen Meningitis“. Eine beweisende Liquordiagnose der Poliomyelitis gibt es nicht.

Leukozytose mit starker Linksverschiebung spricht gegen Poliomyelitis. Die Blutsenkungsgeschwindigkeit zeigt normale oder nur leicht erhöhte Werte.

Die Lähmungen setzen meist nach Abklingen der fieberhaften Frühsymptome ein, also am 1.—5. Tage nach Krankheitsbeginn. Aber auch noch nach 2 Wochen können sie auftreten. Sie sind immer die Folgen von Vorderhornläsionen, zeigen also den Charakter von schlaffen Lähmungen mit vermindertem Tonus der Muskulatur und Verlust der Sehnenreflexe. Die Lähmung ist meist nicht gleich vollkommen ausgebildet, sondern beginnt mit einer Parese des leicht ermüdenden Gliedes. Sie hat in wenigen Tagen ihren Höhepunkt erreicht. Nach der Häufigkeit der befallenen Muskeln steht an erster Stelle die Muskulatur des Beines, an zweiter die des Rumpfes und schließlich die der Arme. Doppelseitige Beinlähmungen kommen häufiger vor als einseitige. Fast nie sind sämtliche Muskelgruppen eines Gliedes gelähmt. Am Oberschenkel ist der Quadriceps femoris, am Unterschenkel der Peroneus bevorzugt betroffen. Die proximalen Gebiete der Beine werden meist stärker befallen als die distalen. Ist die Rumpfmuskulatur befallen, so können die Bauchdeckenreflexe abgeschwächt werden oder ganz verschwinden. Durch die Bewegung des Zwerchfells werden die schlaffen Bauchdecken vorgetrieben. Wenn die Rückenmuskeln gelähmt sind, kann der Kranke sich nicht ohne Hilfe der Hände aufsetzen. Aus vornübergebeugter Stellung vermag er nur mit Hilfe der Arme am eigenen Körper in die Höhe zu klettern. Solche Bilder erinnern an die juvenile Muskeldystrophie. Am meisten gefürchtet ist die Lähmung der Atemmuskulatur. Sind die Interkostalmuskeln allein betroffen, so sind die Thoraxbewegungen eingeschränkt, die Zwerchfellatmung dagegen ist gesteigert. Doppelseitige Zwerchfellähmung führt zu raschem Tode, wenn nicht die Möglichkeit der künstlichen Atmung in dazu geeigneten Kammern (eiserne Lunge) gegeben ist.

Man hat sich viel Mühe gegeben, die Diagnose der Poliomyelitis mit Hilfe klinischer Methoden schon vor Ausbruch der Lähmungen zu stellen. Schon in der präparalytischen Phase zeigt sich die sog. Nackenschlaffheit. Ist der Kopf infolge der hypotonischen Nackenmuskeln nach rückwärts gefallen, so kann er bei beginnender Nackenlähmung nicht mehr nach vorne geneigt werden. Auch auf das Nabelwandern wird von den Kinderärzten hingewiesen. Wird der Kranke aufgefordert, den Kopf zu heben, so bleibt der Nabel nicht in der Mitte fixiert, sondern weicht infolge einer Korrelationsstörung der Bauchmuskulatur nach irgendeiner Seite ab.

Die epidemische Poliomyelitis hat aufgehört, eine Kinderkrankheit zu sein. Die letzten Berliner Epidemien zeigen, daß der prozentuale Anteil der Erwachsenen im Verlauf der Krankheit sicher und deutlich ansteigt.

Die Letalität der Poliomyelitis war in der letzten Berliner Epidemie 1947:

Altersgruppen	Letalität
0—10 Jahre	5,09
11—20 Jahre	9,47
21—30 Jahre	20,33
31—40 Jahre	18,18
41 und älter	14,4

Es kommen auch hier wieder die Gesetze der biorheutischen Nosologie zur Geltung, nach denen derselbe Infekt für die einzelnen Altersstufen eine ganz verschiedene Bedeutung hat, sowohl hinsichtlich der Verlaufsform als auch der Prognose.

Therapie. Die Behandlung der Poliomyelitis richtet sich nach dem Stadium, in welchem der Arzt den Kranken zu Gesicht bekommt. Da wir wissen, daß nach

Überstehen einer Poliomyelitis eine dauernde Immunität eintritt, ist es naheliegend, zu versuchen, mit dem Serum oder dem Liquor Geheilter den Schutzstoff von Mensch zu Mensch zu übertragen. Auch an der Leipziger Klinik sind solche Versuche gemacht worden. Überzeugende Resultate sind weder hier noch anderswo mit dem Rekonvaleszentenserum erzielt worden. In einzelnen Fällen glauben wir, das Abgleiten in das paralytische Stadium mit dem Rekonvaleszentenserum aufgehalten zu haben.

Auch die **prophylaktische** Serumanwendung hat bisher nur schwankende Ergebnisse gezeitigt.

Die Lagerung des Poliomyelitiskranken muß mit größter Sorgfalt vorgenommen und überwacht werden. Das Kopfende des Bettes soll etwa 30 cm erhöht werden. Darm- und Blaseninhalt sollen entleert werden. Kehrt der Einlauf mit dem Kot nicht zurück, muß das Kolon solange massiert werden, bis der Darm gut entleert ist. Es soll auch ein Darmrohr eingelegt werden, damit die Winde ohne Widerstand abgehen können, wodurch die Zwerchfellatmung erleichtert wird. Schwangere müssen gegebenenfalls durch Sectio caesarea entbunden werden. Man soll am Tage mehrfache Lageänderungen der Extremitäten vornehmen, wodurch die Blutzirkulation in denselben verbessert wird. Auch mit heißen Packungen kann man eine bessere Durchblutung erzielen und die anfänglichen Schmerzen lindern.

Die Chemotherapie der Poliomyelitis hat bis heute noch keine eindeutigen Erfolge gezeitigt. Weder Sulfonamide, noch Penicillin oder Streptomycin haben eine Wendung zum Besseren gebracht. Strychnin und strychninartige Medikamente werden von den meisten Autoren abgelehnt. Gegen die Schmerzen in der Anfangsphase hat man mit Erfolg große Pyramidongaben angewendet.

Von der Fiebertherapie haben viele kritischen Ärzte Gutes gesehen. Dabei scheint es gleichgültig zu sein, welche Proteinkörper man zur Anwendung bringt. Vielleicht beruhen die Anfangserfolge der Serumtherapie auf ihrer Reizkörperwirkung. Mit Pyrifer oder Vaccineurin liegen größere Erfahrungen vor. Man spritzt intravenös Pyrifer, Stärke 1—2, und sieht nach dem danach eintretenden Schüttelfrost gelegentlich eine auffällige subjektive Besserung. Die zweite Fieberinjektion soll 12 Stunden nach der ersten erfolgen.

Wegen der entzündlichen Schwellung des Rückenmarks sind auch Versuche mit der von mir sog. Osmotherapie gemacht worden. Man infundiert 200 ccm hypertonischer, 20—30%iger Traubenzuckerlösung intravenös und kann auf diese Weise eine wenigstens vorübergehende Entquellung des Zentralnervensystems erreichen.

Sehr empfohlen werden auch heiße Packungen der Gliedmaßen und des Rumpfes, welche die Beweglichkeit der Muskeln bessern und die Kontrakturneigung verringern.

Sehr wichtig ist die richtige Behandlung atmungsgelähmter Poliomyelitiskranker in der sog. Eisernen Lunge. Man darf nicht vergessen, daß in der Eisernen Lunge das physiologische Ventilationsbedürfnis aufgehört hat, den Atemrhythmus und die Ventilationsgröße zu steuern. Die äußere Mechanik der Atmung bringt die zwei Gefahren der Über- und der Unterventilation mit sich. Die Überventilation macht tetanische Erscheinungen, welche auf die Entionisierung des Kalziums im Blute zurückgeführt werden und in einer erhöhten Erregbarkeit des Nervensystems ihren Ausdruck finden. Man hat tatsächlich gelegentlich Krampfanfälle in der Eisernen Lunge als Folgen der Überventilation beobachtet. Eine solche Überventilation zeigt sich am ehesten durch die hellrote Gesichtsfarbe des Kranken an. Man darf nicht vergessen, daß bereits prätetanische Zustände lähmungsverschlimmernd wirken können.

Das Versagen des Kreislaufs bei Poliomyelitiskranken in der Eisernen Lunge muß als Folge einer ungenügend kontrollierten künstlichen Zwangsbeatmung gedeutet werden, welche zur Dysregulation der Kreislaufsteuerung führt.

Die apparative Beatmung muß bis jetzt auf solche spinale Fälle beschränkt werden, bei denen das Atemzentrum noch so weit intakt ist, daß eine gewisse Eigenregulation der Ventilationsgröße durch erhaltene Reste der Atemmuskulatur und durch bronchokonstriktorische bzw. -dilatatorische Veränderungen des toten Atemraumes gegeben ist (KÜHNE).

15. Gasbrand

Die Gasbrandinfektionen stellen die schwersten Wundinfektionen des Menschen dar. Trotz der ungeheuren Verbreitung des WELCH-FRÄNKELschen Gasbrandbazillus (Bacillus perfringens) ist das **klinische** Vorkommen von Gasbazillenerkrankungen ein relativ seltenes Ereignis. Gasödem kann auftreten nach Injektionen, am häufigsten nach Einspritzungen von Adrenalin und Coffein. Das Adrenalin bewirkt nach subkutaner oder intramuskulärer Injektion eine Verengerung der Blutgefäße und damit eine vorübergehende Verschlechterung der Sauerstoffversorgung der Gewebe. Wenn das betreffende Injektionsmittel Gasödemerreger enthält, so begünstigen die lokalen Ischämien das Haften der Infektion und das Entstehen von Gasödem. Auch nach NaCl-Infusionen hat man Gasbrand auftreten sehen.

Ferner kann Gasbrand entstehen bei Verletzungen der Haut und Schleimhäute, welche mit Straßenschmutz, z. B. bei Verkehrsunfällen oder nach Schußverletzungen, verunreinigt sind.

Im Anschluß an kriminelle Aborte ist die Gasödemerkrankung des Uterus infolge der Infektion mit FRÄNKEL-Bazillen beobachtet worden.

Internistisch wichtig ist die Tatsache, daß nach der Perforation von Magen- und Darmgeschwüren Gasbrandbazillen in die Bauchhöhle gelangen und zu einer Peritonitis führen können.

Die Gasbrandperitonitis zeigt kein eitriges, sondern blutig-seröses, nicht stinkendes Exsudat. Durch Mischinfektionen verschiedener Art kann das Exsudat übelriechend werden.

Klinik. Das klinische Bild eines typischen Gasödems zeigt den Kranken blaß, mit mehr oder weniger zyanotischen Lippen. Bei akutem Verlauf und schwerer Infektion kann das Fieber fehlen. Sonst ist es uncharakteristisch. Die Herzaktion ist beschleunigt, die Atmung vertieft, der Blutdruck niedrig. Die Zunge bleibt feucht, in schwer toxischen Fällen kommt es zu Erbrechen und Singultus. Der Kranke neigt zu starken Schweißen. Die **Haut** nimmt eine bläulich-gelbliche Verfärbung an. Die Herzkraft erlischt bald, während das Bewußtsein meist bis zum Tode erhalten bleibt. Der Herd der Erkrankung ist gleichzeitig der Ort der stärksten Giftbildung. Die Gasödembazillen brechen bald in die Lymph- und Blutbahn ein und lassen sich fast regelmäßig im Knochenmark nachweisen. Trotzdem sind metastatische Erkrankungen sehr selten.

Alle die genannten Zeichen können trotz **positiver Blutkultur** fehlen. In solchen Fällen findet man eine fortschreitende Anämie, Lymphopenie, Leukozytose mit Linksverschiebung und nicht selten auch einen Bilirubinikterus. Wenn z. B. nach einem kriminellen Abort die Gasbazilleninfektion auf die Uterushöhle beschränkt bleibt, kann es trotzdem zur schweren Blutschädigung in Gestalt einer Hämoglobinämie, Hämatinämie und Hämoglobinurie kommen, welche schließlich in eine Anurie durch die schwere toxische Nierenschädigung ausmündet. Hat die Blutzerstörung große Fortschritte gemacht, so kann das Serum eine burgunderrote Farbe annehmen. Jetzt treten zu der hochgradigen Leukozytose auch Myelozyten ins

Blut über. Im schokoladenbraun gefärbten **Harn** lassen sich Oxyhämoglobin, Methämoglobin, Hämatin und Bilirubin nachweisen.

Die chirurgische Gasödeminfektion ist wohl zuerst von dem russischen Chirurgen PIROGOFF beschrieben worden. „Die prädominierende Erscheinung ist eine rasche Gasentwicklung. Es wird nicht allein die von dem Brande ergriffene, dunkelviolett gefärbte Partie emphysematös, sondern die Gasentwicklung verbreitet sich rasch auch auf den benachbarten, mit der gesunden Haut bedeckten Teil des Gliedes. Sie hebt sich wie ein Kissen auf. Emphysem und Krepitation schreiten unter den Augen und Fingern des Beobachters unaufhaltsam fort. Der Kranke kollabiert, klagt aber über keinen Schmerz. Die ins Gelbliche spielende Blässe des Gesichts, der kalte Schweiß auf der Stirn, der ermattete Blick, ein kleiner, zitternder, jagender Puls und Schluchzen zeigen, daß der Tod nahe ist."

Therapie. Im Vordergrund der Gasödemverhütung und -behandlung beim Menschen steht die sachgemäße chirurgische Wundversorgung. Außer dieser aktiven chirurgischen Therapie wird die Serumprophylaxe und -therapie empfohlen. Auch bei Peritonitis nach Appendizitis ist die frühzeitige Anwendung eines antitoxischen Gasbrandserums empfohlen worden. Außerdem wird neuerdings die Sulfonamidbehandlung bei Gasödemerkrankten und -gefährdeten angewandt. Die Wunden sollen mit Marfanil-Prontalbinpuder messerrückendick bestreut werden. Je nach der Größe der Wunde sollen 5—25 g dazu verwendet werden. Bei Gefahr einer Allgemeininfektion sollen je Tag 3—6 g Marfanil-Prontalbintabletten 6—8 Tage lang gegeben werden.

Nach der zur Zeit geltenden Auffassung sollte auch jeder fieberhafte Abort so behandelt werden, als ob eine Gasödeminfektion vorläge.

Neben der Serum- und Sulfonamidbehandlung wird neuerdings auch die intramuskuläre oder intravenöse Penicillinbehandlung des Gasbrandes empfohlen. Es sollen täglich mindestens 100000 Oxford-Einheiten mindestens so lange gegeben werden, bis eine klinische Besserung oder Heilung eingetreten ist.

16. Streptokokkensepsis

Mit dem Hamburger Kliniker SCHOTTMÜLLER nehmen wir eine Sepsis dann an, wenn sich innerhalb des Körpers ein Herd gebildet hat, von dem aus konstant oder periodisch pathogene Bakterien in den Blutkreislauf gelangen, derart, daß durch diese Invasion subjektive und objektive Krankheitserscheinungen ausgelöst werden. Eine Sepsis kann **ohne** Eiterungen verlaufen und andererseits als metastasierende Sepsis **mit Eiterungen** einhergehen. Eine Bakteriämie ist lediglich ein symptomatischer Begriff und drückt die vorübergehende Anwesenheit von Bakterien im Blute aus. Bei jeder Pneumonie können vereinzelte Pneumokokkenkeime im Blute nachgewiesen werden, ohne daß diese Tatsache dem klinischen Bilde ein besonderes Gepräge gäbe, während der Ausdruck Pneumokokkensepsis ein schweres Krankheitsbild im Sinne der oben gegebenen Definition bezeichnet.

Als Sepsiserreger sind in erster Linie zu nennen: Die Streptokokken, Staphylokokken, Pneumokokken und das Bacterium coli. Seltenere Erreger von Allgemeininfektionen sind die Gonokokken, der Proteus, der Pyozyaneus, der FRÄNKELsche Gasbrandbazillus, die Meningokokken, Typhusbazillen u. a. m.

Man kann zwischen primären und sekundären septischen Infektionen unterscheiden. Eine primäre Infektion liegt dann vor, wenn ein Mensch an Sepsis erkrankt, ohne gleichzeitig an einer anderen Infektionskrankheit zu leiden. Von sekundärer Infektion sprechen wir, wenn z. B. ein Scharlachkranker eine Streptokokkensepsis oder ein Typhuskranker eine Staphylokokkensepsis hat. Eine **sekundäre** Sepsis ist nicht gleichzusetzen einer **Mischinfektion,** bei welcher mehrere Bakterienarten gleichzeitig ins Blut übergehen.

Eine Bakteriämie ist also nur ein Symptom, welches mit anderen, z. B. der Milzvergrößerung, Haut- und Netzhautblutungen, metastatischen Eiterungen, charakteristischem Fieber den Begriff der septischen Allgemeinerkrankung rechtfertigt.

Jede Infektionskrankheit und damit auch die Sepsis ist ein klinischer Begriff für ein komplexes, planvolles, einheitliches Geschehen. Nicht die Art des betreffenden Mikroorganismus allein verleiht der Krankheit die ihr als Infektionskrankheit zukommende Eigenart, sondern die bestimmte Art, in der der Mensch in einer für jede Mikrobenart, für die er empfänglich ist, charakteristischen Weise erkrankt.

Klinik. Die häufigsten Ausgangspunkte oder Eingangspforten einer Sepsis sind erkrankte Tonsillen, Furunkel, Nebenhöhleneiterungen, akute und chronische Pneumonien, Erkrankungen der Gallen- und Harnwege, einschließlich der Prostata, auch der infizierte Uterus, infizierte Hämorrhoiden, Gangrän der Extremitäten, Dekubitalgeschwüre und zerfallende Geschwülste. Auch von erkrankten Zähnen kann eine Sepsis ausgehen (oral sepsis). Der eigentliche Sepsisherd ist mit der Eingangspforte meist nicht identisch. Die häufigsten bazillenstreuenden Sepsisherde finden sich in entzündlich erkrankten Venen (Thrombophlebitis), weitere Herde finden sich am Endokard als Endokarditis oder in Lymphgefäßen (Lymphangitis). Auch die Lungenvenen können als wichtige Sepsisherde in Frage kommen.

Die als „Sepsis" beschriebene Krankheit beginnt meist plötzlich nach einem wenige Tage dauernden Prodromalstadium. Dieses kennzeichnet sich durch Mattigkeit, fehlende Eßlust, Schmerzen im Kopf und in den Gliedern, hohes Fieber und starkes Krankheitsgefühl. Das Fieber wird nicht selten mit Schüttelfrost eingeleitet. Andere Sepsisformen haben überhaupt keinen ärztlich faßbaren Beginn, sondern verlaufen so schleichend, daß der Kranke selbst keine Angaben über den Beginn der Erkrankung machen kann, z. B. Endocarditis lenta. Ein für bestimmte Sepsisformen charakteristischer Fiebertyp läßt sich nicht aufstellen. Den Streptokokkeninfektionen sind unregelmäßig intermittierende Temperaturen abwechselnd mit remittierendem oder auch kontinuierlichem Fieber eigen, während der remittierende Fieberverlauf bei der Staphylokokken- und Pneumokokkensepsis der häufigste ist. Steil intermittierende Temperaturen finden wir vor allem bei der Kolisepsis, gelegentlich auch bei der Gonokokkensepsis. Häufig, aber nicht immer, zeigt das plötzlich ansteigende Fieber den Einbruch der Keime ins Blut an, wie wir das kurz nach dem Katheterismus als Katheterfieber beobachten.

Die Störungen der Wärmeregulation werden natürlich nicht durch die Bakterien selbst, sondern durch ihre Stoffwechsel- und Zerfallsprodukte und durch ihre Ekto- und Endotoxine bedingt. Plötzlicher Temperaturabfall ist immer ein ominöses Zeichen. Oft tritt derselbe einige Tage vor dem Tode auf und ist das Zeichen dafür, daß der Organismus die Kraft zum Aufbringen höherer Temperaturen verloren hat. Wenn die Pulsfrequenz steigt und die Fieberkurve in ihrem Abfall sich mit der ersteren kreuzt, so sprechen wir von einem „Totenkreuz".

Ein weiteres Zeichen des Erlahmens der Abwehrkräfte und schwerster Schädigung des Knochenmarks ist die Leukopenie.

Bei der typischen Sepsis ist die Pulsfrequenz meist entsprechend der Temperatur gesteigert. Nur im Schüttelfrost bleibt sie hinter der Temperatur zurück. 120 bis 140, ja bis 160 Pulse in der Minute sind bei der Sepsis nichts Ungewöhnliches. In der Rekonvaleszenz kann es zu erheblichen Pulsverlangsamungen kommen. Die geänderte Kreislauffunktion hat ihre Wurzel in direkten Schädigungen der Herzmuskulatur, in einer Schädigung der peripheren Gefäße und schließlich in einer zentralen Vasomotorenlähmung. Letztere wird besonders auf die Bakterientoxine zurückgeführt. Es ist verständlich, daß bei diesem vielseitigen Angriff auf die Kreislaufapparate der systolische Druck erheblich abfallen kann auf 90, 60 mm und darunter.

Abgesehen von diesen funktionellen Störungen kann es in Venen und Arterien zu entzündlichen Veränderungen kommen: Sowohl die Thrombophlebitis als auch die septische Arteriitis nehmen ihren Ausgang von der Intima. Vom thrombophlebitischen Herd können kleine infizierte Teilchen abreißen, in den Kreislauf gelangen und zu septischen Metastasen Anlaß geben. Dieses Ereignis wird besonders bei der Puerperal- und otogenen Sepsis beobachtet.

Die sog. Arteriitis septica ist vielleicht häufiger, als dieses angenommen wird. Ich bin der Überzeugung, daß auch die Periarteriitis nodosa der Gruppe der septischen Gefäßerkrankungen zuzurechnen ist. Diese Gefäßerkrankungen führen nicht selten zu Blutungen, welche bald die Form kleinster bis stecknadelkopfgroßer Punkte haben, bald als linsenförmige Flecke auftreten. Sie sind naturgemäß am leichtesten in der Haut festzustellen, können aber auch im Augenhintergrund und im Nasen-Rachenraum beobachtet werden. Diese auf Grund toxischer Gefäßschädigungen auftretenden Blutungen können schließlich in eine allgemeine, akute, hämorrhagische Diathese ausmünden. In anderen Fällen führen die Gefäßschädigungen zu miliaren Aneurysmen, auch im Gehirn.

Häufig sind bei der Sepsis die endokardialen Herzgeräusche. Sie können vorkommen als Ausdruck einer muskulären Insuffizienz und als Ausdruck einer septischen Metastase, nämlich einer ulzerösen Endokarditis. Die Herzgeräusche, welche auf einer muskulären Insuffizienz beruhen, also die Folge einer Dilatation sind, können wieder verschwinden. Die endokarditischen Geräusche dagegen sind die Folgen anatomischer Schädigungen des Klappenapparates. Die Bakterien haften am Endokard der Klappen und führen dort zu Ulzeration und Auflagerungen. Am häufigsten ist die Mitralklappe beteiligt, seltener die der Aorta. Ausnahmsweise sind auch die Klappen des rechten Herzens erkrankt. Besonders gern lokalisiert sich die septische Endokarditis dort, wo bereits durch vorausgegangenen Gelenkrheumatismus oder durch Arteriosklerose alte Klappenschädigungen vorliegen.

Klinisch wichtig ist die Tatsache, daß trotz bestehender Klappenveränderungen die Geräusche fehlen können.

Die Veränderungen des Blutes sind vor allem durch eine Anämie charakterisiert, die wohl ausnahmslos sekundärer Natur ist. Sowohl der Hämoglobingehalt als auch die Zahl der roten Blutkörperchen sind herabgesetzt. Das Serum ist häufig verdünnt und zeigt einen verminderten Trockenrückstand. Die Leukozyten sind in der Regel vermehrt. Bei den schwersten Sepsisformen kommen auch Leukopenien vor. Auch bei der akuten lymphatischen Leukämie tritt terminal eine septische Allgemeininfektion ein. Es ist zu betonen, daß bei septischen Anämien mit stärkerem Blutzerfall gelegentlich ein erhöhter Färbeindex gefunden wird. Bei den Leukozytosen trifft man nicht selten myeloische Zellen als Ausdruck der starken Knochenmarksreizung im Blute an.

In den Lungen findet man bei stark erhöhter Atemfrequenz Bronchitis, Bronchopneumonie und Atelektasen. Werden auf hämatogenem Wege Bakterien in die Lunge verschleppt, so kann es zu lobulären Pneumonien kommen. Häufiger sind die auf embolischem Wege von einer Endokarditis oder einer Thrombophlebitis her entstandenen Lungenaffektionen. Je nach der Größe des Embolus sind die

Folgen verschieden. Ein kleiner, nichtinfizierter Pfropf kann einen Lungeninfarkt bedingen. Infizierte Emboli machen Lungenabszesse. Sind anaerobe Streptokokken im Spiel, so kann die Lungenembolie auch zur Lungengangrän führen.

Die gefährlichste Komplikation einer Sepsis ist neben der tödlichen Lungenembolie die eitrige Meningitis, die bei otogener und bei Pneumokokkensepsis nicht selten beobachtet wird. Je nach Menge und Giftigkeit der Toxine kommt es zu Benommenheit, Kopfschmerzen, Erregungszuständen, die sich bis zu Krämpfen steigern können. Nicht immer läßt die anatomische Untersuchung Veränderungen bei solchen Zuständen erkennen. Das gilt auch für die als Meningismus bezeichneten meningitisähnlichen Erscheinungen.

Bei der eitrigen Meningitis zeigt die Lumbalpunktion ein trübes, leukozytenreiches Exsudat, welches die spezifischen Erreger enthält.

Gehirnabszesse treten bei der otogenen Sepsis meist im Schläfenlappen auf. Aber auch embolische Hirnabszesse und hämorrhagische Infarkte sind nicht selten mit allen ihren Folgen (Hemiplegien, halbseitige Krämpfe, Aphasie).

Von seiten der Ohren wird bei vielen Sepsisformen eine Otitis media beobachtet.

Auch die Augen erkranken bei vielen Formen von Sepsis mit. Septische Thromben können in die Netzhautkapillaren verschleppt werden und zu einer metastatischen Ophthalmie führen. Diagnostisch wichtig sind vor allem die Netzhautveränderungen, welche sich in Gestalt roter Flecke von verschiedener Form und Größe zeigen. Sie sind die Folge von Blutungen, die gelegentlich in der Mitte einen weißen Fleck als Ausdruck einer Zellnekrose aufweisen. Solche degenerativen Prozesse, welche auf embolische Vorgänge zurückgeführt werden, äußern sich bisweilen in weißen miliaren Flecken auf der Netzhaut (ROTHsche Flecke), welche zu Verwechslungen mit miliaren Tuberkeln führen können.

Seröse Entzündungen und eitrige Metastasen werden in den Gelenken beobachtet und können besonders im Beginn der Erkrankung zu differentialdiagnostischen Überlegungen gegenüber dem akuten Gelenkrheumatismus Anlaß geben.

Wie beim Typhus kann es auch bei jeder Form der Sepsis zu eitrigen Metastasen im Knochenmark kommen. Subperiostale Eiterungen zeigen sich als prall elastische Geschwulst am Knochen, über welcher die Haut gerötet und auf Druck schmerzhaft ist. Punktionen oder Inzisionen zeigen den hier angesammelten Eiter.

Auch die Muskulatur kann durch embolische Prozesse mitbeteiligt sein. Über den multiplen Abszessen ist die Haut gerötet und stark druckempfindlich.

Ein wichtiges Zeichen der septischen Erkrankung ist der Milztumor. Infolge des starken Zerfalls von roten Blutkörperchen, deren Trümmer in der Milz abgelagert werden, der massenhaften Ansammlung von infektiösen Keimen und schließlich auch der Neubildung von Zellen ist die Milz angeschwollen, nicht selten druckempfindlich. In der Milzgegend auftretende Schmerzen sind die Zeichen von Infarkten oder Abszessen, die sich durch perisplenitisches Reiben ankündigen.

Bei jeder Sepsis sind die Nieren mitbeteiligt. Eine leichte Albuminurie, welche auf die Toxinschädigung der Nierenepithelien zurückzuführen ist, wird wohl nie vermißt. Wichtig ist das Auftreten roter Blutkörperchen bei der embolischen Herdnephritis.

Die starken Schweißverluste führen zur Verminderung der Speichelbildung und Austrocknung der Mundschleimhaut. Die Zunge ist trocken, rissig und borkig belegt. Wird die Mundpflege versäumt, so entwickelt sich leicht eine Stomatitis mit nekrotischer Geschwürsbildung. Auch eine metastatische Parotitis ist nicht selten.

Der Trieb zur Nahrungsaufnahme geht meist ganz verloren. Ebenso wie die Speichelsekretion ist auch diejenige des Magens und des Pankreas herabgesetzt. Die verminderte Salzsäuresekretion soll die Eiweißfäulnis im Darm begünstigen und zum Auftreten stinkender Stühle führen. Auch die Leber schwillt an. Der vermehrte Blutkörperchenzerfall befördert das Entstehen eines septischen Ikterus.

17. Endokarditis lenta

Unter den chronisch verlaufenden Sepsisformen hat die Endokarditis lenta ein besonderes klinisches Interesse. Ihr Erreger ist der Streptococcus mitior seu viridans. Aber auch der gewöhnliche hämolytische Streptococcus biogenes kann ein sehr chronisches, über Monate hinausgehendes Krankheitsbild erzeugen. Die chronische Streptokokkenendokarditis wird auch als Endokarditis lenta beschrieben. In vielen Fällen ist ihr ein Gelenkrheumatismus vorausgegangen, welcher die Prädilektionsstelle für die Sepsiserreger an den Klappen geschaffen hat.

Das bevorzugte Alter liegt bei meinem Krankengut zwischen 16 und 45 Jahren. Aber auch mit 60 Jahren kann man noch an Endokarditis lenta erkranken. Merkwürdigerweise ist in der Kinderheilkunde die Endokarditis lenta eine Seltenheit ersten Ranges.

Klinik. Zu den Kardinalsymptomen der Krankheit gehört die Anämie. Häufig fällt die Blässe oder auch eine schmutzige, leicht gelbgrünliche Verfärbung der Haut zuerst auf. In diesem sog. Stadium anaemicum ist das Hämoglobin auf 40% und darunter abgesunken. Das weiße Blutbild zeigt eine neutrophile Leukozytose mit hochgradiger Linksverschiebung. Diagnostisch bedeutsam ist das Auftreten eigentümlicher, großer Zellen, die von ihrem ersten Beschreiber LEEDE bereits 1911 als Endothelzellen angesprochen wurden. Man soll bei der Blutentnahme aus dem Ohrläppchen sofort den ersten Tropfen ausstreichen. Die Auszählung späterer Tropfen ist weniger ergiebig an diesen für die Diagnose sehr wertvollen Elementen. Dieselben kommen nicht nur bei der Endokarditis lenta, sondern auch bei der ulzerösen Endokarditis vor. Parallel mit der Reduktion der roten Blutkörperchen zeigen auch die Thrombozyten eine starke Verminderung. Wir haben Thrombopenien bis zu 32000 gefunden. Die Blutsenkungsgeschwindigkeit ist ausnahmslos erheblich gesteigert.

Im zweiten, sog. Stadium embolicum kommt es zur hämorrhagischen Herdnephritis und dem Auftreten von roten Blutkörperchen im Harn. In einzelnen Fällen klagen die Kranken über heftige, plötzlich auftretende Schmerzen im Leib. Sie werden als Folgen der Embolie der Arteria mesenterica caudalis gedeutet. Häufig sind schmerzhafte Embolien der Haut, besonders an den Fingerkuppen und unter den Nägeln. Diagnostisch wichtig sind die oben beschriebenen Netzhautblutungen. Plötzlich auftretende Lähmungen weisen auf eine Embolie mit nachfolgenden ischämischen Erweichungen des Hirnparenchyms hin. Es kann aber auch zu Gehirnstörungen infolge plötzlicher und massiver Blutungen kommen. Die Ursache sind toxische Gefäßwandschädigungen, die zur Bildung von Aneurysmen Anlaß geben. Unter 100 Fällen fanden wir 39mal apoplektische Insulte bei der Endokarditis lenta, so daß die Embolie im jugendlichen Alter immer zuerst an das Vorliegen einer Endokarditis lenta denken läßt.

Im Stadium embolicum bleibt auch die Lunge meist nicht verschont. Es kommt zu anämischen Infarkten und Pleuraergüssen darüber.

Das letzte Stadium ist das der Herzinsuffizienz. Die Ursache sind nicht die Zerstörungen der Klappen allein, sondern es kommt auch zur Wandendokarditis und zu einer allgemeinen Myokarditis.

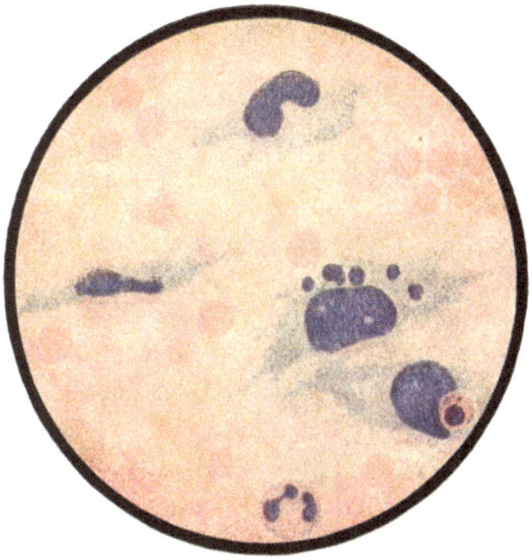

a

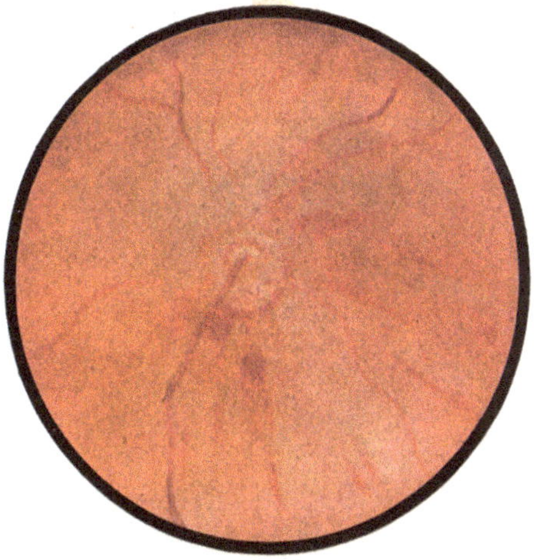

b

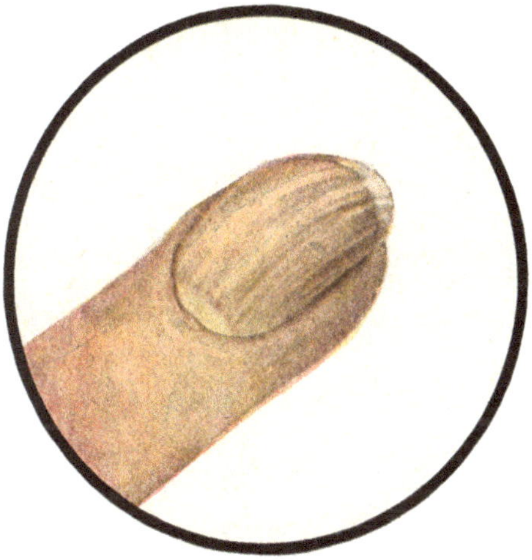

c

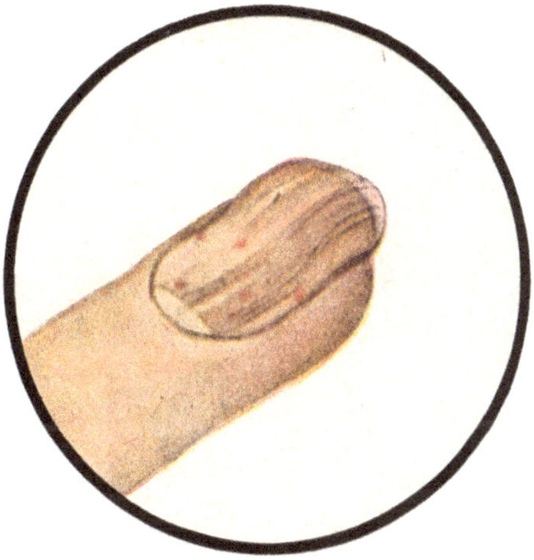

d

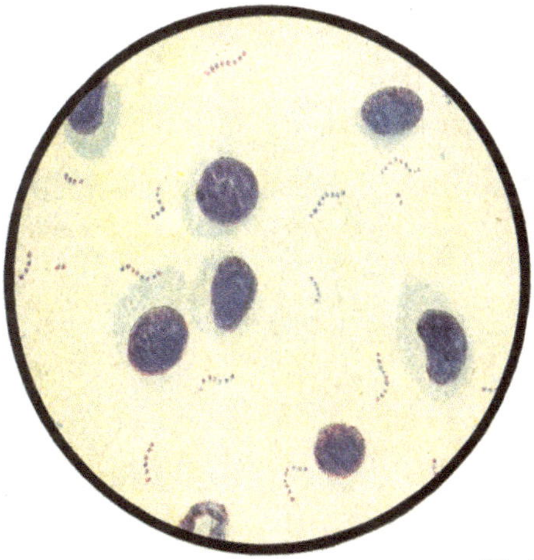

e

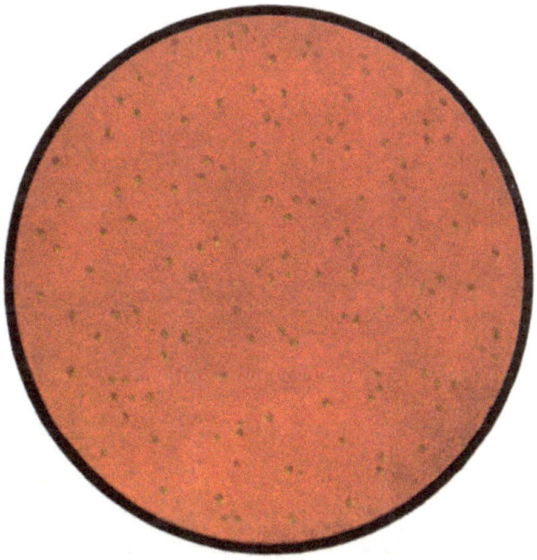

f

Endocarditis lenta

a) Endothelzellen — b) ROTHsche Flecken (Augenhintergrund) — c) Nagelveränderungen — d) Subunguale Blutungen — e) und f) Streptokokkus viridans

Walter de Gruyter & Co. / Berlin

Die Krankheit beginnt mit uncharakteristischem Gliederreißen, Gelenkschmerzen, Herzklopfen, Kurzatmigkeit und Mattigkeit. Die Temperatur erhebt sich meist nur wenig über 38⁰. Die Kurve zeigt einen schwach remittierenden Verlaufstypus, bei welchem die Schüttelfröste fehlen. Eitrige Metastasen gehören zu den Ausnahmen.

Der Nachweis der Viridanskeime im Blute gelingt nicht immer. Häufig wird trotz mehrfacher Versuche, den Streptococcus viridans aus dem Blute zu kultivieren, das Blut bis zum Tode steril gefunden. Unter hundert klassischen Fällen von Endokarditis lenta mit positivem Keimbefund im Blute fanden wir 89mal den typischen Streptococcus viridans. 11mal fand sich der anhämolytische vergrünende Streptokokkus. Dieser Keim stimmt in allen wesentlichen bakteriologischen Eigenschaften mit dem Streptococcus viridans überein, unterscheidet sich aber dadurch, daß auf bluthaltigen Nährböden die Vergrünung bereits nach 24 Stunden auftritt, während für den Streptococcus viridans eine Vergrünungszeit von 36 bis 48 Stunden gefordert wird.

Therapie. Während früher die Endokarditis lenta als zwar chronisches aber absolut tödliches Leiden galt, wird jetzt in zunehmender Häufigkeit über Erfolge der Sulfonamidtherapie der Endokarditis lenta berichtet. Sowohl mit Tibatin als auch mit Debenal-Marbadal sind lang anhaltende Besserungen, in einigen Fällen wohl Dauerheilungen erzielt worden. Noch bessere Erfolge bringt die Penicillinbehandlung der Endokarditis lenta. Man hat 500000 Einheiten je Tag für die Dauer von 4 bis 5 Wochen gefordert. Einzelne glückliche Autoren glauben, mit dieser Behandlung z. B. von 521 Fällen 71% definitiv geheilt zu haben.

Über die Art der Penicillinapplikation gehen die Meinungen auseinander. Wenn die Krankheit bereits länger als 12 Wochen bestanden hat, sollen grundsätzlich 1 Million Einheiten pro die mittels intravenöser Dauertropfinfusion gegeben werden. Auch über die Erfolgskriterien der hochdosierten Penicillintherapie gehen die Meinungen auseinander. Weder negative Blutkulturen noch normale Temperaturen oder Leukozytenzahlen zeigen eine definitive Heilung an. In den wenigen Fällen, bei denen uns selbst eine Heilung gelungen ist, sahen wir außer der Normalisierung der Körpertemperatur, der Senkung und des Blutbildes auch ein Verschwinden der Endothelzellen aus dem Blute und gelegentlich eine Streckung der vorher gekrümmten Nägel. Bemerkt sei noch, daß man unter wirksamer Penicillinbehandlung in der Pulpa eines toten Zahnes, in einem apikalen Granulom oder in den Tonsillen noch lebende Streptokokken nachgewiesen hat. Herdsanierung ist also auch bei Penicillinbehandlung unbedingt erforderlich.

18. Fokalinfektionen

Es wurde schon oben betont, daß das Krankheitsbild nicht allein vom Krankheitserreger, sondern entscheidend vom befallenen Organismus her gestaltet wird. Die Rezeptionspforte der Erreger ist häufig der obere Atem- und Verdauungsweg, seltener das Urogenitalsystem, ganz selten die Haut. Häufig stellt sich der Primärinfekt als Angina dar. Von einer solchen Angina aus kann es zu septischen, rheumatischen oder auch nur pyämischen Krankheitsbildern kommen.

Der Primärinfekt kann längere Zeit auf einen umschriebenen Krankheitsherd im Körper beschränkt bleiben. Man spricht dann von einer „Herd"- oder „Fokalinfektion". Solche Foci finden sich mit Vorliebe in den Tonsillen, in den Nebenhöhlen des Schädels, in Wurzelgranulomen der Zähne, in der Gallenblase, dem Wurmfortsatz, der Tube und der Prostata. Einzelne solcher fokalen Herde stellen gleichzeitig den Ort des Primärinfekts dar, während Gallenblase, Wurmfortsatz u. a. als Absiedelung dieses Primärinfekts aufgefaßt werden.

Als Folge einer solchen Fokalinfektion wird eine Gruppe von Krankheitsbildern angesehen, die man als Fernwirkung eines abgeschlossenen, bakterienhaltigen Herdes ansieht. Die Anwesenheit eines solchen Fokus bleibt häufig dem Kranken und nicht selten auch dem Arzt verborgen. Solche Foci können entweder die in ihnen enthaltenen Keime, deren Zerfallsprodukte oder auch Toxine in den Organismus ausstreuen und zu einer eigenartigen Umstimmung desselben Anlaß geben. Er wird überempfindlich, seine Gewebe reagieren hyperergisch und es kommt in bestimmten Geweben (z. B. Endokard und Gelenken) zu besonders starken lokalen Giftwirkungen, welche die Pathologen als fibrinoide Nekrose bezeichnen. In anderen Fällen kommt es zu örtlichen Gegenwirkungen, zu sog. „rheumatischen Zellknötchen". Ein solches Geschehen wird vor allem für die akute und chronische Polyarthritis und ihre Begleiterscheinungen, für manche Arten der Nephritis, für Neuralgien und Neuritiden und für viele Allergosen angenommen. Hierher gehört das Bronchialasthma, die Urtikaria und eine Reihe von Ekzemen. Eitrige Metastasen gehören nicht zu den Folgeerscheinungen der Fokalinfektion.

Bei solchen Fokalinfekten sieht man gelegentlich leichte Steigerungen der Temperatur, Veränderungen des Blutbildes im Sinne einer Linksverschiebung und eine Beschleunigung der Blutsenkungszeit. Alle diese Symptome sind launisch und durchaus nicht regelmäßig. Sehr wichtig ist der Nachweis einer regionären Drüsenschwellung.

Der Inhalt des Fokus wird offenbar nicht kontinuierlich, sondern in Schüben in die Zirkulation geworfen. Daher sind die Fernwirkungen des Fokus so launisch, was andererseits auch mit „Schwankungen der Reaktionslage des Organismus" erklärt wird.

Versagen die körperlichen Abwehrkräfte, so kann der Einbruch der Keime in die Blutbahn zu den Erscheinungen der Sepsis führen. Zum Krankheitsbegriff der Fokalinfektion wird im allgemeinen aber die Bakterienfreiheit des Blutes gefordert.

Wie häufig ein solcher Fokus wirklich als Krankheitsherd anzusehen ist, ist unsicher. Die Zahl der „gesunden" Menschen, welche an einer chronischen Tonsillitis, an Zahngranulomen oder an Residuen nach einer Appendizitis leiden, ist gegenüber den „wirklich Kranken" groß. Dagegen beträgt die Zahl derjenigen Fälle, in denen nach Ausräumung des Infektherdes die Heilung eintritt, nach Erfahrungen der Leipziger Klinik höchstens 20%.

Sicher hat die Lehre von der Fokalinfektion klinische Erfolge gebracht. Eine kritiklose Anwendung derselben aber kann leicht zum Übersehen anderer Erkrankungen, z. B. einer latenten Tuberkulose, führen.

19. Angina

Eine akut verlaufende Entzündung der Gaumenmandeln und des weichen Gaumens wird als Angina bezeichnet. Wenn durch Kälteschäden die natürliche Resistenz des Organismus herabgesetzt wird, können Streptokokken und andere regelmäßige Bewohner der Mundhöhle zunächst einen einfachen Katarrh ihrer Schleimhaut hervorrufen. Es kommt zu einer vermehrten Sekretion von Schleim oder eitrigem Schleim und zur vermehrten Abschilferung des Epithels. In den Epithelbuchten der Tonsillen häufen sich die Krankheitserreger an und führen zu dem Bilde einer serösen oder serös-eitrigen Durchtränkung des Gewebes und damit zu einer starken Vergrößerung der Tonsillen. Dieser Zustand wird als Angina simplex oedematosa bezeichnet. Häufig wandern in die epithelialen Buchten des lymphatischen Tonsillengewebes so reichlich Leukozyten ein, daß es zur Bildung von Eiterpfröpfchen kommt, die als gelbe Stippchen von kleinerer oder größerer Ausdehnung aus der Tonsillenoberfläche vorspringen und zum Bilde der Angina lacunaris führen. Bei längerer Dauer dieses Prozesses dicken sich die Pfröpfe unter gleichzeitiger Epithelabstoßung und Fibrinbeimischung ein. Bei frischen Entzündungen herrschen im mikroskopischen Bild die Leukozyten vor, welche eine lebhafte Phagozytose der Krankheitserreger erkennen lassen. Je älter die Retentionsstoffe sind, um so weniger dominieren die erhaltenen Leukozyten; es kommt zur Bildung eines übelriechenden Detritus, ja sogar zu einer solchen von Tonsillarschleim. Je tiefer die Entzündung in das lymphatische Gewebe eindringt, um so größer wird die Gefahr der Einschmelzung desselben und der Bildung von tonsillaren Abszessen.

Klinik. Die Angina gehört zu den häufigsten Erkrankungen des jugendlichen Alters, welche besonders zu Zeiten schlechter Witterung an Frequenz zunimmt. Aber auch im Sommer kommt es nicht selten, besonders in Kasernen, Krankenhäusern und Kinderheimen, zu einer endemischen Angina. Jede Angina stellt eine Allgemeinerkrankung dar.

Die katarrhalische Form beginnt mit Schmerzen, Stechen und Kitzeln im Halse und Beeinträchtigung des Schluckaktes. Unter Frösteln und Müdigkeit sowie Kopfschmerzen steigt die Körpertemperatur in den nächsten Stunden rasch an. Gaumenmandeln, weicher Gaumen und Gaumenbögen sind gerötet und geschwollen. Wenn auch die Rachentonsille beteiligt ist, kann es zur Erschwerung der Nasenatmung kommen.

Die Angina lacunaris zeigt lebhaftere Krankheitserscheinungen, die Temperatur kann unter Schüttelfrost auf 40° und mehr ansteigen. Die geröteten und geschwollenen Tonsillen sehen wie gespickt aus. Die gelblichen Eiterpfröpfchen lassen sich häufig mit einem Spatel aus den Lakunen auspressen. Die mikroskopische Untersuchung zeigt je nach dem Alter des Entzündungsprozesses Leukozyten, Fettsäurenadeln, Leptothrixfäden und reichlich Bakterien, unter denen die Streptokokken überwiegen. Die Lymphdrüsen am Kieferwinkel sind geschwollen und druckempfindlich. Ist die gesamte Rachenschleimhaut gerötet, so vergesse man niemals, daß jeder Scharlach mit einer follikulären Angina beginnt.

Sind die Pfröpfe groß und reichlich entwickelt, so können sie konfluieren und zu Verwechslungen mit membranösen Belägen wie bei der Diphtherie führen. Diese Pseudomembranen greifen aber niemals wie die diphtherischen auf Gaumenbögen und Uvula über. Ist das Fieber mäßigen Charakters, so sollte man immer an Diphtherie denken und nach LÖFFLERschen Bazillen suchen.

Bei der echten Angina schwinden Fieber und Krankheitsgefühl meist nach 2 bis 3 Tagen. Auch die Blutveränderungen, vor allem die Leukozytose, gehen schnell zurück. Die Pfröpfe können lange bestehen bleiben, schließlich verkalken und sich in Steine umwandeln.

Kommt es infolge Eiterretention zu einem Tonsillarabszeß, so werden die lokalen Beschwerden so heftig, daß bei jedem Schluckversuch ein stechender, bis in die Ohren ausstrahlender Schmerz auftritt.

Der Klang der Sprache wird kloßig und näselnd. Feste Nahrung kann häufig nicht geschluckt, der Mund infolge entzündlicher Schwellung nur mit Mühe geöffnet werden.

Die **Zunge** ist grauweiß belegt. Es tritt ein häßlicher Geruch aus dem Munde auf. Bei größeren Abszessen ist der vordere Gaumenbogen vorgewölbt. Man tastet an dieser Stelle eine Fluktuation. Falls jetzt nicht eingegriffen wird, schafft der Abszeß sich selber Bahn und bricht unter reichlicher Eiterentleerung in die Mundhöhle durch. Die Tonsille schwillt ab und heilt aus.

Wird nicht rechtzeitig eingegriffen, so kann die eitrige Entzündung sich auch auf den Mundboden fortpflanzen und sogar auf das Mediastinum übergreifen (Angina Ludovici). Auch größere Arterien können in den Einschmelzungsprozeß einbezogen werden und zu gefährlichen Blutungen führen. Tritt während des Schlafes eine spontane Perforation des Abszesses ein, so können größere Eitermengen aspiriert werden und dadurch Erstickungsgefahr aufkommen.

Die PLAUT-VINCENTsche Angina stellt eine meist einseitige, ulzeromembranöse Erkrankung der Tonsillen dar. Das Fieber ist wenig ausgesprochen und kann sogar ganz fehlen. Die erkrankte Tonsille, zuweilen auch das Zäpfchen, ist grauweiß und schmierig belegt. Unter diesem Belag entwickelt sich ein bisweilen auf den Gaumenbogen übergreifendes Geschwür. Die regionären Halslymphdrüsen sind geschwollen. Auch an anderen Stellen der Mund- und Lippenschleimhaut kann es zu ähnlichen Geschwürsbildungen kommen. Nicht selten geht dieser ulzeromembranösen Angina eine eitrige Entzündung des Zahnfleisches voraus.

Differentialdiagnostisch kommen Diphtherie und Lues in Frage. Auch an Quecksilbervergiftungen muß man denken. Die Differentialdiagnose wird möglich durch den Nachweis von gleichzeitig vorhandenen spindelförmigen Bakterien und zahlreichen Spirillen. Am besten gelingt dieser Nachweis mit dem Giemsa- oder Tuscheverfahren. Während die Spirillen grampositiv sind, lassen sich die fusiformen Bazillen nach Gram nicht färben. Sie zeigen gelegentlich Vakuolen und einzelne Innenkörper.

Die PLAUT-VINCENTsche Angina gibt eine gute Prognose. Die Abheilung erfolgt meistens innerhalb einer Woche.

Bei der sog. Monozytenangina kommt es zu diphtherieähnlichen Erkrankungen der Tonsillen, welche oberflächlich nekrotisieren und mit Pseudomembranen bedeckt sind. Die regionären Drüsen sind leicht geschwollen und wenig empfindlich. Die Milz ist regelmäßig geschwollen, die Körpertemperatur erhöht. Die Veränderungen des Blutes sind durch einseitige Vermehrung der Monozyten im Blut bis auf 70 und 80% charakterisiert. Auch hochgradige Lymphozytose mit generalisierter Lymphdrüsenschwellung ist beobachtet worden, so daß es zu Verwechslungen mit akuter lymphatischer Leukämie gekommen ist.

Von der Monozytenangina zu differenzieren ist vielleicht die infektiöse Mononukleose, ein z. T. epidemisch auftretendes Drüsenfieber der Kinder und Jugendlichen. Auch bei dieser Erkrankung kommt es zur Schwellung der Hals- und Nackendrüsen sowie zur Milz- und Lebervergrößerung. Die sog. Lymphoidzellen und Monozyten sind erheblich vermehrt. Leukozytosen von 20000 bis 30000 Zellen sind beobachtet worden. Die Veränderungen des Blutbildes und der Milztumor können monatelang bestehen bleiben. Diagnostisch wichtig ist die HANGANATZIU-DEICHERsche bzw. die PAUL-BUNNELsche Reaktion. Diese besteht darin, daß das Serum der Kranken in hoher Verdünnung rote Hammelblutkörperchen agglutiniert. Es ist noch fraglich, ob diese Monozytenangina oder die fieberhafte, infektiöse Mononukleose etwas mit Streptokokkeninfektionen zu tun haben. Beide, vielleicht identischen Erkrankungen treten in Form von Epidemien auf.

Eine besonders schwere Form der Angina ist die agranulozytäre. Bei ihr ist die zelluläre Abwehr vollständig niedergebrochen. Die Streptokokken breiten sich hemmungslos im lymphatischen Gewebe aus, welches in den Tonsillen abstirbt. Auch in den regionären Lymphdrüsen kann es zu Nekrosen kommen.

Unter Angina necroticans wird eine Form der Angina verstanden, bei welcher die Schleimhaut schichtweise nekrotisiert. Die Nekrose bleibt häufig nicht auf die Tonsillen beschränkt, sondern kann auf Gaumenbögen und Uvula übergreifen. Die Erkrankung wird häufig bei Scharlach beobachtet, aber auch ohne Zusammenhang mit Scharlach können nekrotisierende Anginen gesehen werden. Wenn die Nekrotisierung sich in die Tiefe frißt, entstehen Geschwüre, welche mit schmierig-grauem, abgestorbenem Gewebe bedeckt sind. Die regionären Drüsen sind stark geschwollen und können gelegentlich vereitern. Aus einer nekrotisierenden Angina, die meist mit hohem Fieber und schwer gestörtem Allgemeinbefinden einhergeht, kann sich eine tödliche Sepsis entwickeln. Breitet sich die Angina necroticans auf die Umgebung aus, kann es zu Blutungen aus dem zersetzten Gewebe kommen. Dieses Gewebe unterliegt dann offenbar unter der Mitwirkung von Anaerobiern Fäulnisprozessen, die einen aashaften Gestank bedingen. Man spricht dann von Angina gangraenosa.

Therapie. Jede Angina sollte als ernsthafte Erkrankung angesehen werden. Man kann niemals wissen, ob der weitere Verlauf nicht zur Erkrankung des Herzens und der Nieren führt oder in einen chronischen Rheumatismus übergeht. Jeder Anginakranke sollte Bettruhe einhalten, heißen Kamillen- oder Lindenblütentee trinken oder damit gurgeln. Gleichzeitig sollen Aspirin oder andere Salizylpräparate gegeben werden. Der **Harn** muß einer dauernden Kontrolle unterliegen, um festzustellen, ob die Nieren mit beteiligt sind.

In ungünstigen Fällen kann es zu einer Thrombophlebitis der Halsvenen kommen. Man achte daher auf die beginnende Druckempfindlichkeit der Vena jugularis, besonders, wenn wiederholte Schüttelfröste auftreten. In solchem Fall muß durch chirurgische Intervention die Jugularis rechtzeitig unterbunden werden, ein Eingriff, der oft lebensrettend wirkt. In frischen und leichten Fällen empfiehlt es sich, eine Tablette Prontosil oder eine solche von Marfanil kombiniert mit Debenal im Munde zergehen zu lassen.

Bei beginnendem Tonsillarabszeß kann man die Beschwerden durch Pinselung mit Novocain und Adrenalin erleichtern. Sobald Fluktuation zu tasten ist, muß durch einen Einschnitt Entlastung geschaffen werden. Man umwickelt ein Skalpell bis 1 cm von der Spitze entfernt mit Heftpflaster und macht an der Stelle der größten Vorwölbung einige Einschnitte von ½ cm Länge, am besten an der schmerzhaftesten Stelle. Man kann die klaffende Wunde mit der Kornzange erweitern und den Eiter dadurch mit einem Schlage entleeren. Nach dem Eingriff läßt man den Kranken mit Salbeiteeabkochung gurgeln. Gewöhnlich bessern sich die Schluckbeschwerden sehr rasch, die Atmung wird frei, das Fieber sinkt und der Appetit steigt.

Bei der PLAUT-VINCENTschen Angina löst man 0,3 g Neosalvarsan in 5 ccm Glyzerin und betupft damit die Geschwüre. Gleichzeitig führt man eine intravenöse Salvarsantherapie durch, welche gewöhnlich den Prozeß rasch abheilen läßt.

Sicher haben die Tonsillen in der Infektabwehr und bei den Immunisierungs- und Allergisierungsvorgängen des Körpers eine große Bedeutung. Es ist daher nicht angezeigt, nach jeder Angina katarrhalis, auch wenn die Tonsillen eine zeitlang geschwollen bleiben, sofort zur Tonsillektomie zu schreiten. Ist das Tonsillengewebe aber durch rezidivierende Anginen zerstört und sammeln sich in den Lakunen Detritus und Bakterien an, so sind solche Tonsillen für den Gesamtorganismus eine Gefahr, die nur durch Tonsillektomie zu bannen ist. Der Eingriff soll rechtzeitig vorgenommen werden, um den Körper vor rheumatischen Erkrankungen, vor Störungen des Herzens und der Nieren, kurz: vor chronischem Siechtum zu schützen.

20. Grippe (Influenza)

Die Grippe ist eine akute, fieberhafte, epidemische Infektionskrankheit. Die einzelnen Epidemien breiten sich mit großer Schnelligkeit entlang den Verkehrswegen über die Länder der Erde aus. Häufig erkrankt bei solchen Epidemien die Hälfte der Bevölkerung. Nur die fern vom Verkehr wohnenden Menschen bleiben von der Seuche verschont.

Als Erreger der Erkrankung wird meist der PFEIFFERsche Bazillus angesprochen. Ich neige eher zu der Auffassung, daß der wahre Erreger ein filtrierbares, ultravisibles Virus ist und dem PFEIFFERschen Bazillus nur die Bedeutung eines Begleitkeimes zukommt. Es gelingt auch in klassischen Grippefällen, selbst in tödlich verlaufenden, nicht immer, ihn im Sputum oder Nasen-Rachensekret des Kranken aufzufinden und nachzuweisen. Andererseits ist es mit BERKEFELD-Filtraten von Grippesputum gelungen, bei Kaninchen Erkrankungen mit Lungenbeteiligung, Fieber und Leukopenie hervorzurufen.

Das **Krankheitsbild** der Grippe ist in den einzelnen Epidemien so verschieden, daß eine einheitliche Darstellung unmöglich ist. Sehr eindrucksvoll war der Verlauf der Grippe in der Epidemie von 1918, Diese hatte die Neigung, besonders die Individuen im besten Alter zu befallen. Es kam in wenigen Tagen zu schwersten tödlichen Pneumonien, meistens unter Bildung eines entzündlichen Lungenödems. Die Kranken wurden mit heftiger Konjunktivitis und hämorrhagischer Laryngitis in die Klinik eingeliefert. Es bildeten sich entzündliche Schleimhautschwellungen, nicht selten mit nekrotischen Schleimhautfetzen, welche den Verdacht auf Diphtherie nahelegten. Gelegentlich war die Atmung so schwer gestört, daß tracheotomiert werden mußte. Manche Kranke gingen unter zunehmender Zyanose und schwerster Dyspnoe rasch zugrunde. Die Sektion zeigte in solchen Fällen pseudomembranöse Veränderungen an der Luftröhre und abszedierende Lungenentzündungen. Diese schwerste Form der Grippe ist seit 1918 in Deutschland selten geworden.

Das Krankheitsbild der **leichteren** Grippe setzt nach einer sehr kurzen Inkubationszeit von Stunden bis zu 1 bis 3 Tagen ein mit Schnupfen, Bindehaut- und vor allem Rachenkatarrh. Das Zäpfchen und die vorderen Gaumenbögen sind intensiv gerötet. Die Uvula ist tonuslos und häufig mit einem grauen Schleier bedeckt, der sich beim Intonieren wie eine Gardine zu kleinen grauen Querstreifen rafft. Am weichen Gaumen sieht man häufig wasserhelle Bläschen. Eine typische Angina gehört nicht zum Krankheitsbild. Die intensive Rötung des weichen Gaumens kann auf Trachea und Bronchien übergreifen. Es kommt zu Heiserkeit, zu Husten und trockener Bronchitis. Die Bindehäute sind regelmäßig beteiligt. Oft sind die **Lider** am Morgen durch ein eitriges Sekret verklebt. Die **Zunge** ist belegt, die Eßlust geschwunden. Die **Milz** verhält sich verschieden. Bei jugendlichen Individuen wird sie häufig tastbar. Das in den ersten Tagen bestehende hohe Fieber fällt rasch, meist lytisch ab, in schwereren Fällen kann es in eine Kontinua übergehen. In manchen Epidemien kommt es zur relativen **Bradykardie** und **Leukopenie** mit Schwinden der Eosinophilen, so daß die Differentialdiagnose gegen Typhus in Frage kommt.

Die Senkungsgeschwindigkeit ist meist beschleunigt. Im **Harn** werden die Urobilin- und Urobilinogenreaktion positiv.

Neben der katarrhalischen und pneumonischen Form werden eine gastrointestinale und rheumatoide Form unterschieden. Ob es sich hier wirklich um Sonderformen handelt, scheint mir zweifelhaft. Das noch unbekannte Virus überschwemmt fraglos den ganzen Körper, und es hängt wohl mehr oder weniger von der Konstitution des Befallenen ab, welche Organe am intensivsten beteiligt sind. Bei der sog. gastrointestinalen Form ist die Zunge stark grau belegt. Es kann zu Erbrechen und zu heftigen Diarrhöen kommen. Bei der rheumatoiden Erkrankung ist der Bewegungsapparat am schwersten befallen. Es kommt zu heftigen Muskel- und Gelenkschmerzen. Bei fast allen Formen ist mir die besondere Druckempfindlichkeit des Pektoralis, des rechten mehr als des linken, aufgefallen.

Eine besondere Besprechung erfordert die Grippeenzephalitis. Das auf dem Blutwege verschleppte Grippevirus haftet besonders gern in der grauen Substanz der Großhirnrinde oder in den zentralen Ganglien. Hier kommt es zu kirschkern- bis taubeneigroßen, graurötlichen Erweichungsherden, in deren Bereich zahllose, flohstichähnliche Blutpunkte auftreten. Unter hohem Fieber setzen Schwindel, Kopfschmerzen, epileptiforme Krämpfe, Delirien, Bewußtlosigkeit und schließlich tiefes Koma ein. Je nach dem Sitz der Herde sind die Erscheinungen sehr verschieden. Es können komplette halbseitige Lähmungen, aber auch solche einzelner Nerven, wie des Hypoglossus und des Fazialis auftreten. Gelegentlich bleiben die motorischen Zentren und Bahnen ganz verschont.

Auch Meningitis wird bei Grippe beobachtet. Sie beginnt gewöhnlich unter hohem Fieber mit Schüttelfrost. Schon frühzeitig setzen Benommenheit und Nackenstarre ein. Das KERNIGsche Symptom ist positiv. Die Pupillen sind ungleich. Augenmuskelstörungen werden häufig beobachtet. Dabei kann das Lumbalpunktat klar sein. Kommen solche Fälle ad exitum, so findet man gelegentlich nur eine geringe Hyperämie der weichen Hirnhäute. Es handelt sich offenbar um eine Virusmeningitis. Auch von einer serösen Meningitis bei Grippe hat man gesprochen.

Besteht eine hochgradige Schlafsucht, die sich bis zum Koma steigern kann, so kann das Bild in das der **Encephalitis epidemica** übergehen. Diese kann akut oder subakut in kleineren oder größeren Epidemien auftreten. Die mikroskopische Untersuchung zeigt in der grauen Substanz hauptsächlich des Mittelhirns kleinste Entzündungsherde.

Ätiologisch wird von den meisten Autoren ein ultravisibles, filtrierbares Virus angenommen.

Die Krankheit beginnt nur selten mit Schüttelfrost. Meist werden zuerst Schwindel, Kopf- und Gliederschmerzen geklagt. Fieber besteht nicht regelmäßig. Der Puls ist meist der Temperatur entsprechend beschleunigt. Häufig ist es auch die Atmung. Manche Kranke klagen über heftige Schmerzen in den Extremitäten und im Unterbauch, welche vielleicht zentral ausgelöst werden.

Eine quälende, unüberwindliche Schlafsucht hat der Krankheit die Bezeichnung Encephalitis lethargica gegeben. Weckt man die Kranken, so zeigen sie sich vollkommen orientiert, fallen aber rasch in den alten Schlafzustand zurück. Es kann zur reflektorischen Pupillenstarre kommen. Häufig sind ein- und doppelseitige Ptosis, seltener Blick- und Konvergenzlähmung. Auch Störungen im Fazialis- und Vagusgebiet werden beobachtet. Bulbärparalysen sind selten. Störungen der Motilität äußern sich in Hyperkinesen, choreatischer Unruhe, Jaktation, klonischen Muskelzuckungen, besonders in Rumpf-, Bein- und Bauchmuskeln. Auch Zwerchfellkrämpfe und quälender Singultus, der sogar epidemisch auftreten kann, sind beobachtet worden. Ein striäres Syndrom mit maskenartigem Gesicht, allgemeiner Starre und Hypertonie der Muskulatur und Bewegungsverlangsamung erinnert an die Erscheinungen der Paralysis agitans. Die Sprache ist ausdruckslos. Die Krankheit kann schließlich in das Bild des Parkinsonismus ausmünden.

Wichtig ist, daß im akuten Stadium heftige Delirien auftreten können mit nicht zu bändigendem Bewegungsdrang und psychomotorischer Unruhe. Viele Fälle zeigen dauernden Speichelfluß oder streng lokalisierte Schweiße. Eine vermehrte Sekretion der Talgdrüsen besonders an der Stirn führt zu dem sog. „Salbengesicht".

Die **Reflexe** sind meist nur wenig und vorübergehend gesteigert. Babinski ist selten. Die Bauchdeckenreflexe können fehlen.

Der Liquor ist meist klar, die WASSERMANNsche Reaktion negativ, die Goldsolkurve pathologisch.

Die Zellzahl ist wenig vermehrt, der Zuckergehalt gesteigert. Auch der Globulingehalt kann erhöht sein.

Blutbild. Das Blutbild ist wenig charakteristisch. Eine mäßige Leukozytose, die sich bei längerer Dauer der Erkrankung steigert, mit starken Schwankungen im Gehalt an Lymphozyten und Eosinophilen wird beobachtet. In einigen Fällen ist eine auffallende, rasche Abmagerung, die auf einen erhöhten intermediären Eiweißzerfall zurückgeführt wird, gesehen worden.

Im **Harn** wird Urobilin und Urobilinogen gefunden. ECONOMO, der erste Beschreiber des Krankheitsbildes in Deutschland, hat 3 Formen der Encephalitis lethargica unterschieden:

1. Die somnolent-ophthalmoplegische Form mit Schlafsucht, mäßigem Fieber, leichten meningealen Symptomen und Delirien und vor allem Augenmuskelstörungen.
2. Die hyperkinetische Form mit starken Erregungen in Form choreatischer Unruhe und Muskelzuckungen, heftigen Nervenschmerzen und Schlaflosigkeit.
3. Die chronisch amyostatische Form mit Muskelsteifigkeit und einer Körperhaltung wie beim Parkinsonismus.

Die Behandlung der akuten meningitischen Formen besteht in mehrfach wiederholten Lumbalpunktionen. Das Urteil über die Erfolge mit Rekonvaleszentenserum ist uneinheitlich. Auch die Anwendung von PREGELscher Jodlösung (Septojod) wird empfohlen. Man injiziert zunächst 2 ccm intravenös, um Jodüberempfindlichkeit zu erkennen. Man kann dann in den nächsten Tagen je 10 ccm mehr geben bis zu 100 ccm täglich. Im ganzen sollen 600 ccm injiziert werden. Die chronischen Fälle werden mit Gesamtextrakten aus der Belladonnawurzel behandelt. Besonders bewährt hat sich das Präparat „Homburg 680". Man gibt von diesem Präparat 3mal täglich 3 Tropfen und steigert diese Dosis täglich um 1 Tropfen. Die Gesamtdosis richtet sich nach dem Erfolg. Man hat bis zu 3mal täglich 20 Tropfen gegeben. Mit dieser Behandlung hat man bei den dyskinetischen Störungen im allgemeinen erhebliche Besserungen beobachtet. Die Hyperkinesen sind weniger gut zu beeinflussen.

Die Grippe als Agent provocateur

Das Bild der Grippe ist aus dem Grunde häufig schwierig zu deuten, weil das offenbar im ganzen Körper verbreitete Virus mit Vorliebe alte Krankheitsherde zum Aufflackern bringt und einen mehr oder weniger dicht abgekapselten Fokus entzündlich auflockert. Nicht selten zeigen sich akute Verschlimmerungen an alten Wurzelgranulomen und auch an devitalisierten Zähnen. Es kommt hier zu heftigen Schmerzen und Eiterungen. Auch alte Nebenhöhlenaffektionen können wieder aufflammen. Kranke, die an chronischem Rheumatismus leiden, klagen nach einer Grippe über einen neuen Schub ihrer Gelenk- und Muskelaffektionen. Gute Kenner des Muskelrheumatismus berichten, daß vor Eintritt der Schmerzen häufig ein allgemeines Krankheitsgefühl, Mattigkeit, geringes Fieber, vor allem aber Katarrhe der obersten Luftwege mit Schnupfen und Angina bestünden. Auch bei der sog. leichten katarrhalischen Form der Grippe sind häufig einige Muskelgruppen besonders druckempfindlich, vor allem der große Brustmuskel, gelegentlich auch die Augenmuskeln. Manchmal genügt der leiseste Druck durch die geschlossenen Augenlider, um einen lebhaften Schmerz auszulösen. Vielleicht gehört hierher auch der muskuläre Kopfschmerz mit großer Druckempfindlichkeit der Sternoklavikular- und der obersten Sternokostalgelenke. Bei der sog. Periarthritis destruens beginnen nach einer Grippe die periartikulären Gewebe entzündlich anzuschwellen und zu schmerzen.

Kranke, die an einer chronischen Cholezystitis leiden, bekommen nach einer Grippe einen neuen Anfall von Gallenblasenentzündung.

Auch chronische gynäkologische Affektionen, besonders ruhende Parametritiden, können durch die Grippe wieder mobilisiert werden und in ein akutes Stadium treten.

Bei der chronischen, fieberfreien Malaria, bei welcher vielfach sich die Gameten in Schizonten umgewandelt haben, kann die Grippe genau so wie Proteinkörperinjektionen zu Rezidiven führen. Wenn nach einer Grippe mehrere Tage hintereinander Schüttelfröste auftreten, sollte man immer an diese Möglichkeit denken, auch wenn der Patient von einer Malariainfektion oder einer überstandenen Malaria selbst keine Kenntnis hat. Solche Rezidive nach grippalen Erkrankungen werden bei der Tertiana hauptsächlich im Frühjahr, bei der Tropica im Winter beobachtet.

Nach vorangegangenen abdominellen Operationen kann die Grippe zu akuten Enteritiden führen. Wenn durch Verwachsungen die Darmwege stellenweise schon verengt sind, führt die akute grippale Entzündung des Darmes unter Umständen zum Ileus.

Es sind also die Loci minoris resistentiae vielleicht alte foci, in denen schlummernde Keime unter Mitwirkung des Grippevirus den Entzündungsprozeß neu aufflammen lassen und damit das Bild der Grippe erheblich komplizieren. Kranke, die bei einer früheren Erkrankung einen jetzt längst überwundenen Herzschaden davongetragen haben, klagen bei und nach einer Grippe über Herzklopfen, Kurzatmigkeit, gelegentlich sogar über anginöse Zustände, die nach Abklingen der Grippe schnell wieder verschwinden. So scheint es mir berechtigt, das heimtückische Grippevirus als Agent provocateur alter, schlummernder Krankheitsherde anzusprechen.

Behandlung der Grippe. Die Tatsache, daß besonders jugendliche, kräftige Individuen der Grippepneumonie so rasch erliegen, ist auf das biorheutische Grundgesetz zurückzuführen, daß alle Entzündungsvorgänge im jugendlichen Alter viel lebhafter und plötzlicher einsetzen und ablaufen als später. Das in der ganzen Lunge verbreitete Virus führt dann zu einem akuten entzündlichen Lungenödem, das, wie die Lungenpest, in wenigen Stunden zum Tode führt. In solchen Fällen ist es angezeigt, von der Osmotherapie Gebrauch zu machen: Man injiziert 20 bis 30%ige Dextroselösungen, am besten unter Zusatz von Kalzium, intravenös und versucht auf diese Weise, das entzündliche Lungenödem in die Blutbahn zurückzureißen. Da der Erfolg nur ein vorübergehender ist, muß diese Behandlung mehrfach wiederholt werden. In der Regel handelt es sich bei der Grippepneumonie um Mischinfektionen. Man wird daher gleichzeitig von einer energischen Penicillin- und Sulfonamidbehandlung Gebrauch machen. Sehr wichtig ist die Behandlung des Kreislaufs. Von der rechtzeitigen Anwendung des Strophanthins hängt nicht selten das Leben ab. Auch das Strychnin wird als ausgezeichnetes Vasomotorenmittel empfohlen.

Bei den leichteren Formen der katarrhalischen Grippe sind Schwitz- und Abführmaßnahmen zur Anwendung zu bringen. Man gibt mehrfach am Tage heißen Lindenblütentee, dazu Aspirin oder Arcanol, 3mal täglich 1—2 Tabletten zu 0,5 g. Gegen Husten und Heiserkeit läßt man inhalieren oder gibt Emser Salz in heißer Milch. Brust- und Halsumschläge werden angenehm empfunden. Bei Kindern sind Senfbrustwickel mit anschließenden heißen Bädern und kalten Übergießungen zu empfehlen.

21. Psittakose

Die Psittakose oder Papageienkrankheit wird von kranken Papageien oder Wellensittischen auf den Menschen übertragen. Ich sah sie gleichzeitig bei mehreren Eisenbahnern auftreten, die einen Transport von Papageien von Bremerhaven nach Hamburg begleitet hatten. Als Erreger gelten die eben sichtbaren, 0,2—0,3 mm messenden LEVINTHAL-COLLE-LILLIEschen, mit Giemsa färbbaren Körperchen. Auf den üblichen Nährböden gelingt es nicht, sie zu züchten.

Die Inkubationszeit dauert 1—4 Wochen. Die Krankheit beginnt mit Kopf-, Glieder- und Rückenschmerzen. Die sehr hinfälligen Kranken klagen oft über Magen- und Darmstörungen. Es entwickelt sich ein dem Typhus ähnliches Krankheitsbild. Das Fieber verläuft in Form einer Continua, der Puls ist relativ verlangsamt. Auch eine Leukopenie mit Aneosinophilie tritt auf; im Harn kann die Diazoreaktion positiv werden. Meist besteht ein Milztumor. Meine eigenen Fälle machten mehr den Eindruck von schwer Grippekranken mit konfluierenden Bronchopneumonien, welchen im Röntgenbilde ausgedehnte, fleckige Verschattungen entsprachen. Auch eine Pleuritis kann sich anschließen. Die Blutkörperchensenkungsreaktion ist beschleunigt, der Blutdruck infolge Vasomotorenschädigung nicht selten herabgesetzt. Die Krankheit hat eine hohe Letalität von 30%.

Die Differentialdiagnose gegen Typhus oder Grippe ist schwierig. Die Krankheitserreger finden sich in den ersten 3 Tagen im Blut, später auch im Sputum.

Therapie. Die Therapie hat vor allem auf die Kreislaufschwäche Rücksicht zu nehmen. Bei pneumonischen Erkrankungen ist wegen der häufigen Mischinfektion ein Versuch mit Sulfonamiden oder Penicillin immer gerechtfertigt, zumal ein Ornithosiskranker mit einer atypischen Pneumonie, welcher 7½ Tage täglich 100000 Einheiten Penicillin erhielt, schnell abfieberte und geheilt wurde.

22. Parotitis epidemica

Speicheldrüsenvergrößerungen kommen bei vielen Erkrankungen vor, wie folgende Tabelle von FRANKE und SEIGE zeigt.

Ob die Speicheldrüsen in das System der Drüsen mit innerer Sekretion mit eingeschaltet sind, ist bis heute nicht entschieden.

Zu den auffälligsten Erkrankungen der Speicheldrüsen gehört die akute, kontagiöse Erkrankung der Ohrspeicheldrüse, die Parotitis epidemica. Sie befällt in der Regel nur jugendliche Individuen und Kinder, tritt meist epidemisch, seltener sporadisch auf. Die entstellende Wirkung dieser Erkrankung findet ihren Ausdruck auch in den volkstümlichen Ausdrücken Mumps, Ziegenpeter usw.

Als Erreger wird ein in Speichel und Blut vorhandenes, filtrierbares Virus angenommen. Die Übertragung erfolgt durch den kranken Menschen, aber auch Gesunde sollen als Überträger in Frage kommen. Die Krankheit findet vor allem dort einen guten Nährboden, wo viele Menschen gedrängt beieinander leben, also in

Speicheldrüsenvergrößerungen

Entzündungen	Störungen der inneren Sekretion	Verschiedene Ursachen
	Unterfunktionen:	Symptomatisch:
Primär: 1. Parotitis epidemica (Mumps) 2. Chronisch-epidemische Parotitis	Diabetes mellitus	Leukämien und Aleukämien
Sekundär: Sialoadenitis (bei Angina, Zahnextraktion, Sialolithiasis, Kachexie)	Diabetes insipidus	Granulome, besonders Hodgkin
	Myxödem	Tierische Parasiten
	Keimdrüsenunterfunktion	Zysten
	Adipositas	Tumoren
Infektionen (Typhus, Flecktyphus, Scharlach, Masern, Diphtherie, Sepsis, Hepatitis epidemica, Pneumonie u. a.)	Nebenniereninsuffizienz Dystrophie	
	Überfunktionen:	Spezielle Syndrome:
Tuberkulose, Lues	Akromegalie	Mikulicz-Syndrom
Aktinomykose	Morbus Cushing und Cushing Syndrom	Heerfordt-Syndrom (Uveoparotitis)
Postoperative Parotitis (Darmreflex!)	Hyperthyreose und Basedow	Sjögren-Syndrom (meist jedoch Atrophie)
Chronische Entzündungen durch toxische Schädigungen, z. B. J, Pb, Hg, Cu, Fe u. a., oft als Ausscheidungsparotitis und urämische Parotitis		

Schulen, Pensionaten, Kasernen und Waisenhäusern. Das Überstehen einer Parotitis macht den Kranken für die weitere Dauer seines Lebens immun. Die Inkubationszeit der Erkrankung beträgt 18—22 Tage.

Krankheitsbild. Die Krankheit beginnt mit Kopfschmerzen, Halsschmerzen, Mattigkeit und Schlaflosigkeit. Kinder erkranken gelegentlich mit Erbrechen und initialem Nasenbluten. In einzelnen Epidemien ist auch der Darm mit befallen. Es kommt zu enteritischen Diarrhöen. Mit dem Auftreten der charakteristischen Schwellung der Parotisgegend pflegt unter leichtem Frösteln die Temperatur auf 39^0 und mehr anzusteigen. Die entzündliche Infiltration kann die Grenze der Drüse unter Aufwärts- und Seitwärtsverdrängung des Ohrläppchens überschreiten. Durch die Parotisschwellung, die sich teigig anfühlt, wird das Gesicht stark verbreitert und bekommt ein tölpelhaftes Aussehen. Die Haut über der Schwellung wird zunehmend gespannt und glänzend und ist auf Druck leicht schmerzempfindlich. Beim Versuch, den Mund zu öffnen oder zu kauen, werden die Beschwerden heftiger. Es kommt zu Schmerzen, die bis ins Ohr ausstrahlen. Die Nahrungsaufnahme ist erschwert und führt zu einer Zunahme der Schmerzen. In manchen Fällen kommt es zu profusem Speichelfluß, in anderen verhindert das entzündliche Ödem den Austritt des Speichels aus dem Ausführungsgang. In gut dreiviertel aller Fälle ist die Erkrankung doppelseitig. Schon am 2. oder 3. Tage nach der Parotisschwellung der einen Seite greift der Prozeß auf die gegenseitige Parotis über. Die Krankheit kann im ganzen 14 Tage bis 3 Wochen dauern.

Das Fieber pflegt meist nach wenigen Tagen wieder abzufallen, häufig schon vor dem Abschwellen der Parotis. Nicht selten kann auch die Glandula submandibularis (submaxillaris) befallen und als harter Tumor am Unterkiefer tastbar werden. Die regionären Lymphknoten sind in den schwereren Fällen mitbeteiligt. Die **Milz** ist oft vergrößert und palpabel.

Die Veränderungen des **Blutes** sind besonders im Frühstadium durch eine Leukopenie mit relativer Mononukleose charakterisiert. Lymphozyten, Neutrophile und Eosinophile sind vermindert. In der Rekonvaleszenz wird eine postinfektiöse Lymphozytose und gelegentlich eine leichte Eosinophilie beobachtet.

Bei geschlechtsreifen, männlichen Personen ist die häufigste **Komplikation** die Orchitis, die öfter einseitig als doppelseitig auftritt. Die Entzündung des Hodens pflegt meist dann einzutreten, wenn die Schwellung der Parotis und die fieberhaften Temperaturen schon im Abklingen sind. Mit Beginn der Hodenentzündung steigt das Fieber wieder auf 39—40^0 an. Die Größe des Hodens kann das Doppelte der Norm erreichen. Das erkrankte Organ verursacht ein leises Gefühl der Spannung und ist druckempfindlich. Die Entzündung kann auch auf Nebenhoden und Samenstrang übergreifen. In 1—2 Wochen klingen Schwellung und Temperaturen wieder ab. In einzelnen Epidemien kommt es nicht zur Abheilung, sondern zur Atrophie. Sind beide Hoden atrophisch, so führt das allmählich zur Sterilität.

Bei Frauen kommt es nur ganz ausnahmsweise zur Schwellung der Ovarien.

Seltenere Komplikationen der Parotitis sind Schwellungen der Tränen-, Thymus- und Schilddrüse. Bemerkenswerterweise sind auch gleichzeitige Erkrankungen des Pankreas in Form einer akuten Pankreatitis mit Übelkeit, Erbrechen, Durchfällen und heftigen linksseitigen Bauchschmerzen beobachtet worden. Als Nachkrankheit der epidemischen Speicheldrüsenentzündung sind auch hämorrhagische Nephritiden von meist gutartigem Charakter beschrieben worden. Von seiten des Zentralnervensystems drohen Komplikationen in Gestalt der Meningo-Enzephalitis mit Pupillenstörungen, Augenmuskellähmungen und Lähmungen der Extremitäten. Wenn die Parotis vereitert, kann der Prozeß auf den Fazialis übergreifen und in dessen Gebiet zu Paresen führen.

Eine häufigere Komplikation ist die Otitis media, die, wenn die Erkrankung auf das innere Ohr übergeht, zur völligen Taubheit führen kann.

Schließlich seien noch Gelenkentzündungen erwähnt, welche sich im Anschluß an eine Parotitis entwickeln können.

Bei der **Behandlung** der Parotitis muß versucht werden, das Spannungsgefühl über der erkrankten Drüse zu mindern. Das geschieht durch Bestreichen mit Öl oder Vaseline und einen Watteverband. Auch Umschläge mit essigsaurer Tonerde können die Beschwerden lindern. Eine sorgfältige Mundpflege mit Spülungen mit 2%iger Wasserstoffsuperoxydlösung soll das Eindringen eitererregender Keime in die Parotis verhindern. Zweckmäßiger ist, mehrmals täglich eine Prontosil- oder Marbadaltablette im Munde zergehen zu lassen. Bei eintretender Vereiterung der Drüse muß chirurgisch vorgegangen werden.

Sind die Hoden miterkrankt, so sollen sie hochgelagert und mit kühlen Umschlägen behandelt werden. Auch nach Abklingen der Orchitis soll noch mehrere Wochen lang ein Suspensorium getragen werden.

23. Diphtherie

Die Diphtherie ist eine durch den LÖFFLERschen Diphtheriebazillus hervorgerufene, akute, fieberhafte Infektionskrankheit. Sie ist charakterisiert durch die Bildung häutiger, fibrinhaltiger Beläge auf der Schleimhaut des Rachens, seltener der Nase und des Kehlkopfes. Auch die Konjunktiven und die des Epithels beraubte äußere Haut können befallen werden.

Die Diphtheriebazillen bilden ein hochgiftiges Toxin. Bei der Züchtung auf synthetischen Nährböden ohne Peptonzusatz hat man hochwertige Gifte erlangt. Das Diphtherietoxin ist ein hitzekoagulables, säurefällbares Protein mit etwa 16% Stickstoff. Es ist schwefelfrei, gibt eine starke Biuret- und Millonreaktion und eine schwache Ninhydrinreaktion.

Pferde, die mit solchem Toxin zwecks Serumgewinnung behandelt wurden, zeigen alle mehr oder weniger ausgesprochen eine fleckige Eosinfärbbarkeit einzelner Herzmuskelfasern. Von feinsten Unterschieden in der Farbintensität bis zur typischen Schollenbildung im Myokard zeigen sich alle Übergänge. An anderen Stellen hat sich das Protoplasma zu dichten, undurchsichtigen, dunkelroten Klumpen zusammengeballt. Die Quer- und Längsstreifung sind kaum noch erkennbar. Andere Fasern zeigen eine Homogenisierung im ganzen Verlauf und Bilder, die der ZENCKERschen wachsartigen Degeneration ähnlich sind. Später hellen sich die dichten Massen auf und werden, z. T. nach körnigem Zerfall, resorbiert. Nach der Resorption findet man schmale, bandförmige Lücken von der Breite einer Muskelfaser, eingefaßt von breiten Bindegewebszügen („ROMBERGs leere Schläuche“). In diesen Schläuchen sieht man meist noch intakte Muskelkerne. In etwa der Hälfte der untersuchten Fälle fanden sich perivaskuläre Anhäufungen von Rundzellen vom Typus der kleinen Lymphozyten. Diese Zellanhäufungen sind nicht als Infiltrate aufzufassen, sondern als Parallelerscheinungen zu der auf die toxischen Reizungen hin im ganzen Körper sich zeigenden Lymphhyperplasie.

Dieser durch das reine Diphtherietoxin bedingte Prozeß am Herzen wird als Myolysis cordis toxica aufgefaßt. Mit der gewöhnlichen parenchymatösen Degeneration ist der Prozeß nicht auf eine Stufe zu stellen. Während diese in meist sehr deutlicher Weise die Kerne mitergreift, bleiben sie bei der Myolysis cordis toxica meist völlig intakt.

Der Diphtheriebazillus siedelt sich mit Vorliebe auf der Schleimhaut des Rachens und hier in erster Linie auf den Tonsillen an. Die Erkrankung kann sich auf diese beschränken oder auch auf den weichen Gaumen, die hintere Rachenwand, schließlich auch auf Wangen und harten Gaumen, Kehlkopf, Luftröhre und Bronchien übergreifen. Wichtig ist, daß die Diphtherie auch als akuter, mit eitrig-blutiger Absonderung einhergehender Schnupfen auftreten kann.

Die subakute oder chronische Form der Nasendiphtherie erscheint als Schnupfen mit Nasenverstopfung ohne wesentliche Sekretion, jedoch mit zeitweise sich einstellendem Nasenbluten. Bei der lavierten Form können auch die Konjunktiven befallen werden.

Seltener ist die Ansiedlung des Diphtheriebazillus auf der Haut und auf Wunden.

Aus klinischen Gründen und um einer erfolgreichen Frühbehandlung willen ist die Diagnose so bald wie möglich zu sichern. Erfahrene erkennen die Diphtherie bereits an ihrem eigentümlich süßlichen Geruch. Die zusammenhängenden Beläge haften fest auf der Unterlage und lassen sich nur gewaltsam und meist nicht ohne das Auftreten einer blutenden Wundfläche entfernen.

So erwünscht die bakteriologische Bestätigung der Diagnose in jedem Falle ist, so wenig darf und kann sie entscheidende Bedeutung für die Behandlung haben, die möglichst frühzeitig einzusetzen hat.

Die Empfänglichkeit für die Diphtherie ist weitgehend vom Lebensalter abhängig. Die jüngsten Altersstufen, vom 2. bis 5. Lebensjahr, weisen die höchsten Erkrankungs- und Letalitätszahlen auf. Bis zum 10. Lebensjahr nimmt die Erkrankungshäufigkeit ab. Aber noch bis zu den Pubertätsjahren wird die Diphtherie nicht selten beobachtet. Jetzt sinkt die Empfänglichkeit schnell, aber auch Erwachsene sind gegen die Krankheit nicht gefeit. Im Gegenteil sind bei ihnen gelegentlich sehr bösartige Formen, sogar solche mit tödlichem Ausgang beobachtet worden. Die Ansiedlung der Diphtheriebazillen führt neben einer lokalen zu einer allgemeinen Vergiftung, welche durch die Resorption des Toxins in die Blut- und Lymphwege bedingt ist.

Krankheitsbild. Die Krankheit beginnt schleichend mit Mattigkeit und Unlust, fehlendem Appetit, nicht selten verstopfter Nase und nasaler Sprache. Nach 1 bis 2 Tagen treten Hals- und Schluckbeschwerden auf mit Temperaturen bis 38 und 39°. Ein plötzlicher Beginn mit hohem Fieber und Schüttelfrost stellt die Ausnahme dar. Puls und Atmung pflegen, der Temperatursteigerung entsprechend, beschleunigt zu sein. Auf einer oder auf beiden Mandeln findet man in den frühesten Stadien mattgraue, opalfarbige Überzüge von wechselnder Ausdehnung. Ein feiner Fibrinschleier mit eingestreuten Epithelien und Leukozyten bedingt die graue Trübung der wie leicht verätzt aussehenden Schleimhaut. Schon am 2. Tage wird aus diesem noch abwischbaren Fibrinschleier eine fest auf der Unterlage sitzende, zusammenhängende Pseudomembran, die von den Tonsillen auf das Zäpfchen übergreift. Gleichzeitig mit den membranartigen, weißlichen Belägen treten brennende Schmerzen beim Schlucken auf. Die Stimme hat einen eigentümlich gaumigen Klang. Mit den entzündlichen Vorgängen im Rachen schwellen die Halslymphdrüsen meist beiderseitig an und werden auf Druck empfindlich. Die Nasenschleimhaut ist meist mitbeteiligt. Oft kommt es dabei zur Sekretion einer schleimigen oder schleimig-eitrigen Flüssigkeit, die zu Erosionen am Naseneingang führt. Das **Fieber** pflegt in den mittelschweren Fällen nach 2—3 Tagen lytisch abzufallen. Infolge der toxischen Einwirkungen auf das Gehirn kann es zur Somnolenz und zu Delirien kommen. Auch Krämpfe werden gelegentlich gesehen.

Leber und **Milz** können anschwellen.

Die meist auffallende Blässe und die halonierten Augen weisen gleichfalls auf die allgemeine Intoxikation hin.

Im **Blute** findet sich eine leichte Leukozytose, gelegentlich Auftreten von Myelozyten.

Eine wesentliche Bedeutung wegen der außerordentlichen Empfindlichkeit der Niere gegenüber dem Diphtherietoxin kommt der Albuminurie zu. Prognostisch ungünstig erweisen sich Fälle, die bereits am 2.—3. Tage mehr als ¼% Eiweiß ausscheiden. Geringe Eiweißausscheidungen bei tödlicher Diphtherie sind sehr selten. Tödliche Fälle ohne Eiweißausscheidung sind an unserer Klinik nicht zur Beobachtung gekommen, so daß eine fehlende Albuminurie für den endgültigen Verlauf der Krankheit nahezu mit Sicherheit eine günstige Prognose stellen läßt.

Bei nicht therapeutisch beeinflußter Erkrankung schreitet die Membranbildung an der Rachenschleimhaut schnell voran. Die Eßlust schwindet. Auch die Aufnahme von Flüssigkeiten ist mit heftigen Schluckschmerzen verbunden. Unbehandelte Fälle können in 8—14 Tagen abheilen, aber die Prognose ist niemals sicher, da sowohl die diphtherische Membranbildung auf Kehlkopf und Bronchien übergreifen, als auch die Toxine zu einer schweren tödlichen Herzlähmung führen können.

Von den bisher geschilderten leichten und mittelschweren Fällen unterscheiden sich die progredienten und hochtoxischen Formen. Sie können wie eine einfache Rachendiphtherie beginnen. Neben der hochgradigen Blässe, dem höheren Fieber fallen Unruhe und Schlaflosigkeit der Kinder auf. Sie klagen über Kopfweh und Leibschmerzen, müssen häufig erbrechen. Das rasche Übergreifen der schmierig-graugelben Membran von den geschwollenen Tonsillen auf Uvula und weichen Gaumen wird durch auftretende Blutungen besonders ominös. Aus der Nase fließt ein blutig-seröses Sekret. Die Kinder werden immer apathischer, zeigen ein wachsbleiches, gedunsenes Aussehen. Das giftige Nasensekret scheint die Umgebung der Nasenlöcher und die Oberlippe anzuätzen. Beim Würgen und Schnauben werden gelegentlich kleine Membranfetzen herausbefördert. Der widerlich süßliche Geruch aus Nase und Mund nimmt zu. Die Zunge ist trocken und dick belegt. Die anfänglich graugelben Membranen, die fast den ganzen weichen Gaumen und die hintere Pharynxwand auskleiden, nehmen durch die **Blutungen** eine schwärzliche und braune Farbe an und können schließlich einschmelzen, wobei der süßliche Diphtheriegeruch in einen aashaften Gestank übergeht. Das Auftreten von Blutungen ist immer ein Zeichen schwerster Intoxikation. Neben Nasen- und Rachenblutungen treten solche auch an Armen, Beinen, Rumpf und Gesicht auf. Jedes geringfügige Trauma führt, wie bei jeder hämorrhagischen Diathese, zu blutunterlaufenen, blaugrün verfärbten Stellen. An diesen Blutungen sind schließlich auch die Schleimhäute des Darms und der harnableitenden Wege beteiligt.

Die regionären Halslymphknoten schwellen unter Entwicklung eines starken Ödems des periglandulären Bindegewebes zu dicken Paketen an. Das hohe Fieber fällt am 3.—4. Tage meist unter 38° ab, und die Zeichen eines schweren Kreislaufschadens treten in den Vordergrund. Der Puls wird immer frequenter und kleiner; der Blutdruck sinkt ab. Die Leber schwillt an.

Die schwere, toxische **Herzschädigung** führt zu einer rasch fortschreitenden Erweiterung beider Ventrikel. Der Herztöne werden leise. Infolge der muskulären Insuffizienz stellt sich häufig ein systolisches Geräusch an der Spitze ein.

Infolge der schweren **Darmintoxikation** treten Durchfälle auf. Ein sich wiederholendes Erbrechen ist häufig ein Vorbote des nahenden Todes.

Auf die prognostisch ungünstige Bedeutung einer schweren Albuminurie wurde oben bereits hingewiesen.

Selbst bei fehlender Rachendiphtherie kann es zu einer Larynxdiphtherie, dem sog. Kehlkopfkrupp, kommen. Die Stimme wird heiser und tonlos. Ein bellender Husten, der später dumpfer wird, gesellt sich hinzu. Die Atmung bleibt zunächst noch frei. Mit dem Kehlkopfspiegel erkennt man neben Schwellung und Rötung der Epiglottis einen zarten, membranösen Belag auf Taschen- und Stimmbändern. In wenigen Stunden wird die Atmung behindert. Die eingesogene Luft ruft ein eigentümliches Geräusch hervor, das zunächst nur bei der Einatmung, später auch bei der Ausatmung auftritt. Die Atmung wird immer mehr erschwert. Alle Atemhilfsmuskeln sind angespannt. Das Inspirium ist verlängert. Die nachgiebigen Teile des Thorax werden im Inspirium eingezogen, bei Kindern besonders die weichen Rippenbögen. Die Einziehung im Jugulum ist ein sicheres Zeichen für die Verlegung des Kehlkopfes. Bei jeder Inspiration kann infolge des starken Sogs im Thoraxinnern der Puls kleiner werden; man spricht von einem Pulsus paradoxus. Werden die luftführenden Wege weiter verlegt, so kommt es zu schweren Erstickungsanfällen. Der nach Luft ringende Kranke wirft sich angstvoll hin und her. Das Gesicht nimmt einen lividen Farbton an, ist mit Schweiß bedeckt. Hände und Füße sind blaurot verfärbt. Der Kranke glaubt zu ersticken. Gelegentlich wird durch heftiges Husten, Würgen und Pressen ein größeres Membranstückchen herausbefördert und die Atmung wieder freier. Wenn es dem Kranken nicht gelingt, die Luftsperre durch Aushusten von Membranen zu durchbrechen, kann nur eine Tracheotomie oder Intubation das Leben erhalten.

Ist die Operation geglückt, so hängt das weitere Schicksal ab vom Grade der allgemeinen Intoxikation und entscheidend von dem Zeitpunkt und der Intensität der eingeleiteten antitoxischen Serumtherapie. Selbstverständlich sind auch die Ausdehnung des diphtherischen Prozesses auf die tieferen Luftwege und evtl. eintretende Komplikationen bronchopneumonischer Art von großer prognostischer Bedeutung. In glücklich verlaufenden Fällen tritt nach dem Kehlkopfschnitt eine rasche Entfieberung ein. Aus der Kanüle werden diphtherische Membranfetzen und Schleim ausgehustet. Sie kann häufig schon nach wenigen Tagen entfernt werden. Je später die Kranken in die Behandlung eintreten, um so schlechter ist die Prognose. Natürlich bringt die Tracheotomie zunächst Erleichterung, aber das schon geschädigte Herz kann sich nicht so rasch erholen, und es entwickelt sich das Bild der protrahierten malignen Diphtherie, die schließlich trotz vorübergehender Besserung doch noch tödlich endet. Häufig wird der Exitus durch Bronchopneumonien, welche 2—3 Tage nach dem Luftröhrenschnitt eintreten, beschleunigt. Die vorübergehend zur Norm abgefallene Körpertemperatur steigt wieder auf 39—40^0 an; die Atmung wird frequenter, man beobachtet Nasenflügelatmen.

Die Beurteilung der Lungenprozesse ist nicht einfach, weil bei Tracheotomierten Luftröhre und Bronchien immer mit entzündet sind und viel Schleim gebildet wird, wodurch giemende und brummende Rasselgeräusche bedingt werden. Nur wenn es gelingt — z. B. über den Unterlappen —, feinblasige, konsonierende Rasselgeräusche wahrzunehmen, kann man mit einiger Sicherheit auf eine bronchopneumonische Komplikation schließen. Schallabschwächung ist meist dann erst zu erwarten, wenn mehrere kleine zu einem größeren Herde zusammenschmelzen.

a) Diphtherische Herzschädigung

Ebenso wie bei den toxingeschädigten Pferdeherzen kommt es auch bei der menschlichen Diphtherie zu schweren, auch histologisch faßbaren Veränderungen am Myokard. Führende Pathologen messen der fettigen Degeneration der Herzmuskelfasern die größte Bedeutung bei, während sie der vakuoligen Umwandlung der Muskelfasern, der körnigen Trübung, der Fragmentation geringere Bedeutung zuerkennen. Das Wesentliche bei der Myokarderkrankung nach Diphtherie ist nach ihnen keine selbständige interstitielle Myokarditis, sondern eine fettige und wachsartige Degeneration der Muskelfasern, an die sich eine Vermehrung des Bindegewebes, fortschreitend mit der Resorption der zerfallenden Massen und mit Ausgang in Schwielenbildung, anschließt. Andere Autoren meinen, daß es sich um eine „echte interstitielle Myokarditis" handele.

In eigenen Untersuchungen versuchte ich, die Frage zu beantworten, warum bald zunächst rein interstitielle, entzündliche, bald mehr degenerative Erscheinungen an der Faser selbst im Vordergrund stehen. Wichtig ist, daß man zur Unterscheidung der Frage nur solche Fälle untersucht, deren Blut streptokokkenfrei ist, und daß man sich darüber Klarheit verschafft, ob man sog. Früh- oder Spätfälle zu Gesicht bekommt.

Makroskopisch findet sich an den Herzen der in den **Frühstadien** verstorbenen Patienten eine mehr oder weniger ausgesprochene Dilatation des rechten Ventrikels und Vorhofs. Hier und da erkennt man fleckenförmige Trübungen des Herzfleisches, weniger deutlich sind strichförmige Verfärbungen. Das Muskelfleisch ist saftreich, die Schnittfläche oft feucht schimmernd. Am Peri- und Epikard finden sich in vereinzelten Fällen toxische, punktförmige Blutungen, die man aber ebenso reichlich auch an anderen Organen findet. Ausgenommen sind hierbei Kranke, die wegen deszendierenden Krupps an Erstickung zugrunde gegangen sind.

Mikroskopisch sieht man bei Hämatoxylin- und Eosinfärbung die einzelnen Fasern ungleichmäßig fleckig tingiert. Häufig ist die Querstreifung nur noch angedeutet. Man erkennt unvermittelte Übergänge zwischen spindeliger Auftreibung und fadenförmiger Verschmälerung. Die hellgefärbten Faserabschnitte sind häufig in zackige Schollen, die fischschuppenartig scheinbar übereinander geschoben sind, zerfallen. Die Körnchen werden immer feiner und nehmen einen blauroten Farbton an. Schließlich sieht man nur noch eine schienenförmige, seitliche Begrenzung eines anscheinend leeren Raumes, in welchem spärliche Detritusreste sich zwischen den freien Muskelkernen finden. Andere, gewöhnlich verbreiterte Fasern erscheinen auf weite Strecken homogen dunkelrot verfärbt mit und ohne Schuppen- und Schollenbildung. Manche sprechen hier von „wachsartiger Degeneration", und sicherlich bestehen gewisse Analogien zwischen den vorliegenden und den so bezeichneten Zuständen der Körpermuskulatur. Es ist mir aber wahrscheinlich, daß unter wachsartiger Degeneration in chemischem Sinne sehr verschiedene Entartungszustände verstanden werden müssen. Die oben geschilderten Lücken können bis auf einen feinen Spalt wieder geschlossen werden durch Annäherung der erhaltenen, geblähten Faserstümpfe.

In größeren Breschen findet man etwa am 5.—6. Tage nach der Entfieberung dicht gedrängte Kernhaufen. Sie sind es, die wohl manchen zur Diagnose einer „echten interstitiellen Myokarditis" verleitet haben. Mit besonderen Färbemethoden lassen sich verschiedene Kerntypen unterscheiden. Aus dem gelegentlichen Auftreten von Muskelkernen mit 3 bis 4 Nukleolen darf man wohl auf einen unregelmäßigen Ablauf amitotischer Vorgänge schließen. Die nackten Muskelkerne werden durch den seitlichen Druck noch gesunder, funktionierender Muskulatur zusammengekehrt. Einzelne der vielgestalteten Kerne haben noch einen Hof degenerierter Fasersubstanz, welche sie den Plasmazellen ähnlich macht. Neben diesen finden sich noch spärliche, spindelförmig gestaltete Zellen, deren Protoplasmaleib blaßblau tingiert ist und die als junge Fibroblasten anzusprechen sind. Einige Zellen vom Typus der kleinen Lymphozyten und ganz vereinzelte Leukozyten treten der Zahl nach meist in den Hintergrund. Ich halte die Lückenbildung als Ausdruck des Faserzerfalls für den primären, die Anhäufung der zelligen Elemente für den sekundären Vorgang, welcher bereits den Stempel eines regenerativen Prozesses trägt.

Der hier geschilderte Vorgang zeigt die schnelle deletäre Wirkung des Diphtherietoxins, welche durch die Heilserumbehandlung nicht mehr hintangehalten werden konnte.

Andere Bilder zeigen die **Spätfälle,** die etwa 3 Wochen nach abgeheilter Diphtherie gestorben sind.

Makroskopisch findet man eine Dilatation und Hypertrophie beider Ventrikel. Mikroskopisch ist die ganze Muskulatur auseinandergezogen; in den durch Degeneration entstandenen Lücken findet man reichlich Fibroblasten neben spärlichen Zellen vom Bau der kleinen Lymphozyten und ein sehr feinfaseriges Netz ganz junger Bindegewebszellen. Eingestreut sieht man merkwürdig gestaltete, kleine Kerne mit einem meist sehr verwaschenen oder gar nicht erkennbaren Chromatinnetz. Eine bevorzugte Degeneration des Reizleitungssystems konnte ich nicht nachweisen. Nur ausnahmsweise fand ich kleine, herdförmige Blutungen in einem Schenkel desselben.

Im Vordergrunde steht also die Degeneration der Herzmuskelfasern, die Myolysis cordis toxica.

Klinisch kündigt sich die postdiphtherische Herzschwäche durch eine auffällige Blässe des Kranken an. Er wird hinfällig, apathisch und muß häufig erbrechen. Einige Kinder klagen auch über Leibschmerzen, also epigastrische Beklemmungen. Die Untersuchung zeigt meist eine schnell zunehmende Dilatation des Herzens nach beiden Seiten, welche durch den anatomischen Befund durchaus bestätigt wird. Die Herztöne werden dumpfer und leiser. Es treten akzidentelle Geräusche, besonders über der Mitralis, als Ausdruck der muskulären Insuffizienz auf. Der Puls wird klein, leicht unterdrückbar. Der systolische Blutdruck kann bis unter 90 mm Hg absinken. Gegen Ende des Lebens kann der anfangs beschleunigte Puls verlangsamt werden.

Die erst Wochen nach Beginn der Erkrankung mit Erbrechen und Leibschmerzen erkrankten Kinder zeigen häufig eine abnorme Abmagerung, welche wohl auf die Spätwirkung des Toxins zurückzuführen ist. Immer findet sich in diesen Fällen — wie bereits erwähnt — eine schwere Schädigung der Nieren, die geradezu als Gradmesser der diphtherischen Intoxikation angesehen werden darf.

Eine Mitbeteiligung des Nervensystems kennzeichnet sich durch Lähmungserscheinungen an der Atemmuskulatur, an den Gaumensegeln und auch an der Peripherie durch Ataxie. Gewiß wird der Zusammenbruch der Kreislauffunktion nicht allein auf die Myolysis cordis toxica zurückzuführen sein. Auch die Vasomotoren sind gelähmt.

b) Die Behandlung der Diphtherie

Die Bindung des Diphtherietoxins an die verschiedenen Gewebe geht sehr schnell vor sich. Will man seine Diphtheriekranken vor den deletären Folgen der Intoxikation mit dem Diphtheriegift bewahren, dann muß man so schnell wie möglich das uns von Behring geschenkte antitoxische Serum zur Anwendung bringen. Zahllose Statistiken beweisen, daß die Letalität der Diphtherie um so größer ist, je später die Seruminjektion — bezogen auf den Krankheitsbeginn — erfolgt.

Von den Kranken, die am ersten Erkrankungstage bereits ihre Antitoxininjektion bekamen, sind keine gestorben. Setzt die Behandlung erst nach dem 5. Krankheitstage ein, so können je nach der Schwere der Erkrankung mehr als die Hälfte sterben.

Das im Heilserum enthaltene Diphtherieantitoxin ist das einzige uns bekannte Mittel, das im Organismus gebildete Gift zu neutralisieren. Nach Überstehen einer Erkrankung wird dieses Antitoxin auch vom Menschen gebildet. Das ist durch die Schick-Probe bewiesen. Die Schick-Probe beruht auf der nekrotisierenden Fähigkeit des Diphtherietoxins und dessen Neutralisierung durch Antitoxin. Schick injiziert eine Diphtherietoxinmenge intrakutan, die an Hand der Erfahrung so bemessen ist, daß gerade keine Reaktion mehr auftreten kann, wenn eine Immunität gegen Diphtherie besteht.

Beim Neugeborenen besteht eine relative Unempfindlichkeit gegen das Toxin — eine Tatsache, welche durch Übertragung mütterlicher Antitoxine durch den Blutkreislauf und später durch die Milch erklärt wird. Am Ende des ersten Lebensjahres finden sich die meisten schickpositiven Fälle. Von da an nimmt die Häufigkeit der positiven Reaktionen schnell ab, und zwar fast entsprechend der Abnahme der Diphtheriemorbidität mit zunehmendem Alter. Diese Tatsache wird mit der latenten Durchseuchung der Bevölkerung in epidemiefreien Zeiten erklärt. Diese sog. stille Feiung setzt latente Infektionen voraus und dürfte weitgehend durch Bazillenträger geschehen.

Die SCHICK-Probe hat insofern eine große praktische Bedeutung, als man darin einen sicheren Test dafür hat, ob die Menge des aus therapeutischen Gründen gegebenen antitoxischen Serums ausreichend war. Das Ziel der Herstellung von Heilseren ist, in einem möglichst geringen Quantum Serum eine möglichst hohe Zahl von Antitoxineinheiten zu gewinnen.

Als Richtlinie für die Dosierungsgröße haben wir 500 Einheiten je Kilogramm Körpergewicht gewählt. Natürlich soll das kein starres Schema sein. Es muß sich die Höhe der Dosierung auch nach der Schwere der Erkrankung richten. Je später der Patient in die Behandlung kommt, um so höher muß die Anfangsdosis sein. Von den verschiedenen Arten der Injektion wirkt die intravenöse am schnellsten, die subkutane am langsamsten. Bei Erwachsenen geben wir mindestens 20000 Einheiten. Bei Komplikationen sind wir bis 100000 Einheiten in mehreren Injektionen gegangen.

Die schwer toxische Diphtherie mit hämorrhagischen und nekrotischen Belägen habe ich in den letzten Jahren peri- und retrotonsillär injiziert, natürlich neben der intravenösen und intramuskulären Injektion. Ich habe den Eindruck gewonnen, daß wir von den schwersten hämorrhagischen Diphtherien, welche früher als verloren galten, bei noch rechtzeitiger Schaffung eines antitoxischen Schutzwalls in der Umgebung der Tonsillen noch manchen Kranken retten konnten.

Die Hauptwirkung des Heilserums wird in der Verhinderung schwerer Intoxikationserscheinungen gesehen. Seit Einführung der Serumtherapie ist die Letalität der Diphtherie um 40% gesunken. Wenn auch durch das Heilserum die Bazillen selbst nicht getötet werden, so wird doch ihr Gift gebunden, wodurch der Körper wieder in die Lage kommt, seine natürlichen Schutzkräfte auszubilden und die Bazillen durch die Phagozytose unschädlich zu machen. Nach der Injektion des Heilserums werden die Membranen rasch abgestoßen, und die weitere Ausbreitung des diphtherischen Prozesses wird gehemmt. Um diesen herum bildet sich rasch eine rote Demarkationslinie. Die pseudomembranösen Beläge lockern sich und stoßen sich in kleineren und größeren Fetzen von der Unterlage ab. Das blutig-seröse, ätzende Sekret, das aus den Nasenlöchern fließt, wird dickflüssiger und verschwindet unter der Serumtherapie bald ganz. Sind die luftführenden Wege bereits verengt, so kann eine energische Serumtherapie bei mindestens der Hälfte solcher Kranken mit Stenoseerscheinungen die Tracheotomie überflüssig machen.

Sehr bewährt und von den Kranken meist angenehm empfunden ist die Spray-Behandlung mit Verstäubung 1%iger Wasserstoffsuperoxydlösung oder auch einfacher Kochsalzlösung. Der Strahl des Spray-Apparates soll direkt auf das Gesicht des Kranken gerichtet sein. Das Bett ist dabei mit Gummitüchern abzudecken. Bei vielen Kranken wirken auch eine Eiskrawatte um den Hals und ein Prießnitzumschlag um die Brust erleichternd.

Entscheidend für den Verlauf der Erkrankung ist die sorgsame Überwachung des Kreislaufs. Die Kranken müssen noch bis weit in die Rekonvaleszenz hinein gewissermaßen als „latent Herzkranke“ betrachtet werden. Manchem Kind, das schon genesen schien, hat ein zu frühes Aufstehen unter Mißachtung der ärztlichen Vorschriften von strenger Bettruhe den Tod gebracht. Schon die ersten Zeichen beginnender Kreislaufschwäche bedürfen sorgfältiger Berücksichtigung und Behandlung. Man vergesse nie, daß ein Weicherwerden des Pulses und ein Absinken des Blutdrucks nicht allein auf die schwere Schädigung des Herzens, sondern auch auf die beginnende Lähmung der Vasomotoren zu beziehen ist. Es sollen daher neben den typischen Herzmitteln Cardiazol, Coffein, Sympatol und Strychnin im Wechsel gegeben werden. Auch die tägliche Injektion von 30 bis 50 ccm 20%iger Traubenzuckerlösung hat oft gute Wirkungen. Je weiter die Myolysis cordis toxica fortgeschritten ist, um so weniger wirksam sind die am Herzen angreifenden Mittel. Dies scheint mir der Grund dafür zu sein, warum das Urteil über die Wirkung der Digitalis bei Diphtheriekranken auch bei erfahrenen Ärzten so weit auseinander geht. Ein Versuch mit Digalen und anderen Digitalisderivaten (3mal täglich so viele Tropfen, wie der Kranke Jahre zählt) scheint mir in jedem Falle beginnender Herzschwäche gerechtfertigt. Sicherer als Digitalis wirkt die intravenöse Anwendung von Strophanthin, am besten in 20%iger Traubenzuckerlösung.

c) Aktive Diphtherieschutzimpfung

Seit dem Vorschlag von v. Behring wurden viele Millionen von Kindern durch Injektionen von Diphtherietoxin-Antitoxin-Verbindungen aktiv schutzgeimpft. Zur Zeit werden nur noch Präzipitatimpfstoffe angewendet, und zwar sog. Formol-Toxoidpräparate. Gelegentlich treten nach der Schutzimpfung lokale oder allgemeine Reaktionen auf, die auf eine Allergie der geimpften Personen zu beziehen sind, also nicht auf die Zusammensetzung der verwendeten Impfstoffe. Nach Massenstatistiken besteht kein Zweifel, daß die Schutzgeimpften einen Schutz gegen die Diphtheriemorbidität besitzen. Der Wert der Schutzimpfung dürfte nach den Erfahrungen in allen Kulturländern, in denen sie zur Anwendung gekommen ist, bewiesen sein. Eine antitoxische Immunität schützt vor der Erkrankung, aber nicht vor dem Infekt. Die Immunität beruht auf antiinfektiösen Kräften, die ein Haften des Infekts sofort unterbinden. Oft reichen aber diese Kräfte nicht aus, um ein mehr oder weniger langes Bazillenträgertum zu verhüten.

Vielleicht erklärt sich hierdurch die in Leipzig festgestellte Tatsache, daß der Anteil der Erwachsenen an der Zahl der Diphtherieerkrankten nach der Schutzimpfung auf 50% angestiegen ist, während er sich in den 5 Vorjahren zwischen 10 und 13% bewegte.

Das Überstehen einer Diphtherieerkrankung soll weniger Schutz gegen die Diphtherie verleihen als eine aktive Schutzimpfung. Noch 2—3 Jahre nach der Impfung hat man einen deutlichen Impfschutz feststellen können. Um den Schutz zu einem dauernden zu machen, ist eine rechtzeitige Nachimpfung, die in spätestens zweijährigen Perioden geschehen sollte, empfohlen worden.

24. Die Serumkrankheit

Unter Serumkrankheit wird ein Symptomenbild verstanden, das nach einmaliger, häufiger noch nach wiederholter Injektion von artfremdem Serum auftritt. Die Häufigkeit der Serumexantheme wird mit 17—19% der Serumbehandelten angegeben. Läßt man die mit Serum Behandelten mit Obst- und Gemüsesäften unter Zulage von wenig Kohlenhydraten fasten, so gelingt es, die Serumkrankheitshäufigkeit erheblich herabzudrücken. Bei 187 mit Heilserum behandelten Diphtheriekranken sahen wir unter Obstfasten nur 7 Kranke, also 3,7%, serumkrank werden.

Symptomatologie. Nach erstmaliger Seruminjektion zeigt sich am 7. bis 12. Tage ein in der Umgebung der Injektionsstelle beginnender, urtikariaähnlicher Ausschlag, der sich rasch über den ganzen Körper ausbreitet. Bevorzugt sind die Dorsalflächen der Arme und Beine, besonders in der Umgebung der Gelenke. Bei vielen Kranken sieht man blasse, von einem roten Hof umgebene Quaddeln, welche die Kranken infolge des starken Juckens und Brennens nicht schlafen lassen. Die

Quaddeln können konfluieren, so daß die Haut des ganzen Körpers, einschließlich des Gesichts einen geröteten, ödematösen Eindruck macht. Nach wenigen (2—3) Tagen ist der Ausschlag wieder abgeklungen. Gelegentlich schwellen die regionären Lymphdrüsen der Injektionsstelle. Die Körpertemperatur pflegt — wenn auch nicht regelmäßig — anzusteigen. Manche Kranke bleiben fieberfrei, während andere Temperaturen bis über 39° aufweisen. Albuminurie wird nur ausnahmsweise beobachtet. Häufig und unangenehm sind schmerzhafte Gelenkschwellungen, welche in allen Gelenken, bevorzugt aber in Knie- und Schultergelenken, auftreten. Sind die Hand- und Fingergelenke beteiligt, so zeigt sich der ganze Handrücken geschwollen, und jeder Bewegungsversuch wird mit heftigsten Schmerzen beantwortet. Salizylpräparate sind gegen diese Schmerzen meist wirkungslos.

Auch die Schleimhäute des Rachens und Darms können beteiligt sein. Streifige und punktförmige Rötungen des weichen Gaumens werden beobachtet, gelegentlich auch Durchfälle und Erbrechen.

Unter antiphlogistischer Behandlung mit Apfelsaft, Traubenmost oder auch Gemüsepreßsäften — am besten kombiniert mit leichten, pflanzlichen Abführmitteln — sind die Kranken meist in 12 Stunden wieder beschwerdefrei. Die Obstsaftkuren sollten sofort beim ersten Beginn eines Serumexanthems in Anwendung gebracht werden.

Sehr viel ernster ist die Serumkrankheit bei den Patienten zu beurteilen, die schon früher Seruminjektionen bekommen haben. Bei diesen kann die Reaktion unmittelbar nach der Einspritzung des Serums an der Injektionsstelle beginnen. Das Exanthem breitet sich rasch über den ganzen Körper aus. Schon nach Minuten können Fieber und Gelenkschmerzen eintreten. In anderen Fällen sieht man als sofortige Reaktion Kollapserscheinungen auftreten. Puls und Atmung werden frequent und flach. Diese Erscheinungen sind besonders ausgeprägt, wenn nach einer ersten großen Seruminjektion ein Zeitintervall von 10 bis 14 Tagen verflossen ist, bis die zweite Injektion gegeben wurde. Hier liegt der Tatbestand der Anaphylaxie vor.

Injiziert man Meerschweinchen von 200 g Gewicht einen Eiweißkörper parenteral und reinjiziert nach einem Intervall von 14 Tagen bis 3 Wochen eine geringe Menge des artgleichen Eiweißes in die Blutbahn, so stirbt das Tier innerhalb weniger Minuten unter äußerst charakteristischen Symptomen. Es treten unter einer sehr rasch einsetzenden, mit rapid zunehmender Lungenblähung einhergehenden Dyspnoe, vorwiegend exspiratorischen Charakters, tonische und klonische Krämpfe auf. Das Fell sträubt sich, das Tier kratzt das juckende Fell. Es setzt eine gesteigerte Peristaltik des Magen-Darmtraktes mit Abgang von Harn und Kot ein. Die Körpertemperatur fällt ab, die Leukozyten im zirkulierenden Blut sind vermindert. Das Tier verendet unter den Zeichen der Erstickung; die Atmung steht still, während das Herz noch weiter schlägt. Werden Puls und Atmung graphisch registriert, so zeigt sich, daß dem Atemstillstand eine Beschleunigung der Atmung vorausgeht. Der Puls ist stark irregulär. Der Blutdruck sinkt infolge peripherer Vasomotorenlähmung bis auf Null ab. Die Gerinnungsfähigkeit des Blutes ist verzögert, der Gefrierpunkt — im wesentlichen wegen der Kohlensäureanreicherung — stark erniedrigt. Dieser sog. anaphylaktische Symptomenkomplex ist in seinem Verlauf an die Einhaltung ganz bestimmter Versuchsbedingungen gebunden. Wählt man zu dem Versuche größere Tiere, so ist der rasche tödliche Verlauf bei weitem nicht mit der Sicherheit zu erzielen, wie bei kleinen, wählt man das Intervall zwischen erster und zweiter Injektion wesentlich kleiner, so kann der anaphylaktische Schock ganz ausbleiben, oder das Krankheitsbild nimmt einen protrahierten Verlauf.

Dieser anaphylaktische Tod läßt sich beim Meerschweinchen als Versuchstier mit großer Sicherheit in der angegebenen Weise herbeiführen. Auch beim Menschen sind Todesfälle bei Reinjektion von Serum beobachtet worden. Es ist daher wichtig, daß man die Tatsache der Überempfindlichkeit von schon mit Serum behandelten Patienten kennt und berücksichtigt.

Es ist zunächst bedeutungsvoll, daß der anaphylaktische Tod in der Regel nur nach intravenöser Injektion auftritt. Man wird also bei bereits serumbehandelten Kranken die Injektion immer intramuskulär geben. Ist man wegen der Schwere der Intoxikation gezwungen, intravenös zu reinjizieren, so soll die Injektion bei vorher angelegter Stauungsbinde erfolgen. Die Binde wird nach ½—1 Stunde allmählich gelockert und so ein allmählicher Übergang des Serums in das Blut gewährleistet.

Zweitens tritt der anaphylaktische Tod nur dann ein, wenn zur Reinjektion homologes, also artgleiches Serum Verwendung findet. Man soll also bei Reinjektionen z. B. statt Pferdeserum Hammel- oder Rinderserum verwenden, von denen auch hochwertiges antitoxisches Serum in den Handel gekommen ist.

Drittens ist aus der Überempfindlichkeitslehre bekannt, daß man den tödlichen Schock dadurch vermeidet, daß man 3—4 Stunden vor der großen Reinjektionsdosis eine kleine Dosis von 0,5 bis 1 ccm Serum vorspritzt. Wenn sich auch mit dieser Methode des sog. Antianaphylaktischen Schutzes Exantheme und gelegentliche Gelenkschmerzen nicht ganz umgehen lassen, so werden Todesfälle doch vermieden.

Ist die Serumkrankheit einmal ausgebrochen, so wird die intravenöse Injektion von Kalksalzen empfohlen. Auch Adrenalin, 1 mg subkutan, hat sich mehrfach bewährt. Daneben ist energische antiphlogistische Therapie mit Obst- und Gemüsesäften zu treiben, denen Askorbinsäure zugefügt werden kann.

25. Die BANGsche Krankheit

Bei der BANGschen Krankheit hat man den Eindruck, daß sich vor unseren Augen ein Mikroorganismus, der sich in der Vergangenheit von einem Saprophyten zu einem Tierseuchenerreger umwandelte, zu einem Erreger menschlicher Krankheiten weiter entwickelt hat.

Die erste BANGsche Erkrankung diagnostizierte ich vor etwa 30 Jahren bei einem Patienten, der als Typhuskranker behandelt wurde und während des Fiebers unerlaubterweise eine Zigarre rauchte. Diese auffällige Erscheinung war der Anlaß, die Diagnose „Typhus“ zu revidieren und nach einem anderen Erreger der fieberhaften Erkrankung zu suchen.

Als Erreger fand sich der Bazillus des infektiösen Rinderabortus, welcher schon 1896 durch BANG und STRIEBOLD entdeckt wurde. Die BANGsche Krankheit wird auch als Brucellosis beschrieben. Von dem Genus Brucella werden 3 Typen unterschieden:

1. Die Brucella melitensis, der Erreger der kaprinen Erkrankung, des Maltafiebers.
2. Die Brucella abortus, der Erreger des bovinen infektiösen Abortus (Bang).
3. Die Brucella suis, der Erreger der porzinen Form der Erkrankung, die besonders in Amerika bei Schweinen vorkommt.

Alle 3 Typen können beim Menschen Erkrankungen hervorrufen. In Deutschland haben wir es meist mit dem Bazillus abortus Bang und den durch ihn hervorgerufenen Erkrankungen zu tun.

Die BANGsche Erkrankung wird besonders häufig bei Tierärzten und Tierpflegern beobachtet. Frauen sollen gegen die Erkrankung widerstandsfähiger sein als Männer. Die Übertragung durch infizierte Milch ist relativ selten. Man darf nicht vergessen, daß eine solche auch durch Milchderivate, also Butter und Schlagsahne, möglich ist. Bei der oralen Infektion muß vielleicht noch eine unspezifische Schädigung hinzukommen, um den Infekt haften zu lassen.

Die Inkubation der Erkrankung beträgt mindestens 10 Tage. Als charakteristische Zeichen der BANG-Infektion werden folgende angesehen:

Bei unbehandelten Fällen tritt ein oft monatelang dauerndes, bald remittierendes, bald intermittierendes Fieber auf. Manchmal zeigt es ein wellenförmiges (undulierendes) An- und Abschwellen. Die Temperaturtagesschwankungen können bis zu 2⁰ (3⁰) erreichen, die abendlichen Temperaturen steigen maximal bis 41⁰. Die wellenförmigen Hebungen und Senkungen der Maxima umfassen etwa 10tägige Perioden. Im

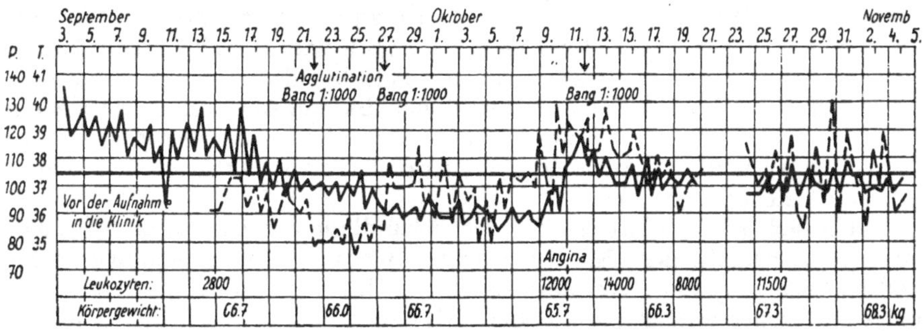

Abb. 53. Fieberkurve bei BANGscher Krankheit

Wellental sinken die Temperaturen maximal fast auf normale Werte. Trotz des langdauernden und hohen Fiebers sind die Kranken wenig mitgenommen und gar nicht somnolent. Ich habe daher von einem Typhus sine Typho gesprochen. Die Krankheit beginnt mit Abgeschlagenheit und Kopfschmerzen. Der Appetit ist meist so wenig beeinträchtigt, die Wirkung des fieberhaften Infektes auf den allgemeinen Stoffwechsel so gering, daß das Körpergewicht wochen- und monatelang konstant bleiben kann. Stärkere Schweiße, wie sie beim Maltafieber vorkommen, sind nicht die Regel. Von Kreislaufsymptomen fällt bei den Kranken ein gewisser Kontrast zwischen den fieberhaft geröteten Wangen und den wesentlich blasseren Partien um den Mund herum auf. Der Puls ist gut gefüllt, der Blutdruck eher etwas niedrig, eine Dikrotie des Pulses fehlt. Die Frequenz des Pulses ist, besonders in dem Anfangsstadium, wie beim Typhus relativ verringert. In den späteren Stadien der Erkrankung tritt diese relative Pulsverlangsamung mehr zurück. Klinisch nachweisbare Veränderungen am Myokard und Endokard fehlen. Das Elektrokardiogramm zeigt keine Abweichung von der Norm. Auch an den Atmungsorganen sind, abgesehen von einem initialen Reizhusten, keine charakteristischen Erscheinungen festzustellen.

Die Milz ist in der Regel vergrößert. Der Milztumor ist ziemlich derb und bleibt oft noch mehrere Wochen nach Abklingen des Fiebers deutlich palpabel. Auch die Leber ist nicht selten mitbeteiligt und 1—2 Querfinger unter dem Rippenbogen tastbar. Die Leber kann in späteren Stadien zirrhotisch degenerieren. Häufig findet man bei der BANGschen Erkrankung Gelenkaffektionen, auch uncharakteristische

Schmerzen in der Muskulatur werden angegeben. Seltener sind Blutungen in der Nasen- und Mundschleimhaut und die Bildung kleiner Abszesse in der Skelettmuskulatur. Als Komplikationen kommen Orchitis, Parotitis und Thrombosen vor.

Das **Blutbild** ähnelt dem des Typhus. Die Regel ist eine Leukopenie zwischen 3000 und 6000 Zellen mit einer relativen Vermehrung der Lympho- und Monozyten.

Bei langdauernden, ungeklärten, infektiösen Erkrankungen, bei welchen das Befinden wenig verschlechtert ist, sollte man immer die Agglutination auf BANG-Bazillen durchführen. Die Agglutination kann aber auch versagen, ebenso wie der Nachweis der Bazillen in der Blutbahn.

Neben dieser leichten und mittelschweren Form der BANGschen Erkrankung sind auch schwerere Verläufe beobachtet worden mit Endokarditis, Meningitis, Enzephalitis, sekundärer Anämie und Ikterus mit nachfolgender Leberzirrhose. Wichtig ist, daß bei BANG-infizierten Frauen in der Regel kein Abortus einzutreten pflegt.

Die **Diagnose** kann durch die Agglutination und durch den Züchtungsversuch gesichert werden. Mit abgetöteten Kulturen ist ein Agglutinationstiter im Patientenserum von 1:100 beweisend. Eine negative Agglutination schließt eine BANG-Infektion nicht aus. Die direkte Züchtung der BANG-Bazillen aus dem Blute, welches auf der Höhe des Fieberanfalls zu entnehmen ist, begegnet oft Schwierigkeiten. Man kann, um die Bazillen anzureichern, 3—5 ccm Blut intraperitoneal auf Meerschweinchen verimpfen. Auch durch allergische Hautreaktionen hat man die Diagnose zu sichern versucht.

Behandlung. Eine wirksame ätiotrope Behandlung der BANGschen Erkrankung ist bis heute nicht gefunden. Ein Versuch mit einer Sulfonamidbehandlung erscheint in jedem Falle angezeigt. Im übrigen ist die Therapie rein symptomatisch. Bei sehr hohem Fieber werden Chinin oder Pyramidon empfohlen. In ganz schweren Fällen macht man von der Febris- und Glansvakzine Gebrauch und injiziert in steigenden Dosen aller 3—5 Tage ½—500 Millionen Keime. Ähnliche Wirkungen, wie die Vakzinetherapie, soll auch die unspezifische Eigenbluttherapie haben.

Die Letalität des Morbus BANG beträgt 3—5%.

Pathologisch-anatomische Untersuchungen haben granulomartige Wucherungen der retikuloendothelialen Zellen in Milz, Leber, Knochenmark und Lymphdrüsen aufgedeckt. Gelegentlich fanden sich auch Riesenzellen wie in den Tuberkelknötchen, aber keine zentrale Verkäsung.

Die Differentialdiagnose hat die BANGsche Erkrankung gegenüber dem Typhus, der Lentasepsis, dem PFEIFFERschen Drüsenfieber und der abdominellen Form der Lymphogranulomatose abzugrenzen.

26. Toxoplasmosis

Das Toxoplasma Gondii kommt hauptsächlich bei Nagetieren vor. Als Überträger des sichel- oder bogenförmigen Parasiten auf den Menschen kommen entweder die Nagetiere selbst oder ihre Ektoparasiten in Frage. Auch direkte Übertragungen von Mensch zu Mensch, z. B. von erkrankten Kindern auf Säuglingspflegeschwestern, und konnatale Übertragungen werden beschrieben. Die Parasiten befallen ganz überwiegend das Zentralnervensystem und rufen dort Veränderungen hervor, die in der Mehrzahl der Fälle zum Tode führen. Folgende 4 Hauptgruppen von **klinischen** Symptomen werden beschrieben:

1. Hydrocephalus internus oder Mikrozephalie. — Beide können kombiniert sein. Der Liquor zeigt dabei Veränderungen in Form von Xanthochromie, Dissoziation von Zellzahl und hohen Eiweißwerten und pathologischen Kolloidkurven.

2. Krämpfe oder andere nervöse Störungen. — Dazu gehören Spasmen, Rigidität, Paralysen, Termor, Ataxien, Athetosen, Unruhe, Erbrechen, Trinkschwierig-

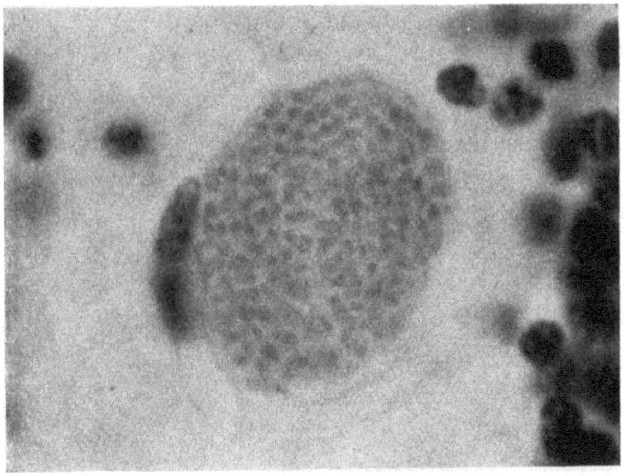

Abb. 54. 9 Monate alter männl. Säugling. Starke Vergrößerung einer Pseudozyste (Terminalkolonie von Toxoplasmen) in der Retina. (Prof. PIEKARSKI und Prof. CEELEN, Bonn)

keiten, Gewichtsstillstand sowie Störungen der vegetativen Funktionen in bezug auf Wasser- und Zuckerhaushalt und im Wärme- und Vasomotorenzentrum.

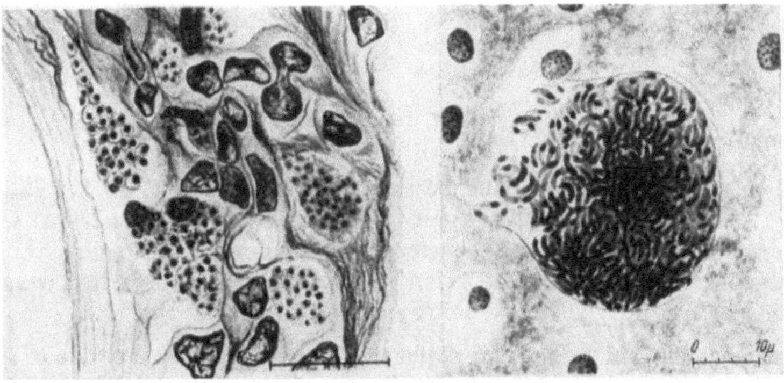

Abb. 55 Abb. 56

Abb. 55. Zahlreiche Toxoplasmenansammlungen nahe dem Alveolarlumen

Abb. 56. Pseudozyste im Gehirn desselben Kindes, einseitig gesprengt (artefizielle Läsion oder beginnende Aussaat?). (Nach PIEKARSKI)

3. Chorioretinitis und andere Augenstörungen. — Es wurden beobachtet: Uveitis, Mikrophthalmus, Katarakt, Optikusatrophie, Nystagmus, Augenmuskelparesen und häufig beschränkte Sehfähigkeit.
4. Röntgenologisch nachweisbare Verkalkungsherde im Gehirn.

Nach **anatomischen** Befunden hat man je nach dem Befallensein der Organe drei verschiedene, meist gegeneinander abgrenzbare Formen der menschlichen Toxoplasmose getrennt.

1. Meningo-Enzephalomyelitis mit Chorioretinitis pigmentosa und vielfach schon röntgenologisch nachweisbaren, herdförmigen, intrazerebralen Verkalkungen.
2. Viszerale Form mit wechselnder, gelegentlich auch generalisierter Beteiligung der Organe, z. B. des Myokards, des Magen-Darmtrakts, der Leber, der Nieren, des Knochenmarks, der Skelettmuskulatur und der peripheren Nerven.

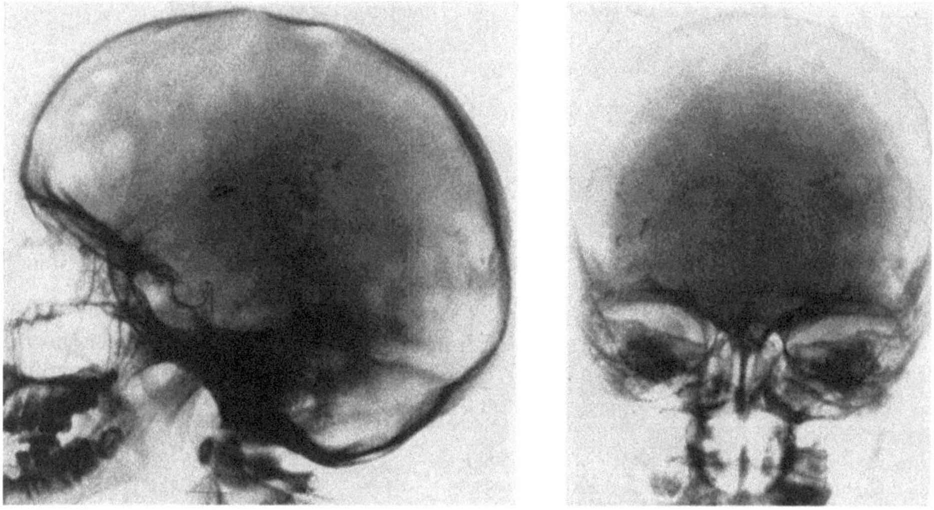

Abb. 57. Röntgenbild des Schädels bei Toxoplasmose

3. Generalisierte Formen ohne bestimmt lokalisierbare Organbeteiligung.

   Man hat die Parasiten auch in einem pneumonischen Herd gefunden, in dem sehr zahlreiche Pseudozysten zwischen den Exsudatzellen am Rande der Alveolen lagen. Die zerebralen Kalkabscheidungen finden wahrscheinlich innerhalb von Hirngewebsnekrosen statt.

Als sicherster Nachweis der Toxoplasmosis gilt heute der Farbtest nach SABIN und FELDMAN. Dieser beruht auf der Beobachtung, daß sich die freien, extrazellulären Toxoplasmazellen aus einem infizierten, zellreichen Mäuseaszites in normalem Serum gut und schnell mit alkalischem Methylenblau anfärben, während sie ihre Färbbarkeit bei Anwesenheit von Immunserum verlieren.

Der Farbtest wird mit Parasiten eines Mäuseexsudates durchgeführt, das 3—4 Tage nach intraabdominaler Infektion gewonnen wird. Untersucht werden wenigstens 3 Serumverdünnungen (1 : 4, 1 : 20, 1 : 100). Ein Teil Patientenserum der verschiedenen Verdünnungen wird mit 1 Teil Toxoplasmasuspension und 2 Teilen physiologischer Kochsalzlösung oder Tyrodelösung gemischt und für 1 Stunde bei 37° C ins Wasserbad gebracht. Aus dem Wasserbad genommen, werden jedem Röhrchen 4 Teile des alkalischen Methylenblaus zugesetzt und danach sofort mikroskopisch untersucht oder in den Kühlschrank zur späteren Untersuchung gestellt. Es werden nun die gefärbten und ungefärbten Toxoplasmen ausgezählt. In den Kontrollröhrchen müssen theoretisch alle Parasiten gefärbt sein, während bei eindeutig positiven Reaktionen die Parasiten bis zu einem Titer von 1 : 100 ungefärbt bleiben müssen. Praktisch sind aber nie alle Zellen entweder gefärbt oder ungefärbt. Daher werden 100 Parasiten ausgezählt und der Anteil der gefärbten und ungefärbten festgestellt. Als positiv wird die Reaktion gewertet, wenn die Zahl der ungefärbten Zellen über 50% liegt bei völligem Fehlen von ungefärbten Zellen in der Kontrolle.

Bei **Erwachsenen** ist in Deutschland als Toxoplasmose bei einer Schwester, welche ein an Toxoplasmose gestorbenes Kind gepflegt hatte, ein Krankheitsbild beschrieben worden, das unter hohem Fieber mit heftigen Leibschmerzen, blutig-schleimigen Durchfällen und relativer Bradykardie einherging. Es fand sich ein ziemlich weicher Milztumor, Roseolen fehlten, Leukozyten 4,400. Blutsenkungsreaktion 32/62. Die Krankheit war nach 10 Tagen beendet. Während die Schwester nach 3 Wochen geheilt entlassen werden konnte, ist das von ihr gepflegte Kind an Toxoplasmose gestorben. Die Schwester soll später über starke Kopf- und Leibschmerzen geklagt haben.

27. Pest

Die Pest ist eine in Europa nur sporadisch vorkommende, äußerst gefährliche Seuche. Sie ist in Indien, in der Mongolei, in China, Afrika und Südamerika seit langem heimisch. Der Erreger ist der Pestbazillus. Er ist ein kleines, plumpes, an den Enden abgerundetes, unbewegliches, gramnegatives Stäbchen.

Die Ansteckungsquellen sind der pestkranke Mensch und die pestinfizierte Ratte. Auch andere Nagetiere, wie Murmeltiere, Mäuse, kommen als Infektionsträger in Frage. Die Übertragung geschieht durch Flöhe oder andere Insekten. Allen Ärzten, Pflegern und Schwestern, die in pestdurchseuchten Gegenden arbeiten müssen, wird die aktive Immunisierung mit abgetöteten Pestkulturen angeraten.

Krankheitsbild. Die Dauer der Inkubation beträgt 2—5 Tage. Die Krankheit kann den Menschen scheinbar in voller Gesundheit überfallen. Sie beginnt mit Schüttelfrost, lästigen Kopfschmerzen und Schwindelgefühl. Der Kranke zeigt bald einen unsicheren und taumelnden Gang und macht den Eindruck eines Betrunkenen. Es befällt ihn eine große körperliche Schwäche, die Sprache wird lallend, das Bewußtsein umnebelt. Schon frühzeitig ist der Kreislauf gestört und das Aussehen verfallen. Die Zunge ist dick weiß belegt. Der Kranke muß häufig erbrechen, die Haut des Stammes ist trocken und heiß, während die Extremitäten kühl und von Schweiß bedeckt sind. Die Herztätigkeit ist stark beschleunigt. Der Puls wird klein, fadenförmig und leicht unterdrückbar. Je nachdem welche Symptome im Vordergrund stehen, unterscheidet man Drüsen-, Haut- und Lungenpest.

a) Drüsenpest. Die an irgendeiner meist leicht verletzten Körperstelle in die Haut oder Schleimhaut eingedrungenen Keime werden auf den Lymphbahnen schnell in die nächsten regionären Lymphdrüsen gebracht, wo sie sich stark vermehren und zu einer hämorrhagisch-eitrigen Entzündung führen. Dieser erste Proliferationsherd wird als primärer Bubo beschrieben. Von hier aus schreitet die Infektion auf den Lymphwegen schnell fort oder bricht in die Blutbahn ein. Die Bubonen entwickeln sich mit Vorliebe in der Leistengegend. Sie können bis zur Größe eines Gänseeis anwachsen und sehr druckschmerzhaft werden. Die anfänglich noch weiche und geschmeidige Haut verdickt sich später und wird starr. Der gleiche Prozeß kann sich primär in der Achselhöhle oder auch am Halse entwickeln. Diese primären Bubonen führen in vielen Fällen zur Erweichung und zum Durchbruch der Drüsen. Kleinere Bubonen können bei intakter Haut sofort zur Abheilung kommen.

b) Hautpest. In anderen Fällen oder auch ganzen Epidemien stehen die Hautblutungen im Vordergrund. Sie treten in Gestalt von blaurot bis blauschwarz gefärbten Flecken bevorzugt auf der Haut des Stammes und der oberen Extremitäten auf. Aus diesen Hautblutungen kann sich der Pestkarbunkel entwickeln, der auf Druck sehr schmerzhaft ist.

c) Lungenpest. Am gefährlichsten ist die Lungenpest, die ohne Prodromalerscheinungen mit Schüttelfrost, Kopfschmerzen, Schwindel und Erbrechen beginnt. Das Sensorium kann anfangs frei bleiben. Das Auftreten pleuritischer Schmerzen, der Husten mit blutigem Auswurf zeigen das Übergreifen des Prozesses auf die Lungen an. Mit jedem Hustenstoß wird ein dünnflüssiges, schaumig-blutiges Sputum in reichlicher Menge entleert. Die Atmung wird immer mehr beschleunigt. Es tritt hochgradige Dyspnoe und Zyanose ein. Die Herztätigkeit wird frequent, der Puls klein und leicht unterdrückbar. Die Untersuchung der Lungen läßt bald das Bild der Bronchopneumonie und nach dem Konfluieren vieler Einzelherde das der krupösen Pneumonie erkennen. Man hört dann scharfes Bronchialatmen mit klingenden Rasselgeräuschen. Die Lungenpest endet meist am 2.—5. Tage der Erkrankung tödlich.

Therapeutisch wird die Anwendung von Heilserum empfohlen. Bei experimentellen Pestinfektionen haben sich Sulfonamidverbindungen bewährt. Sulfathiazol soll bei pestinfizierten Mäusen ebenso wirksam sein wie das Pestserum.

28. Rückfallfieber (Febris recurrens)

Das Rückfallfieber ist charakterisiert durch die Anwesenheit von Spirochäten im kreisenden Blute. Diese bedingen ein plötzlich einsetzendes und anfallsweise rekurrierendes Fieber von meist mehrtägiger Dauer. Die Krankheit befällt mit Vorliebe Landstreicher, Gefängnisinsassen und Bewohner von schlecht gebauten Baracken. Sie ist unter der Bevölkerung als Hungertyphus bekannt und war auch in Deutschland im vorigen Jahrhundert weit verbreitet. Nachdem sie im Anfang des 20. Jahrhunderts hier so gut wie verschwunden war, hat sie im Gefolge der großen Kriege wieder größere Verbreitung gefunden.

Der Erreger der Rekurrens wurde 1868 von Otto Obermeier in Gestalt „feinster, Eigenbewegung zeigender Fäden" im Blute von Rückfallfieberkranken entdeckt. Den Beweis für die ätiologische Bedeutung dieser Spirochäte lieferte Metschnikoff, der sich selbst zweimal das spirochätenhaltige Blut von Rückfallfieberkranken injizierte und 3 bzw. 5 Tage danach erkrankte. Neuerdings hat man die Übertragung der Rekurrensinfektion auf den Menschen auch zur Behandlung der Paralyse benutzt. Die Spirochäten lassen sich am einfachsten durch die Giemsafärbung oder mit Hilfe des Burrischen Tuscheverfahrens im Blute nachweisen. Sind die Parasiten sehr spärlich darin enthalten, so empfiehlt sich das Verfahren des dicken Tropfens. Man läßt einen Blutstropfen auf dem Objektträger eintrocknen, laugt das Hämoglobin mit ½%iger Essigsäurelösung 5 Minuten lang aus, läßt das Präparat wieder lufttrocken werden und färbt mit Giemsalösung ohne Fixierung nach.

Die natürliche Übertragung der Spirochäten auf den Menschen erfolgt durch Kleider- und Kopfläuse. Kontaktinfektionen kommen praktisch nicht vor; nur wenn spirochätenhaltiges Blut in eine Wunde hineingelangt, ist die Übertragung ebenso wie durch direkte intravenöse Injektion möglich.

Krankheitsverlauf. Die Inkubation dauert beim europäischen Rückfallfieber 5—7 Tage. Die Krankheit beginnt meist ohne Prodromalerscheinungen mit einem heftigen Schüttelfrost und einem innerhalb von 1—2 Stunden bis auf 39 und 40° ansteigenden Fieber. Die Kranken klagen über heftige Schmerzen im Kopf, in der Muskulatur des Rückens und der Glieder. Besonders druckempfindlich werden die Wadenmuskeln. Ein gesteigertes Durst- und Hitzegefühl paart sich mit Übelkeit und Erbrechen. Gelegentlich kommt es zu Milzstechen. Die starken Kopf- und Gliederschmerzen verhindern den Schlaf des Kranken. Er magert rasch ab und bleibt in der Regel bei klarem Bewußtsein. Kurz vor der Krise kann es zu Delirien kommen.

Von seiten des Magen-Darmkanals treten meist eine Obstipation, seltener Durchfälle ein. Die **Zunge** ist weiß belegt. Die Skleren zeigen in der Mehrzahl der Fälle eine leichte Gelbfärbung. Ein Herpes labialis wird in 5—10% aller Fälle beobachtet. Häufig besteht starkes Nasenbluten.

Die **Milz** ist in Gestalt eines weichen Tumors oft 3—4 Querfinger unter dem Rippenbogen tastbar und meist druckempfindlich. Auch die **Leber** ist in der Regel vergrößert.

Die Tätigkeit des **Herzens** ist stark beschleunigt, in der fieberfreien Zeit dagegen auf 40—50 Schläge in der Minute verlangsamt. Jede kleinste Erregung treibt den Puls auf 100 und mehr Schläge wieder hinauf. Zur Zeit der Krise kann eine akut einsetzende Herzschwäche mit hochfrequentem, leicht unterdrückbarem Puls dem Leben ein Ende setzen.

Ob die bei Rekurrenskranken, häufig an den Unterschenkeln, beobachteten Ödeme auf Kreislaufstörungen oder auf Schädigungen der Kapillarwände oder alimentäre Einflüsse (Unterernährung) zurückzuführen sind, ist eine offene Frage.

Eine gefährliche Komplikation des Rückfallfiebers stellen die **lobulären** und **lobären Pneumonien** dar, welche sich aus der so häufigen Begleitbronchitis entwickeln können.

Die Nieren bleiben in den meisten Fällen unbeteiligt. Ausnahmsweise kommt es zu einer hämorrhagischen Nephritis.

Als Ausdruck einer hämorrhagischen Diathese kann es zu ausgedehnten **Hautblutungen** kommen. Gelegentlich sind auch urtikarielle Exantheme beobachtet worden. Häufig zeigt die Haut ein schmutziggelbliches, dem Rückfallfieber eigentümliches Kolorit.

Blutbild. Während des ersten Fieberanfalls wird eine starke Leukozytose von 10000—15000 weißen Zellen beobachtet. Bei den späteren Anfällen ist die Leukozytenzahl in der Regel nicht mehr so hoch. Immerhin können auch hier noch 8000 bis 10000 Zellen beobachtet werden. Die Eosinophilen verschwinden während des Anfalls. Mit dem Fieberabfalle treten die neutrophilen Zellen zurück, und die Lymphozyten vermehren sich.

Die WASSERMANNsche Reaktion ist in der Regel während und nach den Anfällen negativ.

Die erste Fieberattacke dauert beim europäischen Rückfallfieber gewöhnlich 1 Woche. Der Fieberverlauf zeigt die Form einer Kontinua oder einer leicht remittierenden Kurve. Kurz vor der Krise kann die Temperatur unter erheblicher Steigerung der Beschwerden auf 41—42° ansteigen. Unter heftigem Schweißausbruch kommt es zur perturbatio critica. In raschem Sturz fällt die Körperwärme um 6 bis 7° auf subnormale Temperaturen (36—35°) ab. Die tiefermatteten Kranken fallen in einen erquickenden Schlaf; die geschwollene Milz verkleinert sich; die Eßlust kehrt zurück, und die Krankheit kann nach dieser ersten Attacke beendet sein. In der Regel folgt aber nach einer 4—6 Tage langen fieberfreien Periode ein Rückfall (Relaps) mit Schüttelfrost und hohem Fieber. Es pflegen sich alle Erscheinungen des ersten Anfalls — wenn auch in geringerer Intensität — zu wiederholen.

Während und nach dem Fieberabfall verschwinden die Spirochäten bis auf einzelne Exemplare aus dem Blute, um sich bei Beginn der nächsten Fieberattacke wieder stark darin zu vermehren. In den Se- und Exkreten sind die Spirochäten des europäischen Rückfallfiebers nicht nachweisbar.

Alle folgenden Anfälle sind von geringerer Dauer, während die fieberfreien Intervalle immer länger zu werden pflegen.

In Afrika, Amerika und Indien kommt es zu ähnlichen Erkrankungen, welche durch Varietäten der Spirochaeta Obermeieri erzeugt werden. Das afrikanische Rückfallfieber wird von einer Zecke übertragen, die am Fußboden der menschlichen Wohnung lebt und des Nachts am Menschen saugt.

Eine besonders schwere Form des Rückfallfiebers, das sog. biliöse Typhoid, wurde zuerst in Ägypten beobachtet. Es ist durch einen intensiven Ikterus charakterisiert. Die Gelbsucht pflegt wenige Tage nach Beginn des Fiebers einzusetzen und mit Delirien, Benommenheit und endlichem Versagen der Herzkraft einherzugehen. Schon der erste Anfall kann zum Tode führen. Diese schwere Erkrankung geht mit starkem Erbrechen, dysenterieähnlichen Durchfällen und schweren nephritischen Symptomen einher. Haut- und Schleimhautblutungen kommen beim biliösen Typhoid häufiger vor als beim unkomplizierten Rückfallfieber. Mit zunehmender Intensität der Gelbsucht treten Kreislaufstörungen oder Lungenaffektionen auf, die das tödliche Ende beschleunigen.

Therapie. Die Behandlung des Rückfallfiebers geschieht neuerdings fast ausschießlich durch Neosalvarsan. Empfohlen wird eine intravenöse Gabe von 0,6 g. Die Behandlung soll zu Anfang eines Fieberanfalls geschehen. Behandelt man mit unzureichenden Dosen, in der Mitte oder gegen Ende eines Fieberanfalls, so häufen sich die Rückfälle. Es gibt aber Fälle, bei welchen die Salvarsanbehandlung vollständig versagt, vielleicht weil es sich um salvarsanresistente Spirochätenstämme handelt. In solchen Fällen ist die Penicillinbehandlung angezeigt, weil deren Wirksamkeit gegen Rückfallfieberspirochäten experimentell gesichert ist.

Die Letalität der Erkrankung wird mit 2—5% angegeben.

29. Erysipel

Unter Erysipel (Rose, Rotlauf) wird eine akute Entzündung der Haut und des Unterhautzellgewebes verstanden. Sie ist durch Rötung, Schwellung und Schmerzhaftigkeit mit scharfer Begrenzung gekennzeichnet. Sie hat die Neigung, auf dem Lymphwege weiter zu wandern und sich flächenhaft auszubreiten.

Die Erkrankung ist kaum zu verkennen. Nur wenn die Rose auf der behaarten Kopfhaut oder der Schleimhaut beginnt, kann sie in den Anfangsstadien übersehen werden. Die Kranken pflegen über Spannen, Brennen und Schmerzen in der Haut zu klagen.

Krankheitsbild. Die Krankheit beginnt meist in der Umgebung kleinerer oder größerer Hautverletzungen, weshalb man die Krankheit früher als traumatisches Erysipel bezeichnete. Etwa 90% aller Erysipele kommen auf der Gesichts- und Kopfhaut vor. Sie können ihren Ausgang von akuten und chronischen Katarrhen der Nase, des Tränensackes, des Ohres nehmen. Sind diese Organe entzündet, so kann ihr Sekret die gesunde Haut mazerieren und damit den Streptokokken den

Weg bahnen. Bei Neugeborenen ist die Nabelwunde die häufigste Eintrittspforte.

In früheren Zeiten gehörte das Erysipel zu den gefürchtetsten Nachkrankheiten bei Operierten. Kranke, die einmal an Erysipel gelitten haben, erkranken relativ leicht ein zweites Mal.

Auch primäre Erysipele des Rachens und Kehlkopfs sind beobachtet worden. Sie nehmen häufig von kleinen Schleimhautverletzungen ihren Ausgang; auch nach Tonsillektomien sind sie gesehen worden.

Die Krankheit pflegt in der kälteren Jahreszeit öfter als in den warmen Monaten aufzutreten. Das Erysipel beginnt unter Frösteln oder heftigem Schüttelfrost. Der Temperaturanstieg ist häufig mit einem starken Schweißausbruch verbunden. Die **Haut** z. B. der Wange oder der Nase rötet sich an umschriebener Stelle, wird heiß und schwillt an. Ihre Spannung nimmt zu, ihre Oberfläche wird infolgedessen spiegelnd und glänzend. Die entzündete Haut setzt sich gegen die gesunde durch einen scharf markierten Wall ab. Die Entzündung schreitet jetzt auf dem Lymphwege in Gestalt zungenförmiger roter Flecke vom Rande der erkrankten Partie in das gesunde Gewebe hinein fort. Die Ausbreitung geschieht schnell, so daß z. B. an einem Tage eine ganze Gesichtshälfte befallen wird. Wo die Haut fest auf der Unterlage haftet, kann das Erysipel stillstehen, z. B. am Kinn oder an der Haargrenze.

An den **Augenlidern** mit ihrem locker gefügten Gewebe kommt es zu einem so ausgedehnten entzündlichen Ödem, daß die Haut der Lider halbkugelig vorgewölbt wird und die Augen nicht geöffnet werden können.

Bei kachektischen und anämischen Kranken kann es zu einem Erysipel mit allen Symptomen, aber ohne Rötung kommen.

Bei anderen Kranken hebt sich die Epidermis auf der Höhe der Entzündung in kleineren oder größeren, mit serösem Inhalt gefüllten Blasen ab. Im Inhalt derselben findet man häufig Streptokokken; er kann aber auch steril sein.

Ist die Haut infolge chronischer Entzündungsvorgänge, die durch Zirkulationsstörungen aufrechterhalten werden, schlecht ernährt und daher widerstandsunfähig geworden, so kommt es in diesen Gebieten zur Gangrän. Solche gangränösen Defekte können taler- bis handtellergroß werden. Sie können nach Abheilen des akuten Infekts durch Transplantationen wieder gedeckt werden.

Die regionären **Lymphdrüsen** sind meist schmerzhaft geschwollen. Auch die **Milz** ist vergrößert und wird in schweren Fällen tastbar. Der Verdauungsapparat kann mit Erbrechen und Durchfällen beteiligt sein.

In einem Drittel aller Fälle tritt eine febrile Albuminurie im **Harn** auf. Zur echten Nierenentzündung kommt es nur ausnahmsweise. Die Diazoreaktion ist meist negativ. Die Urobilin- und Urobilinogenprobe sind ebenfalls meist negativ.

Blutbild. Bei mittelschweren Fällen ist die Zahl der Leukozyten auf 12000 bis 15000 Zellen vermehrt. Bei schweren Fällen sind Leukozytosen mit 30000 und mehr Zellen beobachtet worden. Unter den weißen Blutkörperchen sind besonders die Neutrophilen vermehrt. In der Rekonvaleszenz kommt es zu einer relativen Lymphozytose.

Das Erysipel ist eine typische Streptokokkenkrankheit. Die Streptokokken breiten sich in den Lymphgefäßen aus, wobei es im Bindegewebe der Kutis zu einer Hyperämie mit seröser bzw. fibrinöser Exsudation kommt. In der Kutis — seltener in der Subkutis — finden sich zelluläre Infiltrate. Im Blut sind die Streptokokken in der Regel nicht nachzuweisen. Nach dem Tode hat man aus dem Knochenmark häufig Streptokokken züchten können.

Zu einer echten Sepsis kommt es beim Erysipel nur ausnahmsweise, besonders wenn sich im subkutanen Gewebe Eiterherde gebildet haben.

Am gefährlichsten ist das Erysipel des Larynx. Das hierbei plötzlich einsetzende Glottisödem kann dem Leben ein rasches Ende bereiten. Wenn man durch die Rachenerscheinungen gewarnt ist, muß bei drohendem Glottisödem unverzüglich die Tracheotomie durchgeführt werden.

Bei Frauen können die Geburtsvorgänge und die dabei auftretenden Wunden zum Auftreten der Rose, die dabei stets von der Vulva ausgeht, Anlaß werden, wobei die entzündlich geschwollenen Labien sich scharf gegen die gesunde Umgebung absetzen.

Therapie. Bei unbehandelten Fällen pflegt das Fieber 1—2 Wochen anzuhalten, während es bei der modernen Sulfonamidbehandlung schon in den ersten 48 Stunden abklingt. Als besonders wirksam hat sich das Prontosil in der Behandlung der Rose erwiesen. ANDERSON berichtete 1939, daß bei den 824 mit Prontosil Behandelten eine Letalität von 2,8% zu beobachten war, während bei den nicht mit Prontosil Behandelten eine Letalität von 5% zu verzeichnen war. Bei Erwachsenen gibt man 3mal täglich 2 Tabletten Prontosil rubrum. Auch die örtliche Anwendung von Prontosil soll bei Erysipel Gutes leisten. Es wird eine Alkohol-Azetonlösung von folgender Zusammensetzung hergestellt:

Prontosil. rubr.	3,0
Spir. dilut.	62,0
Glyzerin	1,0
Azeton .... ad	100,0

Bei schweren Gesichtserysipelen hat man zusätzlich intravenöse Eleudroninjektionen — an fünf aufeinanderfolgenden Tagen je 5 ccm = 1 g — empfohlen. Bei schweren Wunderysipelen müssen täglich mindestens 5—6 g Prontosil per os oder parenteral gegeben werden. Die einzelnen Sulfonamidgaben sind zeitlich so zu verteilen, daß der Sulfonamidspiegel des Blutes in den Pausen nicht auf unwirksame Werte absinkt. Bei dem früher fast immer tödlichen Säuglingserysipel ist die Sterblichkeit unter der Sulfonamidbehandlung fast bis auf 0 gesunken. An der Wirksamkeit der Sulfonamidtherapie ist danach wohl nicht mehr zu zweifeln.

30. Aktinomykose (Strahlenpilzkrankheit)

Die Strahlenpilzerkrankung ist eine sowohl bei Menschen als auch bei Tieren vorkommende Infektionskrankheit. Sie kann bald streng lokalisiert, bald als allgemeine Erkrankung auftreten. Sie zeigt in der Regel einen schleichenden Verlauf. Die Aktinomyzeten führen zur Bildung von Granulationsgewebe, das sich in Schwarten umbilden kann, gelegentlich auch erweicht und abszediert. Die Abszesse sind durch charakteristische, gelbliche Aktinomyzesdrusen gekennzeichnet.

Kulturell werden verschiedene Arten der Aktinomyzespilze, aerob wachsende und anaerobe, unterschieden. Die aerobe Varietät läßt sich nur schwer aus menschlichen und tierischen Aktinomyzesherden auf Aszitesagar, Blutserum oder Bouillon zur Entwicklung bringen. Die Kulturen des anaeroben Typus wachsen als gerunzelte Haut ähnlich den Tuberkelbazillen auf der Oberfläche des Nährbodens.

Botanisch steht der Aktinomyzespilz zwischen den Schimmel- und Spaltpilzen. Wie die höheren Schimmelpilze bildet er Verzweigungen und ein sporentragendes Myzel.

Die Eintrittspforten des Erregers sind beim Menschen hauptsächlich die Schleimhaut des Mundes, der Zunge, des Rachens, der Tonsillen und kariöse Zähne. Es ist bemerkenswert, daß bei systematischer Untersuchung von gesunden Wurmfortsätzen in 77% der Fälle Aktinomyzeten verschiedener Art gefunden wurden. Es ist daher verständlich, daß die Aktinomykose des Bauches am häufigsten in der Gegend des Processus vermiformis und in der Regio ileocoecalis angetroffen wird.

Um den Erreger bildet sich ein chronischer Granulationsknoten. In der Umgebung der aus Pilzfäden bestehenden Aktinomyzeskörnchen findet sich eine mit kleinen runden Zellen infiltrierte Zone. Um diese herum sieht man eine Schicht polygonaler Zellen, unter denen sich auch Riesenzellen befinden. Die Infiltrationsbezirke können zentral nekrotisieren, wodurch sich kleine, mit flüssigem Detritus angefüllte Hohlräume bilden. Mehrere solcher kleinen Höhlen können zu einer großen zusammenfließen. Solche Herde werden unter starker Neubildung von Bindegewebe abgekapselt oder können unter Verkalkung zur Ausheilung gelangen.

Im allgemeinen ist der Strahlenpilz für den Menschen wenig virulent, wodurch die große Neigung zu Spontanheilungen erklärt wird. Rezidive sind aber häufig.

Das **klinische Bild** der Aktinomykose wechselt je nach der Eintrittspforte.

Die **Aktinomykose der Mundhöhle** entwickelt sich am häufigsten in den die Unterkiefer umgebenden Weichteilen. Sie kann auch von den Speicheldrüsen ausgehen. Auch in kariösen Zähnen konnte man Aktinomyzesdrusen feststellen. Von dort wandert die Infektion durch das Wurzelloch hindurch auf das Periost. Die dabei auftretenden Schmerzen können so heftig werden, daß der Patient keine Nahrung mehr aufnehmen kann. Greift der Prozeß auf den Mundboden und die Zunge über, so werden diese ödematös, wodurch das Schlucken fast unmöglich wird. Breitet sich der Prozeß nach der Wange zu aus, so wird die Haut derselben gerötet; sie fühlt sich teigig an, um mit fortschreitender Infiltration bretthart zu werden. Später erweicht die Haut, es kommt zu fluktuierenden Herden, die schließlich sich als rahmartige Flüssigkeit mit Aktinomyzesdrusen nach außen entleeren.

Der aktinomykotische Prozeß kann auch auf die Tonsillen, die Epiglottis und den Larynx übergreifen. Es kommt dann zum Glottisödem mit schwerer Dyspnoe. Die Krankheit wandert meistens an den Gefäßscheiden und Muskelinterstitien entlang, kann auch die Schläfengegend und die Schädelknochen und schließlich die Meningen ergreifen und so zu einer eitrigen Meningitis führen.

Relativ selten ist die primäre Erkrankung der **Zunge**. In derselben können sich derbe, oft schmerzlose, haselnuß- bis taubeneigroße Knoten bilden, die schließlich zerfallen und ausheilen.

Die **Aktinomykose der Lunge** und ihrer Nachbarorgane wird weniger häufig beobachtet als die der Kiefer. Die Lunge kann durch Fortwandern des Prozesses von der Wange oder von den Tonsillen her sekundär erkranken. Eine primäre Erkrankung der Lunge geschieht nach Einatmung pilzhaltigen Staubes oder nach Aspiration von infizierten Fremdkörpern. Zunächst kommt es zu einer katarrhalischen Schwellung der Bronchialschleimhaut, anschließend zu peribronchialen Knötchenbildungen, welche erweichen und kleine Zerfallshöhlen bilden können. Viele solcher kleinen Höhlen können zu größeren Kavernen zusammenfließen. Aus ihnen entleert sich reichlich ein eigentümlich riechender, eiterähnlicher Auswurf. Die mikroskopische Untersuchung desselben zeigt Aktinomyzesdrusen, Fettsäurenadeln, aber keine elastischen Fasern. Dagegen findet man gelegentlich wenig Blut im Auswurf.

Die Temperatur ist wenig über 38° gesteigert, der Fieberverlauf unregelmäßig. Bei den Verdichtungsprozessen sind die Lungenunterlappen bevorzugt. Der ungemein chronische Verlauf der Lungenaktinomykose führt nicht selten zu Verwechslungen mit Lungentuberkulose, bis der Nachweis von Strahlenpilzkörnern im Auswurf die Situation klärt.

Wenn das Rippenfell mitergriffen wird, hört man pleuritisches Reiben. Später bilden sich serofibrinöse, eitrige oder hämorrhagische Exsudate. Empyeme, welche Strahlenpilzkörnchen enthalten, können spontan durch die Haut des Thorax durchbrechen.

Auch auf das Mediastinum kann die Aktinomykose übergreifen und zu Mediastinalabszessen führen. Eine chronische Mediastinitis kann auch auf die obere Hohlvene übergreifen und zu ihrem vollständigen Verschluß führen.

Die Lungenaktinomykose kann den Eindruck einer galoppierenden Schwindsucht machen und rasch zum Tode führen. In anderen Fällen kann sich der Lungenprozeß mehrere Jahre hinziehen und schließlich doch noch zur Ausheilung kommen. Dabei kann die Pleuritis deformans den Thorax verbiegen, das Mediastinum verlagern und das Herz verdrängen.

Die **Aktinomykose des Bauchraumes** kann durch Fortwandern des Prozesses von den Brustorganen oder metastatisch auf dem Blutwege entstehen. Man hat daran gedacht, daß der Strahlenpilz mit der Milch von Kühen, welche an Euteraktinomykose erkrankt sind, auf den Darm übertragen wird. Zökum und Processus vermiformis erkranken meist zuerst. Auch die Flexura sigmoidea und das Rektum können befallen werden. Die Strahlenpilzerkrankung des Darms führt zunächst zu dysenterieähnlichen Erscheinungen. Später tritt eine lokalisierte Peritonitis auf, welche zu Verwachsungen und Verklebungen der Därme mit Exsudatbildung führt. Die Verwachsungen ihrerseits können das Darmlumen verengen und Thrombosen im Pfortadergebiet zur Folge haben. Häufig entsteht das Bild der subakuten oder chronischen Perityphlitis mit Schmerzhaftigkeit, Geschwulstbildung und peritonitischen Erscheinungen in der Zökalgegend.

Auch bei gynäkologischen Affektionen spielt die Aktinomykose eine Rolle. Besonders können parametritische Prozesse die Folge einer Strahlenpilzerkrankung sein. Die ersten Erscheinungen einer Aktinomykose der weiblichen Genitalien werden sehr verschieden geschildert. Einerseits kann sie ganz akut mit heftigen Leibschmerzen, Fieber und Erbrechen beginnen und den Eindruck peritonealer Reizerscheinungen vermitteln. In anderen Fällen schleicht sich die Krankheit unmerklich ein. Die Patientinnen werden erst durch eine Geschwulst im Abdomen auf ihr Leiden aufmerksam gemacht. Die Schmerzen können im Anfang ganz diffus sein, später werden sie in die Ileozökalgegend oder in den linken Unterbauch, gelegentlich auch in Hüften, Lenden- und Kreuzbeingegend lokalisiert. Sie sind bald kolikartig intermittierend, bald mehr gleichmäßig ziehend oder stechend. Sie sollen durch Obstipation gesteigert werden können. So wird es verständlich, daß die Genitalaktinomykose häufig als akute oder subakute Appendizitis gedeutet wird, zumal wenn früher oder später ein Tumor in der Ileozökalgegend nachweisbar wird. Gerade die Tumorbildung gilt als sehr charakteristische Erscheinung im Verlaufe der Genitalaktinomykose. Die unverkennbare Tendenz der Tumoren zum Wachsen und Weiterschreiten gilt als charakteristisches Symptom. Die aktinomykotische Tumorbildung neigt zur eitrigen Einschmelzung. Es kann dann zum Durchbruch nach der Körperoberfläche hin oder in die benachbarten Hohlorgane des Beckens kommen, also ins Rektum, in die Blase und den Uterus. Jede Parametritis, Perityphlitis und Perinephritis, welche die Neigung zeigt, durch die Bauchwand durchzubrechen, ist auf Aktinomykose verdächtig. Das erweichte und verflüssigte Gewebe zeigt dann bei spontaner oder operativer Entleerung einen Eiter, welcher die mit bloßem Auge erkennbaren, charakteristischen, gelben, grünlichen oder bräunlichen Aktinomyzeskörnchen enthält.

Während die Schwangerschaft einen hemmenden Einfluß auf die Entwicklung und das Fortschreiten der Strahlenpilzerkrankung ausübt, sollen Wochenbett und Laktationsperiode das Leiden verschlimmern.

Der Ausgangspunkt der meisten Fälle von weiblicher Genitalaktinomykose ist das Zökum, weil es hier infolge der trägen Peristaltik leicht zu einer Stagnation des Darminhaltes kommt. Da aber bereits der gesunde Wurmfortsatz in 77% der untersuchten Fälle Aktinomyzeten enthält, muß noch eine zusätzliche Schädigung angenommen werden, welche einer Invasion des Pilzes in die Gewebe Vorschub leistet. Auch eine Aszendenz der Strahlenpilze von der Vagina her ist erörtert worden.

Auch bei der **Hautaktinomykose** unterscheidet man primäre und sekundäre Erkrankungen. Die Primärerkrankungen kennzeichnen sich durch die Bildung von Knötchen, die von normaler Haut bedeckt sind. Nach wochenlangem Bestehen derselben bildet sich ein Geschwür, welches sich langsam nach allen Seiten ausdehnt. Die Infiltrate sind von dunkler und livid verfärbter Haut bedeckt. Sie können erweichen und Fistelgänge bilden.

Die Lungen- und Darmaktinomykose können schließlich zu einer generalisierten Strahlenpilzerkrankung führen. Von einer aktinomykotischen Mediastinitis aus greift der Prozeß über die Vena cava schließlich auf den Vorhof über, von wo aus der Strahlenpilz in alle Teile des Körpers verschleppt wird.

Therapie. Die Behandlung der Aktinomykose muß sich die Entfernung aller krankhaften Produkte zum Ziele setzen, um der weiteren Ausbreitung des Prozesses Einhalt zu gebieten. Dieses Ziel kann nur durch operative Maßnahmen erreicht werden. Die chirurgischen Bemühungen müssen durch chemotherapeutische ergänzt werden. Im Vordergrund steht die Jodoformtamponade der Abszeßhöhlen und Fisteln. Die flächenhaften Wunden sollen mit Jodoformpulver bestreut werden.

Internistisch werden große Dosen Jodkalium (4—8 g je Tag) empfohlen. Man verspricht sich davon die schnellere Aufsaugung der entzündlichen Infiltrate. Die Jodbehandlung kann mit Röntgenstrahlen kombiniert werden. Die röntgenologische Behandlung der Gesichts- und Halsaktinomykose hat vorzügliche Erfolge zu verzeichnen.

Eine kalorienreiche Ernährung ist zur Hebung der Widerstandsfähigkeit und Abwehrbereitschaft des Kranken dringend erforderlich.

31. Trichinose

Unter den Erkrankungen der Muskulatur ist eine der schwersten die Trichinose. Streng genommen gehört diese Erkrankung nicht zu den Infektionskrankheiten, es handelt sich vielmehr um eine Invasionskrankheit: Ein kleiner Rundwurm gelangt in den Darmkanal des Menschen und entwickelt sich hier zur Geschlechtsreife. Es kommt zur Ausbildung junger Trichinellen, welche in die Körpergewebe, hauptsächlich in die Muskulatur eindringen. Die Trichinose war früher in Deutschland weitverbreitet, so daß man von richtigen Epidemien gesprochen hat. Hauptverbreiter der Trichinose sind die Ratten. Sie werden z. B. in Abdeckereien und Schlächtereien zu 50% trichinös gefunden. Durch Auffressen der Ratten können sich Schweine, Hunde und Katzen infizieren. Der Mensch infiziert sich durch Genuß trichinenhaltigen Schweinefleisches. Die im Darm gefundenen Männchen zeigen eine Länge von 1,4 bis 1,6 mm und eine Dicke von 0,4 mm. Die größeren Weibchen sind 3—4 mm lang und 0,6 mm dick. Sie schmarotzen im Darminhalt und in der Darmwand als kleine, mit bloßem Auge eben noch wahrzunehmende Rundwürmchen. Das befruchtete Weibchen gebiert zahlreiche Trichinellen, welche durch die Darmwand in die Gewebe und mit dem Blut- und Lymphstrom in die verschiedenen Organe, vor allem in die quergestreifte Muskulatur gelangen.

Nach experimenteller Verfütterung von trichinösem Fleisch sind die Trichinellen vom 7. Tage ab im strömenden Blute vorhanden. Die mit dem Blut oder mit der Lymphe in die Muskeln gelangenden Trichinellen dringen hier in die Muskelprimitivfasern ein, wachsen heran, rollen sich 14 Tage später spindelförmig ein und werden durch eine Bindegewebskapsel enzystiert. Diese Bindegewebskapsel kann sich später mit Kalksalzen inkrustieren. In diesem Ruhezustand können die Trichinellen jahrelang infektiös bleiben, bis sie wieder in den Magen eines neuen Wirts gelangen, wo die Kapsel verdaut wird und der Kreislauf von neuem beginnt.

Der trichinöse Muskel erleidet tiefgreifende **Veränderungen** seiner **chemischen Zusammensetzung.** Er verarmt an Stickstoff, Kreatin, Purinbasen und Glykogen. Er reichert sich an mit Wasser, Extraktivstoffen, Ammoniak, flüchtigen Säuren und Milchsäure. Man hat im trichinösen Muskel stark wirksame Gifte, und zwar Nerven-, Kapillar- und Muskelgifte, gefunden. Mit den Kapillargiften werden die bei trichinösen Tieren und Menschen auftretenden Ödeme in ursächlichen Zusammenhang gebracht. Wichtig ist, daß auch der Herzmuskel von der Invasion der Trichinellen nicht verschont bleibt. Es kann in allen Abschnitten des Herzens zur Myocarditis trichinosa kommen. Man findet dabei runde, strichförmige und diffuse Anhäufungen kleiner Rundzellen zwischen intakten Muskelfasern. Nur vereinzelte Muskelfasern verlieren ihre Kerne und nehmen keinen Farbstoff an. Bemerkenswerterweise zeigt die sehr weitgreifende interstitielle Myokarditis sich auch bei vollkommenem Fehlen von Parasiten im Myokard. Man muß also die Veränderungen auf die Einwirkung eines von den Trichinen gelieferten Muskelgiftes zurückführen.

Krankheitsbild. 1—10 Tage nach dem Genuß trichinenhaltigen Fleisches stellen sich Übelsein, Erbrechen, Durchfälle, die auch blutig-schleimig sein können, und kolikartige Schmerzen ein. Bald erhöht sich auch die Temperatur um einige Grade. Die Muskulatur zeigt eine lähmungsartige Steifigkeit, und zwar schon bevor die Trichinellen in die Muskeln eingedrungen sind. Die Muskelsteifigkeit wird auf toxische Produkte der Darmtrichinen bezogen. Etwa eine Woche nach dem Genuß des trichinenhaltigen Fleisches werden die Augenlider, das Gesicht, das Skrotum und die Extremitäten ödematös. Das Fieber steigt an.

Jetzt werden die Muskeln immer steifer. Die Kranken können fast bewegungsunfähig werden. Jeder Druck und jeder Bewegungsversuch verstärken die Steifigkeit, welche 4—5 Wochen anhalten kann. Ist die Zwerchfell- und Interkostalmuskulatur besonders befallen, so kommt es zu Atemstörungen. Dringen die Trichinellen bevorzugt in die Zunge und die Kehlkopfmuskulatur ein, so wird die Sprache heiser und näselnd. Auch das Schlucken wird immer schwieriger. Sind die Kaumuskeln befallen, kommt es zum Trismus. In der 2. oder 3. Woche treten Schweißausbrüche mit Miliaria auf.

Am **Nervensystem** zeigt sich nicht selten eine Hirnhautreizung. Die Patellar-, Achillessehnen- und Trizepsreflexe können fehlen. Der Kernig kann positiv werden, während die elektrische Erregbarkeit der Muskulatur herabgesetzt ist.

Das **Fieber** wird oft durch Frösteln, gelegentlich auch durch Schüttelfrost eingeleitet und kann sich wochenlang hinziehen, so daß häufig der Verdacht eines typhösen Infekts entsteht.

Auf der **Haut** zeigen sich, besonders wenn starke Schweißausbrüche vorausgegangen sind, Miliaria, makulopapulöse Exantheme, selten Petechien. Es sind auch roseolenartige Ausschläge beobachtet worden. Selten kommt es zu subkonjunktivalen Blutungen, während ein Konjunktivalkatarrh häufiger ist.

Das **Blutbild** zeigt eine hochgradige Eosinophilie. Man hat Vermehrungen der Eosinophilen bis zu 86% aller weißen Elemente gefunden. Dabei besteht meist eine allgemeine Hyperleukozytose. Der Beginn der Eosinophilie steht in enger zeitlicher Beziehung zu der Auswanderung der Embryonen aus dem Darm und deren Einwanderung in die Muskulatur. Sie kann lange Zeit fortbestehen. Beim Menschen hat man sie noch 1 Jahr nach der Trichineneinwanderung beobachtet.

Im **Harn** ist die Diazoreaktion meist positiv. Während das Gesamtkreatinin nicht erhöht ist, habe ich bei Trichinosis fast 50% des Kreatinins als Kreatin im Harn nachweisen können. Dieser wichtige Befund steht sicher mit der Muskeldestruktion in Beziehung. Gelegentlich findet man eine Albuminurie und vereinzelt Zylinder.

Unter den **differentialdiagnostisch** in Frage kommenden Erkrankungen ist vor allem die akute Polymyositis oder Dermatomyositis zu nennen. Wie die echte Trichinose geht auch die Dermatomyositis mit Temperaturerhöhung, Schweißausbrüchen, schmerzhafter Rigidität der Muskeln einher. Auch die Augen-, Kehlkopf- und Zungenmuskulatur sind stark beteiligt. Bei der Dermatomyositis treten Veränderungen der Haut und des Unterhautzellgewebes in Gestalt einer entzündlichen Hyperämie wesentlich mehr in den Vordergrund als bei der Trichinose. Auch eine mäßige Eosinophilie ist dieser Krankheit eigen.

Die Trichinose ist eine sehr ernste Erkrankung. In einer Epidemie in Hädersleben starben von 337 Kranken 30%. Die Krankheit wird oft durch Lähmung der Atemmuskulatur mit nachfolgenden Bronchopneumonien tödlich.

Eine ätiotrope **Therapie** ist nur ganz im Beginn, solange sich die Trichinen noch im Magen-Darmkanal befinden, also eigentlich vor dem Beginn der Erkrankung möglich. Man hat beobachtet, daß die mit Durchfall erkrankten Individuen leichter davon kommen. Man soll also mit abführenden Maßnahmen so früh wie möglich nach Genuß trichinenhaltigen Fleisches beginnen, wenn man im Rahmen einer erkannten Epidemie Frühdiagnosen zu stellen in der Lage ist. Im fieberhaften Stadium, also nach Einwanderung der Trichinellen in die Muskulatur, wurde neuerdings das Antimonpräparat Fuadin empfohlen. Man injiziert in 1—2tägigen Pausen 1—5 ccm Fuadin intramuskulär, insgesamt etwa 20 ccm. Es sollen danach eine auffallend schnelle Entfieberung und eine Besserung des Allgemeinbefindens beobachtet werden.

Bei weitgehender Zerstörung der Muskulatur kann es zu Glykogenverarmung und zu hypoglykämischen Zuständen kommen. Diese sind durch intravenöse Injektionen von 20- bis 40%iger Traubenzuckerlösung zu bekämpfen, und zwar 50 bis 100 ccm täglich. Gleichzeitig sollen große Flüssigkeitsmengen zur Ausschwemmung der bei der Trichinose stets auftretenden Toxine gegeben werden.

32. Milzbrand (Anthrax)

Der Milzbrandbazillus verursacht vorwiegend Tierkrankheiten, besonders der Rinder, Schafe und Ziegen. Milzbranderkrankungen der Menschen kommen nur nach Kontakt mit milzbrandkranken Tieren oder durch Verarbeitung von Häuten und Haaren solcher Tiere vor. In Deutschland gilt der Milzbrand als eine Gewerbekrankheit der tierhäuteverarbeitenden Industrie.

Die **Milzbrandpustel** kommt vor allem im Gesicht und, besonders bei Arbeitern der Lederindustrie, auch am Unterarm vor. Hautgegenden, welche durch häufiges Waschen mit Seife der schützenden Fettschicht beraubt sind, sind besonders empfänglich. Da, wo diese Fettschicht, wie an Nase und Kopf, sich schnell erneuert, soll die Milzbrandinfektion nicht auftreten.

Ätiologie. Der Milzbrandbazillus gehört zu der Gruppe von sporenbildenden, anaeroben Bakterien der Außenwelt. Er ist ein unbewegliches, großes, grampositives Stäbchen mit scharf geschnittenen Enden. Die Milzbrandbazillen bilden im Tierkörper eine Kapsel. Auf der Oberfläche von Gelatine- und Agarplatten wächst der Keim in charakteristischen Kolonien, die am Rande wie gelocktes Frauenhaar gewellt sind. Unter schlechten Wachstumsbedingungen kommt es zur Bildung von Sporen, die eine außerordentlich große Widerstandsfähigkeit besitzen.

Das Überstehen einer spontanen Infektion führt zu einer vorübergehenden Immunität.

Der Milzbrandbazillus hat mindestens drei verschiedene Antigene, nämlich ein Nukleoproteid, eine C-Substanz und eine P-Substanz. Ein therapeutisch gutes Milzbrandserum muß unbedingt P-Antikörper besitzen. Ein spezifisches Milzbrandtoxin hat sich noch nicht nachweisen lassen.

Krankheitsbild. Die Milzbranderkrankung des Menschen wird in drei Formen beobachtet, nämlich als Haut-, Lungen- und Darmmilzbrand.

Der **Hautmilzbrand** zeigt sich mit Vorliebe im Gesicht, an den Händen und Unterarmen. An der infizierten Hautstelle entwickelt sich nach 2—3 Tagen ein flohstichartiger, geröteter, leicht erhabener Fleck, der zu jucken pflegt. Nach 12 bis 15 Stunden entsteht daraus ein erbsengroßes Bläschen, das mit einer gelblichen oder bräunlichen Flüssigkeit schlaff gefüllt ist und in der Mitte einsinkt. Es wird als Milzbrandbläschen bezeichnet. Nach dem Platzen oder Aufkratzen des Bläschens entsteht ein schwärzlicher Schorf. Dieser schwarze Schorf, der an die Farbe der Kohle erinnert, hat der Krankheit den Namen Anthrax (= Kohle) eingetragen. Der nekrotische Schorf dehnt sich in die Tiefe und Breite aus. Es entsteht ein 2—3 cm breites Infiltrat. Die Umgebung dieses Milzbrandkarbunkels ist gerötet und geschwollen. Er kann gelegentlich von einem Kranz neuer Bläschen umgeben sein, wodurch der Knoten im ganzen sich rasch vergrößert. Die regionären Lymphdrüsen sind geschwollen und schmerzhaft und von ödematöser Haut bedeckt.

Am 2. bis 3. Tage der Entwicklung des Milzbrandkarbunkels tritt hohes **Fieber** auf. Die Dauer desselben hängt von dem Zeitpunkt der Demarkation des Schorfes ab, welche gegen Ende der 1. Woche eintreten kann. Sobald der sich lockernde Schorf abgestoßen ist, bleibt eine granulierende Geschwürsfläche zurück, die bald vernarbt.

Nicht immer bleibt der Prozeß auf den ursprünglichen Milzbrandkarbunkel beschränkt. Unter Ansteigen des Fiebers, das gewöhnlich mit Frösteln einhergeht, kann es zu einer Allgemeininfektion mit Kopf- und Gliederschmerzen kommen. Der Kranke ist sehr hinfällig, matt und appetitlos. Die **Zunge** ist belegt; es kann Erbrechen auftreten. Die **Milz** zeigt sich vergrößert. Aus dem Blute des Kranken lassen sich Milzbrandbazillen züchten. Der Ausgangskarbunkel verfärbt sich bläulich. Die in der Nachbarschaft aufschießenden Bläschen füllen sich mit blutiger Flüssigkeit. Auch die ödematösen Partien der Umgebung sind hämorrhagisch infiltriert und neigen zu gangränösem Zerfall. Die Zeichen einer allgemeinen Sepsis treten in den Vordergrund. Der Puls wird immer frequenter, kleiner und leicht unterdrückbar. Der Blutdruck sinkt ab. Die Extremitäten werden kalt und bläulich verfärbt. Das Fieber kann steil abfallen. Unter kollapsartigen Erscheinungen schwindet das Bewußtsein, und unter gelegentlich auftretenden Konvulsionen erfolgt der Tod. Andere Kranke sterben unter den Erscheinungen des Lungenödems. In manchen Fällen, in denen es zu einem jauchigen Zerfall des Furunkels kommt, ist die Gelegenheit zu einer Mischinfektion gegeben, welche das Bild erheblich komplizieren kann.

Der **Lungenmilzbrand** wird auch als Hadernkrankheit bezeichnet. Er kommt durch Einatmung von milzbrandsporenhaltigem Staub zustande. Unter Schüttelfrost mit hohem Fieber beginnt die Krankheit. Der Kranke wird rasch schweratmig, besonders dann, wenn die Schleimhaut der Nase anschwillt und sich in derselben kleine, karbunkelähnliche Infiltrate bilden. Auch die Tonsillen können gerötet und geschwollen sein, ebenso die Epiglottis.

Die Erscheinungen an der Lunge gleichen am ehesten denen einer Bronchopneumonie. Es kommt zu einem qualvollen Husten; der Auswurf ist schaumig, gelegentlich sanguinolent. Es lassen sich — wenn auch nicht immer — Milzbrandbazillen darin nachweisen.

Die mediastinalen Drüsen sind hämorrhagisch infiltriert und schwellen mächtig an. Durch Konfluenz der einzelnen bronchopneumonischen Herde kann es schließlich zur Infiltration ganzer Lungenlappen kommen. Die Prognose des Lungenmilzbrandes ist sehr schlecht. 90% der Kranken sterben an Milzbrandsepsis.

Als dritte Form des menschlichen Milzbrandes ist der **Darmmilzbrand** anzusehen. Unter völligem Appetitmangel, Schmerzen im Kopf und Epigastrium, Schwindelgefühl, Übelkeit, galligem oder auch blutigem Erbrechen treten heftige Darmkoliken mit zuerst noch weichen, später wäßrigen und blutigen Durchfällen auf. Die Zunge ist belegt und trocken, der Leib infolge der stark gasgefüllten Därme aufgetrieben und druckempfindlich. Häufig ist auch eine Milzschwellung nachzuweisen. Die anfänglich nur wenig erhöhte Körpertemperatur steigt plötzlich hoch an. Der Puls wird dabei frequent und klein. Die Kranken klagen über Kurzluftigkeit und ein Gefühl der Beengung.

Die Krankheit nimmt meist einen raschen Verlauf, die Kräfte verfallen schnell; der Kranke stirbt oft schon am 2. oder 3. Krankheitstage.

In anderen Fällen treten Darmperforationen mit anschließender Peritonitis hinzu. Infolge der eingetretenen Milzbrandsepsis zeigen sich vor dem Tode noch ausgedehnte Hautblutungen, Bläschen und Knötchen, wie sie oben beschrieben wurden.

Bei Gruppenerkrankungen, die nach Genuß von milzbrandinfiziertem Fleisch aufgetreten sind, kommen auch Patienten mit leichteren Formen des Darmmilzbrandes, die in Heilung ausgehen können, zur Beobachtung.

Die hier wiedergegebene schematische Unterscheidung nach Haut-, Lungen- und Darmmilzbrand kommt in dieser straffen Trennung wohl selten zur Beobachtung. Die Einteilung hat nur den Sinn, zu zeigen, daß das jeweils primär erkrankte Organ dem gesamten Krankheitsbild seine Prägung gibt. So werden auch Fälle von Milzbrandsepsis beobachtet, bei denen sich die Eintrittspforte nicht finden oder nachweisen läßt. So können die Milzbrandbazillen offenbar von der Lunge ins Blut gelangen, ohne einen primären Lungenmilzbrand zu bedingen. Die Krankheit kann dann unter hohem Fieber mit Haut-, Darm- und meningealen Symptomen einhergehen. Man findet dann in dem wolkig getrübten und hämorrhagischen Liquor cerebrospinalis zahlreiche Milzbrandbazillen.

Die **Diagnose** und die **Differentialdiagnose** des Milzbrandes ist im allgemeinen nicht schwierig, wenn man an den Beruf des Kranken denkt. Auch ist zu betonen, daß der gewöhnliche Milzbrandkarbunkel schmerzlos ist. Das Milzbrandödem, besonders an den Augenlidern, ist öfters mit Erysipel verwechselt worden. Das Erscheinen der charakteristischen Bläschen lenkt die Diagnose aber rasch in die richtige Bahn.

In unklaren Fällen von Lungen- und Darmmilzbrand kann eine Blutkultur mittels Traubenzuckeragars rasch die richtige Diagnose ermöglichen. Die Züchtung des Keims aus dem Knochenmark soll in jedem Falle gelingen.

Therapie. Die Therapie der Milzbrandpustel oder Pustula maligna muß vor allem den Gesichtspunkt respektieren, die erkrankte Zone so wenig wie möglich zu irritieren. Örtliche chirurgische Maßnahmen eröffnen dem Keim neue Lymph- und Blutwege und begünstigen das Zustandekommen einer Milzbrandsepsis. Es wird empfohlen, die Pustel mit amerikanischer gelber Vaseline, welcher 10% Ultraseptylpuder zugesetzt sind, zu bestreichen und außerdem Prontosil täglich 5 × 2 bis 5 × 3 Tabletten peroral zu verabreichen. Auch von Sulfamethylthiazol sind gute Erfolge berichtet worden.

Gleichlaufend mit den chemotherapeutischen Bemühungen soll die Serumtherapie mit 40—60 ccm Milzbrandserum gehen. Bei schwereren Fällen soll das Serum intravenös gegeben und diese Behandlung so früh wie möglich begonnen werden. Oft bringt die Serumbehandlung eine rasche Wandlung zum Besseren mit lytischem Abfall des Fiebers und schneller Abschwellung der Drüsen, während die Pustel langsam dabei eintrocknet.

Die Letalität der Milzbranderkrankung soll durch frühzeitig und konsequent durchgeführte Serumbehandlung weitgehend herabgesetzt werden können.

Die Tuberkulose

I. Erreger

Der Erreger ist der von ROBERT KOCH entdeckte stäbchenförmige Bazillus, der seinem färberischen Verhalten nach zu den säurefesten Bazillen gehört. Neben anderen Fetten und Lipoiden enthält er große Mengen hochmolekularer Alkohole. Diese sog. „Wachse" haben einen sehr hohen Schmelzpunkt (zum Teil bis 230°) und sind die Träger der Säurefestigkeit und der schweren Angreifbarkeit innerhalb und außerhalb des Körpers (z.B. auch der Resistenz gegen Antiformin). Antigene Eigenschaften haben die Tuberkelbazillenfette nicht (M. BÜRGER und B. MÖLLERS).

Von den meisten bekannten Krankheitserregern unterscheidet sich der Tuberkelbazillus dadurch, daß er an der Stelle seines Haftens stets eine schwere Schädigung und Destruktion des umgebenden Gewebes setzt, welche zu der „spezifischen Reaktion" führt. Wahrscheinlich sind für dieses besondere Verhalten die Lipoide, die bisher in keinem anderen bekannten Mikroorganismus gefunden wurden, mit verantwortlich zu machen. Die Ansprechbarkeit der einzelnen Organe auf den Keim ist different, vielleicht wird in der Lunge das Angehen der Tuberkelbazillen durch die lockere Struktur des Gewebes und durch den Reichtum an Sauerstoff erleichtert (MARTINI).

Für den Menschen pathogen sind vor allem der Typus humanus und bovinus. Andere Typen, wie der Typus gallinaceus und der Kaltblütlerbazillus, haben praktisch für den Menschen keine Bedeutung. Bei Kindheitsinfektionen spielt der Typus bovinus eine besondere Rolle, während bei Erwachsenentuberkulosen dieser Typ nur äußerst selten nachweisbar ist (DIETLEN, Artwechsel im menschlichen Körper?).

Die ersten Bazillen bei inzipienter Phthise sind spärliche, lange perlschnurartige Gebilde. Finden sich unter diesen auch homogene, kurze oder längliche Bazillen, so kann man sicher sein, daß es sich nicht um den ersten Schub der Tuberkulose handelt (NEUMANN). Lange homogene Bazillen scheinen eine günstige, kurze und segmentierte eine ungünstige Prognose zu geben. Nicht der Bazillus Koch an sich ist für den menschlichen Körper so gefährlich, sondern das Gift (Toxin), welches der Bazillus ausschwemmt (Auslösung toxischer Symptome usw.).

II. Verhalten des Organismus

Auf die Infektion reagiert der Organismus je nach ihrer Massivität, der Virulenz der Bazillen und je nach der vorherrschenden Immunitätslage mit produktiv-fibrösen oder exsudativ-käsig-pneumonischen Prozessen. Von seiten des Menschen sind eine gewisse konstitutionelle Bereitschaft sowie die vorherrschende Resistenz gegenüber Infektionen mit entscheidend. Das anatomische Substrat ist bei der produktiven Form der Tuberkulose der Tuberkel; ein Knötchen wechselnder Größe von charakteristischem histologischem Bau (zentrale Verkäsung, Epitheloid- und Riesenzellen (LANGHANS), Lymphozyten). Stehen die akut entzündlichen Veränderungen im Vordergrund, so tritt ein uncharakteristisches Exsudat auf (tuberkulotoxische Umgebungsreaktion), das entweder resorbiert wird oder bei Progredienz in Verkäsung übergeht. Der Ausgang in Vernarbungen ist bei allen Prozessen möglich, im weiteren Verlauf können Verkalkungen oder Verknöcherungen auftreten. Die abgekapselten Bazillen behalten jedoch jahrzehntelang ihre Virulenz (GHON) und bedeuten dann eine latente Gefahr für den Körper während des ganzen Lebens.

Andererseits kann es durch käsigen Zerfall der Herde, ihren Einbruch in Blut- oder Lymphbahnen oder durch Aussaat bazillenhaltiger käsiger Zerfallsprodukte über Bronchien, obere Luftwege, Darm, Urogenitaltrakt zu mehr oder minder schnellem Fortschreiten der Erkrankung kommen. Auch bei dieser Entwicklung besteht noch die Möglichkeit späterer Vernarbung der Prozesse sowie eines Stillstandes der Erkrankung.

1. Systematik

ROBERT KOCH zeigte experimentell an Meerschweinchen, daß sich bei deren erster Infektion mit Tuberkelbazillen an der Impfstelle ein Geschwür bildet, von dem aus auf dem Wege der Lymphbahnen die regionären Lymphdrüsen tuberkulös infiziert werden, anschwellen und verkäsen. Werden die so vorbehandelten Tiere nun ein weiteres Mal mit Tuberkelbazillen geimpft, so tritt an der neuen Infektionsstelle bald eine Nekrose auf, durch die das infizierte Gewebe abgestoßen und aus dem Körper entfernt wird, ohne daß jetzt eine Entzündung der zugeordneten Lymphdrüsen auftritt. Dieser „KOCHsche Grundversuch" zeigt das verschiedenartige Verhalten des Organismus, je nachdem ob es sich um die erste Infektion des Körpers handelt, oder ob schon früher eine tuberkulöse Infektion stattgefunden hat. Auf Grund dieser Tatsache ist eine Reihe von biologischen Nachweismethoden ausgearbeitet worden, die uns über einen vorangegangenen Kampf des Organismus mit dem Virus unterrichten sollen (Hautreaktionen nach MANTOUX, PIRQUET, MORO, HAMBURGER).

2. Infektionsmodus

Für die Ausbreitung der Tuberkulose beim Menschen und somit als wichtigste Infektionsquellen sind einerseits der tuberkulosekranke und Tuberkelbazillen ausscheidende Mensch und zum anderen die tuberkulosekranke perlsüchtige Kuh verantwortlich zu machen. Diese Erkenntnis bestimmt alle prophylaktischen Maßnahmen, und es ergibt sich daraus für die Mehrzahl aller Erkrankungen der Infektionsmodus in Form einer Inhalations- bzw. Aspirationstuberkulose oder einer Fütterungstuberkulose. Andere Eintrittspforten in den menschlichen Organismus sind theoretisch möglich, praktisch aber von geringer Bedeutung. Das pathologische Geschehen nach erfolgter Infektion verläuft in grundsätzlich gleicher Art bei der pulmonalen als auch bei der intestinalen Erkrankung.

3. Stadienlehre

In Anlehnung an die drei Stadien der Lues entwickelte RANKE 1916—19 die Dreistadienlehre für den Ablauf der Lungentuberkulose. Diese Stadienlehre ist ein Schema des klinischen Ablaufes der Tuberkulose und auch nur so zu bewerten. Er teilt ein in das Primärstadium, mit Ausbildung des Primärkomplexes, in das Sekundärstadium mit Generalisation auf hämatogenem, lymphogenem oder intrakanalikulärem Wege, entweder akut und massig, oder chronisch und spärlich, wobei die sekundäre Periode in Schüben verlaufend sich über mehrere Jahre erstrecken kann. Das letzte Glied der Einteilung bildet das Tertiärstadium der isolierten Organtuberkulose. Neben dieser anatomischen Einteilung versucht RANKE auch eine Gliederung nach immunbiologischen Gesichtspunkten. Die anatomischen Bilder der Stadien nach RANKE decken sich keineswegs mit den verschiedenen Reaktionslagen (Allergieformen) des Organismus. Dazu kommt, daß pathologisch-anatomisch das Generalisationsstadium und das Tertiärstadium sich häufig nicht abgrenzen lassen und daß im Gegensatz zu der Auffassung RANKES auch Rückfälle vom dritten in das zweite Stadium zur Beobachtung kommen. Da zudem das zweite Stadium häufig nicht durchlaufen wird, verdienen andere Vorschläge einer Zweiteilung, wonach die erste Periode den Primärkomplex mit oder ohne Frühstreuung umfaßt, die zweite, Reinfektionsperiode (Postprimärstadium) alle späteren Formen einschließend, Beachtung (ASCHOFF, BEITZKE und HUEBSCHMANN). Innerhalb dieser Perioden kann es verschiedene Phasen der Immunitätslagen geben. Angreifbar ist RANKES Lehre durch ihre Verknüpfung mit der Allergie (ICKERT). Eine stadiengebundene Allergie gibt es nicht (FINK). REDEKER, LOESCHKE, HUEBSCHMANN und BLUMENBERG haben nachgewiesen, daß der Ablauf der Tuberkulose sich aus einzelnen Schüben zusammensetzt, von denen jeder eingangs exsudativ beginnt, um in das produktive Stadium überzugehen, gleichzeitig steigt die allergische Empfindlichkeit an, um dann wieder abzuschwellen. „Der tuberkulöse Einzelschub besteht also aus zwei Phasen: der exsudativen Phase mit ansteigender und der produktiven Phase mit absteigender allergischer Empfindlichkeit. Der tuberkulöse Schub verhält sich darin genau so, wie die Schübe anderer akuter oder chronischer Infektionskrankheiten, und zwar auch hinsichtlich der Allergie: Bei jedem Schub von fast allen Infektionskrankheiten steigt die spezifische Allergie binnen 2—4 Wochen auf einen Höhepunkt, um dann wieder abzufallen. Also dürfte die Allergie kaum ein geeignetes Mittel zur Stadieneinteilung sein. Die meisten Autoren begnügen sich deshalb 1. von primärer Tuberkulose und 2. von postprimärer Tuberkulose zu sprechen.“

4. Allergie

Als Allergieformen werden unterschieden:

Normergie: Der negative Ausfall des Pirquet und der Intrakutanreaktion bei Nichtinfizierten.

Euergie: Pirquet negativ, Reizschwelle der Intrakutanreaktion 10^{-3}: Alttuberkulin = positive Anergie, bedeutet sehr gute Abwehrfunktion, so daß die Haut sehr gut mit dem eingebrachten Tuberkulin fertig wird.

In Heilung stehende oder desensibilisierte Tuberkulose:

Mittlere Allergielage: Pirquet positiv, Intrakutanreaktion positiv, von 10^{-6} bis 10^{-4}, Reizschwelle fixiert, stabile Prozesse, gute Abwehrlage.

Dysergie: Pirquet positiv, Intrakutanreaktion positiv, bei 10^{-15} bis 10^{-7} bei fortschreitenden Prozessen. Oder auch: Pirquet negativ, Intrakutanreaktion positiv bei 10^{-15} bis 10^{-7} Alttuberkulin; dieser Grad von Dysergie leitet über zur Anergie sub finem vitae (ICKERT).

Diese als Allergie bezeichnete „andere Reaktionsweise“ (PIRQUET) kann beinhalten: eine Reaktion im Sinne eines verstärkten oder vollkommenen Schutzes (relative oder absolute Immunität), oder im Sinne eines verminderten oder aufgehobenen Schutzes (Anergie) oder eine bloße Überempfindlichkeit (Hyperergie). Nicht zu übersehen ist, daß für das Überstehen der Erstinfektion und für den Ablauf der Tuberkulose in der natürlichen Resistenz ein weiterer wichtiger Vorgang gegeben ist. Damit ist aber durchaus nicht widerlegt, daß der Erkrankte durch das Überstehen des Primärkomplexes spezifische Widerstandskräfte (Immunität) hinzugewinnt.

III. Ablauf der Erkrankung

Die erste Infektion des Menschen erfolgt in unseren Gegenden meist im Kindesalter. Die Haupteintrittspforte der Bazillen ist der Luftweg (Tröpfcheninfektion durch erkrankte Personen in der Umgebung, Staubinfektion). Bei der kindlichen Infektion treten die Bazillen häufig durch den Darm in den Organismus ein (Milch perlsüchtiger Kühe, Schmierinfektion). Bei einem kleinen Teil der Kranken wird der Infektionsweg über den lymphatischen Apparat gewählt.

1. Primäre Tuberkulosen

a) Primärkomplex

Bei Ersthaftungen der Bazillen in der Lunge bildet sich eine bronchopneumonische Infiltration mit verkästem Zentrum, Entzündungen der Lymphabschlußbahnen und der regionären Lymphdrüsen. Wie beim Panaritium eine Achseldrüsenschwellung entsteht, so beim tuberkulösen Erstinfekt eine Beteiligung der Lymphabflußbahnen, Lymphdrüsen und Hilusdrüsen. Der Primärkomplex kann, nachdem eine geringe zentrale Verkäsung stattgefunden hat, kalkig „abheilen" oder durch bindegewebige Narbe resorbiert werden. Bei der Abheilung resultiert ein meist hirsekorn- bis erbsgroßer Kalkherd im Lungengewebe, peripher und pleuranahe gelegen, sowie eine vergrößerte verkalkte Hilusdrüse. Als Komplikationen am Primärherd entwickeln sich selten tuberkulotoxische Reaktionen mit Übergang in Verkäsung, Primärherdkavernen oder eine käsige Pneumonie (Primärherdphthise). Häufiger dagegen sind die Komplikationen an der Hilusdrüse. Durch Reaktion an den Lymphdrüsen der Lungenwurzel kann der Übergang in die Epi- bzw. Paratuberkulose oder Bronchialtuberkulose gegeben sein. Außerdem besteht die Möglichkeit einer Ausbreitung per continuitatem in das umgebende Lungengewebe mit evtl. sekundärem Zerfall (Hiluskaverne).

Bei abgeheilten Kalkherden finden sich noch häufig virulente Bazillen, so daß auch von hier ohne neue exogene Infektionen ein Fortschreiten der Krankheit erfolgen kann, wenn durch Schwächung des Körpers (Scharlach, Keuchhusten, Diabetes, Wochenbett) die immunisatorischen Abwehrkräfte beeinträchtigt werden.

b) Generalisation

Bei nichtabgeheiltem Primärkomplex besteht die Möglichkeit einer Aussaat tuberkulösen Materials auf dem Lymphwege über die paratrachealen Lymphdrüsen in den Ductus thoracicus. Dieser mündet in den Angulus venosus ein. Die Ausbreitung erfolgt über das rechte Herz in die Lunge (Miliartuberkulose).

Durch Arrosion eines Lungengefäßes und folgende hämatogene Aussaat in alle Körperorgane (Knochen, Sehnen, Gelenke, Peritoneum, Hirnhäute, Drüsen (Kartoffeldrüsen), Pleura (Pleuritis exsudativa), Haut (Tuberkuloide, hämatogen entstandene Lupusfälle), selbstverständlich auch in die Lunge oder durch Einbruch eines verkästen Herdes in das Bronchialsystem sind weitere Möglichkeiten der Generalisation gegeben. HUEBSCHMANN weist noch auf die Möglichkeit einer Durchwanderung der Gefäßwand durch die Bazillen hin und WEIGERT beschreibt einen

Ausbreitungsmodus durch Bazillenausschwemmung von einem Intimatuberkel her in eine Arterie, Vene oder Lymphgefäß. Das Generalisationsstadium kann narbig oder kalkig abheilen, über lange Zeit hin stationär bleiben und dann noch abheilen oder die Überleitung zu den postprimären Tuberkulosen bilden.

2. Postprimäre Tuberkulosen

Es ist anzunehmen, daß Reste der überstandenen Primärinfektion während des ganzen Lebens in den apikalen Lungenabschnitten bestehen bleiben und unter bestimmten Voraussetzungen reaktivieren können. Die Reinfektion erfolgt entweder auf endogenem oder exogenem Wege. Die um einen solchen alten Herd herum entstandene perifokale Entzündung wird als **Frühinfiltrat** bezeichnet. Die Entstehung ist, wie bereits erwähnt, folgendermaßen anzunehmen: Vom Primärkomplex her und wahrscheinlich von der Hiluslymphdrüse werden mit Tuberkelbazillen beladene Histiozyten in die Lungenspitzen verschleppt und bleiben in den engen Kapillaren liegen. Bei der geringen Zahl der Bazillen entsteht ein sehr langsam chronisch verlaufender Prozeß, der entweder ausheilt oder auf endo- oder exogenem Wege reaktiviert werden kann. Erst nach Einbruch verkäster Bezirke entsteht das Frühinfiltrat, welches den Beginn der Erwachsenentuberkulose darstellt. Die Residuen aus dem Sekundärstadium in den apikalen Lungenabschnitten können so fein sein, daß sie klinisch oder röntgenologisch nicht nachweisbar sind. Der endogene Reinfekt beschränkt sich demnach immer auf Tuberkelbazillen, die aus der Zeit der Primärtuberkulose noch im Gewebe liegen und durch exogene Ursachen das Frühinfiltrat entstehen lassen (exogen stimulierter endogener Reinfekt, GRAEFF).

a) Das Frühinfiltrat

Durch ASSMANN und REDEKER (1924) kennt man die Bedeutung der infraklavikulär gelegenen und klinisch oft und leicht zu übersehenden Frühinfiltrate, die Pfennigstück- bis Talergröße haben. Die Frühinfiltrate können sich wieder in ein Narbenstadium zurückbilden, produktive Umbildung erfahren, bilateral eine Tochterinfiltration entstehen lassen oder einschmelzen und zur Frühkaverne führen (nicht zu verwechseln mit Erstinfektskaverne). Die Schicksale der Frühkaverne sind Abheilung in Zirrhosen, weitere Kontaktausbreitung, Einbruch und fortschreitende Erwachsenenphthise. Durch die kreisenden Toxine können bei schweren Erwachsenentuberkulosen, selbst wenn das betroffene Einzelorgan (Lunge) nicht bis zur Vernichtung erkrankt ist, tödliche Allgemeinschäden am Herzen und an der Leber einsetzen.

IV. Klinik der Lungentuberkulose

1. Erstinfektion (Primärinfekt)

Wir kennen das Krankheitsbild der Erstinfektion eigentlich erst recht seit der Zeit der röntgenologischen Durchuntersuchung von Kindern, die in der Umgebung Offentuberkulöser leben (offene Tuberkulosen nennt man solche mit Bazillenausscheidung). Es ist gekennzeichnet durch eine sog. bipolare Entzündung, wobei der eine Entzündungsherd im Lungengewebe liegt, während der andere von der regionären Hilusdrüse ausgeht. Die Betroffenen, nicht immer nur Kinder, zeigen Abgeschlagenheit, leichte körperliche und geistige Ermüdbarkeit, (zusammenfassend als toxische Symptome bezeichnet!) und geringgradige Temperaturerhöhungen (subfebrile Temperaturen —37,0 bis 37,5° axillär), so daß die Erscheinungen, sofern sie überhaupt Beachtung finden, als „leichte Influenza" oder „Grippe" gedeutet werden. In vielen Fällen kann erst das Positivwerden der Tuberkulinreaktion den wahren Charakter der Erkrankung aufdecken. Obwohl der völlige Rückgang der röntgenologischen Erscheinungen bis zur Verkalkung dieses Primärherdes 1 bis 3 Jahre in Anspruch nehmen kann, fehlen oft klinisch eindrucksvolle Krankheitszeichen bei diesem häufigsten Entwicklungsgang völlig. Bei der weitaus größten Zahl aller tuberkulösen Infekte bleibt es bei diesem Zustand des „abgeheilten Primär-

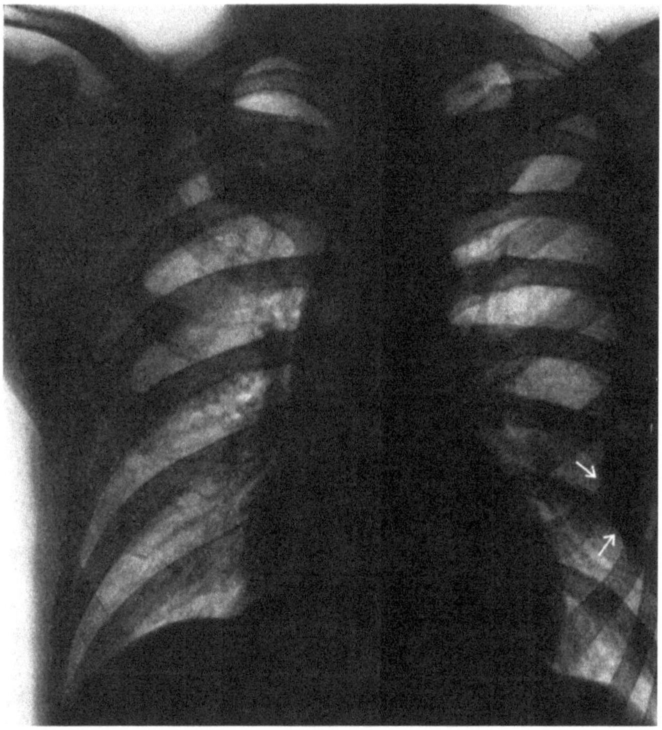

Abb. 1. L. K., weiblich, 34 Jahre alt. Klinisch: Beschwerdefrei. Röntgenbild: Pflaumenkerngroßer Primärkomplex im linken Unterfeld, lateral

komplexes". Aber nicht immer heilt dieser Primärkomplex ab. Schon während dieser Entwicklung kann der sehr seltene Einbruch des Erstherdes in die Blutbahn erfolgen und das Bild der Meningitis resultieren. Auch bei Erwachsenen ist das Krankheitsbild einer schnell tödlich verlaufenden Erstinfektion bekannt, vor allem, wenn sie aus Gegenden oder Völkerschaften stammen, in denen die Tuberkulose unbekannt ist (farbige Kolonialsoldaten in Frankreich; Bewohner dünn besiedelter Gegenden (Skandinavien), die in der Stadt Arbeit nehmen oder Militärdienst leisten).

2. Sogenanntes Sekundärstadium RANKES

Meist läßt sich jedoch bei den Erscheinungen akuter Aussaat von Tuberkelbazillen im Organismus in der Lunge bereits ein abgeschlossener Primärkomplex nachweisen und dadurch ausschließen, daß diese Durchseuchung unmittelbar mit dem ersten

Eintritt der Bazillen in den Körper zusammenhängt. Die Wege des Eintritts des Erregers in die Blutbahn wurden schon angeführt. Klinisch finden wir hierbei neben der Möglichkeit zahlreicher extrapulmonaler Tuberkulosen in der Lunge das Bild einer Miliartuberkulose. Wir unterschieden hierbei die typhöse meningitische Form und pulmonale Form. Die typhöse Form bietet das Bild einer schweren Allgemeininfektion mit Pulsbeschleunigung und steigendem Fieber, mit positiver Diazoreaktion und häufig mit Milztumor. Die Benommenheit der Kranken und eine oft vorkommende Leukopenie läßt an Typhus denken, der durch die fehlende Agglutination aber meist ausgeschlossen werden kann. Der physikalische Befund über der Lunge

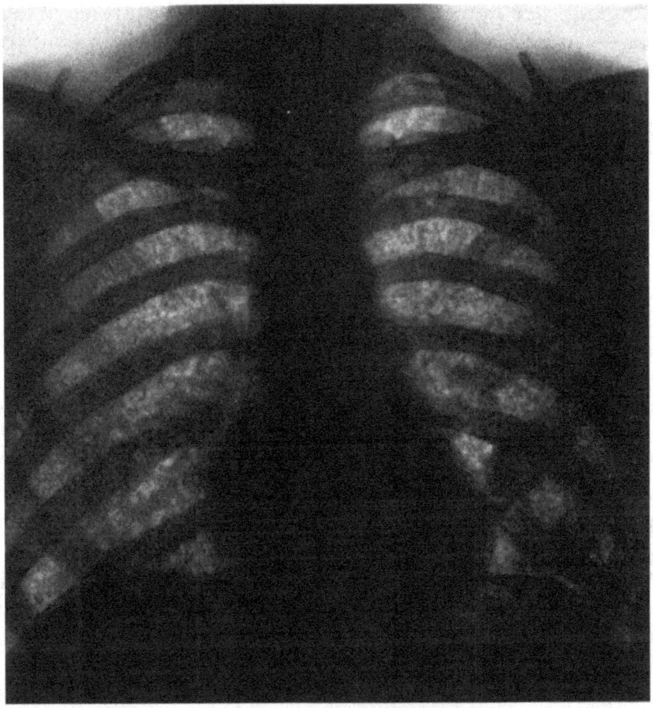

Abb. 2. B. R., weiblich, 22 Jahre alt. Klinisch: Akut erkrankt, Temperaturen um 39°, Leukopenie, BSG. mäßig beschleunigt, Milztumor, Sputum negativ, Diazo positiv. Röntgenbild: Produktive Miliartuberkulose. Autoptische Bestätigung des Befundes

ist wenig eindrucksvoll (Bronchitis); erst das Röntgenbild zeigt die vielen, meist hirsekorngroßen, über die ganze Lunge verbreiteten Herde, welche uns die fast nie fehlende Zyanose erklären. Im Endstadium gesellt sich häufig noch ein meningitisches Syndrom zu diesem Krankheitszeichen, doch kann auch eine Meningitis tuberculosa das einzige Symptom einer miliaren Aussaat sein. Es ist von der Meningitis epidemica außer durch den Tuberkelbazillenbefund im Liquor dadurch abzugrenzen, daß die Werte des Liquorzuckers unter 60 mg% liegen. Die pulmonale Form der Miliartuberkulose kann unter dem Zeichen einer Pneumonie auftreten, wobei früh die beschleunigte Atmung auffällt. Auch hier bietet das Röntgenbild sehr bald sicheren Anhalt über die Art der Erkrankung. Obwohl die Prognose fast infaust ist, sind Fälle von allen drei Krankheitsbildern bekannt, die in Heilung ausgingen.

a) Pleuritis

Häufig ist das erste Symptom, das den Kranken zum Arzt führt, ein meist stechender Schmerz in der Seite, der sich bei tiefer Atmung verstärkt. Er ist Ausdruck einer Pleuritis und muß in jedem Fall das Augenmerk auf eine Tuberkulose als mögliche Ursache lenken, auch wenn noch kein Befund an der Lunge selbst zu erheben ist.

Eine Pleuritis tuberculosa kann durch pleuranahe Lungenherde per continuitatem entstehen, oder die Pleura kann durch Bazillen oder Toxine auf dem Lymphweg erreicht und affiziert werden.

Tritt eine Pleuritis exsudativa anscheinend isoliert ohne Lungenbeteiligung auf — ein Vorgang, der immer mit hohem Fieber und starkem Krankheitsgefühl verbunden ist — so ist sie als Zeichen hämatogener tuberkulöser Streuung zu bewerten und zwingt zu langer, sorgfältiger Beobachtung des Kranken. Es sind zahlreiche Fälle bekannt, in denen kurz darauf eine Miliartuberkulose manifest wurde. Das Exsudat enthält vorwiegend Lymphozyten, die RIVALTAsche Probe ist positiv und das spezifische Gewicht liegt über 1018.

3. Klinik der isolierten Lungentuberkulose

(Erwachsenentuberkulose)

Die hämatogene Streuung führt aber nur in wenigen Fällen zum klinischen Bilde der Miliartuberkulose, meist kommt es dank einer relativen Immunität des Körpers zu einer Beschränkung des Prozesses auf ein Organ (z.B. Lunge). Auch werden hämatogene oder andere Schübe meist auf das erstbefallene Organ, z.B. die Lunge, beschränkt bleiben (isolierte Organtuberkulose). Das Bild der eigentlichen Lungenphthise beherrscht dann das Feld. Der Ausgangspunkt ist das meist infraklavikuläre Frühinfiltrat. Der Ablauf erfolgt in Schüben. Diese zeigen je nach Massigkeit des verbreiteten infektiösen Materials und seiner Virulenz verschiedene pathologische Formen, verschiedene Prognose und die Notwendigkeit differenten ärztlichen Handelns.

Klinische Anzeichen dieses tuberkulösen Schubes sind subfebrile bis fieberhafte Temperaturen, Mattigkeit, schnelle Ermüdbarkeit, Blässe, Appetitmangel, Herzklopfen, Gewichtsverlust, Nachtschweiße, Husten, Auswurf, Stiche beim Atmen, bei Frauen Störungen der Menstruation, erhöhte Senkungsgeschwindigkeit der roten Blutkörperchen, Linksverschiebung und Lymphopenie im weißen Blutbild. Selbst wenn der physikalische Lungenbefund noch so gering sein sollte, muß unter allen Umständen eine Röntgendurchleuchtung und Aufnahme zur Klärung herangezogen werden. Die Frühinfiltrate zeigen vielfach die Tendenz zur Verkäsung und Einschmelzung (Kavernenbildung). Über größeren Kavernen findet sich meist hoher tympanitischer Klopfschall, amphorisches oder Bronchialatmen und grobblasig klingendes Rasseln. Auch juchzende, gackernde oder quietschende Geräusche sind fast sichere Kavernenzeichen. Aber selbst große Kavernen können physikalisch stumm sein, so daß nur ein Röntgenbild sicheren Aufschluß über den Befund geben kann.

Werden nun große Mengen bazillenhaltigen Materials durch Aspiration in der Lunge verbreitet, so besteht die Gefahr der käsigen Pneumonie, die vor allem nach Hämoptysen groß ist. Sie bedeutet meist ein schnelles Fortschreiten der Lungenerkrankung und ist prognostisch äußerst schlecht. Erfaßt die Exsudation kleinere Bezirke, so finden wir bronchopneumonische Formen oder eine exsudative Tuberkulose, die jede Zwischenform annehmen kann. Der kleinste exsudative Herd ist bei einer tuberkulösen Streuung der auf den Azinus beschränkte (azinonodöse Form).

Auch verkäste Exsudationen können sich weitgehend zurückbilden, obwohl die exsudativen Tuberkulosen mit ihrem oft hohen Fieber die foudroyantesten und klinisch eindrucksvollsten Formen (Bronchialatmen, klapperndes Rasseln, Kachexie!) der Phthise darstellen. Röntgenologisch sind sie durch ineinanderfließende weichfleckige Herdzeichnungen charakterisiert. Wir finden bei ihnen die höchsten Blutsenkungswerte.

Außer bei der käsigen Pneumonie sind rein exsudative Formen der Tuberkulose sehr selten, meist sind produktive Prozesse am Ablauf der Krankheit beteiligt. Bei

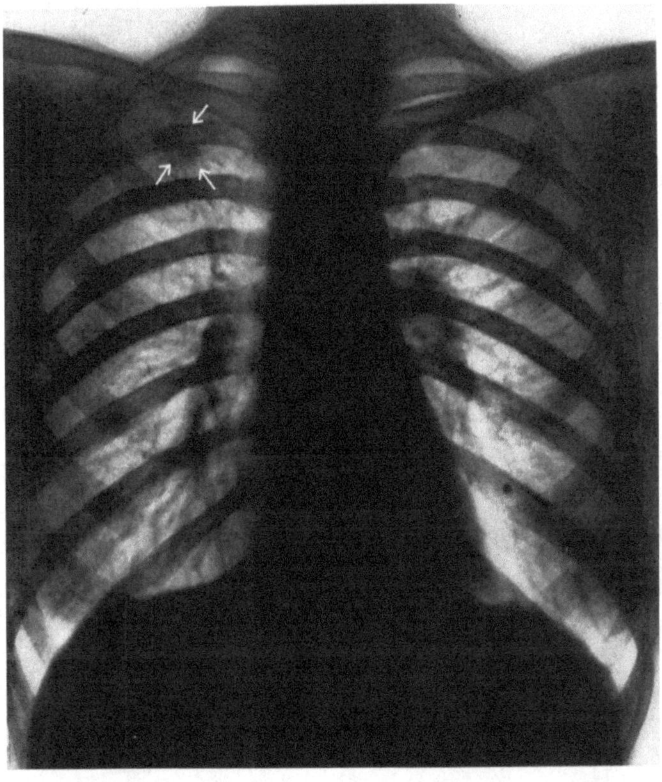

Abb. 3. H. N., weiblich, 26 Jahre alt. Klinisch: Abgeschlagenheit, Nachtschweiß, Gewichtsabnahme, geringer Husten ohne Auswurf, subfebrile Temperaturen. Röntgenbild: Frühinfiltrat rechts infraklavikulär

diesen ist die Gefahr der Einschmelzung und damit Verbreitung tuberkulösen Materials im Körper sehr viel geringer, sie sind also klinisch viel weniger progredient und therapeutischem Handeln leichter zugänglich. Trotzdem kann es auch nach anfänglich rein produktiver Entwicklung zu exsudativen Schüben kommen. Die Entstehung der produktiven Form ist auf wiederholte Streuung nicht sehr virulenter Bazillen zurückzuführen, wie z.B. bei den doppelseitigen Oberlappentuberkulosen (Fibrosa densa Neumanns) oder einer Streuung kleinen Korns von einer käsigen Bronchitis her (Loeschke).

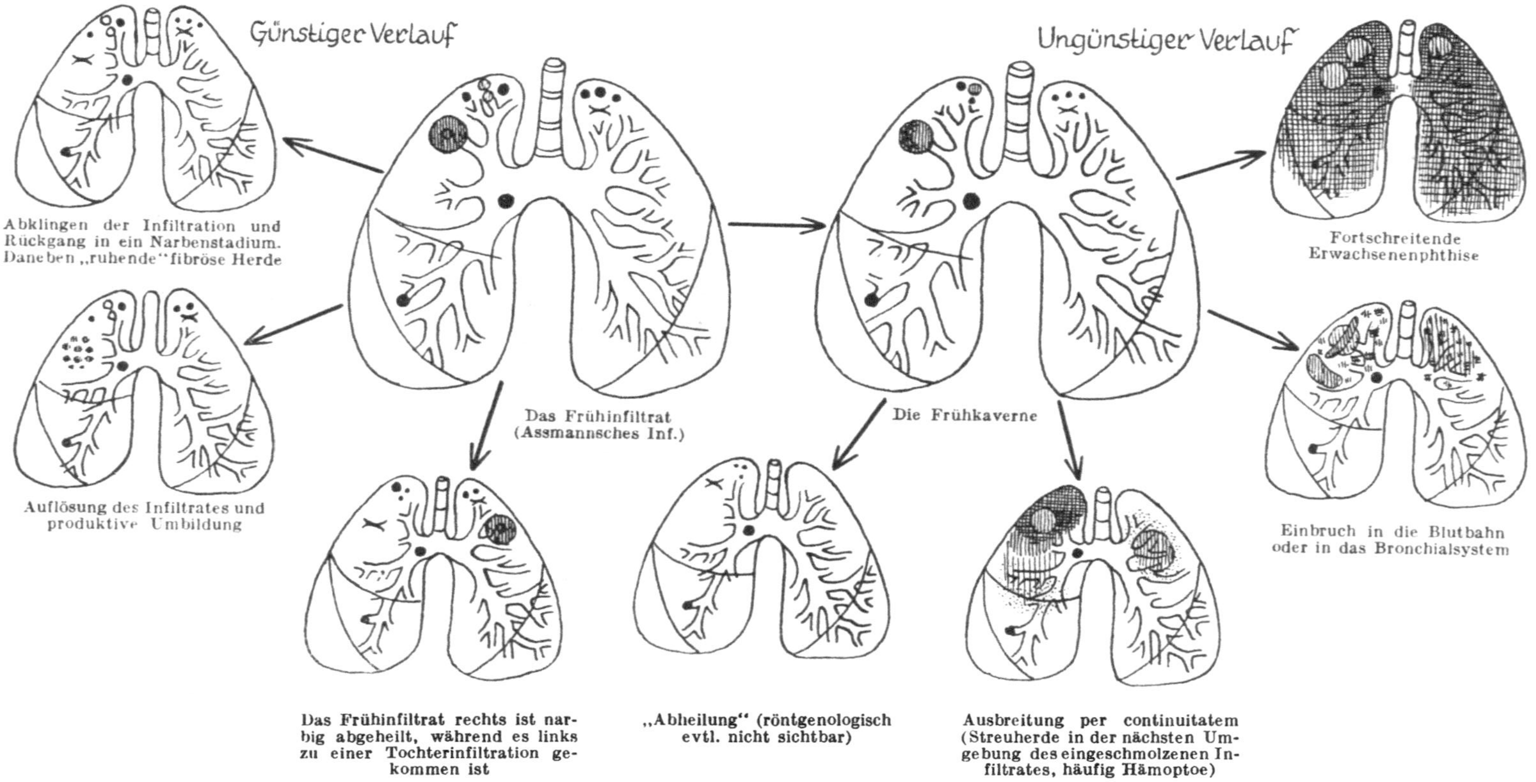

Abb. 4. Das tuberkulöse Frühinfiltrat, seine Folgen, sowie das Schicksal der Frühkaverne. (Nach Hirsch-Liebau, Die Lungentuberkulose im Röntgenbild)

Eine weitere Sonderform, die allerdings kaum in reiner Ausbildung angetroffen wird, stellen die Prozesse dar, bei denen im Vordergrund der Erscheinungen die starke Narbenschrumpfung steht: die zirrhotische Form der Lungentuberkulose. Bei ihr finden wir oft hochgradige Verziehung der Mediastinalorgane, vor allem der Trachea. Aber auch das Herz kann durch solche Prozesse völlig aus seiner Lage gezogen werden, so daß Symptome der Kreislaufstörung auftreten können. Ferner

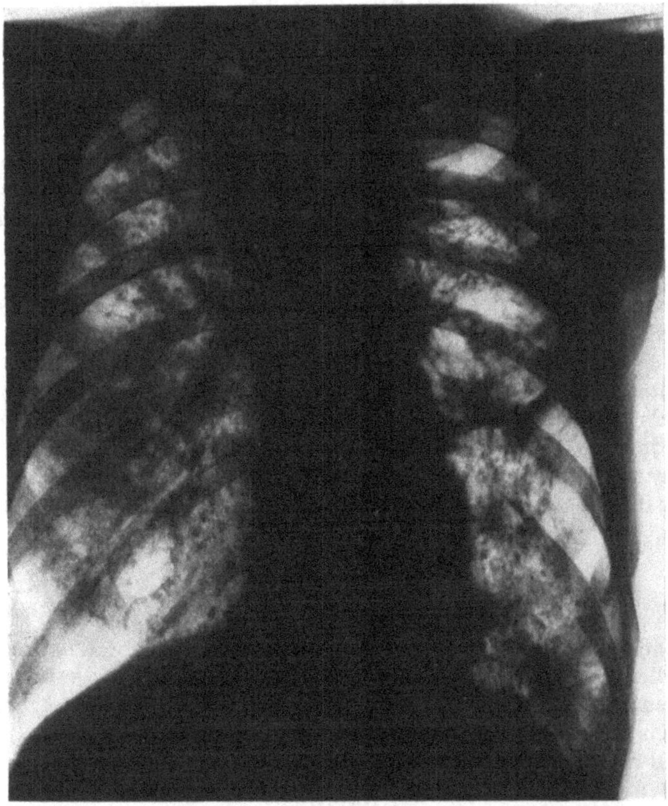

Abb. 5. P. F., männlich, 52 Jahre alt. Klinisch: Zunehmende Kachexie, Husten, Auswurf, Sputum positiv, Temperaturen um 38,5°, BSG. mäßig beschleunigt, Blutbild o. B. Röntgenbild: Zirrhotische kavernöse Lungentuberkulose mit gemischtherdiger fibrös-kreidiger und exsudativer Aussaat über beide Lungen. Autoptisch bestätigter Befund

werden pektanginöse Beschwerden als Folge hypoxämischer Zustände im Myokard von manchen Patienten angegeben. Oft kann auch durch die Schrumpfungen ein Vitium vorgetäuscht werden, indem die Gefäßachse verlagert und gedreht ist. Jedoch empfiehlt es sich immer, den Kreislauf durch frühzeitige Verabfolgung von Herzmitteln zu stützen. Sind die zirrhotischen Herde dünn über größere Lungenabschnitte verteilt, so kann die sog. Emphysemtuberkulose entstehen, dadurch, daß durch Parenchymschrumpfung angrenzende Alveolen oft grotesk überdehnt werden. Während röntgenologisch die zirrhotische Form der Lungentuberkulose sich eindeutig darstellt, vermag die Emphysemtuberkulose diagnostisch dadurch Schwierigkeiten zu bieten, daß sich auf der Röntgenplatte Verschattungen und Aufhellungen kompensieren. Die Prognose dieser Form ist nicht ungünstig, doch treten gerade bei ihnen häufig starke Lungenblutungen auf, die den Kranken oft erstmals zum Arzt treiben. Auch Beschwerden, wie sie beim typischen Asthma bronchiale vorkommen, sind nicht selten.

V. Altersabhängigkeit der Tuberkulose

Es wurde schon erwähnt, daß die Erstinfektion bei der städtischen Bevölkerung meist im Kindesalter stattfindet. Ein anderes besonders gefährdetes Lebensalter stellt die Zeit der Pubertät — ähnlich dem Klimakterium — dar, in der der Körper durch die Wachstums- und Reifungsvorgänge besonders anfällig ist. Diese Zeit der Hauptgefährdung durch die Tuberkulose erstreckt sich etwa bis zum 30. oder 35. Lebensjahr, der Zeit, in die die größten körperlichen Leistungen des Mannes als auch der Frau (Geburten!) fallen. Danach läßt die Zahl der Erkrankungen nach, um im Alter bei verminderter Widerstandsfähigkeit wieder zuzunehmen. Ein grundsätzlicher Unterschied im Ablauf der Erkrankung in den verschiedenen Altersstufen besteht jedoch nur insofern, als jede Tuberkulose im jugendlichen Alter die Tendenz zu schnellerem Ablauf sowohl im guten als auch im schlechten Sinn hat. Auch therapeutische Eingriffe sind in der Jugend von viel besserer Wirksamkeit als in höherem Alter. Im Greisenalter exazerbierende Tuberkulosen erwecken fast den Anschein, als habe sich Erreger und Wirt weitgehend aneinander gewöhnt. So kommt es, daß die Greisentuberkulose fast symptomlos verlaufen kann, daß der geringe Husten als Alterserscheinung, also als Raucherbronchitis, gedeutet wird und dadurch für die Umgebung gefährliche Infektionsquellen unerkannt bleiben können.

VI. Diagnostik

Die Frühdiagnose ist von wesentlicher Bedeutung für eine erfolgreiche Behandlung der Tuberkulose. Aufklärung der Bevölkerung und der Ärzte sowie Schirmbildreihenuntersuchungen für Gefährdete sind zu fordern. Weitgehende Umsorgung der Tuberkulösen, besonders der Kinder, ist durch Fürsorgestellen für Lungenkranke gegeben und weiter auszubauen.

Anamnese

Familiäre Belastung (Disposition)!

Eigene Vorgeschichte: Kindheit, Lehrzeit (Berufsschäden!), jetzige Beschäftigung, Lebenswandel (Alkohol- und Nikotinabusus, Exzesse in venere), Ernährung, bei Frauen Eintritt und Beschaffenheit der Menses, Zahl und Aufeinanderfolge von Geburten, bisherige Erkrankungen (von jeher Zartheit, Schwächlichkeit, Neigung zu Katarrhen der Luftwege, grippalen Infekten, Rippenfellentzündung).

Jetzige Krankheitserscheinungen: Fieber, Husten, Auswurf, Schwächegefühl, toxische Symptome (Meldepflicht Offentuberkulöser!).

Untersuchung

Inspektion: Habitus, hektische Röte, Perkussion und Auskultation, Dämpfung, verschärftes oder abgeschwächtes Atemgeräusch, Rasselgeräusche, manchmal über Kavernen, Bronchialatmen, Amphorie, Windrichscher und Gerhardscher Schallwechsel.

Temperaturmessungen: Im Initialstadium schon bei rektalen Messungen subfebrile Werte. Vergleichsmessungen nach Belastung (Spaziergang) durchführen. 37,0—37,5° subfebril! Mindestens dreimal täglich rektal messen.

Auswurfuntersuchung: Evtl. Antiforminanreicherung, Färbung nach ZIEHL-NEELSEN, Kulturverfahren, fluoreszenzmikroskopisch nach Auraminfärbung (KELLER und HAGEMANN).

Urinuntersuchungen: Chemisch, mikroskopisch, Phosphaturie (Frühsymptom?), bakteriologisch bei Verdacht auf Nierentuberkulose, Kultur- oder Tierversuch.

Röntgenologisch: Stets Durchleuchtung und Aufnahme zu fordern, beachte funktionelle Leitsymptome (HIRSCH-LIEBAU). Röntgenologische Möglichkeit eines exakten Nachweises des pathologisch-anatomischen Substrates bei Mischformen gegeben.

Blutuntersuchungen: Senkungsgeschwindigkeit der roten Blutkörperchen (WESTERGREN, bis 10 mm normal). BSR. ist bei beginnenden Prozessen unzuverlässig, regelmäßige Erhöhung bei Pleuritis exsudativa tbc., auffallend hohe Werte (80 bis 100 mm) und darüber immer suspekt auf Bronchialkarzinom. Bei schweren exsudativen fortschreitenden Phthisen finden sich Höchstwerte bis zu 100 mm in der ersten Stunde. Bei Beachtung angeführter Kriterien bietet vor allem bei wiederholter Anwendung die Senkung einen Einblick in Schwere und Ablauf der Erkrankung.

Hämogramm: Rotes Blutbild keine Abweichung von der Norm, beginnende Tuberkulose leichte Leukozytose und Linksverschiebung bis zu 12% Stabkernigen und relative Lymphopenie. Bei Fortschreiten und Vorherrschen käsiger Prozesse übersteigen die absoluten Leukozytenzahlen Werte um 12000 nur selten, doch ist zunehmende Linksverschiebung bis zu Jugendformen und toxische Granulation bemerkbar. Abklingende Linksverschiebung und Auftreten einer Leukozytose sind prognostisch günstig. Konsolidierende Prozesse zeigen lange Zeit hohe Lymphozytosen (beim Kind physiologisch). Evtl. Eosinophilie und Monozytose ist als Hyperergie im Rahmen der Allergie anzusehen.

Serologisch: Meinicke-Tuberkulosereaktion ist spezifisch, gewisse Bedeutung für Differentialdiagnose bei Frühfällen bedeutungslos.

Spezifische Diagnostik: Tuberkulin oder ähnliche Präparate. Positiver Ausfall beim Erwachsenen besagt lediglich, daß der betreffende Organismus tuberkulös infiziert war oder ist, nicht aber, ob ein aktiver Lungenprozeß vorliegt. Nur bei Kleinkindern ist negativer Ausfall zu bewerten. Empfindlichste Probe ist intrakutane Methode nach MENDEL-MANTOUX, da sie sowohl qualitative als auch quantitative Aussagen gestattet. Zu erwähnen ist Perkutanprobe mit Tuberkulinsalbe (MORO) und PIRQUETsche Kutanprobe, die mit Impfbohrer ausgeführt wird.

VII. Therapeutische Maßnahmen

1. Interne Behandlung

a) Die medikamentöse Therapie

Während sich früher die medikamentöse Therapie, abgesehen von der Anwendung von Gold und Tuberkulin, vorwiegend auf die Bekämpfung der zahlreichen störenden Krankheitszeichen beschränkte, ist es heute möglich geworden, die Tuberkulose mit den Mitteln der Chemotherapie (Domagk), der Antibiotika und der PAS anzugehen. In den letzten Jahren wurden von DOMAGK und seinen Schülern weitere Sulfonamide entwickelt (TB. IV, TB. V, TB. VI). Die Thiosemikarbazone haben augenfällige

Erfolge bei der Behandlung der Kehlkopf- und Darmtuberkulose, auch Fisteln der Halsdrüsentuberkulose, und der intrapleuralen Behandlung des Empyems gezeigt und das Streptomycin besonders bei der Meningitis tuberkulosa und der Miliartuberkulose (s. Übersicht).

Wirkung der Thiosemikarbazone, des Streptomycins sowie der PAS bei Tuberkuloseformen

Tuberkuloseformen	Thio-semikarbazone TB. I, IV, V, VI	Streptomycin	PAS
1. Exsudative Formen	++	++	+
2. Produktiv-fibrös-zirrhotischeFormen	(+)	(+)	(+)
3. Frische entzündliche Veränderungen	+++	+++	++
4. Miliartuberkulose	(+)	+++	+
5. Meningitis tuberculosa	0	++	(+)/0
6. Allgemeine miliare Streuungen	(+)	+++	+
7. Tuberkulöses Pleuraempyem	+	++	++
8. Nieren- und Genitaltuberkulose	+	+	(+)
9. Blasentuberkulose	+++	++	++
10. Intestinaltuberkulosen	+++	++	++

Zeichenerklärungen: 0 = keine Wirkung, (+) = unterschiedliche Wirksamkeit, + = geringe Wirkung, ++ = gute Wirkung, +++ = sehr gute Wirkung.

Zur internen Therapie der Tuberkulose

Streptomycin

Die durchschnittliche Dosis beträgt 40 mg je Kilogramm Körpergewicht täglich. Man verteilt diese Dosis auf vier intramuskuläre Injektionen. Empfehlenswert ist es, nicht mehr als 3,0 g insgesamt zu dosieren. Die Applikationsart ist die intramuskuläre Injektion und die intralumbale. Die Dauer der Behandlung beträgt 3 bis 5 Monate. Die Wirkung ist eine bakteriostatische.

An der Univ.-Kinderklinik zu Leipzig (Prof. Dr. PEIPER) wird die tuberkulöse Meningitis wie nachfolgend angeführt behandelt.

Nach klinischer Sicherung der Diagnose hat die Behandlung möglichst frühzeitig einzusetzen. Für die ersten 7 Tage gibt man 3 mg je Kilogramm Körpergewicht (Höchstgrenze 75 mg, untere Grenze 25 mg). Ab 8. Behandlungstag wird die Dosis auf 2 mg je Kilogramm Körpergewicht reduziert, wobei es sich als günstig herausgestellt hat, an Stelle von Dehydrostreptomycin andere Streptomycinverbindungen zu benutzen. Die intralumbale Behandlung erfolgt:

im 1. Monat täglich,	im 3. Monat zweimal wöchentlich,
,, 2. ,, zweitäglich,	,, 4. ,, dreimal wöchentlich.

Tritt im 4. Monat eine Liquorsanierung ein (Zellzahl unter 50/3, zurückgehende Eiweißwerte, so kann die intralumbale Gabe abgebrochen werden.

Neben der intralumbalen Behandlung appliziert man 3½ Monate laufend 30 mg je Kilogramm Körpergewicht intramuskulär:

1.—7. Tag 3 mg je Kilogramm Körpergewicht täglich intralumbal, ab 8. Tag: 2 mg je Körpergewicht täglich intralumbal, gleichzeitig 30 mg je Kilogramm Körpergewicht täglich intramuskulär.

2. Monat: 2 mg je Kilogramm Körpergewicht jeden 2. Tag intralumbal,
30 ,, ,, ,, ,, täglich intramuskulär.

3. Monat:	2 mg jè Kilogramm	Körpergewicht	zweimal wöchentl. intralumbal,
	30 „ „ „	„	täglich intramuskulär.
4. „	2 „ „ „	„	einmal wöchentl. intralumbal,
	30 „ „ „	„	täglich intramuskul. (½ Monat).

Bei einem Rezidiv ist die Therapie wie bei der ursprünglichen intralumbalen Behandlung vorzunehmen, ohne gleichzeitige intramuskuläre Injektionen von Streptomycin. Günstig ist, neben der Streptomycintherapie Vitamin D und Vitamin A zu verabfolgen.

Das Schema ist selbstverständlich für jeden Einzelfall zu individualisieren und kann nur richtungweisend sein.

PAS

Die Gesamtdosierung wird mit 1—2 kg bei täglichen Gaben von 6 bis 30 g angesetzt. Bei Kindern bis zum 7. Lebensjahr gibt man 6 Tabletten zu 0,3 g und bei älteren Kindern beginnt man mit 12 Tabletten zu 0,3 g. Wesentlich ist auch hier, die Dosierung jeweils auf den Patienten abzustimmen. Optimal ist die orale Anwendung für PAS. Intramuskuläre Injektionen sind sehr schmerzhaft und verursachen häufig subkutane Abszesse. Die Gefahr der Thrombophlebitis sowie die Häufung toxischer Manifestationen besteht bei intravenöser Applikation. PAS kann auch intrapleural verwandt werden, wobei man das Mittel in 5—20%ige Kochsalzlösung gibt. Die Wirkung der PAS ist bakteriostatisch.

Thiosemikarbazone

Die Conteben- und Tebethionbehandlung soll bei der Dauerbehandlung eine Durchschnittsdosis von 0,1 bis 0,2 g täglich aufweisen. Empfehlenswert ist es, zwei- bis viermal täglich 0,05 g zu geben. Nach 7 Tagen wird eine Pause von 1 Tag eingeschoben. Bei guter Verträglichkeit und bei vorwiegend exsudativen Prozessen kann man unter genauer Kontrolle des klinischen Bildes und der Nebenwirkungen diese Dosis auf 0,3—0,4 g pro die erhöhen. Diese Behandlung ist mindestens 6 Monate durchzuführen. Die Wirkung der Thiosemikarbazone ist in einer Verminderung der tuberkulotoxischen Symptome, Schädigung der Tuberkelbazillen und Steigerung der körpereigenen Abwehrkräfte zu sehen.

Bei der Behandlung von Lungentuberkulosen sind vor allem exsudative und produktive Herde günstig beeinflußbar gewesen, aber auch Frühkavernen zeigen gute Rückbildungstendenzen. Obwohl unter der Behandlung auch frische Streuungen und Zerfall von Frühinfiltraten beobachtet wurden, kommen dem Streptomycin, den Thiosemikarbazonen und der Paraaminosalizylsäure ganz entscheidende therapeutische Wirkungen zu, und es ist zweifellos, daß durch diese Behandlungsmethoden „signifikante therapeutische Fortschritte erzielt worden sind" (Martini).

In letzter Zeit ist es gelungen, das Isonikotinsäurehydrazid sowohl im Reagenzglas als auch experimentell im Hinblick auf die Wirkung bei Tuberkulose anzuwenden. Im Gegensatz zu den bekannten Antituberkulosemitteln sollen diese Präparate die Tuberkelbazillen abtöten. Gute Erfolge fanden sich bei febrilen Patienten mit doppelseitiger käsiger Pneumonie, die auf PAS und Streptomycin keine oder nur eine geringe Reaktion zeigten. Soweit feststellbar, wurden Nebenwirkungen (Obstipation, Schwindel, Hyperreflexie) bisher nicht beobachtet.

b) Spezifische Reize

Ein spezifisches Reizmittel stellt das Tuberkulin dar (Glyzerinextrakt aus Bouillonkulturen humaner Tuberkelbazillen. Seine Anwendung wurde von vielen

Seiten propagiert, hat sich aber in Deutschland nur wenig durchsetzen können. Die Schutz- und Heilimpfungen nach Friedmann sind strikt abzulehnen; überzeugende Erfolge sind nicht nachgewiesen, wohl aber Verzögerung oder Verhinderung aussichtsreicher Therapie.

c) Unspezifische Reize

Für diese Reize kommen vor allem klimatische Kuren, dosierte Höhensonne (ROLLIER, BERNARD, Gelenk- und Knochentuberkulose), Röntgenbestrahlung (Halsdrüsentuberkulose), Proteinkörper und Goldsalzbehandlung (Solganal) in Frage. Die Kieselsäuretherapie in Form von Kieselsäuretee enthält nur einen verschwindend kleinen Teil von $Si—O_2$ und ist somit praktisch illusorisch. Günstigere Erfolge sollen Kieselsäurepräparate zeigen, in denen die $Si—O_2$ in kolloidaler (Silikol u.a.) oder lipoidlöslicher (Silogran) Form zur Applikation gelangt.

d) Ruhigstellung und Heilstätte

Jeder Erkrankte mit Temperaturen über 37^0 abends, rektal oder oral gemessen, muß völlig ruhiggestellt werden (Liegekur, Bettruhe), da hier eine Aktivität der Prozesse angenommen werden kann. Ebenso ist ein zu langsamer Abfall der Temperatur nach geringen körperlichen Leistungen als Zeichen dafür anzusehen, daß noch keine Vernarbung der Herde eingetreten ist. Umgekehrt besagt aber eine normale Temperatur keineswegs, daß aktive Prozesse ausgeschlossen werden können. Immer ist der gesamte klinische Befund einschließlich Sputum und Blutuntersuchung sowie das Röntgenbild entscheidend für unser Handeln. Die Bettruhe — bei der auf psychische Schonung zu achten ist — soll ebenso wie spätere Liegekuren in guter Luft und in besonderen Räumen stattfinden, nicht aber in direkter Sonnenbestrahlung, da hier eine Aktivierung der Erkrankung droht. Die Wirkung einer direkten Sonnenbestrahlung entspricht einer unspezifischen Eiweißspritze und schließt die Möglichkeit und Gefahr der Einschmelzung, Streuung und Blutung in sich. Am besten findet eine konservative Behandlung in entsprechenden Heilstätten statt, da die Kranken — schon wegen ihrer meist euphorischen Beurteilung des Krankheitszustandes — unter bleibender ärztlicher Aufsicht stehen müssen. Weiterhin spielen klimatische Gesichtspunkte eine Rolle. Günstige Strahlungsverhältnisse, trockene, reine Luft und geschützte Lage sind bei der Wahl des Ortes entscheidend. Die Indikation für die therapeutische Einschaltung von Hochgebirgs-, Mittelgebirgskur oder Aufenthalt in Seeklima muß individuell gestellt werden, da auch hier Reizfaktoren entscheidend in das Krankheitsgeschehen eingreifen können. Sogenannte Übergangskuren in mittlerer Höhenlage sind vorauszuschicken.

e) Ernährung

Ein sehr wesentlicher Faktor in der Behandlung Tuberkulöser ist die Ernährung. Schwer fieberhafte Kranke erhalten eine strenge Schonungsdiät unter Einsparung von Eiweiß bei Bevorzugung leicht verdaulicher Kohlehydrate und emulgierter Fette mit reichlichem Vitamingehalt (Lipovitamine). Mit zunehmender Besserung kann zur Normalkost übergegangen werden. Die gänzlich kochsalzlosen Diätformen von GERSON und HERMANNSDORFER und SAUERBRUCH haben auf die Lungentuberkulose keinen sicheren Einfluß, gute Erfolge werden bei Hauttuberkulosen erzielt. Eine Diätumstellung kann vorübergehend als Reiz die Abwehrkräfte des Körpers stimulieren, wie jede andere Reizbehandlung auch. Starke Gewürze und vegetativ erregende Stoffe sind zu meiden.

f) Fieber

Dieses soll nur bekämpft werden, wenn es 38^0 überschreitet und den Patienten belästigt. Man gibt 0,3—0,5 Pyramidon oder in Kombination mit anderen fieberdämpfenden Mitteln in kleinen Dosen über den Tag verteilt, evtl. nur 2—3 Stunden vor dem Temperaturanstieg. Bei gutem Kräftezustand des Kranken sind Kaltpackungen oft von guter Wirkung.

g) Nachtschweiße

Sie sind häufig ein Frühsymptom und zwingen die Kranken manchmal dazu, nachts mehrfach die Bettwäsche zu wechseln. Vielfach kommt man mit leichter Bedeckung, Abwaschungen und Abreibungen mit Franzbranntwein aus. Sonst empfehlen sich Salbeitee, das Salbeipräparat Salvysatum BÜRGER, Acid camphor, 1,0 abends oder auch Atropin. Auch das Agaricin wird vielfach allein oder in Kombination mit anderen Mitteln empfohlen. Kombination von „Hirnstamm- und Hirnrinden"-Präparaten werden neuerdings als schlagartig wirkend empfohlen (Natr. bicarbon. 2,0, Luminal 0,015).

h) Appetitlosigkeit und Schwäche

Diese treten häufig früher oder später im Verlauf der Krankheit auf und sind meist toxisch bedingt. Oft gehen sie bald nach Beseitigung von Fieber und Nachtschweißen oder im Verlauf der Allgemeinbehandlung zurück. Sonst hat sich uns als besonders wirksam das Traubenzuckerpräparat Dextropur bewährt (wenigstens vier gehäufte Eßlöffel täglich). Eine Insulinmastkur hat die Gefahr der übermäßigen Wasserresorption in sich, wodurch eine Quellung und nachfolgende Schwächung der Zellen eintritt. Auch der Lebertran leistet Gutes (Phosph. solut. 4,0; Olei Jecoris aselli ad 200,0 M.D.S., dreimal täglich 1 Teelöffel), wobei ein Vitaminzusatz von Vogan (3—5 Tropfen Vogan, neuerdings dreimal 10—15 Tropfen, um den Kalzinosefaktor im Vitamin B zur Wirkung zu bringen) empfehlenswert ist. Im übrigen ist bei den sehr empfindlichen Kranken vor allem auf abwechslungsreiche, schmackhafte Kost (zusätzlich viel Obst und Gemüsesäfte oder C-Vitamin [Cebion, Cantan, Redoxon, Fructamin u.a.]) Wert zu legen. Ein Glas Wein wirkt hierbei oft anregend. Auch eine Ruhigstellung der oft leicht erregbaren Kranken mit schlechtem Schlaf leistet viel bei der Bekämpfung der Schwäche und gibt oft die Grundlage einer Gewichtszunahme. Das Beste sehen wir hierbei von den Luminaletten in gestaffelter Dosierung (morgens 1, mittags 2, abends 3 Tabletten nach dem Essen).

i) Husten und Auswurf

Zur Entfernung des oft sehr reichlichen Auswurfs ist der Husten unbedingt erforderlich. Trotzdem muß er auf das geringste Maß herabgesetzt werden, wenn er den Kranken nicht zu sehr schwächen und seiner Nachtruhe berauben soll. Von Codein, Dicodid und Acedicon machen wir nur äußerst sparsam Gebrauch, da diese Mittel die Gefahr der Sucht in sich bergen und zudem leicht die Darmfunktion lähmen und den Appetit bedrohen. Gut wirkt Mixtura solvens cum Ephedria und das alte Pulvis Doveri, das sich auch in der Form des Ipecopan sehr gut bewährt. Günstigen schleimlösenden Effekt erzielt man oft mit Brusttee, dem man Sirolin, Guajasul oder ähnliches zugesetzt hat. Ist der Auswurf zäh und löst er sich schlecht, so versuche man einen feuchten Brustwickel anzuwenden, ist er überreich, so achte man auf geringe Flüssigkeitsaufnahme und gebe reichlich Kalzium (Kalzium per os [oft Darmbeschwerden!]).

k) Lungenblutung

Hierbei ist der Kranke vor allem zu beruhigen und darüber aufzuklären, daß keinerlei Gefahr der Verblutung besteht. Tatsächlich ist der Blutverlust selten lebensbedrohend. Alle medikamentösen Mittel sind in ihrer Wirkung umstritten. Empfohlen wird reichlich Kalzium intravenös, Organextrakte (Clauden intramuskulär, Coagulen intravenös), große Mengen Kochsalz peroral oder parenteral, auch das bei der hämorrhagischen Diathese bewährte Vitamin C (s. oben). Es ist unzweckmäßig, den Hustenreiz durch Narkotika völlig zu unterdrücken, da das bazillenhaltige Blut sonst leicht aspiriert wird und zu käsigen Pneumonien führt. Dagegen halten wir die Bekämpfung des dauernden Reizhustens, der die Kranken auch psychisch erregt, für angezeigt, schon um die dauernde Erschütterung des Thorax zu vermeiden. Kennt man den Herd der Blutung, so ist ein schnell angelegter Pneumothorax das sicherste Mittel, eine bedrohliche Blutung zu stillen.

2. Chirurgische Behandlung

a) Der Pneumothorax

Die wichtigste Methode aktiven Vorgehens gegen die Lungentuberkulose ist die Pneumothoraxbehandlung (Forlanini 1882). Durch Einlassen von Luft in den Pleuraspalt mittels einer Kanüle kann sich die Lunge durch den Zug der in ihr enthaltenen elastischen Fasern von der Thoraxwand ablösen und je nach der Menge eingelassener Luft mehr oder weniger zusammenziehen, kollabieren. Da die Luft allmählich resorbiert wird, ist häufigere Nachfüllung erforderlich. Während die Nachfüllungen kurz nach Anlage des Pneumothorax in Abständen von wenigen Tagen ausgeführt werden müssen, können nach längerem Bestehen Abstände von 4 bis 6 Wochen eingehalten werden. Insgesamt soll der Pneumothorax wenigstens 2½—3 Jahre aufrechterhalten bleiben, bei jugendlichen Kranken länger als bei älteren.

Wirkung des Pneumothorax

Durch den Kollaps der Lunge wird erreicht: 1. Eine rein mechanisch bedingte Entspannung und funktionelle Entlastung (Ruhigstellung), wodurch Kavernen sich schließen können, ihre Absonderungen (Sputum) sich vermindern oder aufhören und andere Lungenabschnitte — und auch die Umgebung! — durch Streuung nicht mehr gefährdet werden. 2. Förderung der Bindegewebsbildung und Schrumpfung (Kavernen durch lokale Tuberkulinwirkung), Vorgänge, die der Vernarbung tuberkulöser Prozesse immer zugrunde liegen. 3. Verringerung der Ausschwemmung von Toxinen und damit toxische Entlastung des Atemzentrums, die zu einer Ökonomisierung der Atmung und Schonung der Atmungsorgane führt (Abnahme des Minutenvolumens bei gleichzeitiger Abnahme der Atemfrequenz). Durchschnittlich werden 25% Offentuberkulosekranke durch die Kollapsbehandlung endgültig geheilt.

Indikationen

Eine absolute Indikation ist für den Patienten bei schweren fortschreitenden, vorwiegend einseitigen Tuberkulosen, besonders bei Vorliegen von Kavernen gegeben. Die beste Prognose geben die produktiven, die schlechteste die exsudativen Formen. Bei Frühinfiltraten größeren Ausmaßes genügt der geringste Verdacht auf Einschmelzung, um eine Pneumothoraxanlage zu rechtfertigen. Doppelseitige Prozesse verlangen doppelseitige Anlage, doch ist hier die Therapie nur erfolgreich, wenn die Prozesse nicht zu ausgedehnt sind.

Gegenindikationen

1. Höheres Alter der Kranken (45 Jahre ist im allgemeinen die Grenze). 2. Alter oder zu erheblicher Umfang der Einschmelzungen. 3. Miliartuberkulose. 4. Käsige Pneumonie. 5. Erhebliche Darm- oder Kehlkopftuberkulose. 6. Doppelseitige Nierentuberkulose. 7. Emphysem und Asthma. 8. Dekompensiertes Herzvitium. 9. Fieber. 10. Schwerer Diabetes.

Komplikationen

Die häufigste Komplikation bildet das Bestehen von Verwachsungen zwischen der Pleura costalis und der Pleura pulmonalis, die hervorgerufen sind durch eine frühere Pleuritis. Sind diese Verwachsungen strangförmig und nicht zu ausgedehnt, so ist ein vollständiger Kollaps der Lunge vielfach mittels Durchbrennung der Stränge nach JACOBÄUS (Thorakokaustik) zu erreichen. Die Möglichkeit dieses Eingriffes ist nur durch eine Thorakoskopie festzustellen: das Röntgenbild allein läßt uns hier oft im Stich. Die Erfolge der Thorakokaustik sind bei richtiger Indikation ausgezeichnet.

Häufig tritt zwar im Verlauf der Pneumothoraxbehandlung ein meist ungefährliches Exsudat im Pleuraraum auf. Es wird am besten mit strenger Bettruhe behandelt und erst punktiert, wenn es sich nach mehreren Wochen nicht resorbiert oder wenn eine Verdrängung des Mediastinums Herz und Kreislauf behindert. Wandelt sich das Exsudat zum Empyem um, so ist nur dann eine Änderung der Behandlung angezeigt, wenn Eitererreger nachgewiesen sind (BÜLAUsche Heberdrainage, Rippenresektion).

Länger bestehende Exsudate rufen oft eine von unten beginnende Verklebung (Verschwartung) der Pleurablätter hervor, die der weiteren Pneumothoraxbehandlung ein Ziel setzt. Soll trotzdem der Kollaps der Lunge in den oberen Partien aufrechterhalten werden, so wird Öl (5%iges Jodopin, Gomenol) in den Pleuraraum eingefüllt; Oleothorax.

b) Zwerchfellähmung

Eine andere Möglichkeit, den Kollaps einer Lunge zu erreichen, besteht in der halbseitigen Zwerchfellähmung, die von der Schule SAUERBRUCH durch eine Exhairese des Nervus phrenicus auf den Musculus scalenus anterior entwickelt wurde. Soll die Lähmung nur zeitweise wirksam sein, so wird nur eine Vereisung des Nervus phrenicus oder Quetschung des Nerven ausgeführt (Wirksamkeit 4—6 Monate). Die Operation wird als selbständiges Verfahren vor allem bei Prozessen in den Unterlappen ausgeführt, doch ist sie vielfach auch genügend wirksam bei höher sitzenden Kavernen und in diesen Fällen dann angezeigt, wenn aus irgendwelchen Gründen bei Unmöglichkeit einer Pneumothoraxbehandlung die plastischen Operationen abgelehnt werden müssen. Vielfach wird die Zwerchfellähmung als unterstützende Operation herangezogen, so bei unvollständigem Pneumothorax, bei schweren exsudativen Tuberkulosen vor Anlage eines Pneumothorax, zur Verkleinerung von Resthöhlen und Empyemen und vor jeder Plombe oder Plastik. Auch bei doppelseitigen Prozessen geht man häufig eine Seite mit der Zwerchfellähmung an, während die andere Seite mit einer anderen Kollapsmethode behandelt wird.

c) Extrapleuraler Thorax, Plombe, Thorakoplastik

Ehe man zu der Vornahme einer Thorakoplastik schreitet, wird man abzuwägen haben, ob man nicht die gewünschte Komprimierung und Ruhigstellung der Lunge durch einen extrapleuralen Pneumothorax oder eine Paraffinplombe erreichen kann.

Der Eingriff erfolgt zwischen Pleura costalis und Faszie, wobei im ersten Fall schwere Öl und nachfolgend Luft, im zweiten Fall Paraffin — aber nicht mehr als 400—500 g — in die chirurgisch freigelegte Höhle eingeführt wird.

Die Anregung, durch Mobilisierung der starren Thoraxwand einen Lungenkollaps zu erreichen, gab BRAUER, die Ausbildung der Operation ist weitgehend SAUERBRUCH zu verdanken. Die Ausführung besteht in einer paravertebralen, extrapleuralen Rippenresektion, die sich je nach Notwendigkeit über mehrere Rippen oder alle Rippen einer Seite erstreckt. Die Operation wird angewandt, wenn kein freier Pleuraspalt besteht und eine Heilung sonst nicht zu erreichen ist. Die Prozesse sollen möglichst einseitig sein; nur geringgradige Herde der anderen Seite erlauben jedoch die Operation. Gegenindikationen wie beim Pneumothorax; nur ist zudem eine sehr sorgfältige Prüfung des Kreislaufes erforderlich, um Todesfälle als Operationsfolge zu vermeiden. Vor der Operation ist eine Phrenikusquetschung auszuführen und durch Pneumothoraxversuch festzustellen, ob der Pleuraspalt der anderen Seite frei ist. Dort muß bei einer Aspirationsaussaat sofort mit einem Pneumothorax eingegriffen werden können. Die Dauererfolge der Thorakoplastik sind manchmal ausgezeichnet. Ein neues, am Forlanini-Institut Rom, von MEWALDS ausgearbeitetes Saugdrainageverfahren der Kavernen berechtigt zu größeren Hoffnungen. Es wurden Heilungen von faustgroßen Kavernen innerhalb 8—10 Wochen gesehen.

VIII. Die BCG.-Schutzimpfung

Zur Impfung wird der Tuberkelbazillenstamm „Bacillus Calmette-Guérin" (BCG.) verwendet. Es handelt sich dabei um einen bovinen Stamm, der durch Züchtung auf Spezialnährböden (Sauton, ein Gemisch aus Glyzerin, Asparagin und Zitronensäure und Gallekartoffelnährböden) und jahrelange Passagen eine beträchtliche Virulenzverminderung erlitt. Neben der BCG.-Vakzination finden auch andere Impfstoffe und -verfahren Verwendung, z.B. der „AO"-Impfstoff der Japaner, das italienische „Ana"-Tuberkulin „Petragnani (VPS.)" und der in England verwendete „Vole-Bazillus".

CALMETTE vakzinierte erstmalig 1920 peroral milieugefährdete Säuglinge. Sehr bald liefen in Frankreich, den skandinavischen Ländern, Schweiz, USA., Rumänien, Sowjetunion und auch in Deutschland Kontrolluntersuchungen an. In Deutschland konnten infolge des Lübecker Unglückes mit nachfolgendem Impfverbot bis 1947 größere Erfahrungen nicht gesammelt werden.

Impfverfahren:

a) Moro-Pflasterprobe im infraklavikulären Feld mit 3—8 TE. (Tuberkulineinheit = $^1/_{100}$ mg Tuberkulin), positive Reaktion bei wenigstens sichtbaren Knötchen. Ergebnis ungenauer als bei der intrakutanen Methode, für Massenuntersuchungen wegen einfacher Handhabung günstig. Entfernung des Pflasters nach 24 Stunden.

b) Nach 3 Tagen Ablesung der Moro-Probe. Bei negativem Ausfall intrakutane Methode (MENDEL-MANTOUX) mit Injektion von 33 TE.

c) Zweite Ablesung beider Proben nach 48 Stunden. Tuberkulinnegative mit 0,1 ccm BCG.-Impfstoff in der linken Oberarmgegend oder am Oberschenkel intrakutan geimpft.

d) Erfolgskontrolle der Geimpften mit MOROscher Pflasterprobe frühestens nach 8 Wochen.

e) Tuberkulinnegative Impflinge werden intrakutan nach MENDEL-MANTOUX überprüft.

Zusammenfassend läßt sich sagen, daß der BCG.-Impfstamm unschädlich ist und daß es meistens zur Ausbildung eines dermatogenen Primärkomplexes kommt. Es kann somit eine spezifische Allergie und eine relative Immunität erreicht werden, die relative Immunität ist wahrscheinlich auf höchstens 8—10 Jahre begrenzt. Reduzierter Ernährungszustand ist keine Kontraindikation gegen die BCG.-Impfung. Die absolute Unschädlichkeit der BCG.-Schutzimpfung wurde vom I. Internationalen BCG.-Kongreß 1948 in Paris bestätigt und die kutane Applikation bei Neugeborenen und exponierten Personen empfohlen. Neben der BCG.-Impfung sind alle prophylaktischen Maßnahmen gegen die Tuberkulose beizubehalten.

IX. Bedeutung und Prophylaxe der Tuberkulose

Die Tuberkulose ist eine der am weitesten verbreiteten Krankheiten. In Großstädten und dicht besiedelten Bezirken werden bei Sektionen Erwachsener in etwa 95% der Fälle alte Tuberkuloseveränderungen festgestellt. Vor 50 Jahren starben in Deutschland jährlich von 10000 Lebenden 32 an Tuberkulose. 1914 waren es noch 16, während des ersten Weltkrieges erhöhte sich die Zahl auf 23, um bis 1936 auf 7,1% abzusinken. Dies besagt, daß 1936 ungefähr 45507 an Tuberkulose aller Formen und davon 41171 an Lungentuberkulose und Miliartuberkulose verstarben.

Während des zweiten Weltkrieges stieg die relative Tuberkulosesterblichkeit in Deutschland an und lag 1944 mit 20—50% über dem Vorkriegsstand. Das Jahr 1945 zeigte die höchste Nachkriegstuberkulosesterblichkeit mit einem Gipfel um 50 bis 100%, der in Berlin sogar bis zu 400% oberhalb des Ausgangswertes lag. In einigen deutschen Ländern wurde 1947 die Sterblichkeitsziffer der Vorkriegszeit nahezu wieder erreicht. Entscheidend für die Steigerung der Tuberkulose in den Jahren 1939—45 sind die Zunahme der Infektionen infolge der gewaltigen Bevölkerungsbewegungen, die Resistenzverminderung durch ungünstige alimentäre Verhältnisse u. a. Die extrafamiliäre Infektion der Kriegsjahre wurde in den ersten Nachkriegsjahren (1945—46) durch die intrafamiliäre abgelöst. LYDTIN teilte 1950 mit, daß die Sterblichkeitskurve der Tuberkulose in Deutschland überall fallende Tendenz aufweist und die akute Steigerung vorüber ist.

Erfolgreicher als jede Behandlung des Einzelfalles ist die Vorbeugung. Da die Erstinfektion, die häufig den späteren Ablauf der Erkrankung bestimmt, überwiegend im Kindesalter erfolgt, muß die Belehrung über die Gefahr bei Eltern und Pflegepersonal einsetzen. Kinder sind aus der Umgebung Offentuberkulöser zu entfernen und die Nahrung ist bazillenfrei zu halten (Milchsterilisation). Die ärztliche Meldepflicht sichert früheste Erfassung aller Erkrankten und ihre Überwachung. Die Tuberkulosefürsorgestellen werden von den Gesundheitsämtern, Amts- und Schulärzten unterstützt. Ehe-, Sexual-, Mütter- und Berufsberatungen sind von Wichtigkeit, da hereditäre Faktoren im Sinne einer gewissen Disposition auch als eine Berufsgefährdung (pneumokoniotische Berufe) anerkannt werden müssen. Bei unheilbar Erkrankten soll nach Möglichkeit Aufnahme in geeignete Anstalten erfolgen. Zu vernachlässigen ist nicht die Wohnungshygiene, Licht und Sonne sind die wirksamsten Desinfektienten

Neben all diesen Maßnahmen fällt die wichtigste Aufgabe im Kampfe gegen die Tuberkulose dem Arzte zu Oft hat er allein die Gelegenheit, hinter den Klagen des Kranken, die eine Grippe, Bronchitis od. ä. vortäuschen, die beginnende Tuberkulose zu erkennen und kann damit ihre Bekämpfung einleiten.

Normwerte im Blut*)

	Blutplasma (Serum)	Vollblut
Gefrierpunkt	—0,55 bis 0,58° C	
Spezifisches Gewicht	1,029—1,032	1,055—1,060 (Männer) 1,050—1,056 (Frauen)
Wasserstoffionenkonzentration p_H	7,28—7,40	
Alkalireserve	45—60 Vol.%	
Natrium	280—350 mg%	160—200 mg%
Kalium	16—20 ,,	160—220 ,,
Magnesium	2—3 ,,	bis 4 ,,
Kalzium	9—11 ,,	5—7 ,,
Chloride (als Kochsalz ber.)	570—620 ,,	450—510 ,,
Gesamtphosphor	7—15 ,,	30—50 ,,
Anorganischer Phosphor	2—5 ,, (Erwachsene) 4—5,5 ,, (Kinder)	
Säurelöslicher Phosphor	2,5—5 ,,	18—38 ,,
Lipoidphosphor	3—7 ,,	7—14 ,,
Gesamtschwefel	110—160 ,,	
Jod		10—17 γ% (n. Leipert) 20—35 ,, (n. Pfeiffer)
Eisen	100—120 γ% (Männer) 80—100 ,, (Frauen)	45—50 mg%
Gesamt-N	1—1,3%	2,6—3,4%
Rest-N	20—40 mg%	
Harnstoff-N	10—25 ,,	
Harnsäure	2—4,57 ,,	
Kreatin	2—4,0 ,,	5—7 mg% (Kreatin und Kreatinin)
Kreatinin	0,8—2,0 ,,	
Aminosäure-N	5—8 ,,	
Indikan	0,02—0,08 ,,	
Xanthoprotein	15—25 Einheiten	
Gesamtcholesterin	150—200 mg%	
Freies Cholesterin	etwa 60 ,,	
Ester-Cholesterin	etwa 90—130 ,,	
WELTMANNsches Koagulationsband	bis 6 Röhrchen (bis 7. R. hochnormal)	
Diastase	8—32 Einheiten	
Phosphatase, saure	3—4 G.-E. (Gutman-E.)	
,, alkalische	10—15 K.-A.E. (King-Armstrong-E.)	
Bilirubin	0,1—0,5 mg% (van d. Bergh) 0,5—1,0 ,, (Jendrassik u. Ejike)	
Blutzucker	80—120 ,,	80—120 mg%

Blutzellen

Erythrozyten: 4,5—5 Millionen in 1 cmm,
Flächendurchmesser: 7,5 μ.
Resistenzbestimmung: Hämolysebeginn bei 0,46% NaCl.
Lebensdauer: 20—30 Tage.
Hämoglobin: 90—100% = 15 g Hb in 100 g Blut.
Färbeindex (100% Hb : 5000000 Erythrozyten) = 1.
Weiße Blutzellen: 6000—8000 in 1 cmm.
ungranulierte Formen: Lymphozyten: 20—25% = 1400—1700 je 1 ccm. Größe wie Erythrozyten.
Monozyten: 4—8% = 280—560 je 1 cmm. Größe 12—20 μ.
granulierte Formen: neutrophile Leukozyten: 65—70% = 4500—4900 je 1 cmm. Größe 12—20 μ.
eosinophile Leukozyten: 2—4% = 140—280 je 1 cmm.
basophile Leukozyten (= Mastzellen): 0—0,5% = 35 je 1 cmm.

*) Die meisten Normwerte des Blutes zeigen eine deutliche Altersabhängigkeit (vergl. Bürger: „Altern und Krankheit" 2. Aufl., Georg Thieme, Leipzig (1952)), andere Werte sind auch von der angewandten Methode abhängig. Für das Cholesterin sind nur die mit der Digitonin-Methode erhaltenen Werte zuverlässig.

Thrombozyten: 200000—300000 je 1 cmm. Größe: 2—4 μ.
Blutungszeit: 2—2½ Minuten.
Gerinnungszeit: Beginn bei 5—5½ Minuten. Ende bei 12 Minuten.
Senkungsgeschwindigkeit: Nach WESTERGREN: bei Männern 2—8 mm nach 1 Stunde; bei Frauen 3—12 mm nach 1 Stunde.

Nahrungsmitteltabelle

(gekürzt nach H. SCHALL)

100 g enthalten ohne Abfälle	Eiweiß g	Fett g	Kohlenhydrate g	Kalorien
Fleisch im Durchschnitt	19,5	6,0	—	135
Rindfleisch	19,0	7,0	—	145
Kalbfleisch	19,0	7,0	—	145
Schweinefleisch	16,5	20,0	—	254
Frische Wurst	11,0	14,0	17,5	240
Huhn	19,0	4,5	—	120
Gans	16,0	30,0	—	365
Taube	21,0	1,0	—	95
Hering (gekocht)	25,0	10,0	—	195
Karpfen (gekocht)	16,0	8,0	—	140
Schellfisch (gebraten)	22,0	0,5	—	95
Ölsardinen	19,0	11,5	—	188
Vollmilch	3,4	3,0	4,7	62
Magermilch	3,3	0,7	4,7	40
Rahmkäse (50%)	24,0	32,0	1,0	504
Magerkäse (unter 10%)	39,0	2,5	4,0	200
Quark (abgerahmt)	17,0	1,5	4,0	100
1 Hühnerei	7,0	6,1	0,3	87
Butter	0,5	82,0	0,5	765
Schmalz	—	96,0	—	910
Margarine	0,5	84,0	—	780
Weizen	11,0	1,5	71,0	350
Roggen, Reis	8,0	1,0	74,0	345
Weizenbrot i. D.	8,0	1,0	48,0	230
Vollkornbrot	8,5	1,0	45,0	235
Knäckebrot	9,0	1,5	69,0	320
Makkaroni, Nudeln	11,0	0,5	70,0	335
Zucker	—	—	98,0	400
Honig, Kunsthonig	—	—	79,0	325
Schokolade	6,5	27,0	60,0	525
Erbsen	16,5	0,5	45,0	255
Linsen	18,0	0,5	44,5	260
Bohnen	18,0	0,5	40,0	245
Kartoffeln (gekocht)	2,0	—	21,0	90
Möhren	1,0	—	7,0	30
Kohlrabi	—	—	5,0	20
Blumenkohl	2,0	—	4,0	25
Spinat	1,5	—	1,5	15
Grüner Salat, Kresse	1,0	—	2,0	15
Kraut (weiß, rot)	1,5	—	4,0	20
Grüne Bohnen	2,0	—	5,5	30
Äpfel	0,5	—	12,0	55
Apfelsinen	0,5	—	12,0	55
Zitronen	0,5	—	8,0	70
Marmeladen (mit 50—60% Zucker)	0,5	—	60,0	250
Bier	5,3	—	4,5	46
Wein, deutscher	2,2	—	Spur	62

Sachverzeichnis

A

Abführmittel 162.
—, pflanzliche 428.
Abklatschungen 76.
Abkühlung 252.
Abmagerung 204, 219, 231, 334.
Abnützungsprozesse 285.
Abnützungsquote 303.
Abszeß, paranephritischer 251.
—, subphrenischer 93, 153.
Acedicon 79.
Acetessigsäure 188.
Aceton 188.
Achlorhydrie 122.
Acholie 167, 176.
Achylie 118, 162, 319, 400, 405.
—, histaminrefraktäre 118.
Acidol-Pepsin 401.
Acidose 188.
Acidum acetylo-salicylicum 278.
— arsenicosum 109.
— hydrochloric. dilut. 401.
Addisonkrise 339.
Adenyl 353.
Adenosintriphosphorsäure 353.
Aderlaß 76, 80, 84, 124, 253.
Aderlaßleukozytose 125.
Adermin 323.
Adiuretin 229, 361.
Adrenalin 74, 189, 236.
Adrenalinsekretion 235.
Adrenalsystem 235.
Adrenotrope Hormone 229.
Adsorption, chromatographische 318.
Adynamie 236, 339.
Afermentie 314.
Agglutination 263.
Aglykosurie 208.
Ägophonie 66, 96.
Agranulozytose 104, 223, 278, 327, 391.
Akne 319.
Akroparästhesien 380.
Aktinomyzesdrusen 523.
Aktinomyzeskörnchen 523.
Akzidentelle Herzgeräusche 7, 10.
Alanin 306.
Alastrim 457.
Albumin-Globulin-Quotient 182, 249, 311.
Albuminocholie 198.
Albuminurie 168, **249**.
—, febrile 255.
—, lordotische 249.
—, orthostatische 249.
Albuminverminderung 182.
Aletezucker 471, 482.
Aletosal 235.
Aleukämie 212, 327.
Aleukia haemorrhagica **105**.
Aleukie 212, 327.
Aleuronschicht 307.
Alimentäre Osteopathie 375.
Alkalireserve 352.
Alkalose 412.
Alkaptonharn 294.
Alkaptonurie **294**.
Alkohol 179, 293, 444.
Alkoholabusus 84, 179.
Alkoholneuritis 179.
Alkoholprobetrunk 404.
Alkoholvergiftung 165.
Alkoholwickel 93.
Allergene 73, 74.
Allergie 141, 251, 535.
Allergiker 284.
Allergische Krankheiten 104.
Alopecia areata 231.
Altern 284.
Alternsvorgänge 286.
Altersdiabetes 354.
Altersemphysem 76.
Alterskyphose 290.
Alterspathologie 239.
Altersverkrümmung 290.
Altinsulin 357.
Aludrin 74.
Alveolarpyorrhoe 346.
Alveolarepithelkrebs 90.
Alveolen 75.
Amara 401.
Amaurosen 259.
Amaurotische Idiotie 385.
Amidopyrin 105.
Aminosäuren 151, 306.
—, aromatische 295.
—, entbehrliche 306.
—, schwefelhaltige 311, 366.
—, unentbehrliche 306.
Aminosäurenstickstoff 164, 244.
Amöbiasis 192.
Ammoniak 87, 151.
Ammoniakstickstoff 164.
Ammoniummandelat 265.
Amphotropin 265.
Amyloid 130, 190, 213.
Amyloidische Milz 213.
Amyloidleber **190**.
Amyloidnachweis 194.
Amyloidnephrose 256.
Amyloidose 194, 256.
Analgit 288, 297.
Anämie 115, 248.
—, achlorhydrische 122.
—, aplastische 105.
—, achrestische **121**.
— bei Marmorkrankheit 212.
—, hyperchrome 117, 420.

Anämie, hypochrome 113, 121, 237, 312.
—, konstitutionelle hämolytische 126.
—, perniziöse **117**, 212, 388.
—, sekundäre 326.
—, splenogene 212.
Anämiefaktor 327.
Anämischer Infarkt 492.
Anamnese bei Herzkrankheiten **1**.
Anaphylaktischer Schock 103.
AnaphylaktischeReaktion195.
Anaphylaxie 104, 141, 513.
Anasarka 252.
Anästhesin 412.
Anazidität 405.
Anergie 535.
Aneurin 323, 325.
Aneurysmen 12.
—, miliare 490.
Anfallsasthma 73.
Angina 93, 253, 275, 444, 493.
— agranulozytotica 496.
—, follikuläre 275.
—, katarrhalische 275.
— lacunaris 495.
— leucämica 391.
— Ludovici 448, 496.
— necroticans 104, 110, 389, 448, 497.
— pectoris 2, 48.
— Plaut-Vincent 138, 496.
— simplex oedematosa 495.
Anginöse Zustände 2.
Angiomatose, hereditäre, multiple 139.
Angiosarkome 213.
Angstträume 2.
Anisomikrozytose 126.
Anisozytose 111.
Ankylose 280.
Anophelesmücke 137.
Anschoppungsstadium 77.
Anthrax **528**.
Anthrakose 88.
Antianaphylaktischer Schutz 514.
Antihämorrhagisches Vitamin 317.
Antiinfektiöses Vitamin 317.
Antiinsulinfaktor 344.
Antikörper 211.
Antimonchloridreaktion 318.
Antimonpräparat 528.
Antineuralgica 91.
Antineuritisches Vitamin 323.
Antiperniziosastoff 327.
Antiphlogistische Behandlung 513.
Antiphlogistische Ernährung 429.
Antipyrin 105, 141, 289.
Antirachitisches Vitamin 317.
Antisterilitätsvitamin 317.
Antitoxische Immunität 512.
Antitryptischer Serumtiter 432.
Antixerophthalmisches Vitamin 317.
Anurie 172, 253.
Aortenaneurysma 3, 45, 100, 391.
Aorteninsuffizienz 9, 34, 125.
Aortenklappe 6.
Aortenstenose **35**.
Aortenton 6.
Apfelmus 162.
Apfelsinen 328.
Aplasie 216.
Apoplexie 12.
Apoplektischer Insult 492.
Appendicitis 167, 192.
Appetitmangel 308.
Arcanol 502.
Arbeitsökonomie 220, 236, 300, 339, 342.
Arbeitsplatzwechsel 89.
Arbeitsstoffwechsel 334.
Arbeitsversuch 67.
Arginin 306.
Argyrose 152, 179.
Armvenendruck 90.
Arsen 109, 113, 163, 255.
Arsacetin 109.
Arsenbehandlung 124, 214.
Arsentherapie 124, 214.
Arsenvergiftung 191.
Arterielles System, Erkrankungen des **40**.
Arterienpulsuntersuchung 12.
Arteriitis rheumatica 276.
— septica 490.
Arteriolenspasmus 251.
Arteriosklerose 7, 14, 41, 93, 245, 287.
Arteriovenöses Druckgefälle 1.
Arthralgie 284.
Arthritiker 284.
Arthritis, allergische 283.
— diabetica 346.
— sicca 287.
Arthritis, Tuberkulin- 284.
Arthropathie 285.
Arthropathia alcaptonurica **291**.
Arthropathia alcaptonurica reactiva 286.
— — spontanea 286.
— bei Hämophilie 298.
— deformans neuropathica 286.
Arthropathien, monartikuläre 287.
— ovaripriva **296**.
— psoriatica 291.
Arthrosis deformans 285.
Arzneiallergene 73.
Ascites 179.
Aschoff-Geibelsche Knötchen 271, 275.
Asiderose 122.
Askarideninfektion 81, 425.
Askorbinsäure 137, 323, 327, 408.
Asparaginsäure 306.
Aspasan 74.
Aspirationspneumonie 466.
Aspirationstuberkulose 534.
Aspirin 94, 197, 278, 502.
Asthma bronchiale **73**, 104.
— cardiale 83.
— uraemicum 259.
—, zerebrales 259.
Asthmazigaretten 74.
Asthmolysin 74.
Aszites 154, 181, 311.
Aszitesbildung 182.
Aszitespunktion 184.
AT 10 227.
Atebrin 196, 416.
Atelektase 90, 96.
Atemexkursionsmessung 281.
Atemführung 3.
Atemfunktionsprüfung 67.
Atemgeräusch 65.
—, pueriles 65.
—, vesikuläres 11.
Atemmuskellähmung 528.
Atemmuskulatur 274.
Atemstörung 3.
Atemübungen 96.
Ätherschwefelsäure 206.
Äthioporphyrin 368.
Athyreose 217.
Atmung, abdominale 281.
—, costale 94.
—, große 448.

Atmungsorgane, Vorgeschichte und Untersuchungsmethoden 63.
Atophan 278, 289, 294, 365.
Atophanyl 294.
Atrophia bulbi 319.
— psoriatica 296.
Atropin 13, 74, 197, 267, 373, 407.
Aufbaukost 354.
Aufregungszustände 164.
Augenhintergrund 245, 248.
Augenlidödem 522.
Augenmuskelrheumatismus 274.
Augenmuskelstörung 500.
Aureomycin 467.
Ausheberung des Magens 404.
—, fraktionierte 404.
Auskühlung 165.
Auskultation der Stimme 66.
Auslöschphänomen 446.
Ausnutzungsversuch 205, 305.
Ausscheidungsgastritis 408.
Austrocknung 351.
Autointoxikation 141, 226.
Autoserotherapie 96.
Avitaminosen 317.
Axerophthol 317.
Ayerzasche Krankheit 49.
Azetessigsäure 309, 351.
Azeton 309, 351.
Azetongeruch 391, 448.
Azetonkörper 309, 351.
Azidose 227, 352.
Azotämie 243, 407.
—, posthämorrhagische 244, 407.
—, postoperative 243.
Azorubinprobe 158.
Azotorrhoe 205.
Azoturie 407.
Azurgranulation 108.

B

Babinskigruppe 282.
Babinskisches Zehenphänomen 258.
BCG.-Schutzimpfung 552.
Bacillus abortus Bang 279.
— bifidus 416.
— perfringens 487.
— saccharobutyricus immobilis 417.
Backprozeß 305.
Bacterium Coli 156, 262.
Badeanstalt 171.
Badetherapie 260.
Badional 81.
Bakteriämie 488.
Bakterien 443.
Bakterienantagonismus 444.
Bakterienfermente 205.
Bakterienflora 305.
Bakterientoxine 246.
Bakteriophagen 443.
Bakteriurie 263.
Bakterizide Wirkung 444.
Balkangrippe 80.
Balkenblase 265.
Balantitium coli 416.
Balsamica 87, 261.
Bandscheibenprolaps 290.
Bangsche Krankheit 212.
Bangscher Bazillus 279, 516.
Bantische Krankheit 212.
— Splenomegalie 213.
Barbitursäure 105.
Bärentraubenblättertee 264, 373.
Bartbehaarung 233.
Basalmeningitis 234.
Basedow 13, 159, 218, 320.
Basedowherz 219.
Basedowifizierung 218.
Basedowleber 159.
Basedowstruma 218.
Basophile Leukocyten 102.
Basophilie 114.
Bauchdeckenspannung 491.
Bauchfellentzündung 206.
Bauchpresse 427.
Bauchspeichel 205.
Bauchspeicheldrüsenerkrankungen 202.
Bauchspeichelsteine 208.
Bauchvenenzeichnung 180.
Bauchwassersucht 181, 186.
Baustoffwechsel 299, 355.
Bazillen, fusiforme 87.
Bazillenruhr 472.
Bazillenträger 443, 467.
Bazillurie 263.
Begleitbakterien 71.
Begleitgastritis 403, 404.
Begleitpleuritis 192.
Belastungsschaden 287.
Belladonna 373.
Belladonnysat 162, 197, 269, 407.
Bence-Jonesscher Eiweißkörper 111, 120, 249, 375.
Bennholdsche Probe 194.
Benzol 141.
Beriberi 310, 323.
Berkefeld-Filter 498.
Bernsteinsäure 195.
Berthelotsche Bombe 302.
Beruhigungstherapie 335.
Berührungsempfindlichkeit 481.
Betabion 325.
Betaoxybuttersäure 309.
Betaxin 325.
Betriebsstoffwechsel 299, 355.
Bewegungsbehandlung 355.
Bewegungstemperaturen 261.
Bewußtlosigkeit 164.
Bienengift 280.
Bienengiftsalbe 287.
Biersche Stauung 288.
Bigeminie 5.
Bilharziakrankheit 269.
Biliöses Typhoid 520.
Bilirubin 102, 172.
Bilirubinämie 117.
Bilirubinbelastungsprobe 158.
Bilirubinbestimmung 155.
Bilirubinurie 155, 167, 175.
Biliverdin 176.
Bindehautxerose 318.
Biorrheuse 239.
Bismut. subgallic. 423.
Blähungsileus 425.
Bläschenatmen 65.
Blasenbildungen 369.
Blasengalle 155, 197.
Blasenlähmungen 262.
Blasenschleimhautentzündung 263, 466.
Blasenspülungen 264.
Blasensteine 320.
Blasenstörungen 129.
Blasentuberkulose 260.
Blässe 3, 246.
Blattern 453.
Blaudsche Pillen 123.
Bleiintoxikation 369.
Bleisaum 390.
Bleischädigungen 349.
Bleivergiftung 114, 390.
Blinddarmentzündungen 188.
Blut, okkultes im Stuhl 409, 433.
—, spezifisches Gewicht 129.
Blutbild 125.
Blutbildung, extramedulläre 103.

Blutbildverschiebung 104.
Blutcholesterinwert 198.
Blutdruck 161.
—, diastolischer 17.
—, kapillarer 18.
—, Messung des arteriellen 16.
—, systolischer 16.
—, venöser 17.
Blutdruckerniedrigung 247.
Blutdruckhormon 235.
Blutdruckseitendifferenz 259.
Blutdrucksteigerung 245, 246.
Blutdrüsensklerose, multiple 239.
Blutegel 274.
Bluteindickung 115, 129, 234, 339.
Bluterbrechen 172, 408.
Blutergelenk 134, 298.
Blutersatzflüssigkeit 126.
Blutfettgehalt 353.
Blutfleckenbildung 135.
Blutgase 67.
Blutgerinnungszeit 131, 328.
Blutjodgehalt 216, 338.
Blutkalkspiegel 225.
Blutkörperchen, rote 102.
—, weiße 102.
—, Senkungsgeschwindigkeit 85, 102.
Blutkörperchentrümmer 214.
Blutkreislauf 1.
Blutlipoide 256.
Blutmauserung 211.
Blutmenge 117, 161, 312.
Blutpigment 87.
Blutplättchen 102.
Blutpunktat 280.
Blutserum, lipämisches 295.
Blutspeicherung 211.
Blutstromgeschwindigkeit 11.
Bluttransfusion 105, 134, 408, 474.
Blutungen 121, 164, 244, 276, 372.
—, cholämische 151.
—, petechiale 179.
Blutungsanämie 122.
Blutungszeit 131.
Blutveränderungen 136.
Blutverdünnung 312.
Blutverlust 1.
Blutverteilung 2.
Blutviskosität 129.
Blutzerfall 126.
Blutzerstörung 129.
Blutzucker 188.
Blutzuckerverminderung 312.
Boasscher Druckpunkt 404.
Borsäure 267.
Bothriozephalusanämie 118.
Botulismusserum 478.
Botulismustoxin 478.
Botulismusvergiftung 478.
Bougierung 392.
Bradykardie 13, 14, 161, 176, 313.
Bradytrophe Gewebe 271.
Brechakt 398.
Brenzkatechin 236.
Brillantkresylblau 114.
Bronchialatmen 65.
Bronchialkatarrh 84.
Bronchialkrebs 90.
Bronchiektasen 72, 256.
Bronchien, Erkrankungen 70.
Bronchiolitis 72, 76.
Bronchitis, akute 71.
— allergica 73.
—, chronische 71, 84.
— fibrinosa 73.
— obliterans 72.
Bronchophonie 66.
Bronchopneumonie 172.
Bronchoskopie 87.
Bronchostenose 90.
Bronchovidrin 74.
Bronzediabetes 179, 189, 349.
Brot 307.
Brüchigwerden der Nägel 335.
Brunnenkuren 374.
Brustvenenzeichnung 90.
Bubonen 518.
Bülausche Heberdrainage 97.
Bulbäre Symptome 478.
Bürgersche Preßdruckprobe 5.
Butter 162, 307.
Buttersäurebazillen 416.
Butterstuhl 205.

C

Cachexie s. Kachexie.
Cachexia strumipriva 216, 225.
Caissonkrankheit 287.
Calciferol 317.
Calcinosis intervertebralis 290, 295.
Calcium 84.
— Sandoz 227.
Calomel 162.
Camillosan 429.
Campolon 120.
Cantharidin 263.
Caput Medusae 153, 181.
— quadratum 321.
Cardiazol 79.
Cardiospasmus 397.
Care-Price-Reaktion 318.
Casalscher Kragen 325.
Cavathrombose 261.
Ce Ferro 109, 123.
Charcot-Leydensche Kristalle 74, 81.
Chemotherapie 197, 433.
Cheyne-Stokesches Atmen 147, 477.
Chiasma opticum 227.
Chilaiditisches Symptom 149.
Chinin 76, 141.
Chinin-Calcium 76.
Chininum muriaticum 76.
Chloralhydrat 260, 482.
Chloranämie, achylische 122.
Chlormycetin 467.
Chloroform 165.
Chlorose 123.
Chlorverlust 260.
Cholagoga 162, 202.
Cholalurie 155.
Cholämie 141, 164, 178.
Cholämische Lipämie 157.
Cholangene Sepsis 202.
Cholangiolitis 195.
Cholangitis lenta 196.
Cholate 197.
Cholecyanin 176.
Choledochusverschluß 199.
Cholera 316.
— gravis 476.
Choleradiarrhöe 476.
Choleraerreger 476.
Choleraexanthem 477.
Choleranephrose 477.
Choleratyphoid 477.
Choleravibrio 475.
Choleretica 202.
Cholerine 476.
Cholesterin 95, 153, 161, 176, 197, 353.
Cholesterindiathese 198.
Cholesterinester 161, 177.
Cholesterinkalkstein 198.
Cholesterin-Pigmentkalkstein 198.
Cholesterinsteine 154, 198.
Cholesterinverfettung 385.
Choleval 197.

Cholezystitis 199.
— typhosa 466.
Cholezystographie 154, 201.
Cholezystopathie 197.
Chondromalazie 100.
Chorea minor 277.
Chrom 255.
Chromaffine Zellen 235.
Chvosteksches Phänomen 226.
Chylus 95.
Cirrhose s. auch Leberzirrhose.
Cirrhose cardiaque 182.
Cirrhosis Basedowiana 159.
— carcinomatosa 193.
Citrin 136.
Clauden 134.
CO_2-Spannung 352.
Coagulen 134.
Codein 72, 79.
Coffein-Probetrunk 404.
Colchicum 294.
Colchizin 278, 365.
Coli-Bakterien 262.
Coliagglutination 263.
Colipyelitis 262.
Colitis 192.
— gravis, chronica, suppurativa 421.
Coma basedowicum 229.
— diabeticum 356.
— hepaticum 158.
—, hypoglykämisches 358.
— urämicum 259.
Comazylinder 348.
Commotio cordis 46.
Continua 77.
Cooleysche Anämie 212.
Corpora aliena 286.
Corticosteron 235.
Corticotropes Hormon 229.
Cortidyn 233.
Cortin 238.
— Degewop 233.
Cortiron 235, 339.
Courvoisiersches Symptom 154, 209.
Coxa vara 321.
Coxiella Burneti 80.
Crepitatio 67.
— indux 77.
— redux 77.
Crura valga 287.
— vara 287.
Curschmannsche Drainage 257.
Curschmannsche Spiralen 74.
Curtasal 255.
Cutis verticis gyrata 380.
Cyren 266.
Cystin 170, 189, 268, 306, 366.
Cystinämie 366.
Cystindiathese 189, 366.
Cystinkristalle 189.
Cystinspeicherkrankheit 189, 366.
Cystinsteine 189.
Cystinurie 189.

D

Dämpfung, parasternale 100.
Darmaktinomykose 525.
Darmamyloid 317, 414.
Darmbad, subaquales 270.
Darmdesinfektion 418.
Darmeinläufe 373.
Darmfermente 204, 205.
Darmfistel 316.
Darmflora, azidophile 305.
Darmintoxikation 507.
Darmkatarrh 418.
Darmkrebs 418.
Darmmilzbrand 529.
Darmpolypen 431.
Darmresektion 316.
Darmrohr 429.
Darmsteifung 425.
Darmstenosen 425.
Darmstörungen 179.
Darmtrichine 527.
Darmtuberkulose 633.
Darmverschluß 424.
Dauerausscheider 443, 467.
Dauerkatheter 266.
Debenal-Marbadal 493.
Decholin 162.
Defäkation 2.
Degeneration, fibrinoide 275.
— hepatolentikuläre 184.
— wachsartige 509.
Degenerationsfelder 289.
Dehydrogenase 156.
Dekrescendogeräusch 8.
Dekompensation 2.
Dekubitalgeschwüre 489.
Dekubitus 457, 467.
Delirium 277.
Demineralisation 421.
Depression 231.
Dermatitis 223.
Dermatomyositis 273, 527.
Dermographie blanche 447.
Dermographismus 15, 402.
Dermoidzyste 100.
Desensibilisierungskur 75.
Desoxycorticosteron 235.
Desoxycorticosteronazetat 238.
Desoxydative Karbonurie 432.
Detritus 87.
Deuteroporphyrin 368.
Diabetes 341, 378.
—, zentraler 344.
— insipidus 212, 295, 336.
Diabetiker, ikterische 170.
Diabetogenes Prinzip 228.
Diarrhöe 161, 204, 294.
Diastatisches Ferment 189, 204, 206.
Diastase 189, 204, 206.
Diastaseeinheit 206.
Diastole 8.
Diastolisches Vorschleudern 3.
Diätfehler 162, 179, 419.
Diathermie 86, 96, 172, 253.
Diathese, spasmophile 226.
—, hämorrhagische 110, 131, 138, 140, 141, 322.
Diazoreaktion 112, 155, 244, 667, 665.
—, diphasische 155.
—, direkte 155.
—, gelbe 244, 259, 372.
—, indirekte 117, 155.
Dicodid 72, 79.
Dickdarmkrebs 431.
Dicktest 446.
Dietrichsche Pfröpfe 87, 73.
Digitalis 14, 76.
Digitonin 318.
Digitoninmethode 176.
Dihydrocholesterin 177.
Dijodthyrosin 216.
Dikrotie 12, 313, 465.
Dilatationssonde 397.
Dilaudid 201.
Dioxyphenylalanin 236, 237.
Diphtherie 504.
—, maligne 508.
Diphtherie-Antitoxin 510.
Diphtheriegeruch 507.
Disposition, persönliche 444.
Dissescher Raum 150.
Diverticulum Vateri 199.
Divertikel, Pulsions- 396.
—, Traktions- 396.
Döhlesche Körperchen 461.
Dolantin 197, 412.

Dopa 236.
Dopaoxydase 236.
Doryl 426.
Drainagebronchus 86.
Druck, onkotischer 314.
—, diastolischer 247.
—, systolischer 247.
Drüsenbestrahlung 109.
Drüsen, endokrine 216.
Drüsenfieber 496.
Drüsen, inkretorische 215.
Drüsenmetastasen 101.
Drüsenpest 518.
Drüsenpunktion 101.
Drüsenschwellung am Hals 494.
Drüsentumoren 95.
Ductus Botalli, Offenbleiben des 36.
— choledochus 154, 199.
— cysticus 199.
— pancreaticus 199.
— parotidicus 165, 390.
— stenonianus 165, 390.
— thoracicus 95.
Dunkelfeld 170.
Dünndarmresektion 316.
Duodenale Motilität 406.
Duodenalsonde 168.
Duodenalstenose 405.
Durchfälle 137.
Durchblutungsstörungen, periphere 42.
Durstkur 253.
Durstversuch 243.
Dynamischer Ileus 423.
Dyschezie 427.
Dysenterie 192, 415.
Dysergie 535.
Dyskinesie der Gallenwege 196.
Dysorexie 330.
Dyspepsie 205, 417.
Dysproteinämie 110, 256.
Dystrophia adiposogenitalis 230, 331.
Dyszooamylie 349.

E

Ebertscher Typhusbazillus 463.
Echinococcus alveolaris 194.
Echinokokken 212.
— der Lunge 91.
Echinokokkenantigen 92.
Echinokokkenblase 92, 100.
Echinokokkenkrankheit 194.
Echinokokkenträger 195.
Economosche Krankheit 500.
Eidotter 202.
Eierspeisen 210.
Eigelb 318.
Eigenblut 86.
Eigenblutinjektion 284.
Eigenbluttherapie 516.
Einatmungsluft 302.
Eingeweidewürmer 415.
Einlauf 260.
Einstromstauung 74.
Eisblase 408.
Eisen 102, 113.
Eisenanalyse 122.
Eisenbedarf 308.
Eisenbehandlung 109.
Eisenbilanzversuch 122.
Eisenmangeladynamie 122.
Eisenmangelanämie 121.
Eisenpigment 214.
Eisenspeicherkrankheit 189.
Eisenstaub 88.
Eisenverlust 121.
Eiserne Lunge 485.
Eiskrawatte 223, 336.
Eiter, steriler 97.
Eiterungsstadium 456.
Eiweiß 102.
—, labiles 305.
—, zirkulierendes 305.
Eiweißausscheidung 249.
Eiweißgerüst 198.
Eiweißmangelzustand 304.
Eiweißminimum 303.
—, physiologisches 306.
Eiweißstoffwechsel, endogener 306.
Eiweißsynthese 151.
Eiweißverarmung 124.
Eiweißzerfall 220, 244.
—, postoperativer 178.
—, toxischer 164.
Eklampsia gravidarum 247.
Ekzem 74, 106.
Elastizitätsverlust 247.
Elephantiastisches Aussehen 310.
Elektroresektion 267.
Eleudron 79.
Elliptozytose 127.
Ellis-Damoiseausche Linie 95.
Embolie 40, 277.
Emetin 192, 415.
Emetinkur 193.
Emotion 197.
Emphysem 65.
Empyem 94, 196, 200.
—, tuberkulöses 97.
Encephalitis epidemica 499.
— hämorrhagica 175.
— lethargica 499.
Endokarditis 196, 276, 489.
— lenta 124, 212.
— verrucosa 275.
Endojodin 224.
Endotheliom 95, 100, 130.
Endothelzellen 213, 492.
Energiebedarf 300.
Energiestoffwechsel 299.
Energieumsatz 302.
Entamoeba histolytica 192, 415, 475.
Enteritis-Breslau-Infektion 468.
Enterokinase 316.
Enteroptose 150.
Entfettungskur 332.
Entgiftungstherapie 260.
Entgiftungsvorgänge 163.
Entkalkung 226, 286.
Entlastungspunktion 292.
Entwicklungsanomalie 127.
Entzündung, aseptische 271.
—, seröse 275.
Entzündungszeichen 292.
Enuresis nocturna 261.
Eosinophile Leukocyten 102.
Eosinophiler Katarrh 73.
Eosinophile Zellen 74.
Eosinophilie 81, 104, 528.
—, Morgenröte der 104.
Epidemic dropsy 310, 323.
Epidermolysis bullosa 369.
Epilepsie 340.
Epiphysenlinien 217.
Epiphysenschwellungen 321.
Epithelabschilferung 320.
Epithelien im Harn 249.
—, geschwänzte 262.
Epithelkörperadenom 226.
Epithelkörperchen 225.
Epithelkörperchenhormon 227.
Epithelschutzvitamin 317.
Epi-Tuberkulose 536.
Erblindung 260.
Erbrechen 147, 167, 260, 404.
—, azotonämisches 339.
—, galliges 208.
Erbsches Phänomen 226.
Erbsenbreistuhl 460.
Erdbeeren 284.

Erdbeerensaft 135.
Erepsin 205.
Ergosterin 227.
Erguß, chylöser 193.
Erhaltungskost 302, 354.
Erhaltungsumsatz 301, 308.
Erkältungen **252**.
Erkältungseffekt 274.
Erkältungsinfekt 2.
Erkrankungen der Atmungsorgane und des Zwerchfells **63**.
— des Blutes und der blutbildenden Organe **102**.
— der Gallenwege und Gallenblase **196**.
— des Kreislaufapparates **1**.
— der Leber und der Gallenwege **148**.
—, endokrine 216.
Ermüdbarkeit 222.
Ernährung, überreichliche 308.
Erntefieber 173.
Erregungen, seelische 2.
Erstickungsgefühl 83.
Erstlingsfieber 146.
Eruptionsstadium 454.
Erwachsenentuberkulose 540.
Erysipel 107, 172, 521.
Erythema exsudativum multiforme 135, **276**.
Erythrämie 212.
Erythroblasten 102.
Erythroblastenanämie 127.
Erythrodextrin 417.
Erythrophagen 214.
Erythropoese 216.
—, extramedulläre 113.
Erythrozyten 102.
—, basophile 114.
—, Einteilung **113**.
—, hydropische 123.
— und ihre Vorstufen **113**.
—, Vorkommen **114**.
Erythrozytenresistenz 102.
Erythrozytose 115.
Erythrozyturie **250**.
Esmodil 426.
Essigsaure Tonerde 364.
Estercholesterin 177.
Esterschwefelsäure 151.
Estersturz 161, 177.
Eubasin 264.
Euergie 535.
Eukodal 201.
Eupaco 197, 201.
Ewaldsches Probefrühstück 405.
Exanthem 276.
Exkursionsbreite, respiratorische 95.
Exophthalmus 219, 295, 333, 386.
Exostosen 287.
Expektorantien 79.
Expektoration albumineuse 83.
Exsudat 94.
—, chyliformes 94.
—, eitriges 94.
—, hämorrhagisches 100.
—, jauchiges 94.
—, seröses 94.
Extrasystolen 5, 55.
Extrasystolie, Behandlung 5, **55**.
Extremitätengangrän 462.
Extrinsikfaktor 327.

F

Facialislähmung 448.
Facies hyppocratica 425.
Faktor, glykotroper 344.
Faltenschwund am Magen 411.
Fangopackungen 288, 364.
Färbeindex 115.
Farbstoffausscheidung 261.
Farbtest (Saber-Feldman) 517.
Farnkrautextrakte 163.
Fasern, elastische 87.
Fasten 13.
Faulheitsfettsucht 330.
Fäulniserreger 87.
Fazialisparese 277.
Febris gastrica biliosa 147.
— quartana 142.
— recurrens 519.
— tertiana 142.
— tropica 142.
Feldfieber 173.
Feldnephritis **252**.
Fermente 151.
Ferment, glykolytisches 94.
Fermentvergiftung 357.
Ferro 66, 123.
Ferrochlorid 123.
Ferroeisen, zweiwertiges 123.
Ferrostabil 109, 123.
Ferrum reductum 123.
Fettausnutzung 318, 420.
Fettbelastungsprobe 183.
Fett-Cholesterin-Belastung 158.
Fette 197.
Fettgewebsnekrose 204.
Fettkörnchenzylinder 249.
Fettleber **191**.
Fettmark 102.
Fettminimum 307.
Fettresorption 420.
Fettresorptionsstörungen 226, 238.
Fettsäuren 161.
Fettsäurenadeln 176, 205.
Fettspaltung 420.
Fettstoffwechselhormon 228.
Fettstuhl 190, 205, 220.
Fettsucht 230, 304, 308.
—, endogene 331.
—, insuläre 331.
—, pankreatogene 331.
Fett-Tropfen 87.
Fibrin 75, 256.
Fibrinogen 94, 164.
Fibrinogenbildung 151.
Fibrinogenopenie 141.
Fibrinoglobulin 94.
Fibrome 193.
Fieber, remittierendes 96.
—, rheumatisches 277.
Fieberpuls 13.
Fiebertherapie 280, 423.
Finestal 408.
Fisch 284.
Fischeiweiß 315.
Fischmehl 315.
Fischwirbelbildung 129, 233, 377.
Flämische Säule bei M. Bechterew 283.
Flatulenz 325, 418.
Flavinikterus 152.
Fleckfieber 104.
Fleckfieberexanthem 460.
Flecktyphus 459.
Fleischerscher Kornealring 185.
Fleischprobemahlzeit 304.
Fleischstühle 208.
Fleischvergiftung 468.
Fleischzulagen 314.
Flexibilitas cerea 461.
Fliedertee 264.
Fluktuation 275.
Fluktuationsphänomen 181.
Flüssigkeitseinschränkung 184, 254.

Focus 124, 197, 222.
Foetor ex ore 110, 390.
— hepaticus 161, 391.
— urämicus 391.
Fokalarthritis 284.
Fokalherd 493.
Fokalinfektion 251, 278.
Fokus 124, 197, 222.
Fokussanierung 278.
Folinsäure 323, 327.
Follikelreifungshormon 228.
Fontanelle 320.
Forapin 280.
Forapinsalbe 288.
Formaldehyd 265.
Formol-Toxoid-Präparate 512.
Fortpflanzungsvitamin E 307.
Fowlersche Lösung 109.
Frangula-Präparate 428.
Fränkel-Bazillen 487.
Frauenmilch 121, 321, 421.
Fremdkörperaspiration 86.
Frémissement cataire 5.
Frischobst 138, 328.
Fröhlichsche Krankheit 331.
Früchte 135, 284.
Fruchttage 253.
Frühinfiltrat 537.
—, infraklavikuläres 540.
Frühschmerz 403.
Frustrane Kontraktion 13.
Fuadin 528.
Füllungsdefekt 411.
Füllungszustand des Herzens 5.
Fundus hypertonicus 248.
— lipämicus 357.
Furunkel 311, 489.
Furunkulose 345.
Fußpuls 12.
Fütterungstuberkulose 534.

G

Gährungsdyspepsie 314.
Galaktoseprobe 157, 162, 172, 184.
Galle, pleiochrome 214.
Galleerbrechen 404.
Gallenblasenempyem 202.
Gallenblasenkarzinom 200.
Gallenblasenleeraufnahme 201.
Gallenblasenperforation 196, 201, 202.
Gallenblasentumor 200.
Gallenblasenwandphlegmone 202.
Gallengangsverschluß 157.
Gallenkapillaren 150, 163.
Gallensäuredefizit 155.
Gallensäuren 14, 176, 197.
Gallensäurepräparate 162.
Gallenstauungsleber 176.
Gallensteinanfall 200.
Gallensteine 198.
Gallensteinileus 201.
Gallensteinkolik 154, 200.
Gallenthromben 163.
Gallenwege, entzündliche Erkrankungen der **196**.
Gallenwegskrankheiten 148.
Gallepigment 163.
Gameten 144.
Gamonten 144.
Ganglion semilunare 203.
Gangrän 346, 457, 489.
—, diabetische 346.
—, feuchte 347.
Gangränsputum 87.
Gänsegurgelarterie 12.
Garlandsches Dreieck 95.
Gärungsdyspepsie 417.
Gärungsenterocolitis 305.
Gärungskatarrh 418.
Gärungsstühle 417.
Gasbildung im Darm 314.
Gasbrandbazillus 487.
Gasödem 487.
Gastrektasie 229, 412.
Gastrische Krisen 282.
Gastritis, atrophische 118.
—, hämatogene 400.
— phlegmonosa 401.
Gastroenteritis 163.
Gastroenterostomie 412.
Gastrogene Dyspepsie 417.
Gastro-intestinale Störungen 166.
Gastrokolonfistel 316, 420.
Gastroskop 401.
Gauchersche Krankheit 212, 295, 376.
Gaucherzellen 382.
Gaumensegellähmung 510.
Gebirgskropf 217.
Gedunsenes Gesicht 137, 252.
Gefäßruptur 146.
Gefäßwand 11.
Gefäßzerreißbarkeit 134.
Gefrierpunktsbestimmung 242, 554.
Gefrierpunktserniedrigung 359.
Gefrierpunktsdepression 234.
Gehirnblutung 110, 128.
Gehirnödem 110.
Gelatine 408.
Gelbfieber **168**.
Gelbfiebervirus 168.
Gelbsucht 152, s. auch Ikterus.
—, luetische 174.
—, postvakzinale 170.
Gelenkallergie 283.
Gelenkanaphylaxie 283.
Gelenkblutungen 131, 133.
Gelenkerguß 275.
Gelenkerkrankung, syphilitische 280.
Gelenkflüssigkeit 275.
Gelenkgicht 283, 293.
Gelenkkrepitation 286.
Gelenkpunktat 280.
Gelenkrheumatismus 93.
—, akuter 275.
Gelenktuberkulose 284.
Gelenkumbau 285.
Gelenkversteifungen 277.
Gemüse 124, 305.
Gemüsepreßsaft 429.
Genitalaktinomykose 525.
Genitalblutungen 379.
Genitalentwicklung 217.
Genitalhypoplasie 233.
Genitaltuberkulose 260.
Gentisinaldehyd 294.
Genua valga 287.
— vara 287.
Genußgifte 2.
Gerinnungsstörungen 134, 322.
Gerüstmarkzone 137.
Gesamtazidität 314, 405.
Gesamtblutmenge 102.
Gesamtlipoidgehalt 256.
Gesamtstickstoff 164.
Gesicht, greisenhaftes 218.
Gesichtsausdruck 337.
Gesichtsfeldeinschränkung 230.
Gesichtsödem 101.
Gesichtsschwellung 337, 527.
Getreidesorten 307.
Gewebe, bradytrophe 285.
—, spezifisch-allergisierte 284.
Gewebseisen 122.
Gewebsstoffwechsel 306.
Gewebsverdichtung 285.
Gewebswasser 275.
Gewichtssturz 167.

Gicht, atypische 364.
—, chronische 364.
—, torpide 293.
Gichtanfall 291, 363.
Gichtarthritis 284.
Gichtherz 293.
Gichtmittel 364.
Gichtschmerz 292.
Gicht-Tophi 292, 362.
Glandulae parathyreoideae 225.
Glandula pituitaria 227.
Glandula thyreoidea 216.
Glanzauge 219, 225.
Gleichgewicht, kolloidales 198.
Gliederschmerzen 167, 172, **458**.
Gliedersteifheit 273.
Globucid 79, 197.
Globulinvermehrung 182.
Globus pelvicus 427.
Glomerulonephritis 251.
Glomerulus 241.
Glossitis 419.
Glottisödem 522.
Glühlichtbogen 96.
Glukagon 340, 341.
Glukagoneffekt 343.
Glutaminsäure 306.
Glutathion 365.
Glycerin 270, 373.
Glycosurie 206.
Glykogen 151.
Glykogenbildung 175.
Glykogenolyse 344.
Glykogenspeicherkrankheit **188**.
Glykogenstapelung 162.
Glykogenverarmung 162.
Glykokoll 151, 306.
Glykokolltest 304.
Glykopenie 339.
Glykosurie 189, 209.
— bei Basedow 221.
Goldsol-Reaktion 500.
Goldtherapie 289.
Gonadotrope Hormone 228.
Gonokokkenmetastasen 279.
Gonokokkensepsis 489.
Gonorrhoe 264, 279.
Gonosan 261.
Graefesches Zeichen 219, 334.
Granularatrophie 293.
Granulierung, toxische 104.
Granulom, malignes 111.
Granulomatose 212.
Granulozyten 102.
Gravidität 165, 226, 337.
Graviditäts-Hepatose 159.
Graviditätspyelitis 263.
Greisenpneumonie 80.
Grießbrei 253.
Grippale Zeichen 166.
Grippe 103, 142, 166, 279.
Grippeanfall 71.
Grippe-Bronchopneumonie 76.
Grippeencephalitis 499.
Grippegaumen 76, 390.
Grippesputum 498.
Große Atmung 356.
Grossche Flockungsreaktion 161.
Großzehengelenk 292.
Gruber-Widalsche Reaktion 462.
Grundumsatz 113, 128, 217, 301.
Grundumsatzerniedrigung 238, **338**.
Grundumsatzsteigerung 248, 297.
Guarnierische Körperchen 454.
Gumprechtsche Schatten 108.
Gunnsches Kreuzungsphänomen 248.

H

Haarausfall 122, 152, 180, 217, 329, **465**.
Haarwachstum 311.
Hadernkrankheit 529.
Hafer 253.
Haferbrei 358.
Hafergrütze 326.
Hafermehl 205.
Haferschleim 79.
Hagebutten 136, 328.
Halbmilch 121.
Halluzination 225.
Halsvenenstauung 112.
Hämangiome 193.
Hämarthros 298.
Hämatemesis 164, 187.
Hämatin 102, 117.
Hämatinämie 487.
Hämatoporphyrin 190, 326, 368.
Hämatothorax 98.
Hämaturie **245**, **250**, 372, 379.
Hämochromatose 152, 179, 189, 349.
Hämogen 323, 327.
Hämoglobin 94, 102.
Hämoglobinurie 252, 487.
—, paroxysmale **252**.
Hämokonien 352.
Hämolytische Konstitution 127.
— Streptokokken 444.
Hämolytischer Ikterus 113, **126**.
Hämophilie **133**.
Hämorrhagien 273.
Hämorrhagische Diathese **110**, 131, 322.
— — bei Fibrinogenmangel **141**.
— — bei Vitamin-K-Mangel **138**.
— — symptomatische **140**.
Hämorrhoidalblutungen 180.
Hämorrhoiden 152, 181, 293, 427.
Hämosiderin 150, 190.
Hand-Diagnostik 3.
Hand-Hauttemperatur 221.
Hanganatziu-Deichersche Reaktion 496.
Hanotsche Leberzirrhose 178.
Harn, alkalischer 264.
— ,farbstoffarmer 246.
— ,saurer 264.
Harndrang 2, 265.
Harnfarbe 252.
Harngärung 263.
—, ammoniakalische 263.
Harngewicht, spezifisches 242.
Harngifte 248.
Harnkolloide 268, 373.
Harnkonkremente 268, 372.
Harnröhrenstriktur 262.
Harnsäure 94, 151, 291, 242, 362.
Harnsäureflut 293.
Harnsäureinfarkt 372.
Harnsäure-N 244.
Harnsäurenadeln 292.
Harnsäureretention 362.
Harnsäuresteine 268.
Harnsäurestoffwechsel 362.
Harnsediment 249.
Harnstauungsniere 266.
Harnsteinbildung 268, 372.
Harnsteine 268, 372.
Harnsteingerüst 268.
Harnstickstoff 407.
Harnstoff 151, 242.

Harntrübung 262.
Harnvergiftung 258.
Harnwegserkrankungen 262.
Harnzylinder 249.
Haudecksche Nische 405.
Hautblutungen 193.
Hautdiphtherie 505.
Hautdrainage 257.
Hauteinlagerungen 179.
Hautembolie 492.
Hautfarbe 3.
Hauthyperästhesie 147.
Hautinfiltrate 106.
Hautjucken 161, 176.
Hautmilzbrand 529.
Hautödeme 273.
Hautpigmentation 119, 221.
Hautquaddel 15.
Hautreflexe 282.
Hautschuppung 465.
Hautteste 75.
Hauttumoren 295.
Hautwärme 221.
Hautwassersucht 311.
Hautwiderstand 221.
Hayemsche Lösung 168.
— Probe 183.
Heberdensche Knoten 280.
Heberdrainage 97.
Hechtscher Saugversuch 131.
Heidelbeerwein 419.
Heilbäder 275.
Heilbutt 318.
Heine-Medinsche Krankheit 483.
Heißhunger 313.
Heißluftbehandlung 288.
Heliotherapie 214.
Helmitol 265.
Hemeralopie 318.
Hemianopsie 230, 259.
—, bitemporale 230.
Hemiplegie 222.
Heparin 134.
Hepar lobatum syphiliticum 174.
Hepartonyl 120.
Hepatargie 158.
Hepatitis 158, 165.
— ambulatoria 166.
— epidemica 104, 161, 163, 165, 170, 390.
Hepatolienale Erkrankung 154.
Hepatoptose 148.
Hepatosen 158.
Herdnephritis 251, 491.
—, embolische 196.
Herdpneumonie 75.
Herdsanierung 493.
Hernia diaphragmatica 391.
Herpes labialis 77, 166, 469.
— zoster 459.
Herterscher Infantilismus 138, 421.
Herz, Bedeutung der Auskultationsergebnisse 6.
—, dekompensiertes, Behandlung 52.
— —, physikalische Beeinflussung 58.
—, Inspektion 2.
—, Röntgenuntersuchung 18.
— Übungstherapie 59.
Herzbeutelergüsse 4.
Herzbuckel 3.
Herzdämpfung 5.
Herzfüllung 312.
Herzfunktionsproben mit Arbeitsbelastung 22.
Herzgeräusche 8.
—, akzidentelle 10.
—, blasende 11
—, kardiorespiratorische 11
—, organische 10.
—, perikardiale 11
—, pleuroperikardiale Reibegeräusche 11.
Herzgröße 5, 312.
Herzhemmungsnerv 13.
Herzhypertrophie 4, 257.
Herzinsuffizienz bei Hochdruck, Behandlung 61.
Herzklappenerkrankungen 32.
Herzklopfen 5.
Herzmuskelerkrankungen 25.
Herzperkussion, Grenzen der Leistungsfähigkeit 5.
Herzrhythmusstörungen 28.
Herzschaden, rheumatischer 276.
Herzschwäche, postdiphtherische 510.
Herzspitzenstoß 3, 334.
—, Palpation 3.
Herzstoß 3.
—, negativer 3.
Herzstromkurve 89.
Herztöne 6, 8.
—, abgeschwächte 7.
—, Spaltung 7.
—, verstärkte 7.
Herzverfettung 331.
Heterochylie 400.
Heterosexuelle Geschlechtsmerkmale 239.
Heufiebersyndrom 284.
Heuschnupfen 74.
Hexal 265.
Hilusdrüsentuberkulose 100.
Hilusdrüsentumoren 112.
Himbeerzunge 389.
Hinterlappenhormone 229.
Hirndrucksymptome 230.
Hirnnervenlähmungen 222.
Histamin 74, 405, 423.
Histaminiontophorese 68.
Histaminrefraktäre Achylie 419.
Histidin 132, 135, 298, 306, 408.
Histiozyten 271.
Hitzegefühl 225.
Hochdruck 246.
—, blasser 247.
—, extrarenaler 246.
—, renaler 246.
—, roter 247.
Hochdruckkrankheit 247.
Hochgestellter Harn 407.
Hochvakuumdestillation 318.
Hochwuchs 230.
Hodenatrophie 239.
Hodentuberkulose 260.
Hodenzugschmerz 371.
Hodgkinsche Krankheit 111.
Hohlnagelbildung 122.
Homburg 680 500.
Ho-Mi 315.
Homogentisinsäure 294, 368.
Honig-Milch-Präparat 315.
Hormondepot 238.
Hormone 215.
Hormonimplantation 238.
Hormonstoßtherapie 297.
Hormontherapie 266, 381.
Hormon, thyreotropes 216.
Hornersches Syndrom 101.
Hornhautsensibilität 318.
Hörstörung 259.
Hosal 255.
Hovaletten 223, 335.
Hundebandwurm 91, 194.
Hunger 308.
Hungerhyperlipämie 309.
Hungerkur 253.
Hungerschäden 13.
Hungerschmerz 403.

Hungertyphus 459, 519.
Hunger- und Durstkur 253.
Hungerzentrum 308.
Huntersche Glossitis 118, 388.
Husten **69**.
Hustermuskel 73.
Hyalinzylinder 249.
Hydatidenschwirren 195.
Hydrämie 248, 311, 360.
Hydrarthros 284.
Hydroa aestivalis 326, 369.
— vacciniformis 456.
Hydrocephalus 234, 516.
Hydrochinonessigsäure 294.
Hydrodynamischer Blutdruck 12.
Hydrolyse 305.
Hydroperikard 311.
Hydrops 200, 310.
Hydrops intermittens articulorum 284.
Hydrostatischer Blutdruck 12.
Hydrotherapie 274.
Hydrothorax 98, 311.
Hyoscin 74.
Hypalbuminämie 125, 257, 311.
Hyperacidität 123.
Hyperaktivität des Knochenmarkes 374.
Hyperämiebehandlung 288.
Hyperästhesie 201.
Hyperazoturie 309.
Hyperbilirubinämie 155.
Hyperchlorhydrie 410.
Hypercholesterinämie 176.
Hyperchrome Anämie 420.
Hyperchromie 115.
Hyperemesis gravidarum 339.
Hyperergie 251.
Hyperextension 280.
Hyperglobulie 161, 168, 312.
Hyperglykämie 209.
Hyperjodämie 219, 247, 334.
Hyperkeratose 326.
Hyperkinese 499.
Hyperleukozytose 86.
Hyperlipämie 191, 420.
Hyperlipoidämie 357.
Hypernephrom 262, 291.
Hyperphosphatämie 380.
Hyperpigmentation 378.
Hyperproteinämie 375.
Hyperpyrexie 481.
Hypertensin 247.
Hypertension 246.
—, portale 176, 181.
—, venöse 101.
Hyperthyreose 216.
Hypertonie 7, 186, 354.
—, essentielle **40**, **247**.
Hypertoniker 259.
Hypertrichose 378.
Hyperurikämie 291, 362.
Hypochlorämie 227, 254, 257.
Hypochlorhydrie 410.
Hypocholerese 182.
Hypochromie 115.
Hypofermentie 314.
Hypogenitalismus 378.
Hypoglykämie 188, 189, 231, 338.
Hypoglykämischer Schock 358.
Hypoglykämisches Koma 358.
Hypojodämie 225.
Hypokalzämie 420.
Hypophosphatämie 189, 379.
Hypophysäre Unterfunktion 232.
Hypophyse 343.
Hypophysenadenom 379.
Hypophysenatrophie 232.
Hypophysenbestrahlung 233.
Hypophysenerkrankung 304.
Hypophysenhinterlappen 229.
Hypophysenhormone 227.
—, kontrainsuläres 230.
Hypophysenpräparate 232.
Hypophysentransplantation 232, 330.
Hypophysenvorderlappen 228.
Hypophysenzwischenlappen 229.
Hypophysin 202, 234, 270, 426.
Hypoproteinämie 182, 252, 311.
Hyposthenurie 243.
Hypothyreose 217.
Hypotonie 176, 237, 313.
— des Bulbus 357.
Hypotrichosis 179.
Hypoxämie 67, 120, 231.
Hysterie 231.

I

Ichthyol 278.
Ichthyolsalbe 365, 459.
Icterus infectiosus 167, 170.
Idiomuskulärer Wulst 283.
Idiotie 217.
Ikterogenese 175.
Ikterus 14, 80, 172, 317 s. auch Gelbsucht.
—, bei sept. Erkrankungen u. Pneumonie **175**.
—, hämolytischer **126**, 212.
—, homologer Serum- 170.
—, intermittierender 199.
—, latenter 127.
—, mechanischer Stauungs- 175.
—, Obstruktions- 175.
— parenchymatosus 161.
— — simplex oder Ikterus katarrhalis **160**.
—, Rubin- 152.
—, Salvarsan- 163, 174.
—, Schwangerschafts- 159.
—, Verdin- 152, 176.
—, verschlußstein- 200.
— sine Ictero 159.
— syphiliticus praecox 174.
Ileitis terminalis 431.
Ileozökaltumor 433.
Ileus 208, 423.
Imbezillität 218.
Immunität 443.
Immunkörper 86.
Impfgelbsucht 170.
Inaktivitätsatelektase 97.
Inappetenz 309.
Indican 206, 242.
Indican-N 244.
Indikanämie 244, 259.
Indol 87, 244.
Indoxyl 244.
Indoxylschwefelsäure 244.
Infantilismus 233.
—, genitaler 233.
Infarkt, hämorrhagischer 93.
—, infizierter 86.
Infektarthritis 273.
Infektionsresistenz 311.
Infektionsschaden 124.
Infektiöse Mononukleose 496.
Infektrheumatismus 283.
Influenza 76, 498.
Influenzapleuritis 93.
Influenzasepsis 279.
Influenzavirus 80.
Infusion, sternale 358.
Infus. ipecac. 79.
Inhalationstuberkulose 534.
Injektionsallergene 73.
Inkretan 332.

Inkretdrüsen 215.
Inökonomie 220.
Inosit 195.
Inselzellenadenome 204.
Insolationen 142.
Insuffizienzgeräusche 8.
Insuffizienzkrankheiten 317.
Insuffizienz, pluriglanduläre 239.
—, respiratorische 67.
Insuffizienzpuls 16.
Insulin 162, 189, 341.
Insulinbelastung 238.
Insulin-Kohlenhydrattherapie 346.
Insulinmastkur 331.
Insulinzerstörung 343.
Insulom 340.
Interkostalneuralgie 282.
Intermedin 229.
Interrenalismus 239, 379.
Interrenalsystem 235.
Interstitielle Myokarditis 509.
Intoxikationen 141, 316, 444.
Intrakutanreaktion 535.
Intrinsikfaktor 128, 327.
Intubation 507.
Iridozyklitis 473.
Irregularität, totale, Behandlung **56**.
Ischialgie 282.
Ischias 277.
Ischuria paradoxa 265.
Isodynamiegesetz 303.
Isoleucin 306.
Isosthenurie 243.
Isthmusstenose **36**.
Istizin 162.

J

Jod 216, 224.
Jodbäder 174.
Jodiertes Kochsalz 218.
Jodkali 223, 280.
Jodmangel 217.
Jodoform 526.
Jodpräparate 174, 417.
Jodprophylaxe 218.
Jodstärkereaktion 307.
Jodthyreoglobulin 219.
Jollykörperchen 180.
Juckreiz 459.

K

Kachexie 204, 329.
— thyreopriva 216, 225.
Kaffee 293.
Kahlersche Krankheit **129**.
Kala-Azar 212.
Kalbshypophyse 232.
Kaliumarme Kost 238.
Kaliumbedarf 308.
Kalium jodatum 85.
— permanganat 267.
Kalk 197.
Kalkbedarf 308.
Kalkgicht 273.
Kalkmangelsymptom 421.
Kalkseifenbildung 226.
Kalkstoffwechsel 379.
Kallusbrücken 290.
Kalomel 428, 469.
Kalorienbedarf 300.
Kalorienbeschränkung 332.
Kalorimeter 302.
Kalorimetrie 205, 302.
—, direkte 302.
—, indirekte 302.
Kälteambozeptor 252.
Kälteasthma 74.
Kältegefühl 225.
Kältereflex 249.
Kälteschäden 444.
Kalzium 163, 217, 242, 408.
Kalziumpräparate 227.
Kämmererporphyrin 368.
Kampfer 80.
Kapillarhypertonie 246.
Kapillaropathia universalis 247.
Kapillarpuls 16.
Kapillarresistenz 15, 131.
Kapillarwandschädigung 328.
Karan 138, 163, 322.
Karotin 317.
Karbonate 242.
Karbonurie 432.
Kardiale Dekompensation **51**.
— Kompensation **50**.
Kardialgie 203.
Kardiogene Kreislaufstörungen **1**.
Kardiolyse 186.
Kartiospasmus 397.
Karditis rheumatica 276.
Karellsche Milchkur 332.
Karies 232.
Karotin 345.
Karotinase 317.
Karotinoide 318.
Karotten 138, 318.
Karlsbader Kur 162.
Karlsbader Salz 162, 172.
— Wasser 184.
Kartoffeln 138, 307.
Kartoffelpüree 162.
Karnifikation der Lunge 85.
Karzinom 193.
Karzinomabszeß 90.
Karzinommetastasen 174.
Karzinomnische 409.
Käse 210, 307.
Katarakt 226, 348.
Kataplasmen 197.
Katarrh, lithogener 196.
Kataplasma 162, 407.
Katheterisierung 267.
Katheterfieber 264, 489.
Katzenschwirren 5.
Kavernome 213.
Kehlkopfkrupp 507.
Kehlkopftuberkulose 433.
Keilwirbelbildung 112.
Keimdrüsenhormon 122.
Keime, abgetötete 284.
Kerasin 382.
Keratomalazie 318.
Keratosis pilaris 319, 328.
Kernigsches Symptom 147.
Kernschalentemperatur 221, 334.
Kernsegmentierung 118.
Keuchhusten 104.
Kilogrammkalorie 299.
Kindermehl 137.
Kinnbackenkrampf 481.
Kissinger Wasser 184.
Klappenfehler 277.
Klappeninsuffizienz 10.
Kletterkurve 404.
Klimakterium 224, 337.
Klistier 428.
Kloni 282.
Klopfempfindlichkeit 129.
Klopfschmerz 283.
Klopfversuch 131.
Klumpfuß 287.
Kneifphänomen 447.
Kneifversuch 131.
Knisterrasseln 77.
Knöchelödeme 258.
Knochenbildung, hyperplastische 286.
Knochenklopfschmerz 110.
Knochenmark 102.
Knochenmarksausstrich 108.
Knochenmarkshyperaktivität 127.

Knochenmarksreizbestrahlung 105.
Knochenmarkssperre 327.
Knochenmetastasen 111, 267.
Knochenschmerzen 226.
Knochenspangen 290.
Knochenveränderungen, rachitische 322.
Knorpel, arthropathischer 285.
Knorpelplatten, hyaline 289.
Knorpelrauhigkeiten 286.
Knorpelschwärzung, ochronotische 285.
Knötchenkopfschmerz 274.
Knotenstruma 218.
Koagulationsvitamin K 322.
Kobalt 88.
Kochprobe 249.
Kochprozeß 305.
Kochsalz 77, 242.
Kochsalzarme Kost 450.
Kochsalzausscheidung 252.
Kochsalzlösung 126.
Kochsalzquellen 401.
Kochsalzzufuhr 339.
Kochscher Grundversuch 534.
Kochwasser 305.
Koffein 2, 13.
Kohlarten 216.
Kohlendioxyd 151, 302.
Kohlenhydratbrei 201.
Kohlenhydratstoffwechsel 221, 323, 378.
Kohlenhydratstoffwechselhormon 228.
Kohlenhydrattoleranz 354.
Kohlenhydratkost 305.
Kohlenoxyd 141.
Kohlenoxydvergiftung 212, 350.
Kohlensäure 151, 302.
Kohlensäurespannung 259.
Kohlenstaub 88.
Kohlepräparate 162.
Koilonychie 122, 326.
Kokosöl 307.
Kolik 269.
Kollaps 3.
Kollateralkreislauf 101.
Kolliquationsnekrose 392.
Kolloidale Zustandsänderung 285.
Kolloidfällung 373.
Kolloidosmotischer Druck 182.
Kolloidschutz 292, 373.
Kolloidstruma 218.
Kolondivertikel 428.
Koma s. Coma.
Komabehandlung 357.
Kombinationsstein 198.
Komplementbindungsreaktion 195.
Kompressionsatmen 66, 96.
Kompressionsfraktur 290.
Kompressionsschmerz 90, 377.
Kompressionsthrombose 187.
Kongorotprobe 194, 256.
Konjunktivale Injektion 166.
Konkrementdiathese 198.
Konstitutionsanomalie 127.
Kontagiöse Krankheiten 443.
Kontaktepidemie 475.
Kontrainsuläres Hormon 228.
Konvergenzschwäche 219.
Konvulsionen 484.
—, s. auch Krampf-
Konzentrationsarbeit 242.
Konzentrationsstarre 243.
Konzentrationsversuch 243, 254.
Kopfschmerzen 167, 274.
Koplikselie Flecke 451, 390.
Koproporphyrin 368.
Koprosterin 156, 177.
Körnerileus 424.
Koronarinsuffizienz 120.
—, Behandlung 60.
Körperoberfläche 302.
Körpertemperatur 13, 221.
Korrelationsstörungen, endokrine 285.
Kost, fleischarme 293.
—, laktovegetabilische 223, 293.
—, purinarme 293.
Koterbrechen 426.
Kräfteverfall 87.
Krämpfe 164, 258, 484.
—, tetanische 226.
Krampfurämie 258.
Krampfzustände 226.
Kratzeffekte 151, 179.
Kreatin 527, 353.
Kreatinin 242, 353, 527.
Kreatinin-N 244.
Kreatinurie 236, 342.
Kreatorrhöe 205.
Krebse 284.
Krebsfinger 91.
Krebsknoten 91.
Kreislauf, Funktionsproben 22.
Kreislaufstörungen, Behandlung 52, 60.
—, kardiogene 25.
—, kombinierte, vasokardiogene 46.
Kreislaufstörungen, vasogene 1, 37.
Kreislaufzusammenbruch 3.
Kreszendogeräusch 8.
Kretinismus, endemischer 217.
Kreuzschmerzen 172.
Kreuzungsphänomen 248.
Kriegshemeralopie 318.
Krisen, gastrische 237.
—, hormonale 224.
—, thyreotoxische 222.
Kropf 216.
—, endemischer 216.
—, hypothyreotischer 216.
Kropfländer 217.
Kruse-Flexner-Keime 415.
Kruse-Shiga-Keime 615.
Kruse-Sonne-Bazillus 415.
Kryoskopie 242.
Kugelzellenanämie 113, 126.
Kuhmilch 121, 212, 321.
Kupferdrahtarterien 248.
Kupffersche Sternzellen 150, 193.
Kurzatmigkeit 2.
Kuspidalklappen 8.
Kutanprobe 195.
Kymogramm 101.
Kyphose 230, 281.

L

Laboratoriumsinfektionen 165.
Lähmungen 119, 236, 259.
Laktoflavin 323.
Lamblia intestinalis 158, 196, 416.
Landkartenschädel 295, 386.
Landrysche Paralyse 324.
Längenwachstum 217.
Lanugobehaarung 231.
Lappenpneumonie 75.
Laryngoxerosis 346.
Larynxdiphtherie 507.
Lasèguesches Zeichen 484.
Läusefieber 460.
Lävuloseprobe 158, 162, 184.
Leberabszeß 93, 153, 192, 195.
Leberarterie 150.
Leberatrophie, akute, gelbe 151, 163, 174, 177.

Lebercirrhose s. Leberzirrhose.
Leberdämpfung 148, 164.
Leberdystopie 149.
—, partielle 149.
Leberechinokokkus **194**.
Lebererkrankungen 148.
—, entzündliche **165**.
—, parenchymatöse 185.
—, Speicherungskrankheiten 188.
—, zirkulatorisch bedingte **185**.
Leberextrakte 326.
Leberfunktionsproben 162.
Lebergalle 155, 197.
Lebergewicht 163.
Leberkarzinom 193.
Leberkrebs 193.
—, primärer 194.
—, sekundärer 194.
Leberlues **173**.
Leberöl 318.
Leberpulsation 186.
Leberschmerzen 2.
Leberschonkost 168.
Leberschutztherapie 163.
Leber, Speicherungskrankheiten 188.
Lebertherapie 120.
Lebertran 319, 377.
Leber, Tumoren 176, **193**.
Leberverfettung 150.
Lebervergrößerung 152, 166.
Leberzirrhose 159, 178, 182, 193, 212, 349, 395.
—, alkoholische 213.
—, atrophische 178.
—, biliäre 152, 178.
—, cholangitische 178.
—, Laennecsche 178.
—, hypertrophische 178.
—, kompensierte 181.
—, luetische 174, 179.
—, splenomegale 139.
Leberzysten 194.
Lecithin 197.
Lederhaut 297.
Leguminosen 428.
Leopillen 428.
Leptospirosen 173.
Leptospirosis grippo-typhosa (Feldfieber) **173**.
Leubepulver 407.
Leucoma adhaerens 319.
Leukämie 105, 212.
—, akute 110.
Leukämie, chronische lymphatische **107**.
— — myeloische **106**.
—, eosinophile 106.
Leukämische Lymphadenose 105.
Leukämische Myelose 105.
Leukomyelose, funikuläre 119.
Leukopenie 103, 180, 312, 383, 465.
Leukozyten **102**.
Leukozytose 103.
—, neutrophile 103.
Leuzin **94**, **157**, 174, 306.
Levinthal-Colles-Lilliesche Körperchen 502.
Lichtempfindlichkeit 326.
Licht, ultraviolettes 217.
Lichtwirkung 321.
Lidödeme 137, 310.
Lidspalte 219.
Lindenblütentee 71, 373.
Linitis plastica 409.
Linksverschiebung 103, 107, 164, 494.
Linolensäure 177, 308.
Linolsäure 177, 308.
Linsenkerndegeneration, progressive familiäre 184.
Lipämie 157, 189, 309, 352, 385.
Lipase 205.
Lipoidablagerung 255.
Lipoidämie 352.
Lipoidgicht 295, 346.
Lipoidgranulomatose 386.
Lipoidgranulomatöse Einlagerung 295.
Lipoidkügelchen 256.
Lipoidosen **191**, 295.
—, splenomegale 212.
—, zerebrosidzellige 295.
Lipoidphosphor 312.
Lipoidstoffwechselstörung 256, 291.
Lipoidtophi 295, 346.
Lipoidzylinder 250.
Lipoitrin 228.
Lipolysin 332.
Lipome 193.
Lipovitamine 162, 210, 308, 377.
Liquor 175.
Liqu. ammon. anis. 79.
Lithiumsalze 364.
Lithogenese 199.
—, alimentäre 199.
Löfflerscher Diphtheriebazillus 504.
Löwische Reaktion 236.
Lues 163, 212, 279.
—, infantile 173.
—, hepatis 174.
Luftallergene 73.
Lugolsche Lösung 223.
Lumbago 274.
Lumbalpunktion 260, 500.
Luminal 260.
Luminaletten 223, 335.
Lungenabszeß **86**, 466, 491.
Lungenblutung 90, 550.
Lungenbrand 87.
Lungenembolie **82**.
Lungenerkrankungen, akute, nichttuberkulöse **75**.
—, chronische, nichttuberkulöse **84**.
Lungengangrän **87**, 349, 466.
Lungengewebsextrakt 140.
Lungeninfarkt **82**, 491.
—, hämorrhagischer 82.
Lungeninfiltrat, eosinophiles **81**.
Lungenkarzinom 90.
Lungen-Lebergrenze 193.
Lungenlues 82.
Lungenmilzbrand 529.
Lungenödem 76, 82, 252, 501.
Lungenpest 518.
Lungentuberkulose 92, 537.
Lungentumoren **89**.
Luteinisierungshormon 228.
Lymphadenose 107.
Lymphangitis 489.
— carcinomatosa 112.
Lymphatische Reaktion 168.
Lymphdrüsenschwellung 107, 167.
Lymphdrüsentumor 100.
Lymphoblastenleukämie 111.
Lymphogranulomatose 100, 104, **111**.
Lymphoidzellen 168, 496.
Lymphombildung 107.
Lymphopenie 104.
Lymphosarkom 100, 213.
Lymphostomata 92.
Lymphozytäre Heilphase 104.
Lymphozyten 102.
—, zerquetschte 108.
Lymphozytose 104.
Lysin 306.

M

Magenanamnese 609.
Magenatonie 231, 398.
Magenausheberung 226.
Magenblutung 128, 180, 403, 407.
Magen-Darmbeschwerden 2.
Magen-Darmblutungen 188.
Magen-Darmstörungen 166.
Magengeschwür 128, 402.
Magenneurose 399.
Magenresektion 121, 316.
Magensaft 175.
Magenschleimhautrelief 406.
Magensekretion 314.
Magenspülung 470.
Magentetanie 227, 412.
Magenverstimmung 400.
Magenwaschungen 412.
Magersucht 230, 329.
—, postpartuelle 230, 330.
—, postpubertäre 230.
—, pubertäre 330.
—, zerebral-hypophysäre 230.
Magnesia usta 278, 392.
Magnesium 242.
Magnesiumbedarf 308.
Magnesiumsulfat 168, 202, 482.
Maisnahrung 326.
Makroglossie 388.
Makrele 318.
Makroblast 114.
Makrogameten 142.
Makrozytäre Anämie 115.
Makrozyten 113.
Makrozytose 114.
Malaria **141**, 212, 501.
Malariamilz 213.
Malariaplasmodien 142.
Malaria quartana 142.
— tertiana 142, **144**.
— tropica 142, **144**.
Maltafieber 279, 515.
Mandelsäuretherapie 265.
Manetol 140, 408.
Mangelernährung 216.
Mangelhemeralopie 318.
Manie 225.
Marbadal 430.
Marfanil-Prontalbin 488.
Margarine 307.
Marienbader Wasser 184.
Markhemmung 213.
—, splenomegale 188.
—, splenopathische 213.
Markhyperplasie 374.
Markspongiosa 286.
Marmorknochenkrankheit (Albers-Schoenberg) 375.
Marschhämoglobinurie 252.
Masern 104, 279.
Masern, konfluierende 452.
Masernexanthem 450.
Masernrekonvaleszentenserum 453.
Mastdarmfistel 433.
Mastdarmstörung 129.
Mastdarmtuberkulose 433.
Mastfettherz 332.
Mastoiditis 448.
Mastzellen 129.
Masugi-Nephritis 252.
Maul- u. Klauenseuche 390.
Maulvolle Expektoration 72.
Maurersche Perniziosafleckung 146.
Mechanischer Ileus 423.
Mediastinaltumoren **100**, 391.
Mediastinitis, eitrige 100.
Mediastino-Pericarditis 3.
Mediastinum, Erkrankungen **100**.
Megakaryozytenzahl 105.
Megaloblast 114.
Megalozyt 114.
Megalozytose 420.
Mehlbrei 406.
Mehlsuppe 162.
Mehrfeldertechnik 223.
Melancholie 222.
Melanin 338.
Melanodermie 189.
Melanophorenhormon 228.
Melanosis circumscripta atrophicans 369.
Melasikterus 152, 176.
Melubrin 278.
Menarche 296.
Mendel-Mantoux-Probe 545.
Menièrescher Symptomenkomplex 106.
Menformon 234.
Meningitis serosa 484.
— syphilitica 361.
— tuberculosa 538.
Meningo-Encephalitis 504.
Meningokokkensepsis 278.
Menopause 296.
Menstrualblutungen 222.
Mergentheimer Salz 162.
Merozoiten 142.
Merseburger Symptomentrias 222, 333.
Mesaortitis **45**.
Mesobilirubin 156.
Mesobiliviolin 156.
Mesokolon transversum 209.
Mesoporphyrin 368.
Metallvergiftung 390.
Metastasen, septische 278.
Meteorismus 154, 180.
Methämoglobin 102.
Methan 418.
Methionin 163, 170, 306, 366.
Methylaminoäthanolbrenzkatechin 235.
Methylmerkaptan 418.
Methylthiourazil 223.
Miasmatische Krankheiten 443.
Migräne 74.
Migräneattacke 128.
Mikrogameten 142.
Mikrogametozyten 142.
Mikrolithen 158.
Mikrozyten 113.
Mikrozytose 114.
Mikuliczscher Symptomenkomplex 108.
Milben 460.
Milch 306.
Milchnahrung 227.
Milchpräparate 137, 257.
Milchsäurebildung 410.
Milch, sterilisierte 137.
Miliaria 452.
— cristallina 276, 465.
Miliartuberkulose 279, 536.
Milieuwechsel 232, 330.
Millonsche Probe 157, 162.
Millons Reagenz 367.
Milz 102.
Milzabszeß 213.
Milzbestrahlung 109.
Milzbrandbazillus 528.
Milzbrandpustel 528.
Milzbrandsepsis 529.
Milzbrandserum 528.
Milzembolie 213.
Milzexstirpation 127, 140.
Milzfollikel 213.
Milzfunktionen 211.
Milzinfarkt 105, 211, 277.
M lzkrise 127.
Milzpalpation 211.
Milzperkussion 211.

Milzpulpa 213.
Milztumor 105, 112, 126, 128, 166, 172, 179, 180, 187, 196, 296, 382, 464.
—, septischer 212.
—, spodogener 126, 214.
Milzvenenthrombose **187**, 212, 213.
Milzvergrößerung s. Milztumor.
Milzzysten 213.
Minderwuchs 218, s. auch Zwergwuchs.
Mineralbedarf 308.
Mineralmangelerscheinungen 308.
Mineralstoffwechselstörung 312.
Mineralwässer 365.
Minutenvolumen 129, 219.
Mischinfektion 97, 489.
Mischvaccine 75.
Mitralinsuffizienz 7, 9, **33**.
Mitralklappe 6.
Mitralstenose **33**.
Mitralton 7.
Mittelohrentzündung 172.
Möbiussches Zeichen 119, 334.
Möhrensaft 135, 401.
Möller-Barlowsche Krankheit **136**.
Monarthritis 279.
Mononatriumurat 292, 362.
Mononucleose 455.
—, infektiöse 496.
Monoplegie 222.
Monozytäre Reaktion 167.
Monozyten 102.
Monozytenangina 496.
Monozytenleukämie 105, 111.
Monozytoide Promyeloblasten 111.
Monozytose 104, 180.
Moorbäder 275.
Moorpackungen 197.
Morbus Addison 152, 179, 189.
— abortus Bang 514.
— Basedow 104.
— Bechterew 280.
— Cushing 376.
— Gaucher 376.
— maculosus Werlhofii **139**.
— Sternberg 111.
Morgenröte der Eosinophilie 104.
Morphium 269, 373, 482.
Moskito 169.
Motilitätsneurose 199.
Mücken 168.
Multiples Myelom 104, **129**, 291, 375, 376.
Multiple Sklerose 427.
Mumifikation 3.
Mumps 502.
Mundgeruch 136, 389.
Mundpflege 138, 389.
Mundspeichelfluß 208.
Mundwinkelrhagaden 122.
Mundwinkelstomatitis 319, 389.
Murexidprobe 363.
Musculus orbitalis 219.
Muskatnußleber 185.
Muskelabszeß 515.
Muskelabwehr 192.
Muskelarbeit 342.
Muskelatrophie 273, 277.
Muskelblutungen 328, 383.
Muskeldruckempfindlichkeit 76.
Muskeldystrophie 485.
Muskeleigenreflexe 282.
Muskelentzündungen 273.
Muskelerkrankungen 273.
Muskelerregbarkeit 283.
Muskelhärten 274.
Muskelknötchen, allergische 273.
Muskelkontraktur 822.
Muskelkrampf 276.
Muskelrigidität 527.
Muskelschmerzen 167, 515.
Muskelschwäche 338.
Muskelspiel 281.
Muskelstarre 184, 481.
Muskelsteifigkeit 184.
Muskelübererregbarkeit 259.
Muskelunruhe 259.
Muskelzuckungen, fibrilläre 283.
Myalgie 282.
Myalgischer Anfall 274.
Myeloblasten 103.
Myeloblastenreaktion 111.
Myelogelosen **274**.
Myelogene Osteopathie 374.
Myeloide Reaktion 103.
Myeloisches Infiltrat 106.
Myelom (Kahlersche Krankheit) 104, **129**, 291, 375, 376.
Myelomanämie 130.
Myelomknoten 130.
Myelomzellen 130.
Myelopoese, extramedulläre 105.
Myelose s. Leukämien.
Myelotrope Wirkung 135.
Myoglobin 312.
Myokardinfarkt 12, 47.
Myokarditis 466.
Myokarditis, akute **26**.
—, chronische **27**.
—, interstitielle 509.
—, trichinosa 527.
Myolysis cordis toxica 505.
Myoosteodermatosklerose 297.
Myrrhentinktur 138, 329.
Myxödem 14.

N

Nabeleiterungen 188.
Nabelwandern 485.
Nachtblindheit 318.
Nachtharnmenge 242.
Nackenschlaffheit 485.
Nackensteifigkeit 454.
Nageldiagnostik 3.
Nagelkrümmung 3, 493.
Nagelrillen 222.
Nagelveränderungen 217.
Nagelwachstum 311.
Nährstoffe, akzessorische 317.
Nahrung, antiphlogistische 135.
Nahrungsallergene 73, 74.
Nahrungsaufnahme 13.
Nahrungsaufschluß 316.
Nahrungsausnutzung 220.
Nahrungsbedarf 300.
Nahrungsmittelileus 424.
Nahrungsmittel, purinreiche 291.
Nahrungsmittelvergiftung 101, 468.
Nahrungstrieb 308.
Nahrungszubereitung 305.
Nahrungszufuhr, unzureichende 308.
Narkosegifte 165.
Narkoselipämie 353.
Nasenbluten 128, 172, 180, 379.
Natrium bicarbonicum 265, 374.
— salicylicum 94, 163, 399.
— sulfuricum 407.
Natron, gallensaures 197.
—, harnsaures 292.
Nebengeräusche 65, 67.

Nebenhöhlen 251.
Nebenhöhleneiterung 489.
Nebenhöhlenentzündung 253.
Nebennierenapoplexie 238.
Nebenniereninsuffizienz 231, 338.
Nebennierenrindenadenom 379.
Nebennierenrindenhormon 339.
Nebennierenrindentumor 233.
Nebennierensterine 235.
Nebenschilddrüse 225.
Nebenschilddrüsenadenom 291.
Negativer Herzstoß 3.
Negrische Körperchen 479.
Nekrose, fibrinoide 494.
Nekrotisierende Angina s. Angina necroticans.
Neo-Salvarsan 87, 521.
Neotropin 265.
Nephrektomie 261.
Nephritis 172, 251, 449, 466.
—, chronisch-hydropische 253.
—, diffuse 251.
— dolorosa 250.
—, embolische 251.
— hämorrhagica 449.
—, herdförmige 251.
—, interstitielle 251.
—, leukozytäre 251.
—, lymphozytäre 251.
—, Pyelo- 263.
—, Scharlach- 251, 448.
Nephroangiosklerose 248, 258.
Nephrolithiasis 268, 367.
Nephrolithogenese 371.
Nephropathie 250.
Nephrosen 130, 255.
—, chronische 256.
—, genuine 256.
—, Schwangerschafts- 248.
Nephrosklerose 248, 258.
—, genuine 258.
—, maligne 258.
Nephrotische Albuminurie 255.
— Schrumpfniere 130.
Nephrotisch-glykosurischer Zwergwuchs 189.
Nervensystem, autonomes 215.
—, vegetatives 215.
Netzhautblutungen 248.
Neubildungen, bösartige 95.
Neufeldsche Quellungsreaktion 76.
Neugeborenenanämie, hyperregeneratorische 212.
Neuralgie 277.
Neuritis 277.
Neurohypophyse 360.
Neutralfett 205, 420.
Neutropenie 103.
Neutrophile Leukozyten 102.
Neutrophilie 103.
Nichthainstoff-N 244.
Niemann-Picksche Krankheit 212.
Nierenamyloidose 213.
Nierenanatomie 241.
Nierenbeckenentzündung 262.
Nierenbeckenspülungen 265.
Nierenbelastungsproben 243.
Nierenblutung 131.
Nierendegeneration, lipoide 250.
Nierendiät 253.
Nierendurchblutungsteigerung 246.
Nierenfunktionsproben 254.
Nierengefäßerkrankungen 248, 258.
Nierengicht 293.
Niereninsuffizienz 242.
Nierenkolik 269, 371.
Nierenkrampfleiden 260.
Nierenleistung 241.
Nierenpalpation 261.
Nierenschmerz 250.
Nierensiechtum 254.
Nierensteine 320, 371.
Nierensymptome 247.
Nierentuberkulose 255.
Nierentumor 200.
Nierenzirkulationsstörung 246.
Nikotin 2.
Nikotinabusus 84.
Nikotinsäure 323, 326.
Nikotinsäureamid 326.
Nilblau-Sulfatprobe 205.
Nitrosegase 141.
Noma 104.
Nonnesche Reaktion 484.
Norleucin 306.
Normazidität 405.
Normergie 535.
Normoblasten 114, 180.
Normoblastenkrise 120.
Normosallösung 126, 408.
Normozyten 113.
Novalgin 269.
Novatophan 294, 365.
Novocain 201, 482.
Nüchternblutzucker 232.
Nucleine 362.
Nucleoproteide 362.
Nucleus pulposus 290.
Nukleoalbumin 94.
Nukleotrat 105.
Nutzeffekt 303.
—, physiologischer 303.
Nutzwert 303.
—, biologischer 304.
Nykturie 2, 186, 242.

O

Obstipation 426.
Obstruktionsikterus 175.
Obstsaftkuren 513.
Obsttage 184, 253.
Ochronose 285, 294, 367.
Ödeme 2, 245.
—, angioneurotisches 284.
—, kardiales 246.
—, nephritisches 246.
—, periartikuläres 284.
—, prätibiales 137.
Ödematose 246.
Oesophagitis erosiva 391.
Ohrknorpel 292.
Ohr-Tophi 292.
Okklusionsileus 424.
Okkultes Blut 328.
Okulomotoriuslähmung 230.
Okzipitalneuralgie 282.
Ölbelastung 420.
Öleinläufe 428.
Oligämien 124.
Oligurie 237, 482.
Olivenöl 132, 202.
Olivenölprobe 157.
Ol. menth. pip. 197.
Olobintin 85, 96, 280, 288.
Ookineten 142.
Ophthalmie 491.
Opisthotonus 481.
Opium 373.
Opsonine 86.
Optikusatrophie 233.
Oralsepsis 489.
Orchitis 504.
Organe, endokrine 215.
—, hämatopoetische 102.
Organeiweiß 305.
Organische Herzgeräusche 10.
Organtransplantation 215.
Orthochromasie 114.
Orthodiagramm 5.

Orthopnoe 186.
Orthostatischer Kreislaufkollaps 1.
Oslersche Krankheit **139**, 390.
Osmotherapie 84, **260**, 486, 501.
Osmotische Belastungsprüfung 126.
— Resistenz 102, 161.
Osmotischer Druck 241.
Ösophagusblutungen 180.
Ösophagusdivertikel 100.
Ösophagusvarizen 154, 181, 186.
Ossuäre Form des Morbus Gaucher 376.
Osteoarthropathia deformans 293, 368.
Osteomalazie 240, 375.
Osteomyelitis 256.
Osteopathia fibrosa generalisata Recklinghausen 226, 376.
— hypertrophicans toxica 376.
Osteophyten 280.
Osteoporose 233, 240, 370.
Osteosklerose 375.
Ostitis 466.
— deformans Paget 291, 376.
— fibrosa 291.
— fibrosa generalisata 226, 376.
Otitis media 448, 466, 491.
Otogene Sepsis 491.
Otorrhoe 448.
Ovarialzyste 204.
Oxalatsteine 268, 371.
Oxalsäure 255.
β-Oxybuttersäure 351.
Oxydasen 103.
Oxydase-Reaktion 103, 111.
Oxyprolin 306.
Oxytocin 229.
Oxyuren 427.

P

Pagetsche Erkrankung 291, [376.
Panarthritis 134.
Pancortex 233, 330.
Pandysche Reaktion 484.
Pankarditis 277.
Pankreasabszeß 206.
Pankreasadenom 340.
Pankreasapoplexie 208.
Pankreasblutungen 203.
Pankreasinsuffizienz 205, 210, 420.
Pankreassekret 175.
Pankreassklerose 208.
Pankreassteine 203.
Pankreaszyste 209.
Pankreatitis 187, 504.
Pankreon 210, 412.
— dispert 210.
Pankreotropes Hormon 229.
Panmyelopathie 105.
Panmyelophthise 141, 327.
Pantopon 79, 201, 264, 412.
Papageienkrankheit 502.
Papaverin 197, 267.
Paprika 136.
Paraaminosalicylsäure 433.
Parabiose 216.
Paracodinsirup 72.
Paradentose 281.
Paraesthesien 3, 119, 324.
Paraffineinlauf 429.
Paraganglienneurom 239.
Paralytischer Ileus 423.
Paramyeloblasten 111.
Paraproteinämie 110, 129, 375.
Paraproteine 191.
Paraproteinose 191.
Paraproteinurie 130.
Parästhesien 3, 119, 324.
Parathormon 227.
Paratyphus abdominalis A 468.
— — B 469.
Paratyphusbazillen 468.
Parathyreoprive Tetanie 227, 379.
Parathyreotropes Hormon 229.
Paravertebrale Anästhesie 426.
Parkinsonismus 499.
Parkinsonsche Krankheit 281.
Parotitis 167, 172, 453, 491.
Parotisschwellung 503.
Paschensche Elementarkörperchen 454.
Pastöses Aussehen 315.
Patellarklonus 481.
Paul-Bummelsche Reaktion 496.
Paverysat 201, 223.
Pedes plani 287.
Pel-Ebsteinscher Fiebertyp 112.
Peliosis rheumatica 135, 276.
Pellagraschutzstoff 323.
Pemphigus leprosus 369.
Penicillin 124, 214, 273, 280, 450.
Pepsinverdauung 402.
Peptid-Stickstoff 164.
Pepton-Witte 423.
Percorten 235.
Perforationsperitonitis 103, 403, 466.
Periarteriitis nodosa **45**, 246, 490.
Periarthritis destruens 296, 501.
Periarthritis, endokrine 297.
Pericarditis s. Perikarditis.
Pericholezystitis 201.
Perichondrium 286.
Perigastritis 403.
Perihepatitis 186.
Perikarditis **61**.
— adhaesiva 276.
— exsudativa 276, 391.
— sicca 276.
Periodenblutungen 121.
Periost 286.
Periostblutungen 137, 328.
Periostitis 466.
Periostveränderungen 283.
Periphere Durchblutungsstörungen **42**.
Peripherer Puls 12.
Perisplenitis 213.
Perisplenitisches Reiben 106, 211, 491.
Peristaltikmittel 426.
Periston 126.
Peritonitis carcinomatosa 193.
—, Perforations- 103, 403, 466.
Permeabilitätsvitamin P 136.
Pernaemyl 120.
Perniziosamark 118.
Peroxydasen 103.
Persönliche Disposition 444.
Perturbatio critica 520.
Pestbazillus 518.
Pestkarbunkel 518.
Petechiales Exanthem 136.
Peyersche Plaques 464.
Pfannkuchenherz 312.
Pfefferminztee 163, 197, 264.
Pfeiffersche Bazillen 279, 498.
— Methode 220.
Pferdeserum 423.
Pflanzenkost 428.
Pfortader 150, 153.
Pfortaderhochdruck 181.
Pfortaderstauung 153, 214.
Pfortaderthrombose 182, 187.
Pharyngitis 76.
Pharyngoxerosis 346.
Phenacetin 289.

Phenole 255.
Phenolphthalein 428.
Phenylalanin 295, 306, 367.
Phenylchinolinkarbonsäure 277.
Phenylhydrazin 129.
Phosgen 141.
Phosphagen 353.
Phosphate 242.
Phosphatide 95, 205.
Phosphatstauung 380.
Phosphatsteine 268.
Phosphor 141, 161, 377.
Phosphor-Kalkkomplex 321.
Phosphorsäure 205, 353.
Phosphorsäurebedarf 308.
Phosphorvergiftung 165, 191.
Phrenikuslähmungen 112.
Physiologische Anpassung 286.
Pigmente 179.
Pigmenthormone 229.
Pigmentierung 335, 338.
Pigmentkalkstein 198.
Pigmentstein 198.
Pigmentzirrhose 178, 179.
Pilzfäden 523.
Pilzgifte 163.
Pilzintoxikation 160, 191.
Pilzvergiftung 160, 191.
Piperazin 364.
Pirquetsche Kutanprobe 545.
Pituglandol 361.
Pituigan 234.
Pituitrin 202, 361.
Plasmaalbumin 248.
Plasmaglobulin 248.
Plasmazellen 102.
—, atypische 130.
Plasmazellenleukämie 130.
Plasmazellenvermehrung 453.
Plasmazelluläre Knochen-
— marksreaktion 104.
— Metaplasie 130.
— Reaktion 167.
— Retikulumzelle 130.
Plasmodium immaculatum 142.
— malariae 142.
— vivax 142.
Plätschergeräusch 99.
Plattenepithelkarzinom 90.
Plaut-Vincentsche Erkrankung 138, 496.
Plethora 233.
Plethysmographie 146.
Pleura, Erkrankungen **91**.
Pleura, Tumoren **100**.
Pleuraempyem **96**.
Pleuraergüsse 112.
Pleuraschwarte **97**.
Pleuritis **91**, 540.
— deformans 97.
— diaphragmatica 94.
— exsudativa 95.
— mediastinalis 100.
Pleuritis serofibrinosa 94.
— sicca 93.
—, traumatische 93.
—, tuberkulöse 92.
Pleuritisches Reiben 67.
Plexus solaris 203.
Plummersche Jodbehandlung 223.
Plummer-Vinson-Syndrom 122, 393.
Pneumokokken 71, 75.
Pneumokokkeneiter 97.
Pneumokokkenempyem 97.
Pneumokokkeninfektion 95.
Pneumokokkensepsis 488.
Pneumokoniosen 88.
Pneumonie **75**, 107.
—, biliäre 80, 175.
—, chronische **85**.
—, lobäre 92.
Pneumoperitoneum 149.
Pneumothorax **98**, 550.
—, geschlossener 98.
—, offener 98.
—, Spontan- 98.
—, Ventil- 98.
Pneumotomie 88.
Pneumotyphus 466.
Pockennabel 455.
Pockennarben 456.
Pockenpustel 456.
Poikilozytose 111.
Poliomyelitis acuta **483**.
Polyarthritis **275**.
Polychromasie 114, 180.
Polycythaemia vera 115, **127**.
Polydipsie 233.
Polyglobulie 115, 127, 233, 412.
Polymikrozythämie 128.
Polymyositis 527.
Polyneuritis 348, 371.
Polypen 394.
Polyphagie 233.
Polyposis 431.
Polyserositis 93, 186, 276.
Polyurie 234, 265, 313.
Polydiabetische 351.
Polyzythämie 115, **129**, 212.
Porphyrine 368.
Porphyrinurie 369.
Postdiphtherische Herzschwäche 510.
Posthämorrhagische Azoturie 407.
Postpartuelle Magersucht 330.
Potenzstörungen 222.
P.P.-Faktor 323.
Prähormon 333.
Präperitoneales Lipom 404.
— Hernie 404.
— Syndrom 404.
Präphyson 232.
Prätibiale Ödeme 137.
Pregelsche Jodlösung 500.
Pregnyl 333.
Preloban 232, 333.
Preßdruckprobe 15, 23, 74.
Preßlufterkrankung 287.
Prießnitzsche Brustwickel 79.
Primärherdphthise 536.
Prinzip, diabetogenes 344.
—, ketogenes 344.
Probeexzision 101.
Probefrühstück 404.
Probelaparotomie 411.
Probemahlzeit 404.
Proerythroblast 114.
Progynon 297, 330.
Proktitis 192, 427.
Prolaktin 229.
Prolan A 228.
— B 228.
Prolin 306.
Prominal 223, 260.
Promyelozyten 103.
Prontosil 522.
Prostatageschwulst 263, 291.
Prostatakarzinom 263.
Prostatektomie 266.
Prostigmin 425.
Proteinurie 129.
Proteinkörpertherapie 280.
Proteus 263.
Prothrombin 178, 322.
Prothrombinmangel 138.
Prothrombinzeit 131.
Protoplasmakolloide 276.
Protoporphyrin 368.
Protozoen 443.
Protrusio bulbi 219.
Provitamin 317.
Prowazeksche Körperchen 461.

Pruritus 106, 151, 345.
Pseudoleberzirrhose 93, 186.
—, perikarditische 93, 186.
Pseudoleukämie 105.
Pseudoruhr 471.
Pseudotabes diabetica 348.
Pseudourämie 259.
—, arteriosklerotische 259.
Psoriasis 296.
Psychose 277.
—, rheumatische 277.
Pubertäre Magersucht 330.
Pubertätskropf 217, 218.
Pudding 253.
Pueriles Atemgeräusch 65.
Puerperalsepsis 175, 278.
Pulmonalinsuffizienz 9.
Pulmonalklappe 6.
Pulmonalstenose 8, **35**.
Pulmonalton 6.
Pulsamplitude 219.
Pulsation 3.
Pulsbeschleunigung **13**.
Pulsdefizit 13.
Pulsfrequenz **12**.
— und Alter 12.
Pulsionsdivertikel 396.
Pulsqualitäten 12, 14.
Pulsierende Halsvenen 186.
— Struma 219.
Pulsseitendifferenz 12, **15**.
Pulsus alternans 15.
— paradoxus 507.
Pulsverlangsamung **14**, 313, 464.
Punkt, achroischer 307.
Punktförmige Blutungen 3.
Punktierung, basophile 114.
Puppengesicht 378.
Purinbasen 94.
Purinfreie Einstellung 293.
Purinkörper 373.
Purinstoffwechsel **291**.
Purpura 223.
— abdominalis 135.
— hämorrhagica 139.
— rheumatica 135, 276.
— thrombopenische 108, 212.
— variolosa 456.
Pyämie 82.
Pyelitis 348, 466.
Pyelographie 211, 261.
—, retrograde 211.
Pyelonephritis 263.
Pylorusstenose 149, 404.
Pyopneumothorax 88.
Pyothorax 98.
Pyramidon 96, 197, 278.
Pyridium 265.
Pyrifer 423, 486.
Pyurie 260.

Q

Quadratus 274.
Quecksilber 141, 280.
Quecksilberpräparate 174.
Quecksilbersalze 255.
Quecksilbersaum 390.
Quecksilbervergiftung 390.
Queenslandfieber 80.
Quellungsvermögen 246.
Querschnittsmyelitis 110, 427.
Quinckesche Hängelage 87.
Quinckesches Ödem 284.
Quotient, respiratorischer 303.

R

Rachenring, lymphatischer 251.
Rachitis 320.
—, Spät- 375.
Rachitisländer 320.
Radialislähmung 324.
Radiumbestrahlung 230.
Radiumemanation 217.
Rahm 307.
Randexsudat 96.
Rash 451, 541.
Rattenflöhe 460.
Rauchfußsches Dreieck 95.
Raynaudsche Erkrankung 3, 128.
— Gangrän 3, 128.
Reaktion,anaphylaktische195.
Reaktionslage 77.
Recklinghausensche Knochenerkrankung 226, 376.
Reduktionskost 354.
Reflexe, kutorenale 241.
—, Sehnen- 222.
Reflexsteigerung 258.
Refluxzeit, Bestimmung 24.
Regenerationskost 355.
Regenerationsstoffwechsel 299, 355.
Regenerationsvermögen 285.
Regenstraßenbildung 89.
Regurgitation 393.
Reibegeräusch 11.
Reifungsfaktor 327.
Reis 253.
Reiskost 323.
Reismehl 162.
Reiswasserstuhl 476.
Reizglykosurie 345.
Reizhusten 71, 81.
Reizkörpertherapie 280.
Reizleitungsstörungen **31**.
Reizleitungsstörungen, Behandlung **57**.
Rekonvaleszenz 299.
Rekonvaleszentenserum 165, 449.
Rektoskopie 422.
Rektumkarzinom 414.
Rektumtuberkulose 433.
Rekurrenslähmung 90, 101.
Relaxatio diaphragmatica391.
Renin 247.
Residualharn 265.
Residual-N 244.
Resistenz, natürliche 444.
Resistenzverminderung 87.
Resorption 305.
Resorptionsstörungen 204.
Resorptionszeit 15.
Restharn 265.
Resthöhle 97.
Reststickstoff 178, 407.
Reststickstoffbestimmung243.
Reststickstofferhöhung 237, 252.
Retentionsikterus 175, 199.
Retentionshypercholesterinämie 177.
Retikuloendothel 103.
Retikuloendothelialer Apparat 211, 386.
Retikulozyten 111, 114.
Retikulozytenkrise 120.
Retikulozytenstruktur 114.
Retikulumzellen 105.
Retinablutungen 348, 379.
Retinitis angiospastica 248.
— albuminurica 248.
— diabetica 347.
— ischaemica 248.
— vasoconstrictoria 248.
Retraktionszeit 131.
Retropharyngealer Abszeß 448.
Retrosternalschmerz 80.
Rhagaden 311.
Rheumatismus **271**, 275, 449.
— cerebralis 277.
—, infektiös-toxischer 283.
— nodosus 275.

Schreckbasedow 222.
Schrumpfbulbus 406.
Schrumpfniere 7, 246, **257**, 293.
—, arteriosklerotische **257**.
—, genuine 257.
—, maligne 258.
—, primäre 258.
—, sekundäre 254, 258.
Schüffnertüpfelung 144.
Schulkropf 217.
Schüller-Christian-Handsche Krankheit 295, 376.
— — Handsches Syndrom 212.
Schultz-Charlton-Phänomen 446.
Schuppenbildung 217.
Schuppung 447, 453.
Schußverletzung 99.
Schüttelfrost 96.
Schwäche, motorische 310.
Schwächezustände 341.
Schwangerschaft 163, 199.
Schwangerschaftsanämie 122.
Schwangerschaftserbrechen 339.
Schwangerschaftsikterus 159.
Schwangerschaftsleber **159**.
Schwangerschaftsniere 248.
Schwangerschaftspyelitis 263.
Schwarze Blattern 457.
Schwarzfärbung, ochronotische 285, 294.
Schwefelsäure 244.
Schwefelsäureverätzung 392.
Schwefeltherapie 289.
Schwefelwasserstoff 87, 418.
Schweinefleisch 526.
Schweiß 175, 276.
Schweißausbruch 465.
Schweißbildung 222.
Schweißbläschen 276.
Schweißverlust 482.
Schwielenkopfschmerz 274.
Schwitzprozedur 274.

St

Stabkernige 103.
Staphylokokkeninfektion 95.
Staphylokokkensepsis 489.
Staphyloma corneae 319.
Status typhosus 464.
Staubinhalationskrankheiten 88.
Staubscher Versuch 339.
Stauchungsschmerz 90.
Stauung, cardiale 182, 186.
Stauungsbronchitis 2, 85, 186.
Stauungsgallenblase 196.
Stauungshyperämie 214.
Stauungsikterus, mechanischer **175**.
Stauungsleber 2, **185**.
Stauungsmilz 212.
Stauungspapille 128.
Steapsin 204.
Steatorrhoe 205.
Stegomyia fasciata 169.
Steinabtreibungskuren 202.
Steinanalyse 268.
Steinbildung 198, 268, 372.
—, dyskrasische 198.
Steineinklemmungen 202.
Steingeburt 270.
Steinkernbildung 198, 372.
Steinkranke 199.
Steinstaub 88.
Steinträger 199.
Steinverschluß 200.
Steinwanderungen 207.
Stellwagsches Symptom 219, 334.
Stenokardie 120.
Stenonscher Gang 165, 390.
Stenosengeräusch 8.
Sterkobilin 117, 176.
Sterkobilinogen 154, 164.
Sternalpunktion 102.
Sternalschmerz 106.
Sternförmige Venenerweiterungen 179.
Sternovertebraler Durchmesser 11.
Sternzellenapparat 151.
Stethoskop 11.
Stichverletzung 99.
Stickstoff 164.
—, kolloidaler 354.
Stickstoffausscheidungskurve 309.
Stickstoffbilanz 220, 306, 354.
Stickstoffgleichgewicht 306.
Stickstoffverlust 309.
Stigmatisation, vegetative 404.
Stille Feiung 170, 443, 510.
Stimmbandlähmung 395.
Stimmfremitus 66, 85.
Stoffe, thyreostatische 216.
Stoffwechseländerungen, halbseitige 15.
Stoffwechselprodukte, karzinogene 408.
Stoffwechselstörung, uratische 293.
Stokescher Kragen 101.
Stomatitis 123, 329, 386, 453, 491.
— aphthosa 459.
— epidemica 390.
—, skorbutische 136.
— ulcerosa 391.
Strahlenempfindlichkeit 110.
Strahlenpilz 524.
Strahlenpilzkrankheit **523**.
Strahlentherapie **113**, s. auch Röntgenbestrahlung.
Stramonium 74.
Strangulationsileus 424.
Streptokokken 71, 251, 444.
Streptokokkeneiter 97.
Streptokokkeninfektion 95.
Streptokokkensepsis 175. 278.
Streptokokkus putridus 87.
— distensae purpurae Cutis 233, 310.
Stridor 100.
Strömungsveränderungen 11.
Strophantin 74, 501.
Strukturproteine 312.
Struma 217, 333.
—, Basedow- 218.
— diffusa 217.
— maligna 291.
— nodosa 217.
—, pulsierende 219.
—, Pubertäts- 217, 218.
—, Schul- 217.
— substernalis 100, 391.
Strümpell- und P. Mariesche Krankheit 282.
Strychnin 80, 501.
Stuhl, blutiger 164.
Stuhlträgheit 426.
Sturzentleerungen 220.

T

Tabakstaub 88.
Tabes dorsalis 263, 296, 427.
Tabesgelenke 296.
Tachykardie 219, 333.
—, paroxysmale, Behandlung **57**.
Taenia echinococcus 91, 194.
Tagesharnmenge 242.
Takata-Reaktion 130, 161.

Talmasche Operation 184.
Tannalbin 419.
Tannigen 419.
Taurin 151.
TB. I/698 433.
T.C. 6 227.
Tee 162.
Teerstuhl 169, 407.
Teleangiektasie 139, 390.
Temperaturdifferenz 221.
Temperatureinfluß 2.
Temperaturen, subfebrile 280.
Tenesmen 264.
Teratom 92, 193.
Terpentin 263, 280.
Terpentininhalation 88.
Terrainkur 332.
Testoviron 234, 268.
Tetanie 226, 379.
Tetanusbazillus 480.
Tetanusserum 482.
Tetrajodphenolphthalein 154.
Thesaurismosen 188.
Thiamin 323.
Thioharnstoffderivate 223.
Thiouracilderivate 336.
Thiouracil 216.
Thorakokaustik 551.
Thorakoplastik 97, 551.
Thoraxdeformierung 3.
Thorax, extrapleuraler 551.
Threonin 306.
Thrombokinase 134.
Thrombopenie 104, 492.
—, essentielle 139.
—, splenogene 139.
Thrombophlebitis 489.
Thrombose 82.
Thrombozytenzählung 131.
Thrombozytose 126.
— posthämorrhagische 126.
Thymushyperplasie 100.
Thyraden 337.
Thyreoglobulin 216.
Thyreoidin 257, 337.
Thyreostatica 216, 336.
Thyreotoxikose 6, 218.
Thyreotoxisches Koma 222.
Thyroxin 216, 223, 257, 295, 332, 337.
Thyroxinsynthese 223.
Tierversuch 97.
Tinctura Colchici 278.
— Ratanhiae 329.
Tokopherol 317.
Tomaten 138.
Tomographie 87, 100.
Tonephin 234, 361.
Tonsillarabszeß 495, 497.
Tonsillektomie 497.
Tonsillitis s. Angina.
Torantil 423.
Torticollis 274.
Totenkreuz 489.
Toxine 247.
Toxoplasmose 516.
Trachealrasseln 83.
Tracheitis 76.
Training 14.
Trainingsbradykardie 6.
Traktionsdivertikel 396.
Tränenbildung 319.
Tränendrüsenschwellung 504.
Tränenflüssigkeit 175.
Transfusion 105, 113.
Transfusionsgelbsucht 170.
Transporthyperlipämie 191.
Transsudat 94.
—, milchiges 256.
Traubenzucker 94, 162, 253.
Traubenzuckerbelastung 232, 339.
Traubenzuckerinfusion 172.
Traubenzuckerinjektion 168.
Traubenzuckertoleranz 337.
Traumatisches Erysipel 521.
Tremor 184.
Trichinellen 526.
Trichinen 526.
Trichinose 104, 526.
Trigeminuslähmung 230.
Trigeminusneuralgie 277.
Trikuspidalinsuffizienz 9, 16, 35.
Trikuspidalklappe 6.
Trinkkuren 270.
Trinkwasser 218.
Trinkwasserinfektion 467.
Tripperrheumatismus 279.
Trismus 481.
Trockene Rippenfellentzündung 93.
Trockenhefe 326, 315.
Trockenkost 243.
Trockenmilchpulver 314.
Trommelschlegelfinger 3, 73.
Trommersche Reaktion 294.
Tröpfcheninfektion 536.
Tropfen, dicker 146.
Tropfklysma 165.
Trophische Störungen 3.
Trousseau'sches Phänomen 226.
Trümmerfeldzone 137.
Trypsin 204.
Tryptophan 306.
Tuber cinereum 222.
Tuberkelbazillen 260.
Tuberkelbazillenfette 533.
Tuberkulin 284.
Tuberkulinarthritis 284.
Tuberkulinreaktion 284.
Tuberkulinsalbe (Moro) 545.
Tuberkulose, Altersabhängigkeit der 544.
—, Behandlung, chirurgische 550.
—, Diagnostik 544
—, Erreger 533.
—, Generalisation 536.
—, Infektionsmodus 534.
—, interne Behandlung 545
—, Primärkomplex 536.
—, Reinfekt bei 537.
—, Sekundärstadium 538.
—, Stadienlehre 534.
—, typhöse Form 539.
Tuberkulosilikose 89.
Tumoren 213.
—, abdominelle 107.
Tumormetastasen 82.
Tumorzellen 211.
Türkensattel 227.
Turmschädel 127, 240.
Turpintol 85, 280.
Typhoral 466.
Typhusbazillen 158, 463.
Typhus exanthematicus 459.
Typhusgeschwüre 464.
Typhusphagen 466.
Typhusroseolen 463, 464.
Typhusschutzimpfung 463.
Tyrosin 94, 157, 174, 306, 354, 367.

U

Überempfindlichkeit 251.
Überernährung 364.
Überernährungsfettsucht 330.
Überventilation 485.
Ulcus ventriculi 402.
— callosum 402.
— duodeni 402.
— penetrans 402.
— pepticum 393.
— — oesophagi 393.
— rotundum pepticum 402.
Ulkusbehandlung 406.

Ulkusleiden 402.
Ulkusnische 402.
Ulkusperforation 192.
Ultraschallbehandlung 274.
Ultraseptylpuder 530.
Ultraviolette Strahlen 170, 320, 321.
Unterentwicklung, geistige 217.
Unterernährung 149, 299.
Untertemperatur 231, 236, 313.
Unterventilation 486.
Urämie 141.
—, akute 258.
—, asthenische 259.
—, chronische 258.
—, eklamptische 258.
—, hypochlorämische 260.
—, stille 258.
Urämiegefahr 245.
Urämiekörperreaktion 244.
Uran 255.
Uratausfall 291.
Uratdiathese 373.
Urate 292, 363.
Uratnadeln 363.
Uratohistechie 292.
Uratsteine 268, 291.
Ureterenkatheterismus 260.
Ureterstein 270, 373.
Ureterverschluß 250.
Urethan 91, 101, 109, 113, 129, 214.
Uricedin 366.
Urikämie 291.
Urin, fleischwasserfarbener 250.
Urobilin 180.
Urobilinogen 156, 180.
Urolithiasis 268, 371.
Urolithogenese **268**, 372.
Uroporphyrin 368.
Urotropin 197, 263.
Urtikaria 74, 195.
Uvalysat 264, 373.

V

Vagus 13, 101, 216, 313, 397.
Vagusdruck 14.
Vagusdruckversuch 313.
Vagusfasern 216.
Vaguslähmung 101.
Vagusreizung 14.
Vagusschädigung 397.
Vakzine 284.
Vakzineurin 486.
Valin 306.
Valsalvasche Preßdruckprobe 70, 397.
Variola 453.
— confluens 456.
— hämorrhagica pustulosa 457.
Variolois 456.
Varizellen 454, 458.
Varizen 247.
Vasomotorenlähmung 76, 490.
Vasopressin 229.
Venektasien 152.
Venen, sternförmige Erweiterungen 179.
Venendruck 90, 186, 313.
Venenerkrankungen **39**, 152, 179, 247.
Venenpuls 3, **15**.
Ventilpneumothorax 98.
Ventrikelatonie 231.
Ventrikelseptumdefekt **36**.
Verbrennungen 252.
Verdauungslipämie 157.
Verdauungswärme 304.
Verdauungszeit 304.
Verdinikterus 152, 176.
Verdünnungsversuch 243, 254.
Vergiftungen 141, 163.
Verkalkung 226.
Verschlußileus 425.
Verschlußsteinikterus 200.
Verschlußzeit 14.
Vesikuläratmen 65.
Vigantol 322.
Vigantolstoßbehandlung 375.
Vin. Condurango 401.
Viridanskeime 493.
Virus 287, 443.
— rheumatisches 287.
Virusarten 443.
Virusinfektion 76.
Viruskrankheiten 104.
Viskosität 11, 237.
Vitalfärbung 114.
Vitalgranulation 157.
VitalgranulierteRetikulozyten 114.
Vitalkapazität 97.
Vitamin A 216, 307, 317.
Vitamin B_1 323.
— B_2 323.
— B_6 323.
— B_{12} 323.
Vitamin C 137, 237, 305, 307, 323, 339.
— D 189, 227, 317.
— D_1 307.
— D_2 322.
— D_3 322.
— E 317.
— H 323.
— K 136, 138, 151, 178, 317.
— P 323.
Vitaminoxydasen 138, 329.
Vitaminstoßtherapie 322.
Vogan 319.
Volhardscher Trinkversuch 242.
Volvulus 424.
Völlegefühl 2.
Vollkornbrot 306.
Vollmondgesicht 233.
Vorderlappenhormone 228.
Vorexanthem 451, 541.
Vorhofflimmern 219.
Voussure cardiaque 3.

W

Wabenlunge 73.
Wachstumshemmung 188.
Wachstumshormon 228.
Wachszylinder 249, 250.
Wadenkrämpfe 147, 259, 469.
Wadenmuskeln 324.
Wadenschmerz 167, 172, 476, 519.
Wadenwickel 172.
Walfett 307.
Wanderleber 150.
Wanderpneumonie 80.
Wärmeäquivalent mechanisches 299.
Wärmebehandlung 197, 288.
Wärmeregulation 313.
Wärmeverluste 299.
Wasserausscheidung 359.
Wasserausscheidungsversuch 242.
Wasserbindungsvermögen 246.
Wasserepidemie 475.
Wasserfieber 173.
Wasserharnruhr 360.
Wasserkissen 290.
Wasserlösliche Vitamine 323.
Wassermannsche Reaktion 174, 194, 385.
Wasserspeicherung 243.
Wassersucht 256, 309, 385.
—, epidemische 310.

Wasserverlust 237, 285, 472.
Wattepackung 294.
Wechselfieber 141.
Weil-Felixsche Reaktion 462.
Weilsche Krankheit 167, 170.
Weinbergsche Reaktion 195.
Weißblütigkeit s. Leukämie.
Widerstandshochdruck 248.
Wilsonsche Krankheit 178, 184, 213.
Windpocken 454, 458.
Wirbelkörperfraktur 290.
Wirbelsäulendeformierung 129.
Wirbelsäulenerkrankung 290.
Wirbelsäulenmetastasen 112, 261.
Wirkung, spezifisch-dynamische 233.
Wirkungsgrad 300.
Wismut 280.
Wismutsalze 255.
Wismutsaum 390.
Wohlgemuthsche Probe 206.
Wulst, idiomuskulärer 283.
Wunddiphtherie 505.
Wundheilung 311.
Wundrose 521.
Wundstarrkrampf 480.
Wurmkrankheiten 104.
Wurmkur 82.
Wurstvergiftung 478.
Wurzelgranulom 251, 493.
Wutgift 479.
Wutkrankheit 419.

X

Xanthelasmen 152.
Xanthin 268.
Xanthoma tuberosum 295.
Xanthomatose 346.
Xanthophyll 345.
Xanthoproteinreaktion 244, 259.
Xanthopterin 327.
Xanthosis 119.
— diabetica 345.
Xeroderma pigmentosum 369.
Xerosis epithelialis corneae 318.

Z

Zahnausfall 110, 136, 386.
Zahnentwicklung 226.
Zahnfleischblutungen 328.
Zahngranulom 251, 493.
Zecken 460.
Zeißsche Schlinge 270.
Zelleinschlußeiweiß 305.
Zellen, chromaffine 235.
—, nacktkernige 108.
Zellknötchen 275.
Zellmark, rotes 102.
Zellulose 417.
Zellzahl 102.
Ziegenmeckern 66, 96.
Ziegenmilch 212.
Ziegenmilchanämie 124.
Ziegenpeter 502.
Zinnober 150.
Zirrhose s. Leberzirrhose.
Zitrin 323.
Zitrone 136, 328, 392.
Zitronensaft 137.
Zittern 334.
Zöliakie 138, 421.
Zuckerbelastung 232, 339, 350.
Zuckergußleber 186.
Zuckerharnruhr 212, 295, 336.
Zuckerhunger 350.
Zuckerstich 185, 344.
Zungenbrennen 112, 118, 325.
Zungenknoten 524.
Zungenrandatrophie 123.
Zungenveränderungen 388.
Zungenvergrößerung 380.
Zustandsänderung, kolloidale 285.
Zwerchfellbewegung, paradoxe 98.
Zwerchfellhochstand 112.
Zwerchfellkrampf 499.
Zwerchfellähmung 551.
Zwerchfellverlagerung 4.
Zwergwuchs 230, 387, s. auch Minderwuchs.
—, kretinischer 217.
—, nephrotisch-glykosurischer 189.
Zwischenhirn 228.
Zwischenhirnnarkotika 223.
Zwischenrippenmuskel 274.
Zwischenwirbelscheiben 289.
Zwölffingerdarmgeschwür 402.
Zyanose 101, 128, 186.
Zylinder, doppeltbrechende 250.
—, granulierte 249.
—, hyaline 77.
—, Wachs- 249, 250.
Zylindrurie 249.
Zystin 170, 189, 268, 306, 366.
Zystinämie 366.
Zystindiathese 189, 366.
Zystinspeicherkrankheit 189, 366.
Zystinsteine 189.
Zystinurie 189.
Zystitis 263, 466.
Zystopurin 265.
Zystopyelitis 263, 348.
Zystoskopie 260.
Zystostomie 266.

Kolibri 360 GmbH
Ferdinand-Jühlke-Straße 7
99095 Erfurt, Deutschland
produktsicherheit@kolibri360.de